"十二五"普通高等教育本科国家级规划教材

"十四五"普通高等教育本科规划教材

供基础、临床、护理、预防、口腔、中医、药学、医学技术类等专业用

预防医学

Preventive Medcine

（第5版）

U0196700

主　编　王培玉　马　骏　唐世英

副主编　贾　红　李　岩　武　英　夏　敏　刘宝花　李海斌

编　委　（按姓名汉语拼音排序）

安　珍（新乡医学院公共卫生学院）　　　　刘立亚（湖南医药学院医学检验学院）

党占翠（青海大学医学院）　　　　　　　　柳春波（哈尔滨医科大学大庆校区）

范琳波（昆明医科大学公共卫生学院）　　　马　骏（天津医科大学公共卫生学院）

方　鑫（内蒙古医科大学公共卫生学院）　　毛淑芳（承德医学院基础医学院）

凤志慧（山东大学公共卫生学院）　　　　　唐世英（承德医学院基础医学院）

高　艾（首都医科大学公共卫生学院）　　　王培玉（北京大学公共卫生学院）

高淑红（山西医科大学汾阳学院）　　　　　魏俊妮（山西医科大学公共卫生学院）

高玉敏（内蒙古医科大学公共卫生学院）　　吴传城（福建医科大学公共卫生学院）

何保昌（福建医科大学公共卫生学院）　　　武　英（华北理工大学公共卫生学院）

贾　红（西南医科大学公共卫生学院）　　　夏　敏（中山大学公共卫生学院）

金焕荣（沈阳医学院公共卫生学院）　　　　肖　莎（海南医科大学公共卫生学院）

井　淇（山东第二医科大学管理学院）　　　薛志林（山西大同大学医学院）

李长平（天津医科大学公共卫生学院）　　　杨建洲（长治医学院公共卫生学院）

李海斌（新乡医学院公共卫生学院）　　　　杨巧嫒（广州医科大学公共卫生学院）

李　红（遵义医科大学公共卫生学院）　　　张朝晖（南华大学公共卫生学院）

李　岩（遵义医科大学医学信息工程学院）　张　萍（海南医科大学公共卫生学院）

刘爱萍（北京大学公共卫生学院）　　　　　左延莉（广西医科大学全科医学院）

刘宝花（北京大学公共卫生学院）

秘　书　刘爱萍（北京大学公共卫生学院）

北京大学医学出版社

YUFANGYIXUE

图书在版编目（CIP）数据

预防医学 / 王培玉，马骏，唐世英主编. -- 5版.

北京 : 北京大学医学出版社，2024. 8. -- ISBN 978-7 -5659-3174-1

Ⅰ. R1

中国国家版本馆CIP数据核字第20240KP502号

预防医学（第 5 版）

主　　编：王培玉　马　骏　唐世英

出版发行：北京大学医学出版社

地　　址：（100191）北京市海淀区学院路 38 号　北京大学医学部院内

电　　话：发行部 010-82802230；图书邮购 010-82802495

网　　址：http://www.pumpress.com.cn

E-mail：booksale@bjmu.edu.cn

印　　刷：北京瑞达方舟印务有限公司

经　　销：新华书店

责任编辑：刘云涛　　责任校对：靳新强　　责任印制：李　啸

开　　本：850 mm×1168 mm　1/16　　印张：38　　字数：1096 千字

版　　次：2004 年 7 月第 1 版　2024 年 8 月第 5 版　2024 年 8 月第 1 次印刷

书　　号：ISBN 978-7-5659-3174-1

定　　价：80.00 元

第 5 轮修订说明

国务院办公厅印发的《关于加快医学教育创新发展的指导意见》提出以新理念谋划医学发展、以新定位推进医学教育发展、以新内涵强化医学生培养、以新医科统领医学教育创新，要求全力提升院校医学人才培养质量，培养仁心仁术的医学人才，发挥课程思政作用，着力培养医学生救死扶伤精神。《教育部关于深化本科教育教学改革全面提高人才培养质量的意见》要求严格教学管理，把思想政治教育贯穿人才培养全过程，全面提高课程建设质量，推动高水平教材编写使用，推动教材体系向教学体系转化。《普通高等学校教材管理办法》要求全面加强党的领导，落实国家事权，加强普通高等学校教材管理，打造精品教材。以上这些重要文件都对医学人才培养及教材建设提出了更高的要求，因此新时代本科临床医学教材建设面临更大的挑战。

北京大学医学出版社出版的本科临床医学专业教材，从 2001 年第 1 轮建设起始，历经多轮修订，高比例入选了教育部"十五""十一五""十二五"普通高等教育国家级规划教材。本套教材因骨干建设院校覆盖广，编委队伍水平高，教材体系种类完备，教材内容实用、衔接合理，编写体例符合人才培养需求，实现了由纸质教材向"纸质＋数字"的新形态教材转变，得到了广大院校师生的好评，为我国高等医学教育人才培养做出了积极贡献。

为深入贯彻党的二十大精神，落实立德树人根本任务，更好地支持新时代高等医学教育事业发展，服务于我国本科临床医学专业人才培养，北京大学医学出版社有选择性地组织各地院校申报，通过广泛调研、综合论证，启动了第 5 轮教材建设，共计53 种教材。

第 5 轮教材建设延续研究型与教学型院校相结合的特点，注重不同地区的院校代表性，调整优化编写队伍，遴选教学经验丰富的学院教师与临床教师参编，为教材的实用性、权威性、院校普适性奠定了基础。第 5 轮教材主要做了如下修订：

1. 更新知识体系

继续以"符合人才培养需求、体现教育改革成果、教材形式新颖创新"为指导思想，坚持"三基、五性、三特定"原则，对照教育部本科临床医学类专业教学质量国家标准，密切结合国家执业医师资格考试、全国硕士研究生入学考试大纲，结合各地院校教学实际更新教材知识体系，更新已有定论的理论及临床实践知识，力求使教材既符合多数院校教学现状，又适度引领教学改革。

2. 创新编写特色

以深化岗位胜任力培养为导向，坚持引入案例，使教材贴近情境式学习、基于案例的学习、问题导向学习，促进学生的临床评判性思维能力培养；部分医学基础课教材设置"临床联系"模块，临床专业课教材设置"基础回顾"模块，探索知识整合，体现学科交叉；启发创新思维，促进"新医科"人才培养；适当加入"知识拓展"模块，引导学生自学，探索学习目标设计。

3. 融入课程思政

将思政元素、党的二十大精神潜移默化地融入教材中，着力培养学生"敬佑生命、救死扶伤、甘于奉献、大爱无疆"的医者精神，引导学生始终把人民群众生命安全和身体健康放在首位。

4. 优化数字内容

在第4轮教材与二维码技术结合，实现融媒体新形态教材建设的基础上，改进二维码技术，优化激活及使用形式，按章（或节）设置一个数字资源二维码，融知识拓展、案例解析、微课、视频等于一体。

为便于教师教学、学生自学，编写了与教材配套的PPT课件。PPT课件统一制作成压缩包，用微信"扫一扫"扫描教材封底激活码，即可激活教材正文二维码，导出PPT课件。

第5轮教材主要供本科临床医学类专业使用，也可供基础、护理、预防、口腔、中医、药学、医学技术类等开设相同课程的专业使用，临床专业课教材同时可作为住院医师规范化培训辅导教材使用。希望广大师生多提宝贵意见，反馈使用信息，以便我们逐步完善教材内容，提高教材质量。

序

　　医学关乎人类生命的存在与繁衍，医学卫生事业的发展涉及国家安全、经济发展、社会文明和人民福祉。医者德为先，能为重，技为精。医学教育应既科学、严谨、规范，又充满温情与关怀。"健康中国"的美好愿景与目标，激励着医务工作者为之奋斗。医学教育要坚守为国育才、立德树人的根本任务，落实《关于深化新时代学校思想政治理论课改革创新的若干意见》《高等学校课程思政建设指导纲要》《教育部关于深化本科教育教学改革全面提高人才培养质量的意见》《关于深化医教协同进一步推进医学教育改革与发展的意见》《关于加快医学教育创新发展的指导意见》等文件精神，以适应我国"大医学、大卫生、大健康"的发展需求，为"健康中国"筑牢人才基础。

　　近年来，高等院校探索新医科建设，推进现代医学教育教学新模式，坚持以人和健康为中心，建立健全覆盖生命全周期和健康全过程、"促防诊控治康"一体化的人才培养体系，高度重视身心、社会、环境等要素，融通医工理文学科，提升新时代医学生的整体素养；运用现代数字信息技术，增强情境化教学，加强临床实践教学，有效地提高了学生专业胜任力。同时，高等院校深化落实党和国家关于加强大学生思想政治教育的指示精神，将思想政治教育贯穿于人才培养体系和课程教学，使习近平新时代中国特色社会主义思想进课堂、入头脑，培养人民群众满意的、医术精湛的社会主义卫生健康事业接班人。

　　北京大学是经历过百年洗礼的老校，为我国建设和发展做出了杰出贡献，与全国医学教育界的同道们共同努力，在医学教育教学研究、教师培养、教材建设、实践教学规范等多方面不断改革创新。北京大学医学出版社秉承医学教育宗旨，落实党和国家对教材建设的要求和任务，立足北大医学，服务全国高等医学教育，与各院校教师一起不懈努力，打造精品教材，以高质量完成课程教学活动的"最后一公里"。本套本科临床医学专业教材是在教育及卫生健康部门领导的关心指导下，由医学教育专家顶层设计，北京大学医学部携手全国各兄弟院校群策群力、共同建设的成果。本套教材多年来与高等医学教育改革相伴而行，与时俱进，历经多轮修订，体系日趋完善，符合专业要求，编写队伍与院校构成合理，编写体例不断优化创新，实现了纸质教材与数字教学资源结合的精品新形态教材建设。实践证明，这套教材满足本科医学教育的专业标准要求，在适应多数院校的教学能力与资源的情况下，能很好地引导、深化专业教学，已成为本科医学人才培养的精品教材，为我国高等医学教育事业发展做出了突出贡献。

　　第5轮教材建设坚持以习近平新时代中国特色社会主义思想为指引，积极探索思政元素融入教材，落实立德树人根本任务，坚持现代医学教育理念，体现生命全周期、健康全覆盖的整体要求，与相关学科恰当融合，全面更新了医学知识和能力体系，体现了"中国本科医学教育标准—临床医学专业（2022）"的要求，配合教学模式与方法的改革，吸收"金课程"建设经验，优化教材体例，融入医学文化，重视中华医学文明，强调适用、实用，行稳致远，开创新局，锤炼精品。

在第 5 轮教材出版之际，欣为之序。相信第 5 轮教材的高质量建设一定会为我国新时代高等医学教育人才培养和健康中国事业发展做出更大贡献。

前　言

　　在医学教育中加强贯彻预防为主的战略思想，培养具有提供综合性服务能力的医学人才是目前国内外高等医学教育普遍关注的问题。预防医学作为医学教育的重要组成部分，不仅整合医学统计学、流行病学、劳动卫生与环境卫生学、营养与食品卫生学、社会医学、卫生管理学等预防医学学科，而且整合了基础医学、临床医学等多个学科，是培养临床医学、口腔医学、护理学和医学技术等非预防医学专业本科学生树立预防为主的理念、理解治疗疾病和预防疾病的医学双重使命的必修课。

　　党的二十大报告提出推进健康中国建设，把保障人民健康放在优先发展的战略位置，建立生育支持政策体系，实施积极应对人口老龄化国家战略，促进中医药传承创新发展，健全公共卫生体系，加强重大疫情防控救治体系和应急能力建设，有效遏制重大传染性疾病传播。目前，卫生服务越来越强调健康促进，突出预防为主，强调临床与预防的结合。推进疾病防、治、管整体融合发展，实现医防结合。作为保障人民健康重要成员的临床医务工作者，对预防疾病和促进健康更有义不容辞的责任。

　　本教材前 4 版的使用促进了非预防医学专业预防医学课程教学的发展，取得了良好的教学效果。我们在前 4 版教材基础上经过充分讨论，对本版教材的编写原则达成共识：①内容包含预防医学的核心体系——人群健康研究的方法学（医学统计学和流行病学）、环境与健康、临床预防服务、疾病预防与控制和卫生服务体系与卫生管理五部分。②各章内容在坚持基础知识、基本理论和基本技能的同时，介绍近年来预防医学新进展，注重指标、数据、实例的更新，充分体现与时俱进。③构建预防医学立体化教材体系，包括学习目标、案例、知识拓展、思考题、教学课件等数字资源。

　　根据上述原则，本教材共包括 6 篇 33 章。在绪论之后，前两篇主要是介绍人群健康研究的方法学问题。第一篇为常用医学统计方法，介绍统计学常用的基本概念，讲述统计表和统计图制作要求及方法，重点阐述常用统计方法：数值变量资料和分类变量资料的统计分析、秩和检验、直线相关与直线回归，简要介绍多变量分析和生存分析多因素统计方法及常用统计软件的应用。第二篇为流行病学原理和方法，介绍流行病学的概念，重点阐述常用流行病学研究方法：描述性研究、队列研究、病例对照研究、实验性研究、筛检试验与诊断试验，梳理流行病学的难点，如病因研究与因果关系的推断、流行病学研究的误差与偏倚，简要介绍循证医学与循证决策。希望通过前两篇的学习，同学们熟悉人群健康研究的基本方法，能从群体角度，掌握疾病与健康在群体中分布的原理、疾病及其危险因素分析和推断的原则以及循证决策理念。第三篇为环境与健康，从影响人群健康的自然环境因素角度，介绍人类环境与健康的关系，阐述生活环境、生产环境、食物因素与健康的关系及预防控制策略。同学们通过本篇的学习，可以较为全面地分析影响健康的因素，并为临床场所的个体和群体健康维护拓宽思路。第四篇为临床预防服务与健康管理，着重介绍健康管理的基本内容与策略、健康相关行为干预、营养干预指导和身体活动指导。第五篇为疾病预防与控制，着重介绍公共卫生监测、疾病的早期发现和处理、传染病及慢性非传染性疾病的预防与控制。通过第四、五篇的学习，希望同学们可以获得在临床场所为个体和群体提供预防服务的理念和技能。第六篇为卫生服务体系与卫生管理，是有关医务工作者如何从宏观和管理的视角来看待自己的工作方面的内容。首先从公共卫生服务体系、医疗保健体系和基层医疗卫生机构介绍卫生系统与卫生组织机构及其功能，然后介绍全球卫生保健策略与我国卫生改革的基本内容，最后介绍医疗场所健康安全管理和突发公共卫生事件及其应急策略的基本内容，目的是让同学们在将来的工作中具备宏观理念，成为一名合格的医疗决策者和服务管理者。

本教材是在主编、各位副主编和编者的共同努力下完成的，在此，向所有编委表示诚挚的感谢！

预防医学的学科特点从宏观到微观，研究对象从个体、群体到环境，涵盖自然科学与人文、社会科学，内容丰富而综合。限于水平，无论在内容的取舍、编排上，还是对预防医学的理解上，都可能存在不足之处。我们诚挚地期待兄弟院校广大同仁及读者提出宝贵的意见和建议。

王培玉
2024 年 4 月 7 日

目　　录

第二篇 流行病学原理和方法

第三篇　环境与健康

第四篇　临床预防服务与健康管理

第五篇　疾病预防与控制

第六篇 卫生服务体系与卫生管理

绪　论

依据党的二十大精神，推进健康中国建设要把保障人民健康放在优先发展的战略位置，健康中国建设已成为国家重大发展战略。为了保障人民健康，新时代党的卫生与健康工作方针确定为："以基层为重点，以改革创新为动力，预防为主，中西医并重，将健康融入所有政策，人民共建共享。"

医学是预防疾病与治疗疾病、维护与促进健康、提高生命质量的科学。从医学科学发展的历史来看，随着人类的进步，医学从治疗疾病发展到研究疾病发病的机制，然后上升到预防疾病和促进健康的高度，这就是现代医学中的临床医学、基础医学和预防医学，共同为保护、促进人类健康发挥重大作用。

第一节　预防医学与公共卫生

预防医学与公共卫生是医学门类中一个独立的学科群，与临床医学、基础医学、医学工程及医学人文等学科群共同构成了现代医学的总体。

一、预防医学的定义

预防医学（preventive medicine）是医学的一门应用学科。它以个体和确定的群体为研究对象，目的是促进和维护健康，预防疾病、失能和早逝。

预防医学的内容包括医学统计学、流行病学、环境医学、社会医学、健康教育学、卫生管理学，以及在临床医学中运用三级预防措施。希望医学生学完预防医学课程后，能掌握预防医学的基本理论和树立预防为主的观念，掌握预防服务的基本实践技能，从而能在日常的临床工作中根据就诊者的实际情况提供个体化的健康咨询和指导，能敏锐地察觉和报告公共卫生问题，也能参与促进社区不同群体健康的工作。

二、预防医学发展简史

医学是一门古老的科学。自从有了人类，人类与疾病斗争的历史就开始了，但是直到19世纪，随着物理学、化学、生物学等现代科学的形成与发展，医学才把自己的理论与方法建立在科学的基础上。

（一）第一次公共卫生革命

预防医学经历了从个体的养生保健到群体预防、社会预防几个发展阶段。医学史上的第一次公共卫生革命以预防控制传染病、寄生虫病和地方病为主要目的，社会卫生策略是通过制定国家卫生措施和环境卫生措施，研究有效疫苗和生物制品，推行免疫接种计划而实现的。18 世纪初期传染病流行，天花、鼠疫、霍乱等烈性传染病成为危害人群健康的主要疾病，预防医学的主要任务是寻找传染源、传播途径以及易感人群，通过卫生立法和群众性的卫生运动等措施来控制疾病的流行。人类在战胜天花等烈性传染病以后，逐渐认识到仅仅依靠养生保健很难达到控制传染病、提高人群健康的目的，而只有开展大规模的人群预防，提高人群的健康水平才能减少或消除传染病的发生。由于大规模地开展人群的预防接种以及实施了治理环境卫生的措施，传染病的发病率、致死率有了明显的下降。

（二）第二次公共卫生革命

随着社会经济以及工业化的发展，环境污染日益严重，人们的生活行为方式发生着变化，使心脑血管疾病、恶性肿瘤等慢性非传染性疾病发病率增加，逐渐成为影响人类健康的主要疾病。精神卫生和心理健康的问题日益突出，人群的疾病谱发生了明显的变化，慢性非传染性疾病病因大多较为复杂，单纯依靠卫生部门与群众性的卫生运动已难以满足预防疾病、提高人群健康水平的要求。预防医学必须从单一的群体预防发展成为全社会的综合性预防，从单一的由卫生部门、政府负责发展成为个人负责的主动预防。因此，第二次公共卫生革命是以预防慢性非传染性疾病为主，针对心脑血管疾病、恶性肿瘤、意外伤害等而采取预防措施，并通过综合卫生措施，发展早期诊断技术，加强疾病监控，特别是与其密切相关的危险因素的控制。改善生活环境，提倡健康的生活方式，通过各种途径开展健康教育与健康促进活动，降低慢性非传染性疾病的发病率和死亡率。

第一次公共卫生革命集中在环境的管理，即环境卫生、住宅及食品卫生、饮水的管理上。这些改进主要依赖于政府的干预。第二次公共卫生革命依赖于个人行为的改变，需要个人及社会两方面的积极参与。

（三）第三次公共卫生革命

1999 年，Breslow 教授提出了第三次公共卫生革命的概念。第三次公共卫生革命是以健康生态学模型的综合干预措施来提高人群健康和生活质量的健康促进。这是一种注重部门合作、社会参与和个体健康生活方式的健康促进，其目的是使居民的关注点从健康的传统理解转向健康的生命质量，同时提高整个社会对健康活动的参与意识。其实质是使医学目标从以疾病为中心转向以健康为中心，社会发展从经济发展转向以健康为中心的健康社会模式。

三、公共卫生的概念

1920 年，美国耶鲁大学 Winslow 教授提出，公共卫生（public health）就是通过有组织的社区努力来预防疾病、延长寿命和促进健康的科学和艺术。这些有组织的社区努力包括改善环境卫生，控制传染病，教育每个人注意个人卫生，组织医护人员为疾病的早期诊断和预防性治疗提供服务，建立社会机构来确保社区中的每个人都能达到适于保持健康的生活标准。这些努力的目的是使每个公民都能实现其与生俱有的健康和长寿权利。此定义在 1952 年被世界卫生组织（WHO）采纳，并沿用至今。

我国明确提出，"公共卫生就是组织社会共同努力，改善环境卫生条件，预防控制传染病和其他疾病流行，培养良好卫生习惯和文明生活方式，提供医疗服务，达到预防疾病、促进人民身体健康的目的"。

1986 年在加拿大渥太华召开的健康促进大会上发表的《渥太华宪章》提出了新公共卫生（new public health）的概念，新公共卫生是"在政府领导下，在社会水平上，保护公众远离疾病和促进公众健康的所有活动"，其核心内容是强调政府在卫生事业中的核心地位，同时更加重视社会科学对促进健康的作用。

新公共卫生的目的与公共卫生一样，但新公共卫生更加强调发展社区。其主要特点是要阐明人们的生活方式与生活环境如何影响健康的过程，而要提倡健康的生活方式，创造支持环境来改善、维持和保护健康，又必须充分认识各种资源和投资在制定政策、组织活动和提供服务方面的重要性。随着公共卫生概念的发展和延伸，这种新、老"公共卫生"概念的差异也自然消失。

第二节　医学模式与健康生态学模型

医学模式（medical model）是人类在与疾病抗争和认识自身生命过程的实践中得出的对健康观和疾病观等重要医学观念的本质概括。

一、医学模式的演变

医学模式并不是一成不变的，而是随着医学科学的发展、人类健康需求和人们的认知能力不断变化而演变发展。医学模式经历了从神灵主义医学模式、自然哲学医学模式、机械论医学模式、生物医学模式到生物 - 心理 - 社会医学模式的演变过程。

神灵主义医学模式是指先民们认为人类的生命与健康是上帝神灵所赐，疾病和灾祸是天谴神罚。因此人们对健康的保护和疾病的防治主要依赖求神问卜，祈祷神灵的宽恕与保佑。

自然哲学医学模式是指将健康、疾病与人类生活的自然环境、社会环境联系起来观察和思考的朴素、辩证、整体的医学观念。中医学说和古希腊医学都属于自然哲学医学模式。

机械论医学模式是指基于机械唯物主义观点，以机械运动来解释一切生命现象的医学观和方法论，它把医学引向实验医学时代，对医学进步发挥了重要作用。机械论医学模式被视为生物医学模式的初级阶段。

生物医学模式（biomedical model）是指从生物学角度认识健康与疾病，反映病因、宿主和自然环境三者内在联系的医学观与方法论。在此理论指导下，生物科学的发展进入了一个崭新的历史时期，生物学、解剖学、组织学、胚胎学、细菌学、生物化学、病理学、免疫学、遗传学，以及现代分子生物学等生物科学体系逐步形成。

生物医学模式认为每种疾病都必然并且可以在器官、细胞或分子上找到可以测量的形态或化学改变，都可以确定生物的或理化的特定原因，都应该能够找到治疗的手段。但随着疾病谱和死因谱的转变，心脑血管疾病、恶性肿瘤、意外伤亡、呼吸系统疾病成为危害人类健康的主要疾病，这些慢性非传染性疾病的致病因素已不再是单纯的生物病因，还有许多社会环境因素、个人行为与生活方式因素等。此外，人们的健康需求也日益多样化，要求医疗服务全面满足人们生理的、心理的和社会的健康需求。医学的社会化和医学学科的内部融合与外部交叉，都把现代自然医学和社会科学的理论和技术带入医学领域，将观察健康与疾病问题的视角向社会和心理领域延伸和拓展。

二、生物－心理－社会医学模式与健康观

（一）生物－心理－社会医学模式

生物－心理－社会医学模式（biopsychosocial medical model）是指从生物、心理、社会等方面来观察、分析、思考，以及处理健康与疾病相关问题的医学观和方法论。该医学模式包括布鲁姆的环境健康医学模式、拉隆达和德威尔的综合健康医学模式及恩格尔的生物－心理－社会医学模式。

1. 布鲁姆的环境健康医学模式　1974 年布鲁姆（Blum）提出了环境健康医学模式，他认为环境因素，特别是社会环境因素，对人们健康、精神和生理发育有重要影响，提出了包括环境、行为与生活方式、医疗卫生服务和生物遗传 4 个因素在内的环境健康医学模式。环境因素包括社会环境因素和自然环境因素，是影响健康的最重要因素。

2. 拉隆达和德威尔的综合健康医学模式　20 世纪 70 年代末，拉隆达（Lalonde）和德威尔（Dever）提出了卫生服务和政策分析相结合的综合健康医学模式（图绪论 -1），系统地论述了疾病流行和社会因素的相关性。按照综合健康医学模式，影响人类健康与疾病的主要因素有4 大类：环境因素、行为与生活方式因素、卫生服务因素和生物遗传因素。

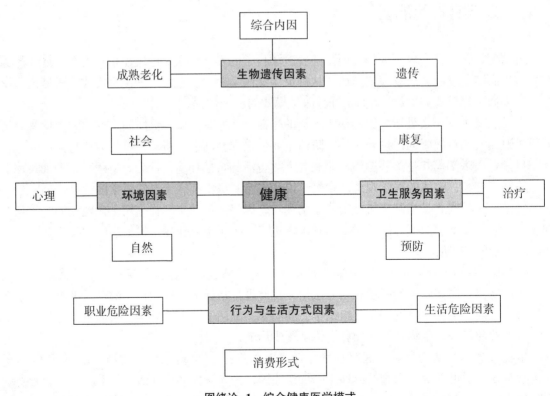

图绪论 -1　综合健康医学模式

3. 恩格尔的生物－心理－社会医学模式　1977 年，美国罗切斯特大学恩格尔（Engel）教授提出，生物医学模式应该逐步演变成为生物－心理－社会医学模式。该模式是根据系统论的原则建立起来的，在这个系统框架中，可以把健康或疾病理解为从原子、分子、细胞、组织系统到个体，以及由个体、家庭、社区、社会等构成概念相联系的系统。在这个系统中，不再是

二元论和还原论的简单线性因果模型，而是互为因果、协同制约的立体化网络模型。健康反映为系统内、系统间高水平的协调。恢复健康不是回到病前状态，而是代表一种与病前不同的新的系统协调。

（二）健康观

健康观是建立在一定医学模式基础上的，是对健康与疾病的本质性认识，并随着医学模式的演变而改变。

1. 消极健康观　"没有病"就是健康被称为消极的健康观，是生物医学模式的健康观。

2. 积极健康观　随着人类文明的进步，人们对健康与疾病的认识逐步深化，于是形成了整体的、积极的健康观，这就是 WHO 提出的定义："健康（health）是身体、心理和社会功能完好状态，而不仅是没有疾病和虚弱"。"健康是日常生活的资源，而不是生活的目标。健康是一个积极的概念，它不仅是个人身体素质的体现，也是社会和个人的资源"。WHO 提出的健康定义中的健康可被理解为生物学、心理学和社会学三个维度。从生物学角度看人的健康，主要是检查器官功能和各项指标是否正常；从心理、精神角度观察人的健康，主要是看有无自我控制能力、能否正确对待外界影响、是否处于内心平衡的状态；从社会学角度衡量人的健康，主要涉及个体的社会适应性、行为和生活习惯、人际关系和应对各种突发事件的能力。

健康与疾病是相对的概念。所有生物体都可能生病，都要经历生长、衰老、死亡的过程。因此，可以把健康与疾病看作一个连续统一体或是分度尺。良好的健康在一端，死亡在另一端，每个人都在疾病和健康连续统一体的两端之间的某个位置，而且随着时间的推移处在不断的动态变化之中。

三、健康决定因素与健康生态学模型

（一）健康决定因素

健康决定因素（determinant of health）即健康影响因素，是指决定个体和群体乃至全人群健康状态的因素。

1. 环境因素　环境因素包括社会环境因素和自然环境因素。人群的健康总是与环境因素密切相关。

（1）社会环境（social environment）：包括社会地位、收入、社会文化因素、社会网络、职业和工作条件等，均对健康有着重大的影响。

1）收入和社会地位：研究表明收入和社会地位是重要的健康影响因素。一个社会中收入的公平性（在一个社会内部，反映个人在社会层次中地位的相对收入）决定了社会经济状况对健康的影响程度。一个合理繁荣和社会福利公平的社会，人们会享受到更高的健康水平。

2）社会文化因素：文化（culture）是一种人类社会现象，涉及物质、制度、观念等。广义的文化是指人类在其生产和生活活动中所创造的一切社会物质财富和精神财富的总和。狭义的文化特指精神文化，指人类一切精神财富的总和，包括思想意识、宗教信仰、文学艺术、道德规范、法律、习俗、教育、科学技术和知识等。这些文化因素通过潜移默化的作用影响着人们的健康。如教育主要通过影响人们的生活方式的选择、对卫生服务的利用和就业机会及收入影响健康。

3）社会网络：社会网络（social network）是指社会个体成员之间因互动而形成的相对稳

定的关系网。个体从社会网络获得物质性和情感性帮助称为社会支持。个人所拥有的社会关系成为一种社会资源而被个体所用称为社会资本（social capital）。社会资本对健康的影响渠道包括：影响个人获取健康信息和行为规范；影响个人对卫生服务的利用；通过情感支持影响人的心理健康，并影响躯体健康。社会网络越庞大，人们从中获取的社会资本越多，从而更有可能获得身心健康。

4）职业和工作条件：拥有控制工作条件和较少担心失去工作的人，健康状况会更好，而失业明显与不良的健康状况有关。工作环境还与下面介绍的次生环境有关。

（2）自然环境（natural environment）：又称物质环境（physical environment）。无论是原生环境还是次生环境，都存在大量的健康有益因素或危险因素，生态破坏会失去有益因素而增加危险因素，使水、空气、土壤、食物等受到病原微生物、理化因素污染；生产环境中的职业性危害及不合理的环境布局等均构成对人们健康的威胁。人们在改造环境的同时，也往往制造出诸多新的危害健康因素。

2．行为与生活方式因素　个体的行为与生活方式对健康有重要的作用。良好的习惯和行为促进健康，不良习惯和嗜好危害健康。改变行为与生活方式，如不吸烟、少饮酒、参加体育运动、注意合理营养、保持乐观情绪等，有助于降低心脑血管疾病、恶性肿瘤的发病率和死亡率。滥用药物、不安全性行为、酒后驾车等行为会给个体健康和社会带来危害。

3．卫生服务因素　卫生服务（health service）是防治疾病、增进健康的有效手段，服务的好坏直接影响人群的健康。卫生政策是否正确，医疗卫生机构布局是否合理，群众就医是否及时、方便，医疗技术水平以及卫生服务质量的高低，都会影响人群的健康与疾病的转归。因此，维持和促进健康、预防疾病和损伤、健全的卫生机构、完备和有质量保证的服务网络、一定的经济投入、公平合理的卫生资源配置以及保证服务的可及性，对每一个人乃至整个人群健康有着重要的促进作用。

4．生物遗传因素　人体的基本生物学特征如性别、年龄等是健康的基本决定因素。遗传的素质影响不同个体的健康问题和疾病状况。有些疾病如血友病、镰状细胞贫血、蚕豆病等直接与遗传因素有关。但大多数疾病如心脑血管疾病等是遗传因素与环境因素、行为与生活方式因素综合作用的结果。

（二）健康生态学模型

有许多学说解释健康决定因素是如何作用于人体来影响健康的。目前普遍公认的是健康生态学模型（图绪论-2）。健康生态学模型（health ecological model）强调个体和群体是个体因素（生物遗传因素、行为与生活方式因素）、卫生服务以及环境因素相互依赖和相互作用的结果，且这些因素也相互依赖和相互制约，以多层面上的交互作用来影响着个体和群体的健康。该模型的结构由内向外可分为5层：核心层是个人的先天特质如年龄、性别、种族和其他生物学因素以及一些疾病的易感基因等；在核心层之外是个人的行为；再外一层是家庭、社区和社会的人际网络；第四层是生活与工作条件，包括：心理社会因素、是否有工作以及职业的因素、社会经济地位（收入、教育、职业）、自然环境（原生环境和次生环境）、公共卫生服务和医疗保健服务等；最外一层（即宏观层面）是当地、国家水平乃至全球水平的社会（包括引起对种族、性别和其他差别的歧视和偏见有关的经济公平性、城市化、人口流动、文化价值观、观念和政策等）、经济、文化、卫生、环境条件，以及有关的政策等。尽管人们常常觉察到的是包括基因敏感性在内的个体水平的健康影响因素对健康的作用，但从群体健康的角度看，宏观水平的条件和政策如社会经济与自然环境因素是起着根本决定性作用的上游因素，这些因素又间接影响着中游（心理、行为和生活方式）因素和下游（生物和生理）因素，成为"原因背后的原因"。

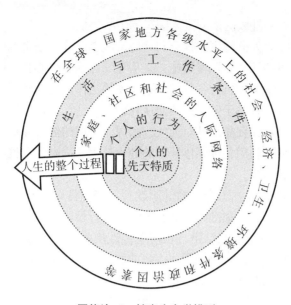

图绪论 -2　健康生态学模型

第三节　三级预防策略

根据健康及健康生态学模型的概念，健康是一个动态连续的过程，它发生在每天日常的生活之中。人的健康问题的出现，是一个从接触健康危险因素、机体内病理变化从小到大，最后导致临床疾病发生和发展的过程。根据疾病发生发展过程以及健康决定因素的特点，把预防按等级分类，称为三级预防，见图绪论 -3。

一、疾病的自然史与预防的机会

疾病的自然史（natural history of disease）是指不给予任何治疗或干预措施的情况下，疾病从发生、发展到结局的整个过程，一般包括：①健康期；②病理发生期：机体在致病因素的作用下，发生病理改变，但还未发展至可以检出的阶段；③临床前期：疾病的病理改变已经到可以检出的阶段，但还未出现临床症状；④临床期：机体出现形态或功能上的明显异常，从而出现典型的临床表现；⑤结局：疾病可以发展至缓解、痊愈、伤残或死亡。

基于疾病自然史的几个阶段以及健康疾病连续带的理论，危险因素作用于机体到疾病临床症状的出现，有一个时间过程。这个过程根据危险因素的性质和接触的量，其导致疾病发生的时间有长有短，这样就为疾病预防提供了机会。

二、三级预防

1. 第一级预防（primary prevention）　又称病因预防，是指通过采取措施促进健康，或消除致病因素对机体危害的影响，以及提高机体的抵抗力来预防疾病的发生。在第一级预防中，如果在疾病的因子还没有进入环境之前就采取预防性措施，则称为根本性预防（primordial prevention）措施。如为了保障人民健康，从国家角度以法令的形式，颁布了一系列的法律或条例，预防有害健康的因素进入国民的生活环境。

第一级预防包括保障全人群健康的社会和环境措施以及针对健康个体的措施。

（1）保障全人群健康的社会和环境措施：是从全球性预防战略和各国政府策略角度考虑所采取的公共卫生措施，如制定和执行各种与健康有关的法律及规章制度，把健康融入所有的政策中，使所有的公共政策都有益于健康，从而从社会、经济、文化等层面来保障整个人群的健康；提供清洁安全的饮用水和食品，针对大气、水源、土壤的健康保护措施，公众体育场所的修建，公共场所禁止吸烟；利用各种媒体开展的健康教育，提高公众健康意识和自律能力，防止致病因素危害公众的健康等。

（2）针对健康个体的措施：①个人的健康教育，培养良好的行为和生活方式，如合理膳食和有规律的身体活动，注意心理健康；②有组织地进行预防接种，提高人群免疫水平，预防疾病；③做好婚前检查和禁止近亲结婚，预防遗传性疾病；④做好妊娠期和儿童期的卫生保健；⑤某些疾病的高危个体服用药物来预防疾病的发生，即化学预防。

2. 第二级预防（secondary prevention）　也称临床前期预防，在疾病的临床前期通过采取早期发现、早期诊断、早期治疗的"三早"预防措施，以控制疾病的发展和恶化。早期发现疾病可通过普查、筛检、定期健康检查、高危人群重点项目检查及设立专科门诊等。达到"三早"的根本方法是建立社会性高灵敏且可靠的疾病监测系统、提高医务人员诊断水平和通过健康教育提高大众的健康素养。对于某些可能逆转、停止或延缓发展的疾病，早期检测和预防性检查更为重要。对于传染病，除了"三早"，尚需做到疫情早报告和患者早隔离，即"五早"。

3. 第三级预防（tertiary prevention）　亦称临床期预防，对已患某些疾病者，采取及时有效的治疗措施，终止疾病发展、防止病情恶化、预防并发症和伤残；对已丧失劳动能力或残疾者，主要促使功能恢复、心理健康，进行家庭护理指导，使患者尽量恢复生活和劳动能力，能参加社会活动并延长寿命，提高生活质量。

不同类型的疾病有不同的三级预防策略。对于大多数疾病，不论其致病因子是否明确，都应强调第一级预防。如克山病、大骨节病等，病因尚未明确，但综合性的一级预防措施还是有效的。有些疾病，病因明确且是人为造成的，如职业因素所致疾病、医源性疾病，采取第一级预防较易见效。有些疾病的病因是多因素的，可按其特点通过筛检、及早诊断和治疗，预后较好。如心脑血管疾病、代谢性疾病，除针对其危险因素以致力于第一级预防外，还应兼顾第二级预防和第三级预防。对那些病因和危险因素都不明确，又难以早期发现的疾病，只有施行第三级预防。

对许多传染病来说，针对个体的预防同时也是针对公众的群体预防。如个体的免疫接种达到一定的人群比例后，就可以保护整个人群。传染病的早发现、早隔离和早治疗，阻止其向人群的传播，也是群体预防的措施。有些危险因素的控制既可能是第一级预防，也可能是第二、三级预防。如糖尿病的控制，就糖尿病本身来讲，是第三级预防，但对糖尿病肾病和糖尿病视网膜病变来讲，是第一级预防。

三、高危人群策略与全人群策略

三级预防是从健康与疾病连续带及疾病发生和发展的不同阶段来考虑预防的策略，在具体选择干预的手段和落实到干预对象上，又可分为高危人群策略和全人群策略（图绪论 -3）。

1. 高危人群策略（high-risk strategy）　是以临床医学思维为导向的实现第一级预防的策略，是针对疾病高风险个体采取预防干预措施来降低其将来发病的风险。采取高危人群策略的

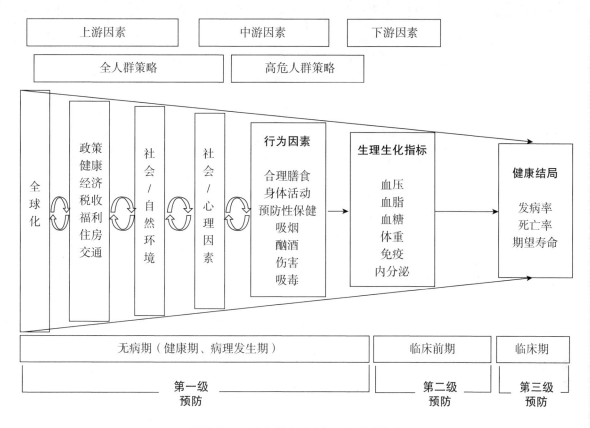

图绪论 -3　健康影响因素与三级预防策略

优点是重点关注病因链的近端，干预针对性强且效果明显。例如，定期对成年人进行心血管危险因素评估，对未来 10 年发生冠心病风险显著高的个体进行有针对性的危险因素干预，如戒烟，控制食盐摄入，多吃蔬菜、水果和低脂乳制品，适量运动，控制体重、血压、血脂、血糖，服用低剂量阿司匹林等。高危策略不仅干预措施有针对性，使干预对象易于接受，而且很容易在近期就看到干预的效果；加上干预仅针对小部分的高危个体，在医疗资源有限的条件下，可使投入产出在近期就取得明显的收益，这样更符合成本效益原则。此外，采取高危人群策略，在具体实施中操作性强，更为医务人员所接受。但是，进食、吸烟、运动等多数行为和生活方式很大程度上受到人们所在社会的行为规范以及周围人的行为的影响和限制，而高危人群策略在本质上就是要求少数人在行为上必须与众不同，有可能限制了这种策略的效果。

2．全人群策略（population strategy）　是以公共卫生思维为导向的实现第一级预防的策略，是指针对影响整个群体（全人群）相应的健康决定因素，尤其是病因链上的那些远端因素进行干预来降低全人群发生疾病的风险。与高危人群策略不同，全人群策略干预的是病因链的远端因素（即原因背后的原因）来促进健康和预防疾病，使全人群受益。如图绪论 -4 中右侧是当前人群中未来 10 年心血管疾病风险人群分布曲线。如果以 25% 作为高风险的界值，则高危人群策略关注的是超过这一界值的高危人群。而全人群策略是期望将这个人群的风险分布曲线向着低风险的方向（理想曲线）平移。

根据 Rose 的风险悖论理论，大部分的病例是出自低或中等暴露水平的人群，仅小部分病例来自高暴露、高风险人群。也就是说，如图绪论 -4 分布曲线中段的大部分人仅暴露于小幅增加的风险，但是相比位于分布曲线右侧尾端、风险更高的小部分人，前者贡献的病例更多。当采取全人群策略时，由于更大部分的人受益，即使平均每个人因预防而获得的收益微不足道，但是给整个人群带来的总健康收益非常可观。相应的预防悖论是，一项预防措施可以为整个社区人群带来巨大的收益，而平均每个个体却所得甚少。

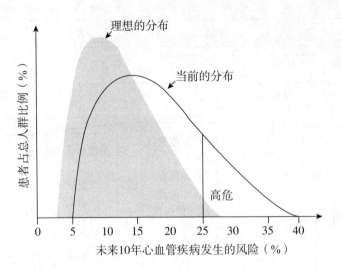

图绪论 -4 未来 10 年心血管疾病风险人群分布曲线

高危人群策略与全人群策略是针对整个病因链上不同环节所采取的预防措施，两种策略可互为补充。预防措施的落实，可根据干预对象是整个群体或个体，分为社区预防服务和临床预防服务。社区预防服务是以社区为范围，以群体为对象开展的预防措施。临床预防服务是在临床场所，以个体为对象实施个体的预防干预措施。

四、健康的生命全程路径

许多健康的决定因素对健康的作用往往具有长期性和累积性。如图绪论 -5 所示，有些人在一生中因接触健康危险因素多而健康保护因素少，到了一定年龄后，健康状况和功能就明显变差；但另一些人一生中接触健康危险因素少而健康保护因素多，到了同样的年龄，健康状况

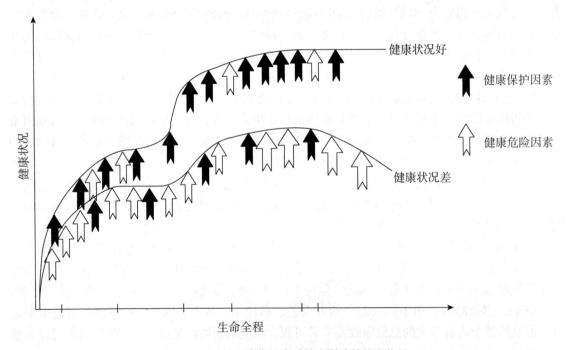

图绪论 -5 健康决定因素对健康影响的累积作用

和功能仍很好。因此，应从出生到死亡的整个人生过程中持续促进个体和群体的健康。健康的生命全程路径（life course approach to health）是一种从保证健康的生命起始，并根据整个人生各关键时期（如胎儿期、婴幼儿期、青少年期、成年期及老年期）的需求，采取有针对性的措施来提高健康干预有效性的策略。可以通过把人生划分为几个明确的阶段，如围生和婴幼儿期、青少年期、成年工作期和晚年期，针对这些不同阶段的群体在不同的场所，如家庭、学校、工作场所和社区，实施连续性预防服务措施，积极地、有针对性地开展健康促进和疾病预防，可以充分发挥人的内在潜能和健康保护因素的作用，避免那些危险因素对健康的危害，保护劳动力，延长健康生命期限和提高生命质量，保证人生的不同阶段既能有效地获得有针对性的卫生服务，又避免不必要的重复或遗漏，达到既高效又节省地促进个体和群体健康目的。所以该策略被认为是保证全人群健康，促进健康老龄化的最佳途径。

第四节　预防医学与公共卫生的成就与挑战

人民健康是民族昌盛和国家富强的重要标志，预防是最经济有效的健康策略。预防无论对个人或社会，都具有明显的社会效益和经济效益。

一、中国卫生健康事业发展的主要成就

1. 制定适宜的卫生工作方针　我国在 1949 年前因战争、瘟疫和饥荒，人民的健康状况极差，人均期望寿命仅 35 岁。中华人民共和国成立后，中国共产党高度重视人民健康福祉，于1950 年召开第一届全国卫生工作会议，分析卫生工作形势和任务，并确立了"面向工农兵、预防为主、团结中西医"的卫生工作指导方针。1952 年，第二届全国卫生工作会议召开，在原有卫生工作指导方针的基础上增加"卫生工作与群众运动相结合"。20 世纪 70 年代后期，形成集预防、医疗、保健功能于一体的覆盖县、乡、村的卫生服务网，在改善农村医疗卫生落后状况过程中发挥了巨大作用。1978 年，在阿拉木图召开的国际初级卫生保健会议上，以"县乡村三级医疗体系、农村合作医疗制度、赤脚医生"为三大法宝的"中国模式"被得到一致认可，被 WHO 作为典范向发展中国家推荐。其后，随着经济社会的不断发展，我国卫生工作方针不断变迁并完善。根据我国卫生事业面临的新情况，1990 年，中共中央十三届七中全会通过的《中共中央关于制定国民经济和社会发展十年规划和"八五"计划的建议》中明确提出了"卫生工作要贯彻预防为主、依靠科技进步、动员全社会参与、中西医协调发展、为人民健康服务的方针"。1996 年，党中央、国务院召开的全国卫生工作会议审议并通过了《中共中央、国务院关于卫生改革与发展的决定》，明确提出我国卫生工作的方针是"以农村为重点，预防为主，中西医并重，依靠科技与教育，动员全社会参与，为人民健康服务，为社会主义现代化建设服务"。2016 年，全国卫生与健康大会召开，明确了新时期的卫生与健康工作方针是"以基层为重点，以改革创新为动力，预防为主，中西医并重，把健康融入所有政策，人民共建共享"。2017 年，党的十九大报告提出实施健康中国战略。

2. 建成基本完善的适合国情的卫生体系　通过不断的创新与改革，中国建成了政府主导，相关部门参与，全社会共建的卫生工作机制，建成了包括管理体系、筹资（保障）体系和服务体系基本完善的卫生健康工作体系，建立了包括疾病防控、卫生保健、诊断治疗、护理和康复等在内的较为完善的服务体系。

经过几十年的努力，我国每千人口卫生技术人员数从 1949 年的 0.93 人上升到 2021 年每千人口执业（助理）医师 3.04 人，每千人口注册护士 3.56 人；每万人口全科医生 3.08 人，每

万人口专业公共卫生机构人员 6.79 人。每千人医疗卫生机构床位数由 1950 年的 0.18 张提高到 2021 年的 6.70 张；截至 2021 年，2.96 万个乡镇有卫生院 3.5 万个，49.0 万个行政村有 59.9 万个村卫生室，8925 个街道有社区卫生服务中心 10 122 个，社区卫生服务站 26 038 个。这些数据显示，我国医疗卫生服务的可及性，特别是农村医疗卫生服务的可及性得到了明显的改善。

3．逐步完善卫生健康法制建设　我国卫生健康法制建设始终在党的领导下，坚持以人民健康为中心的核心理念，围绕不同时代面临的形势和任务，加强各项法律制度建设，形成了包括 15 部法律、38 部行政法规和 90 余部部门规章以及大量地方性法规规章组成的卫生健康法律制度体系，涵盖医疗服务、公共卫生、食品药品等健康产品及中医药、卫生健康公益等各方面。具有中国特色的卫生健康法律制度初成体系，基本实现了卫生健康各方面工作有法可依、有章可循。特别是 2020 年实施的《中华人民共和国基本医疗卫生与健康促进法》，是我国卫生健康领域的第一部基础性、综合性法律，对完善卫生健康法制体系，引领和推动卫生健康事业改革发展，加快推进健康中国建设，保障公民享有基本医疗卫生服务，提升全民健康水平具有十分重大的意义。在明确"健康权是公民的基本权益、实施健康中国战略、建立基本医疗卫生制度、推进基本医疗服务实行分级诊疗"等基本制度的同时，又对社会办医、医患纠纷、特种药品需求等现实问题予以了明确回应。分别从医疗机构配置、分级诊疗医疗服务下沉、医疗卫生人才建设、边远贫困地区保障四个方面对促进基层医疗卫生发展进行了详细的规定。力推"强基层"的基本政策，回应了健康中国战略实施的立法目的。

4．不断提升人民健康水平　1963 年，中国传染病发病率为 3200/10 万，死亡率为 20/10 万；到 2021 年，中国甲乙类传染病报告发病率为 193.46/10 万，死亡率为 1.57/10 万。早在 20 世纪 60 年代，中国在全世界第一个宣布成功消灭天花，比世界范围的天花灭绝提早了 16 年；中国也实现了无脊髓灰质炎目标，成功消灭了丝虫病；有效控制了古典生物型霍乱、鼠疫、回归热、黑热病、斑疹伤寒等严重危害人民健康的传染病。结核病、艾滋病、乙型肝炎等防控工作取得重大成效。地方病严重流行趋势得到有效遏制，很多地方病，如血吸虫病、疟疾、丝虫病已基本控制；在总体上达到消除碘缺乏病阶段目标，有效控制了麻风病、血吸虫病、疟疾等曾经严重威胁人民群众健康的疾病。

尽管中国属于发展中国家，居民的一些重要健康指标如婴儿死亡率、总死亡率、期望寿命等，已经超过部分发展中国家，高于世界平均水平，有些指标已经接近发达国家。中国人口死亡率已由 1949 年前的 25‰降低到 2021 年的 7.18‰；婴儿死亡率也由 1949 年前的 200‰下降到 2021 年的 5.0‰；孕产妇死亡率下降到 2021 年的 16.1/10 万。人均期望寿命从新中国成立前的 35 岁提高到 2021 年的 78.2 岁。

二、中国卫生健康工作面临的挑战

随着科学技术的迅猛发展，人类生产生活方式以及赖以生存的环境正经历深刻变革。工业化、城镇化、信息化、全球化以及人口老龄化进程，对公众健康提出诸多前所未有的挑战。而来自气候变化、生态改变、环境恶化、食品安全、职业危害、恐怖主义等的危害，以及新发传染病暴发流行与慢性非传染性疾病的双重威胁，也给维护和促进健康带来一系列新的挑战。

面对这些挑战，中国正在积极推进健康中国建设，以进一步提高人民健康水平。2019 年，国务院印发的《国务院关于实施健康中国行动的意见》中指出"人民健康是民族昌盛富强的重要标志，预防是最经济最有效的健康策略"，并明确了健康中国行动的指导思想、基本原则和总体目标，从"全方位干预健康影响因素""维护全生命周期健康"和"加强重大疾病防控"三方面，提出 15 项行动，包括实施健康知识普及、合理膳食、全民健身、控烟、心理健康促进、健康环境促进行动；实施妇幼、中小学生、劳动者、老年人等重点人群健康促进活动；实施心脑血管疾病、癌症、慢性呼吸系统疾病、糖尿病四类慢性病以及传染病和地方病防控行动。党的二十大报告也指出，在推进健康中国建设过程中，要深化医药卫生体制改革，促进医保、医疗、医药协同发展和治理。促进优质医疗资源扩容和区域均衡布局，坚持预防为主，加强重大慢性病健康管理，提高基层防病治病和健康管理能力。深化以公益性为导向的公立医院改革，规范民营医院发展。发展壮大医疗卫生队伍，把工作重点放在农村和社区。重视心理健康和精神卫生。促进中医药传承创新发展。创新医防协同、医防融合机制，健全公共卫生体系，提高重大疫情早发现能力，加强重大疫情防控救治体系和应急能力建设，有效遏制重大传染性疾病传播。深入开展健康中国行动和爱国卫生运动，倡导文明健康生活方式。

（刘宝花　王培玉）

第一篇

常用医学统计方法

医学统计方法概述

第一章数字资源

学习目标

1. **知识**：统计学与医学统计学的概念。医学统计工作的四个步骤。掌握医学统计学中常用的基本概念。
2. **能力**：培养统计学思维，助力去粗取精、去伪存真认知医学现象的本质。掌握医学统计工作各步骤中的核心要素及意义。通过学习基本概念，充分理解认知医学现象的复杂性和可及性。
3. **素养**：具备医学统计学的基本思维和知识储备，有助于获得高质量的研究证据，为临床决策提供依据。

　　临床医学的发展与统计学学科发展休戚相关，得益于准确、可靠的数据搜集、分析技术及方法的进步。医学统计学研究具有某种相同属性的群体现象，探索其数量表现的内在规律性。

第一节　医学统计学在临床医学中的作用和意义

一、医学统计学

　　统计学（statistics）是应用概率论和数理统计的原理与方法研究数据的搜集、整理、分析和推断的一门科学。统计学以数量说明事物的本质和发展规律，是认识社会和自然现象本质特征的重要方法，是一门实用性很强的学科。在金融、管理、社会、心理、医药卫生等不同领域中，统计学家们探索、开创各种搜集和分析数据的方法以得出结论，并通过实际来验证理论模型。

　　医学统计学（medical statistics）是帮助我们透过偶然现象，分析和判断事物内在规律的科学；是运用统计学的原理和方法，通过数据的搜集、整理、分析，推断得到医学现象本质的科学。20 世纪 70 年代以来，国际上兴起了对医务工作者，特别是临床医师进行继续教育的培训计划，称为 D.M.E，即设计、测量和评价（design，measurement and evaluation）。其核心内容就是应用医学统计学的原理和方法，引导专业人员正确查阅文献资料、正确开展医学科研工作、正确总结工作经验。其卓有成效的工作引起了医学界的广泛关注，促进了统计学与医学更广泛、更深入的联系，拓展了医学统计学的应用领域。计算机技术的高速发展成为医学统计学推广的助力器，日益发展的计算机软硬件，使复杂的多变量统计分析方法在医学研究中更加易于实现。

人体的生理、心理以及各种有关的社会、自然现象之间的联系纷繁复杂，具有广泛的变异性；透过偶然现象探知其内在本质规律性需要借助统计学的原理和方法。因此，医学统计学已经成为促进医学发展的一门重要学科，成为医学科研中不可缺少的一种分析和解决问题的重要工具。

二、医学统计学在临床医学中的意义和作用

1. 医学统计学是临床医学研究中的重要工具　在临床医学实践中，总是面临着各种各样的不确定性，如某患者接受治疗后的结局、某种新疗法的风险大小、一种新的诊断试验的灵敏度、某癌症患者预后五年内的生存概率。统计学是研究随机事件不确定性的科学，借助统计学方法可帮助临床研究者发现隐藏在随机事件背后的规律性，从而评估和把握不确定性的水平，处理和权衡不确定性带来的误差或影响。

2. 统计学的思维推动了临床医学的迅速发展　长期的临床实践可以使临床医生获得直接经验，但由于临床医生主要是面对单个患者进行个体诊疗，这些直接经验可能源于特殊个案的偶然现象，也可能是某类人群的必然规律。近代医学发展史已经雄辩地证明，将统计学思维应用于临床医学，通过有针对性的设计试验，纳入适量的研究对象，随机化分组，合理设置对照，充分评估干扰因素和误差的影响，最后才可得出客观、公允的结论。这样可以确证真实有效的诊疗方法及其潜在风险，排除主观因素所造成的影响，体现出了医学作为自然科学的本色。

3. 医学统计学提高了临床医生的专业素养　现代医学飞速发展，研究领域和研究水平日益深化，也给临床医生提出了更高的专业要求。被誉为"21世纪的临床医学"的循证医学（evidence-based medicine，EBM）对现代医学产生着深远的影响。循证医学强调医生对患者的诊疗必须基于当前所能获得的最佳临床研究证据，并结合个人经验和患者的意愿进行决策，确保患者获得最佳的治疗。全球高度的信息化可以使医生很方便地获得各种临床研究证据，而临床医生必须具备医学统计学的基本思维和知识储备，才能对这些证据甄别筛选，对文献的真实性、方法学和阴性结果做出系统评价，获得高质量的研究证据，为临床决策提供依据。

4. 统计学成为了医学科研过程中的"通用语言"　医学科研过程中的研究设计、搜集资料、整理资料、分析资料、结果报告等各环节都需要运用统计学的原理和方法。统计学方法可以使研究设计科学合理，有效控制或减少系统误差和偏倚，保证资料的客观和完整，论据充分，结论准确可信。科研报告和科研论文的撰写，也需要运用统计学术语、统计指标和统计分析方法，为论证的推断和结果的合理解释提供重要的依据。

第二节　统计工作的基本步骤

医学统计工作的基本步骤包括设计、搜集资料、整理资料和分析资料四个步骤。缜密的设计是正确、完整地搜集资料、整理资料，合理、准确地分析资料，推断信息的重要保障。统计工作的四个步骤环环相扣、互为支撑，其中的任何缺陷，都会影响到统计分析结果的准确性和可靠性。

一、设计

设计（design）是医学统计工作的首要环节，是决定科研工作成败的关键。设计是对医学科研工作的总体规划和安排，包括专业设计和统计设计两部分内容。一个完整的科研设计是对研究资料的搜集、整理、分析和结果报告等各部分做出的明确计划，如研究的目的和意义、研究方法与内容、技术路线的确定，如何确定总体，如何从总体中抽样，如何确定样本含量、确定观察指标、分析方法、估计可能出现的误差，误差和偏倚的控制，预期出现的结果，经费预算等都需要周密考虑，妥善安排。

二、搜集资料

搜集资料（collection of data）就是根据研究目的和设计方案采用合理可靠的手段和渠道获得准确、完整的原始数据。收集准确、完整、可靠的原始资料是进行统计分析的基础，决定着科研的成败。资料主要来源于：①统计报表和统计年鉴，如传染病报表、疾病监测报表、医院年度统计报表、国家卫健委编制的卫生统计年鉴等；②登记和报告卡，如传染病发病报告卡、出生报告卡、死亡报告卡等；③医疗卫生的日常工作记录，如门诊病历、住院病历、实验室检查报告等；④专题调查或实验，通过专门的调查或实验搜集数据，这是开展探索性研究时资料的主要获取方式。

无论以何种手段搜集资料，都要注重资料获取过程中的质量控制，确保原始数据的准确性、完整性。

三、整理资料

整理资料（sorting data）是对搜集的原始资料进一步的归类整理，将杂乱的原始资料系统化条理化，达到去伪存真、去粗取精的目的，便于进一步的统计分析。整理资料的过程既包括对原始数据的检查与核对，通常根据逻辑关系、常识和专业知识对资料的合理性进行核查和修改；也包括对变量或数据的"深加工"，如根据实际情况和统计分析要求，对数据进行变量变换、拆分、合并、加权、排序、转置等操作。

四、分析资料

分析资料（analysis of data）就是从获取的资料中提取有关信息的过程，根据研究的目的和资料的具体特征，运用适当的统计指标和统计分析方法，反映资料的综合特征，揭示事物的内在联系和规律。统计分析包括统计描述（descriptive statistics）和统计推断（inferential statistics）两部分内容。统计描述是运用统计图、统计表和统计指标等方法对资料的数量特征和分布规律进行测量和描述，反映数据分布的基本特征及规律。统计推断是从总体中随机抽取部分观察单位组成样本，通过样本指标反映总体特征，这种从样本中获取总体信息的过程叫统计推断，包括参数估计和假设检验。

第三节　统计学常用的基本概念

一、统计数据的类型

在医学研究中，需要根据研究目的对研究对象的某种或某些特征实施观测和记录，这些特征（指标或属性）称为变量（variable），变量的观察结果或观测值为变量值。各种变量及其变量值构成了数据或资料（data）。认识数据的特点是正确选用统计分析方法的基础。按变量值的属性是定量或定性，可以将变量分为以下类型。

（一）定量变量

定量变量（quantitative variable）又叫数值变量（numerical variable）或计量资料（quantitative data），是指每个观察单位的某个变量用测量或其他定量方法获得观察结果，表现为具体数值的大小，一般有度量单位。如正常成年男性的身高（m）、体重（kg）、血压（mmHg）等，又如某科室某月份的手术患者数等。

定量变量分为连续型变量（continuous variable）和离散型变量（discrete variable）。

1. 连续型变量　连续型变量是用定量方法测得可以取实数轴上任意数值的变量。如身高、体重、血红蛋白含量等。

2. 离散型变量　离散型变量是只能取整数值的定量变量。如某地区一年内的新生儿数，幼儿牙齿数等。

（二）定性变量

定性变量（qualitative variable）又叫分类变量（categorical variable）或名义变量（nominal variable），是指将观察单位按照互不相容的某种属性或类别分类汇总后获得的观察结果。如性别、血型、职业、癌症分期等。

定性变量分为无序分类变量（unordered categorical variable）和有序分类变量（ordinal categorical variable）两种类型。

1. 无序分类变量　分类变量的所分类别或属性之间没有程度和顺序的差别，按照类别的数目又可分为：

（1）二项分类变量（binary variable）：如性别（男、女）、疾病（无、有）、过敏反应（阴性、阳性）等。

（2）多项分类变量（multinomial variable）：如血型（A、B、AB、O）、职业（工、农、商、学、兵等）、民族（汉、回、蒙、满等）等。

无序分类变量在录入计算机时，经常使用0、1、2、3、……阿拉伯数字代码替代各分类，这些代码只起到标识作用，没有数量大小关系，在分析时经常要设置哑变量（dummy variable）。

2. 有序分类变量　又叫等级变量。分类变量的各类别之间是有程度的差别，存在着自然的次序，具有半定量的性质。如尿蛋白的临床检验结果按"–、±、+、++、+++"分类，疗效按"治愈、显效、好转、无效、恶化"分类。由于等级变量的各类别不能用数据大小准确表示，易受观测者、受试对象的主观因素影响，其准确性和客观性不如定量变量。

变量的类型并不是一成不变的，有时根据研究需要或统计分析方便，可以将变量类型从"高级"向"低级"转化：定量→有序→多项分类→二项分类，但不能做相反方向的转化。

二、同质与变异

　　同质（homogeneity）是指所研究的事物在性质上相同，它是进行统计分析的前提。理论上讲，除处理因素以外，影响研究指标的非处理因素相同称为同质。如比较两种药物治疗高血压的疗效时，药物为处理因素，血压为观察指标，可能影响血压的非处理因素有年龄、性格、情绪等。在临床医学研究中，有些影响因素难以控制，甚至是未知的，如遗传、营养、心理等，因此实际工作中，影响被研究指标的主要的可控制的因素达到相同或基本相同就可以认为是同质。如研究儿童身高时，不可控制因素有营养、遗传等，这些可暂时不加考虑。主要的可控制因素有性别、年龄、民族、地区等，这些因素相同则可认为达到了同质的要求。

　　变异（variation）是指在同质的基础上各观察单位（或个体）之间的差异，如同年龄、性别、地区、体重儿童的血压有高有低。变异是生物体的特征，统计学正是处理数据变异的科学，通过对变异的研究，找出生物体变异的规律。

三、总体和样本

　　总体（population）是根据研究目的确定的性质相同的所有观察单位的集合。例如我们要调查某年华北地区正常成年男子的红细胞数，华北地区所有正常成年男子就是我们的研究总体。其同质的基础是同一年份、同一地区的正常成年男子。这样的总体中所包含的观察单位是确切可知的，称为有限总体（finite population）。另一类不易划清确切范围的总体称为无限总体（infinite population），如研究某药治疗糖尿病的疗效，组成该总体观察单位的同质基础是糖尿病患者，同用某药治疗，理论上包括所有糖尿病患者，观察单位的数量是不可确定的、无限的。医学研究，特别是临床医学研究中的总体很多情况下是无限的，无法实现对总体的直接研究。不仅如此，有限总体观察单位的数量过多时，直接研究总体也将消耗大量的人力、财力、物力和时间，难以实现合理绩效，有时也是不可能的和不必要的。所以在实际工作中，人们只能从总体中抽取一部分观察单位进行研究，并用研究结果来推断总体特征。

　　样本（sample）是从总体中随机抽取的，对总体有代表性的一部分观察单位所组成的集合。正确地抽取样本，用样本信息去推断总体特征是统计学要解决的问题，也是统计学的魅力所在。总体和样本的关系就像一锅汤和一勺汤的关系，烹调中我们品尝一勺汤的目的是关心整锅汤的味道，关键是在品尝前我们是否调和均匀，一勺是否可以代表一锅。当然，我们不会，也不想因为调味而用去整锅汤。

四、参数和统计量

　　参数（parameter）是根据总体分布的特征计算的总体指标，用希腊字母表示。如总体均数为 μ，总体标准差为 σ，总体率为 π 等。总体参数是客观存在的常数，如果能够直接观察到总体的每一部分基本特征无疑是最理想的结果，但事实上总体参数往往是未知并难以得到的。从总体中随机抽取样本，通过对样本观察测量所获得的数据进行统计分析所产生的统计指标称为统计量（statistic）。如样本中全部观察单位的体重（kg）测定值的平均值就是一个统计量，用拉丁字母 X 表示。另外，样本标准差为 S、样本率为 p。计算统计量的目的之一是进行统计推断，统计推断就是用样本信息来推算总体特征，参数估计是统计推断的重要组成部分，方法有点估计和区间估计。点估计是用统计量的点值作为相应参数的估计值；区间估计则将抽样误差引入统计量，对总体参数进行估计。统计学分析的相关基本方法将在有关章节中加以论述。

五、抽样和抽样误差

从总体中抽取部分个体组成样本的过程称为抽样（sampling）。由于总体中的个体间往往存在着变异，随机抽取的样本仅包含了总体中的部分个体，因此描述样本的统计指标（统计量）与描述总体的统计指标（参数）间往往存在着差异，这种由于随机抽样所造成的样本统计量与总体参数的差异，称为抽样误差（sampling error）。例如居住在同一地区的正常成年男子，他们血液中的红细胞数肯定有高有低，这些个体差异是客观存在不可避免的。因此，如从该地区正常成年男子中随机抽取一个 130 人的样本，他们红细胞的样本均数与该地区全部成年男子红细胞的总体均数不一定相等，两者的差值就是抽样误差。一般样本含量越大，抽样误差越小，样本的观察指标与总体的指标越接近。抽样误差有一定的规律，我们可以使用概率与数理统计方法来推断和区分统计量与参数差异的来源，去伪存真得出正确的研究结论。

六、概率和小概率事件

概率（probability）是一个取值在 0 和 1 之间的数，告诉我们某一特定的事件以多大的机会发生。通俗地讲，概率就是机会，就是可能性。假设在相同条件下，独立重复进行 n 次试验，事件 A 出现 f 次，称 f/n 为事件 A 出现的频率。当 n 逐渐增大时，频率 f/n 始终相对稳定在某一常数 P 左右，称 P 为事件 A 的概率，记作 $P(A) = P$。在实际工作中，只要 n 充分大，可以将频率作为概率的估计值。必然发生的事件概率为 1，不可能发生的事件概率为 0，随机事件或偶然事件，既可能发生也可能不发生的事件概率介于 0 和 1 之间。概率接近 1，事件发生的可能性大；概率接近 0，事件发生的可能性小。统计学上的许多结论都带有概率意义，习惯上将 $P \leqslant 0.05$ 或 $P \leqslant 0.01$ 称为小概率事件，表明事件发生的可能性很小。

知识拓展

随机现象与随机事件

统计学正是处理数据变异的科学，通过对变异的研究，找出生物体变异的规律。医学研究中变异无处不在。例如，在同一环境生活的人群，有人患某病，有人不患该病；同种疾病的患者，应用相同方案治疗效果也不同；同性别、同年龄的儿童有不同的身高、体重；同样的实验条件下的实验结果也可能不同等。这种在一定的条件下结果不能确切预测的现象称为随机现象。随机现象的结果是随机事件。如前述"同种疾病的患者，应用相同方案治疗效果也不同"，患同样的病、用相同治疗方案是条件，疗效是结果。

微整合

临床应用

医学统计方法在临床研究中的作用

　　医学研究中存在大量的随机现象，试验结果存在着不确定性，忽视这样的不确定性，很容易做出错误的判断。例如，某医生用某药治疗4名某病患者结果2人治愈，得到此药治愈率为50%的结论。其问题之一是没有考虑不确定性，如果增加样本量达到试验设计要求，其结果也许只有10%。除此之外，我们需要关心的问题还有样本代表性问题、对照组设置问题、统计推断问题等。在创新驱动科学发展的当下，医学早已开始从经验型向科学型转变。临床医生经常关注的研究方向，包括但不限于疾病发生、发展，疾病诊断、治疗、疗效、愈后等；这些均需要医学统计学的理论、方法和技术的支持。统计学的作用就是帮助医学专家用严谨的设计提高研究效率，以较少的投入揭示随机现象的规律性。

思 考 题

1. 统计学在医学研究中的作用是什么？
2. 统计工作的基本步骤是什么？
3. 医学统计学是如何帮助临床医生提高专业素养的？
4. 变量类型如何从"高级"向"低级"转化？应注意什么问题？
5. 简述概率与小概率事件。

（马　骏）

统计表和统计图

学习目标

1. **知识**：掌握统计图表的概念、适用条件和绘制基本要求。熟悉统计图表的结构。了解统计图表的种类。
2. **能力**：能够利用统计图表正确的统计表达。
3. **素养**：培养学生树立求真务实，严谨的科研态度。

案例 2-1

某地某医院妊娠分娩情况见下表

某地某医院妊娠分娩情况表

编号	年龄（岁）	身高（cm）	体重（kg）	住院天数（天）	职业	文化程度	分娩方式	妊娠结局
1	25	162	76.0	9	其他	中学	顺产	早产
2	32	153	60.0	7	其他	小学	剖宫产	足月
3	28	158	64.0	10	其他	中学	顺产	足月
4	29	162	68.0	8	工人	大学	剖宫产	足月
5	27	158	68.0	6	农民	小学	顺产	早产
6	39	158	66.5	8	工人	中学	剖宫产	早产
7	23	162	68.0	11	其他	小学	剖宫产	早产
8	20	162	70.5	4	工人	大学	顺产	足月
9	27	160	71.5	3	其他	中学	顺产	早产
10	22	162	70.0	7	工人	大学	剖宫产	足月

问题：

1. 表格中各项数据分别使用哪种统计图表描述比较合适？
2. 统计表在制作时需要注意什么？
3. 绘制统计图的基本要求有哪些？

为了揭示原始资料的主要特征和分布规律，首先需要对资料进行统计描述。统计表和统计图是统计描述中常用的重要工具。统计表（statistical table）是将数据以表格的形式表示，替代了冗长的文字描述，具有重点突出，简单明了，层次清楚，使资料进一步条理化、系统化的特点。统计图（statistical chart）是用点、线、面等各种几何图形来表达数据和分析结果，更直观地反映了数据的数量关系，一目了然，易于理解。在实际应用中，两者经常结合使用。

知识拓展

统计图形的起源

统计图形的起源可以追溯到人们最早试图分析数据的活动，现已成为数据分析与展示的关键手段之一。人们不满足于只是在统计图上展示几何图形、函数图形和抽象图形的功能，许多崭新的数据以可视化形式展示，如小提琴图、时间线图、饼图和地形图。人们对数据可视化形式的不断探索推动了统计图形技术方法的发展。随着计算机及其相关技术方法的发展，统计图形已成为一种重要的分析工具。

第一节 统 计 表

一、统计表的结构及制表要求

统计表由标题、标目、线条、数字和备注 5 部分构成。

1. 标题 是每张表格的名称，需简明扼要地概括表的主要内容，注明时间和地点，左侧加表序号，放在表的上方中央。如果整个表格指标统一时，可将研究指标的单位放在标题后面。

2. 标目 标目分为横标目和纵标目。横标目位于表的左侧，一般为研究事物的主要特征，用于说明各横行数据的含义。纵标目位于表的右上端，用于说明横标目的各项统计指标，也就是用于说明各纵列数据的含义，指标有单位的要标明单位。横标目和纵标目应构成"主谓关系"，连贯起来是完整而通顺的一句话。

3. 线条 统计表的线条力求简洁，多采用三线表，即顶线、底线、纵标目下横线。其中，表格的顶线和底线将表格与文章的其他部分分隔开，纵标目下横线将标目的文字区与表格数字区分隔开。部分表格可用短横线将合计分隔开，或用短横线将双重纵标目分隔开。统计表只能使用横线，不能使用竖线和斜线，左右两侧不应有边线。统计表的基本结构见表 2-1。

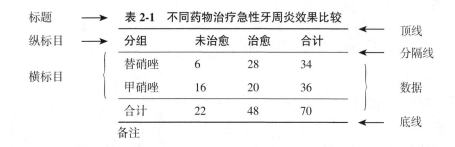

标题 →	表 2-1　不同药物治疗急性牙周炎效果比较			← 顶线
纵标目 →	分组	未治愈	治愈	合计	← 分隔线
横标目	替硝唑	6	28	34	
	甲硝唑	16	20	36	数据
	合计	22	48	70	← 底线
	备注				

4. 数字　统计表的数字一律采用阿拉伯数字表示。同一指标的小数位数应保持一致，位次应对齐。表内不能有空格，数字暂缺或未记录的用"…"表示，无数字的用"—"表示；数字若为"0"，则直接填写"0"。

5. 备注　备注一般不列入表内，若要对表中数据加以说明，需在要说明的数字右上方用"*"等符号标注，然后把要说明的内容以备注的形式写在表下方。备注不是必需的，可根据需要添加。

二、统计表的种类

1. 简单表（simple table）　只按单一变量或特征分组的统计表称为简单表。如表2-2，只有实验分组这一个特征。

表 2-2　某年某地喷昔洛韦软膏治疗颜面单纯疱疹疗效比较

组别	无效	有效	合计	有效率（%）
试验组	14	93	107	86.9
对照组	24	84	108	77.8

2. 组合表（combinative table）　按两个或两个以上变量或特征结合分组的统计表称为组合表。如表2-3，该表是将研究对象按城乡和年龄两个分组标志进行分层，属于组合表。

表 2-3　某年某地城乡各年龄组居民乙型肝炎病毒抗原携带率分析

年龄组（岁）	城市			乡村		
	检查数	阳性数	阳性率（‰）	检查数	阳性数	阳性率（‰）
< 20	42384	274	6.46	9854	49	4.97
20 ~	228076	2018	8.85	13874	124	8.94
25 ~	235879	2697	11.43	8414	134	15.93
30 ~	146142	2093	14.32	5690	90	15.82
35 ~	74629	1299	17.41	3950	81	20.51
≥ 40	21193	273	12.88	1499	31	20.68
合计	748303	8654	11.56	43281	509	11.76

三、统计表的列表原则

统计表的列表原则可概括为16个字：一是"重点突出，简单明了"，即一张表一般只包含一个中心内容，表达一个主题，文字、线条、数字都尽量从简；二是"主谓分明，层次清楚"，即标目的安排及分组层次清楚，符合专业逻辑。

四、编制统计表的注意事项

统计表是将数据简洁、清晰地表达出来，除了要掌握统计表的列表原则，一般还要求不同类型的资料不要放在同一统计表中，不同的统计分析方法统计出来的结果也不要混合在一张表中，避免不必要的错误或误解。

1. 标题应详略得当　标题复杂会影响读者正确理解表格，标题过于简单不能说明统计表的内容，不写标题，以及标题不确切，将会影响表格的表达。

2. 主谓语要合理安排　横标目、纵标目符合主谓结构可描述成有意义的一句话，主谓颠倒、标目组合错乱、层次不清或列入不必要项目，会影响读者对表格的理解。

3. 数字格式要统一　应横竖对齐，小数位数和位置均应统一，表中数字区不应有"%"等符号。

4. 线条不宜过多　表格以三线表为宜，表中不应有斜线、竖线存在。

第二节　统 计 图

统计图的种类众多，常用的有条图、构成图、普通线图、半对数线图、直方图、散点图和统计地图等。

一、绘图的原则

1. 根据资料的性质和分析目的正确选择适当的图形。

2. 统计图同统计表一样必须要有标题。标题要简明扼要地概括资料的主要内容，并注明时间和地点。标题一般放在图的下方正中央。

3. 统计图一般有横轴和纵轴，并分别用横标目和纵标目标注横轴和纵轴代表的内容，有单位的要注明单位。横轴刻度自左向右，纵轴刻度自下而上一律遵循从小到大的顺序。横轴和纵轴的比例一般以 7 : 5 或 5 : 7 为宜。

4. 用不同的线条或颜色表达不同的内容时，需附图例说明。图例一般放在图的右上角或图的下方标题的上方。

二、常用统计图的绘制方法及要求

（一）条图

1. 适用资料　适用于相互独立的资料，条图（bar chart）是用直条的长短表示相互独立的各指标数值的大小。

2. 种类

（1）单式条图：按一个特征或标志分组。如表 2-3 可绘制成图 2-1。

（2）复式条图：按两个特征或标志分组。如图 2-2。

3. 绘制条图的方法及要求

（1）条图应有横轴和纵轴：横轴表示分组因素，纵轴表示数值大小。纵轴的刻度必须从 0 开始，否则会造成错误印象，并且纵轴的刻度必须等分。

（2）各直条应等宽，直条间的间隔要等距，条间距的宽度一般与直条宽度相等或为直条宽度的一半。

（3）复式条图由于是按两个特征分组的，所以同一组内的直条无条间距，并且需附图例说明。

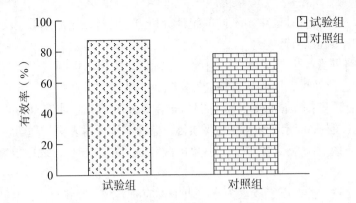

图 2-1　某年某地喷昔洛韦软膏治疗颜面单纯疱疹疗效比较

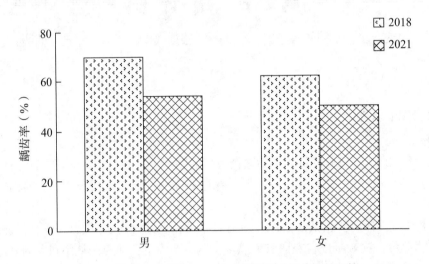

图 2-2　某地 2018 年和 2021 年小学生男女龋齿率的比较

（4）一般可将直条按数值大小顺序排列，也可按分组的自然顺序排列。

（5）条图有横向条图和纵向条图两种表现形式，一般情况下都用纵向条图。

（二）构成图

1．适用资料　构成图适用于构成比资料，即一个事物内部各组成部分所占的比重（百分比）。

2．种类

（1）百分条图（percent bar chart）：用长条中各段的长度表示各组成部分的构成比，如图 2-3 所示。

（2）圆图（pie chart）：用圆的扇形面积表示各组成部分的构成比，如图 2-4 所示。

3．绘制构成图的方法及要求

（1）百分条图：①以一个等宽的水平直条总长度作为 100%，横坐标是构成比刻度，刻度要等分，纵坐标是组别。根据各组成部分所占的百分比，按大小顺序或资料的自然顺序把直条分割；②两种或多种相类似的资料构成比较时，可在同一起点上绘制依次平行排列的两个或多个直条，各直条间要留有空隙，宽度一般为直条宽度的一半。

（2）圆图：①绘制一个圆形，以圆周角 360° 作为 100%，1% 相当于 3.6°，将各组成部分的构成比乘以 3.6°，得到各组成部分所占的圆周角度数；②以相当于时钟 9 点或 12 点的位置为始点，顺时针按大小顺序或资料的自然顺序排列各组成部分。

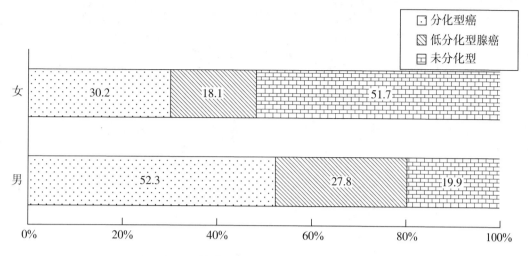

图 2-3　某肿瘤不同性别病理学类型的构成

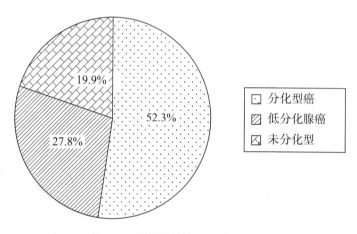

图 2-4　男性某肿瘤病理类型构成

（3）百分条图和圆图均需在各组成部分内标出百分比。

（4）百分条图和圆图均需附有图例。

（三）普通线图

1. 适用资料　连续性资料，普通线图（line chart）用线段的升降表示事物在时间上的发展变化或某变量随另一变量变迁的趋势。

2. 种类　单式线图和复式线图，如图 2-5 所示。

3. 绘制线图的方法及要求

（1）线图有横轴和纵轴：横轴表示时间或其他连续性变量，纵轴表示数值大小。横轴和纵轴的刻度可以从 0 开始，也可以不从 0 开始。

（2）横轴和纵轴的比例要适当，避免给人留下错误的印象。

（3）在坐标图上标出变量对应的各坐标点，用短横线依次连接，不可将各坐标点连接成光滑的曲线。

（4）坐标点的位置要标注得当：如资料中所给数值是在时间段，应标注在时间段的中点；如资料中所给数值是在某时点，应标点在相应的时点上。例如各年某疾病病死率的资料，坐标点应标注在每年度的中点。

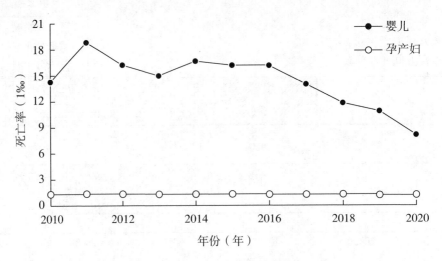

图 2-5 某市 2010 ～ 2020 年婴儿与孕产妇死亡率

（5）复式线图要附有图例，并且线条一般不宜超过 5 条。

（四）半对数线图

1．适用资料 连续性资料，用线段的升降表示事物发展的相对速度。

2．绘制半对数线图（semi-logarithmic line graph）的方法及要求

（1）半对数线图有横轴和纵轴：横轴是算术尺度，表示时间，纵轴是对数尺度，表示数值的大小，使得数量关系变为对数关系。

（2）半对数线图纵轴刻度没有零点，起点为…，0.01，0.1，1，10，…等。纵轴每个刻度间的距离要相同，如图 2-6 所示。

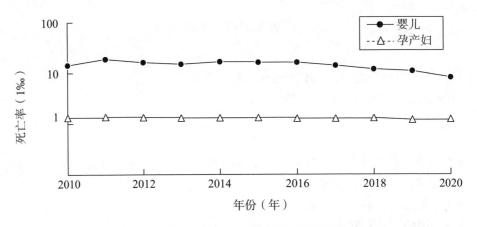

图 2-6 某市 2010 ～ 2020 年婴儿与孕产妇死亡率

（五）直方图

1．适用资料 数值变量的频数分布表资料，用直方面积表示各组段的频数或频率，各直方面积的总和相当于各组段频数之和。

2．绘制直方图的方法及要求

（1）直方图（histogram）有横轴和纵轴：横轴表示数值变量值，纵轴表示频数或频率。纵轴的刻度必须从 0 开始。

（2）各组段组距必须要相等：组距作为直方的宽度，频数作为直方的高度。如果各组段组距不等，要折算成等距，即调整各组段直方的高度，直方高度＝组段频数／组距。

（3）各直方间不应留有空隙，如图 2-7 所示。

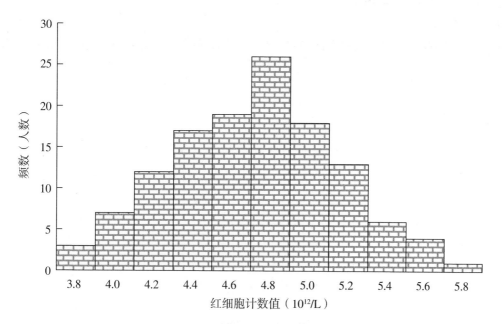

图 2-7　某年某地男性红细胞数频数分布图

（六）散点图

1. 适用资料　双变量资料，用点的密集程度和趋势表达两变量间相关关系。

2. 绘制散点图的方法及要求

（1）散点图（scatter diagram）有横轴和纵轴：横轴为自变量，纵轴为因变量。

（2）横轴和纵轴的起点不一定从 0 开始，点与点之间也不用直线相连，如图 2-8 所示。

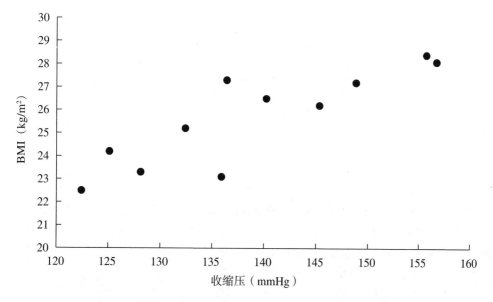

图 2-8　某地 11 名 40 ～ 60 岁男性收缩压与 BMI 的散点图

（七）统计地图

1. 适用资料   地域性资料，用不同线条或颜色表示指标的大小，说明该指标在地域上的分布特征。

2. 绘制统计地图（statistical map）的方法

（1）首先绘制一个相关地区的地图。

（2）用不同线条或颜色代表指标的大小，在地图相应位置上标出，并用图例说明。

微整合

临床应用

喉癌预后指数的构建与评价

将6个独立预后影响因素以分类变量形式纳入 Cox 回归模型，以构建喉癌预后指数。回归中每个变量的 β 值均除以最小的 β 值，得到该变量的预后得分，将6个变量的预后得分相加，即可求得各个患者的预后指数得分。根据预后指数得分的三分位数将患者分成3组（即低危组、中危组和高危组）。中危、高危组喉癌患者的预后明显更差，死亡风险分别为低危组的3.15倍（95%CI：1.15，8.60）和9.90倍（95%CI：3.89，25.19），且存在显著趋势（$P < 0.001$），结果见下表。

预后指数分组与喉癌患者预后的关系

变量	删失 n（%）	死亡 n（%）	P	HR（95% CI）
预后指数分组			< 0.001	
低危组	115（33.82）	5（7.35）		1.00
中危组	109（32.06）	16（23.53）		3.15（1.15 ~ 8.60）
高危组	85（25.00）	38（55.88）		9.90（3.89 ~ 25.19）
$P_{趋势}$			< 0.001	

（何保昌）

思 考 题

1. 简述统计图表的类型和应用条件。

2. 简述绘制统计表的注意事项有哪些？

3. 简述绘制统计图的原则。

4. 常见的统计图有哪些？

5. 口腔鳞状细胞癌（oral squamous cell carcinoma，OSCC）是一种鳞状上皮来源的恶性肿瘤，占口腔癌的 90% ~ 95%，具有局部转移率高，预后较差等特点。吸烟、饮酒、口腔不良修复体已被证实是 OSCC 的主要危险因素，但膳食因素对其的影响存在争议。某学者研究了鱼肉、海鲜、腌制食品与 OSCC 发病的关联，将资料整理成下表。

分析结果

膳食因素	对照组	病例组
鱼肉		
＜3次/周	568（42.3%）	322（53.3%）
≥3次/周	775（57.7%）	282（46.7%）
海鲜		
＜3次/周	859（64.0%）	466（77.2%）
≥3次/周	484（36.0%）	138（22.8%）
腌制食品		
＜1次/周	935（69.6%）	415（68.7%）
≥1次/周	408（30.4%）	189（31.3%）

请回答：

（1）该统计表是否规范？存在哪些问题？

（2）请绘制正确的统计表。

第三章

数值变量资料的统计分析

学习目标

1. **知识**：（1）描述频数分布的类型和频数分布表的用途；列举描述数值变量资料集中趋势的算术均数、几何均数、中位数的定义和适用条件；描述数值变量资料离散趋势的方差、标准差和变异系数的含义和适用条件。正态分布的基本特征及其应用，医学参考值范围的定义及其计算方法，抽样误差的定义及标准误的意义和应用；描述总体均数的置信区间的意义和假设检验的基本思想和基本步骤。

   （2）举例说明频数分布表的编制方法，说明正态分布曲线下的面积分布规律，比较标准差与标准误的区别，说明医学参考值范围与总体均数的置信区间的区别。

   （3）正确应用及计算描述集中趋势和离散趋势的统计指标；熟悉医学参考值的制定方法，包括正态分布法和百分位数法；统计推断的定义及方法，包括参数估计和假设检验。

   （4）t 检验的应用条件及 3 种设计类型 t 检验的假设假设检验步骤；假设检验的两类错误的概念；理解 P 值的意义；u 检验、t' 检验及两个独立样本的方差齐性检验；假设检验应注意的问题。

   （5）方差分析的应用条件及基本思想；完全随机设计资料方差分析的变异分解及假设检验步骤；随机区组设计资料方差分析的变异分解及假设检验步骤；F 分布的特征；多个样本均数的两两比较方法。

2. **能力**：（1）掌握编制频数分布表及绘制频数分布图的方法；根据不同的资料选择合适的集中趋势和离散趋势指标对数值变量资料进行正确的描述。

   （2）能应用正态分布原理和面积分布规律来制定医学参考值范围。

   （3）掌握统计推断的技巧，包括参数估计和假设检验。

   （4）掌握 t 检验的应用条件及 3 种设计类型 t 检验的假设检验步骤。

   （5）应用方差分析的方法对完全随机设计资料和随机区组设计资料做总体之间比较。

3. **素养**：通过对数值变量资料的统计描述和统计推断（包括总体均数的置信区间估计和假设检验）的学习，培养科学严谨的工作作风和认真的学习态度，具备一定的科学逻辑思维能力和推理分析能力，增强为人民健康服务的责任感与使命感。

统计分析的基本内容包括统计描述和统计推断。统计描述是对数据资料的特征及其分布规律进行描述的统计方法，是进行统计推断的基础。统计描述是用统计指标、统计表或统计图描述资料的分布规律及其数量特征。利用统计图表可以清楚地揭示资料的分布类型和特征，利用统计指标则可以概括性地描述一组资料的平均水平或集中趋势。

第一节　数值变量资料的统计描述

案例 3-1A

某地 100 例 30～49 岁健康成年男子血清总胆固醇值（mmol/L）测定结果如下：

4.77	3.37	6.14	3.95	3.56	4.23	4.31	4.71	5.69	4.12	4.56	4.37	5.39
6.30	5.21	3.55	5.54	3.39	5.21	6.51	5.18	5.77	4.79	5.12	5.20	5.10
4.70	4.74	3.50	4.69	4.38	4.89	6.25	5.32	4.50	4.63	3.61	4.44	4.43
4.25	4.03	5.85	5.19	3.35	4.08	4.79	5.30	4.97	3.18	3.97	5.16	5.10
5.86	4.79	5.34	4.24	4.32	4.77	6.36	6.38	4.88	5.55	3.04	4.55	3.35
4.87	5.96	5.85	5.16	5.09	4.52	4.38	4.31	4.58	5.72	**7.00**	4.76	4.61
4.17	5.03	4.47	3.40	3.91	**2.50**	4.60	4.09	5.96	5.48	4.40	4.55	5.38
3.89	4.60	4.47	3.64	4.34	5.18	6.14	3.24	4.90				

问题：
1. 将数据编制成频数表，并说明频数分布特征。
2. 根据频数表计算均数和中位数，并说明用哪一个指标来描述集中趋势比较合适。
3. 计算标准差和百分位数 P_{25} 和 P_{75}。

一、频数表和频数图

通过实验或临床观察等各种方式得到的原始资料，如果是计量资料并且观察的例数较多，可以对数据进行分组整理，使之系统化和条理化，然后制作频数表或绘制直方图，用以显示数据的分布规律。频数（frequency）就是出现某变量值（value of variable）的个数，把变量值及相对应的频数列成表格即为频数分布表（frequency distribution table），简称频数表。编制频数表是了解数据的分布范围、集中水平以及分布形态等特征的重要手段。

（一）频数表的编制

以下例来说明频数表编制的基本步骤。

例 3.1　已知 2018 年某市抽样调查的 120 名正常成年女性的血红蛋白（Hb）测得结果（g/L）如下，试编制频数表。

127	130	118	122	126	113	112	114	131	138	147	128
125	114	119	121	129	131	140	142	134	132	127	129
110	116	124	133	136	146	149	141	129	123	117	131
128	130	132	143	137	**153**	135	145	126	122	124	120

125	131	134	148	111	122	128	127	133	126	116	147
130	126	113	117	128	117	139	132	144	141	137	121
119	130	132	142	133	129	131	125	**106**	130	136	143
127	118	129	132	136	141	125	115	123	112	139	126
113	128	135	146	126	120	125	130	138	132	123	148
133	131	129	135	118	127	121	137	128	124	134	120

1．计算极差   极差亦称全距（range），用符号 R 表示，是观察值中的最大值与最小值之差。本例 $R = 153 - 106 = 47$（g/L）。

2．确定组数、组距和组段   组数通常根据观察例数的多少而定，一般取 8～15 个组为宜。组距即组间的距离，用符号 i 表示，$i = \dfrac{R}{k}$，k 是组数。为了便于汇总和计算，常用全距的 1/10 取整做组距，如本例 $i = \dfrac{47}{10} = 4.7$，取整数则为 5.0。

组限即组段间界限，各组段的起点称为"下限"，终点称为"上限"，为避免重复计数，规定各组段只包含下限，不包含上限，即本组段的"上限"是下一组段的"下限"。第一组段应包括全部观察值中的最小值，其下限值应略小于或等于最小值；最末组段应包括全部观察值中的最大值，其上限值应略大于或等于最大值，并且同时写出其下限与上限，相邻两组段的下限之差称为组距。

根据本例中最小值是 106，组距是 5，为方便计算，取与 106 最接近的整数 105 作为第一组段的下限，该组段的上限是下限加组距为 110，该值也是第二组段的下限值。其余各组段依次类推，最后一个组段应包含最大值。组段划分见表 3-1 第（1）列。

3．计算各组段频数   确定各组段界限后，列成表 3-1 的形式，将原始数据采用计算机或用划记法进行汇总，得出各组段的观察例数，即频数，见表 3-1 中的第（3）列。

4．计算各组段频率   各组段频数与总观察值例数之比即频率，一般用百分数表示，如表 3-1 的第（4）列。

5．计算累计频数（cumulative frequency）和累计频率（cumulative percent）   累计频数是由上至下将频数累加；累计频率是由上至下将频率累加，如表 3-1 的第（5）列和第（6）列。

表 3-1   2018 年某市 120 名成年女性血红蛋白含量（g/L）的频数分布

组段 （1）	划记 （2）	频数 （3）	频率（%） （4）	累计频数 （5）	累计频率（%） （6）
105 ～	一	1	0.8	1	0.8
110 ～	正正	9	7.5	10	8.3
115 ～	正正一	11	9.2	21	17.5
120 ～	正正正	15	12.5	36	30.0
125 ～	正正正正正下	28	23.3	64	53.3
130 ～	正正正正正	25	20.8	89	74.2
135 ～	正正下	13	10.8	102	85.0
140 ～	正正	9	7.5	111	92.5
145 ～	正下	8	6.7	119	99.2
150 ～ 155	一	1	0.8	120	100.0
合计	—	120	100.0	—	—

（二）频数图

频数分布就是某变量值在其取值范围内分布的情况。频数分布情况的描述除频数表，还可以用频数图即直方图表示。根据数值变量资料的频数表绘成直方图：横轴依次以等距标出各组段的组中值，在各组段上方分别绘制宽度等于组距、高度等于相应频数的长方形（可用计算机完成频数分布图的绘制），见图 3-1。

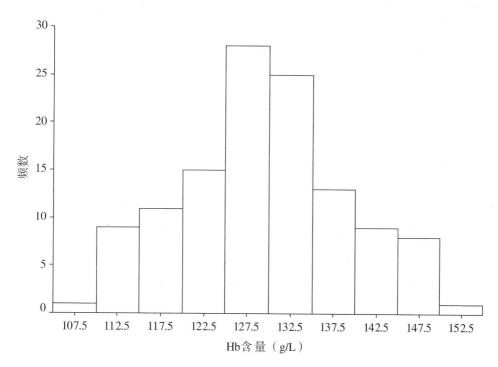

图 3-1　2018 年某市 120 名成年女性血红蛋白含量分布直方图

（三）频数分布的特征

从表 3-1 和图 3-1 可以看出该地区成年女性血红蛋白含量分布的两个重要特征：集中趋势（central tendency）和离散趋势（tendency of dispersion）。大多数人的血红蛋白含量集中在 125 ~ 135（g/L）之间，以中间水平居多，此为集中趋势；由中间水平到较小或较大含量的频数分布逐渐减少，反映了离散趋势。对于数值变量资料，我们经常从集中趋势和离散趋势两个方面来分析其规律性。

（四）频数分布的类型

频数分布的类型可根据集中趋势和离散趋势这两个特征确定，有正态分布与偏态分布两种类型。

1. 正态分布　正态分布在频数分布图上表现为变量值的集中位置在中间、两边逐渐下降且基本左右对称的一种分布。这种分布在医学研究中较常见，如正常成年人的身高、体重、血压、脉搏、血糖值、血清胆固醇含量等的频数分布。

2. 偏态分布　频数分布不对称，在频数分布图上表现为高峰偏向一侧，当高峰向左偏，即偏向观察值较小的一侧，为正偏态分布，如医学上某些以儿童为主的传染病的年龄分布（图 3-2）。当高峰向右偏，即偏向观察值较大的一侧，为负偏态分布（图 3-3）。不同的分布类型资料应选用不同的统计描述指标与统计分析方法。

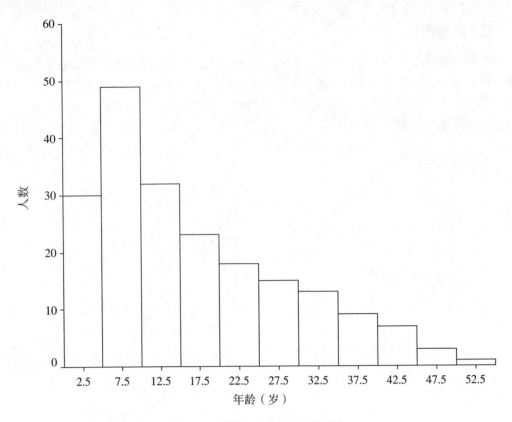

图 3-2 200 例麻疹患者的年龄分布

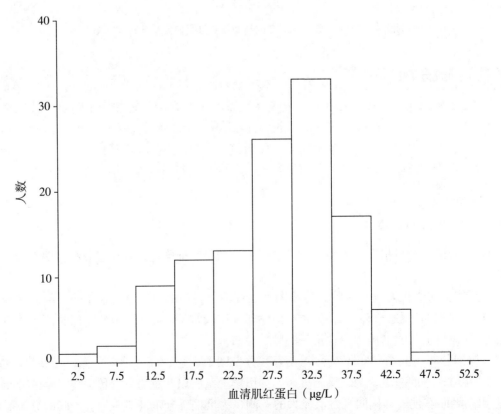

图 3-3 120 名正常人的血清肌红蛋白含量

（五）频数表和频数图的用途

（1）作为陈述资料的形式，可以代替繁杂的原始资料，可以更加直观、清晰地展示数据的分布特征。

（2）频数分布表可揭示资料的分布类型（正态分布和偏态分布）。

（3）由频数分布表可看到频数分布的两个重要特征：集中趋势和离散趋势。

（4）便于发现资料中某些远离群体的特大或特小的可疑值。如频数表的两端连续出现几个组段的频数为 0 后，又出现一些极大值或极小值，这些值即为可疑值，必要时可通过统计检验决定取舍。

总之，通过频数分布表和频数分布图，可以直接观察到数据的分布形态和特征；如果需要量化，并进行统计推断，则应计算相应的统计指标。

二、集中趋势的描述

集中趋势（central tendency）是指一个数值变量资料的大多数观察值所在的中心位置，集中趋势指标亦称为平均数（average），是描述一组观察值集中位置或平均水平的统计指标，它常作为一组数据的代表值用于分析和进行组间的比较。常用的平均数有算术均数、几何均数和中位数等。

（一）算术均数

算术均数（arithmetic mean）简称均数（mean），常用 μ 表示总体均数，X 表示样本均数。均数用于反映一组同质观察值的平均水平。适用于描述正态或近似正态分布的数值变量资料的平均水平。其计算方法有：

1. 直接法 用于样本含量较少时，是将所有观察值求和后再除以观察值的个数，其计算公式为：

$$\overline{X} = \frac{X_1 + X_2 + \cdots + X_n}{n} = \frac{\sum X}{n} \qquad \text{（式 3-1）}$$

式中 X_1，X_2，$\cdots$，X_n 为各观察值；n 为样本含量，即观察值的个数；Σ 是希腊字母，读作 sigma，表示求和符号。

例 3.2 现有 12 名正常成年男性的收缩压（mmHg）分别为：96，98，103，106，110，117，118，120，102，105，113，107，求其平均收缩压。

本例样本含量是 12，是小样本，因此可用直接法计算平均收缩压，代入式 3-1 得：

$$\overline{X} = \frac{96 + 98 + \cdots + 107}{12} = \frac{1295}{12} = 107.92 \ （\text{mmHg}）$$

2. 加权法（weighting method） 用于频数表资料或样本中相同观察值较多时，其公式为：

$$\overline{X} = \frac{f_1 X_1 + f_2 X_2 + \cdots + f_k X_k}{f_1 + f_2 + \cdots + f_k} = \frac{\sum f X_0}{\sum f} \qquad \text{（式 3-2）}$$

式中，k 为组段，X_1，X_2，$\cdots$，X_k 与 f_1，f_2，$\cdots$，f_k 分别为频数表资料中各组段的组中值和相应组段的频数（或相同观察值与其对应的频数）。其中组中值 $X_0 = (组段上限 + 组段下限)/2$。

例 3.3　用加权法计算例 3-1 数据的算术均数。首先列出均数加权法计算表，并计算各列相应数值，见表 3-2 的第（2）～（4）列。

将 $\sum f$、$\sum fX_0$ 代入式 3-2 得：

$$\overline{X} = \frac{\sum fX_0}{\sum f} = \frac{15535.00}{120} = 129.46 \,(\text{g/L})$$

该例用直接法计算得到的均数是 128.93（g/L），两者只相差 0.53（g/L），相对误差只有 4‰，近似程度很好。

表 3-2　2018 年某市 120 名成年女性血红蛋白含量（g/L）均数计算表

血红蛋白含量（g/L）（1）	频数 f （2）	组中值 X_0 （3）	fX_0 （4）=（2）×（3）	fX_0^2 （5）=（3）×（4）
105 ~	1	107.5	107.50	11556.25
110 ~	9	112.5	1012.50	113906.25
115 ~	11	117.5	1292.50	151868.75
120 ~	15	122.5	1837.50	225093.75
125 ~	28	127.5	3570.00	455175.00
130 ~	25	132.5	3312.50	438906.25
135 ~	13	137.5	1787.50	245781.25
140 ~	9	142.5	1282.50	182756.25
145 ~	8	147.5	1180.00	174050.00
150 ~ 155	1	152.5	152.50	23256.25
合计	120 $\sum f$	—	15535.00 $\sum fX_0$	2022350.00 $\sum fX_0^2$

（二）几何均数

几何均数（geometric mean）用 G 表示，适用于：①对数正态分布资料，即偏态分布资料的变量值经过对数变换后其频数分布呈正态分布或近似正态分布；②呈倍数关系的等比资料，即观察值之间呈倍数或近似倍数变化的资料，如血清抗体滴度、血清凝集效价、细菌计数、某些物质浓度等。其计算方法有两种：

1. 直接法　当样本含量较小（如 n 小于 30 时），可用下式计算

$$G = \sqrt[n]{X_1 \cdot X_2 \cdot \ldots \cdot X_n} \qquad (\text{式 3-3})$$

即 n 个观察值的连续乘积后再开 n 次方，当观察值太大或太小时，用上式计算不方便，可利用对数变换后的公式

即　　　　$$G = \lg^{-1}\left(\frac{\lg X_1 + \lg X_2 + \ldots + \lg X_n}{n} \right) = \lg^{-1}\left(\frac{\sum \lg X}{n} \right) \qquad (\text{式 3-4})$$

例 3.4　现测得 12 人的血清抗体滴度的倒数分别为 2，4，4，8，8，8，16，16，16，32，32，64，求平均滴度。

将数据代入式 3-4 得：

$$G = \lg^{-1}\left(\frac{\lg 2 + \lg 4 + \lg 4 + \lg 8 + \lg 8 + \lg 8 + \lg 16 + \lg 16 + \lg 16 + \lg 32 + \lg 32 + \lg 64}{12}\right)$$

$$= \lg^{-1}\left(\frac{12.64}{12}\right) = 11.31$$

若计算均数，其值为 $X = 17.5$，通过比较，可以看出几何均数更能代表该资料的平均水平，因此，其平均抗体滴度是 $1 : 11.31$。而且，对于同一组资料有均数 > 几何均数。

2. 频数表法 当相同观察值较多时或频数表资料，可用式 3-5 计算：

$$G = \lg^{-1}\left(\frac{f_1 \lg X_1 + f_2 \lg X_2 + ... + f_k \lg X_k}{f_1 + f_2 + ... + f_k}\right) = \lg^{-1}\left(\frac{\sum f \lg X}{\sum f}\right) \tag{式 3-5}$$

式中，X_1，X_2，$\cdots$，X_n 表示观察值，f_1，f_2，$\cdots$，f_n 表示相同观察值的个数。

例 3.5 100 人的血清抗体滴度见表 3-3 第（1）、（2）列，求平均滴度。

表 3-3 100 人的血清抗体滴度平均水平的计算

抗体滴度 （1）	人数，f （2）	滴度倒数，X （3）	$\lg X$ （4）	$f(\lg X)$ （5）=（2）×（4）
1 : 2.5	15	2.5	0.3979	5.9685
1 : 10	26	10.0	1.0000	26.0000
1 : 40	35	40.0	1.6021	56.0735
1 : 160	15	160.0	2.2041	33.0615
1 : 640	9	640.0	2.8062	25.2558
合计	100	—	—	146.3593

按式（3-5）求平均滴度，得：

$$G = \lg^{-1}\left(\frac{\sum f \lg X}{\sum f}\right) = \lg^{-1}\left(\frac{146.3593}{100}\right) = \lg^{-1}(1.463593) = 29.08$$

因此，100 人的血清抗体平均滴度为 $1 : 29.08$。

注意：计算几何均数时观察值中不能有 0，因 0 不能取对数；一组观察值中不能同时有正值和负值。

（三）中位数

中位数（median）用 M 表示，指将一组观察值按从小到大或从大到小顺序排列，位次居中的观察值。即理论上有一半的观察值小于等于中位数，一半的观察值大于等于中位数。中位数适用于各种分布的资料，特别是偏态分布资料。由于中位数不是利用全部观察值计算出来的，它只与位次居中的观察值大小有关，因此它不受分布两端特大或特小值的影响。对分布末端无确定值的资料，不能直接计算均数和几何均数时，可以计算中位数。中位数的适用条件为：①偏态分布资料（对数正态分布除外）；②频数分布的一端或两端无确切数据的资料；③分布类型不清楚的资料。其计算方法有直接法和频数表法。

1. 直接法 当观察值个数较少时应用该法。先将观察值按由小到大顺序排列，再按式

（3-6）或式（3-7）计算。

n 为奇数时

$$M = X_{\frac{n+1}{2}}$$
（式 3-6）

n 为偶数时

$$M = \frac{1}{2}\left(X_{\frac{n}{2}} + X_{\frac{n}{2}+1}\right)$$
（式 3-7）

式中下标 $\frac{n+1}{2}$、$\frac{n}{2}$、$\frac{n}{2}+1$ 为有序数列的位次。$X_{\frac{n+1}{2}}$、$X_{\frac{n}{2}}$、$X_{\frac{n}{2}+1}$ 为相应位次上的观察值。

例 3.6　12 例传染病患者的潜伏期分别为：5，10，3，4，5，6，8，10，12，18，4，35 天，求平均潜伏期。

此例中存在个别极大值，应用中位数描述其平均水平，计算方法如下：

先将数据按大小顺序排列，3，4，4，5，5，6，8，10，10，12，18，35，因为 $n = 12$ 为偶数，应按式 3-7 来计算。

$$M = \frac{1}{2}(X_{\frac{n}{2}} + X_{\frac{n}{2}+1}) = \frac{1}{2}(X_6 + X_7) = \frac{1}{2} \times (6 + 8) = 7（天）$$

例 3.7　若例 3-6 又增加 1 例传染病患者，潜伏期为 42，此时 $n = 13$ 为奇数，则中位数按式 3-6 来计算：

$$M = X_{\frac{n+1}{2}} = X_{\frac{13+1}{2}} = X_7 = 8（天）$$

2. 频数表法　对频数表资料，可通过百分位数法计算中位数。

百分位数（percentile，P_X）是一个数值，它表示将原始观察值分成两部分，理论上有 $X\%$ 的观察值小于 P_X，有 $1 - X\%$ 的观察值大于 P_X。第 50 百分位数 P_{50} 就是中位数。对频数表资料，百分位数 P_X 和 P_{50}（M）的计算公式分别为：

$$P_x = L + \frac{i}{f_X}(n \cdot X\% - \sum f_L)$$
（式 3-8）

$$M = L + \frac{i}{f_X}\left(\frac{n}{2} - \sum f_L\right)$$
（式 3-9）

其中 L 为欲求的百分位数所在组段的下限，i 为组距，f_x 为该组段的频数，n 为总频数，$\sum f_L$ 为该组段之前的累计频数。

例 3.8　现有 160 例食物中毒患者，其潜伏期分布如表 3-4 第（1）、（2）列，求中位数。

表 3-4　160 例食物中毒患者潜伏期的中位数计算表

潜伏期（h） （1）	频数 f （2）	累计频数（$\sum f$） （3）	累计频率（%） （4）
0 ~	16	16	10.00
6 ~	53	69	43.13
12 ~	29	98	61.25
18 ~	18	116	72.50

续表

潜伏期（h）（1）	频数 f（2）	累计频数（Σf）（3）	累计频率（%）（4）
24 ~	16	132	82.50
30 ~	14	146	91.25
36 ~	10	156	97.50
42 ~ 48	4	160	100.00
合计	160	—	—

本例 $\dfrac{n}{2}$ 即 $\dfrac{160}{2}$ 是 80，由表 3-4 可知，大于 80 的最小累计频数是 98 或大于 50% 的最小累计频率是 61.25%，因此，中位数在 [12，18) 组段。$L = 12$，$i = 6$，$f_x = 29$，$\Sigma f_L = 69$，代入公式 3-9 得：

$$M = 12 + \frac{6}{29} \times \left(\frac{160}{2} - 69 \right) = 14.28 \ (h)$$

160 例食物中毒患者的平均潜伏期是 14.28 h。

由上可知，描述数值变量资料的集中趋势指标主要有算术均数、几何均数和中位数，怎样正确使用这三个指标，关键是看哪个指标最能反映该组资料的平均水平，以及根据每个指标的适用条件来选择。三者的关系是：正态分布资料中有 $X = M$；正偏态分布资料中有 $X > M$；负偏态分布资料中有 $X < M$；对数正态分布资料中有 $G = M$。有时可以将三个指标都算出来，可大致判断资料的分布类型。

百分位数用于描述一组按顺序排列的数据在某一百分位置的水平，多个百分位数的结合应用，可描述一组观察值的分布特征，如用 P_{25} 和 P_{75} 描述资料的分散程度；百分位数可用于确定非正态分布资料的医学参考值范围，如用 $P_{2.5}$ 和 $P_{97.5}$ 确定 95% 医学参考值范围。

三、离散趋势的描述

离散趋势（dispersion tendency）反映的是各变量值远离其中心值的程度即离散程度。前已述及，数值变量资料的频数分布有集中趋势和离散趋势两个重要特征，只有将二者结合起来才能对事物有全面的认识。现举一例子说明此问题。

例 3.9 有甲、乙、丙三组同学的期末数学考试成绩结果如下：

甲组（分）：65，70，75，80，85，90，95　　（$X_甲 = 80$）

乙组（分）：65，75，78，80，82，85，95　　（$X_乙 = 80$）

丙组（分）：74，76，78，80，82，84，86　　（$X_丙 = 80$）

从上面数据可以看出，三组的平均成绩都是 80 分，没有差别，但是三组数据的分布情况不同，丙组分布集中些。因此，描述一组观察值，除需要表示其平均水平外，还要说明它的变异程度或离散程度。常用来描述同质的一组观察值离散趋势的指标包括极差、四分位数间距、方差、标准差和变异系数等。

（一）极差

极差（range），用符号 R 表示，亦称全距，是一组观察值中最大值与最小值之差，是变异指标中最简单的一种。它反映了个体差异的范围，极差大，说明变异程度大；反之，极差小，说明变异程度小。如上例中三组学生数学成绩的极差分别为：

$$R_{甲} = 95 - 65 = 30（分），R_{乙} = 95 - 65 = 30（分），R_{丙} = 86 - 74 = 12（分）$$

可见甲乙两组的极差相同，但是两组数据的离散程度不一样，丙组的极差最小，变异程度也最小。

用极差描述离散程度大小，简单明了，适用于除末端无确切数值之外的任何分布类型的资料。但由于计算时仅用到了最大值和最小值，因此它只能说明两端值的差别，而不能反映组内所有数据的离散程度；同时极差又容易受特大或特小值的影响，所以样本含量相差悬殊时不宜用极差比较。

（二）四分位数间距

四分位数（quartile）为特定的百分位数，将一组观察值从小到大排列，并分为100个等份，其中有1/4观察值比 P_{25} 小，称为下四分位数，记作 Q_L；有1/4观察值比 P_{75} 大，称为上四分位数，记作 Q_U。四分位数间距（quartile interval），用符号 Q 表示，为 Q_U（即 P_{75}）与 Q_L（即 P_{25}）之差。四分位数间距可看作是中间50%观察值的极差，其数值越大，变异程度越大；反之，变异程度越小。

例3.10 试求例3-8资料的第25和第75百分位数 P_{25} 和 P_{75}，并求其四分位数间距。

由表3-4第（1）（4）列可见 P_{25} 在第2组段，$L = 6$，$i = 6$，$f_X = 53$，$\sum f_L = 10$，代入式3-8得：

$$P_{25} = 6 + \frac{6}{53} \times (160 \times 25\% - 10) = 9.40（h）$$

同理可知，P_{75} 在第5组段，$L = 24$，$i = 6$，$f_X = 16$，$\sum f_L = 116$，代入式3-8得：

$$P_{75} = 24 + \frac{6}{16} \times (160 \times 75\% - 116) = 25.50（h）$$

则四分位数间距 $Q = Q_U - Q_L = 25.50 - 9.40 = 16.10（h）$。由于四分位数间距不受两端个别极大值或极小值的影响，因而四分位数间距较极差稳定，但仍未考虑全部观察值的变异程度，它常用于描述偏态分布资料以及分布的一端或两端无确切数值资料的离散程度。

（三）方差

方差（variance）是常用的变异指标。为了全面考虑观察值的变异情况，克服极差和四分位数间距的缺点，需计算总体中每个观察值 X 与总体均数 μ 的差值 $(X - \mu)$，称为离均差。由于 $\sum (X - \mu) = 0$，不能反映变异程度的大小，而用离均差平方和 $\sum (X - \mu)^2$ 表示。但是，观察值个数 N 越多，$\sum (X - \mu)^2$ 也越大，为了消除这一影响，可取其均数，这就是总体方差，用 σ^2 表示，即：

$$\sigma^2 = \frac{\sum (X - \mu)^2}{N} \tag{式3-10}$$

在实际工作中，总体均数 μ 往往是未知的，所以只能用样本均数 $\bar{X}$ 作为总体均数 μ 的估计值，即用 $\sum (X - \bar{X})^2$ 代替 $\sum (X - \mu)^2$，用样本例数 n 代替 N，但再按式（3-10）计算的结果总是比实际 σ^2 小。因此，英国统计学家 W.S.Gosset 提出用 $n - 1$ 代替 N 来校正，这就是样本方差 S^2，计算公式为：

$$S^2 = \frac{\sum(X - \bar{X})^2}{n-1} \qquad \text{(式 3-11)}$$

式中的 $n-1$ 为自由度（degree of freedom），即观察值能自由取值的个数。

方差越大，则资料的变异程度也越大，反之，变异程度越小。

（四）标准差

为了使观察值平均水平指标与变异程度指标有相同的单位，通常将方差的算术平方根作为反映变异程度的一个重要指标，称为标准差（standard deviation）。总体方差的平方根称为总体标准差 (σ)，样本方差的平方根称为样本标准差 (S)。标准差越大，表示观察值的变异程度越大；反之，表示观察值的变异程度越小。计算公式为：

1. 直接法

$$\sigma = \sqrt{\frac{\sum(X - \mu)^2}{N}} \qquad \text{(式 3-12)}$$

$$S = \sqrt{\frac{\sum(X - \bar{X})^2}{n-1}} \qquad \text{(式 3-13)}$$

数学上可以证明：$\sum(X - \bar{X})^2 = \sum X^2 - \frac{(\sum X)^2}{n}$，可以利用这个公式直接由原始数据求标准差，所以，样本标准差的计算公式又可写成：

$$S = \sqrt{\frac{\sum X^2 - (\sum X)^2/n}{n-1}} \qquad \text{(式 3-14)}$$

例 3.11 用直接法求例 3-9 中三组数据的标准差，计算过程如下：

由甲组数据可得，$n = 7$，$\sum X = 560$，$\sum X^2 = 45500$，代入式 3-14 得：

$$S_甲 = \sqrt{\frac{45500 - \frac{560^2}{7}}{7-1}} = 10.80（分）；\text{同理可得 } S_乙 = 9.20（分），S_丙 = 4.32（分）。$$

由三组标准差的大小可知，丙组的变异程度最小，甲组的变异程度最大。

2. 频数表法

$$S = \sqrt{\frac{\sum f X_0^2 - (\sum f X_0^2)/\sum f}{\sum f - 1}} \qquad \text{(式 3-15)}$$

例 3.12 用加权法计算例 3-3 中 2018 年某市 120 名成年女性血红蛋白含量（g/L）的标准差。由表 3-2 的第（2）、（4）、（5）列可得：

$\sum f = 120$，$\sum fX = 15535.00$，$\sum fX^2 = 2022350.00$。代入式 3-15 得：

$$S = \sqrt{\frac{2022350.00 - \frac{15535.00^2}{120}}{120-1}} = 9.71（g / L）$$

在单位相同、均数相差不大的条件下，标准差大表示变异程度大，观察值较分散；反之，则表示变异程度小，观察值较集中。方差和标准差都适用于正态分布或近似正态分布资料，常把均数和标准差结合起来，全面描述资料的集中趋势和离散趋势。

（五）变异系数

变异系数（coefficient of variation，CV）常用于比较度量单位不同或均数相差较大的两组或多组变量间变异程度的比较。变异系数越大，资料的变异程度也越大；反之，则越小。其计算公式为：

$$CV = \frac{S}{\overline{X}} \times 100\%$$

（式 3-16）

例 3.13   某地 12 岁男孩的身高均数为 147.81 cm，标准差为 4.52 cm；血红蛋白均数为 126.00 g/L，标准差为 4.25 g/L，试比较身高与血红蛋白的变异程度。

本例因为身高与血红蛋白的单位不同，因此应该分别计算两者的变异系数来进行比较。

身高 $CV = \dfrac{4.52}{147.81} \times 100\% = 3.06\%$

血红蛋白 $CV = \dfrac{4.25}{126.00} \times 100\% = 3.37\%$

说明该地 12 岁男孩的血红蛋白变异程度比身高变异程度大，本例若直接比较标准差，就会得出相反的结论。

知识拓展

自由度

自由度（degrees of freedom，df）在数学中是指能够自由取值的变量个数。在统计学中，n 个数据如不受任何条件的限制，则 n 个数据可取任意值，称为有 n 个自由度。若受到 k 个条件的限制，就只有 $(n-k)$ 个自由度了。若有 10 个变量值没有任何条件的限制，则自由度是 10，若限制这 10 个数的均数必须是 5，则能够自由取值的个数就是 $10-1=9$ 了。在计算标准差时，由于受到样本均数的限制，所以只有 $(n-1)$ 个自由度。

第二节   正态分布及其应用

案例 **3-1B**

根据案例 3-1A 的资料：

1. 求该地 30 ～ 49 岁健康成年男子血清总胆固醇值（mmol/L）的 95% 医学参考值范围，并说明其意义。

2. 若有一名健康成年男子的血清总胆固醇值为 6.8 mmol/L，应如何评价？

一、正态分布的概念

正态分布（normal distribution）是最常见、最重要的一种连续型随机变量分布，又称为 Gauss 分布（Gaussian distribution）。随机变量 X 服从正态分布，记为 $X \sim N(\mu, \sigma^2)$，其中 μ 表示 X 的均数，σ^2 表示 X 的方差。我们由表 3-1 的频数表资料所绘制的直方图 3-4（1）可以看出，频数分布以均数为中心，左右两侧基本对称，靠近均数两侧频数较多，离均数越远，频数越少，形成一个中间多、两侧逐渐减少且基本对称的分布。假如将样本含量扩大，组段不断分细，图中直条变窄，就会表现出中间高、两侧逐渐降低，并完全对称的特点，如图 3-4（2）所示，将直方图中各顶端的中点连线就会逐渐形成一条高峰位于中央（均数所在处），两侧逐渐降低且左右对称，永远不与横轴相交的光滑曲线图 3-4（3）。这条曲线称为频数曲线或频率曲线，近似于数学上的正态分布。

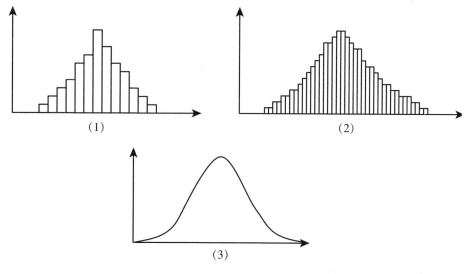

图 3-4　正态分布曲线示意图

正态分布曲线的概率密度函数（probability density function）表达式为：

$$f(x) = \frac{1}{\sigma\sqrt{2\pi}} e^{-\frac{1}{2}\left(\frac{X-\mu}{\sigma}\right)^2}, \quad -\infty < x < +\infty \qquad （式 3-17）$$

式中 X 为连续随机变量，$f(X)$ 为与 X 对应的正态曲线的纵坐标高度，μ 与 σ 分别为 X 值的总体均数和标准差，π 为圆周率，e 为自然对数的底，记为 $X \sim N(\mu, \sigma^2)$

由式 3-17 可看出：π 与 e 是两个常数，正态分布曲线由 μ 和 σ 这两个参数决定，不同的 μ 和 σ 可绘制不同的正态分布曲线（图 3-5），因此，正态分布曲线有无数条。为了应用方便，我们可以将正态分布变量 X 做 u 变换。

$$u = \frac{X-\mu}{\sigma} \qquad （式 3-18）$$

该变换使原来的正态分布转化为标准正态分布（standard normal distribution），亦称 u 分布，记为 $N(0, 1)$，即 u 值的均数为 0，标准差为 1。u 被称为标准正态变量或标准正态离差（standard normal deviate）。$N(0, 1)$ 的概率密度函数为：

$$\varphi(u) = \frac{1}{\sqrt{2\pi}} e^{-\frac{u^2}{2}}, \; -\infty < u < +\infty \qquad \text{(式 3-19)}$$

式中 $\varphi(u)$ 为标准正态分布的概率密度函数，即纵坐标高度，根据 u 的不同取值，就可按公式 3-19 绘出标准正态分布的图形，如图 3-4（3）。

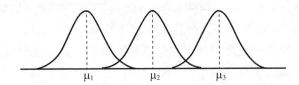

a．标准差相同、均数不同（$\mu_1 < \mu_2 < \mu_3$）的三条正态曲线

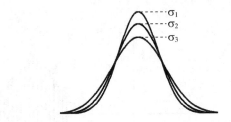

b．均数相同、标准差不同（$\sigma_1 < \sigma_2 < \sigma_3$）的三条正态曲线

图 3-5　正态曲线位置、形状与 μ、σ 关系示意图

二、正态分布的特点

1．正态分布曲线表现为高峰位于中央，两侧逐渐下降并完全对称，曲线两端永远不与横轴相交的钟形曲线。

2．在 $X = \mu$ 处，$f(X)$ 取最大值，即以均数为中心左右对称。

3．正态分布曲线的位置与形状取决于总体均数 μ 和总体标准差 σ。μ 决定曲线在横轴上的位置，μ 增大，曲线沿横轴向右移；μ 减小，曲线沿横轴向左移。σ 决定曲线的形状，当 μ 恒定时，σ 越大，数据越分散，曲线越"扁平"；σ 越小，数据越集中，曲线越"瘦高"。见图 3-5。

4．正态分布曲线下，横轴上一定区间内的面积分布是有规律的。可用以估计某变量值落在该区间的例数占总例数的百分数（频率分布），或变量值落在该区间的概率。

由于频率的总和为 100% 或 1，故正态曲线下横轴上的总面积为 100% 或 1。正态分布曲线下某区间的面积可通过式 3-17 和式 3-19 积分求得，从 $-\infty$ 到 X 或 u 的面积记为 $F(X)$ 或 $\varphi(u)$。为方便应用，统计学家已经根据式 3-19 求出了标准正态分布从 $-\infty$ 到 $\varphi(-u)$ 的面积（见附表 1），通过查表可找出正态曲线下某区间的面积占总面积的比例。实际工作中常用的面积分布规律有以下 3 点，见表 3-5 和图 3-6。

表 3-5　正态分布和标准正态分布曲线下面积分布规律

正态分布	标准正态分布	面积（或概率）
$\mu - 1\sigma \sim \mu + 1\sigma$	$-1 \sim 1$	68.27%
$\mu - 1.96\sigma \sim \mu + 1.96\sigma$	$-1.96 \sim 1.96$	95.00%
$\mu - 2.58\sigma \sim \mu + 2.58\sigma$	$-2.58 \sim 2.58$	99.00%

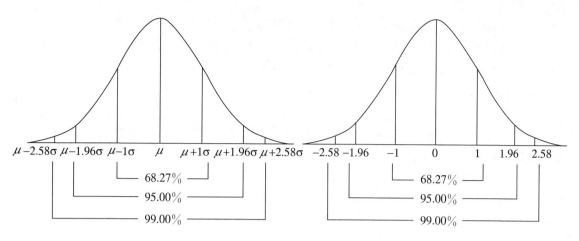

图 3-6　正态分布和标准正态分布曲线下面积分布规律

正态曲线下一定区间的面积可以通过附表 1 求得。对于正态或近似正态分布的资料，已知均数和标准差，就可对其频数分布做出大概估计。

查附表 1 应注意：①表中曲线下面积为 $-\infty$ 到 u 的左侧累计面积；②当已知 μ、σ 和 X 时先按式 3-18 求得 u 值，再查表，当 μ、σ 未知且样本含量 n 足够大时，可用样本均数 $\bar{X}$ 和样本标准差 S 分别代替 μ 和 σ，按 $u = \dfrac{X - \bar{X}}{S}$ 求得 u 值，再查表；③曲线下对称于 0 的区间面积相等，如区间 $(-\infty, -1.96)$ 与区间 $(1.96, \infty)$ 的面积相等；④曲线下横轴上的总面积为 100% 或 1。

三、正态分布的应用

正态分布在医学领域中应用很广。医学研究中许多正常人生理、生化指标值的分布呈正态或近似正态分布。正态分布是数理统计中发展得最为完善的一种分布，很多统计推断都是在正态分布条件下进行的。某些医学现象，如同性别、同年龄儿童的身高、体重、血压、红细胞数等，以及实验中的测量误差，均呈现为正态或近似正态分布；有些资料虽为偏态分布，但经数据变换后可转换为正态或近似正态分布，故可按正态分布规律处理。主要用途归纳起来有以下几点。

（一）估计正态分布资料的频数分布

例 3.14　已求得 2018 年某市抽样调查的 120 名正常成年女性的血红蛋白（Hb）含量（g/L）的均数为 129.46（g/L），标准差为 9.71（g/L），试估计血红蛋白（Hb）含量小于等于 130（g/L）的人数占总人数的百分比。

已知正常成年女性的血红蛋白含量（g/L）服从正态分布，因为 μ 与 σ 未知，且 120 是大样本，可以用样本均数与样本标准差作为 μ 与 σ 的估计值，先计算 u 值，$u = \dfrac{130 - 129.46}{9.71} = 0.056$，

根据正态分布曲线的对称性，$\varphi(u) = 1 - \varphi(-u)$，先查附表 1 得 $\varphi(-0.056) = 0.4761 = 47.61\%$，则 $\varphi(0.056) = 1 - 0.4761 = 52.39\%$，故有 52.39% 的成年女性的血红蛋白含量小于等于 130（g/L）。

（二）制定医学参考值范围

1. 医学参考值范围的概念　医学参考值范围（reference range）传统上称作医学正常值范

围（normal range），是指排除了对所研究指标有影响的疾病和相关因素的特定人群，其解剖、生理、生化指标及组织代谢产物含量等数据中大多数个体的取值所在的范围。习惯用该人群95%的个体某项医学指标的取值范围作为该指标的医学参考值范围。

2. 制定医学参考值范围的基本步骤

（1）从正常人总体中抽样：所谓"正常人"不是绝对正常的人，而是指排除了影响所研究指标的疾病和有关因素的同质人群。例如，研究某地区 40 岁以上成年男性血压的参考值范围，是以留住该地一年以上、无明显心脑血管疾病或糖尿病、肥胖、甲亢等各种对血压有影响的疾病的 40 岁以上成年男性作为被研究的正常人总体。按随机化原则和方法进行抽样，抽取的样本含量要足够大（一般在 100 例以上），因参考值范围是根据样本数据估计的，样本分布越接近总体分布，所得结果越可靠。如果被研究指标的影响因素较多，数据变异大，样本含量应该大些，以能取得一个分布比较稳定的样本为原则。

（2）对选定的正常人进行准确的测定：为保证原始数据可靠，要严格控制测量误差。测量方法、分析仪器的灵敏度和精密度、试剂的纯度、操作熟练程度和标准的掌握等都要统一，以便将测量误差控制在一定的范围内。

（3）判断是否需要分组制定参考值范围：原则上，组间差别明显，且差别有实际意义时应分组，否则应当合并制定。有时对于同一指标，需要考虑性别、年龄、民族、地理位置等因素并加以区分，对不同人群分组制定参考值范围。例如身高值，男女各异，且成年以前随年龄变化而变化，因此应分性别、分年龄阶段制定参考值范围。

（4）决定取单侧还是双侧：单侧或双侧医学参考值范围是根据专业知识和指标的实际用途而定。指标过高与过低均为异常时，应制定双侧医学参考值范围，如白细胞计数、血压等；指标只有过高或过低才异常时，仅制定单侧医学参考值范围即可，如尿铅只有过高时才属异常，故仅制定单侧上限值，而肺活量只有过低才属异常，故制定单侧下限值。

（5）选定合适的百分界限：医学参考值范围是指绝大多数正常人的测定值所在的范围。这里的"绝大多数"习惯上指 80%、90%、95% 或 99%。如何选取合适的百分界限是确定参考值范围的关键之一。若目的是减少误诊，取较高的百分界限，如 95% 或 99%；反之，若为了减少漏诊，则取较低的百分界限，如 80% 或 90%。

（6）选定适当的方法进行参考值范围的估计：参考值范围的估计方法有多种，其中最基本的有正态分布法和百分位数法。表 3-6 给出了两种估计方法不同范围的计算方法。

表 3-6   参考值范围的制定方法

%	正态分布法			百分位数法		
	双侧	单侧		双侧	单侧	
		单侧下限	单侧上限		单侧下限	单侧上限
90	$\bar{X} \pm 1.65S$	$\bar{X} - 1.28S$	$\bar{X} + 1.28S$	$P_5 \sim P_{95}$	P_{10}	P_{90}
95	$\bar{X} \pm 1.96S$	$\bar{X} - 1.65S$	$\bar{X} + 1.65S$	$P_{2.5} \sim P_{97.5}$	P_5	P_{95}
99	$\bar{X} \pm 2.58S$	$\bar{X} - 2.33S$	$\bar{X} + 2.33S$	$P_{0.5} \sim P_{99.5}$	P_1	P_{99}

下面以制定 95% 的参考值范围为例，分别介绍正态分布法和百分位数法的适用对象和计算方法。

①正态分布法：适用于正态或近似正态分布的资料，包括资料经过转换后呈正态或近似正态分布的资料（如对数正态分布）。计算方法如下：

双侧 95% 参考值范围：

$$X \pm 1.96S \tag{式 3-20}$$

单侧 95% 参考值范围：

$$X - 1.65S \text{ 或 } X + 1.65S \tag{式 3-21}$$

例 3.15 已知某市 110 名男大学生收缩压的均数是 108.36（mmHg），标准差是 6.42（mmHg），试估计男大学生收缩压的 95% 参考值范围。

男大学生的收缩压服从正态分布，因此可用正态分布法制定，且收缩压过高和过低均属异常，故应该制定的双侧 95% 参考值范围是：

$$X \pm 1.96S = 108.36 \pm 1.96 \times 6.42 = （95.78，120.94）（mmHg）$$

因此某市 110 名男大学生收缩压的 95% 参考值范围是 95.78 ～ 120.94 mmHg。

②百分位数法：适用于各种分布类型资料，尤其用于偏态分布资料以及一端或两端无确切数值的资料。

双侧 95% 参考值范围：$P_{2.5} \sim P_{97.5}$；

单侧 95% 参考值范围：单侧下限：P_5，单侧上限：P_{95}。

例 3.16 测得某地 200 名正常人尿汞值（μg/L），整理资料见表 3-7：

表 3-7 某地 200 名正常人尿汞值频数表

尿汞值（μg/L）	频数	累计频数	累计频率（%）
0 ～	30	30	15.0
4 ～	21	51	25.5
8 ～	33	84	42.0
12 ～	27	111	55.5
16 ～	25	136	68.0
20 ～	22	158	79.0
24 ～	14	172	86.0
28 ～	8	180	90.0
32 ～	6	186	93.0
36 ～	5	191	95.5
40 ～	3	194	97.0
44 ～	3	197	98.5
48 ～	2	199	99.5
52 ～ 56	1	200	100.0
合计	200	—	—

问：如何求得该地正常人尿汞值 95% 的医学参考值范围？

由表 3-7 可以看出，正常人的尿汞值的分布为正偏态分布，应采用百分位数法，且尿汞的参考值范围应该为单侧上限，需计算 P_{95}。

$$P_{95} = L + \frac{i}{f_X}(n \cdot X\% - \sum f_L) = 36 + \frac{4}{5} \times （200 \times 95\% - 186）= 39.2 （μg/L）$$

故该地正常人尿汞值 95% 的医学参考值范围的上限是 39.2（μg/L）。

（三）做质量控制图

一般情况下，实验中的检测误差服从正态分布，因此为了控制实验中的检测误差，常以 $\bar{X} \pm 2S$ 作为上、下警戒值，以 $\bar{X} \pm 3S$ 作为上、下控制值。其中，这里的 $2S$ 和 $3S$ 分别是 $1.96S$ 和 $2.58S$ 的近似值，即把实验观测值的 95% 和 99% 参考值范围分别作为实验观测值的警戒值和控制值。

在实验仪器、试剂和技术处于正常状态下，每天测定一份控制样品（或标准样品、加标样品、标准液等），至少连续 20 天，测得 20 个控制样品的数据，求其均数与标准差，绘制质量控制示意图（图 3-7）。

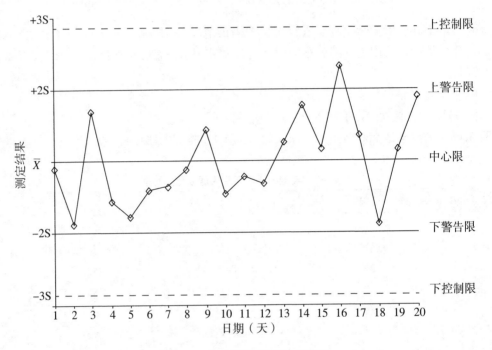

图 3-7　容许限质量控制示意图

（四）正态分布是许多统计方法的理论基础

许多统计方法是在正态分布的基础上建立起来的，如 t 检验、方差分析等；另外当样本含量较大时，有许多分布都渐近于正态分布，均可按正态近似的原理来处理。此外，t 分布、二项分布、Poisson 分布的极限为正态分布，在一定条件下，可以按正态分布原理来处理。

微整合

临床应用

医学参考值范围的制定及其意义

例 3.17：已知正常成年女性的血红蛋白含量近似呈正态分布，现随机测定某地 100 名正常成年女性的血红蛋白，得均数为 126.3 g/L，标准差为 6.5 g/L。问：

1. 该地正常成年女性的血红蛋白含量的 95% 医学参考值范围是多少？
2. 若有一名成年女性的血红蛋白测定值为 108 g/L，应如何评价？

第三节　参数估计和假设检验

案例 3-1C

1. 根据案例 3-1A 的资料计算标准误，并说明其意义。
2. 求该地 30～49 岁健康成年男子血清总胆固醇值（mmol/L）的总体均数的 95% 置信区间，并说明其意义。

一、均数的抽样误差与标准误

医学研究中，由于生物体固有的个体变异的存在，即使研究的是有代表性的样本，样本指标与总体指标也常不同。这种由抽样引起的样本指标与总体指标的差异称为抽样误差（sampling error）。在生物医学抽样研究中，抽样误差是不可避免的，但抽样误差是有规律的，可以用统计方法来估计它的大小。

样本均数变异程度的大小，反映了均数的抽样误差的大小。当样本是来自相应总体的随机样本时，抽样误差具有一定的规律性，其误差大小可以依据中心极限定理进行估计。中心极限定理的内容是：若从正态总体 N（μ，σ^2）中，反复多次（比如 100 次）随机抽取样本含量固定为 n 的样本（n 足够大），所得的样本均数 X 也服从正态分布，样本均数 X 的总体均数仍为 μ，样本均数的标准差为 σ_X；即使是从偏态总体中抽样，只要 n 足够大，X 的分布也近似正态分布。

为了与前面学过的描述个体观察值之间变异程度的标准差进行区别，我们把样本均数的标准差 $\sigma_{\bar{X}}$ 称为标准误（standard error，Se）。其计算公式为：

$$\sigma_{\bar{X}} = \sigma / \sqrt{n} \tag{式 3-22}$$

式中，$\sigma_{\bar{X}}$ 为均数标准误的理论值，σ 为总体标准差，n 为样本含量。σ 已知时，可按式（3-22）求得均数标准误的理论值。由于在实际工作中，总体标准差 σ 往往是未知的，经常以样本标准差 S 作为总体标准差 σ 的估计值计算标准误，记作 $S_{\bar{X}}$，因此，$S_{\bar{X}}$ 也是 $\sigma_{\bar{X}}$ 的估计值，计算公式为：

$$S_{\bar{X}} = S / \sqrt{n} \tag{式 3-23}$$

由式 3-23 可知，当样本例数 n 一定时，标准误与标准差成正比，即当总体中各观察值变异较小时，抽到的各样本均数 $\bar{X}$ 与总体均数 μ 相差较小，抽样误差较小；反之，抽样误差较大。标准误与 $\sqrt{n}$ 成反比，即在同一总体中随机抽样，样本含量 n 越大，抽样误差越小；反之，抽样误差越大。标准误反映了来自同一总体的样本均数间的离散程度以及样本均数与总体均数的差异程度，也是说明均数抽样误差大小的指标。均数标准误大，说明各样本均数间的离散程度大，抽样误差就大，用 $\bar{X}$ 估计 μ 的可靠性差。反之均数标准误小，抽样误差就小，用 $\bar{X}$ 估计 μ 的可靠性好。

例 3.18　某市随机抽查了 18 岁女孩 200 人，得体重均数 48.26 kg，标准差为 6.45 kg，计算其抽样误差的大小。

抽样误差的大小用标准误表示，计算公式为：

$$S_{\bar{X}} = S\big/\sqrt{n} = 6.45\big/\sqrt{200} = 0.46 \text{（kg）}$$

均数标准误的用途：

1. 衡量样本均数的可靠性　均数标准误越小，均数的抽样误差越小，样本均数与总体均数越接近，样本均数就越可靠。

2. 估计总体均数的置信区间。

3. 用于均数的假设检验。

均数标准误和标准差都是说明变异程度大小的指标，不同的是标准差表示某变量个体观察值变异程度的大小，而标准误表示样本均数变异程度的大小。

二、t 分布

前面我们学习了正态分布，任何一个均数为 μ，标准差为 σ 的正态分布可以记为 N (μ, σ^2)。为了应用方便，常将一般的正态变量 X 通过 u 变换 $\left(u = \dfrac{X-\mu}{\sigma}\right)$ 转化成标准正态变量 u，以使原来各种形态的正态分布都转换为 $\mu = 0$，$\sigma = 1$ 的标准正态分布，亦称 u 分布。

根据中心极限定理，从正态分布总体中以固定 n（如 $n = 20$）抽取若干个样本时，样本均数的分布仍服从正态分布，记为 $N(\mu, \sigma_{\bar{X}}^2)$。同样也可对呈正态分布的 $\bar{X}$ 进行 u 变换 $\left(u = \dfrac{\bar{X}-\mu}{\sigma_{\bar{X}}}\right)$，也可变换为标准正态分布 $N(0, 1)$，即 u 分布。由于在实际工作中，σ 往往是未知的，常用 S 代替 σ 得到标准误的估计值 $S_{\bar{X}}$，以 $S_{\bar{X}}$ 作为分母对 $\bar{X}$ 进行 t 变换。

$$t = \frac{\bar{X}-\mu}{S_{\bar{X}}} = \frac{\bar{X}-\mu}{S/\sqrt{n}} \tag{式 3-24}$$

若从一个正态分布总体中以固定 n（如 $n = 20$）抽取 100 个样本，可得到 100 个样本均数 $(\bar{X}_1, \bar{X}_2, \cdots \bar{X}_{100})$，经过 t 变换可算得 100 个 t 值 $(t_1, t_2, \cdots, t_{100})$，这 100 个 t 值的频数分布服从 t 分布（t-distribution）。

t 分布有如下特征：

（1）t 分布是以 0 为中心，左右对称的单峰分布。

（2）t 分布是一簇曲线，其形状与自由度 ν（$\nu = n - 1$）大小有关。自由度 ν 越小，t 分布曲线越扁平且尾部翘得越高；自由度 ν 越大，t 分布曲线越逼近标准正态分布（u 分布）曲线，如图 3-8 所示。

图中横轴为 t 值，纵轴为 t 的概率密度函数 $f(t)$。t 分布曲线下的面积为 100% 或 1。中部有 95% 的 t 值在 $-t_{0.05/2, \nu} \sim t_{0.05/2, \nu}$ 之间，与之相对应的曲线下双侧外部的概率（面积）P 值为 5%（0.05）；有 99% 的 t 值在 $-t_{0.01/2, \nu} \sim t_{0.01/2, \nu}$ 之间，P 值为 1%（0.01）。

为了方便应用，统计学家已根据自由度 ν 的大小与 t 分布曲线下面积的关系，编制了附表 2，即 t 界值表。表中的左侧为自由度 ν，右侧标目为横轴上 t 值对应的曲线下外侧面积或概率

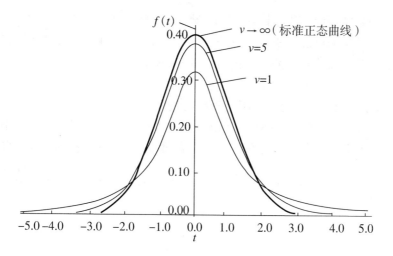

图 3-8　不同自由度下 t 分布曲线

P，一侧尾部面积称为单侧概率，两侧尾部面积之和称为双侧概率。表内数字表示当自由度 ν 与 P 确定时对应的 t 界值。因 t 分布是以 0 为中心的对称分布，故附表中只列出正值，如果算出的 t 值为负值，可以用绝对值查表。t 分布曲线下双侧面积为 95% 或 99% 的界值不是一个常量，而是随着自由度大小而变化的，分别用 $t_{0.05/2,\,\nu}$ 和 $t_{0.01/2,\,\nu}$ 表示。如当自由度 ν 为 25，双侧概率之和（P 值）为 0.05 时，对应的 $t_{0.05/2,\,25} = 2.060$，单侧概率 $P = 0.05$ 时，对应的 $t_{0.05,\,25} = 1.708$；双侧概率之和（P 值）为 0.01 时，对应的 $t_{0.01/2,\,25} = 2.787$，单侧 $t_{0.01,\,25} = 2.485$。由此可知，相同的 P 值对应的双侧 t 界值比单侧 t 界值大；相同的 t 值对应的双侧概率是单侧概率的 2 倍。

　　从 t 界值表中可见，同一自由度下，$|t|$ 越大，对应的概率 P 就越小；P 值相同时，自由度越大 t 界值越小。当 ν 为无穷大时，t 界值与 u 界值相等，即 $t_{\alpha,\,\infty} = u_{\alpha}$，双侧概率之和（$P$ 值）为 0.05 时，对应的 $u_{0.05/2} = 1.96$，双侧 $u_{0.01/2} = 2.58$，这两个界值我们以后经常要用到。

三、总体均数的估计

　　统计推断（statistical inference）是用样本数据推断总体特征。其内容包括参数估计和假设检验。参数估计是指通过样本数据对总体的特征进行推测，给出的结果可以是点值，但通常是一个区间；假设检验是从另一角度去分析数据，是对总体参数大小进行比较。参数估计即用样本指标估计总体指标，如用样本均数估计总体均数、用样本率估计总体率。其方法有两种：

　　1. 点估计（point estimation）　用样本的统计量作为总体参数的估计值。这种方法简单，但未考虑到抽样误差的影响，无法评价参数估计的准确度，故不常用。如从某市 18 岁男孩中随机抽取 150 名男孩，测其身高得均数为 171.3 cm，估计该市所有 18 岁男孩的身高均数是 171.3 cm。该方法虽然简单易行，但未考虑抽样误差，而抽样误差在抽样研究中又是客观存在的、不可避免的，会随不同的样本对总体参数做出不同的点估计，因此，这种估计方法不太理想。

　　2. 区间估计（interval estimation）　是按预先给定的概率（$1 - \alpha$），计算出一个区间，使其能够包含未知的总体均数。预先给定的概率 $1 - \alpha$ 称为置信度（confidence level），通常取 95% 或 99%，该区间就称为总体均数的置信区间或可信区间（confidence interval，CI），即总体均数的 95% 置信区间和 99% 置信区间。如果没有特殊说明，一般取双侧的 95% 置信区间。

　　总体均数 95%（或 99%）置信区间表示该区间包含总体均数的概率为 95%（或 99%），若做 100 次抽样，算得 100 个置信区间，平均有 95（或 99）个置信区间包括总体均数 μ，估计正确，只有 5（或 1）个置信区间不包括 μ，即估计错误。但是，5%（或 1%）是小概率事件，在一次试验中发生的可能性很小。置信区间通常由两个数值界定，即置信限（confidence limit，CL）构成，其中数值较小的一方称为下限（lower limit，L），数值较大的一方称为上限（upper limit，U），一般表示为（L，U）。

3.总体均数置信区间的计算   可根据资料的条件选用不同的计算方法，主要根据总体标准差 σ 是否已知及样本含量而异。下面以总体均数的 95% 置信区间为例，介绍其计算方法。

（1）σ 已知，按正态分布原理计算：由 u 分布可知，正态曲线下有 95% 的 u 值在 ± 1.96 之间，即 $-1.96 \leqslant u \leqslant +1.96$，即 $-1.96 \leqslant \dfrac{\overline{X} - \mu}{\sigma_{\overline{X}}} \leqslant +1.96$，移项后得：$\overline{X} - 1.96\sigma_{\overline{X}} \leqslant u \leqslant \overline{X} + 1.96\sigma_{\overline{X}}$，因此，总体均数 μ 的 95% 置信区间为：

$$(\overline{X} - 1.96\sigma_{\overline{X}},\ \overline{X} + 1.96\sigma_{\overline{X}}) \qquad \text{（式 3-25）}$$

（2）σ 未知，但样本例数 n 足够大（如 n > 100）：这时 t 分布近似服从正态分布，也可按正态分布原理计算，总体均数 μ 的 95% 置信区间为：

$$(\overline{X} - 1.96 S_{\overline{X}},\ \overline{X} + 1.96 S_{\overline{X}}) \qquad \text{（式 3-26）}$$

例 3.19   某地 200 个监测点测得大气飘尘含量的样本均数为 69.24 $\mu g/m^3$，标准差为 9.68 $\mu g/m^3$，试估计总体均数的 95% 置信区间。

本例虽然 σ 未知，但 $n = 200$ 是大样本，可按正态分布原理计算。

$S_{\overline{X}} = S / \sqrt{n} = 9.68 / \sqrt{200} = 0.68$（$\mu g/m^3$），则总体均数 μ 的 95% 置信区间为：

$$(\overline{X} - 1.96 S_{\overline{X}},\ \overline{X} + 1.96 S_{\overline{X}}) = (69.24 - 1.96 \times 0.68,\ 69.24 + 1.96 \times 0.68)$$
$$= (67.91,\ 70.57)\ (\mu g/m^3)$$

说明大气飘尘总体均数 μ 在（67.91 ~ 70.57）$\mu g/m^3$ 范围内的概率为 95%。

（3）σ 未知且样本例数 n 较小：按 t 分布的原理计算，95% 的 t 值在 $\pm t_{0.05/2,\ v}$ 之间，即：

$-t_{0.05/2,\ v} \leqslant \dfrac{\overline{X} - \mu}{S_{\overline{X}}} \leqslant +t_{0.05/2,\ v}$，移项后，得：$\overline{X} - t_{0.05/2,\ v}S_{\overline{X}} \leqslant \mu \leqslant \overline{X} + t_{0.05/2,\ v}S_{\overline{X}}$，总体均数 μ 的 95% 置信区间为：

$$(\overline{X} - t_{0.05/2,\ v}S_{\overline{X}},\ X + t_{0.05/2,\ v}S_{\overline{X}}) \qquad \text{（式 3-27）}$$

其中 $t_{0.05/2,\ v}$ 可根据已知的自由度在 t 界值表中查到。

例 3.20   某地测得 30 名 20 岁女大学生的脉搏均数为 74.53（次 / 分），标准差为 8.42（次 / 分），估计该地 20 岁女大学生脉搏总体均数的 95% 置信区间。

本例 $n = 30$ 是小样本且 σ 未知，因此按 t 分布的原理计算。自由度 $= 30 - 1 = 29$，查 t 界值表，得 $t_{0.05/2,\ 29} = 2.045$，$S_{\overline{X}} = S / \sqrt{n} = 8.42 / \sqrt{30} = 1.54$（次 / 分），脉搏总体均数的 95% 置信区间为：

$$(\overline{X} - t_{0.05/2,\ v}S_{\overline{X}},\ \overline{X} + t_{0.05/2,\ v}S_{\overline{X}}) = (74.53 - 2.045 \times 1.54,\ 74.53 + 2.045 \times 1.54)$$
$$= (71.38,\ 77.58)\ (\text{次 / 分})$$

因此，该地 20 岁女大学生脉搏总体均数的 95% 置信区间为（71.38，77.68）（次 / 分）。

4. 置信区间的两个基本要素

（1）准确度（accuracy）：反映在置信度（1 − α）的大小，即区间包含总体均数 μ 的概率的大小，愈接近 1 愈好。

（2）精密度（precision）：反映在区间的长度，长度愈小精密度愈高。

在样本含量确定的情况下，二者是矛盾的，若仅考虑提高置信度，则要减小 α，会把区间变得很长，从而降低精密度，这并不可取，故不能笼统地认为 99% 置信区间比 95% 置信区间好，需要兼顾准确度和精密度。一般情况下，95% 置信区间更为常用。在可信度确定的情况下，增加样本含量，可减少区间长度（即减小 $S_{\bar{X}}$），提高精密度。

四、假设检验

假设检验（hypothesis test）是统计推断的另一个重要内容，亦称显著性检验（significant test）。由于抽样误差的存在，从同一总体中随机抽取多个样本，各样本指标往往不等；样本指标与总体指标也不相同。因此，需从两个方面考虑：一是数量上的差别仅仅是偶然现象，由抽样误差所致；二是总体指标本不相同导致样本指标有差别。假设检验就是处理这类问题的有效手段。

（一）假设检验的基本思想

1. 反证法的思想　即事先对总体分布（通常是该分布的某个参数）做出某种假设（零假设），如果样本信息不支持该假设，则认为零假设不成立。

2. "小概率事件"的原理　用概率的思想决定是否拒绝零假设。在假设检验中，样本信息 "远离" 零假设的度量是概率（P 值），如果 P 值很小（如小于 0.05），说明样本来自假设总体的概率很小，所以在统计学上有理由认为当前样本不是来自事先假定的总体，因而拒绝零假设。

（二）假设检验的基本步骤

假设检验是先对所估计的总体提出一个假设，然后根据样本资料所提供的信息及有关统计量分布理论，做出是否拒绝这一假设的结论。现以例 3-21 说明假设检验的基本步骤。

例 3.21　某地抽查了 36 名男性管理人员的收缩压，均数 $\bar{X}$ 为 118.27 mmHg，标准差 S 为 4.28 mmHg，已知大量调查的一般健康成年男性收缩压均数为 113.65 mmHg。问能否认为该地抽查的 36 名健康男性管理人员的收缩压均值与一般健康成年男性收缩压均值不同？

该样本收缩压均值与已知大量调查的一般健康成年男性收缩压均值不同，差异的来源有两种可能：一是由于抽样误差所致，既两者来自同一总体；二是该样本所代表的男性管理人员的总体收缩压均值与一般健康成年男性收缩压均值不同，两者来自不同总体，存在本质差异。究竟是哪一种可能引起的呢？从正面难以回答这个问题，可以通过假设检验来判断。假设检验的基本思想就是判断两者之间的差异由抽样误差引起的可能性有多大，这里要用到反证法与小概率事件的原理，基本步骤如下：

1. 建立检验假设，确定检验水准

检验假设有两种：一种是无效假设（null hypothesis）或称零假设，记作 H_0，即假设差异是由于抽样误差所致，其总体参数相等。为了便于比较，假设 36 名男性管理人员的收缩压所来自的总体均数为 μ，总体标准差为 σ，大量调查的一般健康成年男性收缩压均数为 μ_0，无效

假设记为 $H_0:\mu=\mu_0$；另一种是备择假设（alternative hypothesis），又称为对立假设，记作 H_1，即差异不是由于抽样误差所致，总体参数不同，备择假设记为 $H_0:\mu\neq\mu_0$ 或 $\mu>\mu_0$ 或 $\mu<\mu_0$。备择假设 H_1 包括单侧检验和双侧检验两种情况，首先应根据研究目的和专业知识来确定双侧检验和单侧检验。如果根据专业知识已知两总体参数甲既可能大于乙，也可能小于乙，宜用双侧检验（$H_1:\mu\neq\mu_0$）；若根据专业知识肯定甲不会小于乙，或甲肯定不会大于乙时，可考虑用单侧检验（$H_0:\mu>\mu_0$ 或 $\mu<\mu_0$）。用表 3-8 和表 3-9 说明如下：

表 3-8   样本均数所代表的未知总体均数 μ 与已知的总体均数 μ_0 的比较

	目的	H_0	H_1
双侧检验	是否	$\mu=\mu_0$	$\mu\neq\mu_0$
单侧检验	是否	$\mu=\mu_0$	$\mu>\mu_0$
	是否	$\mu=\mu_0$	$\mu<\mu_0$

表 3-9   两样本均数所代表的未知总体均数 μ_1 与 μ_2 的比较

	目的	H_0	H_1
双侧检验	是否	$\mu_1=\mu_2$	$\mu_1\neq\mu_2$
单侧检验	是否	$\mu_1=\mu_2$	$\mu_1>\mu_2$
	是否	$\mu_1=\mu_2$	$\mu_1<\mu_2$

本例，零假设 H_0：该地 36 名健康男性管理人员的收缩压均值与一般健康成年男性的相同，即 $\mu=\mu_0$。

备择假设 H_1：该地 36 名健康男性管理人员的收缩压均值与一般健康成年男性的不同，即 $\mu\neq\mu_0$。

确定检验水准（size of a test），又称显著性水准（significance level），用 α 表示，检验水准的含义就是指无效假设 H_0 实际上成立，但样本信息不支持 H_0，统计上拒绝 H_0 的可能性大小的度量，即 I 型错误的概率大小，它确定了小概率事件的标准。在实际工作中，一般取 $\alpha=0.05$，但也有特殊情况，如方差齐性检验、正态性检验等常取 α 等于 0.10，0.20，甚至更高。

2. 选定检验方法和计算检验统计量   根据研究设计的类型、资料类型及研究目的选择适当的检验方法，计算合适的检验统计量；不同的检验方法要用不同的公式计算现有样本的检验统计量值。

本例，选定 t 检验，计算 t 统计量：$t=\dfrac{\overline{X}-\mu_0}{S/\sqrt{n}}=\dfrac{118.27-113.65}{4.28/\sqrt{36}}=6.48$

3. 确定 P 值，做出推断结论   根据计算的检验统计量，查阅相应的界值表，确定 P 值。P 值是指从 H_0 规定的总体中做随机抽样，获得等于及大于（或等于及小于）现有样本检验统计量值（如 t 值或 u 值）的概率。如 t 检验中，当 $|t|\geq t_{\alpha,\,\nu}$ 时，$P\leq\alpha$；当 $|t|<t_{\alpha,\,\nu}$ 时，$P>\alpha$。将 P 值与检验水准 α 比较，得出结论，应包含统计结论和专业结论两部分。若 $P\leq\alpha$，则按 α 水准拒绝 H_0，接受 H_1，差异有统计学意义。因为抽取一个样本，仅代表一次实验，出现 $P\leq\alpha$ 是小概率事件，根据小概率事件在一次实验中可认为不会发生这一基本原理，只有拒绝 H_0，接受 H_1；若 $P>\alpha$，根据现有样本信息没有理由拒绝 H_0，则按 α 水准不拒绝 H_0，差异无统计学意义。

两均数比较时常用的判断标准如下：

统计量为 t：单侧 $t\geq t_{0.05,\,\nu}$，双侧 $t\geq t_{0.05/2,\,\nu}$，$P\leq0.05$，则拒绝 H_0，接受 H_1，差异有统

计学意义；单侧 $t < t_{0.05, v}$，双侧 $t < t_{0.05/2, v}$，$P > 0.05$，则不拒绝 H_0，差异无统计学意义。

统计量为 u：单侧 $u \geqslant 1.645$ 或双侧 $u \geqslant 1.96$，$P \leqslant 0.05$，则拒绝 H_0，接受 H_1，差异有统计学意义；单侧 $u < 1.645$ 或双侧 $u < 1.96$，$P > 0.05$，则不拒绝 H_0，差异无统计学意义。

由此可见，假设检验所做出的结论是具有概率性质的，研究者只是在概率意义上从 H_0 和 H_1 中选择一个较为合理的判断，不论是拒绝 H_0 或不拒绝 H_0 都有可能发生错误。

本例，自由度 $v = n - 1 = 35$，双侧 0.05 概率的 t 界值：$t_{0.05/2, 35} = 2.030$，$t = 6.48 > 2.030$，所以 $P < 0.05$，结论为差异有统计学意义。按 $\alpha = 0.05$ 水准，拒绝 H_0，接受 H_1，可以认为该地健康男性管理人员的收缩压均值与一般健康男性的不同。

（刘立亚）

第四节　数值变量资料的假设检验——t 检验

数值变量资料两均数比较最常用的假设检验方法是 t 检验和 u 检验。t 检验的原理依据的是 t 分布。当样本含量较大时，可用 u 检验。根据研究设计和资料的性质分为样本均数与总体均数比较的 t 检验、配对样本均数比较的 t 检验、两个独立样本均数比较的 t 检验以及在方差不齐时的 t' 检验。理论上，t 检验的应用条件要求样本来自正态分布总体，两样本均数比较时，还要求两总体方差相同，即具有方差齐性。

案例　3-2

某年某医院医生随机抽取正常人和脑病患者各 11 例，测定尿中类固醇排出量（mg/dl），结果如下表。

正常人和脑病患者尿中类固醇排出量测定结果

分组	尿中类固醇排出量（mg/dl）										
正常人	2.90	5.41	5.48	4.60	4.03	5.10	4.97	4.24	4.37	3.05	2.78
脑病患者	5.28	8.79	3.84	6.46	3.79	6.64	5.89	4.57	7.71	6.02	4.06

问题：

1. 该项调查研究属于哪种设计类型？
2. 该资料属于何种类型？
3. 该资料使用何种方法进行统计分析？（写出分析思路，不必计算）

一、单样本资料的 t 检验

样本均数与已知总体均数（一般为理论值、标准值或经大量观察所得的稳定值）的比较，目的是推断样本所代表的未知总体均数 μ 与已知的总体均数 μ_0 有无差别。检验统计量 t 的计算公式为：

$$t = \frac{\bar{X} - \mu_0}{S / \sqrt{n}} \qquad v = n - 1 \qquad \text{(式 3-28)}$$

例 3.22 按照某企业内部规定，平均每 100 g 的水果罐头中，V_C 的含量不得少于 21 mg，现从该厂生产的一批罐头中抽取 17 个，测得每 100 g 中 V_C 的含量（mg）为 16、22、21、20、23、21、19、15、13、23、17、20、29、18、22、16、25。已知 V_C 含量服从正态分布，试检验该批罐头的 V_C 含量是否合格？

1. 建立检验假设，确定检验水准

$H_0 : \mu = \mu_0$ 即未知的 Vc 总体均数与已知的 Vc 总体均数相同。

$H_1 : \mu \neq \mu_0$ 即未知的 Vc 总体均数与已知的 Vc 总体均数不同。

$\alpha = 0.05$（双侧）

2. 计算统计量 $\mu_0 = 21$，$\bar{X} = 20.00$，$S = 3.98$，$n = 17$

$$t = \frac{\bar{X} - \mu_0}{S / \sqrt{n}} = \frac{20.00 - 21}{3.98 / \sqrt{17}} = -1.035$$

3. 确定 P 值，推断结论 自由度 $v = n - 1 = 16$，双侧 $\alpha = 0.05$，查 t 界值表，由于 t 分布是以 0 为中心的对称分布，t 界值表中只列出正值，故查表时，不管 t 值取正、取负只用绝对值。$t_{0.05/2,\ 16} = 2.120$，本例 $t = 1.035 < 2.120$，所以 $P > 0.05$。按 $\alpha = 0.05$ 检验水准不拒绝 H_0，差别无统计学意义。即尚不能认为未知的 Vc 总体均数与已知的 Vc 总体均数不同，这批罐头合格。

二、配对设计资料的 t 检验

配对资料常见的设计方法有三种：①除处理因素外，其他条件基本相似的受试对象配成对子，每对中的两个受试对象随机分配到两个处理组。观察两种处理的结果是否不同。②对同一受试对象采用两种不同的处理，推断两种处理的效果有无差别。③在某项处理前后观察受试对象的某指标值，通过处理前后该指标的差值推断该处理是否有效。

进行配对样本 t 检验时，先求出各对子的差值 d，将 d 作为观察值计算其均数 $\bar{d}$。若两种处理的效应相同，理论上差值 d 的总体均数 μ_d 应为 0，现有样本差值均数不等于 0 的 d 可以来自于该总体，也可以来自 $\mu_d \neq 0$ 的总体。因此可以将该检验理解为样本差值均数 $\bar{d}$ 与已知总体均数 μ_d（$\mu_d = 0$）比较的单样本 t 检验。检验统计量 t 的计算公式为：

$$t = \frac{\bar{d} - 0}{S_{\bar{d}}} = \frac{\bar{d}}{S_d / \sqrt{n}} \qquad v = \text{对子数} - 1 \qquad \text{(式 3-29)}$$

式中，$\bar{d}$ 为差值 d 的样本均数，S_d 为样本差值的标准差，$S_{\bar{d}}$ 为样本差值均数的标准误，n 为配对样本的对子数。

例 3.23 研究某种药物是否具有降压效果，对 10 例高血压患者进行用药前后收缩压水平的测定，得到如下资料，试比较血压水平在用药前后是否不同？

表 3-10 某降压药疗效观察结果（收缩压，kPa）

患者号	1	2	3	4	5	6	7	8	9	10
用药前	25.3	28.7	27.3	29.3	24.7	26.7	28.0	31.7	31.7	28.0
用药后	20.0	22.0	23.3	24.7	22.7	24.0	24.7	26.0	24.0	23.3

1．建立检验假设，确定检验水准

$H_0 : \mu_d = 0$ 即血压水平在用药前后相同。

$H_1 : \mu_d \neq 0$ 即血压水平在用药前后不相同。

$\alpha = 0.05$（双侧）

2．计算统计量 $\bar{d} = 4.67$，$S_d = 1.77$，$n = 10$

$$t = \frac{\bar{d}}{S_d / \sqrt{n}} = \frac{4.67}{1.77 / \sqrt{10}} = 8.358$$

3．确定 P 值，推断结论 自由度 $v =$ 对子数 $-1 = 9$，$\alpha = 0.05$，查 t 界值表，$t_{0.05/2,\ 9} = 2.262$，$t > t_{0.05/2,\ 9}$，$P < 0.05$，按 $\alpha = 0.05$ 水准，拒绝 H_0，接受 H_1，差别有统计学意义，可以认为用药前后血压有变化。

三、两个独立样本资料的 t 检验

适用于完全随机设计的两样本均数比较。若两个样本均来自正态总体且总体方差齐时采用 t 检验；若总体方差不齐，可通过变量变换达到方差齐或采用 t' 检验，也可采用非参数检验；两样本例数均较大时（$n \geq 50$）可用 u 检验。

（一）方差齐性检验

由两样本方差推断两总体方差是否齐的检验方法可用 F 检验。F 检验的计算公式为：

$$F = \frac{S_1^2（较大）}{S_2^2（较小）} \tag{式 3-30}$$

式中 S_1^2 为较大的样本方差，S_2^2 为较小的样本方差。F 值为两个样本方差之比，若样本方差的不同仅为抽样误差的影响，F 值一般不会偏离 1 太远。求得 F 值后，查附表 3（方差齐性检验用的 F 界值表）得 P 值。一般取 $\alpha = 0.1$ 作为检验水准，若 $F > F_{0.1/2\ (v_2,\ v_2)}$，$P < 0.1$，拒绝 H_0，接受 H_1，可认为两总体方差不齐。若 $F < F_{0.1/2\ (v_2,\ v_2)}$，$P > 0.1$，不拒绝 H_0，差别无统计学意义，尚不能认为两总体方差不齐。

例 3.24 某医生分别用抗生素、抗生素加双黄连治疗小儿肺炎患者各 25 名，并观察其肺部啰音消失的天数。抗生素组患者啰音消失的平均天数为 7 天，标准差为 0.9 天；抗生素加双黄连组患者啰音消失的平均天数为 4 天，标准差为 0.7 天。试检验两总体方差是否不同？

1．建立检验假设，确定检验水准

$H_0 : \sigma_1^2 = \sigma_2^2$ 即两总体方差齐。

$H_1 : \sigma_1^2 \neq \sigma_2^2$ 即两总体方差不齐。

$\alpha = 0.1$

2．计算检验统计量

本例：$S_1^2 = 0.9^2 = 0.81$，$S_2^2 = 0.7^2 = 0.49$，$n_1 = 25$，$n_2 = 25$

$$F = \frac{S_1^2 (较大)}{S_2^2 (较小)} = \frac{0.81}{0.49} = 1.65$$

3．确定 P 值，推断结论

自由度 $v_1 = n_1 - 1 = 24$，$v_2 = n_2 - 1 = 24$，查 F 界值表（附表 3），$F_{0.1/2(24,\ 24)} \approx 1.98$，$P > 0.1$，差别无统计学意义，按 $\alpha = 0.1$ 检验水准，不拒绝 H_0，尚不能认为两总体方差不同。

（二）方差齐的 t 检验

t 检验的计算公式为：

$$t = \frac{|\bar{X}_1 - \bar{X}_2|}{S_{\bar{X}_1 - \bar{X}_2}} \qquad v = n_1 + n_2 - 2 \qquad (式 3\text{-}31)$$

$$S_{\bar{X}_1 - \bar{X}_2} = \sqrt{S_C^2 \left(\frac{1}{n_1} + \frac{1}{n_2} \right)} \qquad (式 3\text{-}32)$$

$$S_C^2 = \frac{S_1^2 (n_1 - 1) + S_2^2 (n_2 - 1)}{n_1 + n_2 - 2} \qquad (式 3\text{-}33)$$

式中 $S_{\bar{X}_1 - \bar{X}_2}$ 为两个样本均数差值标准误，n_1、n_2 分别为两个样本的例数，$\bar{X}_1$、$\bar{X}_2$ 为两个样本均数，S_C^2 为两个样本的合并方差。

根据统计量 t 值的计算结果，查 t 界值表，确定相应的概率 P。若 $P < \alpha$，则拒绝 H_0，接受 H_1，否则不拒绝 H_0。

例 3.25　见案例 3-2，试比较正常人和脑病患者尿中类固醇排出量是否不同？

1．建立检验假设，确定检验水准

$H_0 : \mu_1 = \mu_2$ 即正常人和脑病患者尿中类固醇排出量总体均数相同。

$H_1 : \mu_1 \neq \mu_2$ 即正常人和脑病患者尿中类固醇排出量总体均数不同。

$\alpha = 0.05$（双侧）

2．计算统计量

$n_1 = 11$，$n_2 = 11$，$S_1 = 0.985$，$S_2 = 1.626$，$\bar{X}_1 = 4.266$，$\bar{X}_2 = 5.372$。

$$S_C^2 = \frac{S_1^2 (n_1 - 1) + S_2^2 (n_2 - 1)}{n_1 + n_2 - 2} = \frac{0.985^2 \times (11 - 1) + 1.626^2 \times (11 - 1)}{20 + 20 - 2} = 2.292$$

$$S_{\bar{X}_1 - \bar{X}_2} = \sqrt{S_C^2 \left(\frac{1}{n_1} + \frac{1}{n_2} \right)} = \sqrt{2.292 \times \left(\frac{1}{11} + \frac{1}{11} \right)} = 0.646$$

$$t = \frac{|\bar{X}_1 - \bar{X}_2|}{S_{\bar{X}_1 - \bar{X}_2}} = \frac{|4.266 - 5.732|}{0.646} = 2.269$$

3．确定 P 值，推断结论　$v = n_1 + n_2 - 2 = 20$，$\alpha = 0.05$，查 t 界值表，得 $t_{0.05/2,\ 20} = 2.086$，$t > t_{0.05/2,\ 20}$，$P < \alpha$。按 $\alpha = 0.05$ 检验水准，拒绝 H_0，接受 H_1，差别有统计学意义，可以认为正常人和脑病患者尿中类固醇排出量总体均数不同。

（三）u 检验

u 值的计算公式为：

$$u = \frac{|\bar{X}_1 - \bar{X}_2|}{S_{\bar{X}_1 - \bar{X}_2}} = \frac{\bar{X}_1 - \bar{X}_2}{\sqrt{\dfrac{S_1^2}{n_1} + \dfrac{S_2^2}{n_2}}}$$

（式 3-34）

例 3.26　某地随机抽取 40～45 岁健康成年男性 120 名和 40～45 岁健康成年女性 115 名，测定他们的红细胞数，男、女样本均数和样本标准差分别为 $\bar{X}_1 = 4.66 \times 10^{12}$/L，$S_1 = 0.47 \times 10^{12}$/L 和 $\bar{X}_2 = 4.18 \times 10^{12}$/L，$S_2 = 0.45 \times 10^{12}$/L。试分析该地 40～45 岁健康成年人不同性别间的红细胞数有无差别？

1．建立检验假设，确定检验水准

$H_0 : \mu_1 = \mu_2$ 即该人群不同性别间的红细胞数相同。

$H_1 : \mu_1 \neq \mu_2$ 即该人群不同性别间的红细胞数不同。

$\alpha = 0.05$（双侧）

2．计算统计量

$$u = \frac{|\bar{X}_1 - \bar{X}_2|}{S_{\bar{X}_1 - \bar{X}_2}} = \frac{\bar{X}_1 - \bar{X}_2}{\sqrt{\dfrac{S_1^2}{n_1} + \dfrac{S_2^2}{n_2}}} = \frac{4.66 - 4.18}{\sqrt{\dfrac{0.47^2}{120} + \dfrac{0.45^2}{115}}} = 7.998$$

3．确定 P 值，推断结论　查阅标准正态分布表（附表 1），得到 $P < 0.05$。按 $\alpha = 0.05$ 检验水准拒绝 H_0，接受 H_1，差别有统计学意义，即可以认为该地 40～45 岁健康成年人不同性别间的红细胞数总体均数有差别。

四、假设检验的两类错误

假设检验中做出的推断结论无论是拒绝 H_0，还是不拒绝 H_0，都有犯错误的可能。假设检验通常可能出现两类错误：

1．Ⅰ型错误（type Ⅰ error）　拒绝了实际上成立的 H_0，这类"弃真"的错误称为Ⅰ型错误或第一类错误。以单样本资料的 t 检验为例来说明Ⅰ型错误。假设 $H_0: \mu = \mu_0$，$H_1: \mu \neq \mu_0$。若 H_0 实际上是成立的，即 μ 确实等于 μ_0，但由于抽样的偶然性，得到了较大的 t 值，使得 $t > t_{\alpha/2, \, v}$，$P < \alpha$，从而按所取检验水准 α 拒绝 H_0，接受 H_1，结论为 $\mu \neq \mu_0$，此推断当然是错误的，此时犯了Ⅰ型错误。犯Ⅰ型错误的概率是 α，图 3-9 所示区域。通常取 $\alpha = 0.05$，其含义是当拒绝 H_0 时，理论上 100 次检验中平均有 5 次发生这样的错误。

2．Ⅱ型错误（type Ⅱ error）　接受了实际上不成立的 H_0，这类"存伪"的错误称为Ⅱ型错误或第二类错误。仍以单样本资料的 t 检验为例来说明Ⅱ型错误。$H_0: \mu = \mu_0$，$H_1: \mu \neq \mu_0$。若 H_1 是成立的，即 μ 确实不等于 μ_0，但由于抽样的偶然性，得到了较小的 t 值，使得 $t > t_{\alpha/2, \, v}$，$P > \alpha$，从而按所取检验水准 α 不拒绝 H_0，此推断当然是错误的，此时犯了Ⅱ型错误。犯Ⅱ型错误的概率是 β，图 3-9β 所示区域。

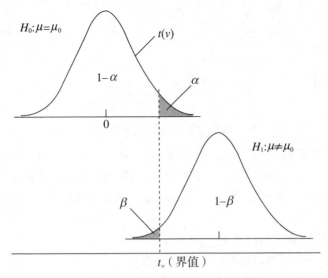

图 3-9   Ⅰ类错误与Ⅱ类错误示意图

一般情况下 β 值的大小很难确切估计。但 α 和 β 的大小有一定的关系，当样本含量 n 确定时，α 越小，β 越大；反之，β 越小。要同时减少 α 及 β，唯一的方法是增加样本含量 n。值得注意的是，拒绝 H_0，只可能犯Ⅰ型错误，不可能犯Ⅱ型错误；不拒绝 H_0，只可能犯Ⅱ型错误，不可能犯Ⅰ型错误。现将两类错误归纳在表 3-11 中。

表 3-11   假设检验的两类错误

真实情况	假设检验结论	
	拒绝 H_0	不拒绝 H_0
H_0 成立	Ⅰ型错误 α	推断正确 $1-\alpha$
H_0 不成立	推断正确 $1-\beta$	Ⅱ型错误 β

$1-\beta$ 称为检验效能（power of test），又称把握度。其含义是：当两总体确有差别，按规定的检验水准 α 能够发现它们有差别的能力。例如 $1-\beta = 0.90$，意味着若两总体确有差别，则理论上 100 次检验中，平均有 90 次能够得出有差别的结论。

两类错误的概率大小可以根据实际需要适当控制，如果所研究的问题重点是控制Ⅰ型错误的发生，α 应设得小些，如 0.01；如果所研究的问题主要是控制Ⅱ型错误，α 应设得大些，如 0.1 或 0.2。通常取 $\alpha = 0.05$，是为了兼顾Ⅰ型错误和Ⅱ型错误。要同时减小两类错误的概率，最好的办法是增加样本例数。

五、假设检验应注意的问题

1. 假设检验用的样本资料，进行假设检验前应有严密的研究设计，保证样本是从同质总体中随机抽取的，能代表相应的总体。

2. 根据资料的性质和统计设计要求选择正确的假设检验方法。如数值变量资料一般用 t 检验或方差分析等。如果是配对设计的数值变量资料宜采用配对的 t 检验方法，否则不仅不能充分利用资料信息反而会得出错误结论；不能用大样本的 u 检验代替小样本的 t 检验；也不能用一般的 t 检验代替方差不齐的 t' 检验。方差分析可用于两个或两个以上独立样本均数的比较，常用于三个及以上独立样本均数的比较；当用于两个均数的比较时，同一资料所得结果与

t 检验等价，即有如下关系：$t^2 = F$。

3．正确理解 P 值的意义。P 值是指在零假设成立的前提下，从所规定的总体中随机抽取样本，得到当前的检验统计量和比当前检验统计量更大值（或更小）的可能性。如果这个可能性小于 0.05，则认为是小概率事件发生，根据"小概率事件在一次试验中几乎是不可能发生的"而推翻前提条件，即拒绝零假设。P 越小拒绝零假设的理由越充分，故结论越可靠。所以既不能把 P 理解为总体均数相同的可能性，也不能认为 P 越小总体均数的差别越大。

4．正确理解统计推断的结论，不能绝对化。是否拒绝 H_0 不仅与被研究的事物有无本质差别有关，同时还与检验水准和抽样误差有关。同一问题按 $\alpha = 0.05$ 检验水准拒绝 H_0，按检验水准就不一定拒绝 H_0；或对同一水准原来不拒绝 H_0，但增加样本含量，减少了抽样误差，有可能拒绝 H_0，因此 P 接近 α 时，下结论一定要慎重。此外，拒绝 H_0 可能犯 Ⅰ 类错误，不拒绝 H_0 可能犯 Ⅱ 类错误，当 $P > \alpha$，特别是与 α 相差不大，没有充足的理由拒绝 H_0 时，建议将结论写为不拒绝 H_0。

知识拓展

方差不齐的 t' 检验

t' 检验的计算公式为：

$$t' = \frac{\bar{X}_1 - \bar{X}_2}{\sqrt{\dfrac{S_1^2}{n_1} + \dfrac{S_2^2}{n_2}}}$$

$$t'_{\alpha/2} = \frac{S_{\bar{X}_1}^2 \times t_{\alpha/2, v_1} + S_{\bar{X}_2}^2 \times t_{\alpha/2, v_2}}{S_{\bar{X}_1}^2 + S_{\bar{X}_2}^2}$$

式中，$v_1 = n_1 - 1$，$v_2 = n_2 - 1$，根据校正临界值 $t'_{\alpha/2}$，做出推断结论。

例 3.27　对例 3-23 资料问两总体啰音消失的平均天数是否不同？（假设检验过程略）

微整合

临床应用

t 检验应用实例

某年某医院中医科医生用中药治疗 7 例再生障碍性贫血患者，现将血红蛋白（g/L）变化的数据列在下面，假定资料满足各种参数检验所要求的前提条件，若要了解治疗前后之间的差别有无统计学意义，应当选择哪种假设检验方法，为什么？并做出统计分析。

患者编号	1	2	3	4	5	6	7
治疗前血红蛋白	65	75	50	76	65	72	68
治疗后血红蛋白	82	112	125	85	80	105	128

（柳春波）

第五节　数值变量资料的统计推断——方差分析

方差分析（analysis of variance，ANOVA）是 20 世纪 20 年代发展起来的一种统计分析方法，由英国著名统计学家 R. A. Fisher 提出，又称 F 检验，是推断两个或多个样本均数所代表的总体均数是否有差别的一种假设检验方法。

案例　3-3

某医师研究 A、B、C 三种药物治疗肝炎的效果，将 30 只大白鼠感染肝炎后，按性别相同、体重接近的条件配成 10 个区组，然后将各配伍组中 3 只大白鼠随机分配到各组，分别给予 A、B 和 C 药物治疗。一定时间后，测定大白鼠血清谷丙转氨酶浓度（IU/L），结果如下表。该医师用完全随机设计资料的方差分析方法对资料进行了假设检验，$F = 12.63$，$P < 0.001$，故认为三种药物的疗效不全相同。

A、B、C 三种药物治疗后大白鼠血清谷丙转氨酶浓度（IU/L）

区组号	1	2	3	4	5	6	7	8	9	10
药物 A	652.40	741.30	675.60	582.80	491.80	412.20	494.60	379.50	679.48	588.78
药物 B	624.30	772.30	632.50	473.60	462.80	431.80	484.90	380.70	634.93	474.56
药物 C	445.10	432.50	362.70	348.70	345.90	312.80	296.30	228.40	372.26	352.77

问题：

1. 该资料是什么资料？
2. 该研究是什么设计？
3. 统计分析方法是否恰当？

一、方差分析的基本思想和应用条件

方差分析的基本思想：把全部观察值间的不同（变异），按照处理因素及设计需要分解成两个或多个部分，然后将各部分的变异与随机误差引起的变异进行比较，判断各部分因素是否起作用，进而做出推断性结论。

例 3.28　为了研究大豆对贫血的作用，研究者选取已造成贫血模型的大鼠 30 只，随机分为 3 组，每组 10 只，分别用三种不同的饲料喂养：不含大豆的普通饲料、含 10% 大豆饲料、含 15% 大豆饲料。喂养一周后，测定大鼠红细胞数（$\times 10^{12}$/L），结果如表 3-12 所示。分析三种不同的饲料对贫血恢复作用是否不同？

表 3-12 中的 30 只大鼠红细胞数数据（X_{ij}）之间彼此不同，可以看到以下三种变异：

1. 总变异（total variation）　30 只大鼠喂养一周后测定红细胞数 X_{ij} 各不相同，即 X_{ij} 与总均数 $\overline{X}$ 不同，这种变异称为总变异。该变异既包含了三种不同饲料（即处理因素）的影响，又包含了随机误差。总变异的统计量用均方（mean square）$MS_{总}$ 来表示。

表 3-12　三种不同喂养方式下大鼠红细胞数（×10^{12}/L）

	普通饲料	10%大豆饲料	15%大豆饲料	合计
X_{ij}	4.78	4.65	6.80	
	4.65	6.92	5.91	
	3.98	4.44	7.28	
	4.04	6.16	7.51	
	3.44	5.99	7.51	
	3.77	6.75	7.74	
	3.65	5.29	8.19	
	4.91	4.70	7.15	
	4.79	5.05	8.18	
	5.31	6.01	5.53	
n	10	10	10	30 (n)
$\overline{X}_i$	4.33	5.59	7.18	5.7 ($\overline{X}$)

$$MS_{总} = \frac{SS_{总}}{v_{总}} \qquad SS_{总} = \Sigma\ (X_{ij} - \overline{X})^2 \qquad v_{总} = N - 1 \qquad\qquad (式\ 3\text{-}35)$$

2. 组间变异（variation between groups）　三种（$k = 3$）不同的饲料喂养后，各组大鼠红细胞数的均数 X_i 各不相同，即 X_i 与总均数 X 的不同这种变异称为组间变异。它反映了三组不同饲料的影响，也包含了随机误差。组间变异的量化值用组间均方 $MS_{组间}$ 表示。

$$MS_{组间} = \frac{SS_{组间}}{v_{组间}} \qquad SS_{组间} = \Sigma n_i (X_i - \overline{X})^2 \qquad v_{组间} = v_1 = k - 1 \qquad (式\ 3\text{-}36)$$

3. 组内变异（variation within groups）　各组内大鼠红细胞数 X_{ij} 大小各不相同，即每组观察值 X_{ij} 与本组的样本均数 X_i 的不同，这种变异称为组内变异。

组内变异仅反映随机误差，其统计量用组内均方 $MS_{组内}$ 表示。

$$MS_{组内} = \frac{SS_{组内}}{v_{组内}} \qquad SS_{组内} = \Sigma\ (X_{ij} - \overline{X}_i)^2 \qquad v_{组内} = v_2 = N - k \qquad (式\ 3\text{-}37)$$

若各样本所代表的总体均数相等，即各样本来自于同一总体（本例就是指三种不同饲料的处理效应相同），则各组均值相等，组间变异和组内变异一样，则 $MS_{组间} = MS_{组内}$。组间均方与组内均方的比值称为 F 统计量：

$$F = \frac{MS_{组间}}{MS_{组内}} \qquad\qquad\qquad (式\ 3\text{-}38)$$

从理论上讲，如果处理效应相同，则 $F = 1$，但由于抽样误差的影响 $F \approx 1$。相反，各处理效应不同，即三个总体均数不全相同时，$MS_{组间} > MS_{组内}$，$F > 1$。一般需要查 F 界值表（或用统计软件）得到 F 统计量相应的 P 值，然后根据检验水准 α 做出推断结论。

方差分析的应用条件为：①样本是相互独立的随机样本；②样本来自正态分布的总体；③各样本的总体方差齐。

二、完全随机设计资料的方差分析

完全随机设计（completely randomized design）是指将同质的受试对象随机地分配到各处理组，处理组可以是两组或多组，各组样本含量可以相等，也可不等。完全随机设计的方差分析又称为单因素方差分析（one-way ANOVA）。

（一）离均差平方和与自由度的分解

完全随机设计方差分析的总变异分为组间变异和组内变异两部分：

$$SS_{总} = SS_{组间} + SS_{组内} \qquad v_{总} = v_{组间} + v_{组内} \qquad \text{（式 3-39）}$$

完全随机设计方差分析表见表 3-13。

表 3-13　完全随机设计方差分析表

变异来源	SS	v	MS	F
总变异	$\Sigma (X_{ij} - \overline{X})^2$ 或 $(N-1) S^2$	$N-1$		
组间变异	$\Sigma n_i (\overline{X_i} - \overline{X})^2$	$k-1$	$\dfrac{SS_{组间}}{v_{组间}}$	$\dfrac{MS_{组间}}{MS_{组内}}$
组内变异	$\Sigma (X_{ij} - \overline{X_i})^2$ 或 $\Sigma S_i^2 (n_i - 1)$	$N-k$	$\dfrac{SS_{组内}}{v_{组内}}$	

（二）完全随机设计资料方差分析的基本步骤

以例 3.28 资料，检验步骤如下：

1. 建立检验假设，确定检验水准

H_0：$\mu_1 = \mu_2 = \mu_3$ 即三种不同饲料喂养的大鼠红细胞数总体均数相同。

H_1：μ_1、μ_2、μ_3 不同或不全相同，即三种不同饲料喂养的大鼠红细胞数总体均数不同或不全相同。

$\alpha = 0.05$

2. 计算检验统计量

$SS_{总} = \Sigma (X_{ij} - \overline{X})^2 = 58.350$

$SS_{组间} = \Sigma n_i (X_i - \overline{X})^2$

$\qquad = 10 \times (4.332 - 5.700)^2 + 10 \times (5.588 - 5.700)^2 + 10 \times (7.180 - 5.700)^2 = 40.744$

$v_{组间} = k - 1 = 3 - 1 = 2$

$MS_{组间} = \dfrac{SS_{组间}}{v_{组间}} = \dfrac{40.744}{2} = 20.372$

$SS_{组内} = SS_{总} - SS_{组间} = 58.350 - 40.744 = 17.606$

$v_{组内} = N - k = 30 - 3 = 27$

$MS_{组内} = \dfrac{SS_{组内}}{v_{组内}} = \dfrac{17.606}{27} = 0.652$

$$F = \dfrac{MS_{组间}}{MS_{组内}} = \dfrac{40.372}{0.652} = 31.25$$

方差分析结果见表 3-14。

表 3-14 例 3-26 资料的方差分析表

变异来源	SS	v	MS	F
总变异	58.350	29		
组间变异	40.744	2	20.372	31.250
组内变异	17.606	27	0.652	

3. 确定 P 值，推断结论 以分子的自由度 v_1、分母的自由度 v_2 查 F 界值表：本例 $v_1 = 2$，$v_2 = 27$，$F_{0.05\,(2,\,27)} = 3.35$，$P < 0.05$。按 $\alpha = 0.05$ 检验水准，拒绝 H_0，接受 H_1，差别有统计学意义，可以认为三种不同饲料喂养大鼠红细胞数的总体均数不同或不全相同，即三个总体均数中至少有两个不同。至于多个总体均数中两两均数之间的差别，可用多个均数间两两比较的方法解决。

三、随机区组设计资料的方差分析

随机区组设计（randomized block design）又称配伍组设计，通常是将受试对象按性质（如动物的窝别、体重等非实验因素）相同或相近者组成 b 个区组（配伍组），每个区组中的受试对象分别随机分配到 k 个处理组中。随机区组设计方差分析属于无重复数据的两因素方差分析，又称为双因素方差分析（two-way ANOVA）。

例 3.29 为研究不同剂量雌激素对大鼠子宫重量的影响，将 36 只雌性大白鼠按月龄相同、体重相近分为 12 个区组，每个区组的 3 只大鼠随机接受三种不同处理，即分别注射不同剂量雌激素：0.2 mg/100 g、0.4 mg/100 g、0.8 mg/100 g，然后测定其子宫重量（g），结果如表 3-15 所示。试比较注射不同剂量的雌激素对大白鼠子宫重量是否有影响。

表 3-15 大白鼠在不同剂量雌激素作用下的子宫重量（g）

区组	雌激素剂量（mg/100 g）			n_j	$\bar{X}_j$
	0.2	**0.4**	**0.8**		
1	83	100	109	3	97.33
2	64	78	111	3	84.33
3	69	79	149	3	99.00
4	54	78	138	3	90.00
5	87	95	128	3	103.33
6	59	85	154	3	99.33
7	70	70	117	3	85.67
8	64	96	117	3	92.33
9	59	110	123	3	97.33
10	65	111	128	3	101.33
11	58	84	149	3	97.00
12	62	106	114	3	94
n_i	12	12	12		36（N）
$\bar{X}_i$	66.17	91.00	128.08		95.08（$\bar{X}$）

（一）离均差平方和与自由度的分解

表 3-15 中的 36 个数据（X_{ij}）之间彼此不同，可以看到以下四种变异：

1. 总变异   36 只大鼠子宫重量值 X_i 大小各不相同，即 X_i 与总均数 $\overline{X}$ 不同。该变异有三种剂量的影响、12 个区组的影响和随机误差，总变异的量化值用 $MS_总$ 来表示。

2. 处理组变异（variation between treatment）   三种剂量下大鼠子宫重量值的样本均数 $\overline{X}_i$ 各不相同，即 $\overline{X}_i$ 与总均数 $\overline{X}$ 不同，反映了三种剂量（$k = 3$）的影响，还包括随机误差，大小可用处理组均方 $MS_{处理}$ 表示。

$$SS_{处理} = \sum b\,(\overline{X}_i - \overline{X})^2 \quad v_{处理} = k - 1 \quad MS_{处理} = \frac{SS_{处理}}{v_{处理}} \qquad (式\ 3\text{-}40)$$

3. 区组变异（variation between blocks）   12 个区组大鼠子宫重量值的样本均数 $\overline{X}_j$ 各不相同，即 $\overline{X}_j$ 与总均数 $\overline{X}$ 不同，反映了 12 个区组（$b = 12$）不同的影响，也包括随机误差，大小可用随机区组均方 $MS_{区组}$ 表示。

$$SS_{区组} = \sum k\,(\overline{X}_j - \overline{X})^2 \quad v_{区组} = b - 1 \quad MS_{区组} = \frac{SS_{处理}}{v_{处理}} \qquad (式\ 3\text{-}41)$$

4. 误差变异   随机区组设计的总变异中扣除处理组变异和区组变异后剩余为误差变异，可以认为单纯由随机误差造成的，大小用误差均方 $MS_{误差}$ 表示。

$$SS_{误差} = SS_总 - SS_{处理} - SS_{区组} \qquad V_{误差} = V_总 - V_{处理} - V_{区组}$$

$$MS_{误差} = \frac{SS_{误差}}{v_{误差}} \qquad (式\ 3\text{-}42)$$

在例 3.29 资料中，若 $\overline{X}_i$ 所代表的总体均数相等，也就是三种剂量下大鼠子宫重量值相同，处理组变异和误差变异一样，只反映随机误差作用大小，则 $MS_{处理} = MS_{误差}$，由于抽样误差的影响，$F \approx 1$。若 $\overline{X}_j$ 所代表的总体均数相等，也就是 12 个区组大鼠子宫重量值相同，区组变异和误差变异一样，只反映随机误差作用大小，则 $MS_{区组} = MS_{误差}$，由于抽样误差的影响，$F \approx 1$。相反，不同剂量的作用不同，即三个总体均数不全相同时，$MS_{处理} = MS_{误差}$，$F > 1$，不同区组的作用不同，即 12 个区组总体均数不全相同时，$MS_{区组} = MS_{误差}$，$F > 1$。最后通过 F 界值表（或用统计软件）得到相应的 P 值，根据检验水准 α 做出推断结论。

综上，随机区组设计方差分析的总变异分为处理组变异、区组变异和误差三部分：

$$SS_总 = SS_{处理} + SS_{区组} + SS_{误差} \qquad v_总 = v_{处理} + v_{区组} + v_{误差} \qquad (式\ 3\text{-}43)$$

随机区组设计的方差分析表见表 3-16。

表 3-16   随机区组设计方差分析表

变异来源	SS	v	MS	F
总变异	$\sum (X_{ij} - \overline{X})^2$ 或 $(N-1)\,S^2$	$N - 1$		
处理组	$\sum b\,(\overline{X}_i - \overline{X})^2$	$k - 1$	$\dfrac{SS_{处理}}{v_{处理}}$	$\dfrac{MS_{处理}}{MS_{误差}}$
区组	$\sum k\,(\overline{X}_j - \overline{X})^2$	$b - 1$	$\dfrac{SS_{区组}}{v_{区组}}$	$\dfrac{MS_{区组}}{MS_{误差}}$
误差	$SS_总 - SS_{处理} - SS_{区间}$	$V_总 - V_{处理} - V_{区组}$	$\dfrac{SS_{误差}}{v_{误差}}$	

* k 为处理组的组数，b 为区组的组数。

（二）随机区组设计资料方差分析的基本步骤

以例 3.29 资料，检验步骤如下：

1. 建立检验假设，确定检验水准

处理组：

H_0：$\mu_1 = \mu_2 = \mu_3$，即三种剂量下大鼠子宫重量总体均数相同。

H_1：μ_1、μ_2、μ_3 不同或不全相同，即三种剂量下大鼠子宫重量总体均数不同或不全相同。

区组：

H_0：$\mu_1 = \mu_2 = \cdots = \mu_{12}$ 即不同区组大鼠子宫重量总体均数相同。

H_1：μ_1、μ_2，$\cdots$，μ_{12} 不同或不全相同，即不同区组大鼠子宫重量总体均数不同或不全相同。

$\alpha = 0.05$

2. 计算检验统计量

$SS_{总} = \sum (X_{ij} - \bar{X})^2 = 29274.750$ $\nu_{总} = N - 1 = 35$

$SS_{处理} = \sum n_i (\bar{X}_i - \bar{X})^2 = 23302.167$ $\nu_{处理} = k - 1 = 2$

$MS_{处理} = \dfrac{SS_{处理}}{\nu_{处理}} = \dfrac{23302.167}{2} = 11651.083$

$SS_{区组} = \sum n_j (\bar{X}_j - \bar{X})^2 = 1179.417$ $\nu_{区组} = b - 1 = 11$

$MS_{区组} = \dfrac{SS_{区组}}{\nu_{区组}} = \dfrac{1179.417}{11} = 107.220$

$SS_{误差} = SS_{总} - SS_{处理} - SS_{区组} = 4793.167$ $\nu_{误差} = \nu_{总} - \nu_{处理} - \nu_{区组} = 22$

$MS_{误差} = \dfrac{SS_{误差}}{\nu_{误差}} = \dfrac{4793.167}{22} = 217.817$

方差分析结果见表 3-17。

表 3-17　例 3.27 资料的方差分析表

变异来源	SS	ν	MS	F
总变异	29274.750	35		
处理组	23302.167	2	11651.083	53.477
区组	1179.417	11	107.220	0.492
误差	4793.167	22	217.817	

3. 确定 P 值，推断结论

根据处理组 F 值的分子的自由度 $\nu_{处理} = 2$，分母的自由度 $\nu_{误差} = 22$，查 F 界值表（附表 3），得 $F_{0.05 (2, 22)} = 3.44$，$P < 0.05$；区组 F 值的分子的自由度 $\nu_{区组} = 11$，分母的自由度 $\nu_{误差} = 22$，查 F 界值表（附表 3），$F_{0.05 (11, 22)} = 2.26$，$P > 0.05$。按 $\alpha = 0.05$ 的检验水准，处理组拒绝 H_0，接受 H_1，可以认为三种剂量大鼠子宫重量总体均数不同或不全相同；区组不拒绝 H_0 即尚不能认为 12 个区组大鼠子宫重量总体均数不同。

四、多个样本均数的两两比较

例 3.28 和例 3.29，经方差分析后得到处理组的 $P < 0.05$，按 $\alpha = 0.05$ 检验水准，拒绝

H_0，说明处理组总体均数不同或不全相同。若要说明哪些总体均数不同需进一步做两两比较，又称多重比较（multiple comparison）。

多个样本均数间两两比较，若使用前面介绍的 t 检验进行分析，会使犯 I 类错误的概率增大，故不宜采用。多个样本均数间两两比较的统计分析方法有多种，多个处理组均数与一个对照组的比较常采用 Dunnett 法，多个处理组均数之间相互两两全面比较常采用 SNK 法。

（一）Dunnett 法

在设计阶段就根据研究目的或专业知识而计划好的某些均数间的两两比较，常用于事前有明确假设的证实性研究，如多个处理组与对照组的比较，某一对或某几对在专业上有特殊意义的均数间的比较等，可采用 Dunnett 检验。

Dunnett 法检验统计量为 t，又称 Dunnett-t 检验。

$$t_D = \frac{\bar{X}_T - \bar{X}_C}{S_{\bar{X}_T - \bar{X}_C}} = \frac{\bar{X}_T - \bar{X}_C}{\sqrt{MS_e \left(\frac{1}{n_T} + \frac{1}{n_C} \right)}} \qquad v = v_e \qquad （式 3-44）$$

式中，T 代表某个处理组，C 为对照组，分子为某处理组与对照组样本均数的差值，分母是差值的标准误，MS_e 为方差分析中算得 $MS_{组内}$ 或 $MS_{误差}$，n_T 和 n_C 分别为处理组与对照组的例数。

例 3.30 对例 3.28 资料，问含 10% 大豆饲料组和含 15% 大豆饲料组（实验组）分别与普通饲料组（对照组）比较，总体均数是否不同？

1. 建立检验假设，确定检验水准

H_0：$\mu_C = \mu_T$ 即实验组与对照组的总体均数相同。

H_1：$\mu_C \neq \mu_T$ 即实验组与对照组的总体均数不同。

$\alpha = 0.05$

表 3-18   Dunnett-t 检验计算表

对比组	均数差值	标准误	t_D	Dunnett-t 界值	P
普通组与 10% 大豆组	1.26	0.361	3.490	2.32	< 0.05
普通组与 15% 大豆组	2.85	0.361	7.895	2.32	< 0.05

2. 计算检验统计量

$MS_e = 0.652$

$$S_{\bar{X}_T - \bar{X}_C} = \sqrt{MS_e \left(\frac{1}{n_T} + \frac{1}{n_C} \right)} = \sqrt{0.652 \times \left(\frac{1}{10} + \frac{1}{10} \right)} = 0.361$$

3. 确定 P 值，推断结论 以 MS_e 的自由度 $v_e = 27$（取 30）和实验组数 2 查 Dunnett-t 界值表得 P 值，列于表 3-18 中。按 $\alpha = 0.05$ 的检验水准，含 10% 大豆饲料组和含 15% 大豆饲料组与普通饲料组比较，差别均有统计学意义，可以认为两实验组与对照组的大鼠红细胞数的总体均数不同。

（二）SNK 法

在研究设计阶段未考虑均数多重比较问题，经方差分析得出有统计学意义结论后，才决定对每两个均数都进行比较，可采用 SNK（Students Newman Keuls）法，它常用于探索性研究。目的是比较每两个样本均数所代表的总体均数是否不同，其检验统计量为 q，又称 q 检验。

$$q = \frac{\overline{X}_A - \overline{X}_B}{S_{\overline{X}_A - \overline{X}_B}} = \frac{\overline{X}_A - \overline{X}_B}{\sqrt{\dfrac{MS_e}{2}\left(\dfrac{1}{n_A} + \dfrac{1}{n_B}\right)}} \qquad v = v_e \qquad （式 3-45）$$

式中，分子为任意两个对比组 A、B 的样本均数之差，分母是两均数差值的标准误，MS 为方差分析中算得 $MS_{组内}$ 或 $MS_{误差}$，n_A 和 n_B 分别为 A 和 B 两个样本的例数。

例 3.31　对例 3.29 资料的三组总体均数进行两两比较。

1. 建立检验假设，确定检验水准

H_0：$\mu_A = \mu_B$ 即任意两对比组的总体均数相等。

H_1：$\mu_A \neq \mu_B$ 即任意两对比组的总体均数不等。

$\alpha = 0.05$

2. 计算检验统计量

首先将三个样本均数由大到小排列，并编组次：

组别	0.8 mg/g 剂量组	0.4 mg/g 剂量组	0.2 mg/g 剂量组
$\overline{X}_i =$	128.08	91.00	66.17
组次	1	2	3

$$S_{\overline{X}_A - \overline{X}_B} = \sqrt{\frac{MS_e}{2}\left(\frac{1}{n_A} + \frac{1}{n_B}\right)} = \sqrt{\frac{217.871}{2} \times \left(\frac{1}{12} + \frac{1}{12}\right)} = 4.261$$

q 检验结果见表 3-19。

表 3-19　SNK 法检验计算表

A 与 B	$\overline{X}_A - \overline{X}_B$	$S_{\overline{X}_A - \overline{X}_B}$	q	对比组内包含组数 a	q 界值 0.05	q 界值 0.01	P
1 与 3	61.91	4.261	14.529	3	3.58	4.64	< 0.01
1 与 2	37.08	4.261	8.702	2	2.95	4.02	< 0.01
2 与 3	24.83	4.261	5.827	2	2.95	4.02	< 0.01

3. 确定 P 值，推断结论　以 MS_e 的自由度 $v_e = 22$（取 20）和对比组内包含组数 a 查 q 界值表（附表 4）得 $q_{(0.05, 20)}$ 和 $q_{(0.01, 20)}$ 的界值，列于表 3-19 中，将第（4）栏算得的 q 值与相应 q 界值比较得各组的 P 值。可以看出按 $\alpha = 0.05$ 检验水准，注射三种不同剂量雌激素的大鼠子宫重量值之间的差别均有统计学意义，总体均数不同。

微整合

临床应用

随机区组设计方差分析临床应用实例

某年某医院手术室护士为了达到开腹手术中最好的保温效果，比较使用电热毯、充气式加温毯和电热毯全程保温（除采用普通电热毯外还采取头部及四肢分别用棉垫包裹）3 种不同的保温措施对患者体温的影响，开展如下实验：随机抽取近期开展全身麻醉下行开腹手术患者 15 名，采用随机区组设计，将患者的手术类别相近的 3 名患者列入一个配伍组，每个配伍组中的患者随机分配到各处理组，每个处理组 5 名患者，记录患者术前与术后的直肠温度。测得温度差值数据见下表，问三种不同保温措施对患者体温变化的影响是否不同？

三种不同保温措施对患者体温影响的比较（体温：℃）

配伍组	术中使用电热毯	充气式加温毯	电热毯全程保温	合计
1	1.00	0.10	0.15	1.25
2	1.20	0.20	0.20	1.60
3	1.25	0.24	0.29	1.78
4	1.30	0.28	0.38	1.96
5	1.50	0.38	0.43	2.31

知识拓展

多因素方差分析

多因素方差分析中的处理因素在两个或两个以上，研究目的是要分析多个处理因素的独立作用、多个处理因素的交互作用以及其他随机因素是否对结果产生了显著影响。

前提：

1. 总体正态分布。当有证据表明总体分布不是正态分布时，可以将数据做正态转换。

2. 因素作用的相互独立性。

3. 各实验处理组内的方差要齐。

进行方差分析时，各实验处理组内部的方差齐，这是最重要的一个前提条件，为满足这个条件，在做方差分析前要对各组内方差做齐性检验。

多因素方差分析的三种情况：

只考虑主效应，不考虑交互效应及协变量；考虑主效应和交互效应，但不考虑协变量；考虑主效应、交互效应和协变量。

思 考 题

1. 正态分布的基本特征有哪些？

2. 95% 医学参考值范围与 95% 置信区间的区别是什么？

3. 举例说明如何正确选择单侧检验与双侧检验。

4. 某地抽查 100 份黄连中小檗碱含量（mg/100 g）得平均数为 4.38，标准差为 0.18，假设数据服从正态分布，问：

（1）95% 的黄连样品中小檗碱含量在什么范围？若有一份黄连小檗碱含量为 5.25（mg/100 g），应怎样评价？

（2）估计黄连中小檗碱含量总体均数在什么范围？

5. t 检验的应用条件是什么？

6. 简述 Ⅰ 型错误和 Ⅱ 型错误的概念。

7. 某疾控中心研究甲、乙两种方法测定血清钙含量的差别，随机对 10 名正常成年男子分别用甲、乙两种方法测得其血清钙含量（mg/L），结果如下表：

编号	1	2	3	4	5	6	7	8	9	10
甲法	7.2	10.5	8.1	9.6	8.3	10.8	8.7	9.1	12.0	9.9
乙法	8.1	10.4	9.9	8.2	9.1	12.3	9.5	8.8	11.7	12.5

请回答：

（1）该项研究属于什么设计类型的研究？

（2）这是什么资料？

（3）比较甲、乙两种方法测定的血清钙含量有无差别，应选用何种统计方法？写出分析思路，不必计算。

8. 方差分析的基本思想是什么？

9. 方差分析的应用条件是什么？

10. 某研究者为研究核黄素缺乏对尿中氨基氮的影响，将 60 只 Wistar 大白鼠随机分为核黄素缺乏、限食量、不限食量三组不同饲料组。每组 20 只大白鼠。一周后测尿中氨基氮的三天排出量，结果如下表。该研究者对上述资料采用了两样本均数 t 检验进行两两比较，得出结论：三组之间均数差异均有统计学意义（$P < 0.05$）。检验进行两两比较，得出结论：三组之间均数差异均有统计学意义（$P < 0.05$）。

3 组大白鼠在进食一周后尿中氨基氮的三天排出量

	排出量（mg）									
核黄素缺乏组	6.02	3.70	2.46	4.71	3.82	7.04	4.73	4.77	3.93	6.56
	8.69	3.44	5.96	3.60	2.36	4.65	3.77	6.94	4.62	4.63
限食量组	3.23	3.47	2.59	3.30	2.60	4.99	3.20	4.27	3.14	8.42
	7.14	2.49	3.13	3.26	2.50	3.21	2.61	4.90	3.23	4.07
不限食量组	8.21	5.66	5.34	7.36	6.84	5.20	5.11	4.69	9.33	11.55
	9.98	4.04	8.06	5.48	5.19	7.30	6.76	5.08	5.05	4.61

请回答：

（1）该项研究属于什么设计类型的研究？

（2）这是什么资料？

（3）该研究者处理方法是否正确？为什么？

（4）正确的分析方法是什么？（简单写出分析思路，不用计算。）

（柳春波）

第四章

分类变量资料的统计分析

学习目标

1. **知识**：常用相对数的概念；率的标准化法；率的抽样误差和总体率的区间估计；χ^2 检验的原理
2. **能力**：掌握构成比和率的定义和特点；率的标准化法的意义；χ^2 检验的应用。
3. **素养**：实际工作中正确选择构成比和率解释问题；运用 χ^2 检验方法分析四格表资料、配对四格表资料和行 × 列表资料；掌握 χ^2 检验的校正条件解决实际问题。

在医学日常工作和科学研究中，分类变量资料是将观察单位按事物的某种属性或类别进行分组，再清点每组观察单位的个数得到的资料。分类变量资料的统计分析包括统计描述和统计推断。

在现实工作中，我们遇到诸如临床高血压的发病人数，消炎药治疗炎症的有效人数这样的数据，即为分类变量资料。

第一节　分类变量资料的统计描述

分类变量资料常见的数据形式是绝对数。绝对数指科学调查或实验研究工作中，统计定性变量资料得到的数据，是实际发生的数。绝对数反映事物或现象发生的实际水平，这在疾病防治工作中是不可缺少的；但是如果比较不同地区疾病发病情况的严重程度时，不便于单纯比较两地的发病绝对数，需要考虑各地该病的实际情况。所以根据研究目的，分类变量资料采用计算相对数指标进行统计描述。相对数指的是两个有关联指标的比值。

案例　4-1

某年甲、乙两地区发生流行性感冒流行，其中甲地常住人口 15000 人，发病 3000 人；乙地常住人口 30000 人，发病 4000 人。

问题：
1. 该资料属于什么类型？
2. 请分析比较甲、乙两地区流行性感冒的严重程度。

一、常用的相对数指标

（一）构成比

构成比（constituent ratio）又称百分比、构成指标，说明某一事物内部各组成部分所占的比重，常以百分数表示，计算公式为：

$$构成比 = \frac{某组成部分的观察单位数}{同一事物内部各组成部分观察单位总数} \times 100\% \qquad (式\ 4\text{-}1)$$

例 **4.1**　手术治疗某支气管扩张患者，术后体温升至 39 ℃，胸腔积液，手术前后检查白细胞记数和分类见表 4-1。

表 4-1　某患者手术前后白细胞计数（个 /mm³）检查结果

白细胞分类	手术前		手术后	
	计数	构成比（%）	计数	构成比（%）
中性	3572	73.29	8543	79.43
淋巴	1206	24.74	1427	13.27
单核	45	0.92	104	0.97
嗜酸性	51	1.05	681	6.33
合计	4874	100.00	10755	100.00

构成比有两个特点：

1．各构成部分的构成比之和为 100%。

2．事物内部某一部分的构成比发生变化，其他部分的构成比也相应地发生变化。

（二）率

率（rate）又称频率指标，说明某现象或某事物发生的频率和强度。常用百分率（100%）、千分率（1000‰）、万分率（10000/ 万）、十万分率（100000/10 万）表示。计算公式为：

$$率 = \frac{某现象实际发生的观察单位数}{可能发生该现象的观察单位总数} \times K \qquad (式\ 4\text{-}2)$$

式中比例基数 K 可以选 100%、1000‰、10000/ 万、100000/10 万。比例基数的选择主要依据：

1．习惯用法，如疾病的治愈率、病死率，习惯上用百分率表示；婴儿死亡率习惯用千分率表示，恶性肿瘤的死亡率，多选用十万分率表示。

2．计算结果一般保留一至两位整数，若结果为 0.076% 就应该用 7.6/ 万表示。

3．观察单位总数的多少。在率的计算中，确定可能发生某现象观察单位总数的范围很关键。如果计算某时某地鳞癌死亡率，分母应该取该时该地年平均人口数；如果计算某事某地乳腺癌死亡率，分母则应取该时该地女性平均人口数；若计算麻疹发病率，分母应取该时该地易感人口数。

例 **4.2**　某年某市调查三个区的呼吸道传染病发病情况，结果见表 4-2。

表 4-2　某年某市三个区的消化道传染病发病率

区域	人口数	发病人数	发病率（‰）
一区	96 538	482	4.99
二区	65 182	253	3.88
三区	106 427	554	5.21
合计	268 147	1289	4.81

（三）比

比（ratio）又叫相对比，指甲乙两个有联系的指标之比，说明甲是乙的若干倍或百分之几，常以百分数或倍数表示，计算公式为：

$$比 = \frac{甲指标}{乙指标}（或 \times 100\%） \tag{式4-3}$$

甲、乙两指标可以是绝对数或者是相对数。计算相对比指标时，如果甲指标大于乙指标，计算结果多用倍数表示；如果甲指标小于乙指标，结果多用百分数表示。

1．两类个体数之比　甲类发生的例数 / 乙类发生的例数

例 4.3　某地区某年人口普查总人数中，男性为 7 158 629 人，女性为 6 538 416 人，则男女性别比 = 1.095。

2．两个率之比　$R = P_1 / P_2$

例 4.4　某地 2005 年城区肺癌死亡率为 30.57/10 万，农村肺癌死亡率为 13.49/10 万，试用相对比来反映 2005 年该地区城区与郊区的肺癌死亡率情况。

$$比 = \frac{城区肺癌死亡率}{郊区肺癌死亡率} = \frac{30.57/10 万}{13.49/10 万} = 2.27$$

某地 2005 年城市肺癌死亡率为郊区肺癌死亡率的 2.27 倍。

（四）动态数列

动态数列（dynamic series）是按时间顺序排列起来的一系列统计指标（包括绝对数、相对数或平均数），用以说明事物在时间上的变化和发展趋势。常用的分析指标有绝对增长量、发展速度和增长速度。

1．绝对增长量　说明事物在一定时期内所增减的绝对数量，实质上表现为两指标之差。可计算：①累计绝对增长量，以 2000 年的医护人员为基数，各年份的医护人员数与之相减，见表 4-3 第（3）栏。如 2005 年的医护人员累计增长量 = 6658 – 4331 = 2327 人，说明 2005 年医护人员比 2000 年的增加了 2327 人；②逐年绝对增长量，为相邻两年的医护人员数相减，见表 4-3 第（4）栏。如 2005 年的医护人员与 2004 年相比，增加了人 735 人（6658 – 5923）。

2．发展速度和增长速度　用来说明事物在一定时期内发展变化的幅度和速度。发展速度和增长速度都是相对比，可以计算定基比和环比。①定基比发展速度是以某基期指标作为基数，用其他各时期指标与之相比。表 4-3 中第（5）栏是以 2000 年的医护人员数量作为基数计算的定基比发展速度。如 2002 年的定基比发展速度 = 4840/4331 × 100% = 111.8%，说明医护人员数由 2000 年的 100% 增加到 2002 年的 111.8%；②环比发展速度，即以前一时期的指标作为基数，以相邻的后一时期指标与之相比，见表 4-3 中第（6）栏。如 2004 年的环比发展速

度 = 5923/5307 × 100% = 111.6%；③定基比增长速度，说明某现象在一定时间内的变化速度。定基比增长速度 = 定基比发展速度 –100%（或 1），见表 4-3 第（7）栏。如 2005 年的定基比增长速度 = 153.7% – 100% = 53.7%，说明 2005 年医护人员数相对于 2000 年增加了 53.7%；④环比增长速度，说明某现象逐期的变化速度。环比增长速度 = 环比发展速度 –100%（或 1），见表 4-3 第（8）栏。如 2005 年的环比增长速度 = 112.4% – 100% = 12.4%。

表 4-3　某地区某医院 2000 ～ 2005 年医护人员的发展动态

年份（1）	医护人员数（2）	绝对增长量		发展速度（%）		增长速度（%）	
		累计（3）	逐年（4）	定基比（5）	环比（6）	定基比（7）	环比（8）
2000	4331	—	—				
2001	4501	170	170	103.9	103.9	3.9	3.9
2002	4840	509	339	111.8	107.5	11.8	7.5
2003	5307	976	467	122.5	109.6	22.5	9.6
2004	5923	1592	616	136.8	111.6	36.8	11.6
2005	6658	2327	735	153.7	112.4	53.7	12.4

二、应用相对数时应注意的问题

相对数计算简单，但应用时应注意以下几个问题。

（一）计算相对数的分母不宜过小

分母不宜过小指的是观察单位数不能太少，如样本量过小，相对数稳定性差，缺乏代表性。一般来说，观察单位数足够多时，计算的相对数指标比较稳定，也能够正确反映实际情况。如某医师探讨某开发新药治疗乙型肝炎的效果，治疗两例，其中一例治愈，一例好转，即报道治愈率 50%，显然这个治愈率是不可靠的，也不能正确反映事实真相。因此在例数较少时，最好直接用绝对数表示。

（二）分析时不能以构成比代替率

构成比是用来说明某事物内部各组成部分所占的比重或分布的，不能说明某现象发生的频率或强度。如表 4-4 是某年某高校各年龄层教师高血压统计资料，从患病率来看，年龄越大，高血压发生频率越高；从构成比来看，"60 岁～"组的百分比反而降低了，这不能说老年人患肿瘤的机会降低了。因为该构成比指标是指在所有的高血压患者中各年龄组高血压患者所占的比重，各年龄组的人口数不同，查出的病例数也各不相同。该地 60 岁以上的老年人，尽管患病率很高，但是该年龄段的人口数比低年龄段的人口数少很多，致使该年龄段的患者人数少，所以占总患者数的比重就小了。

（三）正确计算平均率

计算观察单位数不同的几个率的平均率，不能将这几个率直接相加求其均值，而应以总实际发生数除以总的可能发生数。如表 4-4，若计算各年龄组的平均患病率时，应该是 113/983 × 100% = 11.50%，而不能简单地计算 [(0.00 + 4.72 + 10.09 + 15.10 + 33.33)/ 5 × 100%] = 12.65%。

表 4-4　某年某高校各年龄层教师高血压的患病情况

年龄组	人口数	患病人数	构成比（%）	患病率（%）
20 ~	28	0	0.00	0.00
30 ~	127	6	5.31	4.72
40 ~	426	43	38.05	10.09
50 ~	384	58	51.33	15.10
60 ~	18	6	5.31	33.33
合计	983	113	100.0	11.50

（四）在进行率或构成比的比较时，应注意资料的可比性

两个率或多个率（或构成比）进行比较，资料要有可比性。所谓可比性，就是说除了要比较的因素不同外，其他凡是可能影响研究结果的因素都应基本相同，否则会影响最终的结论。一般应注意：

1. 观察对象同质，研究方法相同，观察时间相近，地区、民族及经济水平等客观条件基本一致或相近。

2. 观察对象内部构成是否相同。若两组资料的年龄、性别构成不同时，统计结果可分组比较，或进行标准化后再做比较。

3. 同一地区不同时期资料的比较，应注意客观条件的变化。如不同时期某疾病的发病率资料的对比，应注意在不同时期疾病登记报告制度的完善程度、就诊率、诊断水平的变化。

（五）样本率（或构成比）的比较应进行假设检验

样本率（或构成比）是通过抽样得到的，存在抽样误差，因此不能只凭数值表面相差的大小做结论，应进行差别的假设检验。

三、标准化法

（一）标准化法的意义和基本思想

医学科研工作中，有时需分析不同处理因素条件下的率（或构成比）的差别，以判断处理因素对率（或构成比）的影响。但是有些非处理因素是客观存在的，它们对率（或构成比）也有影响，如：年龄影响死亡率，年龄越大，越容易死亡；工龄影响职业病患病率，接触某种职业因素的工龄越长，越容易患职业病；病情影响治愈率，病情越严重，越难以治愈。因此，对两个或多个率（或构成比）进行比较时，应先考虑这些率（或构成比）的内部构成是否相同。

率的标准化法（standardization）：采用统一标准对内部构成不同的各组率进行调整，而后对比各组标准化率的方法。

标准化法的基本思想：在两个或多个率（或构成比）进行比较时，为了消除内部构成不同的影响，采用统一标准，分别计算标准化率后再做对比的方法称为标准化法。标准化处理的目的是统一内部构成，保证不同构成的各组间比较时具有可比性，经统一标准计算的率称为标准化率，简称为标化率（standardized rate），或者调整率（adjusted rate）。不同地区、时间的两个或多个率直接进行比较是不合适的，会造成错误的结论。

标准化法的具体做法：对那些在各组间分布不均衡，并且可能对研究结果造成影响的因素

（混杂因素如年龄、性别、病情等）进行调整，校正，使得他们对结果的影响在各组间一致。

例 4.5   某省疾病预防控制中心欲进行甲、乙两地某病总死亡率的比较，收集资料见表 4-5。

表 4-5   甲、乙两地各年龄组人口数及死亡率（1/10 万）

年龄组（1）	甲地				乙地			
	人口数（2）	人口构成（3）	死亡数（4）	死亡率（5）	人口数（6）	人口构成（7）	死亡数（8）	死亡率（9）
0 ~	1756897	0.6520	0	0.00	1725819	0.6580	0	0.00
30 ~	244942	0.0909	12	4.90	289298	0.1103	25	8.64
40 ~	251678	0.0934	91	36.16	250480	0.0955	125	49.90
50 ~	206947	0.0768	307	148.35	191204	0.0729	344	179.91
60 ~	143893	0.0534	460	319.68	114355	0.0436	371	324.43
70 ~	90270	0.0335	292	323.47	51670	0.0197	170	329.01
合计	2694627	1.0000	1162	43.12	2622826	1.0000	1035	39.46

由表 4-5 的资料可见，除 0~ 组外，甲地某病各年龄组的死亡率均低于乙地，但甲地总的死亡率高于乙地。产生年龄别死亡率和总死亡率间矛盾的原因，是由于甲、乙两地各年龄组人口构成不同，在死亡率较低的 0 ~、30 ~ 岁组人口构成甲地低于乙地，而死亡率较高的 50 ~ 岁及以上各年龄组的人口所占构成比，甲地要比乙地大，因此造成甲地某病总死亡率高于乙地。如果直接根据两地总死亡率做比较，则会得出甲地某病比乙地死亡状况严重的错误结论。为消除人口年龄构成不同的影响，需用标准化法。

（二）标准化率的计算

1. 选择标准人口   选定标准人口的方法有三种：①选择有代表性的、较稳定的、数量较大的人群数据或构成比做标准。例如全国的、全省的、本地区的或本单位历年来积累的数据作为标准；②可用所比较的两组资料内部各相应小组的观察单位数之和或合并后的构成比做标准。如表 4-5 资料，可将甲、乙两地相应的各年龄组人口数相加做标准；③可以选择所要比较的两组资料中任一组资料的观察单位数或构成比做标准。如表 4-5 资料可选择甲地（或乙地）的各年龄组人口数做标准。

例 4.6   以两地各年龄组数据的合计为共同标准，见表 4-6 第（2）栏。

表 4-6   甲、乙两地用"标准人口数"计算标准化死亡率（1/10 万）

年龄组（1）	标准人口数（2）	甲地		乙地	
		原死亡率（3）	预期死亡数（4）	原死亡率（5）	预期死亡数（6）
0 ~	3482716	0.00	0	0.00	0
30 ~	534240	4.90	26	8.64	46
40 ~	502158	36.16	182	49.90	251
50 ~	398151	148.35	591	179.91	717
60 ~	258248	319.68	826	324.43	838
70 ~	141940	323.47	459	329.01	467
合计	5317453	43.12	2084	39.46	2319

2．计算预期发生数　这里的"发生"可表示发病、死亡、治愈、有效、生存等。

$$预期发生数 \times 标准人口数 \times 原发生率 \qquad (式4-4)$$

如表4-6资料，将合并后的标准人口按不同年龄分别与两地原死亡率相乘，得出两地不同年龄别的预期死亡人数，见表4-6第（2）栏和第（3）栏相乘，得出第（4）栏，第（6）栏同理。

3．计算标准化率

$$标准化率 = \frac{预期发生总数}{标准人口总数} = K \qquad (式4-5)$$

式中 K 为比例基数，可以通过%、‰、1/万、1/10万等表示。

上例4.6中

甲地标准化死亡率 = 2084 / 5317453 = 39.19 /10 万

乙地标准化死亡率 = 2319 / 5317453 = 43.61/10 万

乙地标准化率高于甲地，与两地各年龄别死亡率的对比结果一致。

标准化率的计算也可以采用"标准人口构成比"做标准，如表4-7第（2）栏。表4-7第（4）栏和第（6）栏为两地各年龄组的分配死亡率即标准化率。

表4-7　标准人口构成比计算标准化死亡率（1/10万）

年龄组 (1)	标准人口构成比 (2)	甲地		乙地	
		原死亡率 (3)	分配死亡率 (4) = (2) × (3)	原死亡率 (5)	分配死亡率 (6) = (2) × (5)
0 ~	0.6550	0.00	0.0000	0.00	0.0000
30 ~	0.1005	4.90	0.4925	8.64	0.8683
40 ~	0.0944	36.16	3.4135	49.90	4.7106
50 ~	0.0749	148.35	11.1114	179.91	13.4753
60 ~	0.0486	319.68	15.5364	324.43	15.7673
70 ~	0.0267	323.47	8.6366	329.01	8.7846
合计	1.0000	43.12	39.1904	39.46	43.6061

由上表可见，甲、乙两地标准化死亡率分别为39.19/10 万和43.61/10 万，与采用同一标准人口数计算结果相同。

（三）标准化时应注意的问题

1．如果不同群体间的内部构成不同，欲对它们进行比较，可以考虑采用标准化法，常见的内部构成因素有年龄、性别、地区、职业等。

2．标准化的目的是在两个（或多个）总率比较时，采用统一标准以消除内部构成不同的影响。

3．计算资料标准化率时各比较组应选用同一标准。选用的标准不同，算得的标准化率也不同。标准化率只反映资料的相对水平，不代表实际水平，仅在比较时使用，原率才能反映某时某地某现象的实际水平。

4．样本标准化率同样存在抽样误差，若要进行比较，应进行假设检验。

知识拓展

构成比与率的区别

构成比：表示事物内部构成大小的指标，事物内部构成比之和为100%，资料容易获得。

率：分母中的每一成员都有相同的可能性成为分子，表示事物发生强度或频率的指标，率的人群资料较难获得。

实际工作中忌将构成比当成率来下结论。

第二节　分类变量资料的统计推断

案例　4-2

某医师想了解某中草药预防流感的效果，将410名受试者随机分为两组，经过一段时间的使用，其中试验组230人，流感患者40人；对照组180人，流感患者50人，请分析该中草药预防流感是否有效果。

问题：

1. 该数据的资料类型是什么？
2. 选择什么方法分析中草药的效果？
3. 结论是否需要校正？

一、率的抽样误差和总体率的区间估计

（一）率的抽样误差和标准误

从总体率为 π 的总体中，随机抽取 n 个观察单位计算得到的样本率，不一定与总体率完全相同，我们将这种由于抽样而引起的样本率与总体率之间的差别，称为率的抽样误差，率的抽样误差用率的标准误来表示。记作

$$\sigma_p = \sqrt{\frac{\pi(1-\pi)}{n}} \qquad \text{（式4-6）}$$

式中 σ_p 为率的标准误，π 为总体率，n 为样本例数。

当总体率 π 未知时，可用样本率 p 作为 π 的估计值，率的标准误表示为

$$S_p = \sqrt{\frac{p(1-p)}{n}} \qquad \text{（式4-7）}$$

式中 S_p 为 σ_p 的估计值；p 为样本率，n 为样本例数。

例4.7 某年观察某地一医院第一季度妇产科入住产妇86人，其中顺产者为62人，顺产率为72.09%，求该医院产妇顺产率的标准误。

已知 $n = 86$，$p = 0.7209$，其标准误为：

$$S_p = \sqrt{\frac{p(1-p)}{n}} = \sqrt{\frac{0.7209 \times (1-0.7209)}{86}} = 0.0489 = 4.89\%$$

该医院86名产妇顺产率的标准误为4.89%。

（二）总体率的可信区间

与总体均数估计相同，总体率的估计也有点估计和区间估计，点估计就是把样本率直接作为总体率的估计值；区间估计则是按一定的概率估计总体率所在的范围，一般用查表法和正态法。

1. 查表法 当样本例数较小时，如 $n \leq 50$ 时，且 p 或 $(1-p)$ 接近于0或1，np 或 n $(1-p)$ 小于5时，常用查表法，详见有关统计参考书。

2. 正态近似法 当样本例数较大且 p 或 $(1-p)$ 均不太小，np 和 $n(1-p)$ 均大于5时，样本率 p 的抽样分布近似服从正态分布，此时可用正态分布法估计总体率的可信区间，公式见4-8：

$$(p - u_\alpha S_p, \ p + u_\alpha S_p) \tag{式4-8}$$

式中 p 为样本率，S_p 为率的标准误，当 $\alpha = 0.05$ 时，$u_\alpha = 1.96$，即总体率95%的可信区间；当 $\alpha = 0.01$ 时，$u_\alpha = 2.58$，即总体率99%的可信区间。

例4.7中某年观察某地一医院第一季度妇产科产妇顺产率的95%可信区间为：

$(72.09\% - 1.96 \times 4.89\%, \ 72.09\% + 1.96 \times 4.89\%)$ 即 $(62.51\%, 81.67\%)$

二、率的 u 检验

当样本含量足够大，样本率 p 和 $(1-p)$ 均不太小，且 np 和 $n(1-p)$ 均大于5时，样本率与总体率、两样本率之间进行比较时，可采用 u 检验。

（一）样本率与总体率的比较

样本率与总体率比较的目的是推断样本率所代表的未知总体率 π 与已知总体率 π_0 是否相等。当样本率的分布近似服从正态分布时，样本率与总体率的比较采用 u 检验，公式见4-9。

$$u = \frac{p - \pi_0}{\sqrt{\pi_0(1-\pi_0)/n}} \tag{式4-9}$$

式中 p 为样本率，π_0 为总体率，n 为样本含量。

例4.8 一般情况下，直肠癌围术期并发症发生率为30%，某医院手术治疗375例直肠癌患者，围术期出现并发症90例，并发症发生率为24%。问该医院直肠癌患者围术期并发症发生率与一般情况有无差异？

1. 建立假设，确定水准

H_0：$\pi = \pi_0$（该医院直肠癌患者围术期并发症发生率与一般情况无差异）

H_1：$\pi \neq \pi_0$（该医院直肠癌患者围术期并发症发生率与一般情况有差异）

$\alpha = 0.05$

2．计算 u 值

本例样本含量 $n = 375$，$p = 24\%$，$\pi_0 = 30\%$，按公式 4-6 的 $\sigma_p = 0.024$

$$u = \frac{|0.24 - 0.30|}{0.024} = 2.50$$

3．确定 P 值，做出结论

$u_{0.05} = 1.96$，本例 $2.50 > 1.96$，故 $P < 0.05$，按 $\alpha = 0.05$，拒绝 H_0，接受 H_1，可以认为该医院直肠癌患者并发症的发生率低于一般情况。

（二）样本率与样本率的比较

当两个样本分别满足 p 和 $(1 - p)$ 均不太小，np 和 $n(1 - p)$ 均大于 5 时，可采用正态近似法进行 u 检验。两样本率比较的目的是推断两个样本率分别代表的未知总体率 π_1 和 π_2 是否相等，见公式 4-10。

$$u = \frac{|p_1 - p_2|}{S_{p_1 - p_2}} = \frac{|p_1 - p_2|}{\sqrt{p_c(1 - p_c)(1/n_1 + 1/n_2)}} \qquad \text{（式 4-10）}$$

$$P_c = \frac{x_1 + x_2}{n_1 + n_2}$$

式中 p_1 和 p_2 为两样本率，$S_{p_1 - p_2}$ 为两样本率之差的标准误，p_c 为两组合并率，n_1 和 n_2 分别为两样本含量，x_1 和 x_2 分别为两样本的阳性例数。

例 4.9 调查两个城市冬季的甲状腺肿患病情况，其中甲市调查 4391 例，甲状腺肿患病率为 4.21%，乙市调查 5286 例，患病率为 6.18%，问两个城市甲状腺肿患病率有无差别？

1．建立假设，确定水准

H_0：$\pi_1 = \pi_2$（两个城市的甲状腺肿患病率无差别）

H_1：$\pi_1 \neq \pi_2$（两个城市的甲状腺肿患病率有差别）

$\alpha = 0.05$

2．计算 u 值

$n_1 = 4391$，$p_1 = 0.0421$，$x_1 = 185$　　$n_2 = 5286$，$p_2 = 0.0618$，$x_2 = 326$

$$p_c = \frac{x_1 + x_2}{n_1 + n_2} = \frac{185 + 326}{4391 + 5286} = 0.0528 \text{，代入公式 4-10 得：}$$

$$u = \frac{|p_1 - p_2|}{S_{p_1 - p_2}} = \frac{|0.0421 - 0.0618|}{\sqrt{0.0528 \times (1 - 0.0528) \times \left[\dfrac{1}{4391} + \dfrac{1}{5286}\right]}} = \frac{0.0197}{0.4569} = 0.0431$$

3．确定 P 值，做出结论

$u_{0.05} = 1.96$，本例 $0.0431 < 1.96$，故 $P > 0.05$，按 $\alpha = 0.05$ 水准，不拒绝 H_0，尚不能认为两个城市的甲状腺肿的患病率有差别。

三、χ^2 检验

χ^2 检验（chi-square test）或称卡方检验，是一种用途非常广泛的假设检验方法。本节仅介绍两个或多个率（构成比）的比较和配对资料比较的 χ^2 检验。

（一）四格表（fourfold table）资料的 χ^2 检验

例4.10　某医师为了观察雷尼替丁治疗十二指肠溃疡的疗效，将224例十二指肠球部溃疡患者随机分为两组，试验组患者服用雷尼替丁，对照组患者服用西咪替丁，结果见表4-8，问两种药物治疗十二指肠的效果有无差别。

表4-8　两种药物治疗十二指肠溃疡的疗效比较

组别	有效	无效	合计	有效率（%）
雷尼替丁	101（90.63）	15（25.38）	116	87.07
西咪替丁	74（84.38）	34（23.63）	108	68.52
合计	175	49	224	78.13

表4-8内，

101	15
74	34

四个格子的数据是整个表的基本数据，其余数据都是从这四个基本数据推算出来的，因此这样的表格称为四格表资料，或称2行2列列联表（$R=2$，$C=2$）。

1. χ^2 检验的基本思想　χ^2 检验遵循假设检验的基本原理，首先假设甲、乙两种药物治疗动脉硬化的疗效一致，总体率相同。本次抽样所得的样本率来自总体率相同的总体。即 H_0 成立，那么理论频数依据假设检验的原理可以推算出来，见表4-8中实际频数括号内的数值。从式4-11可以看出 χ^2 值反映了实际频数和理论频数的吻合程度。如果检验假设成立，则实际频数与理论频数之差应该不会太大，算得的 χ^2 值也不会太大；反之，如果实际频数与理论频数之差相差很大，则 χ^2 值也会很大，就有理由怀疑 H_0 的真实性，做出拒绝 H_0 的结论。

$$\chi^2 = \sum \frac{(A-T)^2}{T}, \ v=(R-1)(C-1) \qquad （式4-11）$$

式中：A 为实际频数，T 为理论频数。理论频数 T 在假设检验 H_0 成立时满足公式4-12，

$$T_{RC} = \frac{n_R n_C}{n} \qquad （式4-12）$$

式中，T_{RC} 表示第 R 行、C 列格子对应的理论频数；n_R 表示第 R 行的合计，n_C 表示第 C 列的合计；n 代表总例数。

本例 χ^2 检验步骤如下：

（1）建立假设，确定检验水准：

H_0：两种药物治疗十二指肠溃疡的疗效相同，即 $\pi_1 = \pi_2$。

H_1：两种药物治疗十二指肠溃疡的疗效不同，即 $\pi_1 \neq \pi_2$。

$\alpha = 0.05$

代入公式4-12，得

$$T_{11} = \frac{116 \times 175}{224} = 90.63 \qquad T_{12} = \frac{116 \times 49}{224} = 25.38$$

$$T_{21} = \frac{108 \times 175}{224} = 84.38 \qquad T_{22} = \frac{108 \times 49}{224} = 23.63$$

（2）计算 χ^2 值：将表4-8中各相应的实际频数与理论频数代入公式4-11中，

$$\chi^2 = \frac{(101-90.63)^2}{90.63} + \frac{(15-25.38)^2}{25.38} + \frac{(74-84.38)^2}{84.38} + \frac{(34-23.63)^2}{23.63} = 11.26$$

（3）确定 P 值，做出结论

查 χ^2 界值表，得 $\chi^2_{0.05,\ 1} = 3.84$，本例 $\chi^2 = 11.26 > 3.84$，故 $P < 0.05$，按 $\alpha = 0.05$ 水准，拒绝 H_0，接受 H_1，可以认为两种药物治疗十二指肠溃疡的疗效不同。

2．四格表专用公式法 对于四格表资料，还可以直接用专用公式计算 χ^2 值。公式见4-13。

$$\chi^2 = \frac{(ad-bc)^2 n}{(a+b)(b+d)(a+c)(b+d)} \qquad \text{（式 4-13）}$$

式中 a、b、c、d 分别为四格表的四个实际频数，总例数 $n = a + b + c + d$。以例4.9为例见表4-9。

表 4-9　两种药物治疗动脉硬化的效果

组别	有效	无效	合计	有效率（%）
甲药	101 (a)	15 (b)	116 $(a+b)$	87.07
乙药	74 (c)	34 (d)	108 $(c+d)$	68.52
合计	175 $(a+c)$	49 $(b+d)$	224 (n)	78.13

$$\chi^2 = \frac{(101 \times 34 - 15 \times 74)^2 \times 224}{(101+15) \times (74+34) \times (101+74) \times (15+34)} = 11.26$$

结果与基本公式相同。

3．四格表 χ^2 值的校正 χ^2 检验的统计分析所提供的 χ^2 界值表是基于连续性分布理论计算出来的，但是定性变量分布属于非连续性分布，所以计算的 χ^2 值只是一种连续性分布的近似。当 $T \geqslant 5$ 且 $n \geqslant 40$ 时 χ^2 值满足这种近似，四格表 χ^2 检验时不需要进行连续性校正；当 $n < 40$ 或 $T < 1$ 时，用确切概率计算法；如果四个格子中有任何一个的理论频数 $1 \leqslant T < 5$，且 $n \geqslant 40$ 时，四格表基本公式需要采用下述四格表校正公式计算 χ^2 值，这种校正称为连续性校正。

$$\chi^2 = \sum \frac{(|A-T|-0.5)^2}{T} \qquad \text{（式 4-14）}$$

如果应用四格表专用公式计算 χ^2 值，则采用下式校正。

$$\chi^2 = \frac{(|ad-bc| - n/2)^2 n}{(a+b)(c+d)(a+c)(b+d)} \qquad \text{（式 4-15）}$$

例 4.11   某医院观察了 28 例肝硬化患者和 14 例再生障碍性贫血患者的血清中抗血小板抗体的阳性情况，结果见表 4-10。问两类患者血清中抗血小板抗体阳性率有无差异。

表 4-10   肝硬化与再生障碍性贫血血清中抗血小板抗体阳性率

组别	阳性	阴性	合计	阳性率（%）
肝硬化	3（5.33）	25（22.67）	28	10.71
再生障碍性贫血	5（2.67）	9（11.33）	14	35.71
合计	8	34	42	19.05

由表 4-10 可见，T_{21} 的理论频数小于 5，且总例数大于 40，故应用校正公式（4-14）或（4-15）计算。检验步骤如下：

H_0：$\pi_1 = \pi_2$（两类患者血清中抗血小板抗体阳性率无差异）。

H_1：$\pi_1 \neq \pi_2$（两类患者血清中抗血小板抗体阳性率有差异）。

$\alpha = 0.05$

代入公式（4-11）得：

$$\chi^2 = \frac{(|3-5.33|-0.5)^2}{5.33} + \frac{(|25-22.67|-0.5)^2}{22.67} + \frac{(|5-2.67|-0.5)^2}{2.67} + \frac{(|9-11.33|-0.5)^2}{11.33} = 2.33$$

代入公式（4-12）得：

$$\chi^2 = \frac{\left(|3\times9-5\times25|-\frac{42}{2}\right)^2 \times 42}{28\times14\times8\times34} = 2.33$$

两式计算结果相同，$v = (2-1) \times (2-1) = 1$，查 χ^2 界值表，得 $\chi^2_{0.05, 1} = 3.84$，$\chi^2 = 2.33 < 3.84$，故 $P > 0.05$，按 $\alpha = 0.05$ 水准，不拒绝 H_0，尚不能认为两类患者血清中抗血小板抗体阳性率有差异。

知识拓展

Fisher 确切概率法

四格表资料中如果出现 $n < 40$ 或 $T > 1$，或者公式计算的 χ^2 值后所得概率 $P \approx \alpha$ 时，需改用四格表资料的 Fisher 确切概率法（Fisher probabilities in 2×2 table）。该法是由 R. A. Fisher（1934 年）提出，其理论依据是超几何分布（hypergeometric distribution），并非 χ^2 建议的范畴，但在实际工作中常将它作为四格表资料假设检验的补充。

（二）配对资料的 χ^2 检验

例 4.12   选择大白鼠做动物实验，评价某抗癌新药不同剂量的抗癌效果，观测 48 组大白鼠，结果见表 4-11，问两种剂量结果有无差别？

表 4-11　某抗癌新药两种剂量的毒理实验结果比较

甲剂量	乙剂量		合计
	死亡（+）	生存（−）	
死亡（+）	8（a）	14（b）	22
生存（−）	4（c）	22（d）	26
合计	12	36	48

注："+"为阳性，"−"为阴性。

表 4-11 为配对设计资料，每种检查的观察结果只有阳性和阴性两种可能。从资料看，有四种情形，即甲剂量 + 乙剂量 +、甲剂量 + 乙剂量 −、甲剂量 − 乙剂量 +、甲剂量 - 乙剂量 -。我们做配对 χ^2 检验的目的是比较两种剂量有无差别，表格中 a、d 两种结果是一致的，对差异比较无贡献，可以不考虑。配对资料 χ^2 检验计算公式见式 4-16 或式 4-17。

当 $b + c \geq 40$ 时，
$$\chi^2 = \frac{(b-c)^2}{b+c}$$
（式 4-16）

当 $b + c < 40$ 时，
$$\chi^2 = \frac{(|b-c|-1)^2}{(b+c)}$$
（式 4-17）

本例 $b + c < 40$，所以采用公式 4-17。

检验步骤：

1．建立假设，确定水准

H_0：两种剂量的抗癌效果无差别，即 $B = C$。

H_1：两种剂量的抗癌效果有差别，即 $B \neq C$。

$\alpha = 0.05$

2．计算 χ^2 值

$$\chi^2 = \frac{(|14-4|-1)^2}{14+4} = 4.5$$

3．确定 P 值，做出结论

$v = (2-1) \times (2-1) = 1$，查 χ^2 界值表，得 $\chi^2_{0.05,\,1} = 3.84$，$\chi^2 = 4.5 > 3.84$，故 $P < 0.05$，按 $\alpha = 0.05$ 水准，拒绝 H_0，接受 H_1，可以认为抗癌新药的两种剂量在动物实验抗癌效果上有差异。

（三）行 × 列表的 χ^2 检验

1．多个样本率（或构成比）比较　四格表是指只有 2 行 2 列的表格，当行或列数分别超过 2 时，统称为行 × 列表，简记 $R \times C$ 表。行 × 列表 χ^2 检验用于多个样本率或构成比的比较，计算公式见式 4-18。

$$\chi^2 = n\left(\sum \frac{A^2}{n_R n_C} - 1\right)$$
（式 4-18）

式中 n 为总例数，A 为各实际频数，n_R 和 n_C 为与 A 值相对应的行和列的合计。

例 4.13　欲比较某地区四家三甲医院住院患者院内感染率有无不同，资料见表 4-12，问四家医院院内感染率差别有无统计学意义。

表 4-12　甲、乙、丙、丁四家医院住院患者院内感染率比较

医院	感染人数	未感染人数	合计	感染率（%）
甲	44	189	233	18.88
乙	20	171	191	10.47
丙	16	152	168	9.52
丁	25	164	189	13.23
合计	105	676	781	13.44

本例资料为四行二列，称为 4×2 表，共有 8 格。

检验步骤：

H_0：甲、乙、丙、丁四家医院院内感染率无差别。

H_1：甲、乙、丙、丁四家医院院内感染率不同或不全相同。

$\alpha = 0.05$

$$\chi^2 = 781 \times \left(\frac{44^2}{233 \times 105} + \frac{189^2}{233 \times 676} + \frac{20^2}{191 \times 676} + \cdots + \frac{164^2}{189 \times 676} - 1 \right) = 9.60$$

$v = (4-1)(2-1) = 3$，查 χ^2 界值表，得 $\chi^2_{0.05, 3} = 7.81$，$\chi^2 = 9.60 > 7.81$，故 $P < 0.05$，按 $\alpha = 0.05$ 水准，拒绝 H_0，接受 H_1，可以认为某地区甲、乙、丙、丁四家医院院内感染率不同或不全相同。

例 4.14　某教育局欲调查各小学低年级学生发生意外伤害的情况，资料见表 4-13，问不同年级小学生发生意外伤害的种类是否有差别。

表 4-13　不同年级小学生发生意外伤害的种类

年级	意外伤害类型				合计
	碰撞伤	跌伤	烧烫伤	其他	
一年级	34	57	11	43	145
二年级	41	60	9	50	160
三年级	44	62	15	45	166
合计	119	179	35	138	471

检验步骤：

H_0：三个年级小学生发生意外伤害的类型分布相同。

H_1：三个年级小学生发生意外伤害的类型分布不同或不全相同。

$\alpha = 0.05$

$$\chi^2 = 471 \times \left(\frac{34^2}{145 \times 119} + \frac{57^2}{145 \times 179} + \cdots + \frac{45^2}{166 \times 138} - 1 \right) = 166.31$$

$v = (3-1) \times (4-1) = 6$，查 χ^2 界值表，得 $\chi^2_{0.05, 6} = 12.59$，$\chi^2 = 166.31 > 12.59$，故 $P < 0.05$，按 $\alpha = 0.05$ 水准，拒绝 H_0，接受 H_1，可以认为三个年级小学生发生意外伤害的类型分布不同或不全相同。

2．行 × 列表 χ^2 检验的注意事项

（1）行 × 列表资料在进行检验时，理论数不宜太小，否则会导致偏性。一般数据资料有 1/5 以上格子的理论频数小于 5，或有一个理论频数小于 1 时，可采取下列方法处理：①增加样本含量以增大理论频数；②删去理论频数太小的行和列；③将理论频数太小的行或列与性质相近的邻行或邻列合并（但要注意合并的合理性，即尽量保证性质相近符合专业要求），使重新计算的理论频数增大。后两种方法可能会损失资料信息，并且不同的合并方式有可能影响推断结论，故不宜作为常规方法。

（2）多组率（或构成比）资料的检验结果差异有统计学意义即当检验结论为拒绝 H_0，接受 H_1 时，只能认为各总体率（或构成比）之间有差别，但不能说明它们彼此之间都有差别，或某两者间有差别。

（3）单向有序的行 × 列表资料，不宜用 χ^2 检验比较两组效应，如果做 χ^2 检验只能说明各处理组的效应在构成上的不同，不能说明效应的优劣。

微整合

临床应用

分类变量资料描述实例

某医生对 9 个皮毛厂 11 563 人的癌肿情况进行了回顾性队列调查，同时以当地一面粉厂作为对照。调查结果显示，皮毛厂职工（观察组）的癌肿粗死亡率为 475.65/10 万，面粉厂（对照组）职工癌肿粗死亡率为 65.56/10 万。

问题：

1．计算两厂职工癌肿粗死亡率的比值。

2．结合问题 1 的结果，分析不同职业对某癌肿粗死亡率的影响。

思 考 题

1．构成比的定义和特点是什么？

2．标准化法的目的和基本思想是什么？

3．四格表 χ^2 检验的基本原理及校正条件是什么？

4．配对四格表的校正条件是什么？

（武 英）

非参数统计

 学习目标

1. **知识**：参数统计与非参数统计的概念。理解符号秩和检验的基本思想，掌握符号秩和检验的编秩规则。
2. **能力**：掌握基于秩次的非参数统计方法的适用范围。掌握各种实验设计类型的秩和检验应用条件和假设检验方法。
3. **素养**：根据资料的性质和特征，参数与非参数统计的概念，正确区分和选用。根据实验设计特点和资料性质正确选择统计分析方法，完成数据分析工作。重点包括配对设计，完全随机设计两样本、完全随机设计多样本等。

在前面的有关章节中，已经向大家介绍了常用的统计分析方法如计量资料的 t 检验、u 检验以及方差分析（F 检验）等，而在应用这些分析方法对未知总体进行统计推断时，都有严格的条件限制，如要求观察数据来自于正态总体，各组数据的总体方差满足齐性（homogeneity）。鉴于这类假设检验方法都是基于总体符合某种特定分布（如正态分布）的前提下对总体参数进行的检验，故将其统称为参数检验方法（parametric test）。

但在实际工作中，有时研究总体的分布不易判定，或已知总体的分布与检验所要求的条件不符，或经过变量变换后仍不能满足分析要求。虽然当资料轻微偏离参数统计分析方法所需的限制条件时，采用参数统计方法对统计分析结果可能不会有太大的影响，但当资料严重偏离这些限制条件时，采用参数统计方法就可能会得出错误的结论。

为了弥补参数统计分析方法的局限性，非参数统计分析方法（nonparametric statistics）应运而生。非参数统计分析方法对总体分布形式不做任何规定，不依赖于总体的分布类型，对总体的分布或分布位置进行检验，因此，又称为任意分布检验（distribution-free test）。

第一节　非参数统计的适用条件

非参数统计分析方法无严格的条件限制，对计量资料、计数资料及等级资料都可适用，且多数非参数统计分析方法较为简便，易于理解和掌握，故应用范围广。但对适宜用参数统计分析方法的资料，若用非参数统计分析方法处理，常损失部分信息，降低检验效能。因此，对于适合参数统计分析方法条件的资料或经变量变换后适合于参数统计分析方法，最好用参数统计分析方法。当资料不具备用参数统计的条件时，或经变量变换后仍不符合参数检验条件时，非参数统计分析方法是很有效的分析方法。非参数统计分析方法很多，本章主要介绍最常用的方法之一，秩和检验（rank sum test）。秩和检验是对数据做秩变换后，再根据秩次做统计分析的方法，称之为基于秩次的统计方法。

案例 5-1

为探讨血清可溶性白介素-2受体（SIL-2R）对白血病的诊断作用，某医生随机抽取24名患者；其中白血病患者12人作为病例组，非白血病患者12人作为对照组。在全部受试者签署知情同意书后，获得血清 SIL-2R（/ml）数据，如下：

病例组与对照组血清 SIL-2R（/ml）比较					
对照组	179.21	180.22	183.30	160.17	187.23	185.26
	185.21	178.33	191.36	181.32	222.00	165.31
病例组	630.21	602.13	589.27	869.23	638.17	592.30
	723.33	653.26	523.17	516.33	613.37	690.11

问题：

1. 该资料属于哪种类型数据？
2. 该医生开展的研究，设计方案是哪一种？
3. 统计推断的分析策略及结果是什么？

第二节　秩和检验

一、配对资料的符号秩检验

对于配对设计的计量资料，当样本例数较小，且总体分布为非正态时，则配对 t 和 u 检验的前提条件不能满足，此时可用 Wilcoxon 符号秩检验作为 t 和 u 检验的替代方法。Wilcoxon 符号秩检验（Wilcoxon signed rank test），由 Wilcoxon（1945年）提出，用于推断配对资料的差值是否来自中位数为零的总体。下面将以实例来介绍 Wilcoxon 符号秩检验方法的具体应用。

例 5.1 研究慢跑对抑郁症状是否有缓解作用。某研究招募12位抑郁症患者，在研究开始以及每天慢跑 60 min 持续一个月后进行抑郁量表自测评分（Self-Rating Depression Scale，SDS），两次评分结果见表 5-1。试问体育锻炼能否对抑郁症状有缓解？

表 5-1　12 名患者研究起始与结束时抑郁自测量表评分

患者编号 （1）	研究起始 （2）	研究结束 （3）	差值 （4）=（3）-（2）	正差值的秩次 （5）	负差值的秩次 （6）
1	0.65	0.75	0.10	1.5	
2	0.78	0.54	−0.24		9
3	0.82	0.68	−0.14		3.5
4	0.69	0.83	0.14	3.5	
5	0.62	0.52	−0.10		1.5
6	0.79	0.61	−0.18		7

续表

患者编号（1）	研究起始（2）	研究结束（3）	差值（4）=（3）-（2）	正差值的秩次（5）	负差值的秩次（6）
7	0.60	0.78	0.18	7	
8	0.86	0.69	−0.17		5
9	0.72	0.47	−0.25		10
10	0.76	0.58	−0.18		7
11	0.78	0.50	−0.28		11
12	0.83	0.53	−0.30		12
秩和				$T_+ = 12$	$T_- = 66$

由表 5-1 第（4）栏可以计算出差值 d，其均数为 $d = -0.12$，标准差 $S_d = 0.16$。对这些差值进行正态性检验，$W = 0.853$，$P < 0.05$，因此，按 $\alpha = 0.05$，认为差值不服从正态分布，不满足配对 t 检验的条件，该资料应该用 Wilcoxon 符号秩检验。

1．建立检验假设，并确定检验水准

H_0：差值的总体中位数等于 0，即 $M_d = 0$。

H_1：差值的总体中位数不等于 0，即 $M_d = 0$。

$\alpha = 0.05$

2．求差　各组数据 (x_i, y_i) 的差值 $d_i = x_i - y_i$，计算结果见表 5-1 第（4）栏。

3．编秩　即按差值的绝对值大小来编排秩次，再分别计算出正负差值的秩和。若差值为 0，则省去不进行编秩；若差值的绝对值相等，这时取平均秩次，此种情况称为相持（tie），如本例中，差值的绝对值为 0.14 的有两个，它们的秩次分别为 3 和 4，取平均秩次为（3+4）/2 = 3.5。

4．求秩和　分别计算正、负差值的秩次之和，用 T_+ 和 T_- 表示。

本例题为 $T_+ = 12$，$T_- = 66$。

5．确定统计量 T　任取正差值或负差值的秩和为统计量 T，但是做双侧检验时，通常以绝对值较小者为统计量 T 值，即 $T = min（T_+, T_-）$。若差值的总个数为 n（n 为差值不等于 0 的对字数），则 T_+ 与 T_- 之和为 $n(n+1)/2$，可用此公式来验证所求的 T_+ 与 T_- 是否正确。如本例中 $T_+ = 12$，$T_- = 66$，T_+ 与 T_- 之和为 78，恰好等于 $12 \times (12+1)/2$，秩和的计算无误，取 $min（T_+, T_-）= 12$。

6．确定 P 值并做出推断结论

（1）查表法：当 $5 \leqslant n \leqslant 50$ 时，查配对设计用的 T 界值表（附表 6），若检验统计量 T 值在上、下界值范围内，其 P 值大于相应的概率水平；若 T 值在上、下界值或范围外，则 P 值等于或小于相应的概率水平。

注意：当 $n < 5$ 时，应用符号秩检验不能得出双侧有统计学意义的概率，故 n 必须大于或等于 5。

本例中，$n = 12$，$T = 12$，查附表 6，可得双侧 P 小于 0.05，按 $\alpha = 0.05$ 检验水准，拒绝 H_0，接受 H_1，可认为运动锻炼前后抑郁自测量表评分差异有统计学意义，运动锻炼后的抑郁量表评分低于运动锻炼前。

（2）正态近似法：当 $n > 50$ 时，这时可利用秩分布的正态近似检验，已知 H_0 成立时，近似地有

$$T \sim N(\mu_T, \sigma_T^2)$$

其中，

$$\mu_T = n(n+1)/4 \qquad\qquad (式\ 5\text{-}1)$$

$$\sigma_T = \sqrt{n(n+1)(2n+1)/24} \qquad\qquad (式\ 5\text{-}2)$$

于是，统计量为

$$u = \frac{T - \mu_T}{\sigma_T}$$

若根据现有样本计算得到的 u 值太大或太小，就有理由拒绝 H_0。

注意：秩和检验中的 u 检验是基于中心极限定理中"当样本含量足够大时，从正态或偏态总体中随机抽样，样本均数亦服从正态分布或近似正态分布"的原理，对总体的分布进行统计推断，其实质仍然是对数据的秩次进行分析，属于非参数统计的范畴。

在实际应用时，当样本含量不太大时，统计量 u 需要进行连续性校正：

$$u = \frac{|T - \mu_T| - 0.5}{\sigma_T} = \frac{|T - n(n+1)/4| - 0.5}{\sqrt{n(n+1)(2n+1)/24}} \qquad\qquad (式\ 5\text{-}3)$$

如果资料中多次出现相持现象（如超过 25%），用公式（5-3）求得的 u 值偏小，应按公式（5-4）计算校正的统计量值 u_c。

$$u_c = \frac{|T - n(n+1)/4| - 0.5}{\sqrt{\dfrac{n(n+1)(2n+1)}{24} - \dfrac{1}{48}\sum(t_j^3 - t_j)}} \qquad\qquad (式\ 5\text{-}4)$$

式中 t_j 为第 j（$j = 1，2\cdots$）个相同秩次的个数。如例题 5.1 中，有两个差值绝对值为 0.1，则 $t_1 = 2$，有两个差值绝对值为 0.14，则 $t_2 = 2$，此外有三个差值绝对值为 0.18，则 $t_3 = 3$；于是，$\sum(t_j^3 - t_j) = 36$。

Wilcoxon 符号秩检验的基本思想：当观察例数比较多时，如果 H_0 成立，即差值的中位数等于 0，那么在理论上讲，正差值的秩和与负差值的秩和的绝对值应该相等，即使有差别，也只是由抽样误差造成的；如果正差值的秩和与负差值的秩和的绝对值相差太大，超过了抽样误差所能解释的范围时，我们有理由怀疑 H_0 的正确性，拒绝 H_0，接受 H_1。

二、完全随机设计下两组计量资料的秩和检验

前面讲到成组设计两组计量资料的处理效应的比较可用 t 或 t' 检验，但是 t 检验基于以下几个条件：独立样本、正态性和方差齐性。因此，当资料不符合成组设计 t 检验的应用条件时，可用 Wilcoxon 秩和检验。Wilcoxon 秩和检验是通过两组样本的观察值来推断两个总体分布的位置是否相同。具体步骤通过以下实例来解释。

例 5.2　欲研究 A 菌种对小鼠巨噬细胞吞噬功能的激活作用，将 32 只小鼠随机分为两组，即 A 菌组和生理盐水对照。利用常规巨噬细胞吞噬功能的监测方法，获得两组的吞噬指数，结果见表 5-2。试问 A 菌组与对照组的吞噬指数的差别是否有统计学意义？

表 5-2   A 菌组与对照组的吞噬指数

A 菌组		对照组	
吞噬指数	秩次	吞噬指数	秩次
1.3	1	1.5	4
1.7	9.5	3.8	25.5
1.5	4	1.8	12.5
1.7	9.5	3.8	25.5
1.5	4	1.8	12.5
2.1	15	4.0	28
1.5	4	2.0	14
2.3	17.5	4.0	28
1.7	9.5	2.3	17.5
2.3	17.5	4.0	28
1.5	4	2.3	17.5
2.4	22	4.7	30.5
1.7	9.5	2.4	22
2.4	22	4.7	30.5
1.6	7	2.4	22
2.4	22	5.5	32
$n_1 = 16$	$T_1 = 178$	$n_2 = 16$	$T_2 = 350$

本资料经方差齐性检验方差齐，但经正态性检验，A 菌组的 $W = 0.845$，$P < 0.05$，因此，按 $\alpha = 0.05$ 的检验水准，认为 A 菌组的吞噬指数不服从正态分布，不满足两组独立样本 t 检验的条件，该资料的分析可采用 Wilcoxon 秩和检验。

1．建立检验假设，并确定检验水准

H_0：两个总体分布相同，即 A 菌组与对照组的吞噬指数的总体分布相同。

H_1：两个总体分布不同，即 A 菌组与对照组的吞噬指数的总体分布不同。

$\alpha = 0.05$

2．编秩   将两组数据由小到大混合编秩，编秩时若有相同数值，则取平均秩次。例如，本例中有 2 个 1.8，秩次位置为 12 和 13，取平均秩次 $(12 + 13)/2 = 12.5$。

3．求秩和并确定统计量 T   将两组秩次分别求和，其对应的秩和分别是 178 和 350。若两组的例数相等时，可任取一组的秩和为统计量；若两组例数不等，则以样本例数较小者对应的秩和为统计量。本例两组的样本例数相等，可取 n_1 的检验统计量 $T_1 = 178$。

4．确定 P 值并做出推断结论

（1）查表法：当 $n_1 \leq 10$ 且 $n_1 - n_2 \leq 10$ 时，查 T 界值表，附表 7，先从左侧找到 n_1（两样本量较小者），再从表上方找到两组例数的差（$n_2 - n_1$），在两者交界处即为 T 的临界值。将检验统计量 T 值与 T 的临界值相比，若检验统计量 T 值在上、下界值范围内，其 P 值大于相应的概率水平；若 T 值在上、下界值或范围外，则 P 值等于或小于相应的概率水平。

（2）正态近似法：如果 n_1 或 $n_2 - n_1$ 超出了成组设计的 T 界值表的范围，可按正态近似用 u 检验。公式为：

$$u = \frac{|T - n_1 (n_1 + n_2 + 1) / 2| - 0.5}{\sqrt{n_1 n_2 (n_1 + n_2 + 1) / 12}}$$　　　　　（式 5-5）

若资料中相持较多（如超过 25%），应该按下面公式进行校正：

$$u_c = \frac{u}{\sqrt{c}}$$　　　　　（式 5-6）

其中，$c = 1 - \Sigma (t_j^3 - t_j) / (N^3 - N)$，$t_j =$ 为第 j（$j = 1$，$2 \cdots$）个相同秩次的个数，$N = n_1 + n_2$。

本例 $n_1 = n_2 = 16$，且本例中相持较多，故采用式 5-5 和式 5-6，使用校正后的 u 检验获得 $P < 0.05$，按 $\alpha = 0.05$ 检验水准，拒绝 H_0，差别有统计学意义，可以认为 A 菌组与对照组的吞噬指数的总体分布不同。

Wilcoxon 秩和检验的基本思想：如果 H_0 成立，两样本可认为是从同一总体中抽取的随机样本；将两样本混合编秩，然后分别计算得出的两样本平均秩和 R_1 与 R_2 在理论上应相等，由于抽样误差的存在，R_1 与 R_2 不一定相等，但相差不应该很大；如果 R_1 与 R_2 差别很大，超过了抽样误差所能解释的范围时，我们有理由怀疑 H_0 的正确性，拒绝 H_0，接受 H_1。

三、完全随机设计下多组计量资料的秩和检验

完全随机设计多组计量资料的处理效应的比较，如果不满足完全随机设计方差分析的应用条件，可用 Kruskal-Wallis 检验，又称为 K-W 检验或 H 检验。本法利用多个样本的秩和来推断各样本分别代表的总体分布有无差别，该法还可用于多组等级资料的比较。其原理与两组样本的秩和检验相同，在此不做赘述，具体步骤见下面实例。

例 5.3　欲研究 A、B 两个菌种对小鼠巨噬细胞吞噬功能的激活作用，将 57 只小鼠随机分为 3 组：即 A 菌组、B 菌组和生理盐水对照组，用常规巨噬细胞吞噬功能的监测方法，获得 3 组的吞噬指数，结果见表 5-3。试问 3 组吞噬指数的差别是否有统计学意义？

表 5-3　3 组小鼠巨噬细胞的吞噬指数

A 菌组		B 菌组		对照组	
吞噬指数	秩次	吞噬指数	秩次	吞噬指数	秩次
1.3	1	1.8	14.5	1.5	4
1.7	10	2.3	26	3.8	48.5
1.5	4	3.0	42	1.8	14.5
1.7	10	1.8	14.5	3.8	48.5
1.5	4	2.7	37	1.8	14.5
2.1	18	3.1	44	4.0	51
1.5	4	2.2	20.5	2.0	17
2.3	26	2.7	37	4.0	51
1.7	10	3.1	44	2.3	26
2.3	26	2.2	20.5	4.0	51
1.5	4	2.7	37	2.3	26
2.4	32	3.1	44	4.7	55.5

A 菌组		B 菌组		对照组	
吞噬指数	秩次	吞噬指数	秩次	吞噬指数	秩次
1.7	10	2.2	20.5	2.4	32
2.4	32	2.7	37	4.7	55.5
1.6	7	3.2	46.5	2.4	32
2.4	32	2.2	20.5	5.5	57
1.7	10	2.7	37		
		3.2	46.5		
		2.3	26		
		2.8	40.5		
		4.3	53.5		
		2.3	26		
		2.8	40.5		
		4.3	53.5		
R_i	240.0		829.0		584.0
n_i	17		24		16

经检验，本例的三组样本方差不齐，可采用 Kruskal-Wallis 秩和检验。

1．建立检验假设，并确定检验水准

H_0：三个总体分布相同。

H_1：三个总体分布不全相同。

$\alpha = 0.05$

2．编秩　将三组数据由小到大混合编秩，编秩时若有相同数据，取平均秩次。例如，本例中有 5 个 1.5，它们的秩次位置为 2、3、4、5 和 6，取平均秩次 $(2+3+4+5+6)/5 = 4$。

3．求秩和　各组秩次分别相加，秩和分别记为 R_1、R_2 和 R_3。

4．计算统计量

$$H = \frac{12}{N(N+1)} \sum \frac{R_i^2}{n_i} - 3(N+1) \qquad \text{(式 5-7)}$$

式中 R_i 为各组的秩和，n_i 为各组对应的例数，$N = \Sigma n_i$。本例 $N = 57$

$$H = \frac{12}{57 \times (57+1)} \times \left(\frac{240.0^2}{17} + \frac{829.0^2}{24} + \frac{584.0^2}{16} \right) - 3 \times (57+1)$$
$$= 19.7170$$

5．确定 P 值并做出推断结论

（1）当组数 $k = 3$，每组的例数 $n_i \leqslant 5$，可查附表 3 中的 H 界值表得到 P 值。

（2）当资料不满足条件（1）时，H 近似服从自由度为 $v = k - 1$ 的 χ^2 分布，可查 χ^2 界值表得到 P 值。

若资料中相持较多（如超过 25%），应该按下面公式进行校正

$$H_C = \frac{H}{c} \qquad \text{(式 5-8)}$$

其中，$c = 1 - \Sigma \ (t_j^3 - t_j) \ / \ (N^3 - N)$，$t_j$ 为第 j 个相同秩次的个数。本例中，

$$c = 1 - \Sigma \ (t_j^3 - t_j) \ / \ (N^3 - N) = 0.9945$$

$$H_C = \frac{19.7170}{0.99445} = 19.8260$$

$v = 2$，查得 $\chi_{0.05,\,2}^2 = 5.99$，由于 $H_C = 19.8260 > 5.99$，故 $P < 0.05$，按 $\alpha = 0.05$ 检验水准，拒绝 H_0，接受 H_1，可认为不同组小鼠巨噬细胞的吞噬指数不全相同。

经 Kruskal-Wallis 秩和检验，当统计结论为拒绝 H_0，接受 H_1 时，只是一个概括性的结论，只能做出各总体分布不同或不全相同的判断，而不能说明任两个总体的分布不同。若要对每两个总体分布是否有差别做出推断，还需进一步做组间的多重比较，这里从略。

四、等级资料的秩和检验

在医学资料中，特别是临床医学资料中常常遇到一些定性指标。如临床疗效的评价、疾病的临床分期、病症严重程度的临床分级、中医诊断的一些临床症状等，常将这些指标分成若干个等级然后分类计数以解决它的量化问题，这样的资料在统计学上称为有序变量（ordinal variable）或等级资料（ranked data），但是在分析时，这类资料常被当作一般的列联表资料而进行了 χ^2 检验，从而损失了疗效所包含的有序（等级）信息，检验效率不高，有时甚至会造成统计结果不能正确反映临床试验结果。正确的统计分析方法是非参数统计的秩和检验。下面将通过实例来说明。

例 5.4　研究比较新型疗法、冷冻疗法以及 CO_2 激光疗法对病毒疣患者的治疗效果。某研究者对病毒疣患者在经这三种治疗方法治疗 12 周后进行疗效评价，研究结果见表 5-4。试问这三种疗法之间的疗效是否存在差异？

表 5-4　三组病毒疣患者三种不同治疗的效果比较

疗效 (1)	组别			合计 (5)	秩次范围 (6)	平均秩次 (7)	秩和		
	新型疗法 (2)	冷冻疗法 (3)	CO_2 激光疗法 (4)				A (8)	B (9)	C (10)
治愈	16	6	5	27	1 ~ 27	14	224	84	70
显效	1	2	3	6	28 ~ 33	30.5	30.5	61	91.5
有效	2	4	3	9	34 ~ 42	38	76	152	114
无效	5	13	12	30	43 ~ 72	57.5	287.5	747.5	690
合计	24	25	23	72	–	–	618	1044.5	965.5

注意：本例是单向有序列联表资料，疗效为有序分类变量，而分组变量则为无序分类变量，若采用 $R \times C$ 表的 χ^2 检验，会损失疗效等级所提供的信息，只能反映各组构成之间差别有无统计学意义。而秩和检验则考虑到了疗效的各类别间有程度的差异，充分利用了等级所反映的信息，可用来推断各组疗效有无差别。

统计分析步骤如下：

1．建立检验假设，并确定检验水准

H_0：三种治疗方法疗效的总体分布相同。

H_1：三种治疗方法疗效的总体分布不同。

$\alpha = 0.05$

2．编秩   本例为等级资料，在编秩时，相同等级的个体则属于相持。先确定各等级的合计人数，见表 5-4 的第（5）栏；再确定各等级的秩次范围，见第（6）栏；然后计算出各等级的平均秩次，见第（7）栏。如疗效为"治愈"的等级共 27 例，秩次范围为 1 ～ 27，平均秩次为（1 + 27)/2 = 14。

3．求秩和   将各等级的平均秩次分别与各等级例数相乘，再求和可得到 T_1、T_2 和 T_3，见第（8）、（9）与（10）栏，$T_1 = 618$，$T_2 = 1044.5$ 和 $T_3 = 965.5$。

4．确定检验统计量   本例各组样本数超过了 H 界值表的范围，需要用公式 5-7。

$$
\begin{aligned}
H &= \frac{12}{N(N+1)} \sum \frac{R_i^2}{n_i} - 3(N+1) \\
&= \frac{12}{72 \times (72+1)} \times \left(\frac{618^2}{24} + \frac{1044.5^2}{25} + \frac{965.5^2}{23} \right) - 3 \times (72+1) \\
&= 9.50
\end{aligned}
$$

每个等级的人数表示相持的个数，即 t_j，由于相持的个数过多，需按校正后的公式 5-8 计算 H。

$$
\begin{aligned}
c &= 1 - \sum (t_j^3 - t_j) / (N^3 - N) \\
&= 1 - \frac{(27^3 - 27) + (6^3 - 6) + (9^3 - 9) + (30^3 - 30)}{72^3 - 72} \\
&= 0.87
\end{aligned}
$$

$$
H_C = H/C = 9.50/0.87 = 10.92
$$

5．确定 P 值，做出推断结论   已知 H_0 成立时，H_C 近似服从 $\nu = k - 1 = 2$ 的 χ^2 分布。据 $H_C = 10.92$，查 χ^2 界值表，得 $P < 0.05$。按 $\alpha = 0.05$ 检验水准，拒绝 H_0，接受 H_1，可以认为三种治疗方法对病毒疣患者的治疗效果是不同的或不全相同的。若要做进一步的分析，还需进行组间的多重比较。

总之，非参数检验方法不涉及特定的总体分布，是因其推断方法和总体分布无关，不应理解为与所有分布（例如秩分布）无关。秩和检验对于样本所代表的总体分布不确定的资料、分布呈非正态而又无适当的数据转换方法的资料、等级资料等都适用。实际上，文中所介绍的秩和检验只是最简单、最基本的非参数检验方法，近年来，非参数检验方法发展极为迅速，已成为了 21 世纪统计学发展的热点之一，除秩和检验外，尚有许多高级非参数检验方法。

知识拓展

非参数统计与秩和检验

非参数统计是统计学的一个重要分支，广泛应用于医学研究中。由于非参数统计对总体分布的假定要求条件很宽泛或不依赖总体分布类型，检验时不比较参数，而是比较分布的位置。一般利用"符号"或"秩"来代替数据本身进行分析，如我们重点介绍的秩和检验（rank sum test）；另外，还有中位数检验（median test）、游程检验（run test）等多种方法。

　　秩和检验在非参数检验方法中效能较高，也比较系统完整。秩和检验统计量的分布与原数据总体分布无关，具有较好的稳健性。因此，可以用于任何分布类型的资料：如单侧或双侧存在不确定数值（$< 0.1/ > 15.0$）的资料，总体分布为偏态或分布不明的小样本（如 $n < 30$）资料，不满足参数检验条件的资料，等级资料等。如果定量资料满足（或近似满足）参数检验条件，则应该首选参数检验。

微整合

临床应用

秩和检验适用性

　　1948 年，《英国医学杂志》（*British Medical Journal*，BMJ）首次发表利用随机双盲法和统计推论法评价链霉素治疗肺结核疗效的论文，成为统计学在医学领域应用的标志。临床工作中常常会遇到我们在前面介绍过的开口型数据，如单侧或双侧存在不确定数值的资料；在探索性临床基础医学研究中样本量往往相对较小，且数据分布不明确；临床数据为等级资料，如尿蛋白定性检查结果。这些情景下，往往需要根据所学知识，选择非参数统计分析方法对数据进行处理，获取研究结果。

（马　骏）

思 考 题

　　1．何谓非参数检验？与参数检验相比区别是什么？

　　2．两组或多组等级资料的比较，为什么不能用 χ^2 检验而用秩转换的非参数检验？

　　3．什么叫做秩转换的非参数检验？它适用于哪些情况？

　　4．某研究中心招募 10 名健康男子，检测服用肠溶醋酸棉酚片前后其精液中精子浓度，所测结果见下表，试问服药前后精液中精子浓度有无下降？

表 1　10 名健康男子服药前后的精子检查结果

样本编号 （1）	服药前（$\times 10^4$/ml） （2）	服药后（$\times 10^4$/ml） （3）
1	5900	3700
2	6100	680
3	20000	5000
4	4300	5200
5	7000	7300
6	6800	1500
7	27000	2000

续表

样本编号 （1）	服药前（×10⁴/ml） （2）	服药后（×10⁴/ml） （3）
8	5500	1900
9	4800	5700
10	9000	8000

5. 将20只患有肿瘤的小鼠进行随机分组，干预组采用新药治疗，对照组采用标准疗法，观察记录两组小鼠生存时间，观察结果见表2，试问两组小鼠生存时间（天）有无差别？

表2　两组小鼠生存时间（天）结果

干预组：	12	18	14	15	26	30	33	40	15	10	$n_1 = 10$
对照组：	3	5	2	3	11	11	12	14	4	3	$n_2 = 10$

6. 某医师欲比较某三种复方药物对慢性喉炎的治疗效果，结果见表3，请问这三种药物的治疗效果有无差异？

表3　三种药物对治疗慢性喉炎的效果比较

疗效 （1）	组别		
	A 药物 （2）	B 药物 （3）	C 药物 （4）
治愈	34	8	2
显效	116	20	12
好转	190	50	27
无效	30	18	6
合计	370	96	47

直线相关与直线回归

第六章数字资源

前面几章主要介绍了单个随机变量的统计分析方法，而在医学领域中，常常需要考察两个甚至多个变量之间的相互关系，如体重与身高、年龄与血压、体重指数与腰围的关系等。利用相关与回归分析可以对两个或多个变量之间的关系进行分析和研究，本章介绍两个变量间线性关系的分析方法，为大家进一步学习多变量分析奠定基础。

直线相关用于分析两个变量间是否有关系、关系的密切程度和相关的方向。而直线回归则是分析两个变量之间的数量依存关系。

第一节 直线相关

直线相关（linear correlation），用于分析两个正态分布的随机变量 X 和 Y 之间的线性关系，通过绘制散点图、计算相关系数（correlation coefficient）来描述两个变量间相关的程度和相关的方向。

直线相关分析包括绘制散点图、计算相关系数、进行相关系数的假设检验三个步骤。

案例 6-1

某项研究为探讨妊娠期糖尿病患者孕早期血清脂联素水平与胰岛素抵抗的关系，选取了 80 例孕早期妇女，采集其空腹肘静脉血，分离血清，检测其空腹血糖（FBG）、空腹胰岛素（FINS）、空腹脂联素水平，计算胰岛素抵抗指数（HOMA-IR）。研究结果显示，脂联素与 FBG、FINS、HOMA-IR 均呈负相关关系（$P < 0.05$）。

问题：

1. 该项研究中有几个变量？是哪种类型的变量？

2. 该项研究中做了哪些统计学分析？

3. 根据该项研究的结果，能否认为脂联素降低是 FBG、FINS、HOMA-IR 升高的原因？

一、绘制散点图

将成对的两个随机变量 X、Y 在平面直角坐标系中绘制散点图，可以直观地反映两个变量间的关系。常见的散点图有以下几种：

图 6-1 显示了两个变量间的相互关系，其中图①、②、③、④显示一个变量随着另一个变量变化而变化，说明两个变量 X、Y 之间存在相关关系；在图⑤、⑥、⑦中，一个变量并不随另一个变量的变化而变化，而是按其本身固有的规律变化，因此，两个变量间不存在相关关系。在有相关关系的图①、②、③、④中，图①显示 Y 变量随着 X 变量的增加而增加，散点呈椭圆形分布，称为正相关；图②显示 Y 变量随着 X 变量的增加而增加，散点排列成一条从左下向右上的直线，称完全正相关；图③显示 Y 变量随着 X 变量的增加而减少，散点呈椭圆形分布，称为负相关；图④显示 Y 变量随着 X 变量的增加而减少，且散点排列成一条从左上向右下的直线，称完全负相关。正相关或负相关并不一定表示一个变量的改变是另一个变量变化的原因，有可能两个变量同时受另一个因素的影响。因此，相关关系不一定是因果关系。

通过绘制散点图，可以初步判断两个变量之间是否存在相关关系以及相关的方向如何，但要进一步研究两个变量间直线相关的密切程度，需要计算相关系数。

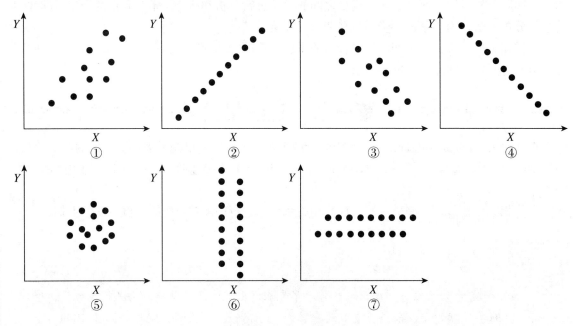

图 6-1　散点图

二、计算相关系数

相关系数是用来度量两个变量 X 与 Y 之间相关的密切程度和相关方向的统计指标。通常总体相关系数用 ρ 表示，样本相关系数用 r 表示。计算公式是：

$$r = \frac{\sum(X-\bar{X})(Y-\bar{Y})}{\sqrt{\sum(X-\bar{X})^2 \sum(Y-\bar{Y})^2}} = \frac{l_{XY}}{\sqrt{l_{XX}l_{YY}}} \qquad (式\,6\text{-}1)$$

式中 l_{XY} 表示 X 与 Y 的离均差积和，l_{XX} 表示 X 的离均差平方和，l_{YY} 表示 Y 的离均差平方和，其计算公式为：

$$l_{XY} = \sum(X-\bar{X})(Y-\bar{Y}) \qquad (式\,6\text{-}2)$$

$$l_{XX} = \sum(X-\bar{X})^2 \qquad (式\,6\text{-}3)$$

$$l_{YY} = \sum(Y-\bar{Y})^2 \qquad (式\,6\text{-}4)$$

相关系数 r 没有单位，取值范围为 $-1 \leqslant r \leqslant 1$。相关系数 r 的大小表示相关的密切程度，r 绝对值越接近 1，表示两变量间相关关系密切程度越高。$r=1$ 表示完全相关，$r=0$ 表示零相关，即没有直线相关关系。相关系数的正负号表示两变量相关的方向，$r>0$ 表示正相关，$r<0$ 表示负相关。

三、相关系数的假设检验

根据样本资料计算的相关系数 r，与总体相关系数 ρ 之间存在着抽样误差，需要进行假设检验，通常采用 t 检验的方法。假设样本相关系数 r 来自于总体相关系数 $\rho=0$ 的总体，为此建立假设：H_0：$\rho=0$，H_1：$\rho \neq 0$，以 $\alpha = 0.05$（双侧）为检验水准，通过公式 6-5 计算 t_r 检验统计量，以自由度 $v=n-2$ 查 t 界值表，来推断样本相关系数 r 是否具有统计学意义。

相关系数的假设检验也可以直接查相关系数 r 界值表对样本相关系数 r 进行检验。

t_r 的计算公式：

$$t_r = \frac{r-0}{S_r} = \frac{r}{\sqrt{\dfrac{1-r^2}{n-2}}} \qquad (式\,6\text{-}5)$$

四、实例分析

例 **6.1** 在一次健康人群体检中，随机抽取健康成年女性 10 名（身高在 157 ～ 165 cm 之间），他们的体重与腰围的资料见表 6-1。试对该资料进行相关分析。

表 6-1　10 名健康成年女性的体重与腰围资料

指标	1	2	3	4	5	6	7	8	9	10
体重（kg）	48	51	53	53	54	55	57	59	62	64
腰围（cm）	70	73	77	76	75	78	83	83	86	89

首先，绘制散点图，见图 6-2。

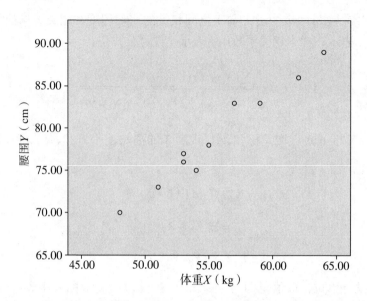

图 6-2　10 名健康成年女性体重与腰围的散点图

　　从散点图可以看出，10 名被调查的健康成年女性的腰围随体重的增长而增加，两者可能存在正相关关系。

　　计算相关系数：首先根据原始数据，计算基本数据如下：$\overline{X} = 55.6$ kg，$\overline{Y} = 79$ cm，$l_{XX} = \sum (X - \overline{X})^2 = 220.4$，$l_{YY} = \sum (Y - \overline{Y})^2 = 328$，$l_{XY} = \sum (X - \overline{X})(Y - \overline{Y}) = 264$，代入公式 6-1 计算相关系数。

$$r = \frac{\sum(X - \overline{X})(Y - \overline{Y})}{\sqrt{\sum(X - \overline{X})^2 \sum(Y - \overline{Y})^2}} = \frac{l_{XY}}{\sqrt{l_{XX}l_{YY}}} = \frac{264}{\sqrt{220.4 \times 328}} = 0.982$$

对相关系数进行假设检验：

1. 建立假设　$H_0: \rho = 0$　　　$H_1: \rho \neq 0$　　　$\alpha = 0.05$（双侧）

2. 计算检验统计量　本例中，已知 $r = 0.982$，$n = 10$，代入公式 6-5，得：

$$t_r = \frac{r - 0}{S_r} = \frac{r}{\sqrt{\dfrac{1 - r^2}{n - 2}}} = \frac{0.982}{\sqrt{\dfrac{1 - 0.982^2}{10 - 2}}} = 14.66$$

　　3. 确定 P 值和判断结果　以自由度 $\nu = 10 - 2 = 8$ 查 t 界值表，$t_{0.05/2,\ 8} = 2.306$，则 $P < 0.05$，按 $\alpha = 0.05$ 的水准，拒绝 H_0，接受 H_1，样本相关系数 r 有统计学意义，健康成年女性（同一身高水平）体重与身高存在正相关关系，健康成年女性中（同一身高水平）随着体重增加，腰围也增加。

　　对相关系数的假设检验还可以采用直接查表的方法，以 $\nu = 10 - 2 = 8$，查相关系数界值表（附表 8），$r_{0.05/2,\ 8} = 0.632$，本例 $r = 0.982 > 0.632$，$P < 0.05$，结论同 t 检验。

第二节　直线回归

在医学研究中，常常需要分析两个变量间的数量依存关系。可以通过一个数学表达式即直线回归（linear regression）方程来定量描述一个变量（因变量 Y）随着另一个变量（自变量 X）的改变而变化的数量关系。

案例 6-2

为研究健康绝经后妇女腰椎骨密度与体重的关系，选择了 180 名 50～75 岁的健康绝经后妇女，测量其腰椎骨密度及体重，统计学分析结果显示，腰椎骨密度（Y，g/cm²）与体重（X，kg）的回归方程为 $\hat{Y} = 0.3982 + 0.0057X$，该方程的回归系数具有统计学意义（$P < 0.05$）。

问题：
1. 该项研究中有几个变量？分别是哪种类型的变量？
2. 该项研究中做了哪些统计学分析？
3. 该研究结果有何应用价值？

直线回归分析包括建立直线回归方程、进行回归系数的假设检验、估计总体回归系数的置信区间三个步骤。

一、直线回归方程及其计算

直线回归方程一般表达为：

$$\hat{Y} = a + bX \qquad \text{（式 6-6）}$$

式中，X 为自变量（independent variable），Y 为因变量（dependent variable）或反应变量（responsible variable）；a 是截距（intercept），表示 $X = 0$ 时的 Y 值，$a > 0$ 表示回归直线与纵轴的交点在原点上方，$a < 0$ 表示回归直线与纵轴的交点在原点下方，$a = 0$ 则回归直线通过原点；b 是回归系数（regression coefficient），即是回归直线的斜率，表示 X 每改变一个单位时因变量 Y 平均改变 b 个单位。当 $b > 0$ 时表示回归直线从左下方走向右上方，即因变量 Y 随自变量 X 增大而增大；当 $b < 0$ 时表示回归直线从左上方走向右下方，即因变量 Y 随自变量 X 增大而减小；当 $b = 0$ 时表示回归直线平行于 X 轴，即 Y 与 X 之间无线性依存关系。

建立直线回归方程，首先需要估计回归方程中的两个参数 a 和 b，通常采用最小二乘法的原则，以保证各实测点到回归直线的纵向距离的平方和为最小，并导出下面的计算公式：

$$b = \frac{l_{XY}}{l_{XX}} = \frac{\sum (X - \bar{X})(Y - \bar{Y})}{\sum (X - \bar{X})^2} \qquad \text{（式 6-7）}$$

$$a = \bar{Y} - b\bar{X} \qquad \text{（式 6-8）}$$

以例 6-1 资料为例，建立体重（kg）与腰围（cm）的直线回归方程。根据前面已经计算的基础数据，代入公式 6-7 和公式 6-8，可得：

$$b = \frac{l_{XY}}{l_{XX}} = \frac{264}{220.4} = 1.198$$

$$a = \overline{Y} - b\overline{X} = 79 - 1.198 \times 55.6 = 12.39$$

由此得到健康成年女性体重（kg）与腰围（cm）的回归方程：$\widehat{Y} = 12.39 + 1.198X$。该回归方程表示，当体重每增长 1 kg，其腰围平均增加 1.198 cm。

拟合回归方程后，还应当在平面直角坐标系上拟合回归直线。正确的方法是在原始观察变量范围内，在 X 轴上选取相距较远的两点 X_1 和 X_2 代入直线回归方程，分别求出 $\widehat{Y}_1$ 和 $\widehat{Y}_2$，将 $P_1(X_1, \widehat{Y}_1)$ 和 $P_2(X_1, \widehat{Y}_2)$ 绘制在散点图中，用直线连接，即得到方程的回归直线，见图 6-3。拟合的回归直线是否正确，可以通过以下两点来考察，一是回归直线是否通过 (X, Y)，二是回归直线的左延长线与 Y 轴相交点的纵坐标是否等于截距 a。

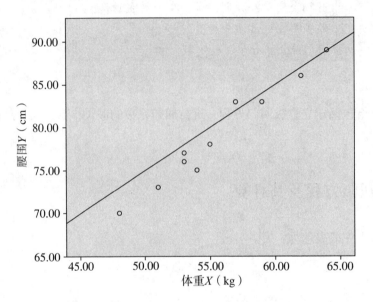

图 6-3   10 名健康成年女性体重与腰围的回归直线

二、回归系数的假设检验

根据样本资料计算的回归系数 b 与总体回归系数 β 存在着抽样误差，因此也需要对样本的回归系数 b 是否来源于总体回归系数 $\beta = 0$ 的总体进行假设检验，以判断计算的样本回归系数是否有统计学意义。检验的方法可以采用 t 检验或者方差分析。

1. t 检验　对回归系数的 t 检验，是通过公式 6-9 计算 t_b 值，然后以自由度 $v = n - 2$ 查 t 界值表（附表 2）来判断 P 值。

$$t_b = \frac{b - 0}{S_b} \qquad v = n - 2 \qquad\qquad (式\ 6\text{-}9)$$

$$S_b = \frac{S_{Y \cdot X}}{\sqrt{l_{XX}}} \qquad\qquad (式\ 6\text{-}10)$$

$$S_{Y \cdot X} = \sqrt{\frac{\sum(Y - \hat{Y})^2}{n - 2}} \qquad\qquad (\text{式 6-11})$$

$$\sum(Y - \hat{Y})^2 = l_{YY} - \frac{l_{XY}^2}{l_{XX}} \qquad\qquad (\text{式 6-12})$$

以例 6.1 为例，假设该样本来自于总体回归系数 β 等于 0 的总体，即：H_0：$\beta = 0$，H_1：$\beta \neq 0$，检验水准 $\alpha = 0.05$。根据前面已经算出的基础数据 $b = 1.198$，$l_{XX} = 220.4$，$l_{YY} = 328$，$l_{XY} = 264$，代入上面公式：

$$\sum(Y - \hat{Y})^2 = l_{YY} - \frac{l_{XY}^2}{l_{XX}} = 328 - \frac{264^2}{220.4} = 11.77$$

$$S_{Y \cdot X} = \sqrt{\frac{\sum(Y - \hat{Y})^2}{n - 2}} = \sqrt{\frac{11.77}{10 - 2}} = 1.213$$

$$t_b = \frac{b - 0}{S_b} = \frac{b}{S_{Y \cdot X} / \sqrt{l_{XX}}} = \frac{1.198}{1.213 / \sqrt{220.4}} = 14.66$$

$t_b = 14.66 > t_{0.05/2, 8} = 2.306$，$P < 0.05$，按照 $\alpha = 0.05$ 水准，拒绝 H_0，接受 H_1，该回归系数有统计学意义。

比较相关系数的 t 检验与回归系数的 t 检验，可以看出 $t_r = t_b$，即两者的结果是等价的。由于相关系数的假设检验比较简单易行，还可以通过直接查表进行假设检验，因此应用时可以用相关系数的假设检验来代替回归系数的假设检验。

2. 方差分析　采用公式 6-13 计算 F 值，也可以对回归系数进行检验。

$$F = \frac{SS_{回} / v_{回}}{SS_{残} / v_{残}} = \frac{MS_{回}}{MS_{残}} \qquad\qquad (\text{式 6-13})$$

$$SS_{回} = b^2 l_{XX} = l_{XY}^2 / l_{XX}, \quad v_{回} = 1 \qquad\qquad (\text{式 6-14})$$

$$SS_{残} = SS_{总} - SS_{回}, \quad v_{残} = n - 2 \qquad\qquad (\text{式 6-15})$$

式中，F 是检验统计量，$MS_{回}$ 是指回归的均方，$MS_{残}$ 为残差的均方；$SS_{回}$ 称为回归的离差平方和，$SS_{残} = \sum(Y - \hat{Y})^2$ 是指残差的离差平方和，$SS_{总} = \sum(Y - \bar{Y})^2 = l_{YY}$，为 Y 的总离差平方和，v 是其对应的自由度。实际上，三者之间关系：$SS_{总} = SS_{回} + SS_{残}$，$v_{总} = v_{回} + v_{残}$。

同样以例 6.1 为例，将计算的基础数据代入公式 6-13，得：

$$F = \frac{SS_{回} / v_{回}}{SS_{残} / v_{残}} = \frac{b^2 l_{XX} / v_{回}}{(l_{YY} - b^2 l_{XX}) / v_{残}} = \frac{1.198^2 \times 220.4 / 1}{(328 - 1.198^2 \times 220.4) / 8} = 216.64$$

以 $v_1 = 1$，$v_2 = 8$ 查 F 界值表（附表 3），$F_{0.01 (1, 8)} = 11.26 < 216.64$，因此，$P < 0.01$，所以该回归系数具有统计学意义。

由此可见，回归系数方差分析的结果与 t 检验的结果完全相同。实际上，对同一回归系数的假设检验，方差分析的统计量 F 值是 t 检验的统计量 t 值的平方，即 $F = t^2$。

三、总体回归系数的置信区间

如果假设检验结果回归系数具有统计学意义，说明回归方程是成立的，则需要进一步对其

总体回归系数 β 进行区间估计，可利用公式 6-16 计算。

$$b \pm t_{\alpha/2,\ v} \cdot S_b \qquad\text{（式 6-16）}$$

如，例 6.1，已知健康成年女性人群体重（kg）与腰围（cm）存在数量依存关系，根据前面的计算，其回归系数 $b = 1.198$，$S_b = S_{Y \cdot X} / \sqrt{l_{XX}} = 1.213/328 = 0.067$，$t_{0.05/2,\ 8} = 2.306$，代入公式 6-16，总体回归系数 β 的 95% 置信区间为：$(1.198 \pm 2.306 \times 0.067) = (1.043,\ 1.352)$，可见总体回归系数的 95% 置信区间不包含 0，按 $\alpha = 0.05$ 的水准，同样得到总体回归系数不等于 0 的结论，与假设检验的结果是一致的。

知识拓展

回归分析的创始人：弗朗西斯·高尔顿

弗朗西斯·高尔顿（Francis Galton）是英国维多利亚时代的统计学家和人类遗传学家。他和他的学生卡尔·皮尔逊（Karl Pearson）通过观察 1078 对夫妇的身高数据，以每对夫妇的平均身高作为自变量，取他们的一个成年儿子的身高作为因变量，分析儿子身高与父母身高之间的关系，发现父母身高与儿子身高的散点图大致呈直线状态，总的趋势是父母的身高增加时，儿子的身高也倾向于增加。但是，当父母身高走向极端，儿子的身高不会像父母身高那样极端化，其身高要比父母的身高更接近平均身高，即有"回归"到平均数去的趋势，高尔顿把这一现象叫作"向平均数方向的回归"。

第三节　直线相关与回归的区别与联系

一、直线相关与直线回归的区别

1. 在资料要求上不同　直线相关分析要求 X、Y 均为正态分布的随机变量，即双变量正态分布；直线回归分析时，要求应变量 Y 服从正态分布，X 可以是服从正态分布的随机变量，也可以是能精确测量和严格控制的非随机变量。因此，能够做回归分析的资料不一定可以做相关分析，但可做相关分析的资料可进行回归分析。

2. 统计意义不同　相关反映两变量间的伴随关系，这种关系是相互的，对等的；回归则反映两变量间的数量依存关系，有自变量与应变量之分，一般将较易测定、变异较小者定为自变量。

3. 在应用上不同　分析变量间关系的方向和密切程度时用相关，描述变量间在数量上的依存关系时用回归。

二、直线回归与直线相关的联系

1. 对同一组资料，相关系数 r 与回归系数 b 的符号相同。r 为正（或负）则 b 为正（或负），均表示 X 与 Y 呈同向（或反向）变化。

2. 同一资料相关系数 r 与回归系数 b 的假设检验结果是等价的，即 $t_r = t_b$。由于回归系数的检验过程较为复杂，而相关系数的检验过程简单并与之等价，故在实际应用中常用相关系数的检验来代替回归系数的检验。

3．可以用回归解释相关。r 的平方称为决定系数（coefficient of determination），通常用 R^2 表示，其计算公式为

$$R^2 = \frac{l_{XY}^2}{l_{XX} \cdot l_{YY}} = \frac{l_{XY}^2 / l_{XX}}{l_{YY}} = \frac{SS_{回}}{SS_{总}} \qquad (式 6\text{-}17)$$

R^2 反映出回归平方和在总平方和中所占的比重。R^2 越接近 1，表示回归的效果越好。如某资料 $r = 0.2$，经检验 $P < 0.05$，可认为两变量的相关关系有统计学意义，但 $R^2 = 0.0484$，说明 $SS_{回}$ 在 $SS_{总}$ 中仅占 4.84%，即两变量间的回归关系实际意义并不大。

第四节 Spearman 等级相关

当两个随机变量不满足正态分布、分布未知，或是原始数据是等级资料，不能采用前面的直线相关进行分析，而是采用非参数统计的方法。非参数统计的方法很多，此处主要介绍 Spearman 等级相关。

一、基本思想

Spearman 等级相关是用等级相关系数 r_s 来描述两变量间相关的密切程度和相关的方向。其基本思想是对两个变量 X 和 Y 分别编秩，记为 X' 和 Y'，令 $d = X' - Y'$，按公式 6-18 计算 Spearman 等级相关系数。

$$r_s = 1 - \frac{6\sum d^2}{n(n^2 - 1)} \qquad (式 6\text{-}18)$$

式中，n 为对子数。

Spearman 等级相关系数 r_s 的取值同样在 –1 与 +1 之间，其含义也与简单相关系数 r 相同。

二、分析方法

例 6.2 某课题进行了中老年人经济收入与老年痴呆的相关性研究，从调查数据中随机抽取了 15 名 70～80 岁老年人年人均月收入（元）与老年痴呆评分量表 EMMS 得分的相关数据，见表 6-2，试分析两者之间是否存在相关性。

表 6-2 15 名 70～80 岁社区老年人年人均月收入与 EMMS 得分

编号	年人均月收入（X）（元）	EMMS 得分（Y）	X'	Y'	d
1	500	14	1	3.5	−2.5
2	650	13	2	1.5	0.5
3	750	14	3	3.5	−0.5
4	1800	15	4	5	−1
5	1950	13	5	1.5	3.5
6	1980	17	6	6	0
7	2100	19	7	8.5	−1.5

续表

编号	年人均月收入（X）（元）	EMMS得分（Y）	X'	Y'	d
8	2200	18	8	7	1
9	2250	20	9	10.5	−1.5
10	2380	21	10	12	−2
11	2420	20	11	10.5	0.5
12	2550	22	12	13	−1
13	2630	19	13	8.5	4.5
14	2700	25	14	14	0
15	1900	28	15	15	0

分析步骤如下：

1. 按照原始数据值 X、Y 的大小分别进行编秩，遇相同值取平均秩次，如此将原始观察值 X、Y 转变为秩 X'、Y'，见上表。

2. 计算 Spearman 等级相关系数 r_s 先计算：$\Sigma d^2 = 51$，代入公式6-18：

$$r_s = 1 - \frac{6\sum d^2}{n(n^2-1)} = 1 - \frac{6 \times 51}{15 \times (15^2-1)} = 0.909$$

3. 对等级相关系数进行检验 查 r_s 界值表（见附表9），本例 $n = 15$，$r_s = 0.909 > r_{s(0.05,\,15)} = 0.521$，$P < 0.05$，说明老年人年人均收入（元）与 EMMS 评分之间存在等级相关关系。

当 $n > 50$，超出界值表的范围时，可以按公式6-19计算 t_{r_s} 统计量，查 t 界值表做推断。

$$t_{r_s} = \frac{r_s}{\sqrt{\dfrac{1-r_s^2}{n-2}}}, \quad v = n-2 \tag{式 6-19}$$

思 考 题

1. 简述直线相关与直线回归的区别与联系。

2. 试总结由样本数据判断总体回归关系是否成立的统计方法有哪些。

（毛淑芳）

第七章

生存分析

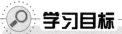 **学习目标**

1. **知识**：掌握生存分析的基本概念。掌握乘积极限法和寿命表法。掌握 Cox 比例风险模型的概念。
2. **能力**：辨别删失数据；计算生存概率和生存率。生存率的估计；生存曲线的绘制。分析多元变量对生存结局的影响。
3. **素养**：生存分析的应用与实践。解释生存曲线；分析两组患者之间的生存差异。Cox 比例风险模型的实际应用。

　　医学上经常遇到诸如患者的生存期、疾病的潜伏期、慢性病的复发期及药物的生效时间等资料，这些资料的特点为：一个起点和一个终点，有一个时间跨度，此时，可采用生存分析的方法进行预后及疗效等的评价。生存分析方法既可以用于完全数据，又可以用于不完全数据或称为删失数据。删失资料的特点是不知道观察对象的明确结局，只知道研究中要考察的终点事件在已经观察的时间长度内还没有发生。

　　生存分析在多个学科中有着广泛的应用，它能够将事件发生的结果和持续时间结合在一起进行分析。生存分析的主要内容包括估计生存率及中位生存时间，绘制生存曲线，常用的方法有乘积极限法（Kaplan-Meier 法）和寿命表法；两组或多组生存率之间的比较，常用的方法为log-rank 检验；生存时间的影响因素分析，使用较多的方法为 Cox 比例风险回归模型。上述方法中，乘积极限法、寿命表法和 log-rank 检验属于非参数法，Cox 比例风险回归模型属于半参数法。在已知或可以确定生存时间服从某种特定的分布时，还可以根据特定分布采用参数法，常用的分布有指数分布、Weibull 分布、对数正态分布和对数 logistic 分布。

第一节　生存分析中的基本概念

案例　7-1

收集某院冠心病患者的数据如下表：

某院冠心病患者的生存资料

随访年数	期初人数	失访人数	死亡人数
0 ~	3014	0	12
1 ~	3002	8	141
2 ~	2853	20	296
3 ~	2537	31	245
4 ~	2261	45	172
5 ~	2044	22	216
6 ~	1806	36	187
7 ~	1583	86	35

问题：
1. 该资料属于什么类型？
2. 请计算该院冠心病患者的生存概率。

一、生存时间

任何两个有联系事件之间的时间间隔，常用符号 t 表示。指从规定的观察起点到某一特定终点事件出现经历的时间长度。不同的研究目的，生存时间（survival time）不同，如生存时间可以是随机对照试验中患者随机化入组时间；可以是流行病学队列研究中，观测对象从入组到疾病发生的时间间隔等，该时间间隔的度量单位可以是年、月、日、小时等。生存时间必须明确规定观测起点事件和终点事件，终点事件也称为失效（failure），故生存时间也称为失效时间（failure time）。

二、删失

生存分析中的重要特点是会出现删失数据，即在规定的观察期内，对某些观察对象由于某种原因未能观察到终点事件发生，并不知道确切的生存时间，称为生存时间的删失数据（censored data）。

表 7-1　1726 例脑卒中患者的生存资料

编号	年龄	性别	生存时间（月）	生存结局
1	80	男	65	存活
2	65	女	65	存活
…	…	…	…	…
849	63	男	57	失访
850	85	女	57	死于其他
…	…	…	…	…
1725	66	男	2	死亡
1726	84	女	2	死亡

　　产生删失数据的原因主要包括随访结束时对象仍存活，如表 7-1 中第 1 号观测；随访对象失访，如表 7-1 中第 849 号观测；患者死于其他原因，如表 7-1 中第 850 号观测；治疗措施改变，主要是在临床试验中，出于伦理学的考虑，在随访期间有更好的治疗方法被肯定时，患者主动或被动地改用其他的治疗方案。删失数据常在其右上角标记为"+"，表示真实的生存时间未知。

三、生存概率与生存函数

　　生存概率（survival probability）表示某单位时段开始时存活的个体，到该时段结束时仍存活的可能性。如一年生存概率 p 表示该年年初人口存活满一年的可能性。

$$p = \frac{某年活满一年人数}{某年年初人口数} \qquad (式 7\text{-}1)$$

　　生存函数（survival function）又称生存率（survival rate）指观察对象经历 t_k 个单位时段后仍存活的可能性。生存率常随时间逐渐下降，资料中无截尾数据时计算生存率的公式如下：

$$\hat{S}(t_k) = P(T > t_k) = \frac{t_k 个单位时段末仍存活的例数}{观察总例数} \qquad (式 7\text{-}2)$$

　　若含有截尾数据，须分时段计算。假定观察对象在各个时段的生存事件独立，应用概率乘法定理，则宜采用如下的公式计算：

$$\hat{S}(t_k) = P(T > t_k) = p_1 \times p_2 \times \cdots \times p_k = S(t_{k-1}) \cdot p_k \qquad (式 7\text{-}3)$$

　　式中 $p_i(i = 1, 2, \cdots, k)$ 为各分时段的生存概率。

四、死亡概率与风险函数

　　死亡概率（death probability）：表示某单位时段开始时存活的个体，在该时段内死亡的可能性。如一年死亡概率 q 表示该年年初人口在今后一年内死亡的可能性。

$$q = \frac{某年内死亡人数}{某年年初人口数} \qquad (式 7\text{-}4)$$

风险函数：即生存时间已达到 t 的一群观察对象在 t 时刻的瞬时死亡率，表示已存活到时间 t 的每个观察对象从 t 到 $t+\Delta t$ 这一非常小的区间内死亡的概率极限，记为 $h(t)$。

$$h(t) = \lim_{\Delta t \to 0} \frac{P(t \leqslant T < T + \Delta t \mid T \geqslant t)}{\Delta t} \qquad \text{(式 7-5)}$$

$h(t) = 0$ 意味着没有风险，t 时刻 $S(t)$ 平坦；大的 $h(t)$ 意味着 $S(t)$ 的快速下降，t 时刻风险函数越大，生存函数下降越快。

第二节 生存率的估计与生存曲线

生存分析的主要内容包括估计生存率及中位生存时间的计算，绘制生存曲线，常用的方法有乘积极限法（Kaplan-Meier 法）和寿命表法，均属于非参数估计法。

案例 7-2

某院采用保守疗法和新型疗法治疗 26 例心绞痛患者，随访得到患者的生存资料（年）如下：

保守疗法：   1，1，2，2，3，3，4，5，5，7，8⁺

新型疗法：   1，1，2，3，4，4，5⁺，6，6⁺，7⁺，7⁺，8，8⁺，8⁺，8⁺

问题：

1. 该资料属于什么类型？
2. 请分析比较保守疗法和新型疗法治疗心绞痛的生存率。

一、Kaplan-Meier 法估计生存率

Kaplan-Meier 法（KM 法）由 Kaplan 和 Meier 于 1958 年首先提出，又称乘积极限法（product-limit method，PL 法）。该法利用概率乘法定理计算生存率。

1. 生存率的估计

例 7.1 某医院用新型疗法和标准疗法治疗某种癌症，两组患者的生存时间（月）资料如下：

新型疗法组：7 7 8 8⁺ 9 10 11 11⁺ 12⁺ 12⁺ 12⁺ 15⁺ 17⁺ 20⁺

标准疗法组：1 3 5 6 7 7 8 8 10 10 11 12 12⁺ 13⁺ 14 14⁺ 15

其中带"+"者表示删失数据，说明患者失访或在研究结束时仍然生存。试估计两疗法的生存率并绘制生存曲线。

以标准疗法为例，采用 K-M 法估计生存率的步骤如下：

（1）将生存时间 t_i 由小到大排序，遇完全数据与删失数据相同者，删失数据列在完整数据后面。

（2）列出 $[t_i, t_{i+1})$ 时刻对应的死亡例数 d_i，删失数对应的死亡例数为 c_i。

（3）列出 t_i 时刻的期初观察例数 n_i，即该时刻之前的生存例数，见表 7-2 第 5 列。

（4）计算各时间区间上的生存概率 $\hat{p}_i$，$\hat{p}_i = \dfrac{n_i - d_i}{n_i}$，见表 7-2 第 6 列。

（5）按 7-3 计算生存率是 $\hat{S}(t_i)$，见表 7-2 第 7 列。

（6）按公式 7-6 计算生存率的标准误，见表 7-2 第 8 列。

表 7-2　标准疗法组生存率计算表

序号 i （1）	时间 t （2）	死亡数 d_i （3）	删失数 c_i （4）	期初例数 n_i （5）	生存概率 $\hat{p}_i = (n_i - d_i)/n_i$ （6）	生存率 $\hat{S}(t_i)$ （7）	生存率标准误 SE （8）
1	1	1	0	17	16/17 = 0.9412	0.9412	0.0571
2	3	1	0	16	15/16 = 0.9375	0.9412 × 0.9375 = 0.8824	0.0781
3	5	1	0	15	14/15 = 0.9333	0.8824 × 0.9333 = 0.8235	0.0925
4	6	1	0	14	13/14 = 0.9286	0.8235 × 0.9286 = 0.7647	0.1029
5	7	2	0	13	11/13 = 0.8462	0.7647 × 0.8462 = 0.6471	0.1159
6	8	2	0	11	9/11 = 0.8182	0.6471 × 0.8182 = 0.5295	0.1211
7	10	2	0	9	7/9 = 0.7778	0.5295 × 0.7778 = 0.4118	0.1194
8	11	1	0	7	6/7 = 0.8571	0.4118 × 0.8571 = 0.3530	0.1159
9	12	1	1	6	5/6 = 0.8333	0.3530 × 0.8333 = 0.2941	0.1105
10	13	0	1	4	4/4 = 1.0000	0.2941 × 1.0000 = 0.2941	0.1105
11	14	1	1	3	2/3 = 0.6667	0.2941 × 0.6667 = 0.1961	0.1088
12	15	1	0	1	0	0	0

2．生存率的区间估计

另外，可以从样本数据计算出的生存率 $\hat{S}(t_i)$ 是总体生存率的点估计，可以结合生存率标准误，采用公式 7-5 进行总体生存率的置信区间。

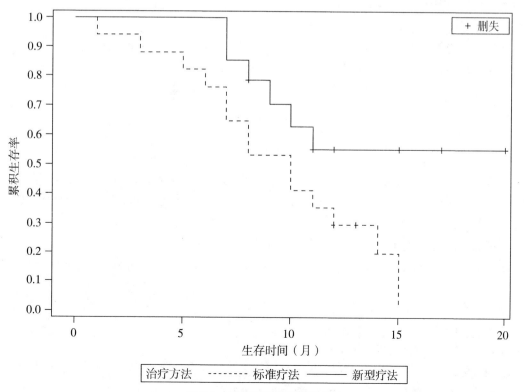

图 7-1　两种疗法的生存曲线

Greenwood 生存率标准误近似计算公式如下：

$$SE[\hat{S}(t_i)] = \hat{S}(t_i)\sqrt{\sum_{j=1}^{i} \frac{d_j}{n_j(n_j - d_j)}} \qquad \text{(式 7-6)}$$

式中 j 要求为完全数据的顺序号。假定生存率近似服从正态分布，则总体生存率的（$1 - \alpha$）置信区间为：

$$\hat{S}(t_i) \pm u_{\alpha/2} \cdot SE[\hat{S}(t_i)] \qquad \text{(式 7-7)}$$

二、生存曲线

以生存时间为横轴、生存率为纵轴绘制一条生存曲线，用以描述生存过程，并根据两条生存曲线的高低，直观地比较不同治疗方式之间的生存过程，Kaplan-Meier 法对应的生存曲线为阶梯形，曲线较高说明生存率较高，将例 7-1 绘制生存曲线如图 7-1 所示。可见，相对于标准疗法，新型疗法有较高的生存率。

第三节　生存率比较的 log-rank 检验

在计算出不同样本的生存率及其中位生存期等统计量之后，通过观察生存曲线比较不同样本之间的生存率差异。但是，还需要通过假设检验进行生存曲线之间的比较。

常用的生存曲线的比较方法为 log-rank 检验，又叫时序检验，该检验属非参数检验，用于比较两组或多组生存曲线或生存时间是否相同。

一、log-rank 检验近似法

其基本思想是：如果两总体的生存过程相同，则根据不同随访时间两组或多组的期初人数和死亡人数，估计各组在各时期的理论死亡数。如果检验假设成立，则死亡人数与理论死亡人数不会相差太大，否则认为检验假设不成立。检验采用 χ^2 检验。

$$\chi^2 = \sum_{g=1}^{k} \frac{(A_g - T_g)^2}{T_g} \qquad v = k - 1 \qquad \text{(式 7-8)}$$

其中 k 表示组数。A_g 为各组实际死亡总数，T_g 为各组理论死亡总数，H_0 为真时，各组实际死亡总数和理论死亡总数应该比较接近，χ^2 值比较小，统计量 χ^2 近似服从自由度为 $(k - 1)$ 的 χ^2 分布；若各组实际死亡总数 A_g 和理论死亡总数 T_g 相差相对比较大，χ^2 值相对比较大。可根据相应自由度查 χ^2 界值表，得到 P 值，做出推断结论。

例 7.2　例 7.1（续）试比较新型疗法和标准疗法两组的总体生存曲线差别是否有统计学意义。

两组生存曲线比较步骤如下：

H_0：$S_1(t) = S_2(t)$，两总体生存曲线相同。

H_1：$S_1(t) \neq S_2(t)$，两总体生存曲线不同。

$\alpha = 0.05$

（1）将两组数据统一按生存时间排序，如表 7-3 所示。

（2）分别计算各组在各个时间点上的期初例数 n_{gi} 和死亡数 d_{gi}。见表 7-3 第 2、3 列，第 6、7 列。

表 7-3　31 例癌症患者两种疗法的生存曲线 log-rank 检验计算表

生存时间	新型疗法				标准疗法				合计	
t_i （1）	n_{1i} （2）	d_{1i} （3）	T_{1i} （4）	V_{1i} （5）	n_{2i} （6）	d_{2i} （7）	T_{2i} （8）	V_{2i} （9）	n_i （10）	d_i （11）
1	14	0	0.4516	0.2477	17	1	0.5484	0.2477	31	1
3	14	0	0.4667	0.2489	16	1	0.5333	0.2489	30	1
5	14	0	0.4828	0.2497	15	1	0.5172	0.2497	29	1
6	14	0	0.5000	0.2500	14	1	0.5000	0.2500	28	1
7	14	2	2.0741	0.8834	13	2	1.9259	0.8834	27	4
8	12	1	1.5652	0.6805	11	2	1.4348	0.6805	23	3
9	10	1	0.5263	0.2493	9	0	0.4737	0.2493	19	1
10	9	1	1.5000	0.6618	9	2	1.5000	0.6618	18	3
11	8	1	1.0667	0.4622	7	1	0.9333	0.4622	15	2
12	6	0	0.5000	0.2500	6	1	0.5000	0.2500	12	1
13	3	0	0.0000	0.0000	4	0	0.0000	0.0000	7	0
14	3	0	0.5000	0.2500	3	1	0.5000	0.2500	6	1
15	3	0	0.7500	0.1875	1	1	0.2500	0.1875	4	1
-	-	6	10.3834	4.6210	-	14	9.6166	4.6210	-	20

（3）计算各组在各时间点上的理论死亡数 T_{gi}，计算公式如下：

$$T_{gi} = \frac{n_{gi}d_i}{n_i} \qquad\qquad (式\ 7\text{-}9)$$

计算结果见表 7-3 第 4、8 列。

（4）计算各组的实际死亡总数和理论死亡总数。见表 7-3 第 10、11 列。

代入公式 7-9：计算 χ^2 统计量。

$$\chi^2 = \sum_{g=1}^{k} \frac{(A_g - T_g)^2}{T_g} = \frac{(6-10.3834)^2}{10.3834} + \frac{(14-9.6166)^2}{9.6166} = 3.85$$

$$v = k - 1 = 1$$

$\chi^2_{1,\,0.05} = 3.84 < 3.85$，故 $P < 0.05$，按 $\alpha = 0.05$ 水准，拒绝 H_0，接受 H_1，可以认为两组疗法生存率的差别有统计学意义。

二、log-rank 确切检验法

以上介绍的是 log-rank 检验的近似法，计算简便，但其结果较精确法（一般统计软件中输出精确法计算结果）保守。log-rank 检验精确法 χ^2 统计量计算公式为：

$$\chi^2 = \frac{\left[\sum \omega_i (d_{ki} - T_{ki})\right]^2}{V_k} \qquad\qquad (式\ 7\text{-}10)$$

式中 V_k 为第 k 组期望数 T_k 的方差估计，$V_k = \sum \omega_i^2 \dfrac{n_{ki}}{n_i}\left(1 - \dfrac{n_{ki}}{n_i}\right)\left(\dfrac{n_i - d_i}{n_i - 1}\right)d_i$。$\omega_i$ 为权重，对

log-rank 检验，$\omega_i = 1$，即该检验给任意时间点处两组间死亡的差别相同的权重。当比较的两总体生存曲线呈比例时，检验效能最大；$\omega_i = n_i$ 则对应 Gehan 检验或 Wilcoxon 检验，该检验给两组间死亡的早期差别更大的权重。

本例 log-rank 检验精确法方差估计 V_{ki} 见表 7-3 第 5 列和第 9 列，第 5 列和第 9 列合计处 $V_1 = V_2 = 4.6210$。

按新型疗法组计算，$\chi^2 = \dfrac{(6 - 10.3834)^2}{4.6210} = 4.16$

或按标准疗法计算，$\chi^2 = \dfrac{(14 - 9.6166)^2}{4.6210} = 4.16$

$\chi^2_{1,\,0.05} = 3.84 < 4.16$，故 $P < 0.05$，按 $\alpha = 0.05$ 水准，拒绝 H_0，接受 H_1，两组生存率的差别有统计学意义。

三、相对危险度的计算

当假设检验发现组间生存曲线差别有统计学意义时，可通过中位生存期、相对危险度（relative risk，RR）等指标评价进行比较。实际死亡总数 A 与理论死亡总数 T 之比称为相对死亡比，$R = \dfrac{A}{T}$，RR 估计值为两组死亡率之比。如例 7.2 中新型疗法与标准疗法相比：

$RR = \dfrac{A_1 / T_1}{A_2 / T_2} = \dfrac{6 / 10.3834}{14 / 9.6166} = 0.40$，即新型疗法组是标准疗法组患者死亡风险的 40%；反之，标准疗法组是新型疗法组患者死亡风险的 2.50 倍。

第四节 Cox 回归模型

Log-rank 检验用于比较两组或多组生存曲线的差别，属于单因素分析方法。目前对生存资料的多因素分析最常用的方法是 Cox 比例风险回归模型（proportional hazards regression model），简称 Cox 模型。该模型是一种多因素的生存分析方法，它可同时分析众多因素对生存期的影响，并且可以分析带截尾生存时间的资料，且不要求估计资料的生存分布类型。由于上述优良性质，该模型自英国统计学家 D.R.Cox 于 1972 年提出以来，在医学随访研究中得到非常广泛的应用。

当生存时间的准确分布无法获得时，分析目的无法直接实现。此时，可采用 Cox 模型回归分析。此模型在形式上与参数模型相似，但对模型中各参数进行估计时不依赖于特定分布的假设，所以又称半参数模型。

一、Cox 回归模型的基本形式

模型构成 基本 Cox 模型表达式为：

$$h(t) = h_0(t) \exp(\beta_1 X_1 + \beta_2 X_2 + \cdots \beta_p X_p) \tag{式 7-11}$$

其中，假定 X_1、X_2、$\cdots$、X_p 为协变量或影响因素，β_1、β_2、$\cdots$、β_p 为各协变量所对应的回归系数，需由样本资料做出估计。$h(t)$ 为具有协变量 X_1、X_2、$\cdots$、X_p 的个体在 t 时刻的风险函数或瞬时死亡率，表示生存时间已达 t 的人在 t 时刻的瞬时死亡率；$h_0(t)$ 为 t 的未知函数，即 $X_1 = X_2 = \cdots = X_p = 0$ 时 t 时刻的风险函数，称为基准风险函数（baseline hazard function）。一般 $h_0(t)$ 不能由样本估计出，故 Cox 模型又称为半参数模型。

变量 X_1 的作用是使个体的风险函数由 $h_0(t)$ 增至 $h_0(t)\exp(\beta_1 X_1)$；变量 X_2 的作用是使个体的风险函数由 $h_0(t)$ 增至 $h_0(t)\exp(\beta_2 X_2)$；X_1、X_2、$\cdots$、X_p 这 p 个变量共同影响下的风险函数为 $h(t) = h_0(t) \cdot \exp(\beta_1 X_1) \cdot \exp(\beta_2 X_2) \cdots \exp(\beta_p X_p)$，使风险函数由 $h_0(t)$ 变为 $h_0(t)$ 的 $\exp(\beta_1 X_1) \cdot \exp(\beta_2 X_2) \cdots \exp(\beta_p X_p)$ 倍，可见，Cox 模型是一种乘法模型。

二、模型假定及参数意义

任两个个体风险函数之比，即风险比（hazard ratio，HR）计算公式如下：

$$HR = \frac{h_i(t)}{h_j(t)} = \frac{h_0(t)\exp(\beta_1 X_{i1} + \beta_2 X_{i2} + \cdots + \beta_p X_{ip})}{h_0(t)\exp(\beta_1 X_{j1} + \beta_2 X_{j2} + \cdots + \beta_p X_{jp})}$$
$$= \exp[\beta_1(X_{i1} - X_{j1}) + \beta_2(X_{i2} - X_{j2}) + \cdots + \beta_p(X_{ip} - X_{jp})]$$

$$i \neq j,\ i,\ j = 1,\ 2,\ \cdots,\ n \qquad \text{（式 7-12）}$$

该比值保持一个恒定的比例，与时间 t 无关，称为比例风险（proportional hazards）假定，简称 PH 假定，即模型中协变量的效应不随时间的改变而改变。

对式 7-12 两边取对数，得：

$$\ln(HR) = \ln\left[\frac{h_i(t)}{h_j(t)}\right] = \beta_1(X_{i1} - X_{j1}) + \beta_2(X_{i2} - X_{j2}) + \cdots + \beta_p(X_{ip} - X_{jp}) \qquad \text{（式 7-13）}$$

式中，左边为风险比的自然对数，右边为协变量变化量与相应回归系数的线性组合。故 $\beta_j\ (j = 1,\ 2,\ \cdots,\ p)$ 的统计学意义是，在其他变量相同的条件下，变量 X_j 每变化一个单位所引起的风险比的自然对数，或使风险函数成为原来数值的 $\exp(\beta_j)$ 倍。

当 $\beta_j > 0$ 时，$\exp(\beta_j)$ 或 $HR > 1$，说明 X_j 增加时，风险函数增加，即 X_j 为危险因子；当 $\beta_j < 0$ 时，$\exp(\beta_j)$ 或 $HR < 1$，说明 X_j 增加时，风险函数下降，即 X_j 为保护因子；当 $\beta_j = 0$ 时，$\exp(\beta_j)$ 或 $HR = 1$，说明 X_j 增加时，风险函数不变，即 X_j 是与危险无关的因子。

三、参数估计与假设检验

回归系数 β_1，β_2，...，β_p 的估计一般采用极大似然估计方法得出相应的估计值为 b_1，b_2，...，b_p，HR 的 95% 置信区间计算公式为：

$$\exp(b_j \pm u_{0.05/2} S_{b_j}) \qquad \text{（式 7-14）}$$

回归系数的检验方法有 3 种，① Score 检验：常用于模型中新变量的引入；② Wald 检验：常用于模型中不重要变量的剔除；③似然比检验：常用于模型中不重要变量的剔除和新变量的引入。以上 3 种检验方法均为 χ^2 检验，自由度为模型中待检验的参数个数。

四、因素的初步筛选与最佳模型的建立

　　Cox 回归模型进行多因素分析时，涉及变量的筛选，筛选策略与多重线性回归、Logistic 回归等方法类似。可先对每个变量进行单变量分析，初步了解变量与结局之间的关系；综合考虑候选变量及变量进入模型的适宜形式，进行多因素分析，可采用前进法、后退法、逐步法等进行变量的筛选，模型的构建。在建模过程中，既要考虑变量的统计学意义，又要考虑变量的实际意义。

五、应用实例

　　例 7.3　表 7-4 是对 1726 例脑卒中患者的治疗后生存时间（月）和预后，采用 Cox 模型对数据进行分析。

表 7-4　1726 例脑卒中患者的生存时间及影响因素

编号 No.	年龄 X_1	性别 X_2	受教育水平 X_3	吸烟 X_4	饮酒 X_5	患高血压 X_6	生存时间 t	生存结局 Y
1	80	1	0	1	0	0	65	0
2	65	0	0	0	0	1	65	0
…	…	…	…	…	…	…	…	…
849	63	1	0	1	0	0	57	0
850	85	0	0	0	0	1	57	0
…	…	…	…	…	…	…	…	…
1725	66	1	0	0	0	0	2	1
1726	84	0	0	1	0	0	2	1

注：年龄：岁；性别：0 = 女，1 = 男；受教育水平：0 = 高中及以下，1 = 大学及以上；吸烟：0 = 不吸烟，1 = 吸烟；饮酒：0 = 不饮酒，1 = 饮酒；患高血压：0 = 否，1 = 是；t：患者的生存时间（月）；Y：0 = 删失，1 = 死亡。

　　采用统计分析软件进行数据分析。首先，单因素分析结果如表 7-5 所示。

表 7-5　1726 例脑卒中患者生存资料的单因素分析结果

变量	df	b	$SE(b)$	$Wald \chi^2$	P	HR
年龄	1	0.0873	0.0058	225.1269	0.0001	1.0910
性别	1	0.2714	0.0974	7.7626	0.0053	1.3120
受教育水平	1	−0.1214	0.2905	0.1748	0.6759	0.8860
吸烟	1	−0.1571	0.1056	2.2117	0.1370	0.8550
饮酒	1	0.0109	0.3058	0.0013	0.9715	1.0110
患高血压	1	0.3103	0.0980	10.0217	0.0015	1.3640

　　由于因素对结局的影响是综合作用的结果，下一步进行多因素分析，结果见表 7-6。

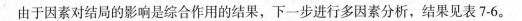

表 7-6　1726 例脑卒中患者生存资料的多因素 Cox 逐步回归分析结果

变量	df	b	$SE(b)$	$Wald \chi^2$	P	HR	HR 95% CI	
							下限	上限
年龄（X_1）	1	0.0858	0.0059	211.4779	0.0001	1.0900	1.0770	1.1020
性别（X_2）	1	0.2464	0.0972	6.4276	0.0112	1.2790	1.0570	1.5480
患高血压（X_6）	1	0.2175	0.0945	5.2966	0.0214	1.2430	1.0330	1.4960

　　采用逐步回归法进行分析，Cox 模型结果显示：年龄、性别、是否患高血压为脑卒中患者生存时间长短的重要影响因素。通过回归系数和 HR 值可以看出，高龄患者危险性大（HR = 1.0900）；与女性患者相比，男性患者的危险性更大（HR = 1.2790）；与不患高血压的患者相比，患有高血压的患者的危险性更大（HR = 1.2430）。

　　由 Cox 回归分析结果，得出风险函数的表达式为：

$$h(t) = h_0(t) \exp(0.0858 \times X_1 + 0.2464 \times X_2 + 0.2175 \times X_6)$$

　　此表达式右边指数部分取值越大，则风险函数 $h(t)$ 越大，预后越差，故称为预后指数（prognostic index，PI）。可通过对每个个体计算时点生存率和 PI，了解个体生存和预后的情况。采用 Kaplan-Meier 法输出个体生存率及 PI，软件输出结果如下表 7-7（由于篇幅所限，仅输出表中编号观测）：

表 7-7　4 例脑卒中患者预后指数及生存率输出结果

编号	年龄	性别	受教育水平	吸烟	饮酒	患高血压	t	Y	PI	$S(t)$
1	80	1	0	1	0	0	65	0	7.1104	0.7429
278	69	1	0	0	1	0	63	0	6.1666	0.7429
845	78	0	1	0	0	0	57	0	6.6924	0.7494
1476	71	0	1	0	0	1	12	1	6.3093	0.8574

　　输出结果显示了 4 例脑卒中患者的预后指数 PI 及其所对应生存时间的生存率。如 1 号患者年龄 80 岁，男性，高中及以下学历，吸烟，不饮酒，不患高血压，其 PI = 7.1104，65 个月生存率 74.29%。

 知识拓展

比例风险假定

　　在应用 Cox 回归模型时，要求资料满足比例风险假定，简称 PH 假定，指在自变量不同的状态下相比，患者的风险在不同时间是常数，也就是模型中自变量的效应不随时间的改变而改变。如检查某自变量是否满足 PH 假定，最简单的方法是观察按该变量分组的 Kaplan-Meier 生存曲线，若生存曲线交叉，提示不满足 PH 假定。在资料不满足 PH 假定的情况下，应改用时变协变量模型进行分析。

微整合

临床应用

在临床医学领域，生存分析又名预后分析，用以研究患者的基线特征与预后事件的关系。基线特征可以分为不可变特征和可变特征，前者主要是一些实验室检查、人口学特征、影像学特征和合并症等；后者主要是治疗方案的选择。预后事件指患者的结局，如死亡、发生疾病、复发、疾病加重、器官丧失功能等。探讨不可变特征与疾病预后的关系，其价值主要在于归纳总结患者预后规律，为患者的个体化治疗提供依据。探讨可变特征与疾病预后的关系，其价值主要在于分析比较治疗方案之间的优劣，进而优化疾病的治疗方案。

思 考 题

1. 生存资料中截尾数据的含义及其出现的原因是什么？
2. Cox 回归中 RR 的含义是什么？
3. Cox 回归与 Logistic 回归都可做临床预后分析，两者的区别是什么？
4. 某院将 30 例脑卒中患者随机分组，分别采用保守疗法和新型疗法进行治疗，随访并记录患者情况，得到生存资料见下表，试分析不同因素对结局发生的影响是否有差异。

30 例脑卒中患者的生存资料

编号	年龄	性别	治疗方案	生存时间 (t)	生存结局 (Y)
1	67	1	0	11	1
2	65	1	1	12	0
3	67	0	0	17	1
4	73	1	0	19	1
5	74	1	0	21	1
6	66	0	0	24	1
7	68	0	1	25	0
8	63	1	0	25	1
9	75	0	0	27	1
10	58	1	0	37	0
11	70	1	1	38	1
12	68	0	1	38	1
13	64	1	0	41	0
14	54	1	0	45	0
15	71	0	0	48	0
16	59	1	1	49	0
17	52	1	0	49	0
18	71	1	1	50	0

续表

编号	年龄	性别	治疗方案	生存时间（t）	生存结局（Y）
19	64	0	1	54	0
20	68	0	1	57	0
21	49	0	0	58	0
22	67	1	1	66	0
23	55	1	0	66	0
24	73	0	1	68	1
25	70	1	1	70	0
26	80	1	0	72	1
27	63	0	0	73	1
28	72	1	1	74	1
29	71	0	1	74	0
30	68	0	1	79	1

注：年龄：岁；性别：0＝女，1＝男；治疗方案：0＝保守疗法，1＝新型疗法；t：患者的生存时间（月）；Y：0＝删失，1＝死亡。

（李长平）

第八章

常用统计软件的应用

第八章数字资源

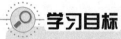 **学习目标**

1. **知识**：①说出常用统计分析软件的构成；SPSS 统计软件的主要特点；统计分析软件的选择与评价标准；利用 SPSS 进行统计处理的基本流程。②说出 SPSS 统计软件操作界面的组成及变量的设置；建立 SPSS 数据库的原则与方法；数据库文件及分析结果文件的建立及保存；数据文件的管理及常用菜单的操作。

2. **能力**：掌握 SPSS 统计软件操作界面的组成及变量的设置；数据库文件及分析结果文件的建立及保存；数据文件的管理及常用菜单的操作。掌握定量变量资料的统计分析过程。掌握成组四格表资料和配对四格表资料的卡方检验分析方法。掌握配对秩和检验、两组定量资料和等级资料的秩和检验及多组定量资料和等级资料的秩和检验的统计分析方法。掌握直线相关与回归的统计分析方法。

3. **素养**：加强对科研方法的理解及应用，养成良好的科研思维习惯、求真务实的科学态度。在看似杂乱无章的数据中，寻找到存在的科学规律。使统计分析方法与专业知识有机的结合在一起，提高科学研究效率，增加科研结果的真实性和可靠性。

第一节 统计软件概述

随着医学及其他学科的快速发展，21 世纪的医学科学工作者每天面对海量的数据和信息，进行纷繁复杂的统计分析，而统计分析的过程运算复杂、计算量大，传统的计算方法和手段很难满足。如何把人们从复杂的数学计算中解放出来，同时又促进现代统计技术的飞速发展，是时代赋予统计软件的历史使命。统计软件的正确运用已成为医学工作者在科研过程中必须掌握和具备的基本技能，也是提高科学研究效率、确保科研质量的重要保证。但如何利用准确、恰当、高效的统计分析方法获取数据信息、得到正确的结论，是一项细致而繁琐的工作，这一工作的完成必须借助统计软件来实现。随着计算机技术的发展进步，统计软件自身也在不断改进和完善，向着可处理的数据规模更大、分析速度更快、程序更优化、操作更简单、界面更友好等方向发展，大大减轻了整理和分析数据的负担，提高了工作效率，因而得到越来越多的专业人士和非专业人士的青睐。在 20 世纪 60 年代，很多公司、科研机构研发出了不同类型的统计分析软件，其中美国北卡罗来纳州 Raleigh 的 SAS 软件有限公司研制的 SAS（Statistical Analysis System）、美国斯坦福大学研发的社会科学统计软件包——SPSS（Statistical Package for the Social Science）和美国加利福尼亚大学研制的 BMDP（Biomedical Computer Programs）

三种大型统计软件包成为应用最广泛、最具影响力的专业统计软件，以及近些年来推出的 Eviews、S-PLUS、Statistica、Minitab、Stata、SYSTAT、R、Python 等统计软件都有许多人在使用。本章着重介绍 SPSS 统计软件的使用。

案例 8-1

　　某年某医院医生随机抽取正常人和脑病患者各11例，测定尿中类固醇排出量（mg/dl），结果如下表。

正常人和脑病患者尿中类固醇排出量测定结果										
分组	尿中类固醇排出量（mg/dl）									
正常人	2.90	5.41	5.48	4.60	4.03	5.10	4.97	4.24	4.37	3.05	2.78
脑病患者	5.28	8.79	3.84	6.46	3.79	6.64	5.89	4.57	7.71	6.02	4.06

问题：

1. 该项调查研究属于哪种设计类型？该资料属于何种类型？
2. 该资料如何使用 SPSS 软件进行分析？

一、SPSS 统计软件简介

　　SPSS（Statistical Product and Service Solutions），中文名称为"统计产品与服务解决方案"，是全世界最早开发的统计软件系统之一，于 1968 年由美国斯坦福大学三位专业背景截然不同（分别为社会科学、运筹学和工商管理）的研究生开发，最初用于社会调查数据的统计分析，故原名"社会科学统计软件包"。1975 年 SPSS 开始商业化，并于 1985 年和 1992 年推出微机版本和个人电脑操作系统 Windows 版本的统计产品，极大扩充了应用范围。SPSS 集成了数据编辑、整理、统计分析和作图等功能，其菜单操作简单易学，因而深受广大用户的青睐。此外，SPSS 公司陆续开发出新的产品，如数据挖掘类产品 SPSS Modeler、数据收集类产品 SPSS Data Collection、结果发布类产品 SPSS Collaboration and Deployment Services 等，扩大了 SPSS 的行业影响力。SPSS 曾更名为预测统计分析软件（Predictive Analytics Software，PASW），被 IBM 公司收购后再次更名为 IBM SPSS。目前 SPSS 被应用于全球 100 多个国家的不同领域和行业。本章所介绍的 SPSS 主要是 SPSS Statistical，2021 年 8 月的最新版本为 26.0，下文以 PASW SPSS18.0 为例进行介绍。

　　和同类软件相比，SPSS 主要特点包括：

　　1. 使用方便　从 17.0 开始，SPSS 提供了多国语言版本，可以直接通过菜单选项进行语种选择，界面清晰明了，便于使用。

　　2. 实用的数据转接和处理功能　SPSS 与多类软件有数据转换接口，可以方便地获取外部数据库。如 Microsoft Excel 生成的（*.xls）数据文件、DBASE 和 FOXPRO 生成的（*.dbf）数据文件，当前国内使用广泛的 Epidata 数据管理软件也能导出 *.sps 和 *.txt 格式的数据文件与 SPSS 对接。此外，SPSS 能对数据进行基本而常用的数据处理，如计算、转换、合并等。

　　3. 操作简单　与其他同类软件相比，SPSS 最大的特色是"菜单式"操作，无需编程，因此只要知道每个菜单的功能，就可以轻松地使用它。

二、统计软件的选择与评价

统计软件种类繁多，其特点也各有千秋，在选择和评价统计软件时，可从以下几方面考虑：

1. 实用性　即一个软件能否为用户提供良好的操作界面、简便灵活的处理方式和简明的语句或命令。

2. 数据管理和文件管理能力　数据录入、核查、修改、转换和选择等功能称为数据管理。对数据文件、程序文件、结果文件等的建立、存取、修改、合并等过程，统称为文件管理。统计软件强大的数据管理和文件管理能力可以使我们轻松自如地管理海量的数据，提高工作效率。

3. 统计分析功能　统计分析功能是统计软件的核心。统计分析程序的数量和种类，决定了数据处理的深度和广度。是否最大限度地包括了研究设计、统计描述和统计推断所涉及的统计方法，以及是否为这些统计方法提供足够多的选项，也是评价软件优劣的重要内容。

4. 统计图表的绘制　绘制统计图和统计表是统计描述中的重要内容，绘制出形象鲜明、赏心悦目的统计图和结构美观、形式简洁的统计报表，可代替冗长的文字叙述，提高统计报告的可读性。因此，外观精美、种类齐全的统计图表绘制能力也是选择考核统计软件的重要方面。

5. 编程功能　虽然统计软件在不断补充、更新和完善统计方法模块，但在处理复杂多变的实际问题时，有时仍显力不从心。当使用者无法通过简单的套用固有统计模块实现研究目标时，就需要统计软件提供的编程功能完成工作。统计软件的编程功能可以充分延展其原有的功能，利用软件支持的程序语言可以设置子程序，执行分支、循环等甚至可以编写实用程序。

6. 数据容量　尽管处理的数据量与计算机的硬件配置有直接关系，但统计软件的设计水平和程序编写技巧仍起到很大作用。好的软件在一定程度上可以弥补硬件的不足，而低水平的软件会浪费好的硬件配置。

结合本教材的特点和编写目的，鉴于 SPSS 人机界面简洁明了、易于掌握、操作方便等优点，本章以 PASW SPSS 18.0 为蓝本，主要将 SPSS 统计软件的基本功能和常用统计分析方法向读者做简单介绍。读者熟悉本版本的使用后，亦可方便地使用其他版本的 SPSS 统计软件。

三、利用 SPSS 进行统计处理的基本流程

SPSS 功能强大且操作简单，这一特点集中体现在它简明统一的操作流程中。基本流程如图 8-1 所示。

（一）建立数据库

统计工作分为研究设计、收集资料、整理资料和分析资料四个步骤，资料的收集是科研工作的基础。现代医学的发展使得医学科研方法日趋多元化，医学科研工作中的数据越来越呈现大型化的趋势，即收集的样本含量和研究的变量数越来越多，如大规模的流行病学调研或多中心临床对照试验等。随着计算机应用技术的发展和普及，统计分析方法的不断深化，医学科研数据的分析处理越来越依赖于计算机完成。在使用统计软件进行分析之前，将原始数据准确、完整地录入，建立满足分析要求的数据库，是资料分析过程中的首要环节。我们在应用中可以直接在 SPSS 的数据视图窗口中按要求输入数据直接建立数据库（*.sav 格式），也可以通过读入已有的数据文件如 DBASE、FOXBASE、FOXPRO、EXCEL、LOTUS、SYLK、SAS 以及

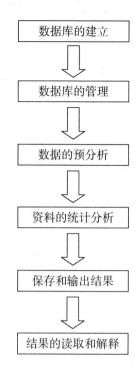

图 8-1　利用 SPSS 进行统计处理的基本流程

纯文本等格式生成数据库文件。

（二）管理数据库

对数据库的管理包括整理数据、数据变换及数据库维护等内容。整理数据的过程就是对数据库中各变量的原始数据进行检查、核对、纠错、修改的过程。实际应用时仅对数据整理还是不够的，在很多情况下，还需对数据文件进一步整理加工，如根据实际情况和统计分析要求进行数据库维护（对数据进行拆分、合并、加权、筛选、排序、转置、分类汇总、变换排列格式等操作）；有时还需要进行数据变换（如生成新变量、计算秩次、设定随机函数的种子等操作）。数据库的管理是进行统计分析前重要的步骤，可为进一步的精确分析打下坚实基础。SPSS 统计软件的数据库维护功能主要集中在 Data 菜单选项中，数据变换功能主要涵盖于 Transform 菜单内。

（三）数据的预分析

在应用统计软件对数据资料进行分析时，应当根据分析目的、设计类型、数据的实际分布、样本含量的大小等选择适当的分析方法。因此，在正式分析之前，应当对数据进行预分析，根据分析得到的描述性统计指标（如集中趋势的统计指标、离散趋势的统计指标、位置指标、分布指标等）和统计图形（如直方图、箱式图、茎叶图、QQ 图等）等信息判断资料的性质和分布特点，有助于使用者确定并选择适当的统计分析方法；向用户提示资料中的离群值和缺失数据；数据的预分析还可为变量变换（如以正态性、方差齐性为目的）提供线索。数据的预分析是我们确定分析方案的重要依据，也是决定统计结果准确性的重要保证，但在实际应用中，往往被很多使用者所忽视。SPSS 统计软件的数据预分析主要见于 Descriptive Statistics 过程中的 Explore 选项。

（四）资料的统计分析

统计功能是 SPSS 的核心部分，SPSS 几乎可以完成所有的统计分析任务。SPSS 的基本统计功能包括：描述性统计、假设检验（包括参数检验、非参数检验及其他检验）、方差分析（包括单因素方差分析和多因素方差分析）、列联表、相关分析、回归分析、对数线性分析、聚类分析、判别分析、因子分析、对应分析、时间序列分析、生存分析、多维尺度分析、信度分析、缺失值分析等。SPSS 为这些统计方法嵌入了足够多的选择项，每个选择项都有具体的意义和用法，使用者可以根据研究目的和预分析的结果，选择适当的统计分析方法及其选项。SPSS 统计软件的数据分析功能主要集中在 Analyze 模块中。

（五）结果的保存和输出

用户提交统计分析命令后，统计软件运行操作并弹出结果浏览窗口。用户可以直接存储结果文件，也可将结果导出为纯文本格式或网页格式。

（六）结果的读取与解释

资料的分析结果是科研工作的核心，它反映了科研水平的高低及其价值，是结论的依据，是形成观点与论证主题的基础。资料的描述性统计应报告统计指标（如集中趋势的描述指标、离散趋势的统计指标、相对数等），将集中指标和变异指标结合起来使用；假设检验的结果中同时报告可信区间、检验统计量和 P 值。在结果解释时，要正确地理解 P 值的意义，将统计学差异与专业上的实际差别区分开，将统计结论与专业结论有机结合，得出符合客观实际的最终结论。

需要提醒读者注意的是，由于 SPSS 的诸多统计模块中包含了丰富的选择项，很多时候我们都能看到由若干统计表和统计图构成的"浩瀚"的分析结果，很多结果或指标往往令初涉 SPSS 领域的使用者眼花缭乱，无所适从。如何准确地从这些统计图表中甄选结果，就需要使用者对选择的统计分析方法及选项有正确的认识。

第二节　SPSS 统计软件的数据管理

一、初识 SPSS 统计软件

（一）SPSS 界面

打开 SPSS 后，展现在我们面前的界面如图 8-2 所示。窗口顶部显示为 "**未标题1 [数据集0] – SPSS Statistics 数据编辑器**"，表明现在所看到的是 SPSS 数据编辑窗口。这是一个典型的 Windows 软件界面，有菜单栏和工具栏。工具栏下方为数据栏，由若干行和列组成，每行对应一条记录，每列则对应了一个变量。

SPSS 共有三个主要窗口：数据编辑窗口、程序编辑窗口和结果浏览窗口；另有两个不常用的窗口：结果草稿浏览窗口和 VBS 宏程序编辑窗口。在三个主要窗口中，数据编辑窗口是最重要也是应用最为频繁的一个，是 SPSS 的基本操作平台。

初次进入 SPSS 系统时会出现一个导航对话框，请单击右下方的 Cancel 按钮，即可进入主界面。

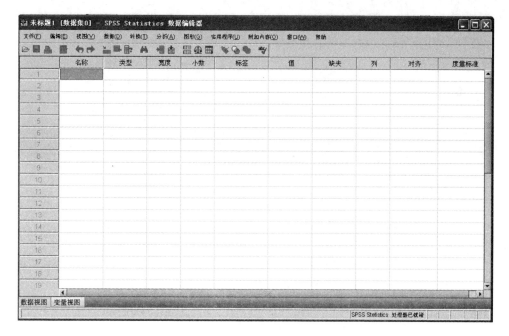

图 8-2　SPSS 的变量视图窗口

（二）定义新变量

在数据编辑窗口界面的左下方两个标签："数据视图"和"变量视图"。进入数据编辑窗口后，系统默认数据编辑窗口，分别单击这两个按钮可以进行两种视图的切换。单击"变量视图"，程序切换到变量视图窗口，如图 8-2 所示。

变量视图窗口的操作界面和 FoxPro 等数据库非常相似，每一行代表了对一个变量的定义，每一列则代表定义该变量时用到的某种属性。

1. 变量名（Name）　设置变量名，在 64 位字符以内，推荐使用英文变量名。由于 SPSS 统计软件是英文软件，使用中文名可能会有潜在的冲突。

2. 变量类型（Type）　选择该框时，右侧会出现形如…的按钮，单击它会弹出变量类型对话框，用于设置变量类型，相应地可以在右侧更改变量运算宽度等格式。常用变量类型为数值型、日期型、字符串型三种，一般默认数值型。

3. 变量宽度（Width）　设置变量运算宽度，如数值型默认为 8 位，一般不用更改。

4. 小数点后位数（Decimals）　设置小数位，默认为 2 位。

5. 变量标签（Label）　定义变量名标签，用户可以在此栏为英文变量加上中文标签，在结果输出中出现，方便结果读取。

6. 变量值（Values）标签　定义变量值标签。用于将数据中的分类变量或非连续型变量量化，应用时非常有用。定义变量后，单击值标签框右侧…，弹出变量值标签对话框如图 8-3 所示，可分别在其中输入变量的赋值和变量标签。

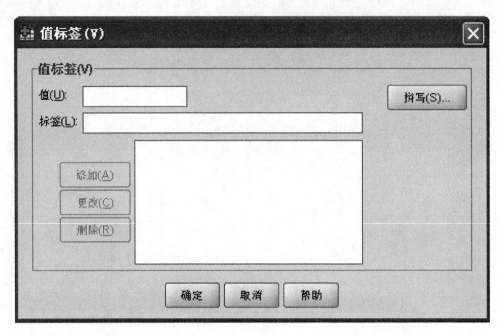

图 8-3   变量值标签对话框

7. 缺失值（Missing） 定义变量缺失值。SPSS 中默认缺失值用"."表示，如所用数据集中还有其他表示方法，则用该框来定义。

8. 列宽（Columns） 定义显示列宽，默认的列宽为 8。

9. 对齐格式（Align） 定义显示对齐方式，数据默认的对齐格式为右对齐。

10. 度量标准（Measure） 定义变量的测量尺度，和变量类型联合起来可对变量做更精确的限定，在绘制交互式统计图等方面非常有用。

二、建立 SPSS 数据库的原则与方法

医学科研的原始数据大多可用一种统一的数据结构表达，如表 8-1 所示。在表 8-1 中，每一行称为一个记录（record）或一个观察单位（case），记录每一个研究个体的各研究指标；每一列称为一个变量（variable），表示研究中的各指标。横向的记录和纵向的变量构成了常见的二维数据方阵。

表 8-1   某地 2005 年 65 岁以上老年人健康体检记录

编号	姓名	性别	年龄（岁）	民族	体重（kg）	身高（m）	高血压	糖尿病
1	刘天宇	男	78	汉族	76.52	1.69	有	无
2	王顺义	男	82	汉族	66.72	1.75	无	无
3	苗凤兰	女	70	其他	55.10	1.60	无	无
4	马志华	男	71	回族	85.63	1.82	有	有
5	周淑宏	女	77	汉族	48.45	1.54	有	无
6	赵晓曼	女	66	汉族	58.36	1.64	无	有

　　数据录入的过程，应遵循"方便录入、便于核查、易于转换、利于分析"的原则。"方便录入"是指在录入过程中尽可能减少录入的工作量，将原始数据中的分类变量数量化，如上表中的性别、民族、高血压和糖尿病的患病情况等皆为分类变量，在原始数据中表现为字符的形式，可根据实际情况将其数量化，比如，对于"性别"变量，将"男性"赋值为"1"，"女性"赋值为"2"；对于糖尿病的患病情况，将"有"赋值为"1"，"无"赋值为"0"，这样既可以节省录入时间，加快数据的录入速度，又可将原始指标转化为可被统计分析软件识别和运算的量化指标形式。"便于核查"是指一定要有标识变量，以便数据的核查校对。"易于转换"是指录入数据时要考虑不同软件的要求，如一些软件不能识别中文，一些软件的变量名要求不能超过8个字符等，因此，在录入数据时，变量名一般尽可能用英文，不超过8字符，数据尽可能用数值表示，这样数据库被分析软件读入时，就不易丢失数据和出现差错。"利于分析"是指收集的资料尽可能录成一个数据库文件，而不要分解成多个数据文件，且录入的格式应满足多种统计分析方法的需要。分析所用数据库的格式见表8-2。

表 8-2　由原始数据库转化的分析数据库格式

number	name	gender[a]	age	nationality[b]	weight	height	HBP[c]	diabetes[d]
1	刘天宇	1	78	1	76.52	1.69	1	0
2	王顺义	1	82	1	66.72	1.75	0	0
3	苗凤兰	2	70	3	55.10	1.60	0	0
4	马志华	1	71	2	85.63	1.82	1	1
5	周淑宏	2	77	1	48.45	1.54	1	0
6	赵晓曼	2	66	1	58.36	1.64	0	1

注：a：1男、2女；b：1汉族、2回族、3其他；c：0无、1有；d：0无、1有。

三、生成 SPSS 数据库

（一）直接录入

　　以表8-2中的数据为例，我们尝试通过直接录入建立数据库。首先进入变量视图窗口的操作界面，在变量名（Name）栏中将各变量名（英文）依次输入，在Type栏中按变量的特征定义变量的类型，如name为字符型外，number、age、weight、height、gender、nationality、HBP、diabetes均为数值型。根据数据的实际情况分别定义宽度（Width）和小数位（Decimals）。为了便于浏览结果，大家可以在变量标签（Label）栏中添加变量的中文含义。然后对gender、nationality、HBP、diabetes在变量值标签（Values）栏中按照预先设定的数值定义变量值标签。

　　现在回到数据视图窗口，9个变量一览无余地展示在眼前了。在数据栏中输入数据，可以通过Enter按照变量纵向输入或Tab按照记录横向输入。修改或补漏某个数据，只需将光标移动至相应单元格，输入相应数值，按回车键即可。

　　录入完毕后可进行简单的数据核查，对于age、weight、height这样的数值变量，可以利用主菜单【数据】（Data）中的【排序个案】（Sort Cases）选项对数据排序，数值大小一目了然，便于发现错误。对于gender、nationality、HBP、diabetes这类分类变量，可以在主菜单的

【视图】（View）中选择【值标签】（Value Labels）选项，或者直接单击工具栏上的 图标，数据视图中的数值就会变成相应变量值的标签，有利于及时发现缺失值或者无标签的数值，这些往往是录入时遗漏或错误的数值。

（二）读入其他类型的数据文件

SPSS 有很好的兼容性，能将 DBASE、FOXBASE、FOXPRO、EXCEL、LOTUS、SYLK、SAS 以及纯文本格式的数据文件读入并进行统计分析。SPSS 提供了几种方法打开其他格式的数据文件：

1. 直接打开或直接单击快捷工具栏中的" "按钮，系统就会弹出【打开数据】（Open File）对话框，单击"文件类型"列表框，选择所需的文件类型，选中所要打开的文件即可。

2. 使用数据库查询打开　SPSS 提供了利用通用的数据库 ODBC 接口读取数据的方法，可读取支持 ODBC 规范的数据库。

3. 使用导入向导读入文本文件　选择菜单【文件】（File）→【检索】（read text data）即可实现数据的读入。

还可以根据表 8-2 提供的数据在 Excel 中建立数据库，存储为".xls"格式，将该文件关闭后，尝试利用 SPSS 软件直接打开。

（三）保存数据文件

选择菜单【文件】（File）→【保存】（save），对于从未保存过的数据库，将会弹出【将数据另存为】（Save Data As）对话框，通过下方的保存类型列表框，可选择保存数据文件的类型；若文件曾经存储过，系统会自动按原文件名保存数据，亦可通过热键"Ctrl+S"实现文件的保存。选择 Save Data As 对话框中的【变量】（Variables）按钮可选择需要保存的变量。保存新的数据文件可选择菜单【文件】（File）→【另存为】（save as）。保存后的文件名后缀为".sav"。

如果在运行过程中产生统计分析结果文件，可把 输出1 [文档1] - SPSS Statistics 查看器 窗口当作当前窗口，使用上述方法进行存储，其保存文件名的后缀应为".spv"。

四、数据文件的管理

管理数据库包括整理数据、数据库维护及数据变换等内容。SPSS 统计软件的数据库维护功能主要集中在【数据】（Data）菜单选项中，数据变换功能主要涵盖于【转换】（Transform）菜单内。

（一）【转换】（Transform）菜单简介

【转换】（Transform）菜单中主要集中了一些对变量进行变换的过程，如对原始数据进行数学运算、为变量赋值、对数据重新编码、计算秩次等。

1.【计算变量】（Compute）选项　为变量赋值，【目标变量】（Target Variable）可以是新变量，也可以是已有的变量。操作的数据集可以是所有记录，也可以设置逻辑条件，只对满足条件的记录赋值，其余记录的相应变量或保持原状（目标变量为已有变量时）或被赋为缺失值（目标变量为新变量时）。

2.【随机数字生成器】（Random Number Seed）选项　用于设定伪随机函数的随机种子。

3.【对案内的值计数】（Count）选项　用于标示某个值或某些值在某个变量的取值中是

否出现。

4.【重新编码为相同变量】（**Recode into Same Variables**）**选项** 从原变量值按照某种一一对应的关系生成新变量值，将新值赋给原变量。

5.【重新编码为不同变量】（**Recode into Different Variables**）**选项** 从原变量值按照某种一一对应的关系生成新变量值，将新值赋给生成的新变量，实际效果与 Compute 选项类似。

6.【可视离散化】（**Visual Bander**）**选项** 将连续性变量自动按照要求分成等间距的若干组。

7.【个案排秩】（**Rank Cases**）**选项** 根据某个选定变量 V 的数值大小排序，再将秩次结果储存至一个新变量 rV（即原变量名前加 r 表示 Rank 秩次的意思）中。

8.【自动重新编码】（**Automatic Record**）**选项** 按照原变量值的大小生成新变量，变量值为按原值的大小排列的顺次，功能与 Rank Cases 相似（等同于相同数值给予最小秩次的情况）。

9.【创建时间序列】（**Create Time Series**）**选项** 用于自动生成时间序列变量。

10.【替换缺失值】（**Replace Missing Value**）**选项** 缺失值替换选项，用于时间序列模型数据的预处理。

（二）【数据】（Data）菜单简介

Transform 菜单更多的是针对变量进行具体的操作，而在很多情况下，我们需要对整个数据文件进行整理加工，如根据分析要求对数据进行筛选、分组、加权、合并、拆分、转换存储格式等操作，这些功能主要集中在 Data 菜单中。

1.【定义变量属性】（**Define Variable Properties**）**选项** 对数据集中已经存在的变量进一步定义其属性。

2.【复制数据属性】（**Copy Data Properties**）**选项** 将定义好的数据字典直接应用到当前文件中，可大大提高连续性项目对原有资源的利用效率。所谓数据字典就是事先设定的包括变量格式、变量标签、值标签、缺失值定义等内容的详细数据格式。

3.【定义日期】（**Define Dates**）**选项** 自动生成时间变量，主要用于时间序列模型。

4.【排序个案】（**Sort Cases**）**选项** 对变量按照观测值进行升序或降序排列，便于进行数据核查，及时发现异常值或缺失值。

5.【转置】（**Transpose**）**选项** 对数据进行行列转置，一条记录转成一个变量，变量转为一条记录。未被选入的变量转置时被丢弃。

6.【重组】（**Restructure**）**选项** 改变原数据的排列格式，主要用于重复测量资料的整理。

7.【合并文件】（**Merge Files**）**选项** 合并数据文件，包括从外部数据文件中增加记录的纵向合并和从外部数据文件中增加变量的横向合并。

8.【分类汇总】（**Aggregate**）**选项** 对数据进行分类汇总，可以按照指定的分类变量对观测值进行描述性统计量的计算，结果可存储为新的数据文件，亦可替换当前数据文件。

9.【正交设计】（**Orthogonal Design**）**选项** 自动生成正交设计表格，是结合分析的重要工具。

10.【拆分文件】（**Split File**）**选项** 将数据文件按某个或某些分类变量分组进行处理。

11.【选择个案】（**Select Cases**）**选项** 按照设定的条件挑选符合要求的记录进行处理。

12.【加权个案】（**Weight Cases**）**选项** 指定权重变量（频数变量），主要用于定义频数表资料的频数变量。

第三节   常用的统计方法应用 SPSS 统计软件实现

一、定量变量资料的统计分析

（一）配对设计样本均数比较的 t 检验

配对设计样本均数比较的 t 检验首先要计算各对观察数据之差 d，要求差值的总体服从正态分布。

1. 建立数据库   以"例3.23 研究某种药物是否具有降压效果，对 10 例高血压患者进行用药前后收缩压水平的测定，得到如下资料，试比较血压水平在用药前后是否不同？"为例建立数据库。

2. 操作方法   点击【分析】→【均值比较】→【配对样本 t 检验】命令，弹出对话框，分别选中两个变量，送入右侧空白处，点击"确定"。

3. 结果解释   引例的结果如下：

表 8-3   配对样本 t 检验分析结果

		配对差值					t	自由度	显著性（双尾）
		平均值	标准差	标准误差平均值	差值95%置信区间				
					下限	上限			
配对1	用药前血压 - 用药后血压	4.67000	1.76701	0.55878	3.40596	5.93404	8.358	9	0.000

表8-3是配对 t 检验的分析结果，表中分别列出了差值的均数（Mean）、差值的标准差（Std.Deviation）、差值的标准误（Std.Error Mean）、95%的可信区间以及检验统计量 t 值、自由度（df）和双尾概率值 Sig（双侧）。$t = 8.358$，$P = 0.000$，按 $\alpha = 0.05$ 水准，拒绝 H_0，接受 H_1，差别有统计学意义，可以认为服用该降压药前后的血压有差别。

（二）两个独立样本均数比较的 t 检验

两样本均数的比较要求两样本来自的总体分布服从正态分布，还要求两总体的方差齐。如果呈正态，但方差不齐，可采用校正后的 t 检验结果，否则就应采用变量变换使之满足条件，或用非参数检验。

例 8-1   现有两组小鼠分别饲以高蛋白和低蛋白饲料，4 周后记录小鼠体重增加量（g），欲分析两组小鼠体重增加量的均数是否相等。数据如下：

高蛋白组：50 47 42 43 39 51 43 48 51 42 50 43

低蛋白组：36 38 37 38 36 39 37 35 33 37 39 34 36

1. 建立数据库   设定两个变量：小鼠体重增加量（g）、分组变量（1 = 高蛋白组，2 = 低蛋白组），输入数据并保存。

2. 操作方法

点击【分析】→【描述统计】→【探索性研究】，将"小鼠体重增加量（g）"变量放入因变量列表中，将"分组"变量放入因子列表中，点击"绘制"，勾选"带检验的正态图"，点击"确定"，得到正态性检验结果。

点击【分析】→【比较均值】→【独立样本 t 检验】，将"小鼠体重增加量（g）"变量放入因变量列表中，将"分组"变量放入因子列表中，定义组（组 1 键入 1、组 2 键入 2），点击"确定"得 t 检验结果。

3. 结果解释

引例的结果如下：

表 8-4　正态性检验结果

	分组	Kolmogorov-Smirnov[a]			Shapiro-Wilk		
		统计量	df	Sig.	统计量	df	Sig.
体重增加量	高蛋白组	0.244	12	0.048	0.888	12	0.111
	低蛋白组	0.152	13	0.200[x]	0.951	13	0.606

a. Lilliefors 显著水平修正

*. 这是真实显著水平的下限。

表 8-4 同时输出两种正态性检验方法的检验结果。SPSS 规定：当样本含量 $3 \leqslant n \leqslant 5000$ 时，结果以 Shapiro-Wilk（W 检验）为准；当样本含量 $n > 5000$ 时，结果以 Kolmogorov Smirnov（D 检验）为准。本资料样本含量 $n_1 = 12$，$n_2 = 13$，检验结果以 Shapiro Wilk（W 检验）为准，由 SPSS 计算出两组的 W 值确定的概率 $P_1 = 0.111$，$P_2 = 0.606$，尚不能拒绝零假设，可以认为该资料服从正态分布。

表 8-5　两个独立样本 t 检验结果

		方差方程的 Levene 检验		均值方程的 t 检验					差分的 95% 置信区间	
		F	Sig.	t	df	Sig.(双侧)	均值差值	标准误差值	下限	上限
体重增加量	假设方差相等	20.229	.000	7.222	23	.000	9.21154	1.27547	6.57303	11.85004
	假设方差不相等			7.017	14.688	.000	9.21154	1.31266	6.40848	12.01459

独立样本 t 检验的结果可以分为两大部分：① Levene 方差齐性检验，用于判断比较的两组总体方差是否齐同。这里给出的检验结果 $F = 20.229$，$P = 0.000$，可见本例中的两总体方差是不齐的；②总体均数的 t 检验，在方差齐或不齐时分别给出相应的检验统计量和 P 值。本例方差为不齐，选择第二行 t 检验分析结果，故 $t = 7.017$，$P = 0.000$，拒绝 H_0，接受 H_1，可以认为两组小鼠体重增加量的均数不同。高蛋白饲料组小鼠体重增加量高于低蛋白饲料组。

（三）方差分析

方差分析的应用条件为：①各样本为彼此独立的随机样本；②各样本均来自于正态总体；③各样本总体方差相等。

1. 完全随机设计资料的方差分析

（1）建立数据库：以"例 3.28 三种不同喂养方式下大鼠红细胞数数据"为例建立数据库，设定两个变量：红细胞数，喂养方式（1 = 普通饲料组，2 = 10% 大豆饲料组，3 = 15% 大豆饲料组），输入数据并保存。

（2）操作方法：点击【分析】→【均值比较】→【单因素方差分析】，将"红细胞数"变量放入因变量列表中，"喂养方式"变量放入因子列表中，选项中勾选"描述性"和"方差同质性检验"，两两比较中勾选"LSD"和"SNK"，点击"确定"得到结果。

（3）结果解释：引例的结果如下。

表 8-6 方差齐性检验结果

大鼠红细胞数

莱文统计	自由度 1	自由度 2	显著性
0.714	2	27	0.499

表 8-6 列出了方差齐性检验结果，$P = 0.519$，各组方差齐。

表 8-7 方差分析结果

大鼠红细胞数

	平方和	自由度	均方	F	显著性
组间	40.726	2	20.363	30.913	0.000
组内	17.785	27	0.659		
总计	58.512	29			

表 8-7 列出了单因素方差分析结果，可见统计量 $F = 30.913$，$P = 0.000$，按 $\alpha = 0.05$ 水准拒绝 H_0，接受 H_1，组间差别有统计学意义，可以认为三种不同饲料喂养大鼠红细胞数的总体均值不全相同，即三个总体均数中至少有两个不同，至于多个总体均数中两两均数之间的差别，可用多个均数间两两比较的方法（如 SNK 法或 LSD 法）。

表 8-8 不同喂养方式的红细胞数目 SNK 检验

	喂养方式	个案数	Alpha 的子集 = 0.05		
			1	2	3
S-N-K[a]	普通饲料	10	4.3320		
	10%大豆饲料	10		5.5960	
	15%大豆饲料	10			7.1800
	显著性		1.000	1.000	1.000

将显示齐性子集中各个组的平均值。

a. 使用调和平均值样本大小 = 10.000。

表 8-8 为 SNK 法的两两比较结果，在表格的纵向，各组均数按照大小顺序排列，在横向表格又被分为若干亚组，各亚组间 P 值小于 0.05，而同一亚组内的各均值比较则无统计学差异。从上表可见三组间差别均有统计学意义。

表 8-9 不同喂养方式的红细胞数目 LSD 检验

因变量: 大鼠红细胞数

	(I) 喂养方式	(J) 喂养方式	平均值差值 (I-J)	标准误差	显著性	95% 置信区间	
						下限	上限
LSD	普通饲料	10%大豆饲料	-1.26400*	.36297	.002	-2.0087	-.5193
		15%大豆饲料	-2.84800*	.36297	.000	-3.5927	-2.1033
	10%大豆饲料	普通饲料	1.26400*	.36297	.002	.5193	2.0087
		15%大豆饲料	-1.58400*	.36297	.000	-2.3287	-.8393
	15%大豆饲料	普通饲料	2.84800*	.36297	.000	2.1033	3.5927
		10%大豆饲料	1.58400*	.36297	.000	.8393	2.3287

表 8-9 为 LSD 法的两两比较结果，比较结果与 SNK 法一致。

2．随机区组设计资料的方差分析　随机区组设计资料的方差分析过程见于一般线性模型模块中的单变量菜单过程，此处略去，读者可参考相关书籍学习。

二、分类变量资料的统计分析

χ^2 检验是一种用途比较广泛的假设检验方法，在分类资料统计分析中可以检验两个（或多个）率或构成比之间差别是否具有统计学意义，从而推断两个（或多个）总体率或构成比之间差别是否具有统计学意义。

（一）成组四格表（fourfold table）资料的 χ^2 检验

四格表资料卡方检验应用条件：①当 $n \geqslant 40$ 且 $T \geqslant 5$ 时，用 Pearson χ^2 检验，若 $P \approx \alpha$，改用确切概率法；②当 $n \geqslant 40$ 且 $1 \leqslant T < 5$ 时，用校正 χ^2 检验；③当 $n < 40$ 或 $T < 1$ 时，使用 Fisher's Exact Test 即确切概率法。

1．建立数据库　以"例 4.10 两种药物治疗十二指肠溃疡的效果"为例建立数据库，设定 3 个变量："组别"变量（1 = 甲组、2 = 乙组），"结果"变量（1 = 有效、2 = 无效），"频数"变量，输入数据并保存。

2．操作方法

（1）加权个案，将数据指定为频数格式：点击【数据】→【加权个案】，将"频数"变量放入频数变量列表中，点击"确定"。

（2）点击【分析】→【描述统计】→【交叉表】，将"组别"变量放入行变量列表中，将"结果"变量放入列变量列表中，统计量列表中勾选"卡方"选项，点击"确定"得到结果。

3．结果解释　引例的分析结果如下：

首先输出的结果是处理记录缺失值情况报告，可见 224 例均为有效值（表 8-10）。

表 8-10　案例处理摘要

	案例					
	有效的		缺失		合计	
	N	百分比	N	百分比	N	百分比
分组 * 频数	224	100.0%	0	.0%	224	100.0%

表 8-11　两种药物疗效比较

计数

		结果		合计
		有效	无效	
分组	甲组	101	15	116
	乙组	74	34	108
合计		175	49	224

表 8-11 为输出的四格表，按照预先要求同时给出了周边合计。

表 8-12   卡方检验结果

	值	df	渐进 Sig.(双侧)	精确 Sig.(双侧)	精确 Sig.(单侧)
Pearson 卡方	11.262[a]	1	.001		
连续校正[b]	10.202	1	.001		
似然比	11.461	1	.001		
Fisher 的精确检验				.001	.001
线性和线性组合	11.211	1	.001		
有效案例中的 N	224				

a. 0 单元格(.0%)的期望计数少于 5。最小期望计数为 23.63。

b. 仅对 2×2 表计算

表 8-12 给出的结果从左到右依次为：检验统计量值（Value）、自由度（df）、双侧近似概率、双侧精确概率、单侧精确概率；从上到下为：Pearson 卡方（即常用的卡方检验统计量）、连续性校正的卡方、对数似然比方法计算的卡方值、Fisher 确切概率法、线性相关的卡方值、有效记录数。

本例样本量大于 40，最小理论频数大于 5，选择 Pearson 卡方这一行的结果，即 $\chi^2 = 11.262$，$P = 0.01$，因 $P < 0.05$，按 $\alpha = 0.05$ 水准，拒绝 H_0，接受 H_1，认为两种药物治疗十二指肠溃疡的效果差别有统计学意义。

（二）配对四格表资料的 χ^2 检验

1. 建立数据库   以"例 4.12 某抗癌新药两种剂量的毒理实验结果比较"为例建立数据库，设定 3 个变量：甲剂量结局（1 = 生存、2 = 死亡），乙剂量结局（1 = 生存、2 = 死亡），频数。

2. 操作方法

（1）加权个案，将数据指定为频数格式。点击【数据】→【加权个案】，将"频数"变量放入频数变量列表中，点击"确定"。

（2）点击【分析】→【描述统计】→【交叉表】，将"甲剂量结局"变量放入行变量列表中，将"乙剂量结局"变量放入列变量列表中，统计量列表中勾选"McNemar"选项，点击"确定"得到结果。

3. 结果解释   引例的结果如下：

表 8-13   配对四格表资料卡方检验结果

	值	精确 Sig.(双侧)
McNemar 检验		.031[a]
有效案例中的 N	48	

a. 使用的二项式分布。

表 8-13 输出的表格中，因 $P = 0.031$，按 $\alpha = 0.05$ 水准，拒绝 H_0，接受 H_1，可以认为抗癌新药的两种剂量在动物实验抗癌效果上的差别有统计学意义。

三、非参数统计方法

（一）配对资料的符号秩和检验

1. 建立数据库   以"例 5.1 12 名患者研究起始与结束量表评分结果"为例建立数据库。

2．操作方法　点击【分析】→【非参数检验】→【两个相关样本秩和检验】，将两个变量分别放入右侧空白处，点击"确定"得到结果。

3．结果解释　引例的分析结果如下：

表 8-14　治疗前后编秩结果

		个案数	秩平均值	秩的总和
结束评分 - 起始评分	负秩	9[a]	7.33	66.00
	正秩	3[b]	4.00	12.00
	绑定值	0[c]		
	总计	12		

a. 结束评分 < 起始评分

b. 结束评分 > 起始评分

c. 结束评分 = 起始评分

表 8-14 为秩和检验中的编秩情况表，对研究起始与结束量表评分差值进行分析，可见负秩和较高，即研究结束后量表评分可能低于研究起始时评分，但有无统计学意义还要根据秩和检验结果做出判定。

表 8-15　配对秩和检验结果

	结束评分 - 起始评分
Z	-2.123[b]
渐近显著性（双尾）	.034

a. 威尔科克森符号秩检验

b. 基于正秩。

表 8-15 为秩和检验结果，列出了检验统计量 Z 值和概率 P 值。$Z = -2.123$，$P = 0.034$，按 $\alpha = 0.05$ 检验水准，拒绝 H_0，接受 H_1，可认为研究起始结束评分差异有统计学意义，研究结束量表评分低于研究起始时评分。

（二）完全随机设计下两组定量资料的秩和检验

当资料不符合成组设计 t 检验的应用条件时，可用 Wilcoxon 秩和检验。

1．建立数据库　以"例 5.2A 菌组与对照组的吞噬指数的差别有无统计学意义？"为例建立数据库。建立变量类型同两个独立样本 t 检验。

2．操作方法

点击【分析】→【非参数检验】→【两个独立样本秩和检验】，将"吞噬指数"变量放入检验变量列表中，将"分组"变量放入分组变量列表中，定义组（组 1 输入 1、组 2 输入 2），点击确定得秩和检验结果。

3．结果解释　引例的分析结果如下：

表 8-16   两组编秩结果

	分组	个案数	秩平均值	秩的总和
吞噬指数	A菌组	16	11.13	178.00
	对照组	16	21.88	350.00
	总计	32		

表 8-16 列出了秩和检验中的编秩情况，对照组中吞噬指数秩和与平均秩和均高于 A 菌组。

表 8-17   两组秩和检验分析结果

	吞噬指数
曼-惠特尼 U	42.000
威尔科克森 W	178.000
Z	-3.261
渐近显著性（双尾）	.001
精确显著性 [2*(单尾显著性)]	.001[b]

a. 分组变量：分组

b. 未针对绑定值进行修正。

表 8-17 为 Wilcoxon 秩和检验结果，$Z = -3.261$，$P = 0.001$，故 $P < 0.05$，按 $\alpha = 0.05$ 检验水准，拒绝 H_0，接受 H_1，可以认为两组的吞噬指数总体的分布不同。

（三）完全随机设计下多组定量资料的秩和检验

完全随机设计下多组定量资料的秩和检验与两组资料秩和检验类似，见于非参数检验模块中的 k 个独立样本的秩和检验过程，此处从略。

（四）等级资料的秩和检验

1．建立数据库   以"例 5.4 三种治疗方法治疗病毒疣的疗效比较"为例建立数据库，设定 3 个变量：分组（1 = 新型疗法、2 = 冷冻疗法、3 = CO_2 激光疗法），疗效（1 = 治愈、2 = 显效、3 = 有效、4 = 无效），频数。输入结果并保存。

2．操作方法

（1）加权个案，将数据指定为频数格式。点击【数据】→【加权个案】，将"频数"变量放入频数变量列表中，点击"确定"。

（2）点击【分析】→【非参数检验】→【K 个独立样本秩和检验】，将"疗效"变量放入检验变量列表中，将"分组"变量放入分组变量列表中，定义组（最小值输入 1、最大值输入 2），点击"确定"得秩和检验结果。

3．结果解释

表 8-18   三组等级资料秩和检验结果

	疗效
卡方	10.887
自由度	2
渐近显著性	.004

a. 克鲁斯卡尔-沃利斯检验

b. 分组变量：分组

表 8-18 结果显示 $\chi^2 = 10.887$，$P = 0.004$，$P < 0.05$。按 $\alpha = 0.05$ 检验水准，拒绝 H_0，接受 H_1，可以认为三种治疗方法对病毒疣的治疗效果不同。

四、直线相关与回归

在医学研究中，常常需要研究两个变量的关联性以及变量间依存变化的数量关系，这就涉及两个变量之间的相关分析与回归分析。

（一）直线相关

直线相关用于分析研究两个事物或现象间是否有关系、关系的密切程度和相关的方向。直线相关分析要求资料是基于服从正态分布的双变量（Bivariate：X，Y）随机样本，即 X 和 Y 是同一研究对象的两种观测值。

1. 建立数据库 以"例 6.1 10 名健康成年女性体重与腰围的关系"为例建立数据库。

2. 操作方法

（1）绘制散点图：点击【图形】→【旧对话框】→【散点图】，"体重"变量放入 Y 轴变量空白处，"腰围"变量放入 X 轴变量空白处，点击"确定"。

（2）相关分析：点击【分析】→【相关】→【双变量相关】，将两个变量分别放入右侧变量空白处，并勾选"Pearson"，点击"确定"得到相关分析结果。

3. 结果解释

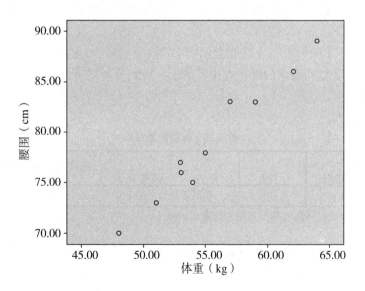

图 8-4 10 名健康成年女性体重与腰围的相关关系散点图

从图 8-4 中可以看出体重和腰围有着明显的直线趋势，且在图中未发现异常点，可以进行进一步的直线相关分析。

表 8-19   体重和腰围直线相关分析结果

		体重（kg）	腰围（cm）
体重（kg）	Pearson 相关性	1	.982**
	显著性（双侧）		.000
	N	10	10
腰围（cm）	Pearson 相关性	.982**	1
	显著性（双侧）	.000	
	N	10	10

**. 在 .01 水平（双侧）上显著相关。

表 8-19 为直线相关分析结果，从表中可以看出体重与腰围的相关系数 $r = 0.982$，$P = 0.000$，总体直线相关系数不为零，即体重和腰围之间存在直线关系。

（二）直线回归

直线回归方程可以定量地描述一个变量（因变量 Y）随着另一个变量（自变量 X）的改变而变化的数量关系。其中 X 可以是规律变化的或人为选定的一些数值（非随机变量），也可以是随机变量，前者称为 I 型回归，后者称为 II 型回归。

直线回归分析的应用条件：①两变量存在线性趋势（linear）；②各观测间彼此独立；③残差 e_i 服从正态分布 $N(0, \sigma^2)$；④方差齐性，即 e_i 的大小不随所有变量的取值变化而改变。

应用 SPSS 统计软件进行回归分析时可以通过绘制散点图和残差分析（residual analysis）对资料的适用性进行判断。

1. 建立数据库　以"例 6.1 10 名健康成年女性体重与腰围的数据"为例建立数据库。

2. 操作方法

点击【分析】→【回归】→【双变量回归】，将"体重"变量放入自变量列表空白处，将"腰围"变量放入因变量列表空白处，点击"确定"得到分析结果。

3. 结果解释

表 8-20   模型汇总结果

模型	R	R 方	调整 R 方	标准 估计的误差
1	0.982[a]	0.964	0.960	1.21321

a. 预测变量:（常量),体重（kg）。

表 8-20 给出了模型的拟合优度报告，显示模型 1 的相关系数为 0.982，决定系数为 0.964，校正决定系数为 0.960。

表 8-21   总体回归方程方差分析结果

模型		平方和	df	均方	F	Sig.
1	回归	316.225	1	316.225	214.846	.000[a]
	残差	11.775	8	1.472		
	总计	328.000	9			

a. 预测变量:（常量),体重（kg）。

b. 因变量:腰围（cm）

表 8-21 是所用模型的检验结果，$F = 214.846$，$P = 0.000$，说明建立的回归模型有统计学意义。

表 8-22 回归方程系数分析结果

模型		非标准化系数		标准系数	t	Sig.
		B	标准 误差	试用版		
1	（常量）	12.401	4.560		2.720	.026
	体重（kg）	1.198	.082	.982	14.658	.000

a.因变量:腰围（cm）

表 8-22 给出了包括常数项（Constant）在内的回归系数的检验结果，可见体重作为自变量是有统计学意义的。由此得到健康人由体重推算腰围的回归方程：

$$\hat{Y} = 12.401 + 1.198X$$

SPSS 软件方便易用，操作界面友好，对于初学者很容易上手，实际中需要注意以下问题：①要掌握基本的统计方法，原理及适用条件；②要根据分析的目的、资料类型、设计类型选择恰当的统计分析方法；③对于分析结果要准确、恰当并结合实际给出结论；④切忌不对资料进行初步分析，忽视统计方法应用条件，盲目套用其中的某些统计模块，获得所需的"分析结果"。

知识拓展

R 软件

R 语言是统计领域广泛使用的、诞生于 1980 年左右的 S 语言的一个分支。R 语言是 S 语言的一种实现。S 语言是由 AT&T 贝尔实验室开发的一种用来进行数据探索、统计分析、作图的解释型语言。最初 S 语言的实现版本主要是 S-PLUS。S-PLUS 是一个商业软件，它基于 S 语言，并由 MathSoft 公司的统计科学部进一步完善。

R 是一套完整的数据处理、计算和制图软件系统。其功能包括：数据存储和处理系统；数组运算工具（其向量、矩阵运算方面功能尤其强大）；完整连贯的统计分析工具；优秀的统计制图功能；简便而强大的编程语言：可操纵数据的输入和输出，可实现分支、循环，用户可自定义功能。

与其说 R 是一种统计软件，还不如说 R 是一种数学计算的环境，因为 R 并不是仅仅提供若干统计程序，使用者只需指定数据库和若干参数便可进行一个统计分析。

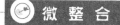 微整合

临床应用

SPSS 统计分析临床应用实例

某医生用某种中药治疗 1 型糖尿病患者和 2 型糖尿病患者共 45 例，结果见下表。试作统计分析（主要包括判断设计类型、资料类型、建立变量，输入数据库，SPSS 软件操作，分析结果解释）。

某种中药治疗两型糖尿病的疗效比较

疗效等级	1型糖尿病	2型糖尿病	合计
无效	9	3	12
好转	8	9	17
显效	5	11	16
合计	22	23	45

（柳春波）

思 考 题

1．如何将数据输入到 SPSS 数据库文件中？

2．SPSS 软件可以读取哪些类型数据文件？

3．试述计量资料单变量差别性比较的假设检验操作步骤。

4．试述四格表资料卡方检验的假设检验操作步骤。

5．某年某医生将主述无月经患者，根据其基础代谢量分为甲状腺功能亢进、正常与低下三组，测定尿中总雌激素排泄量如下表所示，问三组间有无显著性差异？

甲状腺功能状态与尿中雌激素排泄量（ng/L）

亢进组	正常组	低下组
13.0	14.1	9.2
6.8	7.9	11.6
7.8	6.0	4.2
15.5	6.7	
11.4	5.2	
	10.7	
	3.8	
	9.4	
	13.9	

请回答：

（1）该项研究设计属于什么类型的研究？

（2）应用 SPSS 软件进行统计分析，并对结果做出解释。

附表1　标准正态分布曲线下的面积 $\varphi(-u)$ 值

u	0.00	0.01	0.02	0.03	0.04	0.05	0.06	0.07	0.08	0.09
−3.0	0.0013	0.0013	0.0013	0.0012	0.0012	0.0011	0.0011	0.0011	0.0010	0.0010
−2.9	0.0019	0.0018	0.0018	0.0017	0.0016	0.0016	0.0015	0.0015	0.0014	0.0014
−2.8	0.0026	0.0025	0.0024	0.0023	0.0023	0.0022	0.0021	0.0021	0.0020	0.0019
−2.7	0.0035	0.0034	0.0033	0.0032	0.0031	0.0030	0.0029	0.0028	0.0027	0.0026
−2.6	0.0047	0.0045	0.0044	0.0043	0.0041	0.0040	0.0039	0.0038	0.0037	0.0036
−2.5	0.0062	0.0060	0.0059	0.0057	0.0055	0.0054	0.0052	0.0051	0.0049	0.0048
−2.4	0.0082	0.0080	0.0078	0.0075	0.0073	0.0071	0.0069	0.0068	0.0066	0.0064
−2.3	0.0107	0.0104	0.0102	0.0099	0.0096	0.0094	0.0091	0.0089	0.0087	0.0084
−2.2	0.0139	0.0136	0.0132	0.0129	0.0125	0.0122	0.0119	0.0116	0.0113	0.0110
−2.1	0.0179	0.0174	0.0170	0.0166	0.0162	0.0158	0.0154	0.0150	0.0146	0.0143
−2.0	0.0228	0.0222	0.0217	0.0212	0.0207	0.0202	0.0197	0.0192	0.0188	0.183
−1.9	0.0287	0.0281	0.0274	0.0268	0.0262	0.0256	0.0250	0.0244	0.0239	0.0233
−1.8	0.0359	0.0351	0.0344	0.0336	0.0329	0.0322	0.0314	0.0307	0.0301	0.0294
−1.7	0.0446	0.0436	0.0427	0.0418	0.0409	0.0401	0.0392	0.0384	0.0375	0.0367
−1.6	0.0548	0.0537	0.0526	0.0516	0.0505	0.0495	0.0485	0.0475	0.0465	0.0455
−1.5	0.0668	0.0655	0.0643	0.0630	0.0618	0.0606	0.0594	0.0582	0.0571	0.0559
−1.4	0.0808	0.0793	0.0778	0.0764	0.0749	0.0735	0.0721	0.0708	0.0694	0.0681
−1.3	0.0968	0.0951	0.0934	0.0918	0.0901	0.0885	0.0869	0.0853	0.0838	0.0823
−1.2	0.1151	0.1131	0.1112	0.1093	0.1075	0.1056	0.1038	0.1020	0.1003	0.0985
−1.1	0.1357	0.1335	0.1314	0.1292	0.1271	0.1251	0.1230	0.1210	0.1190	0.1170
−1.0	0.1587	0.1562	0.1539	0.1515	0.1492	0.1469	0.1446	0.1423	0.1401	0.1379
−0.9	0.1841	0.1814	0.1788	0.1762	0.1736	0.1711	0.1685	0.1660	0.1635	0.1611
−0.8	0.2119	0.2090	0.2061	0.2033	0.2005	0.1977	0.1949	0.1922	0.1894	0.1867
−0.7	0.2420	0.2389	0.2358	0.2327	0.2296	0.2266	0.2236	0.2206	0.2177	0.2148
−0.6	0.2743	0.2709	0.2676	0.2643	0.2611	0.2578	0.2546	0.2514	0.2483	0.2451
−0.5	0.3085	0.3050	0.3015	0.2981	0.2946	0.2912	0.2877	0.2843	0.2810	0.2776
−0.4	0.3446	0.3409	0.3372	0.3336	0.3300	0.3264	0.3228	0.3192	0.3156	0.3121
−0.3	0.3821	0.3783	0.3745	0.3707	0.3669	0.3632	0.3594	0.3557	0.3520	0.3483
−0.2	0.4207	0.4168	0.4129	0.4090	0.4052	0.4013	0.3974	0.3936	0.3807	0.3859
−0.1	0.4602	0.4562	0.4522	0.4483	0.4443	0.4404	0.4364	0.4325	0.4286	0.4247
−0.0	0.5000	0.4960	0.4920	0.4880	0.4840	0.4801	0.4761	0.4721	0.4681	0.4641

注：$\varphi(u)=1-\varphi(-u)$。

附表 2　t 界值表

自由度 ν	单侧：	0.25	0.20	0.10	0.05	0.025	0.01	0.005	0.0025	0.001	0.0005
	双侧：	0.50	0.40	0.20	0.10	0.05	0.02	0.010	0.0050	0.002	0.0001
1		1.000	1.376	3.078	6.314	12.706	31.821	63.657	127.321	318.309	636.619
2		0.816	1.061	1.886	2.920	4.303	6.965	9.925	14.089	22.327	31.599
3		0.765	0.978	1.638	2.353	3.182	4.540	5.841	7.453	10.215	12.924
4		0.741	0.941	1.533	2.132	2.776	3.747	4.604	5.597	7.173	8.610
5		0.727	0.920	1.476	2.015	2.570	3.365	4.032	4.773	5.893	6.868
6		0.718	0.906	1.440	1.943	2.447	3.143	3.707	4.317	5.208	5.959
7		0.711	0.896	1.415	1.895	2.365	2.998	3.499	4.029	4.785	5.408
8		0.706	0.889	1.397	1.859	2.306	2.896	3.355	3.833	4.501	5.041
9		0.703	0.883	1.383	1.833	2.262	2.821	3.250	3.690	4.297	4.781
10		0.700	0.879	1.372	1.812	2.228	2.764	3.169	3.581	4.144	4.587
11		0.697	0.876	1.363	1.796	2.201	2.718	3.106	3.496	4.025	4.437
12		0.695	0.873	1.356	1.782	2.179	2.681	3.055	3.428	3.930	4.318
13		0.694	0.870	1.350	1.771	2.160	2.650	3.012	3.372	3.852	4.221
14		0.692	0.868	1.345	1.761	2.145	2.624	2.977	3.326	3.787	4.140
15		0.691	0.866	1.341	1.753	2.131	2.602	2.947	3.286	3.733	4.073
16		0.690	0.865	1.337	1.746	2.120	2.583	2.921	3.252	3.686	4.015
17		0.689	0.863	1.333	1.740	2.110	2.567	2.898	3.222	3.646	3.965
18		0.688	0.862	1.330	1.734	2.101	2.552	2.878	3.197	3.610	3.922
19		0.688	0.861	1.328	1.729	2.093	2.539	2.861	3.174	3.579	3.883
20		0.687	0.860	1.325	1.725	2.086	2.528	2.845	3.153	3.552	3.849
21		0.686	0.859	1.323	1.721	2.080	2.518	2.831	3.135	3.527	3.819
22		0.686	0.858	1.321	1.717	2.074	2.508	2.819	3.119	3.505	3.792
23		0.685	0.858	1.319	1.714	2.069	2.500	2.807	3.104	3.485	3.768
24		0.685	0.857	1.318	1.711	2.064	2.492	2.797	3.091	3.467	3.745
25		0.684	0.856	1.316	1.708	2.060	2.485	2.787	3.078	3.450	3.725
26		0.684	0.856	1.315	1.706	2.056	2.479	2.779	3.067	3.435	3.707
27		0.684	0.855	1.314	1.703	2.052	2.473	2.771	3.056	3.421	3.690
28		0.683	0.855	1.313	1.701	2.048	2.467	2.763	3.047	3.408	3.674
29		0.683	0.854	1.311	1.699	2.045	2.462	2.756	3.038	3.396	3.659
30		0.683	0.854	1.310	1.697	2.042	2.457	2.750	3.030	3.385	3.646
31		0.683	0.853	1.309	1.696	2.040	2.453	2.744	3.022	3.375	3.633
32		0.682	0.853	1.309	1.694	2.037	2.449	2.738	3.015	3.365	3.622
33		0.682	0.853	1.308	1.692	2.035	2.445	2.733	3.008	3.356	3.611
34		0.682	0.852	1.307	1.691	2.032	2.441	2.728	3.002	3.348	3.601
35		0.682	0.852	1.306	1.690	2.030	2.438	2.724	2.996	3.340	3.591
36		0.681	0.852	1.306	1.688	2.028	2.434	2.719	2.990	3.332	3.582
37		0.681	0.851	1.305	1.687	2.026	2.431	2.715	2.985	3.325	3.574
38		0.681	0.851	1.304	1.686	2.024	2.429	2.712	2.980	3.319	3.565
39		0.681	0.851	1.304	1.685	2.023	2.426	2.708	2.976	3.313	3.558
40		0.681	0.851	1.303	1.684	2.021	2.423	2.704	2.971	3.307	3.551
50		0.679	0.849	1.299	1.676	2.099	2.403	2.678	2.937	3.261	3.496
60		0.679	0.848	1.296	1.671	2.000	2.390	2.660	2.915	3.232	3.460
70		0.678	0.847	1.294	1.667	1.994	2.381	2.648	2.899	3.211	3.435
80		0.678	0.846	1.292	1.664	1.990	2.374	2.639	2.887	3.195	3.416
90		0.677	0.846	1.291	1.662	1.987	2.368	2.632	2.878	3.183	3.402
100		0.677	0.845	1.290	1.660	1.984	2.364	2.626	2.871	3.174	3.390
200		0.676	0.843	1.286	1.653	1.972	2.345	2.601	2.839	3.131	3.340
500		0.675	0.842	1.283	1.648	1.965	2.334	2.586	2.820	3.107	3.310
1000		0.675	0.842	1.282	1.646	1.962	2.330	2.581	2.813	3.098	3.300
∞		0.6745	0.8416	1.2816	1.6449	1.9600	2.3263	2.5758	2.870	3.0902	3.2905

附表 3.1　F 界值表

方差分析用（单尾）：上行概率 0.05　下行概率 0.01

两样本方差齐性检验用（双尾）：上行概率 0.10

分母的自由度 ν_2	分子的自由度 ν_1											
	1	2	3	4	5	6	7	8	9	10	11	12
1	161	200	216	225	230	234	237	239	241	242	243	224
	4052	4999	5403	5625	5764	5859	5928	5981	6022	6056	6082	6106
2	18.51	19.00	19.16	19.25	19.30	19.33	19.36	19.37	19.38	19.39	19.40	19.41
	98.49	99.00	99.17	99.25	99.30	99.33	99.34	99.36	99.38	99.40	99.41	99.42
3	10.13	9.55	9.28	9.12	9.01	8.94	8.88	8.84	8.81	8.78	8.76	8.74
	34.12	30.82	29.46	28.71	28.24	27.91	27.67	27.49	27.34	27.23	27.13	27.05
4	7.71	6.94	6.59	6.39	6.26	6.16	6.09	6.04	6.00	5.96	5.93	5.91
	21.20	18.00	16.69	15.98	15.52	15.21	14.98	14.80	14.66	14.54	14.45	14.37
5	6.61	5.79	5.41	5.19	5.05	4.95	4.88	4.82	4.78	4.74	4.70	4.68
	16.26	13.27	12.06	11.39	10.97	10.67	10.45	10.27	10.15	10.05	9.96	9.89
6	5.99	5.14	4.76	4.53	4.39	4.28	4.21	4.15	4.10	4.06	4.03	4.00
	13.74	10.92	9.78	9.15	8.75	8.47	8.26	8.10	7.98	7.87	7.79	7.72
7	5.59	4.74	4.35	4.12	3.97	3.87	3.79	3.73	3.68	3.63	3.60	3.57
	12.25	9.55	8.45	7.85	7.46	7.19	7.00	6.84	6.71	6.62	6.54	6.47
8	5.32	4.46	4.07	3.84	3.69	3.58	3.50	3.44	3.39	3.34	3.31	3.28
	11.26	8.65	7.59	7.01	6.63	6.37	6.19	6.03	5.91	5.82	5.74	5.69
9	5.12	4.26	3.86	3.63	3.48	3.37	3.29	3.23	3.18	3.13	3.10	3.97
	10.56	8.02	6.99	6.42	6.06	5.80	5.62	5.47	5.35	5.26	5.18	5.11
10	4.96	4.10	3.71	3.48	3.33	3.22	3.14	3.07	3.02	2.97	2.94	2.91
	10.04	7.56	6.55	5.99	5.64	5.39	5.21	5.06	4.95	4.85	4.78	4.71
11	4.84	3.98	3.59	3.36	3.20	3.09	3.01	2.95	2.90	2.86	2.82	2.76
	9.65	7.20	6.22	5.67	5.32	5.07	4.88	4.74	4.63	4.54	4.46	4.40
12	4.75	3.88	3.49	3.26	3.11	3.00	2.92	2.85	2.80	2.76	2.72	2.69
	9.33	6.93	5.95	5.41	5.06	4.82	4.65	4.50	4.39	4.30	4.22	4.16
13	4.67	3.80	3.41	3.18	3.02	2.92	2.84	2.77	2.72	2.67	2.63	2.60
	9.07	6.70	5.74	5.20	4.86	4.62	4.44	4.30	4.19	4.10	4.02	3.96
14	4.60	3.74	3.34	3.11	2.96	2.85	2.77	2.70	2.65	2.60	2.56	2.53
	8.86	6.51	5.56	5.03	4.69	4.46	4.28	4.14	4.03	3.94	3.86	3.80
15	4.54	3.68	3.29	3.06	2.90	2.79	2.70	2.64	2.59	2.55	2.51	2.48
	8.68	6.36	5.42	4.89	4.56	4.32	4.14	4.00	3.89	3.80	3.73	3.67
16	4.49	3.63	3.24	3.01	2.85	2.74	2.66	2.59	2.54	2.49	2.45	2.42
	8.53	6.23	5.29	4.77	4.44	4.20	4.03	3.89	3.78	3.69	3.61	3.55
17	4.45	3.59	3.20	2.96	2.81	2.70	2.62	2.55	2.50	2.45	2.41	2.38
	8.40	6.11	5.18	4.67	4.34	4.10	3.93	3.79	3.68	3.59	3.52	3.45
18	4.41	3.55	3.16	2.93	2.77	2.66	2.58	2.51	2.46	2.41	2.37	2.34
	8.28	6.01	5.09	4.58	4.25	4.01	3.85	3.71	3.60	3.51	3.44	3.37
19	4.38	3.52	3.13	2.90	2.74	2.63	2.55	2.48	2.43	2.38	2.34	2.31
	8.18	5.93	5.01	4.50	4.17	3.94	3.77	3.63	3.52	3.43	3.36	3.30
20	4.35	3.49	3.10	2.87	2.71	2.60	2.52	2.45	2.40	2.35	2.31	2.28
	8.10	5.85	4.94	4.43	4.10	3.87	3.71	3.56	3.45	3.37	3.30	3.23
21	4.32	3.47	3.07	2.84	2.68	2.57	2.49	2.42	2.37	2.32	2.28	2.25
	8.02	5.78	4.87	4.37	4.04	3.81	3.65	3.51	3.40	3.31	3.24	3.17
22	4.30	3.44	3.05	2.82	2.66	2.55	2.47	2.40	2.35	2.30	2.26	2.23
	7.94	5.72	4.82	4.31	3.99	3.76	3.59	3.45	3.35	3.26	3.18	3.12
23	4.28	3.42	3.03	2.80	2.64	2.53	2.45	2.38	2.32	2.28	2.24	3.20
	7.88	5.66	4.76	4.26	3.94	3.71	3.54	3.41	3.30	3.21	3.14	3.07
24	4.26	3.40	3.01	2.78	2.62	2.51	2.43	2.36	2.30	2.26	2.22	2.18
	7.82	5.61	4.72	4.22	3.90	3.67	3.50	3.36	3.25	3.17	3.09	3.03
25	4.24	3.38	2.99	2.76	2.60	2.49	2.41	2.34	2.28	2.24	2.20	2.16
	7.77	5.57	4.68	4.18	3.86	3.63	3.46	3.32	3.21	3.13	3.05	2.99

附表 3.2　*F* 界值表

分母的自由度 ν_2	分子的自由度 ν_1											
	14	16	20	24	30	40	50	75	100	200	500	∞
1	245	246	248	249	250	251	252	263	253	254	254	254
	6142	6169	6208	6234	6258	6286	6302	6323	6334	6352	6361	6366
2	19.42	19.43	19.44	19.45	19.46	19.47	19.47	19.48	19.49	19.49	19.50	19.50
	99.43	99.44	99.45	99.46	99.47	99.48	99.48	99.49	99.49	99.49	99.50	99.50
3	8.71	8.69	8.66	8.64	8.62	8.60	8.58	8.57	8.56	8.54	8.54	8.53
	26.92	26.83	26.69	26.60	26.50	26.41	26.35	26.27	26.23	26.18	26.14	26.12
4	5.87	5.84	5.80	5.77	5.74	5.71	5.70	5.68	5.66	5.65	5.64	5.63
	14.24	14.15	14.02	13.93	13.83	13.74	13.69	13.61	13.57	13.52	13.48	13.46
5	4.64	4.60	4.56	4.53	4.50	4.46	4.44	4.42	4.40	4.38	4.37	4.36
	9.77	9.68	9.55	9.47	9.38	9.29	9.24	9.17	9.13	9.07	9.04	9.02
6	3.96	3.92	3.87	3.84	3.81	3.77	3.75	3.72	3.71	3.69	3.68	3.67
	7.60	7.52	7.39	7.31	7.23	7.14	7.09	7.02	6.99	6.94	6.90	6.88
7	3.52	3.49	3.44	3.41	3.38	3.34	3.32	3.29	3.28	3.25	3.24	3.23
	6.35	6.27	6.15	6.07	5.98	5.90	5.85	5.78	5.75	5.70	5.67	5.65
8	3.23	3.20	3.15	3.12	3.08	3.05	3.03	3.00	2.98	2.96	2.94	2.93
	5.56	5.48	5.36	5.28	5.20	5.11	5.06	5.00	4.96	4.91	4.88	4.86
9	3.02	2.98	2.93	2.90	2.86	2.82	2.80	2.77	2.76	2.73	2.72	2.71
	5.00	4.92	4.80	4.73	4.64	4.56	4.51	4.45	4.41	4.36	4.33	4.31
10	2.86	2.82	2.77	2.74	2.70	2.67	2.64	2.61	2.59	2.56	2.55	2.54
	4.60	4.52	4.41	4.33	4.25	4.17	4.12	4.05	4.01	3.96	3.93	3.91
11	2.74	2.70	2.65	2.61	2.57	2.53	2.50	2.47	2.45	2.42	2.41	2.40
	4.29	4.21	4.10	4.02	3.94	3.86	3.80	3.74	3.70	3.66	3.62	3.60
12	2.64	2.60	2.54	2.50	2.46	2.42	2.40	2.36	2.35	2.32	2.31	2.30
	4.05	3.98	3.86	3.78	3.70	3.61	3.56	3.49	3.46	3.41	3.38	3.36
13	2.55	2.51	2.46	2.42	2.38	2.34	2.32	2.28	2.26	2.24	2.22	2.21
	3.85	3.78	3.67	3.59	3.51	3.42	3.37	3.30	3.27	3.21	3.18	3.16
14	2.48	2.44	2.39	2.35	2.31	2.27	2.24	2.21	2.19	2.16	2.14	2.13
	3.70	3.62	3.51	3.43	3.34	3.26	3.21	3.14	3.11	3.96	3.02	3.00
15	2.43	2.39	2.33	2.29	2.25	2.21	2.18	2.15	2.12	2.10	2.08	2.07
	3.56	3.48	3.36	3.29	3.20	3.12	3.07	3.00	2.97	2.92	2.89	2.87
16	2.37	2.33	2.28	2.24	2.20	2.16	2.13	2.09	2.07	2.04	2.02	2.01
	3.45	3.37	3.25	3.18	3.10	3.01	2.96	2.89	2.86	2.80	2.77	2.75
17	2.33	2.29	2.23	2.19	2.15	2.11	2.08	2.04	2.02	1.99	1.97	1.96
	3.35	3.27	3.16	3.08	3.00	2.92	2.86	2.79	2.76	2.70	2.67	2.65
18	2.29	2.25	2.19	2.15	2.11	2.07	2.04	2.00	1.98	1.95	1.93	1.92
	3.27	3.19	3.07	3.00	2.91	2.83	2.78	2.71	2.68	2.62	2.59	2.57
19	2.26	2.21	2.15	2.11	2.07	2.02	2.00	1.96	1.94	1.91	1.90	1.88
	3.19	3.12	3.00	2.92	2.84	2.76	2.70	2.63	2.60	2.54	2.51	2.49
20	2.23	2.18	2.12	2.08	2.04	1.99	1.96	1.92	1.90	1.87	1.85	1.84
	3.13	3.05	2.94	2.86	2.77	2.69	2.63	2.56	2.53	2.47	2.44	2.42
21	2.20	2.15	2.09	2.05	2.00	1.96	1.93	1.89	1.87	1.84	1.82	1.81
	3.07	2.99	2.88	2.80	2.72	2.63	2.58	2.51	2.47	2.42	2.38	2.36
22	2.18	2.13	2.07	2.03	1.98	1.93	1.91	1.87	1.84	1.81	1.80	1.78
	3.02	2.94	2.83	2.75	2.67	2.58	2.53	2.46	2.42	2.37	2.33	2.31
23	2.14	2.10	2.04	2.00	1.96	1.91	1.88	1.84	1.82	1.79	1.77	1.76
	2.97	2.89	2.78	2.70	2.62	2.53	2.48	2.41	2.37	2.32	2.28	2.26
24	2.13	2.09	2.02	1.98	1.94	1.89	1.86	1.82	1.80	1.76	1.74	1.73
	2.93	2.85	2.74	2.66	2.58	2.49	2.44	2.36	2.33	2.27	2.23	2.21
25	2.11	2.06	2.00	1.96	1.92	1.87	1.84	1.80	1.77	1.74	1.72	1.71
	2.89	2.81	2.70	2.62	2.54	2.45	2.40	2.32	2.29	2.23	2.19	2.17

附表 3.3　F 界值表

分母的自	分子的自由度 ν₁											
由度 ν₂	1	2	3	4	5	6	7	8	9	10	11	12
26	4.22	3.37	2.98	2.74	2.59	2.47	2.39	2.32	2.27	2.22	2.18	2.15
	7.72	5.53	4.64	4.14	3.82	3.59	3.42	3.29	3.17	3.09	3.02	2.96
27	4.21	3.35	2.96	2.73	2.57	2.46	2.37	2.30	2.25	2.20	2.16	2.13
	7.68	5.49	4.60	4.11	3.79	3.56	3.39	3.26	3.14	3.06	2.98	2.93
28	4.20	3.34	2.95	2.71	2.56	2.44	2.36	2.29	2.24	2.19	2.15	2.12
	7.64	5.45	4.57	4.09	3.76	3.53	3.36	3.23	3.11	3.03	2.95	2.90
29	4.18	3.33	2.93	2.70	2.54	2.43	2.35	2.28	2.22	2.18	2.14	2.10
	7.60	5.42	4.54	4.04	3.73	3.50	3.33	3.20	3.08	3.00	2.92	2.87
30	4.17	3.32	2.92	2.69	2.53	2.42	2.34	2.27	2.21	2.16	2.12	2.09
	7.56	5.39	4.51	4.02	3.70	3.47	3.30	3.17	3.06	2.98	2.90	2.84
32	4.15	3.30	2.90	2.67	2.51	2.40	2.32	2.25	2.19	2.14	2.10	2.07
	7.50	5.34	4.46	3.97	3.66	3.42	3.25	3.12	3.01	2.94	2.86	2.80
34	4.13	3.28	2.88	2.65	2.49	2.38	2.30	2.23	2.17	2.12	2.08	2.05
	7.44	5.29	4.42	3.93	3.61	3.38	3.21	3.08	2.97	2.89	2.82	2.76
36	4.11	3.26	2.86	2.63	2.48	2.36	2.28	2.21	2.15	2.10	2.06	2.03
	7.39	5.25	4.38	3.89	3.58	3.35	3.18	3.04	2.94	2.86	2.78	2.72
38	4.10	3.25	2.85	2.62	2.46	2.35	2.26	2.19	2.14	2.09	2.05	2.02
	7.35	5.21	4.34	3.86	3.54	3.32	3.15	3.02	2.91	2.82	2.75	2.69
40	4.08	3.23	2.84	2.61	2.45	2.34	2.25	2.18	2.12	2.07	2.04	2.00
	7.31	5.18	4.31	3.83	3.51	3.29	3.12	2.99	2.88	2.80	2.73	2.66
42	4.07	3.22	2.83	2.59	2.44	2.32	2.24	2.17	2.11	2.06	2.02	1.99
	7.27	5.15	4.29	3.80	3.49	3.26	3.10	2.96	2.86	2.77	2.70	2.64
44	4.06	3.21	2.82	2.58	2.43	2.31	2.23	2.16	2.10	2.05	2.01	1.98
	7.24	5.12	4.26	3.78	3.46	3.24	3.07	2.94	2.84	2.75	2.68	2.62
46	4.05	3.20	2.81	2.57	2.42	2.30	2.22	2.14	2.09	2.04	2.00	1.97
	7.21	5.10	4.24	3.76	3.44	3.22	3.05	2.92	2.82	2.73	2.66	2.60
48	4.04	3.19	2.80	2.56	2.41	2.30	2.21	2.14	2.08	2.03	1.99	1.96
	7.19	5.08	4.22	3.74	3.42	3.20	3.04	2.90	2.80	2.71	2.64	2.58
50	4.03	3.18	2.79	2.56	2.40	2.29	2.20	2.13	2.07	2.02	1.98	1.95
	7.17	5.06	4.20	3.72	3.41	3.18	3.02	2.88	2.78	2.70	2.62	2.56
60	4.00	3.15	2.76	2.52	2.37	2.25	2.17	2.10	2.04	1.99	1.05	1.92
	7.08	4.98	4.13	3.65	3.34	3.12	2.95	2.82	2.72	2.63	2.56	2.50
70	3.98	3.13	2.74	2.50	2.35	2.23	2.14	2.07	2.01	1.97	1.93	1.89
	7.01	4.92	4.08	3.60	3.29	3.07	2.91	2.77	2.67	2.59	2.51	2.45
80	3.96	3.11	2.72	2.48	2.33	2.21	2.12	2.05	1.99	1.95	1.91	1.88
	6.96	4.88	4.04	3.56	3.25	3.04	2.87	2.74	2.64	2.55	2.48	2.41
100	3.94	3.09	2.70	2.46	2.30	2.19	2.10	2.03	1.97	1.92	1.88	1.85
	6.90	4.82	3.98	3.51	3.20	2.99	2.82	2.69	2.59	2.51	2.43	2.36
125	3.92	3.07	2.68	2.44	2.29	2.17	2.08	2.01	1.95	1.90	1.86	1.83
	6.84	4.78	3.94	3.47	3.17	2.95	2.79	2.65	2.56	2.47	2.40	2.33
150	3.91	3.06	2.67	2.43	2.27	2.16	2.07	2.00	1.94	1.89	1.85	1.82
	6.81	4.75	3.91	3.44	3.14	2.92	2.76	2.62	2.53	2.44	2.37	2.30
200	3.89	3.04	2.65	2.41	2.26	2.14	2.05	1.98	1.92	1.87	1.83	1.80
	6.76	4.71	3.88	3.41	3.11	2.90	2.73	2.60	2.50	2.41	2.34	2.28
400	3.86	3.02	2.62	2.39	2.23	2.12	2.03	1.96	1.90	1.85	1.81	1.78
	6.70	4.66	3.83	3.36	3.06	2.85	2.69	2.55	2.46	2.37	2.29	2.23
1000	3.85	3.00	2.61	2.38	2.22	2.10	2.02	1.95	1.89	1.84	1.80	1.76
	6.66	4.62	3.80	3.34	3.04	2.82	2.66	2.53	2.43	2.34	2.26	2.20
∞	3.84	2.99	2.60	2.37	2.21	2.09	2.01	1.94	1.88	1.83	1.79	1.75
	6.64	4.60	3.78	3.32	3.02	2.80	2.64	2.51	2.41	2.32	2.24	2.18

附表 3.4　F 界值表

分母的自由度 ν2	分子的自由度 ν1											
	14	16	20	24	30	40	50	75	100	200	500	∞
26	2.10	2.05	1.99	1.95	1.90	1.85	1.82	1.78	1.76	1.72	1.70	1.69
	2.86	2.77	2.66	2.58	2.50	2.41	2.36	2.28	2.25	2.19	2.15	2.13
27	2.08	2.03	1.97	1.93	1.88	1.84	1.80	1.76	1.74	1.71	1.68	1.67
	2.83	2.74	2.63	2.55	2.47	2.38	2.33	2.25	2.21	2.16	2.12	2.10
28	2.96	2.02	1.96	1.91	1.87	1.81	1.98	1.75	1.72	1.69	1.67	1.65
	2.80	2.71	2.60	2.52	2.44	2.35	2.30	2.22	2.18	2.13	2.09	2.06
29	2.05	2.00	1.94	1.90	1.85	1.90	1.77	1.73	1.71	1.68	1.65	1.64
	2.77	2.68	2.57	2.49	2.41	2.32	2.27	2.19	2.15	2.10	2.06	2.03
30	2.04	1.99	1.93	1.80	1.84	1.79	1.76	1.72	1.69	1.66	1.64	1.62
	2.74	2.66	2.55	2.47	2.38	2.20	2.24	2.16	2.13	2.07	2.03	2.01
32	2.02	1.97	1.91	1.86	1.82	1.6	1.74	1.69	1.67	1.64	1.61	1.59
	2.70	2.62	2.51	2.42	2.34	2.25	2.20	2.12	2.08	2.02	1.98	1.96
34	2.00	1.95	1.89	1.84	1.80	1.74	1.71	1.67	1.64	1.61	1.59	1.57
	2.66	2.58	2.47	2.38	2.30	2.21	2.15	2.08	2.04	1.98	1.94	1.91
36	1.98	1.93	1.87	1.82	1.78	1.72	1.69	1.65	1.62	1.59	1.56	1.55
	2.62	2.54	2.43	2.35	2.26	2.17	2.12	2.04	2.00	1.94	1.90	1.87
38	1.96	1.92	1.85	1.80	1.76	1.71	1.67	1.63	1.60	1.57	1.54	1.53
	2.59	2.51	2.40	2.32	2.22	2.14	2.08	2.00	1.97	1.90	1.86	1.84
40	1.95	1.90	1.84	1.79	1.74	1.69	1.66	1.61	1.59	1.55	1.53	1.51
	2.56	2.49	2.37	2.29	2.20	2.11	2.05	1.97	1.94	1.88	1.84	1.81
42	1.94	1.89	1.82	1.78	1.73	1.68	1.64	1.60	1.57	1.54	1.51	1.49
	2.54	2.46	2.35	2.26	2.17	2.08	2.02	1.94	1.91	1.85	1.80	1.78
44	1.92	1.88	1.81	1.76	1.72	1.66	1.63	1.58	1.96	1.52	1.50	1.43
	2.52	2.44	2.32	2.24	2.15	2.96	2.00	1.92	1.88	1.82	1.78	1.75
46	1.91	1.87	1.80	1.75	1.71	1.65	1.62	1.57	1.54	1.51	1.48	1.46
	2.50	2.42	2.30	2.22	2.13	2.04	1.98	1.90	1.86	1.80	1.76	1.72
48	1.90	1.86	1.79	1.74	1.70	1.64	1.61	1.56	1.53	1.50	1.47	1.45
	2.48	2.40	2.28	2.20	2.11	2.02	1.96	1.88	1.84	1.78	1.73	1.70
50	1.90	1.85	1.78	1.74	1.69	1.63	1.60	1.55	1.52	1.48	1.46	1.44
	2.46	2.39	2.26	2.18	2.10	2.00	1.94	1.86	1.82	1.76	1.71	1.68
60	1.86	1.81	1.75	1.70	1.65	1.59	1.56	1.50	1.48	1.44	1.41	1.39
	2.40	2.32	2.20	2.12	2.03	1.93	1.87	1.79	1.74	1.68	1.63	1.60
70	1.84	1.79	1.72	1.67	1.62	1.56	1.53	1.47	1.45	1.40	1.37	1.35
	2.35	2.28	2.15	2.07	1.98	1.88	1.82	1.74	1.69	1.62	1.56	1.53
80	1.82	1.77	1.70	1.65	1.60	1.54	1.51	1.45	1.42	1.38	1.35	1.32
	2.32	2.24	2.11	2.03	1.94	1.84	1.78	1.70	1.65	1.57	1.52	1.49
100	1.79	1.75	1.68	1.63	1.57	1.51	1.48	1.42	1.39	1.34	1.30	1.28
	2.26	2.19	2.06	1.98	1.89	1.79	1.73	1.64	1.59	1.51	1.46	1.43
125	1.77	1.72	1.65	1.60	1.55	1.49	1.45	1.39	1.36	1.31	1.27	1.25
	2.23	2.15	2.03	1.94	1.85	1.75	1.68	1.59	1.54	1.46	1.40	1.37
150	1.76	1.71	1.64	1.59	1.54	1.47	1.44	1.37	1.34	1.29	1.25	1.22
	2.20	2.12	2.00	1.9	1.83	1.72	1.66	1.56	1.51	1.43	1.37	1.33
200	1.74	1.69	1.62	1.57	1.52	1.45	1.42	1.35	1.32	1.26	1.22	1.19
	2.17	2.09	1.97	1.88	1.79	1.69	1.62	1.53	1.48	1.39	1.33	1.28
400	1.72	1.67	1.60	1.54	1.49	1.42	1.38	1.32	1.28	1.22	1.16	1.13
	2.12	2.04	1.92	1.84	1.74	1.64	1.57	1.47	1.42	1.32	1.24	1.19
1000	1.70	1.65	1.58	1.53	1.47	1.41	1.36	1.30	1.26	1.19	1.13	1.08
	2.09	2.01	1.89	1.81	1.71	1.61	1.54	1.44	1.38	1.28	1.19	1.11
∞	1.69	1.64	1.57	1.52	1.46	1.40	1.35	1.28	1.24	1.17	1.11	1.00
	2.07	1.99	1.87	1.79	1.69	1.59	1.52	1.41	1.36	1.25	1.15	1.00

附表 4　*q* 界值表

上行：$P=0.05$　下行：$P=0.01$

ν	组数 α								
	2	3	4	5	6	7	8	9	10
5	3.64	4.60	5.22	5.67	6.03	6.33	6.58	6.80	6.99
	5.70	6.98	7.80	8.42	8.91	9.32	9.67	9.97	10.24
6	3.46	4.34	4.90	5.30	5.63	5.90	6.12	6.32	6.49
	5.24	6.33	7.03	7.56	7.97	8.32	8.61	8.87	9.10
7	3.34	4.16	4.68	5.06	5.36	5.61	5.82	6.00	6.16
	4.95	5.92	6.54	7.01	7.37	7.68	7.94	8.17	8.37
8	3.26	4.04	4.53	4.89	5.17	5.40	5.60	5.77	5.92
	4.75	5.64	6.20	6.62	6.96	7.24	7.47	7.68	7.86
9	3.20	3.95	4.41	4.76	5.02	5.24	5.43	5.59	5.74
	4.60	5.43	5.96	6.35	6.66	6.91	7.13	7.33	7.49
10	3.15	3.88	4.33	4.65	4.91	5.12	5.30	5.46	5.60
	4.48	5.27	5.77	6.14	6.43	6.67	6.87	7.05	7.21
12	3.08	3.77	4.20	4.51	4.75	4.95	5.12	5.27	5.39
	4.32	5.05	5.50	5.84	6.10	6.32	6.51	6.67	6.81
14	3.03	3.70	4.11	4.41	4.64	4.83	4.99	5.13	5.25
	4.21	4.89	5.32	5.63	5.88	6.08	6.26	6.41	6.54
16	3.00	3.65	4.05	4.33	4.56	4.74	4.90	5.03	5.15
	4.13	4.79	5.19	5.49	5.72	5.92	6.08	6.22	6.35
18	2.97	3.61	4.00	4.28	4.49	4.67	4.82	4.96	5.07
	4.07	4.70	5.09	5.38	5.60	5.79	5.94	6.08	6.20
20	2.95	3.58	3.96	4.23	4.45	4.62	4.77	4.90	5.01
	4.02	4.64	5.02	5.29	5.51	5.69	5.84	5.97	6.09
30	2.89	3.49	3.85	4.10	4.30	4.46	4.60	4.72	4.82
	3.89	4.45	4.80	5.05	5.24	5.40	5.54	5.65	5.76
40	2.86	3.44	3.79	4.04	4.23	4.39	4.52	4.63	4.73
	3.82	4.37	4.70	4.93	5.11	5.26	5.39	5.50	5.60
60	2.83	3.40	3.74	3.98	4.16	4.31	4.44	4.55	4.65
	3.76	4.28	4.59	4.82	4.99	5.13	5.25	5.36	5.45
120	2.80	3.36	3.68	3.92	4.10	4.24	4.36	4.47	4.56
	3.70	4.20	4.50	4.71	4.87	5.01	5.12	5.21	5.30
∞	2.77	3.31	3.63	3.86	4.03	4.17	4.29	4.39	4.47
	3.64	4.12	4.40	4.60	4.76	4.88	4.99	5.08	5.16

附表 5 χ^2 界值表

自由度 ν	概率 P												
	0.995	0.990	0.975	0.950	0.900	0.750	0.500	0.250	0.100	0.050	0.025	0.010	0.005
1					0.02	0.10	0.45	1.32	2.71	3.84	5.02	6.63	7.88
2	0.01	0.02	0.05	0.10	0.21	0.58	1.39	2.77	4.61	5.99	7.38	9.21	10.60
3	0.07	0.11	0.22	0.35	0.55	1.21	2.37	4.11	6.25	7.81	9.35	11.34	12.84
4	0.21	0.30	0.48	0.71	1.06	1.92	3.36	5.39	7.78	9.49	11.14	13.28	14.86
5	0.41	0.55	0.83	1.15	1.61	2.67	4.35	6.63	9.24	11.07	12.83	15.09	16.75
6	0.68	0.87	1.24	1.64	2.20	3.45	5.35	7.84	10.64	12.59	14.45	16.81	18.55
7	0.99	1.24	1.69	2.17	2.83	4.25	6.35	9.04	12.02	14.07	16.01	18.48	20.28
8	1.34	1.65	2.18	2.73	3.49	5.07	7.34	10.22	13.36	15.51	17.53	20.09	21.95
9	1.73	2.09	2.70	3.33	4.17	5.90	8.34	11.39	14.68	16.92	19.02	21.67	23.59
10	1.16	1.56	3.25	3.94	4.17	6.74	9.34	12.55	15.99	18.31	20.48	23.21	25.19
11	2.60	3.05	3.82	4.57	5.58	7.58	10.34	13.70	17.28	19.68	21.92	24.72	26.76
12	3.07	3.57	4.40	5.23	6.30	8.44	11.34	14.85	18.55	21.03	23.34	26.22	28.30
13	3.57	4.11	5.01	5.89	7.04	9.30	12.34	15.98	19.81	22.36	24.74	27.69	29.82
14	4.07	4.66	5.63	6.57	7.79	10.17	13.34	17.12	21.06	23.68	26.12	29.14	31.32
15	4.60	5.23	6.26	7.26	8.55	11.04	14.34	18.25	22.31	25.00	27.49	30.58	32.80
16	5.14	5.81	6.91	7.96	9.31	11.91	15.34	19.37	23.54	26.30	28.85	32.00	34.27
17	5.70	6.41	7.56	8.67	10.09	12.79	16.34	20.49	24.77	27.59	30.19	33.41	35.72
18	6.26	7.01	8.23	9.39	10.86	13.68	17.34	21.60	25.99	28.87	31.53	34.81	37.16
19	6.84	7.63	8.91	10.12	11.65	14.56	18.34	22.72	27.20	30.14	32.85	36.19	38.58
20	7.43	8.26	9.59	10.85	12.44	15.45	19.34	23.83	28.41	31.41	34.17	37.57	40.00
21	8.03	8.90	10.25	11.59	13.24	16.34	20.34	24.93	29.62	32.67	35.48	38.93	41.40
22	8.64	9.54	10.98	12.34	14.04	17.24	21.34	26.04	30.81	33.92	36.78	40.29	42.80
23	9.26	10.20	11.69	13.09	14.85	18.14	22.34	27.14	32.01	35.17	38.08	41.64	44.18
24	9.89	10.86	12.40	13.85	15.66	19.04	23.34	28.24	33.20	36.42	39.36	42.98	45.56
25	10.52	11.52	13.12	14.61	16.47	19.94	24.34	29.34	34.38	37.65	40.65	44.31	46.93
26	11.16	12.20	13.84	15.38	17.29	20.84	25.34	30.43	35.56	38.89	41.92	45.64	48.29
27	11.81	12.88	14.57	16.15	18.11	21.75	26.34	31.53	36.74	40.11	43.19	46.96	49.64
28	12.46	13.56	15.31	16.93	18.94	22.66	27.34	32.62	37.92	41.34	44.46	48.28	50.99
29	13.12	14.26	16.05	17.71	19.77	23.57	28.34	33.71	39.09	42.56	45.72	49.59	52.34
30	13.79	14.95	16.79	18.49	20.60	24.48	29.34	34.80	40.26	43.77	46.98	50.89	53.67
40	20.71	22.16	24.43	26.51	29.05	33.66	39.34	45.62	51.81	55.76	59.34	63.69	66.77
50	27.99	29.71	32.36	34.76	27.69	42.94	49.33	56.33	63.17	67.50	71.42	76.15	79.49
60	35.53	37.48	40.48	43.19	46.46	52.29	59.33	66.98	74.40	79.08	83.30	88.38	91.95
70	43.28	45.44	48.76	51.74	55.33	61.70	69.33	77.58	85.53	90.53	95.02	100.42	104.22
80	51.17	53.54	57.15	60.39	64.28	71.14	79.33	88.13	96.58	101.88	106.63	112.33	116.32
90	59.20	61.75	65.65	69.13	73.29	80.62	89.33	98.65	107.56	113.14	118.14	124.12	128.30
100	67.33	70.06	74.22	77.93	82.36	90.13	99.33	109.14	118.50	124.34	129.56	135.81	140.17

附表6 T界值表（配对比较的符号秩和检验用

N	单侧: 0.05 双侧: 0.10	0.025 0.05	0.01 0.02	0.005 0.010
5	0—15	. —.	. —.	. —.
6	2—19	0—21	. —.	. —.
7	3—25	2—26	0—28	. —.
8	5—31	3—33	1—35	0—36
9	8—37	5—40	3—42	1—44
10	10—45	8—47	5—50	3—52
11	13—53	10—56	7—59	5—61
12	17—61	13—65	9—69	7—71
13	21—70	17—74	12—79	9—82
14	25—80	21—84	15—90	12—93
15	30—90	25—95	19—101	15—105
16	35—101	29—107	23—113	19—117
17	41—112	34—119	27—126	23—130
18	47—124	40—131	32—139	27—144
19	53—137	46—144	37—153	32—158
20	60—150	52—158	43—167	37—173
21	67—164	58—173	49—182	42—189
22	75—178	65—188	55—198	48—205
23	83—193	73—203	62—214	54—222
24	91—209	81—219	69—231	61—239
25	100—225	89—236	76—249	68—257
26	110—241	98—253	84—267	75—276
27	119—259	107—271	92—286	83—295
28	130—276	116—290	101—305	91—315
29	140—295	126—309	110—325	100—335
30	151—314	137—328	120—345	109—356
31	163—333	147—349	130—366	118—378
32	175—353	159—369	140—388	128—400
33	187—374	170—391	151—410	138—423
34	200—395	182—413	162—433	148—447
35	213—417	195—435	173—457	159—471
36	227—439	208—458	185—481	171—495
37	241—462	221—482	198—505	182—521
38	256—485	235—506	211—530	194—547
39	271—509	249—531	224—556	207—573
40	286—534	264—556	238—582	220—600
41	302—559	279—582	252—609	233—628
42	319—584	294—609	266—637	247—656
43	336—610	310—636	281—665	261—685
44	353—637	327—663	296—694	276—714
45	371—664	343—692	312—723	291—744
46	389—692	361—720	328—753	307—774
47	407—721	378—750	345—783	322—806
48	426—750	396—780	362—814	339—837
49	446—779	415—810	379—846	355—870
50	466—809	434—841	397—878	373—902

附表 7 *T* 界值表（两样本比较的秩和检验用）

N_1 (较小 *n*)	1行 单侧 $P=0.05$ / 3行 $P=0.01$ 双侧 $P=0.10$ / $P=0.02$					2行 单侧 $P=0.025$ / 4行 $P=0.005$ 双侧 $P=0.05$ / $P=0.01$					
	$n_2 - n_1$										
	0	1	2	3	4	5	6	7	8	9	10
2			3—13	3—15	3—17	4—18	4—20	4—22	4—24	5—25	
						3—19	3—21	3—23	3—25	4—26	
3	6—15	6—18	7—20	8—22	8—25	9—27	10—29	10—32	11—34	11—37	12—39
			6—21	7—23	7—26	8—28	8—31	9—33	6—36	10—38	10—41
					6—27	6—30	7—32	7—35	7—38	8—40	8—43
							6—33	6—36	6—39	7—41	7—44
4	11—25	12—28	13—31	14—34	15—37	16—40	17—43	18—46	19—49	20—52	21—55
	10—26	11—29	12—32	13—35	14—38	14—42	15—45	16—48	17—51	18—54	19—57
		10—30	11—33	11—37	12—40	13—43	13—47	14—50	15—53	15—57	16—60
			10—34	10—38	11—41	11—45	12—48	12—52	13—55	13—59	14—62
5	19—36	20—40	21—44	23—47	24—51	26—54	27—58	28—62	30—65	31—69	33—72
	17—38	18—42	20—45	21—49	22—53	23—57	24—61	26—64	27—68	28—72	29—76
	16—39	17—43	18—47	19—51	20—55	21—59	22—63	23—67	24—71	25—75	26—79
	15—40	16—44	16—49	17—53	18—57	19—61	20—65	21—69	22—73	22—78	23—82
6	28—50	29—55	31—59	33—63	35—67	37—71	38—76	40—80	42—84	44—88	46—92
	26—52	27—57	29—61	31—65	32—70	34—74	35—79	37—83	38—88	40—92	42—96
	24—54	25—59	27—63	28—68	29—73	30—78	32—82	33—87	34—92	36—96	37—101
	23—55	24—60	25—65	26—70	27—75	28—80	30—84	31—89	32—94	33—99	34—104
7	39—66	41—71	43—76	45—81	47—86	49—91	52—95	54—100	56—105	58—110	61—114
	36—69	38—74	40—79	42—84	44—89	46—94	48—99	50—104	52—109	54—114	56—119
	34—71	35—77	37—82	39—87	40—93	42—98	44—103	45—109	47—114	49—119	51—124
	32—73	34—78	35—84	37—89	38—95	40—100	41—106	43—111	44—117	45—122	47—128
8	51—85	54—90	56—96	59—101	62—106	64—112	67—117	69—123	72—128	75—133	77—139
	49—87	51—93	53—99	55—105	58—110	60—116	62—122	65—127	67—133	70—138	72—144
	45—91	47—97	49—103	51—109	53—115	56—120	58—126	60—132	62—138	64—144	66—150
	43—93	45—99	47—105	49—111	51—117	53—123	54—130	56—136	58—142	60—148	62—154
9	66—105	69—111	72—117	75—123	78—129	81—135	84—141	87—147	90—153	93—159	96—165
	62—109	65—115	68—121	71—127	73—134	76—140	79—146	82—152	84—159	87—165	90—171
	59—112	61—119	63—126	66—132	68—139	71—145	73—152	76—158	78—165	81—171	83—178
	56—115	58—122	61—128	63—135	65—142	67—149	69—156	72—162	74—169	76—176	78—183
10	82—128	86—134	89—141	92—148	96—154	99—161	103—167	106—174	110—180	113—187	117—193
	78—132	81—139	84—146	88—152	91—159	94—166	97—173	100—180	103—187	107—193	110—200
	74—136	77—143	79—151	82—158	85—165	88—172	91—179	93—187	96—194	99—201	102—208
	71—139	73—147	76—154	79—161	81—169	84—176	86—184	89—191	92—198	94—206	97—213

附表 8　相关系数 r 界值表

ν	双侧： 单侧：	P 0.10 0.05	0.05 0.025	0.02 0.01	0.01 0.005	ν	双侧： 单侧：	P 0.10 0.05	0.05 0.025	0.02 0.01	0.01 0.005
1		0.988	0.997	1.000	1.000	62		0.207	0.246	0.290	0.320
2		0.900	0.950	0.980	0.990	64		0.204	0.242	0.286	0.315
3		0.805	0.878	0.934	0.959	66		0.201	0.239	0.282	0.310
4		0.729	0.811	0.882	0.917	68		0.198	0.235	0.278	0.306
5		0.669	0.755	0.833	0.875	70		0.195	0.232	0.274	0.302
6		0.621	0.707	0.789	0.834	72		0.193	0.229	0.270	0.298
7		0.582	0.666	0.750	0.798	74		0.190	0.226	0.266	0.294
8		0.549	0.632	0.715	0.765	76		0.188	0.223	0.263	0.290
9		0.521	0.602	0.685	0.735	78		0.185	0.220	0.260	0.286
10		0.497	0.576	0.658	0.708	80		0.183	0.217	0.257	0.283
11		0.476	0.553	0.634	0.684	82		0.181	0.215	0.253	0.280
12		0.457	0.532	0.612	0.661	84		0.179	0.212	0.251	0.276
13		0.441	0.514	0.592	0.641	86		0.177	0.210	0.248	0.273
14		0.426	0.497	0.574	0.623	88		0.174	0.207	0.245	0.270
15		0.412	0.482	0.558	0.606	90		0.173	0.205	0.242	0.267
16		0.400	0.468	0.542	0.590	92		0.171	0.203	0.240	0.264
17		0.389	0.456	0.529	0.575	94		0.169	0.201	0.237	0.262
18		0.378	0.444	0.515	0.561	96		0.167	0.199	0.235	0.259
19		0.369	0.433	0.503	0.549	98		0.165	0.197	0.232	0.256
20		0.360	0.423	0.492	0.537	100		0.164	0.195	0.230	0.254
21		0.352	0.413	0.482	0.526	105		0.160	0.190	0.225	0.248
22		0.344	0.404	0.472	0.515	110		0.156	0.186	0.220	0.242
23		0.337	0.396	0.462	0.505	115		0.153	0.182	0.215	0.237
24		0.330	0.388	0.453	0.496	120		0.150	0.178	0.210	0.232
25		0.323	0.381	0.445	0.487	125		0.147	0.174	0.206	0.228
26		0.317	0.374	0.437	0.479	130		0.144	0.171	0.202	0.223
27		0.311	0.367	0.430	0.471	135		0.141	0.168	0.199	0.219
28		0.306	0.361	0.423	0.463	140		0.139	0.165	0.195	0.215
29		0.301	0.355	0.416	0.456	145		0.136	0.162	0.192	0.212
30		0.296	0.349	0.409	0.449	150		0.134	0.159	0.189	0.208
31		0.291	0.344	0.403	0.442	160		0.130	0.154	0.183	0.202
32		0.287	0.339	0.397	0.436	170		0.126	0.150	0.177	0.196
33		0.283	0.334	0.392	0.430	180		0.122	0.145	0.172	0.190
34		0.279	0.329	0.386	0.424	190		0.119	0.142	0.168	0.185
35		0.275	0.325	0.381	0.418	200		0.116	0.138	0.164	0.181
36		0.271	0.320	0.376	0.413	250		0.104	0.124	0.146	0.162
37		0.267	0.316	0.371	0.408	300		0.095	0.113	0.134	0.148
38		0.264	0.312	0.367	0.403	350		0.088	0.105	0.124	0.137
39		0.261	0.308	0.362	0.398	400		0.082	0.098	0.116	0.128
40		0.257	0.304	0.358	0.393	450		0.077	0.092	0.109	0.121
41		0.254	0.301	0.354	0.389	500		0.074	0.088	0.104	0.115
42		0.251	0.297	0.350	0.384	600		0.067	0.080	0.095	0.105
43		0.248	0.294	0.346	0.380	700		0.062	0.074	0.088	0.097
44		0.246	0.291	0.342	0.376	800		0.058	0.069	0.082	0.091
45		0.243	0.288	0.338	0.372	900		0.055	0.065	0.077	0.086
46		0.240	0.285	0.335	0.368	100		0.052	0.062	0.073	0.081
47		0.238	0.282	0.331	0.365						
48		0.235	0.279	0.328	0.361						
49		0.233	0.276	0.325	0.358						
50		0.231	0.273	0.322	0.354						
52		0.226	0.268	0.316	0.348						
54		0.222	0.263	0.310	0.341						
56		0.218	0.259	0.305	0.336						
58		0.214	0.254	0.300	0.330						
60		0.211	0.250	0.295	0.325						

附表 9 Spearman 秩相关系数 r_s 界值表

n	单侧: 0.25	0.10	0.05	0.025	0.01	0.005	0.0025	0.001	0.0005
	双侧: 0.50	0.20	0.10	0.05	0.02	0.01	0.005	0.002	0.001
4	0.600	1.000	1.000						
5	0.500	0.800	0.900	1.000	1.000				
6	0.371	0.657	0.829	0.886	0.943	1.000	1.000		
7	0.321	0.571	0.714	0.786	0.893	0.929	0.964	1.000	1.000
8	0.310	0.524	0.643	0.738	0.833	0.881	0.905	0.952	0.976
9	0.267	0.483	0.600	0.700	0.783	0.833	0.867	0.917	0.933
10	0.248	0.455	0.564	0.648	0.745	0.794	0.830	0.879	0.903
11	0.236	0.427	0.536	0.618	0.709	0.755	0.800	0.845	0.873
12	0.217	0.406	0.503	0.587	0.678	0.727	0.769	0.818	0.846
13	0.209	0.385	0.484	0.560	0.648	0.703	0.747	0.791	0.824
14	0.200	0.367	0.464	0.538	0.626	0.679	0.723	0.771	0.802
15	0.189	0.354	0.446	0.521	0.604	0.654	0.700	0.750	0.779
16	0.182	0.341	0.429	0.503	0.582	0.635	0.679	0.729	0.762
17	0.176	0.328	0.414	0.485	0.566	0.615	0.662	0.713	0.748
18	0.170	0.317	0.401	0.472	0.550	0.600	0.643	0.695	0.728
19	0.165	0.309	0.391	0.460	0.535	0.584	0.628	0.677	0.712
20	0.161	0.299	0.380	0.447	0.520	0.570	0.612	0.662	0.696
21	0.156	0.292	0.370	0.435	0.508	0.556	0.599	0.648	0.681
22	0.152	0.284	0.361	0.425	0.496	0.544	0.586	0.634	0.667
23	0.148	0.278	0.353	0.415	0.486	0.532	0.573	0.622	0.654
24	0.144	0.271	0.344	0.406	0.476	0.521	0.562	0.610	0.642
25	0.142	0.265	0.337	0.398	0.466	0.511	0.551	0.598	0.630
26	0.138	0.259	0.331	0.390	0.457	0.501	0.541	0.587	0.619
27	0.136	0.255	0.324	0.382	0.448	0.491	0.531	0.577	0.608
28	0.133	0.250	0.317	0.375	0.440	0.483	0.522	0.567	0.598
29	0.130	0.245	0.312	0.368	0.433	0.475	0.513	0.558	0.589
30	0.128	0.240	0.306	0.362	0.425	0.467	0.504	0.549	0.580
31	0.126	0.236	0.301	0.356	0.418	0.459	0.496	0.541	0.571
32	0.124	0.232	0.296	0.350	0.412	0.452	0.489	0.533	0.563
33	0.121	0.229	0.291	0.345	0.405	0.446	0.482	0.525	0.554
34	0.120	0.225	0.287	0.340	0.399	0.439	0.475	0.517	0.547
35	0.118	0.222	0.283	0.335	0.394	0.433	0.468	0.510	0.539
36	0.116	0.219	0.279	0.330	0.388	0.427	0.462	0.504	0.533
37	0.114	0.216	0.275	0.325	0.382	0.421	0.456	0.497	0.526
38	0.113	0.212	0.271	0.321	0.378	0.415	0.450	0.491	0.519
39	0.111	0.210	0.267	0.317	0.373	0.410	0.444	0.485	0.513
40	0.110	0.207	0.264	0.313	0.368	0.405	0.439	0.479	0.507
41	0.108	0.204	0.261	0.309	0.364	0.400	0.433	0.473	0.501
42	0.107	0.202	0.257	0.305	0.359	0.395	0.428	0.468	0.495
43	0.105	0.199	0.254	0.301	0.355	0.391	0.423	0.463	0.490
44	0.104	0.197	0.251	0.298	0.351	0.386	0.419	0.458	0.484
45	0.103	0.194	0.248	0.294	0.347	0.382	0.414	0.453	0.479
46	0.102	0.192	0.246	0.291	0.343	0.378	0.410	0.448	0.474
47	0.101	0.190	0.243	0.288	0.340	0.374	0.405	0.443	0.469
48	0.100	0.188	0.240	0.285	0.336	0.370	0.401	0.439	0.465
49	0.098	0.186	0.238	0.282	0.333	0.366	0.397	0.434	0.460
50	0.097	0.184	0.235	0.279	0.329	0.363	0.393	0.430	0.456

概率 P

附表10　随机排列表（$n = 20$）

编号	1	2	3	4	5	6	7	8	9	10	11	12	13	14	15	16	17	18	19	20	r_k
1	8	6	19	13	5	18	12	1	4	3	9	2	17	14	11	7	16	15	10	0	−0.632
2	8	19	7	6	11	14	2	13	5	17	9	12	0	16	15	1	4	10	18	3	−0.0632
3	18	1	10	13	17	2	0	3	8	15	7	4	19	12	5	14	9	11	6	16	0.1053
4	6	19	1	5	18	12	4	0	13	10	16	17	7	14	11	15	8	3	9	2	−0.0842
5	1	2	7	4	18	0	15	13	5	12	19	10	9	14	16	8	6	11	3	17	0.2000
6	11	19	2	15	14	10	8	12	1	17	4	3	0	9	16	6	13	7	18	5	−0.1053
7	14	3	16	7	9	2	15	12	11	4	13	19	8	1	18	6	0	5	17	10	−0.0526
8	3	2	16	6	1	13	17	19	8	14	0	15	9	18	11	5	4	10	7	12	0.0526
9	16	9	10	3	15	0	11	2	1	5	18	8	19	13	6	12	17	4	7	14	0.0947
10	4	11	18	6	0	8	12	16	17	3	2	9	5	7	19	10	15	13	14	1	0.0947
11	5	15	18	13	7	3	10	14	16	1	8	2	17	6	9	4	0	12	19	11	−0.0526
12	0	18	10	15	11	12	3	13	14	1	17	2	6	9	16	4	7	8	19	5	−0.0105
13	10	9	14	18	12	17	15	3	5	2	11	19	8	0	1	4	7	13	6	16	−0.1579
14	11	9	13	0	14	12	18	7	2	10	4	17	19	6	5	8	3	15	1	16	−0.0526
15	17	1	0	16	9	12	2	4	5	18	14	15	7	19	6	8	11	3	10	13	0.1053
16	17	1	5	2	8	12	15	13	19	14	7	16	6	3	9	10	4	11	0	18	0.0105
17	5	16	15	7	18	10	12	9	11	6	13	17	14	1	0	4	3	2	19	8	−0.2000
18	16	19	0	8	6	10	13	17	4	3	15	18	11	1	12	9	5	7	2	14	−0.1368
19	13	9	17	12	15	4	3	1	16	2	10	18	8	6	7	19	14	11	0	5	−0.1263
20	11	12	8	16	3	19	14	17	9	7	4	1	10	0	18	15	6	5	13	2	−0.2105
21	19	12	13	8	4	15	16	7	0	11	1	5	14	18	3	6	10	9	2	17	−0.1368
22	2	18	8	14	6	11	1	9	0	17	10	4	7	13	3	12	5	16	19	-	0.1158
23	9	16	17	18	5	7	12	2	4	10	0	13	8	3	14	15	6	11	1	19	−0.0632
24	15	0	14	6	1	2	9	8	18	4	10	17	3	12	16	11	19	13	7	5	0.1789
25	14	0	9	18	6	16	10	4	5	1	6	2	12	3	11	13	7	8	17	15	0.0526

附表 11 随机数字表

2 17 68 65 81	8 95 23 92 35	7 02 22 57 51	1 09 43 95 06	8 24 82 03 47
9 36 27 59 46	3 79 93 37 55	9 77 32 77 09	5 52 05 30 62	7 83 51 62 74
6 77 23 02 77	9 61 87 25 21	8 06 24 25 93	6 71 13 59 78	3 05 47 47 25
8 43 76 71 61	0 44 90 32 64	7 67 63 99 61	6 38 03 93 22	9 81 21 99 21
3 28 28 26 08	3 37 32 04 05	9 30 16 09 05	8 69 58 28 99	5 07 44 75 47
3 22 53 64 39	7 10 63 76 35	7 03 04 79 88	8 13 13 85 51	5 34 57 72 69
8 76 58 54 74	2 38 70 96 92	2 06 79 79 45	2 63 18 27 44	9 66 92 19 09
3 68 35 26 00	9 53 93 61 28	2 70 05 48 34	6 65 05 61 86	0 92 10 70 80
5 39 25 70 99	3 86 52 77 65	5 33 59 05 28	2 87 26 07 47	6 96 98 29 06
8 71 96 30 24	8 46 23 34 27	5 13 99 24 44	9 18 09 79 49	4 16 32 23 02
7 35 27 33 72	4 53 63 94 09	1 10 76 47 91	4 04 95 49 66	9 60 04 59 81
8 50 86 54 48	2 06 34 72 52	2 21 15 65 20	3 29 94 71 11	5 91 29 12 03
1 96 48 95 03	7 16 39 33 66	8 56 10 56 79	7 21 30 27 12	0 49 22 23 62
6 93 89 41 26	9 70 83 63 51	9 74 20 52 36	7 09 41 15 09	8 60 16 03 03
8 87 00 42 31	7 90 12 02 07	3 47 37 17 31	4 08 01 88 63	9 41 88 92 10
8 56 53 27 59	3 35 72 67 47	7 34 55 45 70	8 18 27 38 90	6 95 86 70 75
9 72 95 84 29	9 41 31 06 70	2 38 06 45 18	4 84 73 31 65	2 53 37 97 15
2 96 88 17 31	5 19 69 02 83	0 75 86 90 68	4 64 19 35 51	6 61 87 39 12
5 94 57 24 16	2 09 84 38 76	2 00 27 69 85	9 81 94 78 70	1 94 47 90 12
8 64 43 59 98	8 77 87 68 07	1 51 67 62 44	0 98 05 93 78	3 32 65 41 18
3 44 09 42 72	0 41 86 79 79	8 47 22 00 20	5 55 31 51 51	0 83 63 22 55
0 76 66 26 84	7 99 99 90 37	6 63 32 08 58	7 40 13 68 97	7 64 81 07 83
2 17 79 18 05	2 59 52 57 02	2 07 90 47 03	8 14 11 30 79	0 69 22 40 98
5 17 82 06 53	1 51 10 96 46	2 06 88 07 77	6 11 50 81 69	0 23 72 51 39
5 76 22 42 92	6 11 83 44 80	4 68 35 48 77	3 42 40 90 60	3 96 53 97 86
6 29 31 56 41	5 47 04 66 08	4 72 57 59 13	2 43 80 46 15	8 26 61 70 04
7 80 20 75 82	2 82 32 99 90	3 95 73 76 63	9 73 44 99 05	8 67 26 43 18
6 40 66 44 52	1 36 74 43 53	0 82 13 54 00	8 45 63 98 35	5 03 36 67 68
7 56 08 18 09	7 53 84 46 47	1 91 18 95 58	4 16 74 11 53	4 10 13 85 57
1 65 61 68 66	7 27 47 39 19	4 83 70 07 48	3 21 40 06 71	5 06 79 88 54
3 43 69 64 07	4 18 04 52 35	6 27 09 24 86	1 85 53 83 45	9 90 70 99 00
1 96 60 12 99	1 20 99 45 18	8 13 95 55 34	8 37 79 49 90	5 97 38 20 46
5 20 47 97 97	7 37 83 28 71	0 06 41 41 74	5 89 00 39 84	1 67 11 52 49
7 86 21 78 73	0 65 81 92 59	8 76 17 14 97	4 76 62 16 17	7 95 70 46 80
9 92 06 34 13	9 71 74 17 32	7 55 10 24 19	3 71 82 13 74	3 52 52 01 41
4 31 17 21 56	3 73 99 19 87	6 72 39 27 67	3 77 57 68 93	0 61 97 22 61
1 06 98 03 91	7 14 77 43 96	3 00 65 98 50	5 60 33 01 07	8 99 46 50 47
5 93 85 86 88	2 87 08 62 40	6 06 10 89 20	3 21 34 74 97	6 38 03 29 63
1 74 32 47 45	3 96 07 94 52	9 65 90 77 47	5 76 16 19 33	3 05 70 53 30
5 69 53 82 80	9 96 23 83 10	5 39 07 16 29	5 33 02 43 70	2 87 40 41 45
2 89 06 04 49	0 21 14 68 86	7 63 93 05 17	1 29 01 95 80	5 14 97 35 33
7 18 15 89 79	5 43 01 72 73	8 61 74 51 69	9 74 39 92 15	4 51 33 41 67
8 83 71 94 22	9 97 50 99 52	8 52 85 08 40	7 80 61 65 31	1 51 80 32 44
0 08 58 21 66	2 68 49 29 31	9 85 84 46 06	9 73 19 85 23	5 09 29 75 63
7 90 56 10 08	8 02 84 27 83	2 29 72 23 19	6 56 45 65 79	0 71 53 20 25
2 85 61 68 90	9 64 92 85 44	6 40 12 89 88	0 14 49 81 06	1 82 77 45 12
7 80 43 79 33	2 83 11 41 16	5 58 19 68 70	7 02 54 00 52	3 43 37 15 26
7 62 50 96 72	9 44 61 40 15	4 53 40 65 39	7 31 58 50 28	1 39 03 34 25
3 78 80 87 15	8 30 06 38 21	4 47 47 07 26	4 96 87 53 32	0 36 40 96 76
3 13 92 66 99	7 24 49 57 74	2 25 43 62 17	0 97 11 69 84	9 63 22 32 98

第二篇

流行病学原理和方法

第九章

流行病学概述

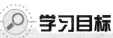 **学习目标**

1. **知识**：概述流行病学的发展简史；陈述流行病学的定义及内涵；列举流行病学的研究方法；说出流行病学的应用；列举流行病学的重要观点。
2. **能力**：在医学科学研究工作中，运用流行病学的思维和方法解决实际问题。
3. **素养**：思考流行病学在疾病防治及健康促进中的不可替代的作用；认识流行病学是一门科学、严谨、不断创新的学科。

　　流行病学（epidemiology）是人类与疾病长期斗争中逐渐形成和发展起来的一门古老又年轻、发展迅速的学科，是公共卫生及预防医学的核心课程，是医学实践活动的基石。早期的流行病学致力于传染性疾病的流行规律和预防控制措施研究，为人类消灭和控制传染性疾病做出了不可磨灭的贡献，并形成了较系统的理论。20世纪下半叶，传染病发病率、死亡率的下降，以及人类生活行为方式的改变使疾病谱发生明显的变化，流行病学研究的范畴从传染病扩大到非传染病，以及与健康有关的所有状态和事件，之后流行病学研究方法有了飞跃进展。流行病学在保障和促进人们的身体和精神健康，防治各种疾病的过程中充当医学"侦探"的角色，发挥着不可替代的作用。它不仅是现代医学的重要基础学科，而且是循证医学中辨别疾病病因和最佳临床诊疗途径的科学依据。

第一节　流行病学简史

　　自有人类文明以来，中外古代医学均有流行病学关于传染病流行和防治实践的朴素描述，且在长期的发展过程中与临床医学、基础医学交叉融合，应用领域不断扩大。新技术、新方法的不断涌现，又为流行病学理论和研究方法的成熟提供了有利的条件。

一、学科的形成与发展

　　流行病学从发展历程上，可以分为学科形成前期、学科形成期和学科发展期三个阶段。学科形成前期是流行病学发展的萌芽阶段，经历了自有文明史以来至18世纪的一个漫长的历史时期，该时期解决了一个重要的认识论问题，人们不再认为疾病是妖魔、瘴气等因素引起，而是由人体外的因素导致。希腊著名医师 Hippocrates（公元前 460—公元前 377 年）的著作 *Air, water and place* 阐述了气候、土壤、水、生活方式等与疾病的关系。同期，中国最早在《史记》中已用"疫""大疫"等来表示疾病的流行。学科形成期是流行病学从萌芽时期走向快速发展时期的中间阶段，是指 18 世纪末至 20 世纪 30 年代。1850 年全世界第一个流行病学学会"英国伦敦流行病学学会"成立，标志着流行病学学科形成。尤其在 19 世纪中叶，伦敦医生 Snow 对霍乱传播方式的认识有效地控制了霍乱的流行。之后显微镜的发明与应用，发现了病原微生物，推动了流行病学的进一步发展。这个时期，流行病学以研究传染性疾病的人群现象为主，形成了流行病学的理论框架，认识到传染性疾病流行过程的三个环节，同时解决了传染性疾病研究的方法学问题。学科发展期也称现代流行病学时期，大约从 20 世纪 40 年代至今，流行病学得到了飞速发展。这一时期，社会经济的迅速恢复和发展，科学技术呈现前所未有的进步，传染病得到了有效控制，人类疾病谱和死亡谱有了显著的改变，一些慢性非传染病日渐成为威胁人们健康和生命的主要问题。在此期间，流行病学理论体系和研究方法日臻完善。1948 年 Doll 与 Hill 关于吸烟与肺癌关系的慢性非传染性疾病研究及 1949 年在美国 Framingham 进行的心血管病危险因素的研究可认为是现代流行病学新时期的开始。20 世纪 60 年代以来，被誉为公共卫生之母的流行病学，无论在内容还是研究方法上均取得了令人瞩目的进展，且已逐步渗透到临床及基础医学的相关领域，形成了更为科学的流行病学研究方法。流行病学研究必须充分考虑偏倚、混杂和交互作用等分析，同时提出了各种新的研究设计类型解决不同的公共卫生问题。世界卫生组织报告，20 世纪全球公共卫生十大成就（疫苗、安全工作场所、安全和健康的饮食、机动车安全、传染病控制、降低心脑血管病死亡、计划生育、吸烟危害、母婴保健、饮水加氟）的取得，无一不与流行病学的发展和作用有关。因此，流行病学的研究领域已经不仅仅限于人群中疾病的预防控制和人群健康促进，还涉及几乎所有与健康相关的问题，既涉及医学各个学科，也涉及医学边缘学科乃至非医学学科。学习流行病学不但要掌握流行病学的基本原理和方法，还要注意人文和哲学的思考。任何学科都是适应社会发展的需要应运而生，同时也在社会实践应用中得以充实和提高，从实践到理论，再从理论到实践，遵循总结、升华、实践、再总结、再升华、再实践的螺旋式发展和提高的发展轨迹。流行病学学科成熟期的重要标志是流行病学已经形成描述、分析、实验和理论流行病学一整套理论体系，并且有相应的研究方法。相关内容将在有关章节详述。

 知识拓展

流行病学发展史中的精彩实践

1854 年秋季，伦敦宽街暴发霍乱，在霍乱暴发后的一周内发病严重的街道有 3/4 以上的居民离去，10 天内死去 500 多人，在城市的一些地区，死亡率甚至高达 12.8%。英国医师 John Snow 对伦敦宽街霍乱流行进行了详细的流行病学调查研究，利用标点地图的方法，通过对使用不同饮用水源的霍乱病例进行对比分析，发现几乎所有的死亡病例都发生于离宽街水井不远的地方，且他们都饮用宽街供水站的水，得出了宽街霍乱流行与宽街水井的关系。经封闭水井，成功地控制了当时霍乱的继续流行。

Snow 关于霍乱的调查，正是运用了描述性研究的方法，根据疾病分布分析霍乱的人群现象、地区差异等情况，了解霍乱分布特点，提出霍乱暴发与宽街供水站有关这一假设。而以后的研究进一步证实了这一假设。这一发现比 Koch 从粪便中分离出霍乱弧菌（1883 年）早 29 年，是传染病流行病学研究的成功范例。

二、流行病学发展面临的机遇与挑战

随着医学模式由单因单病的生物医学传统模式向"生物—社会—心理—环境"大健康的新型模式转变，流行病学的研究内容也相应扩展到疾病以外更为广阔的领域，如精神卫生、心理障碍、行为及生活方式、伤害、突发事件等，以及健康促进、卫生资源分配、卫生服务评估及成本 - 效益分析等所有与人类健康息息相关的卫生事件，同时还面临社会进步带来的自然和环境问题的挑战，如全球气候变暖、厄尔尼诺与拉尼那现象、空气污染、食品添加剂、人口爆炸和社会老龄化等，均是新世纪流行病学面对的新课题。近年来，高通量组学技术迅速发展，互联网和信息技术飞跃进步，流行病学正处于"大健康""大数据""云计算""人工智能"时代带来的学科发展机遇期。以人群为基础的流行病学将整合这些新技术、新方法，在探索疾病病因和寻找可能的干预靶点方面做出重要贡献。

第二节　流行病学的定义及研究方法

流行病学研究疾病、健康状态和卫生事件在人群中发生、发展和分布的规律，查明影响因素，用于预防和控制疾病、促进健康的对策和措施制定。

案例　9-1

为探讨维生素 D 营养状况与儿童身体脂肪分布的关系，某地区共纳入 11 960 名 6～16 岁儿童进行调查分析，结果发现儿童体内维生素 D 水平越低，其内脏脂肪水平越高，腹型肥胖儿童和体脂肪过多的男童是维生素 D 缺乏防控的重点人群。

问题：

1. 采用临床医学、基础医学的研究方法能否探讨维生素 D 营养状况与儿童身体脂肪分布的关系？

2. 流行病学研究的对象和主要内容是什么？

3. 流行病学在疾病预防控制中有什么作用？

一、流行病学的定义

（一）流行病学定义的演变

由于不同时期人类面临的主要疾病和健康问题不同，流行病学的研究范围和主要目标也随之不断变化，其定义也在不断发展和完善。英国 Stallybrass（1931 年）定义为"流行病学是关于传染病的原因、传播蔓延以及预防的学科"。MacMahon（1970 年）定义为"流行病学是研究人群中疾病频率的分布及其决定因素的科学"。Lilienfeld（1980 年）定义为"流行病学是研究人群中疾病发生的表型及影响这些表型的因素的科学"。Last 主编的《流行病学辞典》（1983 年）定义为"流行病学是研究人群中与健康有关状态及事件的分布及其决定因素，以及应用这些研究结果以维持健康的科学"。这些定义体现了流行病学的研究范围从传染病扩展到所有疾病。结合国际流行病学发展的趋势，我国学者李立明凝练出来的流行病学定义为"流行病学是研究人群中疾病与健康状况的分布及其影响因素，并研究防治疾病及促进健康的策略和措施的科学"。

（二）流行病学定义的解析

流行病学的英文名称 epidemiology 来源于希腊词 epi（在……之中、之上）和 demo（人群），意思是指流行病学为"研究在人群中发生现象的学科（ology）"。流行病学作为医学的分支学科，在形成初就特色鲜明地树立起群体的观念。因此，从群体水平观察疾病和健康问题，能够洞察疾病和健康问题的全貌，探查其影响因素和病因，揭示发生、发展和转归规律，并对策略和措施的有效性进行科学的评价。流行病学定义涵盖以下四方面内容：

1. 研究对象　流行病学的研究对象是人群，即研究一个特定的群体，可以是特定的一群患者，也可以是特定的一群健康人，还可以是特定的一个包含患者和健康人的人群。这是流行病学区别于临床医学、基础医学的主要特征之一，也是流行病学被称为群体医学的主要原因。

2. 研究范围　流行病学从以传染病为主扩大到所有的疾病和健康状态，包括疾病、伤害和健康三个层次。疾病包括传染病、寄生虫病、地方病和非传染性疾病等一切疾病。伤害包括意外、残疾、智障和身心损害等。健康包括机体生理的、心理的以及社会适应性的各个方面，而不只是无病或虚弱。

3. 研究的三个阶段　流行病学研究具有非常好的逻辑性，遵循"揭示现象（即揭示疾病及健康状况的流行或分布的现象），找出原因（即从分析现象入手找出流行与分布的规律与原因），提供措施（即在前两阶段的结果的基础上，制定预防或处置的策略与措施）"三个阶段的逻辑关系，辅以"描述、分析、实验"三个范畴的研究方法。

4. 研究目标　流行病学以防治疾病、促进健康为最终目标。

二、流行病学的研究方法

疾病和健康状况在不同地区、不同时间及不同人群中不是随机分布，因此，需要应用流行病学的基本原理和逻辑思维进行系统研究。首先通过描述性研究描述疾病或健康状况的分布情况，提出问题，建立研究假设。接下来进行分析性研究和实验性研究回答疾病为什么在这些时间、这些地点和这些人群中发生？原因是什么？如何采取干预措施使疾病不发生或少发生？流行病学研究总是遵循提出问题、分析问题和解决问题的基本规律。理解了这些问题就可以对流行病学的研究方法有更深刻的认识。不管流行病学的研究方法如何分类，都离不开这些基本原则。流行病学研究方法已被公认为医学科学研究的方法学。按照设计类型归纳起来有三大类：观察法、实验法和数理法，又称观察性研究、实验性研究及理论性研究。观察性研究按是否有事先设立的对照组又进一步分为描述性研究和分析性研究。每种类型又包括多种研究设计，分别为病因研究提供线索、检验和验证病因假设。流行病学常用方法的分类及在病因推断中的作用见图 9-1。

（一）观察性研究

观察性研究（observational study）不对研究对象施加任何干预或实验措施，在自然状态下观察人群疾病、健康状况及有关因素的分布情况，并对结果进行描述和对比分析。根据选择的研究对象及研究内容不同，观察性研究又分描述性研究（也称描述流行病学，descriptive epidemiology）和分析性研究（也称分析流行病学，analytical epidemiology）。描述性研究主要揭示人群中疾病或健康状况、影响因素的分布现象，旨在描述疾病或健康状况在哪些人群、什么时间及什么地点发生的分布规律，进一步比较不同人群、不同时间和不同地区的差异，产生

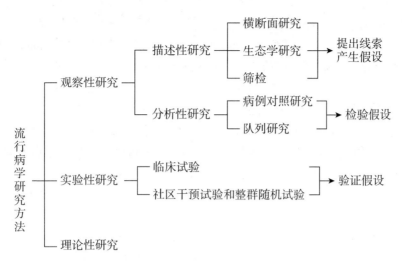

图 9-1　流行病学研究方法的分类和作用

病因假设。分析性研究主要是在描述分布现象的基础上，通过与对照组的对比分析，找出影响分布的决定因素或病因，即检验病因假设。观察性研究为下一步人为干预、预防和控制疾病发生、促进人群健康提供依据，是流行病学研究的基本方法。

1. 描述性研究

（1）横断面研究（cross-sectional study）：又称现况调查（prevalence study），是在某个时点或期间内对特定人群中有关因素与疾病或健康状况的关系进行调查，研究对象包括确定的人群中所有的个体或这个人群的一个代表性的样本，暴露信息和疾病信息通常同时确定，是一个时点上人群疾病与暴露情况的"快照"。具体实施方法依据研究目的和工作条件又可分为普查、抽样调查。

（2）纵向研究（longitudinal study）：也称随访研究（follow-up study）是在不同时间点对同一特定人群进行多次横断面调查的描述性研究方法。从方法学上讲，纵向研究属于前瞻性研究，但不同于传统的队列研究，后者根据所研究的暴露因素不同将研究对象（通常是未患病者）分为暴露组和对照组，或者不同暴露水平组，并进行随访，观察不同暴露对某病发病的影响。而纵向研究是对某个人群中的个体患病或健康状况随时间推移的动态变化情况进行连续观察。

（3）生态学研究（ecological study）：是以群体为基本单位收集疾病、健康或卫生事件及因素的频率并做出描述，分析它们之间的相关关系。其观察对象一般应为某一生态环境下的自然群体，它可以提供疾病流行的病因线索或健康促进措施的依据。生态学研究根据研究目的不同又分为生态比较研究（ecological comparison study）和生态趋势研究（ecological trend study）。生态比较研究常用来比较不同人群中某疾病或健康状况的差别，以了解某疾病或健康状态在不同人群中的分布差异，从而为病因研究提供线索。生态趋势研究是连续观察同一人群中某种疾病或健康状态的发生率或死亡率，了解其变动趋势，为卫生决策和病因学研究提供依据。生态学研究的最大缺点是在进行生物学推断时难以深入解释，易出现生态学谬误。

（4）筛检（screening）：筛检是运用快速简便的实验检查或其他手段，从表面健康的人群中去发现那些未被识别的可疑患者或有缺陷者。筛检试验不是诊断试验，仅是一个初步检查，对筛检试验阳性和可疑阳性的人必须进行诊断试验，对确诊后的患者进行治疗。筛检试验的评价包括真实性、可靠性和收益三方面。

2. 分析性研究

（1）病例对照研究（case-control study）：病例对照研究的基本原理是选定患有某病或未患该病的人群，分别调查其既往暴露于某个或某些因素的情况及程度，以判断暴露与某病有无关联及其关联程度大小的一种观察性研究方法，属于回顾性研究。根据病例与对照匹配的方式不同，将病例对照研究分为不匹配（unmatched）和匹配病例对照研究（matched case-control study）两种类型。不匹配病例对照研究对病例和对照不做任何限制和规定，一般对照组的人数≥病例组的人数。匹配病例对照研究根据匹配的方式不同分为成组匹配（又称频数匹配）和个体匹配。在个体匹配中，每个病例匹配的对照数目可为 1∶1、1∶2、1∶3、……、1∶M，但要求个体匹配时对照数一般控制在 4 个以内。病例对照研究特别适用于罕见疾病，而且可以通过匹配的方式提高研究效率，不仅可应用于探讨病因，还可应用于疾病预后研究等其他方面。它是分析性研究方法中最基本、最重要的研究类型之一。

（2）队列研究（cohort study）：队列研究又称前瞻性研究（prospective study）或随访研究（follow-up study），是将研究对象按可疑病因因素的有无或暴露程度分为若干组，随访观察一定期限，比较各组结局发生率的差异，从而判定暴露因素与发病或死亡有无关联及其关联强度大小的一种观察性研究方法。队列研究能直接获得暴露组和对照组人群的发病或死亡率，可直接计算 RR、AR、PAR 等反映暴露因素与疾病关联强度的指标。根据队列研究的观察起点，分为前瞻性队列研究（prospective cohort study）、回顾性队列研究（retrospective cohort study）和双向性队列研究（ambispective cohort study）三种类型。

（二）实验性研究

实验性研究（experimental study）又称实验流行病学（experimental epidemiology），与观察性研究相比，它是人为给予干预措施或控制研究因素，以证实研究者所施予的干预措施是否安全有效，或所关心的因素是否为疾病或健康状况的病因。根据实验性研究的对象和目的不同，可分为以下几种：

1. 临床试验（clinical trial） 是以病人为研究对象，评价某一药物或治疗措施效果的研究方法。基本原理是将病人随机分为干预组（治疗组）和对照组，经过一定疗程后对组间治疗效果的各项指标进行评价，从而判定该药物或治疗措施的有效性和安全性。临床试验多采用随机对照试验（randomized controlled trial，RCT）设计，严格遵循随机、对照和盲法原则。

2. 现场试验（field trial） 现场试验是基于人群进行的主要用于防治效果评价的实验研究，也称人群预防试验，以非病人个体为研究单位，可基于某一现场、社区、社团、工厂或学校进行。基本原理是将研究对象分为试验组和对照组，实施干预措施，经一定时期之后对比分析组间指标的差异，从而判定该预防措施的效果。传统的现场试验主要指预防接种的效果评价，目前预防的手段已扩展到药物、营养、行为生活方式、心理等各个方面，评价指标也增加了分子生物学、行为科学、心理学、社会学等内容。

3. 社区干预试验和整群随机试验（community intervention and cluster randomized trial）
社区干预试验又叫以社区为基础的公共卫生试验（community-based public health trial）。社区干预试验和整群随机试验都是以社区为基础的现场干预试验的扩展。二者概念上的区别在于干预的单位是个人还是群组，如疫苗是施加给个人的，但食盐中加碘预防地方性甲状腺肿、饮水中加氟预防龋齿则是以人群或亚人群为单位进行的。社区干预试验是以一个完整的社区或行政区域为基本单位，以人群为研究对象，对某种预防措施或方法的效果进行考核或评价。某些干预试验选择比社区小的研究人群更为方便，如饮食干预通过家庭或生活在一个家庭的人员研究比较方便。环境干预可能选择整个办公场所、工厂或居民楼等。进行社区干预试验的研究对象同时暴露于该干预，干预分配给群组比个人更容易。

整群随机试验是指随机地把干预分配给参加的各个群组的试验研究。被随机分配的人群大小相对于整个研究人群来说，比例越大，可能越不容易进行随机分配。如果研究只包含两个社区，一个接受干预，另一个不接受干预，如 Newburgh 镇（试验区）和 Kingston 镇（对照区）

的水加氟化物试验，就可以不考虑接受氟化物的社区是否是随机分配的，因为不管什么分配方法，两个社区基线特征的差别大小都一样，只是差别的方向不同。只要随机分配到每种干预的人群数很大，则整群随机化就可能使各干预组间基线特征有类似的分布。

4．类实验（quasi-experiment，semi-experiment）　一个完全的实验研究应具备四个基本特点，即设立对照、随机分组、人为干预、前瞻性追踪。如果一项实验研究缺少其中一个或几个特征，这种实验就称为类实验。类实验多用于实际条件下不能满足随机分配的原则时采取的方法，如临床上的干预试验（如是否手术），由于伦理学和赫尔辛基宣言的要求，有时患者不能进行随机分组，这时选择类试验。

（三）理论性研究

理论性研究（theoretical study）又称理论流行病学（theoretical epidemiology），是流行病学研究由实践上升到理论的阶段。它利用流行病学调查所得到的资料，根据疾病流行的规律和已经掌握的生物学知识，利用数学模型或计算机仿真模拟疾病在人群中的发生和发展规律，以及临床患者的预后，主要用于预测及评估干预措施效果。目前比较成熟的数学模型有 Reed-Frost 模型、时间序列 ARIMA 模型等。近年来兴起的马尔可夫模型（markov model）、结构方程模型（structural equation model）、人工神经网络（artificial neural network）模型等方法和手段在病因探索、疾病筛查、预后分析等流行病学研究方面发挥了独特的作用。

第三节　流行病学的研究领域及应用进展

随着教育的多样化、科技的飞速发展、人口结构与人类疾病谱的变化和医学模式的转变，流行病学的研究领域和应用范围越来越广，新的学科分支层出不穷。近年来，日新月异的信息技术和大数据时代的出现，以基因组学为代表的系统生物学的蓬勃兴起，循证医学的推广普及，精准医学的问世，流行病学的研究领域也在不断调整和发展，其研究范围甚至超出了医学的领域，而且流行病学越来越注重应用。

一、流行病学的研究领域

所有疾病及健康状况都存在着与流行病学有关的问题，因此，在疾病预防控制与健康促进工作中，都会应用流行病学的思维模式和研究方法。

1．描述人群疾病与健康状况的分布特点。

2．探讨影响人群中疾病发生、发展和转归的影响因素和病因，并提出防治疾病和促进健康的策略措施。

3．监测群体疾病与健康状态，揭示疾病的自然史。

4．探讨原因不明疾病的病因及防治措施。

5．提供医疗、卫生、保健服务的决策和评价的依据。

6．防治策略和预防措施效果评价。

7．应对突发公共卫生事件。

二、流行病学的应用进展

流行病学是一门研究方法与应用实践有机融合的学科，预防和控制疾病、促进健康是其学科使命。尽管制订和实施某些对策及措施需要根据当地人力、物力及卫生保健设施的情况，并且要同时应用许多医学和非医学领域的知识和方法，但流行病学在预防疾病的策略规划及防治效果评价上仍然起主导作用。当代流行病学的研究和应用主要包括病因学研究、确定医疗卫生工作重点、卫生资源分配和利用、卫生政策和卫生服务等方面。

（一）分子生物学先进理论和技术在流行病学中的渗透与应用

病因学研究是流行病学的主要任务之一。一旦发现有意义的线索，需要基础医学有关学科的参与，从生物学角度加以验证，既加强了流行病学研究的可信度，又可减少单纯从事基础医学机制研究的盲目性。反过来，基础医学研究中发现的病因学证据，也必须经过流行病学人群研究的检验。一方面由于传染病防治过程中出现病原体多样性、变异性和耐药性等复杂问题，急需在早期应用最快的方法发现疾病的发生，同时要开展环境微生物群落的研究与监测，获取更多信息为传染病的防控提供依据；另一方面对于慢性非传染性疾病而言，基于暴露（干预）与结局关联的"黑箱"理论的传统流行病学研究方法已经不能满足新时期疾病防治和健康促进的要求。分子生物学先进理论和技术的出现加快了流行病学与微观医学学科结合的步伐。在疾病防治和健康促进工作中，传统流行病学与新兴的分子生物学技术相结合，形成了新的学科分支——分子流行病学（molecular epidemiology）。分子流行病学将以人群为基础的宏观流行病学研究与微观实验室的检测技术相结合，通过对暴露、易感性及效应生物标志物的测量，在分子水平阐明疾病的分布、发生、发展规律及其影响因素。随着人类基因组学、代谢组学、蛋白组学、转录组学、精准医学、大数据等领域的快速发展，分子流行病学在确定对致病因素易感性及干预的生物靶点方面有独特的作用，应用此方法可以筛检某种遗传特征、易患某疾病的高危个体，以便采取针对性的预防或干预措施。如 DNA 测序技术是确定分子结构的有力工具，可应用此技术来确定某些对特定疾病或特定环境暴露敏感的个体。

⊙ 微整合

临床应用

全基因组测序技术在结核病分子流行病学中的应用实例

结核病是由结核分枝杆菌（mycobacterium tuberculosis，MTB）感染引起的慢性传染病，其致残率、致死率已超过艾滋病，而且感染者中的耐药比例逐年增加，使其成为全球严重的疾病负担问题之一。近年来，全基因组测序技术（whole genome sequencing，WGS）被引入结核病分子流行病学研究中。WGS 具有高分辨率、高通量、结果精确等优势，以 DNA 为样本，加工这些片段，包括末端修复、加测序接头、纯化等，完成基因组 DNA 文库的构建。随后，以计算机技术为辅助，基准株 H37Rv 作为标准序列，获取核心基因组单核苷酸变异（single nucleotide variation，SNV），分析 MTB 的系统进化关系，个体间的传播过程，以及预测其耐药性。

WGS 与结核病流行病学资料相结合，在研究结核病的传播和流行特点中起到了关键作用。通过利用 MTB 的基因分型技术，识别 MTB 基因序列的多样性，区分结核分枝杆菌之间的差异，把握病原的变化、疾病的传播情况，进一步分析流行病学事件，研究结核病患者的耐药性等问题。分子流行病学的应用对预防、控制和治疗结核病具有重要意义。

（二）系统流行病学的应用有助于精准预防的实现

传统流行病学多侧重疾病的病因研究，而忽略疾病发生的内在机制。高通量组学技术在生命科学领域的应用，以及转化医学、精准医学和医学大数据的不断发展，使系统流行病学（systematic epidemiology）应运而生。系统流行病学是现代流行病学进行疾病风险识别和病因研究的新领域。它将流行病学研究与生物机制分析有机结合，采用多学科的思维，利用系统生物学，在分子、细胞、组织、人群社会行为和生态环境等多水平、多组学上深入研究疾病发生风险的统计学模型，并对未来风险状况进行计算模拟和预警预测，构建"暴露"组学生物标记—"结局"之间的通路，深入阐明疾病的发生机制。系统流行病学从多层面研究人群的疾病和健康问题，整合多组学信息和生态环境因素，探讨这些因素之间的相互作用，在复杂疾病的病因和干预研究中起着越来越重要的作用，通过揭示危险因素导致疾病发生的病因网络，指导疾病的早期检测、临床诊断和预后，促进个性化预防和治疗。它的发展将直接推动精准预防理念的实现，是流行病学未来发展的重要方向。

大型队列研究及其生物样本库的建立是开展系统流行病学的重要基础。如美国精准医学跨组学研究（Trans-Omics for Precision Medicine Program）、英国生物样本库（UK Biobank）、芬兰生物样本库（Finnish Biobank），以及中国慢性病前瞻性研究（Kadoorie Study of Chronic Disease in China，KSCDC，又称 China Kadoorie Biobank，CKB）、泰州人群健康跟踪调查（Taizhou Longitudinal Study，TZL）等。此外，基于双生子、母婴、家系等特殊人群的生物样本库也陆续形成。这些都为实施全组学设计的复杂疾病的病因和干预研究提供数据资源。系统流行病学在微观上将遗传易感性、基因表达、代谢、肠道微生物等信息都整合进人群研究中，为深入理解疾病发生的内在分子机制提供了一个全面、系统的全新视角；在宏观上促进研究成果更有效地向公共卫生实践应用转化，助力实现精准预防。

（三）健康医疗大数据时代下的疾病防控新模式

互联网技术的迅猛发展促进了医疗信息化的广泛应用，在疾病医疗、卫生服务、健康保健和卫生管理过程中产生了海量数据集。健康医疗大数据贯穿人的整个生命周期，是大数据系统中的重要组成部分，汇集了与维持机体健康相关的生活行为方式、遗传、社会环境因素和医疗过程中的相关数据信息等，涵盖范围广泛。其来源于人口统计和疾病监测数据，卫生行政管理数据，真实世界的数据（患者健康状况、诊疗及保健有关的电子病历），科研数据（如临床试验或队列研究的多组学生物标志物数据），登记数据（如疾病登记、死亡登记、出生登记），移动医疗设备数据（如通过全球定位系统 GPS 设备、运动手环等自动测量的数据），以及环境数据（如气象、疫情、农作物和食品安全）等。

健康医疗大数据不仅推动临床流行病学研究和改进患者的护理，也被应用于疾病风险预测模型的构建。目前电子病历信息与国家层面的其他常规数据，如死亡登记、住院病历、医疗保险、疫苗接种登记、环境噪声监测等国家数据已应用于疾病负担估计、疾病趋势分析和病因探索等研究领域。我国已建立了一些重大慢性疾病大数据平台，如中国肾脏疾病数据网络（China Kidney Disease Network，CK-NET）和全国肿瘤登记中心等。健康医疗大数据的发展诞生了"互联网＋健康医疗"新模式，将为传染病防控、慢性病病因研究、老年共病研究等提供丰富的资源与广阔的平台，克服传统调查难以全面收集信息的局限，使信息得到及时更新，对及时掌握人群疾病健康动态变化，快速识别疾病危险因素，分析因果关系，预测疾病风险及预后等具有重要意义。

（四）慢性病和"当代流行病"的预防

慢性病的病因复杂，是多因素综合作用所致。其发病隐匿，病程长且不能自愈或很难治愈。慢性病常常由于不良的生活行为习惯、长期紧张疲劳、环境污染物暴露、自我保健忽视和心理失衡逐渐积累而成；也有些慢性病是感染性因素引起，或者由慢性传染性疾病演变而来。慢性病会造成巨额的医疗卫生支出和社会生产力损失，加剧健康不平等，是重要的疾病负担问题。2020 年我国公布的城乡居民死因构成的前 3 位分别是恶性肿瘤、心脏病和脑血管病，且农村死亡率高于城市，前 10 位疾病占全部死因的 95.08%（城市）、95.68%（农村），传染性疾病（含呼吸道结核）仅占 0.86%（城市）、0.94%（农村），见表 9-1。在美国，20 世纪90 年代早期，肺炎、结核和胃炎位居死因的前三位，占全部死亡的 31%。2020 年，美国公布的成年人 10 大死因中排名第一的是心脏病，其次是癌症、新冠肺炎（COVID-19）、意外伤害、脑卒中、慢性下呼吸道疾病、阿尔茨海默病、糖尿病、流感和肺炎以及肾疾病，见表 9-2。

表 9-1　2020 年我国部分城乡居民前 10 位死因的死亡率及其构成

疾病名称	城市			农村		
	死亡率（1/10 万）	构成（%）	位次	死亡率（1/10 万）	构成（%）	位次
恶性肿瘤	161.40	25.43	1	161.85	23.11	3
心脏病	155.86	24.56	2	171.36	24.47	1
脑血管病	135.18	21.30	3	164.77	23.53	2
呼吸系统疾病	55.36	8.72	4	63.64	9.09	4
损伤和中毒外部原因	35.87	5.65	5	50.93	7.27	5
内分泌、营养和代谢疾病	22.79	3.59	6	19.01	2.71	6
消化系统疾病	15.82	2.49	7	15.30	2.18	7
神经系统疾病	9.06	1.43	8	9.31	1.33	8
泌尿生殖系统疾病	6.64	1.05	9	7.35	1.05	9
传染病（含呼吸道结核）	5.49	0.86	10	6.61	0.94	10
其他	19.19	3.02	—	18.85	2.69	—

表 9-2　2020 年美国居民前 10 位死因的死亡情况及其位次

疾病名称	死亡人数	死亡率（1/10 万）	位次
全死因	3 358 814	102.8	
心脏病	690 882	168.2	1
恶性肿瘤	598 932	144.1	2
COVID-19	345 323	85.0	3
意外事故（伤害）	192 176	57.6	4
脑卒中	159 050	38.8	5
慢性下呼吸道疾病	151 637	36.4	6
阿尔兹海默病	133 382	32.4	7
糖尿病	101 106	24.8	8
流感和肺炎	53 495	13.0	9
肾疾病	52 260	12.7	10

　　慢性病的预防控制策略为三级预防、生命全程策略、高危人群策略和全人群策略。如对

于不良生活方式引起的慢性病，如吸烟与肺癌，可积极采取禁烟措施，那么发病率在若干年后肯定下降。WHO 指出通过多部门协作以及在国家、区域和全球层面上的协作，减少可预防的慢性病发病、死亡和残疾负担，使得任何年龄的人群都可达到可实现的健康和生产力的最高标准，这些疾病不再是人类福祉和社会经济发展的障碍。

其他当代流行病，如意外伤害（包括自杀和其他暴力行为）和 HIV 感染导致的艾滋病，以及各种暴力问题，某种程度上说明了"当代流行病"的复杂性。

据分析，美国在过去几十年内暴力一直呈上升的趋势，受害人群主要是年轻女性、妇女儿童、非洲裔美国人和贫穷阶层。暴力的预防涉及一系列复杂因素，包括社会因素，如改变社会的大环境、改变个人的知识和态度等。图 9-2 体现了公共卫生问题的预防控制流程，其中流行病学发挥重要作用。

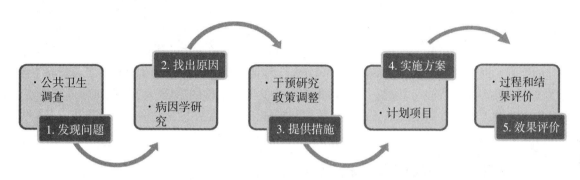

图 9-2　公共卫生问题预防和控制的工作流程

（五）卫生工作重点的确定、卫生保健服务的评估

各种疾病在不同程度地影响着人们的健康和生活质量。依据疾病对生活、生产及社会等的影响程度的大小，可以明确需要优先或重点控制的疾病，主要参考流行病学频率测量指标，如发病率、患病率、死亡率、病死率等，以及潜在减寿年数（potential years of life lost，PYLL）和伤残调整生命年（disability-adjusted life year，DALY）等疾病负担指标。卫生工作的重点和目标的确定必须建立在大量流行病学研究的基础之上，同时也需要观念的转变。在卫生资源有限的情况下，可以通过以下方法确定优先或重点控制的疾病：①根据疾病发病率、死亡率、伤残率与 PYLL、DALY 等疾病负担指标从大到小排序，排在前几位的可确定为优先与重点控制的疾病；②通过咨询专家，综合多位专家的评分排序结果确定。确定卫生工作重点时要结合技术可行性、经济可行性与公众反映及接受程度等。例如，1966 年，世界卫生组织提出了到 1976 年在全球范围内阻断天花传播的目标。由于在全球范围内开展了消灭天花的运动，到 1976 年底，基本上实现了上述目标。最后一例天花病例是 1977 年 10 月在索马里报告的。1978 年，英国报告了两例实验室感染病例。20 世纪 70 年代以后，随着慢性疾病对人群健康的威胁越来越大，各国政府不但制定了传染性疾病的控制目标，还对非传染性疾病的控制提出了明确的目标。我国政府在"十四五"期间，面对多重疾病威胁和多种健康影响因素，不断深化公共卫生治理理念，优化重大疾病防治策略，切实加强公共卫生体系建设。根据新发传染性疾病的不断出现，提出加强传染病预警体系的投入和建设。

流行病学用于规范和评价保健系统转变的工作日益加强，卫生官员已经逐渐认识到只有通过基于人群的观察，才能获得耗—效效益最佳的决策，而其中流行病学的作用至关重要。是否推行某种保健服务，取决于流行病学对其价值的评估。在现代保健服务机构和领域，流行病学有广泛的用武之地，主要包括：①通过知名人士的努力，联络国家或者区域的政策制定；②从战略的角度提供新的服务项目，或对已有的服务提出改进的意见；③发掘为人群提供保健服务的资源；④根据患者的疗效和项目进展情况实施适时监管；⑤检测卫生服务部门之间或系统内部，在增进人群健康方面是否协调。新的历史时期，流行病学工作者，包括从事管理流行病学的医务人员都必须加强培训，掌握健康保健的新知识和新技能，以适应不断变化的卫生工作和服务的需求。

（六）突发公共卫生事件的调查及应对

随着人们改造社会的进程，人口数量的激增，人类对自然资源的过度利用加剧了环境问题的凸显，造成突发公共卫生事件发生频率升高，危害日益突出。突发公共卫生事件已成为全球普遍关注的公共卫生问题，是各国面临的重大挑战之一。2003年5月9日我国公布施行《突发公共卫生事件应急条例》，明确指出突发公共卫生事件是指突然发生，造成或者可能造成社会公共健康严重损害的重大传染病疫情、群体性不明原因疾病、重大食物和职业中毒以及其他严重影响公众健康的事件，标志着我国突发公共卫生事件应急处理工作纳入法制。

流行病学在突发公共卫生事件的调查及应对中发挥着至关重要的作用，遵循边调查边采取措施的原则。通过描述公共卫生事件的时间分布、地区分布、人群分布和影响因素，全面了解各类突发公共卫生事件发生状况，用以探索突发公共卫生事件的原因、消长规律和危害特点，估计突发公共卫生事件的损失，研究预防和控制措施，为突发公共卫生事件的预防和应对提供科学依据。

（七）社区人群健康的诊断与干预评价

社区（可以是城市的一个区、一个县、一个乡、一所学校甚至一个工厂）是开展公共卫生干预的最佳和最有效的单位，是了解卫生需求、制定卫生政策的重要要素。要做好疾病的防治和健康促进工作，必须动员全人群力量，在城乡社区建立起完善的社区人群监控网络和评估系统，充分发挥社区医疗保健单位的作用，以有效地提高社区防治的效果。

社区诊断（community diagnosis）是通过流行病学调查收集有关人群健康状况、人口的性别年龄构成、社会和环境条件以及卫生服务等方面的资料，用科学、客观的方法确定该社区主要的公共卫生问题及其影响因素，并得到社区人群认可。社区诊断是制定合理有效的卫生项目计划的前提条件，也是收集卫生信息的重要途径。对于流行病学工作者而言，基于社区的测量和干预，有两个方面与流行病学关系最密切。首先，除了基于个体水平的危险因素研究之外，"邻居效应"的研究，有助于确定基于社区水平的危险因素。其次是干预项目的实施过程中，流行病学工作者可以发挥关键作用。流行病学工作者不仅关心如何去除个体水平的危险因素，而且更重要的是在此基础上能更好理解社区水平上危险因素的相互联系、相互影响。社区诊断更加关注社会因素对人群健康的影响，如邻里关系、居住环境对个体行为的影响等。对以社区为基础的干预项目进行评价时，如果资料是以个体为单位并用自填式问卷收集的，一定要分析资料的可靠性和真实性。还要注意社区、卫生防疫部门和学校之间的密切合作。流行病学对社区诊断的开展，社区预防保健策略、目标和措施的制定，确定优先解决的卫生问题，提供卫生服务等工作都做出了卓越的贡献。

（八）卫生政策制定及防治实践中流行病学的应用

卫生决策离不开流行病学提供的基础资料和信息（如流行病学的常规监测和登记资料、专题调查资料等），通过流行病学调查发现主要问题，确定优先或重点领域，建立目标和指标体系，选择干预策略和措施。由于环境和社会资源以及地方和中央政府的卫生资金有限，只有通过政策干预才能有效地提高整个人群的健康水平，减少人群疾病负担。进行政策干预时，流行病学的研究结果是重要依据。首先，流行病学的病因学研究可以提供一级预防的干预因素，人群疾病负担分析可确定各种危险因素对人群疾病负担的影响大小；其次，流行病学工作者可以与社会医学、行为学和管理学的专家密切合作，设计干预和评价指标；再次，在干预项目的具体实施过程中，流行病学可以帮助制定政策的人员对干预效果进行适时评价和必要的补充完善。循证医学的荟萃分析（meta-analysis）、循证决策分析和耗—效分析等成果可用来作为卫生政策制定的重要参考。

在卫生政策的实施和评价中，管理者可以应用流行病学方法收集有用信息，然后根据这些信息及时发现问题，调整和修改策略及措施，提高工作质量和效率。在公共卫生实践中，政府可以制定系统的卫生工作规范、技术和管理指南等，来保障人群在医疗卫生机构能够获得有效、经济的服务。

第四节　流行病学研究的重要观点

流行病学的思维方式是应用人群中宏观和微观的数据寻找疾病、健康相关事件的分布规律，并应用对比的方法分析影响分布规律的因素，进而用概率统计的思维方式来判别这些因素与疾病、健康相关事件的关系。主要表现在：①从单病因研究发展为多病因及病因网研究；②从单学科研究发展为多学科交叉研究，遗传、生化、分子生物学，以及非医学的技术广泛应用于流行病学研究，促进了流行病学向更精细、深入的方向发展；③计算机技术和统计分析方法的飞速进展，对流行病学发展起着巨大的推动作用；④调查分析从定性研究向定量研究发展。因此，作为医学工作者和实践者，学习和运用流行病学应掌握以下重要观点。

一、群体的观点

群体的观点是流行病学最基本的观点，充分反映了流行病学学科特性。流行病学是从群体宏观的角度认识疾病和健康状态，静态与动态结合研究疾病的发生、发展和转归的分布规律，这是流行病学区别于其他医学学科的最显著的特点之一。群体和分布是流行病学中两个最基本的概念。流行病学研究的任务是"群体诊断"，即对人群疾病和健康状态的概括描述，揭示群体中存在的主要公共卫生问题，或发生某一公共卫生事件的原因，从而"对症下药"，提出预防对策或公共卫生服务计划。而且流行病学在应用微观分子生物学研究方法开展临床个体和基础研究时，仍然是从"群体"出发，再回归到"群体"验证和应用。

二、对比的观点

有比较才有鉴别，比较是科学研究方法的精髓，也是流行病学分析的核心，设立具有可比性的对照是比较的基本形式。任何流行病学结论均来自于对比分析的资料，即使是一般的描述结果也必须和相应的人群、地区和时间的结果相比较才能说明问题，才有意义。由于影响事件发生和转归的因素较多，如果不采用对比的方法很难说明是哪一个因素对事件的发生、转归发生了作用。对比的方式可按疾病结局或健康状况分组，如比较有病与无病、有效与无效、康复与死亡等；也可按研究因素分组，比如暴露和非暴露、干预和非干预、治疗和非治疗等。比较组的形式可以千变万化，但流行病学对比的原则却必须遵循。流行病学研究通过比较分析这一严密的逻辑思维推论过程来判断因果关系，通常应用到的归纳、推理方法均是建立在比较基础上的。流行病学中所强调的比较不是简单的比较，而是非常重视比较组之间的均衡性和可比性，这是流行病学研究质量保证的关键。如要对两组人进行疫苗效果的比较，要求对照组人群在年龄、性别以及所处的环境等基本因素应与试验组基本相同。

三、概率论和数理统计的观点

概率论是以频率表示未来个别事件的一种预见或假定等，它是流行病学研究的思维方式和分析方法的重要基础，为研究人群中疾病、健康事件的复杂性和发展趋势提供了严密的科学方法。在研究疾病发生时，用统计的方法来描述事物的整体趋势，掌握现象的变化规律，从而深化对疾病在人群中发生过程的认识。流行病学研究从收集资料、统计分析到逻辑推理，最终得到很少有绝对肯定或绝对否定的结论。流行病学描述性研究常采用各种率作为指标，其含义即为可能发生某事件的群体中已发生该事件的概率。无论是绝对数还是相对数，流行病学一般均以可信限（confidence limit）或可信区间（confidence interval）表述其概率特征。

概率统计的思维方式的另一种表现形式就是定性思维和定量思维的统一。人类总是从认识事物的性质开始，再进入到认识事物的空间形式和数量关系，要考察事物的量，就必须应用数学方法。流行病学应用统计学的理论与方法，建立疾病流行的数学模型，对所收集观察的数据，进行量化分析、总结、推断和预测，为相关决策提供依据和参考。

四、社会心理和生态学的观点

流行病学原理和方法的发展始终和医学模式的变化紧密相连。在生物医学模式阶段，人们关注的重点是传染病病原体与宿主的相互作用过程；在"大健康"的新医学模式下，"生物—社会—心理—生态环境"模式的提出对流行病学产生了深刻的影响，无论是传染病流行过程各个环节内涵的更新，还是病因链和病因网等学说的建立，无不渗透着社会因素、自然因素及心理因素等各方面对疾病和健康状态的影响，而这些多维度因素对疾病和健康作用的研究使流行病学的理论和方法得到飞跃发展。新的学科分支不断出现，如环境流行病学、社会流行病学、分子流行病学、行为流行病学、社会心理流行病学、生态流行病学和人类基因组流行病学等，充分体现了新医学模式对流行病学发展的促进作用。

五、多病因论的观点

在研究某因素与疾病关联的时候不能只从单一因素考虑，而是应该从多因素结合的角度分析才能做出正确的结论。在由多种因素导致疾病的研究中，因素之间的关系非常复杂，它们之间有交互、效应修饰、混杂等作用，因此必须将各种因素综合分析才能得出真正反映研究因素与疾病关系的结果。

六、发展的观点

流行病学是一门与时俱进的学科。随着社会的变革、文明的进步及疾病谱和死亡谱的变化，流行病学的定义、研究内容和研究任务不断更新，研究方法不断完善。特别是与其他学科交融结合，形成了许多新的分支和研究方向，扩展了流行病学研究领域和应用，产出了许多令世人瞩目的新成果。

第五节　学习流行病学应当注意的几个问题

一、关注流行病学现场和人群研究的结果

流行病学的研究对象是人群，人群来自各种各样的现场（如生产、生活、劳动和学习等的场所）。尽管流行病学研究的因素包括实验室指标，但实验室检测的生物样本来源于现场，其结果也是为现场调查分析提供数据。流行病学调查是在现场进行的调查。流行病学实验也是在医院、社区等现场中对受试对象施加某种干预或控制某种因素进行的工作。流行病学对人群现场的研究与单纯在实验室进行的研究相比，更接近人群的真实情况，研究结果更具有推广意义。

二、学习流行病学要深刻理解"健康"的概念

不同的历史时期人们对"健康"有不同理解和认识。生物医学模式中的"健康"是指机体没有生物学改变的疾病，它的依据是可测量的生物学变量。而生物—社会—心理—环境医学模式中给健康的定义是"健康是身体上、精神上和社会适应上的完好状态，而不仅仅是没有疾病和虚弱"。因此，只有在躯体健康、心理健康、社会适应良好和道德良好几方面都具备，才是完全的健康。

三、树立大预防医学观的观念

流行病学的研究目标一直定位在预防疾病，无论是揭示疾病、健康现象，还是提供策略和措施，流行病学始终围绕着的一个核心内容是探讨影响因素，而探讨影响因素的目的在于预防疾病。当一种疾病病因明确时可以针对病因采取措施，当病因不明确时，流行病学仍致力于探索使疾病发生频率升高的相关因素，针对这些因素采取措施，可以控制疾病流行，对具有危险因素的人群采取积极的预防措施，同样可以达到早期预防的目的。

四、掌握循证医学知识

随着信息化时代的到来，在资源有限的情况下，系统总结证据，优胜劣汰，基于当前最佳的研究成果来制定临床和预防决策迫在眉睫，循证医学（evidence-based medicine，EBM）和循证保健（evidence-based healthcare，EBH）成为新世纪医学实践的新模式。

五、正确理解流行病学与其他学科的关系

流行病学在发展过程中积极吐陈纳新、精益求精，注重新理论、新技术的学习更新，在基于人群的研究中广泛使用其他学科最先进的方法和手段研究各种因素和疾病之间的关系。例

如，使用分子生物学的蛋白组学、基因组学和代谢组学的方法研究暴露和肿瘤的关系。但流行病学永远坚持基于人群研究的结论，使用其他学科的先进技术和方法，是为了更好地阐明暴露与疾病的真实关系，为针对性的干预策略和措施的制定提供依据。

（魏俊妮）

思 考 题

1. 简述流行病学的定义和基本内涵。
2. 简述流行病学研究方法有哪些。
3. 简述流行病学的重要观点。
4. 反应停于 1956 年投放市场，1959—1961 年间，许多国家发生了病例数逾万的先天性畸形病例。横断面调查揭示了典型的海豹肢畸形的时间分布集中在 1959—1962 年，且使用反应停的地方就有短肢畸形的发生，但没有证据说明反应停只在某些人群致畸。根据资料显示反应停销售量曲线和短肢畸形病例数曲线相隔时间恰与病例母亲的怀孕初期吻合。1963 年在澳大利亚妇科医院进行了一次 10 年的历史性队列研究，结果表明孕期服用过反应停发生短肢畸形的危险是未服用过的 146 倍（$RR = 146$）。病例对照研究分析了放射线、避孕药、堕胎药、去污剂等因素，最后只有反应停有意义。之后进行的动物实验证实反应停具有致畸作用。

（1）该事件对短肢畸形原因进行了哪些方面的研究？

（2）为了说明反应停和短肢畸形的关系，运用了哪些流行病学研究方法？

描述性研究

第十章数字资源

学习目标

1. **知识**：描述疾病的分布的定义、现况调查的概念、特点和研究类型；列举疾病的地区分布、时间分布和人群分布的特征；陈述描述疾病频率常用的测量指标的意义和用途；列举疾病流行强度的描述常用术语。说出发病率与患病率的区别及两者的关系；区分普查与抽样调查的研究目的与优缺点；举例说明常用的四种随机抽样方法的特点与实施要点；说出现况调查的设计与实施要点、样本含量的估计方法、资料的收集与分析方法。

2. **能力**：能应用疾病频率描述指标对疾病的三间分布特征进行合理描述；能运用普查与抽样调查方法对疾病与健康状况进行现况调查，提供病因线索；能运用暴发调查技术与措施对食物中毒或急性传染病等进行调查并查找原因，采取措施控制暴发。

3. **素养**：通过对疾病的分布、常用的疾病频率测量指标、疾病流行强度的描述、现况调查和暴发调查的学习，培养学生科学严谨的工作作风和认真的学习态度，具备一定的逻辑思维能力和推理分析能力，同时培养不畏艰难、勇攀科学高峰的创新精神，增强为人民健康服务的责任感与使命感，树立正确的世界观、人生观和家国情怀。

描述性研究（descriptive study）又称描述性流行病学，是流行病学研究方法中最基本的类型，是利用常规监测或已有的资料或通过专门调查所获得的数据，描述疾病或健康状况在不同地区、不同时间和不同人群中的分布特点，进而获得病因线索，提出病因假设。描述性研究还可以用来确定高危人群、评价公共卫生措施的效果等。

案例 10-1

伦敦宽街霍乱暴发的控制

1854 年秋，伦敦宽街暴发霍乱，10 天内死去五百多人。当时霍乱病原体尚未被发现。英国著名的内科医生约翰·斯诺（John Snow）集中精力调查了发生疫情的地点和死亡病例，发现两个不同的供水公司供水区霍乱死亡率相差悬殊，见下表。

伦敦两个供水公司供水区的霍乱死亡情况

供水公司	人口数	霍乱死亡人数	霍乱死亡率（‰）
Southwark	167 654	644	3.8
Lambeth	19 133	16	0.8

通过绘制死亡病例标点地图，发现所有死亡病例都饮用宽街供水站供应的水，并发现该水井被附近一个下水道污染。根据这些发现，Snow 提出霍乱病原存在于肠道，随粪便排出污染饮水，人喝了被污染的水而感染发病。经封闭水井，暴发即告终止。其后30 年才从粪便中分离得到霍乱弧菌。

问题：

1. Snow 关于霍乱的调查，运用了哪种流行病学研究方法？
2. 此次霍乱流行的原因是什么？
3. 此次霍乱流行时病例分布有什么特点？

第一节   疾病的分布

疾病的分布（distribution of disease）是指通过观察疾病在人群中的发生、发展和消退，描述疾病在不同地区（空间）、不同时间（时间）和不同人群（人间）中的频率分布现象。对疾病的分布特点进行研究，既是医学工作者研究疾病流行规律、探讨病因和提出防治、保健对策的基础，也是树立大卫生观、群体观和概率论观的具体体现。

掌握疾病分布的规律具有重要意义。首先，通过揭示疾病的分布规律可以为制定疾病防治策略和措施提供科学依据。其次，疾病分布的描述是各种流行病学研究的基础，对影响疾病分布因素的描述性研究可以发现病因线索，为进一步的医学研究指明方向。

一、疾病的地区分布

多数疾病的分布都有一定的地区特征，这与一定地域的自然环境、社会环境等因素密切相关。所以，研究疾病的地区分布特征可了解疾病在当地的流行特点，有助于解释疾病的病因等。

（一）疾病在国家间和国家内的分布

疾病在世界各地的分布均存在差别。有些疾病只发生在一定地区，如黄热病多发于南美洲和非洲，登革热则多发于热带、亚热带。有些疾病遍布全世界，但其分布并不均衡，肿瘤发病在世界各地存在明显差别。比如，肝癌主要分布在东南亚、东南非，而欧美少见。前列腺癌、皮肤癌在欧洲和北美多见。欧美各国脑卒中的死亡率高于日本，而心脏病的死亡率却居于末位。

疾病在一个国家内不同地区之间的分布也存在明显差别。例如血吸虫病流行于我国长江以南地区；克山病在我国自东北向西南呈一宽带状分布；食管癌在我国北方多于南方；鼻咽癌多见于华南各省，以广东发病最高；而胃癌则高发于华北、东北和西北地区。

（二）疾病在城乡的分布

许多疾病在地区分布亦表现出城乡差异。在城市，呼吸道传染病（如流行性感冒、流行性腮腺炎）、突发急性传染病（如人禽流感、SARS）等容易传播、流行；在偏僻的农村和山区，人口密度较低、居住分散、交通不便，人口流动性小，呼吸道传染病往往不易发生流行。若一旦有患者或携带者传入，也可以引起疾病流行。农村因卫生习惯、饮水条件等原因，儿童肠道传染病发病率高于城市。慢性病在城乡间的分布也有差异，如恶性肿瘤中肺癌、乳腺癌、大肠癌等一般城市多于农村，而食管癌、肝癌、宫颈癌等则农村多于城市。

（三）疾病的地方性

由于自然环境或社会因素的影响，一些疾病常在某一地区呈现发病率增高或只在该地区存在，这种现象称为疾病的地方性。疾病的地方性有以下三种类型。

1. 统计地方性　因为一些地区居民文化及卫生设施水平低，或存在一些特殊条件及风俗习惯，而使一些传染病长期存在，如伤寒、痢疾等。这些病的发病率只是在统计上经常高于其他地方，与当地自然条件无关，称为统计地方性疾病。

2. 自然疫源性　一些病原体依靠自然界的野生动物繁殖，而在一定条件下可传染给人，这种情况称自然疫源性，这些疾病称自然疫源性疾病，如森林脑炎、鼠疫、地方性斑疹伤寒等，这类地区称自然疫源地。

3. 自然地方性　某些疾病受自然环境的影响只在某一特定地区存在，包括两种情况：①该地区有适合于某种病原体生长发育的传播媒介生存的自然环境，使该病只在这一地区存在，如血吸虫病和丝虫病；②由于该地区的自然地理环境中缺乏或过多存在一些微量元素造成的，如地方性甲状腺肿、克山病、地方性氟中毒等。

判断一种疾病是否属于地方性疾病的依据是：

（1）该地区的各类居民发病率均高，且一般随年龄增长而上升。

（2）其他地区居住的相似人群发病率均低，甚至不发病。

（3）外来的健康人迁入该地区一段时间后，其发病率和当地居民一致。

（4）迁出该地区后，发病率下降，患病症状减轻或自愈。

（5）当地的易感动物也可发生类似的疾病。

此外，在本国没有而从国外传入的疾病，称为输入性疾病，如20世纪80年代，在我国发生的第1例艾滋病，是由国外传入我国的。

二、疾病的时间分布

疾病的时间分布是指按照时间的变化对某种疾病进行描述。疾病频率随着时间的推移呈现动态变化。通过研究疾病的时间分布特征，可以了解疾病的流行规律，并能为疾病的研究提供病因线索，同时还可以根据疾病防治措施实施前后相应疾病频率的变化来评价其效果等。疾病的时间分布特征可从短期波动、季节性、周期性、长期趋势等方面来描述。

（一）短期波动

指在一集体单位或固定人群中，于短时间内，即该病的最长潜伏期内，某病的病例数突然增多，称为短期波动（rapid fluctuation）。多半是由同一致病因子或相同的传播途径所引起，如食物中毒、伤寒、痢疾等疾病的暴发和流行。自然灾害、环境污染等因素也可导致疾病的短期波动。

　　食物中毒暴发常在数小时或数十小时内发生，多因共同食入某种食物所致，患者常集中发生在同一潜伏期内，流行曲线呈单峰型。图 10-1 系某单位集体食物中毒暴发的时间分布。

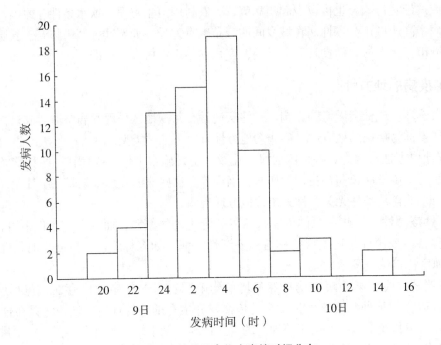

图 10-1　某单位食物中毒的时间分布

（二）季节性

　　疾病每年在一定季节内呈现发病率升高的现象称为季节性（seasonal variation，seasonality）。季节性有两种表现形式。

　　1. 季节性升高　是指疾病一年四季均发生，但在一定季节发病率升高。如肠道传染病和呼吸道传染病全年均发病，但肠道传染病在夏秋季高发，而呼吸道传染病在冬春季多见。

　　2. 严格的季节性　指在一定地区内，某些虫媒传染病和一些自然疫源性疾病的发生常集中在一年中的少数几个月内，其余月份没有病例。如我国北方地区流行性乙型脑炎只在夏秋季发病，其他季节无病例出现，表现出严格的季节性（图 10-2）。

　　3. 无季节性　指疾病的发生无明显季节性升高的现象，表现为一年四季均可发病。如乙型病毒性肝炎、结核、麻风等发病均无明显季节性。

　　此外，非传染性疾病也有季节性，如急性心肌梗死出现在 11 ～ 1 月和 3 ～ 4 月两个高峰。脑卒中一般在冬季多发、夏季低发，特别是出血性脑卒中更明显（图 10-3）。

（三）周期性

　　周期性（cyclic variation，periodicity）是指疾病频率按照一定的时间间隔，有规律地起伏波动，每隔若干年出现一个流行高峰的现象。多见于呼吸道传染病，如流行性感冒、麻疹、百日咳、白喉等疾病。

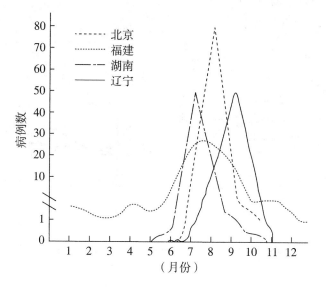

图 10-2　四省市流行性乙型脑炎季节分布（1955 年）

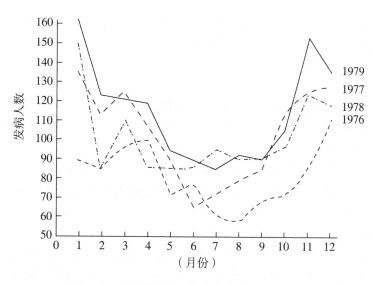

图 10-3　北京地区心肌梗死发病人数按月分布

（四）长期趋势

长期趋势（secular trend，secular change）也称长期变异，是指疾病的发病率、死亡率、临床表现、病原体种类及宿主等在一个较长时期的变化趋势。如麻疹过去以婴幼儿为高发人群，在广泛进行麻疹减毒活疫苗的接种后，其发病年龄向大年龄组推移；流行性脑脊髓膜炎过去在一些城市中一般每 8 ～ 10 年出现一次流行高峰，但在普遍实施预防接种以后，这种周期性特点基本消失。如图 10-4 所示，欧洲英国、芬兰、丹麦、爱尔兰、瑞典、挪威六国的男性肺癌死亡率近 30 年来呈现先上升后持续下降的趋势，而上述国家女性的肺癌死亡率近 30 年来则呈现持续上升趋势。

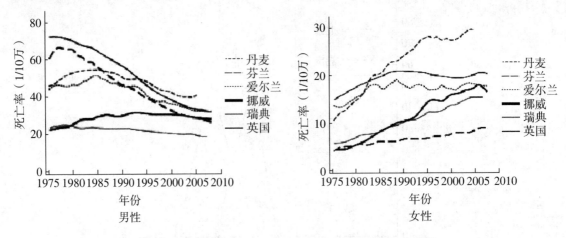

图 10-4　欧洲六国 1975—2010 年间男、女性肺癌死亡趋势

三、疾病的人群分布

人群的一些固有特征如年龄、性别等常与疾病的发生有密切关系，研究这些特征可为探索疾病病因、制定卫生决策与应对措施提供科学依据。

（一）年龄

年龄是人群分布中最重要的因素，几乎所有疾病和健康状况都与年龄有关，这与机体不同年龄阶段的免疫水平与暴露机会等因素有关。一般来说，慢性病有随着年龄增长而上升的趋势，如恶性肿瘤、心脑血管疾病等；而急性传染病有随着年龄的增长而下降的趋势，如麻疹、百日咳、腮腺炎等；某些特殊暴露因素所致的传染病以青壮年居多，如艾滋病、钩端螺旋体病、流行性出血热、血吸虫病等，主要是由于该年龄段的人群暴露于病原体的机会较多所致。

研究疾病的年龄分布可用横断面分析法（cross sectional analysis）或出生队列分析法（birth cohort analysis）。

1. 横断面分析　主要描述同一时期不同年龄组人群某种疾病的发病率、患病率或死亡率的变化，适用于某些急性传染病或潜伏期较短的疾病的年龄分析，说明同一时期不同年龄死亡率变化或不同年代各年龄组死亡率变化。

2. 出生队列分析　同一时期出生的一组人群称为出生队列，对其随访若干年，以观察某种疾病的发病情况。该方法利用出生队列资料将疾病年龄分布和时间分布的特征结合起来描述，在评价疾病的长期变化趋势及提供病因线索等方面具有重要意义。

（二）性别

多数疾病的分布存在性别差异，这与暴露机会或解剖生理特点及内分泌代谢不同等因素有关。例如，血吸虫病、钩端螺旋体病、森林脑炎等皆可因机体接触病原体的机会不同而致男女两性发病率不同；乳腺癌、地方性甲状腺肿、胆囊癌等疾病以女性发病为主，而肺癌、肝癌、食管癌等表现为男性发病率高于女性，主要与男女性别的生理解剖特点不同有关。

（三）职业

许多疾病的发生与职业因素有关。机体所处工作环境如职业性精神紧张程度，物理、化学因素等均可导致疾病分布的不同。如煤矿工人易患尘肺，接触化学物品联苯胺的工人易患膀胱癌，镍矿工人易患肺癌，教师易患静脉曲张等。

（四）种族和民族

不同种族和民族的人群发生疾病的种类和频率均存在差异，这与不同种族人群的遗传背景、宗教信仰、地理环境、生活习惯、文化素质等多种因素有关。例如，亚洲人群原发性肝癌的发病率高于美国和西欧国家人群；马来西亚有三种民族，马来人患淋巴瘤较多，印度人患口腔癌多，而中国人以鼻咽癌和肝癌居多。

（五）行为生活方式

大多数疾病都与不良的行为生活方式有关，健康行为有益于促进健康，而吸烟、酗酒、吸毒、性乱、静坐生活方式等不良行为则可增加某些疾病发生的危险。据 WHO 报告，在发达国家和部分发展中国家，危害人类健康和生命的主要疾病如恶性肿瘤、冠心病、脑卒中、糖尿病等慢性非传染性疾病，60%～70%是由社会因素和不健康的行为生活方式造成的。大量研究证实，吸烟是肺癌的主要病因。酗酒、吸毒、不洁性行为、缺乏体育锻炼等对人类健康的影响越来越明显。

（六）婚姻与家庭

婚姻、家庭因素对人群的健康状况有一定的影响。研究证实，近亲婚配使先天畸形、遗传性疾病等疾病的发生率增加；已婚妇女罹患宫颈癌的风险高于单身女性。家庭成员有着共同的遗传特性、生活习惯和生活上的密切接触，因此，一些传染病如结核病、细菌性痢疾及病毒性肝炎等很容易造成家庭成员间的传播。此外，由于生活习惯、遗传背景相似等因素，某些疾病呈现家庭聚集性现象，如糖尿病、高血压、肝癌等。

四、疾病的地区、时间和人群分布的综合描述

前面分别叙述了疾病的地区、时间、人群分布的有关问题。但在实际流行病学研究中，对一个疾病的描述往往是综合进行的。只有综合描述，才能获得有关病因线索和丰富的流行因素信息，移民流行病学就是一个典型的例子。

移民流行病学（migrant epidemiology）是通过观察某种疾病在移民人群、移居国当地人群及原居住地人群的发病率或死亡率差异，从而探索疾病的发生与遗传和环境因素的关系。它是利用移民人群研究疾病的分布，从而找出疾病原因的一种研究方法。移民流行病学常用于肿瘤、慢性病及某些遗传病的病因研究。

移民流行病学研究常应用于以下原则，但是具体应用时，应考虑移民人群生活条件改变的程度及原居住国和移居国的医疗卫生水平。

1. 若某病发病率或死亡率的差别主要是由环境因素作用造成的，则该病在移民人群中的发病率或死亡率与原居住国（地区）人群不同，而接近移居国（地区）当地人群的发病率或死亡率。

2. 若该病发病率或死亡率的差别主要与遗传因素有关，则移民人群与原居住国（地区）人群的发病率或死亡率近似，而不同于移居国（地区）当地人群。

日本为胃癌高发区，而美国为低发区。胃癌的移民流行病学研究结果显示，如以日本人胃癌死亡率为100%，则非美国出生的日本移民为55%，在美国出生的日本移民为48%，而美

国白人为 18%。日本移民胃癌死亡率高于美国白人，而低于原居住国日本人，说明环境因素对胃癌的发生影响较大。

中国是鼻咽癌的高发区。鼻咽癌的移民流行病学研究结果显示，在夏威夷非美国出生的华人鼻咽癌发病率为 54/10 万，在美国出生的华人为 12.1/10 万，而夏威夷本地居民仅为 1.8/10 万。中国人移居美国后，环境发生了变化，但鼻咽癌高发特征仍保留至下一代提示遗传因素对中国人鼻咽癌的发生影响较大。

第二节　疾病频率常用的测量指标

案例 10-2

某年某社区糖尿病普查

某年在某社区开展糖尿病普查，该社区年初人口数为 9 500 人，年末人口数为 10 500 人，在年初该社区有 800 名糖尿病患者，在普查期间新诊断 200 名糖尿病患者，在这一年中有 35 人死于糖尿病。

问题 1：某年该社区糖尿病的发病率是多少？

问题 2：某年该社区糖尿病的死亡率是多少？

问题 3：某年该社区糖尿病的病死率是多少？

问题 4：某年 1 月 1 日该社区糖尿病的患病率是多少？

一、发病指标

（一）发病率

发病率（incidence rate）表示在一定期间（通常为 1 年）内特定人群中某病新病例出现的频率。

$$发病率 = \frac{一定时期内某人群中某病新病例数}{同时期该人群暴露人口数} \times k \qquad (式 10\text{-}1)$$

式中，$k = 100\%$，$1000‰$，$10\ 000/$万，$100\ 000/10$万，一般以保留两位小数为宜。

分子是一定期间内的新发病例数。若在观察期间内一个人多次患病时，则应多次计为新病例数，如流感、腹泻等。对发病时间难确定的一些慢性疾病如恶性肿瘤、高血压等疾病，可将初次诊断时间作为发病时间。分母中所确定的暴露人口是指可能会发生该病的人群，对那些不可能患该病的人，不应计入分母。但在实际工作中，描述某地区的某病发病率时，分母多用该地区观察期内的平均人口数。

发病率是描述疾病流行强度的指标，反映疾病对人群健康的影响程度。某种疾病发病率高，意味着该疾病对人群健康危害性大。通过比较某病不同人群的发病率来探讨发病因素，提出病因假说，评价防制措施的效果。

（二）罹患率

罹患率（attack rate）与发病率一样是测量新发病例的指标，主要用于衡量小范围人群在较短期间内某病新发病例的发生频率。观察时间可以日、周、月为单位，也可以一个流行期为阶段，使用比较灵活。

$$罹患率 = \frac{观察期间某病新病例数}{同期暴露人口数} \times k \qquad （式 10-2）$$

$k = 100\%$ 或 $1000‰$。

此率的计算应注意暴露人口的实质含义应是同期受该病威胁的人口数，故不应包括非易感者，如已经感染过该疾病或注射了疫苗并获得永久免疫力者。在探讨暴发或流行的病因时经常用到该指标。

二、患病指标

（一）患病率

患病率（prevalence rate）也称现患率或流行率，是指某特定时间内被观察总人口中某病新旧病例所占的比例。

$$患病率 = \frac{特定时间内某人群中某病新旧病例数}{同期观察人口数} \times k \qquad （式 10-3）$$

$k = 100\%$，$1000‰$，$10\,000/$ 万，$100\,000/10$ 万……

患病率升高的因素包括：病程延长，未治愈者的寿命延长，新病例增加，病例迁入，健康者迁出，诊断水平提高，报告率提高。

患病率降低的因素包括：病程缩短，病死率增高，新病例减少，病例迁出，健康者迁入，治愈率提高。

发病率与患病率的区别如表 10-1 所示。

表 10-1　发病率与患病率的区别

比较内容	发病率	患病率
观察时间	一般为 1 年或更长时间	较短，一般为 1 个月或几个月
计算分子	观察期间新发病例数	观察期间总病例数（新、旧病例）
计算分母	暴露人口数或平均人口数	调查人数或平均人口数
资料来源	疾病报告、疾病监测、队列研究	现况调查
适用疾病种类	各种疾病	慢性病或病程较长疾病
性质	动态频率	静态比例
用途	疾病流行强度	疾病现患状况或慢性病流行情况
影响因素	相对少，危险因素暴露、诊断水平、疾病报告质量等	较多，影响发病率变动的因素，病后死亡或痊愈及康复情况以及患者病程等

当某地某病的发病率和该病的病程在相当长时间内保持稳定时，患病率、发病和病程的关系为：患病率 = 发病率 × 病程，即 $P = ID$。

患病率通常用来反映病程较长的慢性疾病的发生或流行情况及其对人群健康的影响程度，

还可为医疗质量的评估、卫生设施及人力的需要量、医疗费用的规划等提供科学依据。

（二）感染率

感染率（infection rate）是指在调查时受检查的人群中某病的现有感染人数所占的比例，通常用百分率表示。

$$某病感染率 = \frac{受检者感染人数}{受检总人数} \times 100\% \qquad （式 10-4）$$

感染率常广泛应用于研究传染病或寄生虫病的感染情况和评价防制工作的效果，特别是对那些隐性感染、病原携带者及轻型和不典型病例的调查。

三、死亡与生存指标

（一）死亡率

死亡率（mortality rate）是指某人群在一定期间（一般为 1 年）内的死亡人数在该人群中所占比例。按其分子的构成情况，又分为粗死亡率和死亡专率（某病死亡率）。

死于所有原因的死亡率是一种未经过调整的率，也称粗死亡率（crude death rate），是指在一定期间内，某人群中总死亡人数在该人群中所占比例。观察时间常以年为单位。

$$粗死亡率 = \frac{某人群某年总死亡人数}{该人群同年平均人口数} \times k \qquad （式 10-5）$$

死亡率还可根据不同人口学特征（如年龄、性别、职业等）分别计算，此称死亡专率。不同地区死亡率进行比较时，要考虑不同地区人口构成（如年龄分布）不同对比较结果的影响，需计算标化死亡率后方可进行比较。

死亡率是反映一个人群总死亡水平的指标，用以衡量某一时期、某一地区人群死亡危险性的大小。它既可反映一个地区不同时期人群的健康状况和卫生保健工作的水平，也可为该地区卫生保健工作的需求和规划提供科学依据。

（二）病死率

病死率（fatality rate）表示一定时期内（一般为 1 年）患某病的全部患者中因该病而死亡的频率。

$$某病病死率 = \frac{某时期因某病死亡人数}{同期患某病人数} \times 100\% \qquad （式 10-6）$$

若某病的发病率和死亡率相对稳定，则病死率可用下式计算：

$$某病病死率 = \frac{该病死亡率}{该病发病率} \times 100\% \qquad （式 10-7）$$

该指标表示确诊疾病的死亡概率，它可表明疾病的严重程度，也可反映医疗水平和诊断能力，常用于急性传染病，较少用于慢性病。

（三）生存率

生存率（survival rate）是指在接受某种治疗的患者或患某病的人中，经若干年随访（通常为 1、3、5 年）后，尚存活的病例数占观察总例数的百分比。

$$n \text{ 年生存率} = \frac{\text{随访满 } n \text{ 年尚存活的病例数}}{\text{随访满 } n \text{ 年的病例数}} \times 100\% \qquad \text{（式 10-8）}$$

该指标反映了疾病对生命的危害程度，可用于评价某些病程较长疾病的远期疗效，在某些慢性病如癌症、心血管疾病等的研究中常常用到。应用该指标时，应确定随访开始日期和截止日期。

第三节　疾病流行强度的描述

疾病流行强度指在一定时期内，某种疾病在某地区某人群中，发病数量的变化以及各病例之间的联系程度，常用散发、暴发、流行、大流行表示。

一、散发

散发（sporadic）是指发病率呈历年的一般水平，各病例间在发病时间和地点上无明显联系。确定散发时应与当地近三年该病的发病率进行比较，如果当年发病率未显著超过既往一般发病率，则称为散发。疾病散发常见于如下情况：①病后免疫力持久的疾病，或因预防接种使人群维持一定免疫水平的疾病常呈散发，如麻疹；②以隐性感染为主的疾病，如脊髓灰质炎、乙型脑炎等；③传播机制不容易实现的传染病，如斑疹伤寒、炭疽等；④长潜伏期的疾病，如麻风。

二、暴发

暴发（outbreak）是指在一个局部地区或集体单位中，短时间内突然发生很多症状相同的患者。如麻疹、手足口病、腮腺炎等容易在学校、托幼机构等暴发流行。传染病暴发时的患者多有相同的传染源或传播途径，大多数患者常同时出现在该病的最短和最长潜伏期之间。

三、流行

流行（epidemic）是指某地区某病的发病率显著超过该病历年发病率水平。流行出现时各病例之间呈现明显的时间和空间联系。如 2009 年 H1N1 流感发生流行时，表现出明显的人传人关系以及地域间的播散特征。当某地出现某种疾病的流行时，提示当地可能存在促使发病率升高的因素。

四、大流行

大流行（pandemic）是指某疾病传播迅速，涉及地区广，人口比例大，在短时间内可跨越省界、国界，甚至洲界。如 2003 年的 SARS 流行，几个月的时间就波及 32 个国家和地区。流行性感冒、霍乱等传染病曾发生过多次世界性大流行。

第四节 描述性研究的种类

描述性研究主要包括病例报告、病例系列分析、现况调查和生态学研究。

一、病例报告

病例报告（case report）是指对临床上某种罕见病的单个病例或少数病例的病情、诊断及治疗情况的详细介绍。它是发现罕见疾病的常用方式，提供疾病的一些少见表现，常引起医学界注意。病例报告有时也可用于探索疾病发生的原因，为研究者提供分析和决策的线索。

二、病例系列分析

病例系列分析（case series analysis）是对一组（可以是几例、几十例、几百例或几千例等）相同疾病的临床资料进行整理、统计、分析、总结并得出结论。病例系列分析常用于分析某种疾病的临床表现特征，评价疾病预防、治疗措施的效果。

三、现况调查

现况调查（prevalence survey）是对某特定时点或时期内特定范围的人群中某些疾病或健康状况以及相关因素进行调查的一种方法。它通过描述所研究的疾病或健康状况以及相关因素在该调查人群中的分布，并按不同因素的暴露特征或疾病状态进行比较分析，从而为建立病因假设提供证据。有关现况调查的介绍详见本章第五节。

四、生态学研究

生态学研究（ecological study）又称相关性研究（correlational study），是指以群体为基本单位，通过收集不同的几组人群中某因素的存在情况与疾病发生频率的信息，分析该因素与疾病或健康状况是否相关。生态学研究可应用于提供病因线索，评估人群干预措施的效果。

第五节　现况调查

案例 10-3

现况调查实例

　　某年 6～8 月，我国四川省部分地区发生了人感染猪链球菌事件。引起此次疫情的猪链球菌 2 型属于 α 溶血性链球菌，按抗原结构分类属于链球菌 D 群。本病主要发生在 5～11 月份。此次疫情四川省累计报告人感染猪链球菌病例 204 例，其中死亡 38 例。病例分布在资阳、内江、成都等地区，平均发病年龄为 54 岁（26～82 岁），其中 42% 的病例年龄为 50～60 岁组。分析现有详细调查资料的 25 例死亡病例：潜伏期：6 h～8.7 天，中位数 1.5 天；病程为 10 h～5 天，中位数 21.5 h；诊断分型为以休克型为主（69.6%），混合型次之（17.4%）。疫情于 6 月下旬开始，7 月 16 日起发病明显增多，7 月 22 日达到高峰，7 月 19—25 日发病稳定在较高水平，7 月 28 日开始下降，8 月 4 日以后，没有新发病例。截至 8 月 21 日，已连续 16 天无新发病例，已超过 1 个潜伏期，疫情已基本控制。

　　问题：

　　1. 我们应该如何描述此次疫情？可以采取哪些疾病分布的指标来描述？

　　2. 此次疫情的发病率、死亡率、病死率等指标应该如何计算？

　　3. 此次疫情属于何种流行强度？

一、概述

（一）概念

　　现况调查（prevalence survey）又称横断面研究（cross-sectional study），是对特定时间与特定范围内人群的某种疾病或健康状况以及相关因素进行调查的一种流行病学研究方法。现况研究通过描述所调查疾病或健康状况以及相关因素在该调查人群中的分布特征，分析相关因素与疾病或健康状况的关系，从而提供病因线索。由于这种研究所得到的频率指标一般为特定时间内调查群体的患病频率，故也称为患病率研究或现患研究（prevalence study）。

（二）特点

　　现况调查具有不同于其他流行病学研究方法的特点：

　　1. 在设计阶段一般不设立对照组　现况调查在设计、实施阶段不设立对照组，它根据研究目的选择研究对象，然后收集研究对象有关疾病和暴露（特征）状况的资料，最后在资料处理和分析阶段，才根据被调查个体的暴露状态或疾病状态来分组比较所调查疾病和暴露状态的关系。

　　2. 调查的特定时间　现况调查是在某一特定时间调查某人群中暴露与疾病的关系，一般来说这个特定时间越集中越好，最长不能超过 6 个月。

　　3. 在确定因果联系时受到限制　一般来说，现况调查所揭示的暴露与疾病的关联为统计学关联，仅为因果关联提供线索，不能以此做因果推断。例如人们多次发现低社会阶层的人比高社会阶层的人精神紊乱患病率高。然而，到底是低社会阶层的人易发生精神疾患，还是精神疾患者易落入低社会阶层呢？这还值得研究。因此，现况调查的资料一般只能提供病因线索，而不能据此判断因果关系。

4．对研究人群固有的特征可以做因果推断   诸如性别、血型、种族、基因型等这类特征在疾病发生之前就存在，且不会因为是否患病而改变。在这种情况下，现况调查的结果可以做因果推断。

5．一般不用于病程比较短的疾病   现况调查对于病程短的疾病不能充分发现因素与疾病的关联，对于急性非致死性或迅速致死的疾病都难以提供正确的分布情况。所以现况调查主要用于慢性病的研究。

（三）应用

1．描述疾病或健康状况的三间分布   通过对特定时间与特定范围内人群的某种疾病或健康状况开展现况调查，描述疾病或健康状况在时间、地点、人群的分布特征。例如，通过2010 年对我国 31 个省市、自治区的糖尿病流行病学的抽样调查，可以了解我国糖尿病的总患病率，以及糖尿病在各地区、城乡、年龄、性别中的分布情况。

2．发现病因线索   描述某些因素与疾病或健康状况之间的关系，提出病因假设，为分析流行病学研究提供线索。例如，在头颈部肿瘤的现况调查中发现头颈部肿瘤患者中有人乳头状瘤病毒（HPV）感染、吸烟、饮酒等因素的比例明显高于健康人群，从而提出 HPV、吸烟、饮酒等因素可能是头颈部肿瘤病因的假设。

3．评价防制措施的效果   定期在某一人群中进行现况调查，收集有关暴露与疾病的资料，通过这种类似前瞻性研究的研究结果，可评价某些疾病防制措施的效果。例如，对某地区儿童进行卡介苗接种前后的肺结核患病率调查，通过比较可以评价接种效果。

4．发现高危人群   发现高危人群是疾病预防中的一项重要措施。某些人群由于具有某种暴露特征而使他们容易罹患某种疾病，这些人群称为高危人群。比如吸烟的人发生肺癌的危险性比不吸烟的人大，吸烟人群则为肺癌的高危人群；原发性高血压患者罹患冠心病的风险比正常血压的人大，则原发性高血压患者是冠心病的高危人群。通过开展现况调查，可以发现这些高危人群。

5．用于疾病监测   在某一特定人群中长期进行疾病监测，可了解所监测疾病的分布规律和长期变化趋势。

二、研究类型

根据研究对象的范围，现况调查分为普查和抽样调查。

（一）普查

1．概念   普查（census）指为了了解某病的患病率或健康状况，在特定时点对特定范围内的人群中每一成员所做的调查或检查。特定时间应当较短，甚至指某时点，一般为 1 ~ 2天或 1 ~ 2 周，最长不宜超过 2 ~ 3 个月。时间过长，人群中的疾病或健康状况会有所变动，从而影响普查的质量。特定范围指某个地区或具有某种特征的人群，如 ≥ 30 岁妇女的宫颈癌普查。

2．目的   ①早期发现和诊断疾病，如 40 岁以上人群的高血压普查。②寻找某病的全部病例，如肺结核流行时，找出人群中该病的全部病例，以隔离传染源。③了解疾病和健康状况的分布，前者如了解血吸虫病、高血压、糖尿病等的分布；后者如对儿童发育、营养的调查等。

3．优缺点

（1）优点：①由于是调查某一人群的所有成员，所以在确定调查对象上比较简单；②能发现全部病例，较全面地描述疾病的分布与特征，普及医学卫生知识；③能提供疾病分布情况和流行因素或病因线索。

（2）缺点：①由于工作量大难以做得细致，诊断可能不够准确；②普查对象难免有遗漏，不适宜患病率很低、无简便易行诊断手段的疾病；③此种调查消耗人力物力大，成本高；④如果仪器设备及人力等不足，会影响检查的速度与精确性；⑤只能获得患病率而不能获得发病率的资料。

（二）抽样调查

1．概念　抽样调查（sampling survey）指在特定时点、特定范围内的某人群总体中，按照一定的方法随机抽取有代表性的部分样本进行调查，从样本获得的信息来推断总体情况。它是以小测大，以部分估计总体特征的调查研究方法。

2．目的　抽样调查在流行病学研究和实际工作中具有重要地位。用途主要有：①描述疾病的分布情况；②研究影响疾病与健康的因素；③衡量人群总体的健康水平；④检查与衡量资料的质量；⑤研究卫生措施与防治措施的效果。

3．优缺点　优点：节省人力物力，可以较快得出结果，由于调查范围小，使工作易于做得细致。缺点：抽样调查设计及数据处理较为复杂，重复和遗漏不易发现，对于变异过大的资料和需要普查普治的情况则不适用抽样调查；患病率太低的疾病也不适合抽样调查，当需扩大样本到近于总体的75%时，则不如进行普查。

抽样调查的基本要求是能从样本获得的结果推论到整个人群（总体）。为此，抽样必须随机化，样本含量要足够，且调查对象的分布要均匀。

4．随机抽样的方法　目前在流行病学调查中常用的随机抽样方法有单纯随机抽样、系统抽样、分层抽样、整群抽样和多级抽样。

（1）单纯随机抽样（simple random sampling）：也称简单随机抽样，是最基本的抽样方法，也是其他抽样方法的基础。即先将被研究对象编号，再用随机数字表或用电子计算机产生随机数字，根据随机数字大小选号，直到选够预期的样本量为止。也可采用抽签、摸球、抓阄等随机方法选号。单纯随机抽样适用于总体和样本均不太大的小型调查或用于实验室研究时的抽样。

例如，从 500 名大学生中随机抽查 200 名检查视力情况。自随机数字表中，取出 500 个四位数并记录在学生卡片上，按随机数字大小将卡片按次序排列，以开头 200 张，或者序列中任何一个起点起至第 200 张，或者末尾 200 张卡片的学生选入样本。

（2）系统抽样（systematic sampling）：又称机械抽样，是按照一定的顺序，机械地每间隔若干单位抽取一个单位的抽样方法。

具体抽样方法如下：设总体单位数为 N，需要调查的样本数为 n，则抽样比为 n/N，抽样间隔为 $K = N/n$。将每 K 个单位为一组，然后用随机方法确定每一组的单位号（1，2，3，…，K），最后每隔 K 个单位抽取一个作为研究对象。

如某街区有 1000 户，拟抽 100 户，则抽样比为 100/1 000 = 1/10；$K = 1 000/100 = 10$。以随机数字方法确定第一组被抽到的户号，假如为 3，以后则每隔 10 户抽取一户，组成的样本为 3，13，23，…，993 等序号的居民户。

(3) 分层抽样 (stratified sampling): 即先将研究对象按某个特征 (如性别、年龄、文化水平、疾病的严重程度等) 划分为若干层, 然后再在各层中采取单纯随机抽样或系统抽样方法抽取一个随机样本, 最后合成为总体的一个样本。分层抽样分为两类, 一类为按比例分配分层抽样, 即各层的抽样比例相同; 另一类为最优分配分层抽样, 即各层的抽样比例不同, 内部变异小的层抽样比例小, 内部变异大的层抽样比例大, 此时获得的样本均数或样本率的方差最小。

分层可以提高总体指标估计值的精确度, 它可以将一个内部变异很大的总体分成一些内部变异较小的层 (次总体)。每一层内个体变异越小越好, 层间变异则越大越好。一般分层抽样比前两种方法的抽样误差小。

(4) 整群抽样 (cluster sampling): 当总体是由若干个相似的群体 (如县、乡、村、学校、家庭等) 组成, 可以随机抽取其中部分群体作为样本, 这种抽样方法称为整群抽样。若被抽到的群体中的全部个体均作为调查对象, 称为单纯整群抽样 (simple cluster sampling); 若调查部分个体, 称为二阶段抽样 (two stages sampling)。用此法抽样时, 抽到的不是个体, 而是由个体所组成的集体 (群体)。优点是便于组织、实施方便, 节约人力、物力, 多用于大规模调查; 如群体间差异越小, 抽取的群体越多, 则精密度越好。缺点是抽样误差较大, 故样本量比其他方法要增加 1/2, 分析工作量也较大。

(5) 多级抽样 (multistage sampling): 又称多阶段抽样。在大型流行病学调查中, 常常结合使用上面几种抽样方法。常把抽样过程分为不同阶段, 即先从总体中抽取范围较大的单元, 称为一级抽样单元 (如省、自治区、直辖市), 再从每个抽得的一级单元中抽取范围较小的二级单元 (如县、乡、镇、街道), 以此类推, 最后抽取其中范围更小的单元 (如村、居委会) 作为调查单位。

三、设计与实施

现况调查的设计涉及资料的收集、整理和分析全过程, 其目的是使调查所获得的资料符合统计学要求, 使结果更可靠。

(一) 明确调查目的和类型

这是设计的重要步骤, 首先应根据研究所提出的问题, 明确该次调查所要达到的目的, 如是为了了解某疾病的人群分布情况还是开展群体健康检查, 然后根据具体的研究目的来确定采用普查还是抽样调查。

(二) 确定调查对象

应根据调查目的和实际情况来选择调查对象。如果是普查, 在设计时可以将调查对象规定为某个区域内的全部居民, 或其中的一部分, 如对某个地区进行 2 型糖尿病普查, 可以规定调查对象为该地区所有 35 岁以上的居民, 如宫颈癌普查可以规定调查对象为该地区所有 30 岁以上的妇女。如果是抽样调查, 则首先要明确该抽样研究的总体是什么, 其次要确定采用何种抽样方法及其抽取多大的样本等。

(三) 样本含量

抽样调查需要有一定的样本含量, 样本过大或过小都不恰当, 过大不仅浪费人力、物力, 而且工作量过大, 容易因调查不够仔细造成偏倚, 增加系统误差; 样本过小, 抽样误差大, 使样本的代表性差。

样本大小主要取决于以下两个因素：①预期的现患率（P），如某病的现患率低，则样本量要大，现患率越靠近50%，样本含量就越小；②对调查结果精确性要求，即允许误差（d）越大，所需样本就越小。

1．若抽样调查的分析指标是计数资料，其样本含量可用式10-9来估计：

$$n = \frac{t_\alpha^2 \cdot PQ}{d^2}$$　　　　　　（式10-9）

式中，n 为样本含量，P 为估计现患率，$Q = 1 - P$，d 为允许误差，t_α 为显著性检验的统计量。通常取 $\alpha = 0.05$ 水平，则 $t_\alpha = 1.96$，近似取值为2。

当容许误差 $d = 0.1P$ 时，则用公式10-10：

$$n = \frac{2^2 \cdot PQ}{0.1^2 P^2} = \frac{4PQ}{0.01P^2} = 400 \times \frac{Q}{P}$$　　　　　　（式10-10）

也可采用查表法直接得到所需样本量（参考有关书籍）。

2．若抽样调查的分析指标为计量资料，则应按式10-11来计算：

$$n = \frac{4S^2}{d^2}$$　　　　　　（式10-11）

式中，n 为样本含量，d 为允许误差，S 为总体标准差的估计值。

（四）资料的收集和分析

现况调查可采用现场询问、电话、信函、体格检查或实验检查等方式收集相关资料。其中最关键的是要编制一份切实可行、易于操作的调查问卷，做到简单明了、措辞准确、表达明确具体、易被调查对象所理解。调查内容根据研究目的确定，但问卷的项目设置应严密、科学，同时还要考虑各项目间的内在联系和逻辑关系。

调查所要收集的基本内容是调查对象的疾病和健康情况以及一些基本特征和变量，以便于分组和控制混淆因子的作用。对于分析性的现况调查，还要调查某些可疑病因的暴露情况。收集内容可分为下列几类：

1．**基本情况**　包括姓名、性别、年龄、民族、职业、文化程度、家庭及经济状况等。

2．**疾病史**　既往或现患疾病的病名、诊断依据、发病时间及有关治疗情况等。

3．**生活习惯**　医疗保健，妇女生育史等疾病有关资料。

4．**环境资料**　包括生活和环境的有关资料。

5．**人口资料**　所研究的特定人群在抽样调查时也需收集其总体人口数及分组人口数（如不同性别、年龄组、职业组等人口数），以便计算各种率。

对现况调查所获得的资料，首先要仔细检查这些原始资料的完整性、准确性，对各种出现的问题如漏项、错项等予以纠正，对某种疾病或健康状态按已明确好的标准进行核实、归类，描述疾病或健康状态的三间分布特征，并可进一步分析各暴露因素与疾病或健康状态的关系，提供病因线索。

四、偏倚及其控制

（一）偏倚的来源

现况调查中常见的偏倚有：

1. 无应答偏倚　对问卷调查获得应答的比例称应答率，如果无应答者比例较高，或无应答者群体的某些特征如性别等与应答者群体不同，则可能导致被调查群体的代表性不好，即可造成无应答偏倚。

2. 回忆偏倚　被调查对象由于对既往的暴露史记忆不清或对某些敏感问题不愿意回答或有顾虑，造成对某些问题的回答不准确而引起的偏倚。

3. 测量偏倚　由于仪器不准确、试剂不统一、实验条件控制不良等因素而造成。

4. 调查人员偏倚　若调查员对不同调查对象的态度不同、标准不同，甚至对回答结果的理解不同，则导致偏倚。

（二）常见偏倚的控制

偏倚将会影响调查结果的可靠性，因此要尽可能减少或避免。主要控制措施如下：

1. 在抽取调查对象时，必须严格遵守随机化原则。

2. 提高抽中对象的受检率，最好是一个不漏地接受调查。

3. 选用不易产生较大偏差的仪器、设备。

4. 培训调查员、组织调查员开展互相监督和复查工作。

第六节　暴发调查

暴发调查（outbreak survey）是指对某特定人群短时间内发生多例同种疾病所进行的调查。暴发有传染病的暴发和非传染病的暴发。传染病的暴发有集中、同时的暴发，也有连续、蔓延的暴发。前者如呼吸道传染病、食物中毒的暴发；后者如痢疾、伤寒、甲型病毒性肝炎的暴发等。非传染病的暴发，如出血性疾病暴发，急性皮炎暴发等，其表现形式多种多样。对非传染病暴发调查的思路、方法及步骤与对传染病的暴发调查大同小异。

暴发调查的目的主要是确认暴发的存在，调查暴发的原因，包括病因、传染源、传播途径，了解暴发累及的地区与人群，提出控制暴发的措施。暴发调查并非一种专门的流行病学调查研究方法，而是针对现实生活中疾病的暴发所进行的一项综合性调查。在开展暴发调查时，需综合应用各种流行病学研究方法。当发生疾病暴发流行时，应立即组织有关人员前往调查，迅速查明暴发原因，采取有效的预防措施，尽早控制疫情发展，总结经验教训，防止类似事件再次发生。

一、步骤及方法

（一）准备和组织

实施疾病暴发调查前，精心准备和组织将使现场调查工作事半功倍。可以从以下几个方面组织现场调查：

1. 调查人员的选择　一般包括组织带队者以及流行病学、临床医学、实验室、消毒杀虫等方面的专业人员。

2. 区域的确定与划分　明确调查范围，并将其划分为多个区域，对每个区域派遣一支调查队。

3. 技术支持　携带疾病相关的应急预案、应急处置技术方案、监测方案与调查表等。

4. 物资准备与后勤保障　必须在最短时间内获得必要的物资与持续稳定的后勤供应。所需物资主要有交通工具、冷链系统、救护装备、生活用品、防护设备（如防护服、手套、口罩、呼吸器等）、消毒器械、标本采集装置、各种药物等。

5. 实验室支持　事先与实验室取得联系并获得支持，便于现场采样与检测工作。

（二）确定疾病暴发的存在

疾病暴发时，先接触患者的医疗部门已对疾病有初步的诊断，对患者的发生情况有初步的了解，所以到达现场时，首先应听取当地医疗卫生部门关于暴发疫情的汇报，查阅有关病史记录、传染病登记、检验报告，了解最初病例是如何发生的，疫情的发展过程，现在的状况如何等等，以便尽快地初步了解暴发事件的全貌。

根据对疾病发生概况的了解，判断是否发生了暴发。在确定是否为暴发时，一方面要考虑病例发生的多少，同时要注意该病在当地以往的发生情况。一般来说，当对确诊的病例做出初步统计，如发病率显著高于当地历年一般发病率水平即可认为暴发或流行。同时，还要初步判断疫情的严重程度，以决定控制该疫情所要投入的人力和物力。

（三）核实诊断

在暴发调查中对疾病的准确诊断尤为重要，这是采取正确措施、控制疾病蔓延的科学依据。调查人员在了解一般情况的基础上，应根据患者的病史、临床症状和体征、实验室检验结果、流行病学资料等，尽快对疾病做出诊断，所有病例是否为同种疾病，再结合病例发生的地区范围、时间分布和人群分布特点，判断是否为一次暴发流行，这不仅是为了识别暴发或流行的疾病，还可能明确传播机制和控制手段。在做出临床诊断的同时，还可以采集生物标本，应用微生物学、免疫学和分子生物学等方法进行病原体的培养、分离、鉴定，确定引起本次暴发的病原体及其型别，所有病例是否由同种病原体引起。尽早确定病原（病因）不但关系到疾病诊断，亦关系到疾病的控制对策和措施。

（四）病例定义

制定病例定义是确定病例统一的标准。病理学定义一般可分为疑似病例、临床诊断病例（可能病例）与实验室确诊病例。

暴发调查中的病例定义一般包括流行病学信息、临床信息与实验室检查信息。其中流行病学信息包括疾病的三间分布等；临床信息包括患者的症状、体征、体格检查、临床检查和治疗效果等信息；实验室检查包括抗原抗体检测、核酸检测和病原体分离培养等。

（五）收集病例

收集病例的要求是快速、准确和不遗漏。除利用登记报告系统对病例进行监测以外，有时为了发现可疑病例还需要应用多种途径，例如询问医师、查阅门诊日志和住院病历、电话咨询、病原体分离与培养及血清学调查等。发现病例后要开展对病例的个案调查，目的是调查暴发的起因，了解病例是如何被传染的。

（六）描述疾病的三间分布

在暴发调查中，通过描述疾病的三间分布，从而发现高危人群以及疾病预防控制的侧重点。

1. 人群分布 可依据人群的不同特征分组，比较不同年龄、性别、职业及某些特殊暴露等人群的罹患率，从而分析导致暴发的因素。如某职业人群的罹患率高，则危险因素暴露可能与该职业有关。

2. 时间分布 以发病时间为横坐标、发病例数为纵坐标，可将病例发生的时间分布绘成直方图或线图，称为流行图或流行曲线（epidemic curve）。流行曲线可以提供大量的有关流行的信息，包括疾病的潜伏期、可疑暴露日期、流行强度及发展趋势。

（1）暴露日期的推算：确定暴露日期对于缩小调查范围，尽快查明暴发原因有重要意义，所以是至关重要的。暴露日期推算的依据是潜伏期。如果病原已知，同源性暴发的暴露时间推算方法有两种：一是从中位数病例的发病日期（或流行曲线的高峰处）向前推一个平均潜伏期，即为同源暴露的近似日期。图 10-5 示一次同源暴发的伤寒流行曲线。83 例病例的第 42 例为中位病例，于 3 月 29 日发病，向前推一个平均潜伏期 14 天，3 月 15 日便是共同暴露的近似日期。另一种方法是从第一例发病日期向前推一个最短潜伏期 7 天，再从最后一个病例发病日期向前推一个最长潜伏期 21 天，这两个时点之间，即 3 月 14 日至 17 日之间的某个时间可能是同源暴露的时间。

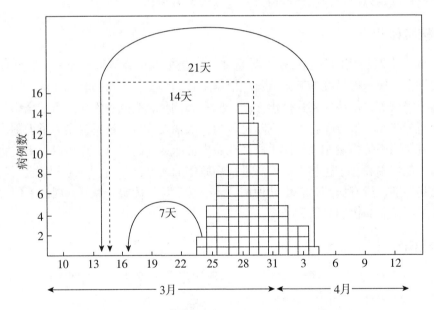

图 10-5   在一次伤寒同源暴发中估计可能的暴露日期

（2）暴发类型：由于导致暴发的因素、传播方式及易感人群不同，流行曲线形状各异。可根据暴发因素的来源分为同源性暴发和非同源性暴发。

1）同源性暴发：某易感人群暴露于某一共同的致病因素而引起暴发。表现为：①同源一次暴露引起的暴发：易感人群在同一时间暴露某一共同的致病因素，所以流行曲线突起突落，呈单峰型，全部病例均发生在一个潜伏期全距内，如一次聚餐后引起的食物中毒暴发。②同源多次暴露引起的暴发：易感人群在不同时间多次暴露某一共同的致病因素，病例分批出现，所以流行曲线呈多峰。

2）非同源性暴发：某易感人群经多种途径暴露于某一致病因素而引起的暴发。导致发病者的因素并非同一来源，可能是多种传播途径，也可能是间接接触。例如，甲肝的暴发，可由多种食物传播，也可经接触传播。这类暴发，持续时间较长，流行曲线表现多样，可单峰（峰宽），也可多峰。

3．地区分布　按病例发生地点（家庭、宿舍、街区等）分组计算疾病的发病率，并按病例的发生地区绘制标点地图，同时标明各病例的发病日期，病例分布是否与水源、公路、铁路线有关。对病例的地区分布进行聚集性分析。

（七）建立假设及验证假设

1．初步分析，提出假设　在初步了解暴发的基本情况、与疾病有关的流动人口情况、疾病暴发地区大致的人口学、卫生学资料后，对发病资料按地区、时间、人群的不同特征进行分组、比较，根据调查得出的结果进行初步分析，提出可能的病因或传播途径的假设。提出病因假设后要尽快依据它来采取相应的疾病控制措施。

2．进一步调查，验证假设　根据有关暴发原因的假设，设计调查表，收集发病者及未发病者在可疑暴露时间内的有关暴露情况，主要是关于可疑传播因素的暴露情况，然后综合性地应用病例对照研究、队列研究、实验研究等流行病学研究方法，分析各种可疑暴露因素与发病的联系，判断引起此次暴发的原因。应当能证明：①所有病例、实验室资料和流行病学证据与初步假设是一致的；②没有其他假设与该资料相符；③暴露程度越大（或假设的致病原的剂量越高）疾病的发生率越高。

为使现场调查更加完善，需要进行更加详细的调查，用多种方法调查高危人群，以期发现更多的病例。

（八）采取措施控制暴发

现场调查的最终目的是采取预防控制措施，控制暴发蔓延，并防止疾病的发生与再流行。发生非传染病时应消除可疑的致病因素或可促进疾病发生或加重的因素，对可疑的环境因素和现场标本进行必要的实验室检测；发生传染病时应根据传染病防治法进行疫区处理，包括隔离患者、对易感接触者采取措施（留验或医学观察）、切断传播途径（进行消毒、杀虫、灭鼠等）、对易感人群预防接种或药物预防。发生鼠疫、霍乱等严重传染病时要进行疫区封锁，对引起疾病的可疑因素采集样本（如患者的呕吐物、排泄物等）并进行检验。工作人员到达现场后，应尽早开展此项工作。此外，不可因样品化验结果呈阴性，就轻易否定流行病学调查资料。

通过对暴发疫情的进一步调查及资料的处理分析，验证假设，识别暴发的原因，并根据调查的结果，进一步采取或完善预防暴发再次发生的措施。

（九）总结报告

调查结束后，调查者应尽快将调查过程整理成书面报告，包括暴发经过、如何开展调查、采取的控制措施及其效果，并分析此次调查成功的经验、值得借鉴之处或存在的问题等。调查总结报告要实事求是、全面、准确。

二、调查注意事项

1．迅速到达现场，边调查边防制　暴发调查的同时，必须自始至终地同步进行暴发控制，暴发控制才是现场行动的真正目的。

2．要做好预防控制疾病的宣传教育工作，取得当地领导和群众的支持、配合。

3. 暴发调查既应运用法律的武器，获得法律支持，又应接受法律的制约和限制。法律赋予了流行病工作者调查疾病暴发的权利和义务。

4. 在暴发调查进行过程中，还应不断向上级卫生行政和业务部门汇报疫情。不时地解答群众的疑虑，消除群众的误解。

5. 暴发调查的初步阶段提出的暴发原因的假设可能不一定准确，在调查中需要根据积累起来的各种资料，不断对假设进行检验和修正。

 知识拓展

地理信息系统

地理信息系统（geographic information system，GIS）是以采集、存储、管理、分析描述和应用整个或部分地球表面与空间地理分布有关的数据信息的计算机系统。GIS 具有强大的数据库功能，可以便利和快速地收集、输入疾病及其危险因素的数据；可将各种疾病情况直观地展示出来，还可以叠加经济、社会等各种信息，分析疾病的时间、空间和人群分布情况。目前，GIS 已被广泛应用在如虫媒传染病、寄生虫病、慢性病病因及危险因素分析等方面。

（刘立亚）

思 考 题

1. 发病率与患病率的区别有哪些？
2. 影响患病率升高和降低的因素有哪些？
3. 如何判断某一种疾病是否属于地方性疾病？
4. 影响疾病季节性分布的常见原因有哪些？
5. 某地人口 30 万，男性 152 000 人，女性 148 000 人，2015 年共死亡 2000 人，肺癌患者 300 人，死于肺癌者 200 人，其中男性 120 人，女性 80 人，请计算下列指标：
（1）该地区 2015 年全死因死亡率；
（2）该地区 2015 年肺癌的死亡率；
（3）该地区 2015 年肺癌性别死亡专率；
（4）该地区 2015 年肺癌病死率。

队列研究

第十一章数字资源

学习目标

1. **知识**：概述队列研究的原理；陈述队列研究的特点、种类；列举队列研究资料的设计和实施；列举队列研究资料的整理和分析；列举队列研究的优点与局限性。
2. **能力**：运用队列研究的原理和方法，掌握暴露人群与非暴露人群的选择原则，解决实际问题。
3. **素养**：审视队列研究在运用流行病学探索病因的方法学中的地位和作用；思考作为一名医学生掌握流行病学研究方法解决临床问题的重要性。

20 世纪 50 年代，英国的 Doll 和 Hill 以信函（调查表）为调查方式，用队列设计的方法研究吸烟与肺癌的关系，该研究持续了 20 年，之后 Doll 和 Peto 发表了关于英国医生吸烟和肺癌及其他疾病发病风险关系的文章，成为历史上经典的队列研究范例，他们的工作被誉为当代流行病学的开端。队列研究是一种重要的流行病学研究方法，20 世纪中期以来，人们利用前瞻性队列研究对恶性肿瘤、心血管疾病等重大疾病进行探索，寻找病因，解决现代医学的公共卫生问题。队列研究在临床研究中也是一种重要的方法，作为一名医学生应该掌握其基本原理和基本方法，这对于医学思维能力的锻炼也是大有裨益的。

第一节 概 述

队列研究（cohort study）又称前瞻性研究（prospective study）或随访研究（follow-up study），是分析性研究方法的一种，可以直接观察人群暴露于病因的情况及结局，从而确定危险因素与疾病的因果关系。大多数慢性病是历时多年形成的，在此期间所发生的许多事件都可能起致病作用。在人群中若某种疾病尚未明显发生前利用队列研究对影响该疾病的某个（或某些）因素进行随访监测，是一种由因观果的研究方法。

一、概念

1. 队列研究 是选定目标人群，按是否暴露于某种可疑因素及其暴露程度分为两组或多个亚组，追踪其各自的结局，比较两组或多组之间结局的差异，从而判断暴露因素与结局有无因果关联及关联大小的一种观察性研究方法，见图 11-1。

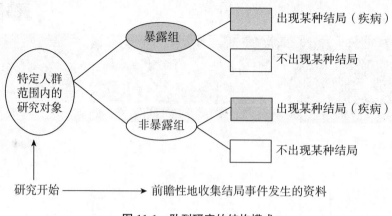

图 11-1   队列研究的结构模式

案例 11-1

肺癌的发病率呈上升趋势，发病机制未完全明确。某地进行吸烟与肺癌的关系研究，吸烟组 30 000 人，肺癌病例 40 人；不吸烟组 120 000 人，肺癌病例 36 人。

问题：

1. 该研究是否是观察法？
2. 如何选择研究对象？
3. 何为研究因素和研究疾病？
4. 该研究能否证明吸烟是肺癌的病因？

2. 队列（cohort） 原意是罗马军队中的一个分队，流行病学借用该词代表具有某种共同特征的人群。

根据研究的特定条件不同分两类。其一是暴露队列，指暴露于某种事物或某种因素、具有共同特征的一组人群，比如某个时期进入某工厂工作的一组人群，他们有共同的入厂时间；其二是出生队列，指特定时期内出生的一组人群，如 2000 年出生的人群。

根据人群进入队列的时间不同，也可以分两类。其一为固定队列，指人群都是在研究初的某一固定时间或一个短时间内进入队列，之后对他们进行随访观察，直到研究结束，该人群没有因为结局事件以外的其他原因退出研究，整个过程也不再加入其他新的成员，即指在观察期内队列保持相对固定；其二是动态队列，指队列研究开始后，研究人群的原队列成员可以退出，新的观察对象也可以随时加入，即指在观察期内，队列人群处于动态状态。

3. 暴露（exposure） 是流行病学常用的术语，研究过程中所关心的任何因素都可以称为暴露因素。例如研究对象具备某种待研究的特征（职业，性别及遗传等），在环境中接触某种待研究的物质（铅、氟化物等）或处于某种行为（吸烟）状态，这些特征、物质、行为状态都可以是暴露因素。流行病学研究中暴露因素对人体可以是有害的，也可以是积极有益的。

二、特点

1. 属于观察性研究方法 队列研究按照研究对象进入研究开始时期的原始暴露状态分组，

暴露与否不是人为给予，而是在研究开始之前就已经客观存在的，整个研究过程是在自然状态下随访研究对象进行的，不同于实验性研究方法。

2. 设立对照　与描述性流行病学研究方法不同，队列研究设立单独的、由未暴露人群组成的对照组，用来与暴露组进行比较，观察各自的结局。对照组人群可以与暴露组来自一个人群，也可以来自不同的人群。

3. 研究方向由"因"至"果"　研究之初，队列研究就按照研究对象是否暴露于某种因素分组，再分别观察比较两组人群因为暴露状况的不同出现结局的差异，以探求暴露因素与疾病的关系，整个研究方向是纵向的、前瞻性的。

4. 证实暴露与结局的因果关系　队列研究是前瞻性的研究方法，能发现暴露对结局发生的作用，并且是暴露在前，结局在后，所以可以证实暴露与结局之间的因果关系。

三、种类

队列研究依据研究对象进入队列时间及观察终止的时间不同，分为前瞻性队列研究、历史性队列研究和双向性队列研究，见图 11-2。

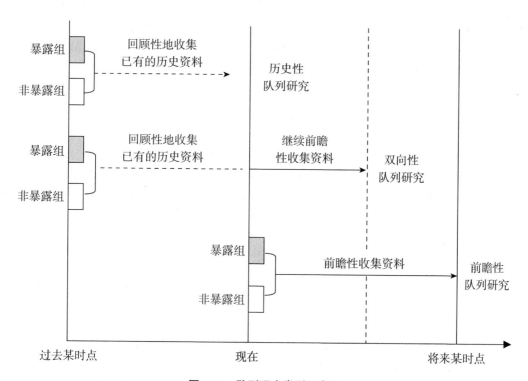

图 11-2　队列研究类型示意图

（一）前瞻性队列研究

1. 定义　前瞻性队列研究（prospective cohort study）亦称为同时性或即时性队列研究（concurrent cohort study）。研究对象的确定和分组是根据研究开始时研究对象的暴露状况决定，此时研究结局还没有出现，需要前瞻追踪观察一段时间才能获得。

2. 优缺点　可以直接获得暴露与结局的第一手资料，因而产生的偏倚较小，结果可信；但是该研究所需观察的人群样本大，观察时间长，花费人力物力大，影响实际应用的可行性。

3．进行前瞻性队列研究需考虑 ①研究之初有明确的检验目的。②研究结局比如疾病的发病率或死亡率较高，一般不低于千分之五。③应有把握获得足够的观察对象；明确规定暴露因素，并且在研究随访过程中，有把握获得观察对象的暴露资料；明确规定结局变量，如发病或死亡，并且保证有简便、可靠的手段确定研究结局。④观察人群应能长期随访下去，并可以取得完整可靠的资料。整个研究过程应有足够的人力、财力和物力支持。

（二）历史性队列研究

1．定义 历史性队列研究（historical cohort study）亦称为非同时性队列研究（non-concurrent cohort study）或回顾性队列研究（retrospective cohort study）。研究对象的分组是根据研究开始时研究者已掌握的有关研究对象在过去某个时点暴露状况的历史资料做出的；研究开始时结局已经出现，资料搜集及分析可以在短时间内完成，整个研究过程仍属于由因到果的研究。

2．优缺点 该方法可以在短时间内完成需要数年或数十年的观察和资料收集工作，研究时间短，节省人力和物力，出结果快；但是该方法往往因资料积累时未受到研究者的控制，内容未必符合要求而不能实施。

3．历史性队列研究需考虑 ①研究之初有明确的研究目的。②所研究疾病的发病率或死亡率应较高，一般不低于千分之五。③应有把握获得足够的观察对象；明确规定暴露因素，并且在研究随访过程中，有把握获得观察对象的暴露资料；明确规定结局变量，如发病或死亡，并且保证有简便、可靠的手段确定研究结局。④是否有足够数量完整可靠的过去某段时间内有关研究对象的暴露和结局的历史记录或档案材料，如工厂和车间的各种记录，住院病人的医疗档案。

（三）双向性队列研究

双向性队列研究（ambispective cohort study）亦称为混合型队列研究。即在历史性队列研究的基础上，继续前瞻性观察研究对象一段时间。这种方法是将前瞻性队列研究和历史性队列研究结合起来的一种方法，兼有前瞻性队列研究和历史性队列研究的优点，并且在一定程度上弥补它们的不足。

四、用途

1．检验病因假设 队列研究的研究方向是由因到果的研究，根据是否暴露于某种可疑危险因素分为暴露组和非暴露组，经过一段时间的随访，若暴露组发病率或死亡率高于对照组，则可疑因素与疾病有因果关系。它的用途是探讨某种因素与某种疾病或多种疾病的关联，即检验一个或多个病因假设。例如观察吸烟与肺癌关系的队列研究，也可同时研究吸烟与其他疾病或健康状态的关系。

2．评价自发的预防效果 在现实生活中，有时人群会自动发生由暴露状态改为非暴露状态，如有部分吸烟者自动戒烟，对他们进行队列研究时，发现戒烟人群的肺癌发病率相对于吸烟人群的肺癌发病率有所下降，说明戒烟对预防肺癌有效。由于这种预防作用不是人为因素控制而是自发出现的，在队列研究中能观察到这种现象，并可以评价其预防效果。

3．描述疾病自然史 队列研究可以观察和描述暴露于某种病因的人群从发病、发展至结局的自然发展过程，补充个体疾病自然史，弥补临床观察的不足。如对 HbsAg 阳性者人群中肝癌发生情况的追踪观察。

知识拓展

队列研究与横断面研究

1. 队列研究属于分析性研究方法，横断面研究属于观察性研究方法。
2. 队列研究设有对照组，横断面研究不设立对照组。
3. 队列研究是前瞻性研究，横断面研究是对现在状况的调查。
4. 队列研究可以证实因果假设，横断面研究只能提供病因线索。
5. 队列研究时间跨度长，横断面研究较短时间内就可以完成。

第二节　研究设计和实施

队列研究的设计过程应包括在研究目的确定的前提下，确定研究因素及确定研究结局、研究对象的选择、样本含量的估计、资料的收集与随访。

一、确定研究因素

队列研究中研究因素常称为暴露因素或暴露变量，该因素通常是在描述性研究或病例对照研究的基础上确定的。人们把导致疾病或卫生事件升高的暴露因素称为危险因素或致病因素，把导致疾病或卫生事件降低的暴露因素称为保护性因素。队列研究中的暴露因素可以是致病因素，也可以是保护因素，还可以是另一个暴露因素所产生的后果，即另一种疾病。例如高血压是冠心病的暴露因素，但它可能是其他暴露因素产生的结果，所以研究因素的确定需要根据研究目的和研究者对暴露因素的认识水平而定。

研究因素在调查研究前就应该做出明确的规定，研究中要尽可能采用国内外统一的标准，考虑如何选择、定义及测量研究因素。暴露的定性标准和定量标准，也可将暴露水平分级，如轻度、中度、重度等。另外，有时还需要考虑暴露时间的长度、暴露是否连续以及暴露的不同形式等。如调查吸烟与肺癌的关系，吸烟为暴露因素，对象是否吸烟是定性测量；吸纸烟、雪茄或自种烟叶则是不同的暴露形式；坚持十年吸烟行为则为长期暴露。

还应确定需同时收集的其他资料，如各种可疑的混杂因素及研究对象的人口学特征。

二、确定研究结局

结局变量（outcome variable）亦称为结果变量，简称结局，指随访观察中将出现的预期结果事件，结局是队列研究的观察终点，但不是研究观察期的终止。如研究吸烟与发生冠心病的关联时，冠心病的发生即为该研究对象出现了结局。要明确指出，该研究中出现其他疾病比如糖尿病，并非是观察到了结局。另外，结局不仅限于发病，还可以是死亡或各种检查指标、生理特征的变化。如血清抗体滴度、血脂、尿糖达到一定水平等。若一个研究对象研究过程中出现了结局即可结束对其的观察。

结局变量的确定应尽量采用国际或国内统一的标准，还可以按照研究目的自定结局标准加以判断，以便收集各类结局信息。但要考虑到疾病的不同类型、不同临床表现等，应注意记录下其他可疑的症状或现象以备以后详细分析。

除确定主要研究结局外，可考虑同时收集多种可能与暴露有关的结局。

三、研究对象的选择

队列研究最基本的工作是选择暴露组和非暴露组对象，而研究对象所来自的地点即研究现场是首先应该考虑的。研究现场的选择既要考虑人口的代表性，还要考虑现场的配合程度。因为队列研究是一个需要长时间随访的研究，如果没有良好的配合，研究将会因为观察对象的失访而不能保证收集资料的可靠性和完整性。所以研究现场的选定除应有足够数量的符合条件的研究对象外，还应考虑当地领导重视；有较高水平的医疗保健机构，有较高效率的登记报告系统；群众能够理解和配合调查，有可能、有能力提供可靠的资料；观察人群相对稳定等基本条件。

（一）暴露人群的选择

暴露人群指的是那些处在某种暴露因素中或已经具有某种特殊暴露经历，能提供可靠的暴露资料，并且方便研究者追踪观察的人群。通常选择暴露人群有以下几种方式。

1. 特殊暴露人群　选择由于特殊原因暴露于特殊因素的人群作为研究对象。例如，暴露于核爆炸的人群，暴露于污染饮用水的居民，暴露于病毒感染的婴幼儿。特殊暴露人群不仅暴露经历特殊和明显，而且病例出现的频率远高于一般人群。选择他们作为研究对象，不但所需要的人数较少，而且较易发现暴露与疾病之间的关联。

2. 职业人群　常作为队列研究中暴露人群的选择来源。如研究石棉与石棉肺的关系，选择石棉作业工人作为暴露组对象。而像接受过放射线治疗的人群或从事放射治疗工作的医务人员，可作为研究放射线与白血病的关系的暴露人群。职业人群暴露史记录较为全面真实可靠，常用于历史性队列研究。

3. 一般人群　选择一般人群即某地区的全部人口中的暴露者作为研究对象主要是因为：首先所研究的因素与疾病是人群中常见的；其次研究目的是希望观察一般人群该疾病的发病情况，特别是关心环境因素与疾病的关系，从而对一般人群进行防治。这种情况不需要选择特殊暴露人群作为研究对象，适合在一般人群中进行队列研究。一般人群有详细可靠的医疗与保健记录，有利于追踪观察。

4. 有组织的人群团体　可以看作一般人群的特殊形式。如选择医学会会员、学生、工会会员、部队士兵等中的暴露者作为研究对象。选择这样的人群优点是利用组织系统有效地收集随访资料，研究对象配合程度高，失访率较低；还可节省人力、物力，提高结果的真实性和可靠性。如英国医生 Doll 和 Hill 在研究吸烟与肺癌的关系时，选择了所有登记注册的开业医生中的吸烟人群作为他们的暴露研究对象。因为他们的职业和经历是相同的，可增加暴露组与非暴露组的可比性。

（二）非暴露人群的选择

非暴露人群是指没有受到暴露因素影响的人群。它的设立是为了与暴露人群进行比较，这是分析性流行病学研究的共性之一。非暴露人群作为对照组，要注意与暴露人群的可比性，即对照人群除未暴露于所研究的因素外，其他各种因素或人群特征如年龄、性别、职业、民族、文化程度等应尽可能地与暴露人群相似。另外，在资料收集完成进行分析时，需要做两组可比性的均衡性检验。非暴露人群的重要性丝毫不亚于暴露人群，可以说，队列研究的真实性依赖于是否正确地选择了非暴露人群。非暴露人群的选择通常有以下几种方式。

1. 内对照　在同一研究人群中，选择暴露于研究因素的作为暴露组，非暴露的或暴露水平最低的人群作为非暴露组（或对照组）。如英国医生 Doll 和 Hill 在研究吸烟与肺癌的关系时，选择所有登记注册的开业医生中的吸烟人群作为暴露组，不吸烟人群作为对照组（内对照）。选择该对照的好处是省事，可从总体上了解研究对象的发病率情况。

2. 外对照　在某一人群中选择有暴露的人群作为暴露组，在另一人群中选择对照组，要求对照组与暴露组成员除研究因素外，其他方面尽可能保持可比性，诸如在年龄、性别、住址、民族等各方面。例如以放射科医生作为研究放射线致病的暴露人群，则可以选择不接触射线或接触射线较少的五官科医生作为外对照。

3. 总人口对照　这种对照可以认为是外对照的一种，也可以认为不设对照。它实际上并未与暴露组平行地设立一个对照组，而是利用整个地区现成的发病或死亡统计资料，即以全人口率作为对照。例如利用全国或某省（区）、市的人口统计资料作比较。因为总人口人群的发病率或死亡率比较稳定，资料也容易获得，可以节省大量的经费和时间。但是需要注意的是选择总人口做对照得到的资料比较粗糙，人群可比性差，结果不十分精确或缺乏要比较的项目。另外，在利用总人口做对照时，尽量应用与暴露人群在时间、地区及人群构成上相近的总人群作为对照，以减少偏倚。

选择该人群做对照，优点是对比资料容易得到；缺点是资料比较粗糙，可比性差，比较项目的精细程度低，对照中包含有暴露人群。在实际应用时，暴露组与总人口率做比较前需要采用标准化法，具体内容见第一篇相关章节。但是，统计学标准化法能均衡两组可比性的能力是有限的，因而在选择对照组人群时要慎重用总人口人群作为对照组。

4. 多重对照　或叫多种对照。即用上述两种或两种以上的形式同时做对照，从而减少只用一种对照带来的偏倚，增强结果的可靠性。

四、样本含量的估计

队列研究很难将全部人群都包括在队列研究中，往往需要从实际人群中抽取一定数量的样本进行研究，抽样方法同现况研究。暴露组与非暴露组的比例，一般是非暴露组的样本量不宜少于暴露组的样本量。样本含量的大小，决定研究结果的真实性和准确性。

（一）样本含量的决定因素

1. 非暴露组中所研究疾病的发病率　即一般人群中的疾病发病率（p_0）。p_0 越接近 0.5，所需要的样本含量越大。

2. 暴露组与对照组的发病率之差（$d = p_1 - p_0$）　d 越小，所需要的样本含量越大。暴露组的发病率（p_1）在实际工作中如果不能获得，可以用相对危险度（RR）通过公式 $p_1 = R \times p_0$ 估算 p_1。

3. 显著性水平　即假设检验的第 I 类错误（假阳性错误）α 值，假阳性错误出现的概率越小，所需要的样本量越大。通常 α 取 0.05 或 0.01。

4. 效力（power）　即 $1 - \beta$。β 为检验假设时出现第 II 类错误的概率，而 $1 - \beta$ 为检验假设时能够避免假阴性错误的能力。β 值越小，即 $1 - \beta$ 越大，所需要的样本量也越大。通常 β 取 0.10 或 0.20。

（二）样本含量的计算公式

$$n = \frac{\left(u_\alpha \sqrt{2\overline{pq}} + u_\beta \sqrt{p_1 q_1 + p_0 q_0}\right)^2}{(p_1 - p_0)^2}$$

（式 11-1）

式中 p_0 和 p_1 分别为非暴露组和暴露组的结局发生率，$p = (p_1 + p_0)/2$，$q = 1 - p$。

（三）查表法

如果已知 p_0、RR、α 和 β 四个基本参数时，可以采用简便的查表法，查阅专业流行病学书中的队列研究样本量表或者通过计算机软件程序获得。

（四）失访率

队列研究往往需要追踪观察较长时间，在此期间研究对象的失访是不可避免的。考虑队列研究失访的可能性，尚需在计算获得的样本量上再加 10% 作为实际需要的样本量。

五、资料的收集与随访

（一）基线资料的收集

基线资料（baseline information）又称基线信息，指每个研究对象在研究开始时的基本情况，包括暴露的资料及个体的其他信息。选定研究对象之后，必须详细收集每个研究对象的基本情况，研究对象暴露于某研究因素的情况是最重要的基线资料，另外基线资料还包括研究对象的年龄、性别、职业、文化程度、民族、疾病与健康状况、家庭环境、生活行为习惯及家族疾病史等情况。此外，基线资料还包括获得那些与判断结局有关的资料，如观察的结局是糖尿病，则全部队列成员在进入队列研究前都要测尿糖和空腹血糖，以排除其中的糖尿病患者。还要收集与患病危险有关的其他暴露资料如吸烟、饮食习惯、生活习惯等，以便在资料分析时调整他们在发病上的作用。

获取基线资料的方式一般有下列四种：①查阅常规登记和报告系统，如医院病历、传染病报告、公安部门的死亡登记、职工人事档案等。②访问调查对象或知情人，进行定期随访或定期体检。通常采用调查表方式由调查员询问填写或通信调查，另外也可以采用由调查对象自行完成的自评问卷方式调查。③对研究对象进行体格检查和实验室检查。有些研究因素属于研究对象的生理特征和生理指标，必须通过实验室检查或检验来获得数据，如血糖、血脂、尿蛋白等。④收集环境调查及检测资料，以确定研究对象的暴露情况。环境资料包括家庭环境、居住环境、工作环境等。如对研究现场当地的水质、土壤进行化验，确定当地的环境污染、食物成分等。

收集的基线资料应该保证客观真实，尽量做到有据可查。同时，对照组资料的收集标准、方式、内容、过程等同暴露组的完全一样。

（二）随访

研究对象的随访是队列研究中十分复杂又至关重要的工作。随访的对象、内容、方法、时间、随访者都直接与研究工作的质量相关。

1. 观察终点和终止时间　观察终点（end point）指研究对象出现了预期的结局，到此为止就不再对该研究对象继续随访。如规定发生冠心病或肺癌死亡是队列研究的终点，则观察对象患有糖尿病不应视为达到观察终点，应继续随访。但是如果某研究对象在未出现冠心病之前死于车祸，尽管已不能对其继续随访，也不能按到达随访终点对待，而应当看作一种失访。观察终点通常指疾病的发生和死亡，但也可以是某些指标的变化，如尿糖转阳、血清抗体的出现等。

观察终止时间指全部观察工作的截止时间，也可以说此时整个研究工作到达了终点，收集的资料可以获得预期的结论。终止时间应该以暴露因素作用于人体产生结局的一般潜伏期作为确定随访期限的依据，但实际上一般根据收集的资料能否获得结论而确定随访期限。随访期限短可以节省人力、物力，减少失访，但是观察时间过短，得不到预期结果；随访期限越长，失访率越高，消耗越大，结果也受到影响。

随访间隔与次数由研究结局变化速度、研究的人力、物力等条件而定。一般慢性病的随访间隔时间可定为 1～2 年。如 Framingham 心血管病研究就是 2 年随访一次。

2．随访对象　所有被选定的研究对象，不论是暴露组还是对照组都一律同等地同时间进行随访，并且都应坚持追踪到观察终止时间。研究对象失访过多，研究的真实性就会受到怀疑。所以有时还需要对失访者进行补访，以便分析失访原因。保证随访成功是队列研究成功的关键之一。

3．随访内容和方法　随访内容一般与基线资料的内容一致，但更注重结局变量的收集。具体项目根据研究目的或研究设计来定。

随访方法包括对研究对象的面对面询问、电话访问、自填问卷、定期体检、环境与疾病的监测、医院病历档案、工作单位出勤记录的收集等。对暴露组和对照组应采取相同的随访方法，并且在整个随访过程中，随访方法保持不变，追踪至观察终止期。失访者要补访，并分析失访原因，比较失访者与继续观察者基线资料，估计有无偏差。

（三）质量控制

队列研究样本量大，追踪随访时间长，容易出现质量问题。需要在整个研究中，特别是资料收集过程中采取措施保证研究工作的质量标准。

1．培训调查员　参与研究的调查员要具备严谨的工作作风和科学态度，对工作认真负责。培训调查员时要强调开展科学研究工作的意义，统一调查方式和方法，帮助调查员获得调查技巧和技术。制定调查员培训手册，内容包括随访过程中的注意事项及调查问卷的完整说明。

2．制定相应的规章制度　为了保证调查质量，要制定相应的工作制度，明确分工，如调查员回收上来的原始资料的核查；同时可以应用制度来减少失访，如规定不能以其他人代替既定的观察对象。

3．盲法　当用盲法获取信息时，不能由研究者自己进行随访追踪，因为研究者易于带来主观偏倚，反而不如不知情的局外人能够获得更客观的信息，这样可以增强信息的真实性与准确性。

第三节　资料整理和分析

随访结束后，对收集的研究对象资料进行整理、验收、归类，在此基础上，运用统计学方法对资料做出统计描述和推断。

一、统计描述

描述研究对象的人口学特征如研究对象的年龄、性别、职业、暴露类型、观察结局的确定等，阐明研究人群的代表性和比较两组之间的均衡性及资料的可靠性、随访时间，介绍研究对象的失访情况等。

二、统计推断

（一）资料的基本整理

队列研究关心的是暴露因素导致疾病的强度即发病率，有时也常以死亡率来反映暴露因素的致病强度。根据统计分析的要求，队列研究的资料整理表格见表 11-1。

表 11-1　队列研究资料整理表

组别	病例	非病例	合计	发病率
暴露组	a	b	$a+b=n_1$	a/n_1
非暴露组	c	d	$c+d=n_0$	c/n_0
合计	$a+c=m_1$	$b+d=m_0$	$a+b+c+d=n$	

（二）率的计算

1. 累积发病率（cumulative incidence，**CI**）　当队列研究中观察对象的数量比较稳定，并且在较长一段时间内变动不大，资料比较整齐时，可以以观察开始时的人口数为分母，整个观察期间内某病发病例数作为分子计算累计发病率。也就是一般所说的发病率。计算公式如下：

$$累积发病率 = \frac{观察期间发病例数（n）}{观察开始时的人数（N）} \times K \qquad （式 11-2）$$

适用范围：研究人群流动性较小、样本量足够大，资料比较整齐。

量值变化范围：$0 \sim 1$，报告累积发病率须说明累积发病时间的长短，否则其流行病学意义不大。

2. 发病密度（incidence density，**ID**）　若队列研究观察时间长，观察对象人口不稳定，人群变动较大（迁移、死于他病、中途加入、失访等）时，研究对象进入队列的时间先后不一，整个研究工作每个研究对象的观察时间会不同，所以用总人数为单位计算发病率不合理，应将变动的人群转变为观察人时数代替观察人数作分母，分子为观察期间发病人数，这种发病率叫发病密度。计算公式如下：

$$发病密度 = \frac{观察期间发病例数}{观察人时数} \qquad (式\ 11\text{-}3)$$

适用范围：观察的人口不稳定，每个观察对象随访的时间不同。

量值变化范围：0～无穷大。

计算人时的时间单位可长可短，周、月、年皆可。常用的观察单位是观察人年（暴露人年）。例如，1 人观察了 5 年为 5 人年，5 人观察了 1 年也是 5 人年。

观察人时的计算方法有以下三种。

（1）精确法：该方法以个人为单位计算人时，先计算出每个人实际随访人年数，再将每个人的随访人年数相加计算总人年数。本方法结果精确，但耗费时间。如样本不太大时，可以采用此法。以某研究中 3 例研究对象为例来说明其计算方法，见表 11-2 和表 11-3。

表 11-2　3 例研究对象的出生日期与进出研究时间

编号	出生日期	进入研究时间	退出研究时间
1	1958.5.15	1995.6.20	2000.10.15（失访）
2	1967.10.11	1996.5.14	2005.11.2（出现观察终点）
3	1970.5.12	1994.1.8	2007.2.8（观察终止时间）

根据表 11-2 的资料，计算 3 例观察对象的总人年数。

表 11-3　3 例研究对象的人年计算

年龄组（岁）	对象 1 1958 年 5 月 15 日出生	对象 2 1967 年 10 月 11 日出生	对象 3 1970 年 5 月 12 日出生	暴露人年
20～			1994.01.08～1995.05.11 共 1 年 4 月 4 天 合 1.34 人年	1.34
25～		1996.05.14～1997.10.10 共 1 年 4 月 27 天 合 1.41 人年	1995.05.12～2000.05.11 共 5 人年	6.41
30～		1997.10.11～2002.10.10 共 5 人年	2000.05.12～2005.05.11 共 5 人年	10
35～	1995.06.20～1998.05.14 共 2 年 10 个月 25 天 合 2.90 人年	2002.10.11～2005.11.02 共 3 年 23 天 合 3.06 人年	2005.05.12～2007.02.08 共 1 年 8 月 28 天 合 1.74 人年	7.7
40～	1998.5.15～2000.10.15 共 2 年 5 个月 合 2.42 人年			2.42
合计	1995.06.20～1998.05.14 共 5.32 人年	1996.05.14～2005.11.02 共 9.47 人年	1994.01.08～2007.02.08 共 13.08 人年	27.87

（2）近似法：如果研究样本太大，不清楚每个观察对象进入与退出队列的具体情况，不能采用精确法计算，可以用平均人数乘以观察时间得到总人口数。平均人数一般取相邻两年年初人口的平均数或年终人口数。该方法计算简单，但精确性较差。如果对暴露人年计算的精确性要求不高时，可以采用此法。

（3）寿命表法：当观察对象人数较多，又要求有一定的精确性时，可采用寿命表法。该方法规定将观察当年（当月、当周）进入的个人视为观察了 1/2 个人年，失访或出现终点结局的个人也作 1/2 个人年计算。该方法的计算过程比精确法简单，计算结果比近似法精确。计算公式如下：

$$L_x = I_x + (N_x - D_x - W_x)/2 \tag{式 11-4}$$

$$I_{x+1} = I_x + N_x - D_x - W_x \tag{式 11-5}$$

式中 L_x 为 x 时间内的暴露人年数，I_x 为 x 时间开始时的观察人数，N_x 为 x 时间内进入队列的人数，D_x 为 x 时间内出现终点结局的人数，W_x 为 x 时间内失访的人数。以表 11-4 的资料为例说明其计算方法。

表 11-4　寿命表法计算人年实例

观察时间 （第 x 年）	年初人数 I_x	年内进入人数 N_x	年内发病人数 D_x	年内失访人数 W_x	暴露人年数 L_x
1	2979	157	9	64	3021
2	3063	136	7	75	3090
合计	—		16		6111

第一年的暴露人年数：

$$L_1 = I_1 + (N_1 - D_1 - W_1) / 2 = 2979 + (157 - 9 - 64) / 2 = 3021 \text{ 人年}$$

第二年的暴露人年数：

$$I_2 = I_1 + N_1 - D_1 - W_1 = 2979 + 157 - 9 - 64 = 3063$$

$$L_2 = I_2 + (N_2 - D_2 - W_2) / 2 = 3063 + (136 - 7 - 75) / 2 = 3090 \text{ 人年}$$

两年合计暴露人年数为 6111 人年。

3．标准化死亡比（standardized mortality ratio，SMR）　当观察对象数目较少，结局事件的发生率比较低时，无论观察期长短都不宜直接计算率，而应该以全人口发病率（死亡率）作为标准，计算该观察人群的理论发病（死亡）数即预期发病（死亡）人数，再统计该观察人群的实际发病（死亡）人数。标准化死亡比（简称标化比）实际不是率，是实际死亡人数与预期死亡人数之比，是一个率的替代指标，以该指标衡量发病的强度。

案例　11-2

　　某橡胶厂 40 ~ 50 岁年龄组工人有 2000 名，2010 年有 8 人死于肺癌，已知该年全人口 40 ~ 50 岁组肺癌的死亡率 2‰，分析该橡胶厂 40 ~ 50 岁肺癌的死亡情况。
　　问题：
　　1．该案例选择什么指标来反映橡胶厂工人肺癌的死亡情况？
　　2．为什么不能用该橡胶厂工人的肺癌死亡率衡量该病的死亡强度？

（三）率的差异显著性检验

　　队列研究一般是抽样研究，当发现暴露组与非暴露组率有差别时，首先要考虑抽样误差的可能性，对组间率的差异进行统计学检验。当观察的样本量较大时，样本率的频数分布近似正态分布，此时可应用正态分布的原理进行率的显著性检验，采用 u 检验的方法；如果样本量较小、样本率低时可采用二项分布、泊松分布的原理进行率的显著性检验。差异显著性检验还可以采用四格表 x^2 检验。具体检验方法及公式见有关统计专业书籍。

若两组差异有显著性，说明暴露因素与疾病的关联不是由抽样误差引起的，而是确实存在关联，应进一步确定暴露因素与疾病的关联强度。

（四）估计暴露与发病的关联强度

队列研究可直接计算研究对象的发病率（或死亡率），并以此估计暴露与疾病之间的关联强度。常用的反映暴露与疾病关联强度的指标有以下几个：

1. 相对危险度（relative risk，RR）　又叫危险比（risk ratio）或率比（rate ratio），指暴露组的发病率（或死亡率）与非暴露组发病率（或死亡率）的比值，反映暴露与发病或死亡关联强度的指标。

$$RR = \frac{I_e}{I_0} = \frac{a/n_1}{c/n_0} \qquad \text{（式 11-6）}$$

式中 I_e 与 I_0 分别是暴露组和非暴露组的发病率或死亡率。RR 表示暴露组发病或死亡是非暴露组（对照组）的多少倍。RR 越大，表明暴露的效应越大，暴露与结局的关联强度越大。RR 与实际关联的强弱应视 RR 的可信区间和显著性检验的结果并结合研究的实际情况来判断。其数值的意义为：$RR > 1$，说明暴露因素与疾病有"正"关联，暴露越多，发病越多，暴露因素是致病的危险因素；$RR = 1$，说明暴露因素与疾病无关联；$RR < 1$，说明暴露因素与疾病有"负"关联，暴露越多，致病的危险性越小，暴露因素是结局的保护因素。表 11-5 列出常用的相对危险度与关联强度的判断标准。

表 11-5　相对危险度与关联的强度

RR		关联的强度
0.9 ~ 1.0	1.0 ~ 1.1	无
0.7 ~ 0.8	1.2 ~ 1.4	弱
0.4 ~ 0.6	1.5 ~ 2.9	中
0.1 ~ 0.3	3.0 ~ 9.9	强
< 0.1	10 ~	很强

表中 RR 值是对暴露与疾病关联强度的一个点值计算，若要估计 RR 值的总体范围，需计算其可信区间（confidence interval，CI），一般用 95% 的可信区间。采用 Miettinen 法计算：

$$RR\ 95\%\ CI = RR^{\left(1 \pm 1.96\sqrt{\chi^2}\right)} \qquad \text{（式 11-7）}$$

RR 可信区间的计算除了估计变异范围的大小外，还有助于检验 RR 的意义，如果可信区间范围跨越 1，则暴露因素与疾病无关联，其意义与统计学假设检验差异无显著性的结果相同。

2. 归因危险度（attributive risk，AR）　又叫特异危险度或率差（rate difference，RD），指暴露组与非暴露组发病率（或死亡率）的差值，说明由于暴露增加或减少的率的大小。

$$AR = I_e - I_0 = (a/n_1) - (c/n_0) \qquad \text{（式 11-8）}$$

因为 $RR = I_e/I_0$，$I_e = RR \times I_0$，所以公式 11-8 可以简化为：

$$AR = RR \times I_0 - I_0 = I_0 (RR - 1) \qquad (式 11-9)$$

AR 表示在暴露人群中因为暴露于该因素而增加或减少的发病率（或死亡率），对暴露人群而言，消除这个暴露因素即可减少该数量的发病率（或死亡率），也即暴露人群与非暴露人群比较，所增加的疾病发生数量。

相对危险度和归因危险度的意义：RR 和 AR 都是表示关联强度的指标，彼此联系紧密，但其公共卫生学意义不同。RR 针对个体来说，说明个体在暴露情况下，比非暴露情况下增加暴露因素所致相应疾病的危险程度的倍数，具有病因学意义；AR 是对人群来说，在暴露情况下比非暴露情况下所增加的疾病发生数量，如果消除暴露因素，就可以减少这一数量的疾病，具有疾病预防和公共卫生学意义。以表 11-6 资料为例说明两个指标的区别。

表 11-6　吸烟者和非吸烟者死于不同疾病的 RR 与 AR

疾病	发病密度（1/10 万人年）		RR	AR（1/10 万人年）
	吸烟者	非吸烟者		
肺癌	51.27	4.76	10.77	46.51
心血管疾病	298.61	167.35	1.78	131.26

由表 11-6 可见，吸烟者死于肺癌的危险性是非吸烟者的 10.77 倍，而吸烟者死于心血管疾病的危险性是非吸烟者的 1.78 倍，吸烟与肺癌的关联强度远大于与心血管疾病的关联强度，RR 具有病因学意义；但是从整个人群来看，因为心血管疾病的死亡率远高于肺癌，吸烟人群若不吸烟就可减少 131.26/10 万人年的心血管疾病的死亡率，但只能减少 46.51/10 万人年的肺癌死亡率，AR 更具有公共卫生学意义。

3. 归因危险度百分比（attributable risk percent，$AR\%$ 或 ARP）　又称病因分值（etiologic fraction，EF），指暴露人群中的发病或死亡完全归因于暴露因素占暴露组发病或死亡率的百分比。该指标反映某因素的暴露者中，单纯由于该因素引起发病或死亡的危险占整个病因的比例。

$$AR\% = \frac{I_e - I_0}{I_e} \times 100\% \qquad (式 11-10)$$

4. 人群归因危险度（population attributable risk，PAR）　是全人群中某病发病率（或死亡率）与非暴露组人群该病发病率（或死亡率）的差值即全人群中因暴露于某因素而增加（或减少）的发病率（或死亡率），PAR 指在全人群中疾病危险特异地归因于暴露因素的率。

$$PAR = I_t - I_0 \qquad (式 11-11)$$

式中 I_t 为全人群的率，I_0 为非暴露组的率。

5. 全人群归因危险度百分比（$PAR\%$）　指总人群因暴露于某因素而导致的某病发病或死亡占总人群该病全部发病或死亡的百分比。

$$PAR\% = \frac{I_t - I_0}{I_t} \times 100\% \qquad (式 11-12)$$

用估计的人群暴露率和已知的 RR，也可计算 $PAR\%$：

$$PAR\% = \frac{P_e(RR-1)}{P_e(RR-1)+1} \times 100\% \qquad (式 11-13)$$

式中 P_e 是总人群对某因素的暴露率。

RR 和 AR 特指暴露因素对暴露者的影响，PAR 和 $PAR\%$ 则说明暴露因素对一个具体人群的影响程度，以及消除这个因素后可能使结局指标减少的程度。PAR 和 $PAR\%$ 既与 RR 和 AR 有关，也与总人群的暴露率有关。

第四节 队列研究的优点与局限性

一、优点

1. 比较适用于常见病，样本量大，结果稳定。

2. 可以直接获得暴露组与非暴露组的发病率（或死亡率），能计算相对危险度和特异危险度等反映暴露和疾病关联强度的指标，充分直接地分析暴露因素的致病作用。

3. 研究工作符合暴露在前，发生疾病在后的时间顺序，可以直接获得暴露和疾病的第一手资料，收集的资料偏倚小，论证因果关系的能力较强，所得结果真实可靠。

4. 队列研究的过程能全面描述疾病的自然史、病程的发展。

5. 一次调查可观察多种结局，如调查吸烟与肺癌的关系时，可同时调查吸烟与支气管炎、冠心病等的关系。

二、局限性

1. 队列研究不适用于人群中发病率很低疾病的病因研究，否则需要较大数量的研究对象，现实工作中难以实施。

2. 随访时间长，容易产生失访偏倚。

3. 队列研究要求样本量大，跨度时间长，需要花费大量的时间、人力、物力，所以对研究设计要求严密，实施过程比较复杂。

4. 每次研究只能研究一个或一组暴露因素。

知识拓展

队列研究常见的偏倚及控制

偏倚是指在研究设计、实施和分析阶段出现的系统误差。队列研究中常出现几种偏倚：

1. 选择偏倚指研究对象的选择不当导致的研究结果与真实情况出现偏差。

2. 信息偏倚指在获取暴露信息、确定结局时出现的系统误差。

3. 混杂偏倚指因为某个因素的存在，使得研究因素与结局的联系被歪曲，该因素即为混杂因素，其所引起的偏倚叫混杂偏倚。

常见偏倚的控制方法见本章数字资源：队列研究常见的偏倚及控制。

微整合

临床应用

队列研究实例

探讨避孕药是否具有增加脑卒中的风险，开展队列研究，选择 10 000 名适龄妇女作为研究对象，基线调查其中 1200 名有定期使用某避孕药的习惯，研究时间为 10 年。结果如下表：

避孕药与脑卒中的关系研究

分组	脑卒中病例	未患脑卒中者	合计
服用避孕药者	12	1188	1200
未服用避孕药者	10	8790	8800
合计	22	9978	10 000

问题：
1. 计算 RR、AR、$AR\%$。
2. 分析 RR 和 AR 的公共卫生学意义。

思 考 题

1. 队列研究的特点是什么？
2. 队列研究暴露人群的选择方式包括几种？
3. 简述 RR 的定义和意义。
4. 简述队列研究的优点。

（武 英）

病例对照研究

第十二章数字资源

学习目标

1. **知识**：定义病例对照研究和匹配的概念；列举病例对照研究资料的整理与分析的主要内容。
2. **能力**：解释病例对照研究的基本原理、基本特点、匹配的目的；说明病例对照研究的用途；解释病例对照研究的设计要点，比较不同类型和不同来源的病例作为研究对象的优缺点，说明影响样本量的因素；总结病例对照研究的优点与局限性。
3. **素养**：能够运用样本量计算公式，正确地计算病例对照研究的样本量；能够对非匹配或成组匹配病例对照研究和 1∶1 病例对照研究的资料进行推断性分析，分析暴露与疾病有无关联以及关联的强度。

病例对照研究（case-control study）是最常用、最基本的分析流行病学研究方法之一，主要用于探索疾病的病因或危险因素和检验病因假设。相比队列研究，病例对照研究具有省时、省力、出结果快的优点，特别适用于罕见病的病因或危险因素探索与研究，在临床与基础研究中应用更为广泛。

第一节　概　述

病例对照研究是选择一组当前已确诊患有某特定疾病的病人作为病例组，以未患有该病但具有可比性的一组人群作为对照组，收集两组人群过去某些因素暴露的有无和（或）暴露程度，测量并比较两组暴露水平的差异，以推断疾病与暴露因素有无统计学关联以及关联程度的一种观察性研究。

案例 12-1

为确定口服避孕药与心肌梗死的关系，在已婚女医生中进行了一项流行病学研究，将 400 名心肌梗死住院病例与 1000 名非心肌梗死病例作为对照进行比较，结果为 100 名病例和 100 名对照使用过口服避孕药，经统计学检验，两组服药率差异具有统计学意义（$P < 0.05$）。

> 问题：
> 1．该项研究属于哪种类型？
> 2．该种研究方法有哪些用途？
> 3．该种研究方法有哪些优点与局限性？

一、基本原理

病例对照研究又称为回顾性研究（retrospective study），是在疾病发生后去追溯假定病因因素的方法。病例组和对照组有关因素的暴露情况往往通过研究对象的回忆或从病史记录中获得，故病例对照研究得到的疾病与因素之间的联系并不一定是因果联系，因为即使排除随机误差和系统误差，还可能有一些未知因素影响。其基本原理如图 12-1 所示。

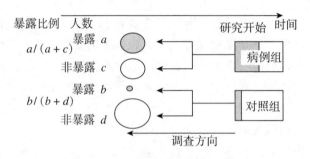

图 12-1　病例对照研究示意图
注：阴影区域代表暴露于所研究的危险因素的研究对象

病例组对某一因素的暴露率为 $a/(a+c)$，对照组的暴露率为 $b/(b+d)$。如果两组暴露率的差别有统计学意义，研究中又不存在明显的偏倚，则说明暴露与疾病或事件可能有关。如果 $a/(a+c)$ 大于 $b/(b+d)$，则说明该暴露因素可能是该疾病或事件的危险因素；如果 $a/(a+c)$ 小于 $b/(b+d)$，则可以认为该暴露因素可能是该疾病或事件的保护因素。

二、基本特点

1．属于观察性研究　客观地收集研究对象的暴露情况，收集的暴露因素是自然存在而非人为控制的，故病例对照研究属于观察性研究。

2．研究对象的分组　按发病与否分成病例组与对照组。

3．由"果"推"因"　病例对照研究是在疾病或事件发生之后追溯可能原因的方法，即由果推因的研究方法。

4．因果联系的论证强度相对较弱　病例对照研究不能观察到由因到果的发展过程，也不能证实暴露因素与疾病之间的因果联系，故因果联系的论证强度不及队列研究。

三、类型

病例对照研究有多种分类方法。实际工作中通常采用匹配设计和非匹配设计两种方法。匹配（matching）或称配比，是选择对照的一种方法，指对照在某些因素和特征上与病例一致。这些用来匹配的因素或特征则称为匹配变量（matching variable）或匹配条件，例如性别、年龄、职业、居住地等。根据选择对照是否有这种限制可将病例对照研究分为非匹配病例对照研究和匹配病例对照研究两种基本类型。随着流行病学研究的发展，特别是分子生物学技术的引入，又产生了多种改进的、非上述传统意义的病例对照研究的衍生类型。

（一）非匹配病例对照研究

在设计所规定的病例和对照人群中，分别抽取一定数量的研究对象，对照的数量应大于或等于病例的数量。病例组和对照组来自同一个源人群。这种方法较匹配法更容易实施，而且丢失的信息较少，但此方法控制混杂因素的能力较弱，需在统计分析中予以弥补。例如，欲探索某社区 60 岁以上人群缺血性脑卒中发生的危险因素，可选取该社区 60 岁以上全部缺血性脑卒中病人和非病人或其随机样本进行研究，并没有要求病人和非病人在性别、年龄、职业等方面的相似或一致。

（二）匹配病例对照研究

根据研究设计的要求，按照匹配条件选择对照，目的是使匹配因素在病例组与对照组之间保持均衡，从而在进行两组比较分析时去除这些匹配因素对研究结果的干扰，更准确地说明所研究因素与疾病的关系，提高研究效率。但此方法在选择对照时较复杂，并且资料整理与分析时较麻烦。根据匹配的方式不同，可分为成组匹配（category matching）和个体匹配（individual matching）两种形式。

1. 成组匹配　又称频数匹配（frequency matching），是指对照组具有某些因素（特征）者所占的比例与病例组一致或相似，即病例组与对照组某因素的分布一致。如病例组男女各半，50 岁以上占 1/3，职业相同，则对照组中也应如此。

2. 个体匹配　是指以个体为单位使病例和对照在某些因素（特征）方面一致或相似。1 个病例可以匹配 1 个对照，这种情况叫配对（pair matching），也可以 1 个病例匹配多个对照，如 1:2、1:3……1:R 配比。不建议采用超过 1:4 的匹配，因为 R 超过 4 后，工作量显著增加，但研究效率的提升不明显。

（三）主要衍生类型

1. 巢式病例对照研究（nested case-control study）　这是一种在队列研究基础上的病例对照研究，是队列研究与病例对照研究相结合的设计形式。其基本原理：在队列研究的基础上，随访一定的时间，当所研究疾病的新发病例累积到一定数量，则可将全部病例集中组成"病例组"；在同一队列未发病者中，按一定配比条件随机选择"对照组"，然后抽取病例与对照的基线资料并检测收集的生物学标本，按匹配病例对照研究的方法进行资料的统计分析及推断。"巢式"即病例、对照均来自同一特定队列。

2. 病例 - 队列研究（case-cohort study）　这也是一种队列研究与病例对照研究相结合的设计形式。其基本原理：队列研究开始时，在队列中按一定比例随机抽样选出一个有代表性的样本作为对照组，观察结束时，将队列中出现的所研究疾病的全部病例作为病例组，与上述随机对照组进行比较。病例 - 队列研究与巢式病例对照研究的不同之处在于：①对照是在基线队列中随机选取的，不与病例进行配比。②随机对照组中的成员如发生被研究的疾病，则既作为对照，同时又作为病例。由于病例和对照组的重叠，如果想达到同样的统计效力，病例 - 队列研究通常需要比同样病例数的病例对照研究选择更多的对照。当然，如果疾病是不常见的，病例 - 队列研究需要的额外对照数将很少。③可以同时研究几种疾病，不同的疾病有不同的病例组，但对照组都是同一组随机样本。

巢式病例对照研究与病例 - 队列研究都是按队列研究设计进行，资料收集与生物标本采取均在发病前，故因果关系清楚，资料可靠，论证强度高；而资料处理与分析又按病例对照研究的方式进行，即选择较小样本，节省人力、物力、财力，但所获结果与全队列研究结果无重要差异，兼有病例对照研究与队列研究之优点，特别适合于精确性好但所需费用高的分子流行病学研究。

3. 病例 - 病例研究（case-case study）　这是一种常用于病因学研究中评价基因与环境交互作用的研究方法。其最大特点是研究对象仅为特定疾病的一组患者群体而不用对照，其基本原理是将确诊的患有目标疾病的患者作为研究对象，收集患者的人口学资料、环境暴露因素、潜在混杂因素和生物标本，通过分子生物学检测后，根据某一基因型的有无将研究对象分为类病例组和类对照组。该研究方法的应用条件：①研究疾病为罕见病（疾病患病率一般小于5%）；②目标基因型与环境暴露因素需要各自独立发生，即携带某基因型不会影响环境暴露的概率或环境暴露不会改变基因型。病例 - 病例研究设计的最主要优势是避免了由于未患病人群的选择而导致的选择偏倚。另外，在估计交互作用时精确度更高，即同样检验效能条件下，所需样本量比病例对照研究样本量少。

4. 病例交叉研究（case-crossover study）　该方法是一种用于调查短暂暴露与特定急性事件关联的流行病学方法，广泛应用于药物不良反应、心脑血管疾病和伤害等方面的研究。病例交叉研究只需要收集病例组的人口学信息和过往暴露信息，比较相同研究对象在急性事件发生前一段时间的暴露情况和未发生时的某段时间内的暴露情况，从而估计研究的短暂暴露与结局的关联强度。事件发生前的一段时间称为效应期或危险期。与病例对照研究相比，病例交叉研究的病例是以自身为对照，有效控制了已知和未知的混杂因素。研究对象通常对于急性事件发生前一段时间是否接触过某种待研究的物质或行为的记忆较为清晰，很大程度上减少了回忆偏倚。

┃ 四、用途

1. 用于疾病病因或危险因素研究　病例对照研究最常被用于疾病病因或危险因素的研究，尤其适合于研究那些病因不明、潜伏期长及罕见疾病。可以广泛探索病因或危险因素，从众多的可疑因素中，筛选暴露因素。也可以在描述性研究或探索性病例对照研究已初步形成病因假设的基础上，进一步应用病例对照研究检验假设。

在流行病学史上有大量的这方面的研究实例：如第二次世界大战后应用病例对照研究先后阐明了包皮过长与阴茎癌、输血与乙型肝炎、吸烟与肺癌的关系。另外一些研究如：妊娠期母亲吸烟与胎儿先天畸形的关系、体力活动与冠心病猝死的关系、单纯疱疹病毒与面神经麻痹的关系、高龄初产与乳腺癌的关系、酒精消耗量与食管癌的关系也是病例对照研究的经典实例。

2. 健康及相关事件影响因素的研究　该方法不仅可用于疾病的研究，还可用于某些健康状态或社会问题的研究。病例对照研究中的"病例"，也可以是发生某事件（如车祸、自杀等）或具有某特征（如肥胖）的个体，这就在很大程度上扩大了病例对照研究的应用范围。如进行意外伤害、老年人生活质量、长寿、肥胖与超重等相关因素研究。可采用病例对照研究方法对与健康相关的上述医学事件或公共卫生问题的影响因素进行研究，为制定相应卫生决策提供依据。

3. 疾病预后因素的研究　病例对照研究在临床上常用于筛选和评价影响疾病预后的因素。同一疾病会有不同的结局（如死亡与痊愈或并发症的有无）。将发生某结局者作为"病例组"和未发生某结局者作为"对照组"，做回顾性调查，追溯产生结局的可能因素（如曾经接受的各种治疗方法、病期、病情、年龄及社会经济水平等因素），分析产生不同结局的有关因素，指导临床实践。

4. 临床疗效影响因素的研究　将发生和未发生某种临床疗效者分别作为病例组和对照组进行病例对照研究，可以分析不同疗效的影响因素。

第二节　研究设计与实施

在病例对照研究的设计与实施中，制定严谨科学的研究方案最重要，包括以下内容。

案例　12-2

我国鼻咽癌的发病率和死亡率均高于全球平均水平，由北向南呈现逐渐增高趋势。鼻咽癌的发病与多种因素相关，EB 病毒感染是重要危险因素之一，然而 EB 病毒感染的普遍性无法解释鼻咽癌分布的地区性，这提示鼻咽癌亦受到生活方式、饮食习惯及环境因素的影响。某学者计划利用某省数据，采用流行病学研究方法，全面探讨膳食、行为以及环境相关因素与鼻咽癌发病风险的关联性。

问题：

1. 请明确适宜的研究类型。
2. 如何确定研究对象？
3. 研究因素应包括哪些内容？
4. 如何进行质量控制？

▎一、确定研究目的

根据临床工作中需要解决的问题，通过查阅相关文献资料，了解本课题的研究现状，结合既往的研究结果，提出病因假设，确定研究目的，即本次研究要解决什么样的具体问题。

▎二、明确研究类型

根据研究目的确定适宜的研究类型。若研究目的是广泛地探索疾病的危险因素，可以采用非匹配或频数匹配的病例对照研究方法；若研究目的是检验病因假设，尤其对于小样本研究或者因为病例的年龄、性别等构成特殊，随机抽取的对照组很难与病例组均衡可比时，可采用个体匹配的病例对照研究，以保证对照与病例在某些重要特征的可比性。

三、确定研究对象

（一）病例的选择

1．选择病例的原则

（1）明确的诊断标准：病例对照研究中"病例"要考虑两条标准，首先是要符合所研究疾病的诊断标准，即病例应符合统一的、明确的疾病诊断标准。尽量使用国际或国内统一的诊断标准，以便与他人的研究结果比较。尽可能使用金标准，例如癌症病例，尽可能应用病理诊断。对于尚无明确诊断标准的疾病，可根据研究的需要自定标准，此时要注意均衡诊断标准的假阳性率及假阴性率，使诊断标准宽严适度。其次是要符合适用于本次研究的病例标准，而适用于本次研究的病例标准主要与研究目的有关。可以根据研究的需要制定诊断标准。例如研究者为了某个特殊的目的，可选择一些特殊的病例群体，如老年病例、女性病例、重症病例、某地区的病例等。

（2）良好的代表性：即选择的病例要足以代表某人群总体或产生这组病人的人群即源人群（source population）的全部病例。

2．病例的类型   病例的类型一般包括新发病例、现患病例和死亡病例。

（1）新发病例：在病例对照研究中，如条件允许尽可能首选的病例类型是新发病例。选择新发病例的优点在于：新发病例包括不同病情和预后的患者，代表性好；此外，病人患病时间较短，对有关暴露的回忆比较清晰、准确，且不受各种预后因素的影响，病历资料容易获得。缺点有：病例数在一定范围或一定时间内较难收集到，发病率低的罕见病更是如此。

（2）现患病例：应用现患病例则可以弥补新发病例存在的缺陷，在较小范围或较短的时间内得到足够的病例数。但是，现患病例患病时间较长，对暴露史回忆的准确度要差，难以区分暴露与疾病发生的时间顺序，而且容易掺入疾病迁延和存活因素的影响。因此，在应用现患病例时，要尽量选择被诊断时间距离调查的时间间隔较短的病例。

（3）死亡病例：因为死亡病例的暴露信息主要由其家属提供，准确性较差。一般不提倡应用死亡病例。但是，有些危险因素可能是重要的预后因素，如果排除死亡病例就会使调查结果产生偏倚。此时如果掌握有关暴露因素的详细历史资料（如病案记录等），可采用死亡病例作为研究对象。对于发病率低而死亡率很高的疾病则不得不采用死亡病例进行调查。但在资料整理和分析时要充分考虑到可能的偏倚。

3．病例的来源   病例的来源主要有两种：医院来源病例和社区来源病例。

医院来源病例是从医院选择病例，即从一所或几所医院甚至某个地理区域内全部医院的住院或门诊确诊的病例中选择一个时期内符合要求的连续病例。医院来源病例可以节省费用，合作性好，资料容易获得，且信息较完整、准确，但不同医院接收的病人具有不同的特征，如果仅从一所医院选择病例，对疾病总人群的代表性较差，会产生选择偏倚。尽管如此，对于罕见病有时是唯一可行的方法。为减少选择偏倚，病例应尽量选自总体人群中不同地区、不同层次、不同种类的医院。

社区来源病例是从社区人群中选择病例，即选择某一地区某一时期内某种疾病的全部病例或其中的一个随机样本作为研究对象。可以从疾病监测资料或居民健康档案中选择所需病例，也可以进行普查和抽样调查发现病例。其优点是选择偏倚较小，病例的代表性好，结果推及到该人群的可信度较高。但不易得到，调查工作量较大，难度也较大。

（二）对照的选择

对照必须是按诊断标准判定为未患所研究疾病的人。在病例对照研究中，对照的选择往往比病例的选择更复杂、更困难。

1. 选择对照的原则

（1）代表性：对照应能代表目标人群的暴露情况，最好是全人群的一个无偏样本。

（2）可比性（comparability）：是指除研究因素（暴露因素）以外，其他有关因素如年龄、性别等在病例组与对照组间分布应一致。因此，在选择对照时应遵循与病例来自同源人群和随机选择的原则，即产生病例的靶人群中全体未患所研究疾病的人群的一个随机样本。

2. 对照的来源　对照组原则上应与病例同源。主要的对照来源如下：

（1）同一或多个医疗机构中其他疾病的患者：实际工作中常采用这种对照。其优点为易于选取，比较合作，且可利用档案资料。但这种来源的对照的暴露分布常常与产生病例的人群，即源人群不同，容易产生偏倚。例如，当探讨高血压与脑卒中的关系时，患有高血压的个体更有可能因为该病来医院内科就诊，如果仅选择普通内科患者作为对照，这就导致医院对照的高血压患者的比例高于病例源人群，从而低估高血压与脑卒中的关联。为避免偏倚，应尽可能选择多个医院、多科室、多病种的病人作为对照。同时还应注意，对照一般不应患有与所研究疾病有已知共同暴露因素的疾病，这种排除标准是针对此次就诊的疾病而非疾病史。例如研究吸烟与肺癌之间的关联时，若选用医院的非患者作为对照，因心血管疾病、呼吸系统疾病等与吸烟有关的病种入院的病人不能作为对照；但对于有心血管疾病或呼吸系统疾病病史、本次因为外伤入院者，仍为合格的对照。

（2）社区人口或团体人群中非该疾病病例或健康人：其最大优点是不易出现上述医院对照可能面临的选择偏倚，但实施难度大，费用高，所选对照不易配合。

（3）病例的邻居或同一住宅区内的健康人或非该病病人：有助于控制社会经济地位的混杂作用，用于匹配设计。

（4）病例的配偶、同胞、亲戚、同学或同事等：有助于排除某些环境或遗传因素对结果的影响，用于匹配设计。如同胞对照有助于控制早期环境影响和遗传因素的混杂作用，配偶对照则可控制某些环境因素对结果的干扰。但研究某职业病的危险因素时，一般不可选择同事作为对照。

不同的对照各有优缺点，在实际工作中，可以选择多重对照，比如同时选择社区和医院对照，以弥补各自的不足。

3. 选择对照的方法　主要采取匹配与非匹配两种方法选择对照。病例与对照的比例，需要根据研究的具体情况而定。一般情况下，如果病例和对照的来源都较充分，那么1∶1配对可提供最满意的统计学功效。而如果所研究的是罕见病或所能获得的合格病例数很少，而对照相对容易获得时，为了达到较满意的统计学功效，可采用一个病例匹配多个对照的方法，则可按1∶2、1∶3或1∶4配比。

匹配的目的主要是排除混杂因素的影响，用较少的样本获得较高的研究效率。匹配的变量必须是已知的混杂因素。因为一旦病例和对照按照混杂因素配比，就使得病例与对照在这些因素方面一致，也就不能分析这些匹配因素与疾病的关系了。常匹配的混杂因素有年龄、性别、居住地、出生地、民族等。在一项研究中，不应该选择很多的匹配因素，否则容易造成匹配过度（over matching）。因为匹配变量越多，选择合格的对照就越困难；而且，把不起混杂作用的因素作为匹配变量进行匹配，试图使对照组和病例组在各方面都一致，结果导致所研究的因素也趋于一致，会低估联系强度。例如，如果研究吸烟与心血管疾病关系的病例对照研究中，血脂是吸烟与心血管疾病因果链上的中间环节，而吸烟对血脂有影响，血脂与心血管疾病又有病因联系，按血脂水平将病例与对照匹配，则吸烟与心血管疾病的关联将被低估或消失。

四、估计样本量

（一）影响样本量的因素

病例对照研究影响样本大小的主要因素有：①研究因素在人群中估计的暴露率（P_0），在一般情况下，用对照组的暴露率代替；②研究因素与疾病关联强度的估计值，即比值比（odds ratio，OR）；③假设性检验的显著性水平，Ⅰ类错误（α）（即假阳性）的概率；④假设性检验的把握度（$1-\beta$），Ⅱ类错误（即假阴性）的概率（β）。

实际工作中，α 和 β 由研究设计所要求的精确度和把握度来决定，一般取 $\alpha=0.05$，$\beta=0.1$；P_1、P_0 或 OR 则可通过查阅文献或预调查获得。

一般而言，α 或 β 越小，样本含量越大；α、β 和 P_0 一定，OR 或 RR 的估计值越远离 1，因素对疾病的作用越强，样本含量越小；P_0 对样本含量的影响要结合 P_1（病例组的暴露率），两者差值越大，样本含量越小。

（二）样本大小估计方法

样本含量估计只有相对意义，并非绝对精确的数值。因为样本含量估计是有条件的，而这种条件在重复研究中不是一成不变的。实际研究中往往同时探索几个因素，而每个因素都有其各自的 OR 及 P_0，因此，样本含量常以最小的 OR 和最适合的 P_0 为准进行估计，使所有的因素都能获得较高的检验效率。样本含量不是越大越好，因为样本含量过大，调查者的负担重，耗时长，会影响调查工作的质量。总样本量不变，病例组和对照组样本含量相等时，研究效率最高。不同研究设计，样本含量大小的计算方法不同。

1. 非匹配（或成组）病例对照研究的样本量估计　非匹配（或成组）病例对照研究的样本含量（n）可按下式计算。

$$n=\frac{\left[U_{1-\alpha/2}\sqrt{2\bar{P}(1-\bar{P})}+U_{\beta}\sqrt{P_1(1-P_1)+P_0(1-P_0)}\right]^2}{(P_1-P_0)^2}\qquad(式\ 12\text{-}1)$$

其中，n 为病例组或对照组人数，$U_{1-\alpha/2}$、U_{β} 分别为 α 与 $1-\beta$ 对应的标准正态分布临界值，可查表得出；P_0 与 P_1 分别为对照组与病例组估计的某因素暴露率，$\bar{P}=\dfrac{(P_1+P_0)}{2}$；$P_1$ 也可根据 P_0 与 OR 推算，即：

$$P_1=\frac{(OR\times P_0)}{(1-P_0+OR\times P_0)}\qquad(式\ 12\text{-}2)$$

例 12.1　拟进行一项吸烟与鼻咽癌关系的病例对照研究，通过查阅文献得到人群吸烟率（在吸或曾经）为 50%，即 $P_0=0.50$，预期吸烟者的比值比（OR）为 2，要求 $\alpha=0.05$（双侧检验），$\beta=0.10$，求样本含量 n。

利用上述公式计算结果如下：

$$P_1=\frac{(2\times0.50)}{(1-0.50+2\times0.50)}=0.667$$
$$1-P_1=1-0.667=0.333$$
$$1-P_0=1-0.50=0.50$$

$$\overline{P} = \frac{(0.667 + 0.50)}{2} = 0.583$$
$$1 - P = 1 - 0.583 = 0.417$$

查表得 $U_{0.975} = 1.96$；$U_{0.10} = 1.28$。

将上述各项数值代入公式 12.1，求得：

$$n = \frac{\left[1.96 \times \sqrt{2 \times 0.583 \times 0.417} + 1.28 \times \sqrt{0.667 \times 0.333 + 0.50 \times 0.50}\right]^2}{(0.667 - 0.50)^2}$$
$$= 180.9 \approx 181$$

即病例组与对照组分别约需 181 人。

2．匹配病例对照研究的样本量估计　匹配设计的病例对照研究需用匹配设计的样本量估计方法。

（1）1∶1 配对病例对照研究样本量的估计：个体配对时，病例与对照暴露状态不一致的对子对于所研究的问题才有意义，故样本量也就建立在这个基础之上。Schlesselman 曾提出了 1∶1 配对设计的病例对照研究样本含量的估计公式，具体做法是先求病例与对照暴露状态不一致的对子数（m）：

$$m = \frac{\left[U_{1-\alpha/2} / 2 + U_\beta \sqrt{P(1-P)}\right]^2}{(P - 0.5)^2} \qquad \text{（式 12-3）}$$

式中：

$$P = \frac{OR}{(1+OR)} \approx \frac{RR}{(1+RR)} \qquad \text{（式 12-4）}$$

再按下式求需要调查的总对子数（M）：

$$M = \frac{m}{P_0(1-P_1) + P_1(1-P_0)} \qquad \text{（式 12-5）}$$

P_0、P_1 分别代表源人群中对照组和病例组的估计暴露率。

例 12.2　若例 12.1 的研究进行 1∶1 配对病例对照研究，试问病例和对照各需观察多少例（$\alpha = 0.05$，$\beta = 0.10$，双侧检验）？

本例为双侧检验，查表得 $U_{0.975} = 1.96$，$U_{0.10} = 1.28$。又 $OR = 2$，$P_0 = 0.5$，利用公式 12-4 及公式 12-3 求得：

$$P = \frac{2}{(1+2)} = 0.667$$

$$m = \frac{\left[1.96 / 2 + 1.28 \times \sqrt{0.667 \times 0.333}\right]^2}{(0.667 - 0.5)^2} = 89.88 \approx 90$$

再利用公式 12-2，求得：$P_1 = 0.667$

则按公式 12-5 得：

$$M = \frac{90}{0.5 \times (1 - 0.667) + 0.667 \times (1 - 0.5)} = 180$$

即需要调查的对子数至少为 180 对，即病例和对照至少各需调查 180 例。

（2）1∶R 配比病例对照研究样本量的估计：如前所述，病例对照研究中病例与对照之比是 1∶1 时比较的效率最高。但是，当病例来源有限时，为了提高把握度，可以增加病例与对照比达 1∶R。增加 R 倍的对照时病例数可减少为原来的 $(R+1)/2R$，但可得到相同的把握度。可用以下公式计算病例数与对照数不等时病例对照研究所需的病例数（n），对照数为 Rn。

$$n = \frac{\left[U_{1-\alpha/2} \sqrt{(1+1/R)\overline{P}(1-\overline{P})} + U_\beta \sqrt{P_1(1-P_1)/R + P_0(1-P_0)} \right]^2}{(P_1 - P_0)^2}$$ （式 12-6）

$$P_1 = \frac{(OR \times P_0)}{(1 - P_0 + OR \times P_0)}$$

$$P = (P_1 + RP_0)/(1+R)$$ （式 12-7）

例 12.3 例 12.1 的研究，若以 1∶4 配比进行病例对照研究，试问病例与对照各需多少例？（$\alpha = 0.05$，$\beta = 0.10$，双侧检验）

本例 $U_{0.975} = 1.96$，$U_{0.10} = 1.28$，$R = 4$，$OR = 2$，$P_0 = 0.5$，则：

$P_1 = 0.667$

$$P = (0.667 + 4 \times 0.5)/(1+4) = 0.5334$$

代入公式 12-6 得：

$$n = \frac{\left[1.96 \times \sqrt{(1+1/4) \times 0.5334 \times (1-0.5334)} + 1.28 \times \sqrt{0.667 \times (1-0.667)/4 + 0.5 \times (1-0.5)} \right]^2}{(0.667 - 0.5)^2}$$

$$= 116.27 \approx 116$$

即病例需 116 例，对照例数为 464 例。

▍五、确定研究因素

应根据研究目的，确定研究因素（或变量）。除了包括与病因假设有关的变量外，还需包括与主要变量有关的混杂因素的确定。研究因素不是越多越好，以满足研究目的的需要为原则，即需要分析的内容越详细越好，与研究目的无关的内容则不要列入。可通过描述性研究、不同地区和人群中进行的病例对照研究、临床观察或其他学科领域提出的研究线索帮助确定研究因素，并且尽可能采取国际或国内统一的标准对每项研究因素的暴露与否或暴露水平做出明确的规定，以便参考和比较。如研究因素既往暴露情况的测量，应包括暴露的时间和强度。时间包括开始暴露时间、持续时间以及终止时间；暴露强度要包括不同时期暴露的剂量或水平、总剂量或水平。其测量指标尽量选用定量或半定量指标。也可按明确的标准进行定性测定。将所确定的研究因素归纳于调查表中，便于收集。

▍六、资料收集和质量控制

获取暴露（研究因素）资料的方法主要靠询问调查对象并填写调查表，包括面访、信访、电话采访、计算机辅助询问、自填调查表等方式；也可查阅各种登记，如出生、疾病、死亡登记资料；有时需要现场观察和实际测量一些指标，如体格检查或环境因素的测量，血清或其他生物标本的实验室检查等。收集的资料是否准确可靠关系到研究结果和结论的真实性。要注意病例和对照的调查方法、资料来源应一致，资料的准确性要可比，以保证最佳的检验效率。因此，对调查员要进行培训，对调查工作做好监督和检查，做好质量控制，抽取一定量的研究对象进行复查，比较一致性。

第三节　资料整理与分析

首先要对所收集的原始资料进行核查，确保资料的正确性和完整性，然后对原始资料进行分组、归纳或编码后输入计算机，建立数据库。在此基础上进行描述性分析和推断性分析。

一、描述性分析

1. 研究对象的一般特征描述　即对病例组和对照组的一般特征，如年龄、性别、职业、居住地、疾病临床类型等分布情况进行描述，常用均数和构成比描述。

2. 均衡性检验　即比较病例组与对照组的基本特征是否相似或齐同，目的是检验两组的可比性。可用 t 检验、χ^2 检验、方差分析等方法。如果两组在某些基本特征方面不可比，则在推断性分析时应考虑到其对研究结果的影响并加以控制。

二、推断性分析

通过推断性分析，主要分析暴露与疾病有无关联以及关联的强度。

（一）非匹配或成组匹配资料的分析

病例对照分析开始时，可将调查中病例组和对照组暴露因素的暴露按有无整理成四格表（即 2×2 表）形式（表 12-1）。

表 12-1　非匹配或频数匹配病例对照研究资料整理表

暴露史	病例组	对照组	合计
有	a	b	$a + b = m_1$
无	c	d	$c + d = m_0$
合计	$a + c = n_1$	$b + d = n_0$	$N = a + b + c + d$

例 12.4　一项关于吸烟与鼻咽癌关系的病例对照研究结果见表 12-2。以此为例，介绍具体分析步骤。

表 12-2　吸烟与鼻咽癌病例对照研究资料整理表

吸烟史	病例组	对照组	合计
有	113	89	202
无	55	79	134
合计	168	168	336

1. 暴露与疾病关联性分析   可用四格表的 χ^2 检验推断病例组某因素的暴露率或暴露比例 (a/n_1) 与对照组暴露率或暴露比例 (b/n_0) 是否有统计学差异（式 12-8）。如果两组暴露率差异有统计学意义，则说明该暴露与疾病存在统计学关联。

$$\chi^2 = \frac{(ad-bc)^2 N}{(a+b)(c+d)(a+c)(b+d)} \qquad \text{（式 12-8）}$$

本例：
$$\chi^2 = \frac{(113\times79-89\times55)^2 \times 336}{202\times134\times168\times168} = 7.15$$

根据计算出的 χ^2 值，查 χ^2 界值表，可得 P 值，$v=(2-1)(2-1)=1$。本例，χ^2 值为 $7.15 > 6.63$，则 $P < 0.01$，说明病例组吸烟率与对照组吸烟率的差异有统计学意义，提示吸烟与鼻咽癌有关。

当四格表中一个格子的理论数 ≥ 1 但 < 5，总例数 > 40 时，用 χ^2 检验的连续校正公式见式 12-9：

$$\chi^2_{校正} = \frac{\left(|ad-bc|-N/2\right)^2 N}{(a+b)(c+d)(a+c)(b+d)} \qquad \text{（式 12-9）}$$

2. 暴露与疾病关联强度分析   关联强度是分析暴露因素与疾病关联的密切程度的，是进行病因学分析的核心内容。描述暴露与疾病关联强度的最常用的指标是相对危险度（RR），是暴露组发病率或死亡率与非暴露组发病率或死亡率之比。表明暴露组发病或死亡危险是非暴露组的多少倍。但是，病例对照研究中不能计算发病率或死亡率，因为根本没有暴露组和非暴露组的观察人数，因此不能直接计算 RR，但可用比值比（OR）来近似估计 RR。

比值比（OR）又称比数比，优势比等。OR 定义为病例组与对照组两组暴露比值之比。所谓比值或比数（odds）是指某事物发生的可能性与不发生的可能性之比。病例组和对照组的暴露比值分别为：

$$S/X \text{ 和 } CV(\%) = \frac{a}{a+c} \Big/ \frac{c}{a+c} \text{ 和 } \frac{b}{b+d} \Big/ \frac{d}{b+d}$$

因此，比值比
$$OR = \frac{\left(\dfrac{a}{a+c} \Big/ \dfrac{c}{a+c}\right)}{\left(\dfrac{b}{b+d} \Big/ \dfrac{d}{b+d}\right)} = \frac{ad}{bc}$$

即
$$OR = \frac{ad}{bc} \qquad \text{（式 12-10）}$$

在不同的发病率和患病率下，OR 与 RR 是有差别的。通常，所研究疾病的发病率较低，所选择的研究病例和对照代表性好，则 OR 接近 RR。据报道，当发病率低于 5%时，OR 可以较好地反映 RR。

OR 恰好是四格表中两条对角线上的四个数字的交叉乘积 ad 与 bc 之比，故 OR 又称为交叉乘积比。OR 的含义与 RR 相同，均指暴露组的疾病（或死亡）危险性是非暴露组的多少倍。$OR > 1$ 说明暴露与疾病呈"正"联系，暴露因素是疾病的危险因素，数值越大，该因素为危险因素的可能性越大；$OR < 1$ 说明暴露与疾病呈"负"联系，暴露因素是疾病的保护因素，数值越小，该因素为保护因素的可能性越大；$OR = 1$，则表明暴露因素与疾病之间无关联。

例 12.4 中：$OR = \dfrac{113\times79}{89\times55} = 1.82$

结果表明，有吸烟史者患鼻咽癌的危险性为无吸烟史者的 1.82 倍，提示吸烟与鼻咽癌呈正联系关系，吸烟是鼻咽癌的一个危险因素。

3. OR 的 95%可信区间（OR 95% CI）的计算　上面的 OR 值是用一次病例对照研究资料（样本人群）计算而来，即是一个样本的点估计值，不能反映总体 OR 值。需用样本 OR 推测总体 OR 所在范围。由于存在抽样误差，应按一定概率也称为可信度（通常为 95%，来估计总体人群或源人群的 OR 范围，即 OR 的可信区间（confidence interval，CI）。

OR 的 95%可信区间（95% CI）的估计方法有两种：

（1）Miettinen 氏卡方值法：主要利用计算的 χ^2 值来估计 OR95% CI，计算公式为：

$$OR \text{ 的 } 95\% CI = OR^{\left(1 \pm 1.96/\sqrt{\chi^2}\right)} \qquad \text{（式 12-11）}$$

式中 χ^2 常为不作连续性校正的 χ^2 值，也可用 χ^2_{MH}（Mantel-Haenszel 的校正卡方值）。

例 12.4 中：OR 的 95% CI = $1.82^{\left(1 \pm 1.96/\sqrt{7.15}\right)}$ = （1.17，2.82），表明吸烟者患鼻咽癌的 OR95% CI 在 1.17 ~ 2.82 之间。

（2）Woolf 自然对数转换法：是建立在方差的基础上的，计算公式为：

Var（lnOR）为 OR 的自然对数的方差：

$$Var(\ln OR) = \frac{1}{a} + \frac{1}{b} + \frac{1}{c} + \frac{1}{d} \qquad \text{（式 12-12）}$$

当四格表中某一格的数值为 0 时，可在每格的数值上各加 0.5，再求出它的倒数之和。

lnOR 的 95%可信区间为：

$$\ln OR95\% CI = \ln OR \pm 1.96 \times \sqrt{Var(\ln OR)} \qquad \text{（式 12-13）}$$

取 lnOR95% CI 的反对数即 OR 95% CI：

$$\exp\left[\ln OR \pm 1.96\sqrt{Var(\ln OR)}\right] \qquad \text{（式 12-14）}$$

例 12.4 中：$Var(\ln OR) = \frac{1}{113} + \frac{1}{89} + \frac{1}{55} + \frac{1}{79} = 0.0509$

$$\ln OR95\% CI = \ln 1.82 \pm 1.96 \times \sqrt{0.0509} = （0.1565，1.0411）$$

$$\exp（0.1565，1.0411） = （1.16，2.83）$$

即 OR 95% CI（OR 的 95%可信区间）为 1.16，2.83。

可见上述两种方法计算结果基本一致，Miettinen 法较 Woolf 法计算方法简单，较常用。

OR 可信区间计算的意义在于不但能用样本 OR 估计总体 OR 的范围，而且可用 OR 的可信区间是否包括 1 来推断暴露因素与疾病间关联强度的可靠性。如果 OR95% CI 不包括 1，（OR > 1 或 OR < 1）说明如果进行多次病例对照研究，有 95%的可能 OR 不等于 1，该项研究 OR 不等于 1 并非抽样误差所致，可认为研究因素与研究疾病有关联；如果 OR95% CI 包括 1，说明如果进行多次病例对照研究，可能有 95%的研究其 OR 值等于 1 或接近 1，即研究因素与研究疾病无关联。

例 12.4 中，两种方法所得 OR95% CI 均不包括 1，且大于 1，提示该项研究 OR = 1.82 不是抽样误差造成，吸烟是鼻咽癌的危险因素。

4. 估计 AR% 和 PAR% 在一定条件下，病例对照研究也可计算出这两个指标。

在病例对照研究中一般不能获得发病率和 RR，只能获得 OR，前述，当满足"所研究疾病的发病率较低"，且"所选择的病例和对照代表性好"两个条件时，$OR \approx RR$，故可用 OR 来代替 RR 估计 AR%，其计算公式可写成：

$$AR\% = \frac{OR-1}{OR} \times 100\% \qquad \text{(式 12-15)}$$

例 12.4 中，$AR\% = \frac{1.82-1}{1.82} \times 100\% = 45.05\%$，表示在吸烟人群中由吸烟引起的鼻咽癌发病占全部鼻咽癌发病的 45.05%。

用 OR 代表 RR，用对照组的暴露率代表人群暴露率 Pe，则：

$$PAR\% = \frac{P_e(OR-1)}{P_e(OR-1)+1} \times 100\% \qquad \text{(式 12-16)}$$

例 12.4 中，对照组的吸烟率为 $\left(\frac{89}{168} \times 100\%\right) = 52.98\%$

$PAR\% = \frac{0.5298 \times (1.82-1)}{0.5298 \times (1.82-1)+1} \times 100\% = 30.28\%$，表示在全人群中由于吸烟引起的鼻咽癌发病占全部鼻咽癌发病的 30.28%。

（二）个体匹配资料的分析

病例对照研究中，1∶1 个体匹配资料可整理成表 12-3 的形式。注意表内的数字 a、b、c、d 是病例与对照的对子数。

表 12-3 1∶1 配对病例对照研究资料整理表

对照	病例		
	有暴露史	无暴露史	合计
有暴露史	a	b	a+b
无暴露史	c	d	c+d
合计	a+c	b+d	N=a+b+c+d

1. 暴露与疾病关联分析 用 McNemarχ^2 检验，公式如下：

$$\chi^2 = \frac{(b-c)^2}{b+c} \qquad \text{(式 12-17)}$$

此公式适用于 $(b+c) \geqslant 40$ 的较大样本。当 $(b+c) < 40$ 时，用公式 12-18 计算校正的 χ^2 值。

$$\chi^2 = \frac{(|b-c|-1)^2}{b+c} \qquad \text{(式 12-18)}$$

2. 计算 OR

$$OR = \frac{c}{b}(b \neq 0) \qquad \text{(式 12-19)}$$

3．计算 $AR\%$ 和 $PAR\%$　方法同非配比病例对照研究资料，即：同式 12-15 和式 12-16。

（三）成组资料的分层分析

病例对照研究中的混杂因素可以用配比设计加以控制，但未被配比的混杂因素，需用分层分析（stratification analysis）的方法去识别，并估计其作用大小。分层分析是根据潜在混杂因素的有无或程度将研究对象分为不同的层次，然后在各层中比较病例组和对照组暴露因素的分布情况。如可按某一混杂因素分成若干亚层（如 i 层，见表 12-4）后，分别计算各层的 OR_i，并进行齐性检验（homogeneity test）。如果齐性检验结果显示各层的 OR 值差别没有统计学意义，说明各层资料是同质的，可按照 1959 年由 Mantel 和 Heanszel 提出的方法，计算总的 OR 即 Mantel-Heanszel OR（简称 OR_{MH}），这是对混杂因素校正（或调整）后的合并 OR。如果齐性检验结果各层的 OR 值的差异有统计学意义，提示各层资料不同质，不宜再计算合并 OR 值，而应进一步分析分层因素与暴露因素间的交互作用（interaction）。

表 12-4　病例对照研究分层分析模式（第 i 层）

暴露史	病例组	对照组	合计
有	a_i	b_i	m_{1i}
无	c_i	d_i	m_{0i}
合计	n_{1i}	n_{0i}	n_i

分层分析虽能分析一个以上因素，但当混杂因素很多时，分层较多，每层内研究样本可能会较少，不能满足统计分析的需要，故应用上受到一定限制。随着流行病学理论与方法及计算机技术的发展，许多多因素分析模型如多元线性回归、Logistic 回归等被广泛应用于病例对照研究的资料分析，以探讨多个因素与疾病间的关系及控制混杂因素，简单、可靠。

　知识拓展

成组病例对照研究的分层分析案例

口服避孕药与心肌梗死关系的病例对照研究资料见下表。以此为例，说明分层分析的一般步骤及方法。

口服避孕药（OC）与心肌梗死（MI）关系的病例对照研究资料

口服 OC 史	< 40 岁			≥ 40 岁			合计		
	MI	对照	小计	MI	对照	小计	MI	对照	小计
有	21	26	47	18	88	106	39	114	153
无	17	59	76	7	95	102	24	154	178
总计	38	85	123	25	183	208	63	268	331

分层分析步骤见第十二章数字资源：成组病例对照研究的分层分析。

（四）分级分析

在病例对照研究中，通常能够获得某些暴露因素不同暴露水平的资料（也称分级资料），还可分析这些暴露与疾病之间的剂量反应关系（dose-response relationship），以增加因果关系推断的依据。

分级分析是按暴露水平由小到大或由大到小分成不同的等级，不同暴露水平分别与无暴露或最低暴露水平比较，来分析暴露与疾病是否存在剂量反应关系。

分级暴露资料的分析方法如下：

将资料整理归纳成 $2 \times k$ 列联表形式，见表 12-5。

表 12-5　病例对照研究分级资料整理表

组别	暴露			水平			合计
	χ_0	χ_1	χ_2	χ_3	χ_4	……	
病例	$a_0\,(c)$	a_1	a_2	a_3	a_4	……	n_1
对照	$b_0\,(d)$	b_1	b_2	b_3	b_4	……	n_0
合计	m_0	m_1	m_2	m_3	m_4	……	N

表 12-5 中的 a_0 和 b_0 分别相当于前面四格表中的 c 和 d。

 知识拓展

病例对照研究的分级分析案例

1956 年 Doll 和 Hill 发表的男性吸烟与肺癌关系的病例对照研究资料见下表。

男性每日吸烟的支数与肺癌的关系

组别	每日吸烟支数				合计
	0	1 ～	5 ～	15 ～	
病例	2 (c)	33 (a_1)	250 (a_2)	364 (a_3)	649 (n_1)
对照	27 (d)	55 (b_1)	293 (b_2)	274 (b_3)	649 (n_0)
合计	29 (m_0)	88 (m_1)	543 (m_2)	638 (m_3)	1298 (N)
χ^2	–	9.74	17.17	28.18	–
OR	1.00	8.10	11.52	17.93	–
OR95% CI		2.18 ～ 30.13	3.62 ～ 36.68	6.00 ～ 48.90	–

具体分析方法见第十二章数字资源：病例对照研究的分级分析。

第四节 常见偏倚及其优点与局限性

一、常见偏倚

作为一种回顾性的观察性研究，病例对照研究比较容易产生各种偏倚，常见的偏倚有选择偏倚、信息偏倚和混杂偏倚。

1. 选择偏倚 如果一项病例对照研究所选择的研究对象只是源人群的一个样本，由于选入的研究对象与未选入者在某些特征上存在差异而引起的系统误差称为选择偏倚。常见的有入院率偏倚、现患病例 - 新发病例偏倚和检出症候偏倚等。

2. 信息偏倚 又称观察偏倚或测量偏倚，在病例对照中常见的信息偏倚包括回忆偏倚和调查偏倚。

3. 混杂偏倚 当病例组与对照组在混杂因素上不一致时，可能会产生混杂因素。

各种偏倚的概念、来源及其控制方法见本章数字资源：病例对照研究常见的偏倚及控制。

二、优点

1. 所需样本小，研究时间短，节省人力、物力和财力，并且较易组织实施。
2. 适用于罕见病、潜伏期长疾病的研究。
3. 可同时研究多个暴露与一种疾病的关系。
4. 不仅用于病因探讨，还可用于药物不良反应等健康事件的原因分析。

三、局限性

1. 不适于研究人群中暴露比例很低的因素的研究。
2. 容易发生各种偏倚，尤其是回忆偏倚和选择偏倚。
3. 难以确定暴露与疾病的时间顺序，验证因果关系的确证程度不如队列研究。
4. 不能直接计算暴露组和非暴露组的发病率，不能直接分析 RR，只能用 OR 来估计 RR。

🔍 微整合

临床应用

病例对照研究实例

为探讨饮茶与骨质疏松性髋骨骨折的关系，采用 1 : 1 配对病例对照方法，通过面对面访问，对广东省 4 家医院 581 例 55 ～ 80 岁中老年骨质疏松性髋骨骨折新发病例及性别、年龄（±3 岁）配对的 581 名对照进行问卷调查。调查内容包括一般情况、详细的饮茶及其他饮食情况、健康相关行为和骨折家族史等。与不饮茶者相比，饮茶及不同时间、频率、剂量、不同茶叶类型者的 OR 值为 0.54 ～ 0.74（$P < 0.05$）。在校正年龄、能量、体质指数、文化程度、父母骨折病史、二手烟暴露史、是否服用钙补充剂及体力活动能量消耗当量等因素后，上述关联仍具显著的线性趋势。分层分析显示规律性饮茶可降低中老年男性骨质疏松性髋骨骨折的风险。

思 考 题

1. 病例对照研究中，如何选择病例?
2. 简述病例对照研究的优点和局限性。
3. 病例对照研究中，匹配的目的是什么?
4. 下表是某学者对某因素与某肿瘤关系研究的调查结果。

对照	病例	
	阳性	阴性
阳性	15	35
阴性	60	40

请回答：

(1) 该项研究设计属于什么类型的研究?
(2) 请计算反映该因素与该肿瘤的关联强度值，并对结果做出解释。

（刘宝花）

实验性研究

第十三章数字资源

学习目标

1. **知识**：正确定义实验性研究与干预的概念，列举实验性研究的特点、种类、设计要点、设计原则与设计内容。
2. **能力**：正确理解对照的不同种类、实验性研究结局指标的选择与盲法原则。
3. **素养**：能够正确估计实验性研究设计的样本量，根据研究目的选择随机分组的方法与盲法，并对实验性研究的资料进行统计分析并科学地推断实验干预的效果。

流行病学研究的方法包括观察性研究、实验性研究和理论性研究（又称数理法）。实验性研究以随机分组、人为施加干预措施为特征区别于观察性研究。实验性流行病学研究最早起源于动物感染模型，模拟在实验室情况下，动物感染传染病后的流行规律。随着现代流行病学的发展，实验性研究方法更多用于人群干预研究，用以评价预防或治疗措施对疾病或健康的影响，以验证病因假设和评价疾病防治效果。

案例 13-1

为确定某药物治疗高胆固醇血症的疗效，在 40～59 岁高胆固醇血症患者中进行了一项流行病学研究。将所有研究对象随机分为两组，一组予以某药物治疗，另一组予以安慰剂，随访一定时间后，观察比较两组的心肌梗死的发生率。

问题：

1. 该研究方法有何特点？
2. 该研究能达到什么样的研究目的？
3. 该研究需要注意什么问题？

第一节　概　述

一、概念

流行病学实验（epidemiological experiment）又称实验流行病学（experimental epidemiology）或干预试验（interventional trial），是指根据研究目的所制定的研究方案，将研究对象随机分为实验组和对照组，对实验组施加某种干预措施，通过随访，观察结局，分析并比较两组对象某种健康相关结局（如发病率、死亡率、治愈率等）的差异，从而判断干预措施的效果。在实验性研究中，如果以人作为研究对象的，我们通常称为试验（trial），以区别于以动物或是体外细胞为研究对象的实验性研究（experiment）。基本原理如图 13-1 所示。

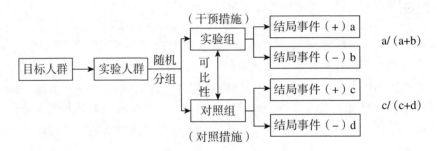

图 13-1　流行病学实验研究原理

二、特点

流行病学实验是分别对实验组和对照组施加不同的干预，随访观察，然后比较各组某种结局的发生情况，所以流行病学实验具有以下几个基本特征：

1. 属于前瞻性研究　干预在前，效应在后，是从"因"到"果"的研究。

2. 有人为施加的干预措施　这是与观察性研究的根本不同点。干预措施是人为施加的，可以是治疗某病的药物或预防某种传染病的疫苗等。

3. 随机分组　研究对象必须是总体人群的随机样本，并随机分配到实验组和对照组。

4. 具有均衡可比的对照组　实验性研究中的对象均来自同一总体人群，其基本特征、自然暴露因素和预后因素是相似的。

此外，与观察性研究相比，流行病学实验检验病因假设的能力更强，往往被作为一系列假设检验的最终确证手段，从而得出肯定性的结论。

三、种类

根据不同研究目的和研究对象，流行病学实验分为临床试验、现场试验和社区试验三种类型。

1. 临床试验（clinical trial）　是以某种疾病的患者作为研究对象，以某种新药物或治疗方法作为干预措施，主要通过观察和比较试验组和对照组的临床疗效，评价临床治疗措施的效果和安全性。以个体为基本单位。

2. 现场试验（field trial） 是在人群现场（社区、学校、家庭等）以未患所研究疾病的人群或高危人群作为研究对象，以个体为基本单位，给试验组施加一种或多种预防措施，随访并比较两组人群效应上的差异，从而评价预防措施的效果。其接受干预措施的单位为健康个体，如在母亲 HBsAg 阳性者的婴儿中进行乙型病毒性肝炎疫苗效果的研究。

3. 社区试验（community trial） 又称社区干预试验（community intervention trial）或社区干预项目（community intervention program，CIP），是以社区人群或某类人群的各亚组为基本干预单位，以人群作为整体对某种预防措施进行考核或评价的实验研究，常用于对那些不方便落实到个人的干预措施的效果评价。如饮水加氟预防龋齿、食盐加碘预防地方性甲状腺肿等实验研究。

四、用途

1. 验证病因假设 在分析性流行病学研究的基础上，在人群中以实验的手段针对病因施加干预，并观察相应的干预效果，以验证病因假设。

2. 评价疾病预防措施、保健措施或卫生服务措施等的效果 例如接种乙型病毒性肝炎疫苗对乙型肝炎预防效果评价，应用降血脂药物治疗来预防冠状动脉粥样硬化、急性心肌梗死的发生等。

3. 评价某种新药、疗法的效果 如新药临床试验以及不同药物或治疗方案的效果评价。

第二节　研究设计与实施

任何一项实验性研究实施前都要根据研究目的及实际条件做出科学、严谨的设计，工作实施也严格遵循计划执行。研究设计方案是指导实施各项工作的指南，也是提交医学伦理委员会说明实验合理性的文书。

一、明确研究目的

首先，应在大量文献资料的基础上阐述研究背景，确定具体的研究目标。例如，研究是为了评价某项预防或治疗措施的效果，还是验证病因？目标要具体，如考核治疗效果时，是降低某病的病死率，还是提高有效率，最好把效应指标做量化估计。阐明研究的背景是为了指出研究的科学意义，而明确研究目的是制订研究计划的重要前提。

二、确定研究现场和研究对象

1. 确定研究现场 根据研究目的选择实验现场。例如，要评价临床药物的疗效，可以选择医院作为研究现场；评价疫苗接种效果，可以选择具有足够数量高危人群的社区作为研究现场；评价心血管病预防策略的效果，可选择一定数量的社区人群作为研究现场。选择实验现场通常应考虑以下几个方面的因素：

（1）人口相对稳定，且有足够的数量，现场代表性较好。

（2）预期结局事件发生率较高且稳定。

（3）医疗、预防、保健等卫生条件较好。

（4）政府支持，领导重视，社会关注，群众理解与支持。

（5）评价疫苗免疫学效果时，应选择近期未发生过该疾病流行的地区。

2. 确定研究对象　研究对象的选择应有统一的纳入标准（inclusion criteria）和排除标准（exclusion criteria）。凡对干预措施有禁忌者、无法追踪者、失访可能性较大者、拒绝参加实验者以及不符合纳入标准者均应排除；但是，排除这些研究对象会在一定程度上影响实验结果的外推性。选择研究对象主要依据以下原则：

（1）选择对干预措施有效的人群，如评价水痘疫苗的效果选择水痘易感儿童作为研究对象，防止患者或非易感者入选。

（2）选择具有代表性的人群，即样本应代表源人群，如性别、年龄、种族等特征要与总体一致。

（3）选择预期结局事件发生率较高的人群，如评价疫苗流行病学效果，选择相应传染病高发地区人群。

（4）选择容易随访的人群，如某工作单位或组织的人群。

（5）选择干预措施对其有益或至少无害的人群，在新药临床试验时往往将老年人、儿童、孕妇排除，因为这些人容易对药物产生不良反应。

（6）选择依从性好的人群，即研究对象配合和支持试验安排，若研究对象的依从性不好，可影响结果的真实性。

三、确定干预措施

流行病学实验最显著的特点是对研究对象施予干预措施，实验应明确干预措施的具体内容，如药物或疫苗的名称、来源、剂型、剂量、用法等。此外，要求说明干预措施的具体实施方法和实验观察期限等。干预措施的施加应符合以下条件：

1. 安全　干预措施应首先保证对人安全、无害。

2. 符合伦理原则　研究必须有科学的理论支撑及动物实验基础；研究计划必须提交伦理委员会审查；研究对象能从中受益；研究对象有权同意或拒绝参加研究，研究对象需签订知情同意书。

3. 可接受性　应考虑研究对象对干预因素的可接受性，包括措施的副作用、研究人员的态度、随访时间、研究对象的认知等。

4. 经济、简便易行　实验性研究可受干预措施、经费、时间等的限制，因此，要求样本不宜过多、措施简便易行。

四、确定研究结局

根据研究目的，确定实验可能会出现的预期结局事件，即研究结局。研究结局的确定应全面、具体、客观，结局变量应具有较高的特异性或相关性，能最大限度地反映干预措施的效应。

实验研究中，一项干预措施的实施可能产生的结局是多样的，有主要结局（primary outcome）（如发病、死亡或痊愈）和次要结局（secondary outcome）（如抗体阳转率、"知信行"的改变），结局变量可以是定性的，也可以是定量的。结局指标要有较高的特异性和相关性，即所选择结局指标能最大限度地反映研究目的和干预措施的效应，如评价乙肝疫苗效果时，选择的主要结局指标为乙肝的发病率，次要结局指标是抗 -HBs 阳转率或抗体滴度。结局变量的测定要依据统一的方法和标准。结局指标要用客观方法进行测量，同时，测量方法应有较高的灵敏度、特异度和可接受性。样本量的估算以主要结局指标为准。值得注意的是，全面评价干预措施的效果还应考虑选择反应不良反应的发生率及其严重性的指标进行监测。

五、样本量的估计

（一）影响样本量的因素

流行病学实验研究样本含量主要取决于以下几个因素：

1. 用于比较的各组发生结局事件总体参数差值（δ）　δ 越小，所需样本量越大；反之亦然。

2. 结局观察指标的变异程度　结局观察指标为计量资料，指标在个体间的差异（即方差或标准差）越大，所需的样本量越大；结局观察指标为计数资料，总体概率越接近 50%，变异越大，所需样本越多。

3. 第 I 类错误出现的概率 α　即假设检验的显著性水平 α。α 越小，所需的样本量越大。α 通常取 0.05 或 0.01。当 α 相同时，双侧检验比单侧检验所需样本量大。

4. 第 II 类错误出现的概率 β 或检验效能（$1-\beta$）　β 越小，检验效能越高，所需的样本量越大，反之所需样本越小。β 水平由研究者自行决定，通常取 β 为 0.2、0.1 或 0.05。

（二）样本量的估计方法

1. 计数资料样本量的估计　如果结局变量为计数资料，如发病率、感染率、死亡率、病死率、治愈率等，实验组和对照组之间比较时可按下列公式估算样本大小：

$$N = \frac{\left[U_\alpha \sqrt{2\overline{p}(1-\overline{p})} + U_\beta \sqrt{p_1(1-p_1) + p_2(1-p_2)} \right]^2}{(p_1 - p_2)^2} \qquad \text{（式 13-1）}$$

式中，N 为一个组的样本量，p_1 为对照组结局事件发生率；p_2 为实验组结局事件发生率，$p = (p_1 + p_2)/2$，U_α、U_β 分别为 α 与 β 对应的标准正态分布临界值，可查表得出。

例 13.1　某项疾病预防措施效果的研究中，对照组的发病率为 30%，给予干预措施后发病率下降到 15% 才有推广使用价值，规定 α 水平为 0.01，β 水平为 0.05，则把握度为 0.95，本研究为双侧检验，问两组要观察多少人？

已知 $p_1 = 30\%$，$p_2 = 15\%$，U_α 和 U_β 可查表得到，双侧检验时 $U_\alpha = 2.58$，$U_\beta = 1.64$，$p = (0.30 + 0.15)/2 = 0.225$

$$N = \frac{\left[2.58 \times \sqrt{2 \times 0.225 \times 0.775} + 1.64 \times \sqrt{0.30 \times 0.70 + 0.15 \times 0.85} \right]}{(0.30 - 0.15)^2}$$

$$= \frac{[1.524 + 0.953]^2}{0.025} = \frac{6.134}{0.025} \approx 273$$

由计算可知，实验组和对照组各约需观察 273 例。

2. 计量资料样本量的估计　如果结局变量为计量资料，如身高、体重、血压、血脂和胆固醇等，实验组和对照组之间进行样本均数比较时，可按下列公式估算样本大小：

$$N = \frac{2(U_\alpha + U_\beta)^2 S^2}{d^2} \qquad \text{（式 13-2）}$$

式中，S 为估计的标准差，d 为两组连续变量均值之差，U_α、U_β 和 N 所示意义同上述计数资料的计算公式。以上公式适用于 $N \geqslant 30$ 的情况。

例 13.2　要进行一种降血脂药物临床实验，根据文献资料可知，药物干预实验组血清总胆固醇水平比对照组降低 14 mg/dl，根据文献资料，标准差约为 26 mg/dl，本研究为双侧检验，$\alpha = 0.05$，$\beta = 0.1$，计算每组样本数。

本例 S 为 26，d 为 14，查表得 $U_\alpha = 1.960$，$U_\beta = 1.282$，代入公式，得样本量：

$$N = \frac{2 \times (1.960 + 1.282)^2 \times 26^2}{14^2} \approx 73$$

计算可得，实验组和对照组各约需观察 73 例。

上述方法适用于简单随机分组、以个体为干预单位的实验研究。特殊研究设计类型或以群组为干预单位的研究的样本量估算方法有所不同，可参考相关的统计学专著。

六、对照组的设置

在实验性研究中，存在着影响研究效应的因素。研究对象的生理、心理状态如年龄、性别、遗传因素、免疫状态、精神心理状态等因素都会影响研究效应的评估。对于一些疾病自然史不清楚的疾病，很难预测治疗决策所面对的临床结局，称为不可预知的结局（unpredictable outcome），其"疗效"可能是疾病的自然转归结果，若不设立对照组，很难将其与干预措施的真实效应区分开来。有些疾病患者，即使治疗措施无效，其症状、体征都有向正常靠近的倾向，我们称为向均数回归（regression to the mean）。有的研究对象当意识到自己被纳入研究，可能会改变自己行为，这种改变与干预措施的特异作用无关，但会干扰对研究结果的评价，称为霍桑效应（Hawthorone effect）。此外，当以主观症状改善作为疗效评价指标时，某些疾病病人由于依赖医药而表现的一种正向心理效应，称为安慰剂效应（placebo effect）。以上都会影响到对实验效果评价的真实性。因此，实验性研究时进行适当的比较就显得尤为重要，目的是抵消非实验因素的干扰和影响。实验研究中常见的对照类型主要有：

1. 标准对照（standard control） 或称阳性对照（positive control），是临床上最常用的一种对照方法，即以常规或现行的最好方法（药物或手术）作为对照。

2. 安慰剂对照（placebo control） 或称阴性对照（negative control）。药物常具有特异和非特异效应，为了排除非特异效应的干扰，常用安慰剂作为对照。安慰剂（placebo）是一种"模拟药物"，其物理特性如外观、大小、颜色、剂型、重量、味道和气味都与试验药物相同，但不含有试验药的有效成分和作用，如含乳糖或淀粉的片剂或生理盐水注射剂等。

3. 相互对照（mutual control） 如果同时研究几种药物或治疗方法时，可以不设专门的对照，分析结果时，各组之间互为对照，从中选出疗效最好的药物或疗法。

4. 自身对照（self control） 是指研究对象自身在前、后两个阶段，分别接受不同干预措施，比较干预措施效果。

5. 交叉对照（crossover control） 用于药物配伍或应用顺序的疗效评价。即在实验过程中将研究人群随机分为两组，一组人群给予干预措施，另一组人群为对照组，干预结束后，经过一定的洗脱期，两组对换干预措施。在交叉对照中，每个研究对象均兼作为实验组和对照组的成员，因此，交叉对照所需样本量小于平行对照。但由于研究对象要经历两段时期，试验所进行的时间较长，易导致研究对象退出，且数据分析也比较复杂。

此外，还有历史对照（historical control）、空白对照等，由于其设计的非均衡，缺乏可比性，一般不建议采用。

七、随机分组

随机分组的原则是使实验组和对照组中的潜在混杂因素均衡分布，消除来自研究对象或研究者的主观或客观因素的影响，以提高两组的可比性，使研究结论更加可靠。常用的随机分组方法有：

1. 简单随机（simple randomization）　利用随机数字表、随机排列表、抽签或抛硬币等方法都可以实现。简单随机法操作简单，但如果所分配的组间样本差异较大，则需要再次调整分组。

2. 区组随机（block randomization）　是将条件相近的对象（如年龄、性别、病情等）归到一个区组，每个区组内的研究对象数量相等（通常为 4 ~ 6 例），再按照简单随机分配法将区组内的对象进行分组。在研究对象例数少、影响实验结果因素多、简单随机分组难以提高组间可比性的情况下，区组随机化法是不错的选择。

3. 分层随机（stratified randomization）　根据对干预措施效果影响较大的因素（如性别、年龄、疾病分型等）进行分层，再采用简单随机分配法，分别将各层中的研究对象随机分配到对照组和实验组。

4. 整群随机（cluster randomization）　按照社区或团体分配，即以家庭、学校、医院、居民区为单位随机分组。这种方法比较方便，但须保证两组资料的可比性。

八、盲法的应用

盲法（blinding）是指使研究对象或研究者不知道研究的分组情况。盲法观察可以有效地减少或消除由于研究者和研究对象主观因素对结果产生的偏倚。盲法有以下几种类型，应用时可根据具体情况加以选择。

1. 单盲（single blind）　指研究对象不知道自己的分组和所接受处理情况，但观察者和资料收集分析者知道。它的优点是研究者可以更好地观察研究对象，在必须时可以及时采取方案允许的措施处理可能发生的意外情况，对受试者的健康和安全有利。主要根据研究对象的主述来决定干预措施效应的实验可用单盲法，可消除受试者的心理偏性，但不能避免观察者主观因素引起的偏倚。

2. 双盲（double blind）　指研究对象和研究者均不知道研究对象属于哪组，接受何种干预措施，而是由研究设计者来安排和控制整个实验。这种方法多用于临床疗效研究。优点是可以避免来自研究者和研究对象主观因素所造成的偏倚。缺点是设计方案复杂，往往较难实施，需要制定严格的管理制度，由设计者预先制定出停止盲法的指标和条件，以便于观察者执行。

在实验过程中，双盲状态常常可因种种原因遭到破坏，因此应注意以下问题：①试验制剂应防止破盲，试验制剂和安慰剂的颜色、气味、大小、外形要相同，甚至容器和外包装也要一样，一般常用胶囊制剂；②保证研究对象的安全，当医生发现患者出现了严重的副作用、治疗无效或病情加重时，必须立即停止盲法治疗，并公开该患者所用的真实药物，避免给患者带来不良影响或严重后果；③双盲试验不适于危重病人，具有管理上缺乏灵活性的缺点。

3. 三盲（triple blind）　指不但研究者和研究对象不了解分组情况，负责资料收集和分析的人员也不了解分组情况。其优缺点基本上同双盲，从理论上讲该法更合理，但实际实施起来很困难。

与盲法相对应的是非盲法，又称开放试验（open trial），即研究者和研究对象均知道分组和接受的处理情况，试验公开进行。多用于有客观指标的试验研究。开放试验的优点是易于设计和实施，易发现试验过程中出现的问题，并能及时处理。其主要缺点是易受主观因素干扰，产生偏倚。

九、试验观察期限

如果研究的观察期限较短，在随访终止时一次搜集资料即可，否则，往往需要在整个观察期内分几次随访，随访间隔周期的长短和次数主要视干预时间、结局变量出现时间和变异情况而定。随访观察的内容主要有三方面：①干预措施的执行状况；②结局变量；③有关结局影响因素的信息。

第三节　资料整理与分析

科学严谨的设计和周密的实验实施过程是获得研究真实结果的前提，对于收集到的数据资料，还需要进行系统的整理，根据资料特征运用恰当的统计方法进行分析才能最终得出正确的结论。

一、数据的整理

对收集到的数据进行整理是资料分析的第一步。整理数据是根据研究目的和制订的计划对资料的完整性、规范性和真实性进行核实，并录入计算机。数据的整理是对收集到的所有研究对象的资料进行整理，不能仅仅选择与预期相符合的资料而舍弃与预期不符的资料。此外，还要对退出者和缺失数据情况进行说明。在整理数据过程中要特别注意核实和区别以下三类人员的资料。

1. 不合格（ineligibility） 将不符合纳入标准、从未接受干预措施的研究对象从研究人群中剔除。研究者往往对实验组观察得更仔细，因此实验组中的不合格者更容易被发现，导致实验组剔除人数多于对照组。此外，研究者对某些研究对象效应的观察与判断可能具有倾向性。例如，对效果差的更关注，更易于发现其不符合标准并将其剔除，留在组内的是效果较好的，由此得出的评价高估了实际效果。

2. 不依从（noncompliance） 指随机分组后，由于干预措施的副作用、对实验不感兴趣或病情加重等原因，研究对象不再遵守实验的要求。实验组成员不遵守实验干预规程或对照组成员不遵守对照规程都会对研究的真实性造成影响。此外，对不合格者也可以保留在原组采用意向治疗分析（intention-to-treat analysis，ITT）。

3. 失访（loss to follow-up） 指研究对象因迁移或因与本病无关的其他疾病死亡而退出的情况。在随访过程中失访往往是难免的，一般要求失访率不超过10%。在试验中，如果出现失访，应尽量通过电话、通信、访视调查失访原因，详细记录失访发生时间，资料分析时须对失访者的特征进行分析。

二、资料分析的思路

（一）对资料进行统计分析前处理

首先对资料的基本情况进行描述，针对本节第一部分指出的三种情况进行分析，尽量避免上述情况影响研究结果的真实性。不合格者、不依从者、失访者都可能导致样本量不足，破坏随机化分组，降低工作效率。如三种情况在实验组和对照组分配不均衡，更会对研究结果的真实性产生影响。因此，需采用以下方法分别进行分析。

1. 分析不合格者在被剔除过程可能产生的影响　在实验组和对照组内，根据纳入标准将研究对象分为"合格"和"不合格"两个亚组，分别比较亚组的结局发生情况，如在实验组（或对照组）中两亚组结果不一致，则对象剔除过程会对结果造成影响。

2. 依从性分组与分析　不依从会影响实验研究的真实效应，在评价随机对照实验效应时，建议同时运用以下三种分析方法：

（1）意向治疗分析（intention-to-treat analysis，ITT）：指所有病人被随机分组后，不管他们是否完成试验，或者是否真正接受了该组的干预措施，都保留在原组进行结果分析。ITT 分析的目的在于避免选择偏倚，是评价项目真实性最有效的办法，它反映了原来实验意向干预的效果。如果实验干预措施确实有效，这种分析往往会低估其效果。

（2）符合研究方案分析（per-protocol analysis）：只对实验依从者进行分析，能反映实验干预措施的效应，但由于剔除了不依从者，可能高估了干预的效果。

（3）接受干预措施分析：对实际接受的干预措施者进行分析。但由于比较的研究对象非随机分组，可能存在选择偏倚。接受治疗分析也可能高估干预的效果。

3. 失访的分析　在分析资料时要充分考虑失访率的差异。实验组与对照组失访率不同，可能会影响分析结果；即使相同，失访原因或失访者的特征分布不均衡都会造成组间效应差异。

（二）统计分析思路

经过资料前处理，掌握了所收集资料不同类型数据的基本特征，了解了资料分析过程可能的影响因素。根据统计学知识、数据类型及特征，选择恰当的最优统计方法及模型，避免或尽量减少干扰因素对结果的影响，得到最接近实验真实效应的结果。

知识拓展

《药品临床试验管理规范》对数据集体定义

基于意向治疗分析和符合研究方案分析的原则，统计分析数据可以形成如下的数据集。

1. **FAS 集**　基于意向治疗分析，经随机化分组后的受试者，无论其是否接受干预，都纳入分析，称作全分析集（full analysis set，FAS）。

2. **PPS 集**　基于符合方案原则，随机化分组后的受试者，必须完整接受了干预措施的受试者数据才纳入分析，称作符合方案集（per-protocol set，PPS）。

3. **SAS 集**　在安全性分析时，不论对照组或是试验组，只要接受过至少一次的干预措施，就必须纳入到安全性分析中，即按照只要有"暴露"（exposure），就必须参与安全性指标分析，此数据则称为安全性分析数据集（safety analysis set，SAS）。

三、实验效应的评价

评价实验效应，要根据研究目的选择合适的且能反映干预措施效果的指标。

（一）临床试验效应评价

临床试验评价某种药物或治疗方法的疗效，常用指标有有效率、治愈率、病死率、不良事件发生率、生存率等。

1. 有效率（effective rate）

$$有效率 = \frac{治疗有效例数}{治疗总例数} \times 100\%$$　（式 13-3）

2. 治愈率（cure rate）

$$治愈率 = \frac{治愈例数}{治疗总人数} \times 100\%$$　（式 13-4）

3. 病死率（case fatality rate）

$$病死率 = \frac{某时期因某病死亡人数}{同期某病患病人数} \times 100\%$$　（式 13-5）

4. 不良事件发生率（adverse event rate）

$$不良事件发生率 = \frac{发生不良事件病例数}{可供评价不良事件的总病例数} \times 100\%$$　（式 13-6）

5. 生存率（survival rate）

$$N 年生存率 = \frac{N 年随访存活的病例数}{随访开始的病例数} \times 100\%$$　（式 13-7）

（二）现场试验和社区试验评价

现场试验和社区试验常用于评价干预措施对一般人群疾病预防和控制的效果，常用的指标有保护率、效果指数和抗体阳转率等。

1. 保护率（protective rate，*PR*）

$$保护率 = \frac{对照组发病（死亡）率 - 实验组发病（死亡）率}{对照组发病（死亡）率} \times 100\%$$　（式 13-8）

2. 效果指数（index of effectiveness，*IE*）

$$效果指数 = \frac{对照组发病（死亡）率}{实验组发病（死亡）率} \times 100\%$$　（式 13-9）

3. 抗体阳转率（antibody positive conversion rate）

$$抗体阳转率 = \frac{抗体阳性人数}{疫苗接种人数} \times 100\%$$　（式 13-10）

此外，在评价治疗或疾病预防措施效果的实验中，评价指标还有相对危险度、绝对危险度和需要治疗人数等。

4. 相对危险度（relative risk，*RR*）

$$RR = \frac{\text{实验组事件发生率}}{\text{对照组事件发生率}} \times 100\%$$ （式 13-11）

5. 相对危险度降低（relative risk reduction，*RRR*）

$$RRR = \frac{\text{对照组事件发生率} - \text{实验组事件发生率}}{\text{对照组事件发生率}} \times 100\%$$ （式 13-12）

6. 绝对危险度（absolute risk，*AR*）

$$AR = \left| \text{对照组事件发生率} - \text{实验组事件发生率} \right|$$ （式 13-13）

7. 需治疗人数（number needed to treat，*NNT*）

$$NNT = \frac{1}{AR}$$ （式 13-14）

在评价治疗或预防疾病措施效果的实验研究中，*NNT* 表示在特定时间内，为防止 1 例某种不良结局或获得 1 例某种有利结局，需要用该种干预方法处理的人数。*NNT* 值越小越好。如 *NNT* 为负数，表示在特定时间内，用该种干预引起 1 例某种不良事件所需要的人数（number needed harm，*NNH*）。*NNH* 用于评价干预造成的有害效应，*NNH* 越大越好。此外，还可采用卫生经济学指标进行评价，如成本效果比、成本效益比、成果效用比等。

案例 13-2

在男性同性恋中，将研究对象随机分为两组，一组接种乙肝疫苗，另一组接种生理盐水，一段时间后观察两组患者的乙肝发病情况，如下表所示。

男性同性恋乙肝发病情况

	乙肝发病情况		总人数
	发病	未发病	
疫苗接种组	15	275	290
生理盐水组	45	315	360

问题： 乙肝疫苗的保护率和效果指数分别是多少？

第四节　临床试验设计

一、临床试验的概念

（一）临床试验的定义

临床试验是以某种疾病的患者为研究对象，按随机化原则分组，以临床治疗措施（新药物或方法）作为干预措施，通过观察和比较，评价各种临床治疗措施的有效性和安全性的一种前瞻性研究方法。简而言之，临床试验是针对人体实施的，有计划地实验、探索和验证同类病人更好治疗措施的科研方法。

（二）临床试验的意义

根据研究目的，临床实验可主要分为两类，即新药上市前临床试验和现存的治疗措施疗效评价临床试验。前者主要是在新开发药物取得认证前通过各期临床试验确定新药的适应证、疗效和安全性等。后者主要是对医疗行业正在应用的药物或方法进行疗效评价，从中找出最有效的药物或方法。临床试验可为临床实践中选择更有效的药物和治疗方案提供决策支持，从而提高治愈率和缓解率，降低致残率和病死率，延长病人的寿命和提高病人的生命质量。

（三）临床试验分期

新药临床试验根据研究不同阶段和深入程度，分为以下四期：

Ⅰ期：是在 20 ～ 80 例病人身上进行药理学和安全性评价，确定安全剂量范围，观察药物的副作用，为制定给药方案提供依据。Ⅰ期临床试验的开展必须经过动物实验确证安全有效并经过有关部门批准。

Ⅱ期：以 100 ～ 200 例病人作为研究对象，按照随机、对照、盲法原则实施，进一步评价药物的安全性和有效性。

Ⅲ期：为多中心的随机对照试验，以 1000 ～ 3000 例患者为研究对象，进一步确定药物有效性、适应证及药物的相互作用及最佳剂量，监测不良反应，与标准疗法比较。

Ⅳ期：指新药上市后的追踪研究，为开放试验或队列研究，检测和观察药物对不同人群的疗效、产生的适应证及药物间配伍，同时观察药物远期不良反应。

知识拓展

《药品临床试验管理规范》对药品临床试验的基本要求

（1）符合医学伦理、符合《赫尔辛基宣言》、符合《药品临床试验管理规范》、符合国家、行业和地方政府法律法规。

（2）临床试验方法必须同时符合科学性和伦理学两个要求。

（3）保护受试者权益，如安全和隐私。

（4）人体试验前必须有充分的临床前资料作为依据。

（5）必须有详细的临床研究试验方案。

（6）试验方案须经过伦理委员会批准并严格遵照执行，受试者要签署知情同意书（informed consent）。

（7）研究者必须具有相应资质、专业特长和能力。

（8）所有试验文档要完整记录、处理和保管。

二、临床试验设计分类

临床试验根据对照的不同，其设计类型包括：随机对照临床试验、历史对照临床试验、自身对照临床试验、交叉设计对照临床试验、同期非随机对照临床试验等。本节就以下几个设计类型进行简要介绍。

（一）随机对照临床试验

随机对照临床试验（randomized controlled clinical trial or randomized controlled trial，RCT）又称随机对照平行试验，是将试验研究对象随机分组，同时分别施加欲比较的临床治疗措施，通过同期平行观察，比较各组临床措施疗效的前瞻性研究。RCT 是严格按照实验性研究原则设计的类型，是临床试验中结果可靠性最好、最受认可的一种设计方法。临床试验常见对照方式如下。

1. 标准对照　判断新药或疗法是否优于现行药物或疗法。

2. 安慰剂对照　要求在研究的疾病尚无有效的治疗措施，使用安慰剂对研究对象的病情或健康无影响时才使用。

3. 相互对照　不专门设对照，各组之间互为对照。

（二）历史对照临床试验

对于已被证实是当前最优的药物或疗法，有时需进一步研究其临床应用的疗程、剂量、剂型、副作用等。若采用 RCT 的方法，对照组的患者将得不到最佳治疗，尤其对于致死性疾病，对照组可能失去延长生存期的机会。历史对照设计将接受新疗法的患者作为试验组，过去某时期接受其他疗法患者作为对照组，比较两组评价新疗法的效应。因此，历史对照省去了对照组随访的投入，也解决了伦理道德的问题。但是，历史对照是一种非随机、非同期的对照类型，可导致组间临床特征、预后因素分布差异而影响真实疗效评价。

（三）自身对照临床试验

自身对照临床试验不另外设立对照组，而是将研究对象试验前后的观察指标进行比较，以此说明临床治疗措施效果。自身对照不仅避免了研究对象个体差异对疗效的影响，也减少了纳入研究对象的例数。自身对照仅适用于研究病程长且病情稳定的疾病，而不适用于病情不稳定或病程短而不足以延续到观察结束的疾病。对于皮肤科、眼科疾病的治疗，可以在身体不同侧位置分别给予试验措施和对照措施。

（四）交叉设计对照临床试验

交叉设计对照临床试验也称自身交叉设计临床试验，是将研究对象随机分为两组，分别接受干预措施和对照措施，一个疗程后，经过一个洗脱期，两组交换治疗措施，经过一个疗程，比较治疗措施效果。实施过程简要示意见图 13-2。

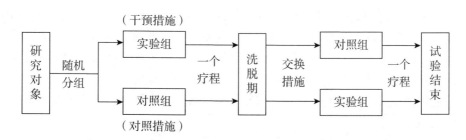

图 13-2　交叉设计对照临床试验示意图

（五）同期非随机对照临床试验

同期非随机对照临床试验也称非随机对照平行试验。随机化分组可能使不同组的患者分布于同一个病房或病区，会增加盲法实施难度。而同期非随机对照临床试验设计时，实验组和对照组都是事前指定，除了未随机化分组，其他设计与 RCT 都是相同的。例如，A 病区的病人纳入在试验组，那么 B 病区的病人纳入在对照组，以此保证盲法的实施。这种方法可避免患者相互干扰产生的偏倚，但不同病区或病房收治的病人其临床特征和预后因素分布的不均衡也可使研究结果产生偏倚。

三、临床试验的特点

临床试验的目的在于确证某种措施疗效，它包括对药物、治疗方法、一套完整治疗方案的临床疗效进行评价。科学客观的临床试验证据可为临床治疗提供有效的决策支持，因而临床试验研究设计及实施具有高标准。临床试验的特点主要有以下几个方面。

（一）具有实验性研究的特点

临床试验属于实验性研究的分支学科，因而试验的设计实施要严格遵循以下几个原则。

1. 对照原则　研究对象具有的某种特征或功能可能成为研究的干扰或混杂因素；恰当的对照，能较好地控制这些非措施因素对试验结果的影响，使真实疗效显现出来。例如，研究某药物对上呼吸道感染的疗效，由于人体对上呼吸道感染有一定的自愈能力，若不设立对照，即使该药物本身没有疗效或疗效甚微，也可能得出药物有效或夸大疗效的结论。因此，设立正确的对照，排除非措施因素的干扰，是保证临床试验的结果客观、真实可靠的重要前提。

2. 随机化原则　指采用随机的方式，使每个研究对象分配到各个组的机会均等。通过随机化处理，使大量难以控制的非干预因素在组间分布均衡，提高组间的可比性，使研究结果更具真实性。

3. 盲法原则　若研究对象或研究者事先知道分组情况，其主观心理因素会对研究结果产生影响。通过盲法处理，可以减少或避免因主观心理因素对试验造成的影响，使试验结果更具客观性。临床试验中单盲和双盲法使用较多，三盲法由于实施难度很大，监督作用减弱，安全性得不到保障等因素而使用很少。

4. 重复原则　是指在相同的实验条件下进行重复试验的过程。临床试验要获得研究因素的真实效应，除遵循以上原则提高研究结果的真实性，重复原则是消除非试验因素影响的又一个重要手段。

（二）研究对象的特殊性

临床试验的研究对象是某病患者，个体差异的存在可导致同一疾病的不同个体临床表现不尽相同。而由于个体之间的生理和心理状态、文化水平、所处的自然和社会环境不同，以及疾病的严重程度、病变部位、病变范围等情况的不同，不同个体对治疗措施的反应也不尽相同。研究对象的特殊性使临床试验研究具有复杂性，因此，为保证研究结果的真实性，在试验实施过程中除了使用随机方法选择研究对象和进行分组、盲法观察结果，还要采取必要措施保证研究对象的依从性。

（三）涉及医学伦理学问题

临床试验研究对象是人，因此必须遵守伦理道德原则。《赫尔辛基宣言》中倡导的人体医学研究的伦理准则指出，开展人群试验研究之前，必须有充分的科学依据，即要先通过动物实验，初步验证药物等措施效果良好、无毒无害后方可被人群采用和推广。在实验设计及准备阶段，应将实验方案提交给伦理委员会审核，经批准后才可实施。试验实施过程中，一旦发现危害性超过所得健康收益，应该立即终止研究。受试者必须是自愿参加，对研究项目有知情权，并且签署知情同意书。要尊重受试者自身保护的权利，尊重受试者的隐私权，尽可能采取措施对受试者的资料做好保密。

（四）要科学评价临床疗效

研究人员对临床治疗效果的评价要实事求是，科学评价包括试验的真实性、重复性以及实用性三个方面。

四、临床试验实施

临床试验实施流程见图 13-3。

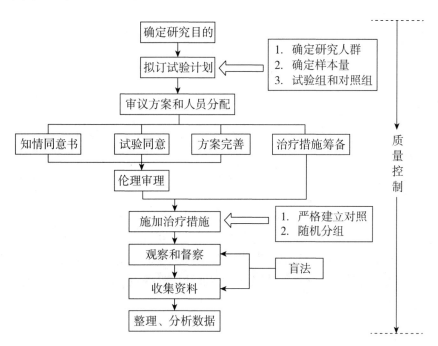

图 13-3　临床试验实施流程图

（一）确定研究目的

即明确本研究要解决的问题是什么。在拟订临床试验计划方案前，研究人员应根据已具备的前期研究基础以及查阅的大量的文献资料，确定开展临床试验的预期目标，使后续工作开展具有方向性和侧重点。

（二）拟订试验计划

临床试验实施前必须制订科学、严谨的计划，主要包括：

1．明确试验对象的具体要求，使用统一的诊断标准；明确研究对象来源。
2．明确规定研究因素，如给药剂量、方式及时间等。
3．明确反映治疗措施效果的观察指标，最好是客观、定量的指标。
4．确定随访时间和资料收集方法。
5．拟定资料整理以及统计分析方法。

（三）确定研究人群

研究人群是指符合入选标准的人群，分为试验组和对照组。研究对象的纳入应注意以下几个方面的内容。

1．对象的选择必须使用统一的纳入和排除标准。

2．参与试验的对象可以在疾病治疗方面受益。

3．尽可能选择已明确诊断或临床症状和体征明显的病人。

4．尽量不要以孕妇作为研究对象。

（四）确定样本量

制定试验方案时，计数资料和计量资料应分别根据相关参数及计算公式确定所需的最小样本量（单组样本 N）。实际应用样本量应考虑失访的情况，需在计算样本量基础上增加 $10\% \sim 15\%$。

（五）设立严格的对照

有对照才有比较，临床试验研究中，要正确评估治疗措施的效果，必须要设计严格、合理的对照，由此来控制可能发生的偏倚，使研究结果更加真实可靠。

（六）随机分组

在设立对照的基础上，研究者要将研究对象随机分配到试验组和对照组。随机分组是为了保证组间的可比性，减少偏倚，提高研究结果的真实性。

（七）分组隐匿

分组隐匿（allocation concealment）是为了防止选择偏倚，将随机分组方案装入写有编号的不透光的信封，密封交研究者保存。待有对象进入研究，将研究对象逐一编号后，再打开信封，按照信封中的分配方案进行分组确保研究对象按照随机分组方案入组，避免人为因素的影响。仅在试验结束后或者是突发紧急情况下才能扯开信封揭盲。随机分组联合分组隐匿，才是真正意义上的随机分组。

（八）盲法的应用

临床试验的研究对象、观察者、资料整理人员都是人，都存在主观心理，因此，为了消除临床试验参与人员的主观心理因素对研究结果的干扰作用，需要用盲法观察和收集临床疗效数据。

（九）资料的收集、整理和分析

1．**收集资料**　是指填写调查表、记录和收集体检或实验室检查结果的过程。

2．**整理资料**　是根据研究目的和设计对研究资料的完整性、规范性和真实性进行核实，并进一步录入计算机和归纳，使其更加系统化、条理化，便于进一步分析。

3．**分析资料**　指采用统计学方法处理数据，计算相关指标，反映数据的综合特征，阐明事物之间的联系与规律。

五、临床试验的质量控制

（一）研究人员培训

临床试验实施前，应对所有参与试验的工作人员进行培训，使他们掌握统一的诊断标准、测量方法和操作技术。不能分别安排人员对试验组、对照组单独进行观察，而应该单人同时参与对两组研究对象的观察。

（二）测量的要求

临床试验测量误差可来自于测量人员、被测量者以及测量的客观条件。如被测量者不配合，测量者经验及技术水平的差异，测量过程环境条件不利、测量仪器不准、试剂批号不同，这些因素都可导致测量误差。因此，质量控制应贯穿试验全过程。

（三）一致性检验

在多中心临床试验中，涉及的工作人员很多，即使试验前进行了严格的培训，对于测量量表或疗效评定仍需要做一致性检验以保证评分的一致性。此外，一致性检验提供了误差的大小值，以此可以推测疗效结果判断的真实性。

（四）研究对象选择中应注意的问题

选择研究对象时必须列出明确的纳入和排除标准以供研究人员一一核对，减少不符合标准的病人进入试验的比例。同时，要详细阐明研究内容，完善、优化试验流程以提高病人的依从性。要尽量减少数据缺失。

（五）数据缺失值的处理

临床研究中，各种原因导致信息缺失或收集的数据不全是很常见的，尤其在随访研究和大样本研究中，数据缺失问题更突出。数据分析时，若不对缺失值进行适当的处理，数据缺失在组间分布不均则可导致疗效评价失真。因此在处理缺失值时需要格外谨慎。首先需要判断数据缺失是属于完全随机缺失、随机缺失还是非随机缺失。再根据情况分别采取删除法、填补法进行处理。缺失值的填补常见有均数填补、基线观测结转、末次观测结转、极大似然估计、广义估计方程预测值填补、多重填补等不同方法。详见相关统计学专著。

（六）临床试验的优点与局限性

临床试验的优点与局限性见表 13-1。

表 13-1　临床试验的优点与局限性

优点	局限性
1. 研究者可根据设计，对研究对象的条件、暴露、干预措施和结果分析等进行标准化	1. 设计和实施较为复杂。整个实验设计和实施条件要求高、控制严，难度较大
2. 随机分组，将研究对象随机地分配到试验组和对照组，使混杂因素在组间均衡分布，提高了组间可比性，减少了混杂偏倚	2. 受干预措施适用范围的约束，所选择的研究对象代表性往往较差，影响实验结果的外推

续表

优点	局限性
3. 为前瞻性研究，试验过程中，随访观察贯穿给予治疗措施到发生结局，试验组和对照组研究时间同步，外来因素的干扰对两组同时起作用，因果论证强度高	3. 研究人群数量较大，试验计划实施要求严格，随访时间长，因此依从性不易做好，影响试验效应的评价
4. 有助于了解疾病的自然史	4. 一般较观察性研究费用高
5. 可以获得一种干预措施与多种结局的关系	5. 干预因素是研究者为实现某种研究目的而施加的，因此容易涉及伦理问题

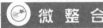 微 整 合

临床应用

下表为根据血清胆固醇分层后，阿托伐他汀治疗高胆固醇血症的临床试验数据。

阿托伐他汀治疗高胆固醇血症的疗效分析

血清胆固醇分层	心肌梗死发生率		*RR*	*AR*	*NNT*
	药物组	安慰剂组			
6.2 ~ 7.0 mmol/L	0.015	0.025	0.6	0.01	100
> 7.0 mmol/L	0.15	0.25	0.6	0.1	10

分层后的结果显示，尽管两组 *RR* 值都是 0.6，但 > 7.0 mmol/L 组的 *AR* 和 *NNT* 分别是上一组的 10 倍和 1/10。可见由于 *RR* 的计算未考虑基线情况，因而会导致高估或低估干预措施的效应，而 *AR* 和 *NNT* 考虑了基线的危险，上表中，血清胆固醇分层以后，*NNT* 分别为 10 和 100，即在血清胆固醇水平 > 7.0 mmol/L 的患者人群中，预防 1 例心肌梗死的发生需要治疗 10 例，而血清胆固醇水平在 6.2 ~ 7.0 mmol/L 患者人群中，则需要治疗 100 例。

 知识拓展

关于临床试验注册与临床试验报告规范

一、临床试验的注册

临床试验注册，是指在试验实施前就在公共数据库注册及公开试验设计，并更新报告试验结果。这不仅可以使试验信息透明公开、促进信息交流、减少发表偏倚，而且方便对试验的监督，保障试验实施及结果报告的质量，已成为临床试验实施前的必要工作。

二、临床试验结果报告规范

为了确保临床试验报告的完整性和透明度，目前国际上绝大部分的医学期刊明确规定试验报告须遵循试验报告统一标准指南（Consolidated Standards of Reporting Trials，CONSORT），方可进入审稿程序。

（贾　红）

思 考 题

1. 实验流行病学的基本特征是什么？
2. 简述实验流行病学中设立对照的必要性。
3. 临床试验的特点是什么？
4. 实验性研究中对照的类型有哪些？各有何特点？
5. 缺血性脑卒中颈动脉狭窄的临床干预主要包括内科治疗、颈动脉内膜剥脱术和颈动脉支架置入。Enterprise 支架是美国食品药品监督管理局 FDA 批准的闭环可回收自膨胀支架。已有多项研究证实其在颅内动脉瘤中的良好治疗效果。而其在缺血性脑卒中颅内动脉狭窄的治疗应用方面尚缺乏 Enterprise 支架置入治疗动脉粥样硬化缺血性脑卒中颈内动脉狭窄随机对照试验的严谨数据支持。

请针对以上临床问题，设计一个临床试验来评价 Enterprise 支架置入对动脉粥样硬化缺血性脑卒中颈内动脉狭窄治疗的有效性（包括研究目的、研究现场和研究对象的选择、样本量的确定、随机化分组与分组隐匿、结局的确定及测量方法、观察期限、资料收集等）。

筛检试验与诊断试验

第十四章数字资源

　　医学的最终任务是预防与控制疾病，促进人群健康，而实现上述目标的主要策略是对人群实施一级预防和二级预防措施。其中，识别高危人群中的潜在患病者、早期发现和早期诊断临床前期的病人是一级预防和二级预防的重要内容。筛检是发现人群中的高危个体及临床前期病人，并在此基础上减少他们的发病，是一级和二级预防的重要措施。疾病的筛检和诊断是进行临床干预的基础，正确了解筛检试验和诊断试验的评价设计和评价指标，可以避免对试验的误用和滥用，筛检试验和诊断试验评价设计的不规范，可能造成对试验效能的高估，误导临床医生判断，给医疗实践带来负面的影响。筛检是早期发现疾病的有效手段，诊断试验是正确判断疾病的手段，是医疗服务的基础。筛检还是诊断需借助一定的手段或方法来完成试验，试验方法的优劣直接关系到筛检和诊断的效果。因此，作为临床医师应具备这方面的知识和能力，能够正确地选择、使用和评价这些试验方法。

案例 14-1

　　甲状腺癌是韩国最常见的肿瘤，2011 年，该国有 4 万多人被诊断患有该病。在过去 10 年里，每年死于甲状腺癌的人数在 300～400 人之间。大约 2/3 的人接受了根治性甲状腺切除术，1/3 的人接受了甲状腺次全切除术。甲状腺癌手术对患者健康影响较大，大多数人必须接受终生的甲状腺替代治疗，少数人在手术过程中出现并发症。在过去的20 年里，多个国家的甲状腺癌发病率大幅上升，而死亡率却没有随之上升。韩国经验表明，如果想阻止该病流行，需要停止早期筛检。韩国甲状腺癌筛检的经验应该成为世界上其他国家的警示。

　　问题：

　　1. 该种疾病是否适合筛检？

2．试述筛检试验与诊断试验的区别。

3．如何进行筛检试验评价?

第一节　概　述

一、筛检试验与诊断试验的概念

1957 年世界卫生组织接受了美国慢性病委员会在 1951 年提出的关于筛检（screening）的定义："通过快速的筛检试验（screening test）或其他检查措施，从健康的人群中去发现那些未被识别的病人或有缺陷的人。筛检试验不是诊断试验，仅是一个初步检查，对筛检试验阳性者必须进一步确诊，对确诊病人采取必要的治疗措施。"从上述定义可以看出，筛检的目的不局限于尽早发现可疑病人，还必须对筛检阳性者做进一步的确诊和处理。用于筛检的试验或检查方法统称为筛检试验（screening test）。如单位或社区人群的健康体检，高血压、糖尿病等疾病的普查等。筛检与诊断试验阴性者进入随访和下一轮的筛检。因此，筛检是第一步，诊断试验是第二步，治疗是第三步。筛检和诊断试验的流程如图 14-1 所示。

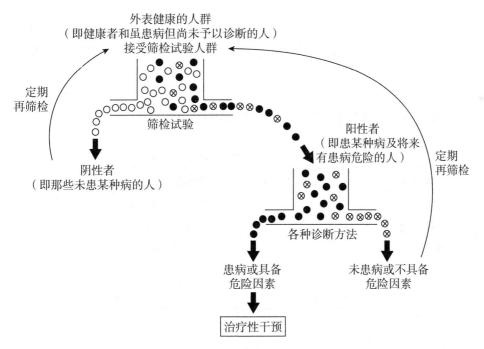

图 14-1　筛检和诊断试验流程

诊断试验（diagnostic test）是指通过对观察对象的健康状况加以识别，从而确定或排除疾病的试验或检查方法，包括各种实验室检查、影像诊断或特殊仪器检查。广义的诊断试验还包括病史、症状及体格检查所获得的各种临床资料。

二、筛检试验与诊断试验的目的

（一）筛检试验的主要目的

1. 早期发现可疑患者，做到早诊断、早治疗、提高治愈率，实现疾病的二级预防。如乳腺癌、宫颈癌的筛检。

2. 发现高危人群，采取干预措施，降低疾病的发病率，实现疾病的一级预防。如筛检高血压预防脑卒中。

3. 识别疾病的早期阶段，了解疾病的自然史。

4. 合理分配卫生资源，如利用高危评分，筛选高危孕妇，降低产妇死亡率。

（二）诊断试验的主要目的

1. 对患者病情做出及时、正确的判断，以便采取相应有效的治疗措施。

2. 针对筛检阳性但无症状者的进一步检查、确认。

3. 判断疾病的严重性。

4. 估计疾病的临床过程、治疗效果及其预后。

三、筛检试验与诊断试验的区别

筛检试验与诊断试验都是运用一些试验或检查方法来识别和判断观察对象的健康状况，两者并无本质区别。为了方便理解，根据两者的目的和对象不同，区分为筛检试验和诊断试验。当一项诊断试验方法满足筛检试验基本特征并用于筛检工作中即是筛检试验，两者在方法学和评价方面也是相同的。针对一般人群或高危人群，筛检方法要求更简便、快速、价廉、损害小、易于操作和易被检查者接受。如要表示两者的相对区别，详见表 14-1。

表 14-1　筛检试验和诊断试验的区别

区别	筛检试验	诊断试验
目的	区分可疑患者和健康人	区分患者和可疑有病但实际无病者
对象	健康或表面健康的人	患者或筛检阳性者
要求	快速、简便、高灵敏度	准确、高特异度
费用	一般应经济、廉价	一般花费较高
处理	阳性者需做进一步的诊断试验以确诊	阳性者需严密观察和及时治疗

第二节　筛检试验与诊断试验的评价

筛检试验与诊断试验的评价方法基本相同，除考虑安全可靠、简便快速及经济可行外，还要考虑其准确性和有效性。试验的评价主要从真实性、可靠性和收益三个方面进行评价。

一、试验评价的设计

（一）确定"金标准"

试验的评价是指将待评价的试验结果与"金标准"（gold standard）判断结果进行同步盲法比较而得出，以判定该试验的真实性和可靠性。所谓"金标准"是目前临床医学界普遍公认的真实性最好的诊断方法或诊断标准，可以是单项诊断试验，也可以结合多项试验的结果进行综合判断，通常采用病理学诊断（活检或尸解）、外科手术发现、特殊影像诊断（如冠状动脉造影）或公认的综合临床诊断标准作为金标准。使用金标准的目的是明确受试对象是否为某病患者。

金标准会随着医学的发展不断更新，若金标准选择不当，可造成错误分类偏倚，影响对试验的正确评价。一些较难诊断的疾病可能没有真正意义上的金标准，或金标准复杂且昂贵，甚至使受检者遭受痛苦或冒一定的风险，此时可以选择一种相对公认的诊断方法作为金标准，但要考虑该金标准的假阳性率和假阴性率。

（二）确定研究对象

试验的研究对象由该试验的目的而定。试验的研究对象包括病例组和对照组，人群的选择应采用随机化原则，确保样本的代表性和试验结果对研究总体的可推论性。

1. 病例的选择　病例是用"金标准"诊断为"有病"的某病患者。病例组应包括不同临床类型、不同病程阶段、不同病情严重程度、已治疗和尚未治疗的病人，这样选择的病例组对该病有较好的代表性。报告评价结果时应说明研究对象中各个类别病人的构成情况，必要时需分析该诊断试验对不同类别病人的诊断准确度。

2. 对照的选择　对照是用"金标准"诊断为"无病"者，即未患所研究疾病的人或其他病人。对照组应从病例组所来自的人群中选择，例如，病例组选自某医院的就诊者，对照组也应从该医院同期的就诊者中选择。此外，病例组与对照组应在性别、年龄、某些生理状况等可能的混杂因素上尽量保持一致，以提高组间可比性。

在选择研究对象时应注意遵循随机的原则，使所选的研究对象各临床类型的分布与未入选者一致，以保证研究对象的代表性。研究对象应是同时进入研究，同时接受金标准和待评价试验的检测，尽可能地避免选择偏倚。对照在年龄、性别以及某些重要特征方面应与病例具有可比性。这些均直接关系到试验评价结果的广泛推广和应用价值。

（三）样本量估计

试验评价的主要目的是确定该试验用于特定人群时的真实性，包括灵敏度和特异度。由于研究对象间存在变异，必须有足够的样本量。根据统计学原理，将抽样误差导致研究结论出现错误的概率控制在一定水准（α）之下。

确定样本量估算所需参数，包括：①待评价诊断试验的灵敏度和特异度（p）；②显著性检验水平（α）；③评价结果与真实情况的容许误差（δ）。

当灵敏度和特异度在 20%～80% 区间变化时，可用近似公式 14-1 进行计算。其公式如下：

$$n = \left(\frac{U_\alpha}{\delta}\right)^2 (1-p)p \qquad\qquad (式\ 14\text{-}1)$$

式中，n 为所需样本量；U_α 为标准正态分布中累积概率为 α 时的 U 界值，如 $U_{0.05} = 1.96$；δ 为容许误差；p 为待评价筛检或诊断试验的灵敏度或特异度的估计值，计算病例组的样本量时 p 为灵敏度，计算对照组的样本量时 p 为特异度。

例如某医院开展了评价使用 B 型超声对胆管癌进行诊断的研究。估计该方法灵敏度为 70%，估计特异度为 80%，则需要多少研究对象才具有统计学意义（取 $\alpha = 0.05$，$\delta = 0.05$）？用公式估计其样本量大小的计算如下：

$$n_1 = \frac{(1.96)^2 \times (0.70) \times (1-0.70)}{(0.05)^2} = 323$$

$$n_2 = \frac{(1.96)^2 \times (0.80) \times (1-0.80)}{(0.05)^2} = 246$$

故作为诊断试验选取研究对象时应有 323 例胆管癌患者，246 例对照。

当待评价的试验其灵敏度或特异度小于 20% 或者大于 80% 时，样本率的分布呈偏态，需要对率进行平方根反正弦转换，再代入公式 14-2 进行样本量的计算。其计算公式如下：

$$n = \left[\frac{57.3 \times U_\alpha}{\sin^{-1}\left(\delta / \sqrt{p(1-p)}\right)}\right]^2 \qquad\qquad (式\ 14\text{-}2)$$

例 14.1　待评价的诊断试验的估计灵敏度为 86%，特异度为 92%，设 α 为 0.05，δ 为 0.05，试计算病例组和对照组所需样本量。

本例设 $\alpha = 0.05$，$U_\alpha = 1.96$，估计灵敏度或特异度 $p > 80\%$，按式 14-2 计算得病例组所需样本量为：

$$n = \left[\frac{57.3 \times 1.96}{\sin^{-1}\left(0.05 / \sqrt{0.86 \times (1-0.86)}\right)}\right]^2 = 183.77 \approx 184\ （例）$$

对照组所需样本量为：

$$n = \left[\frac{57.3 \times 1.96}{\sin^{-1}\left(0.05 / \sqrt{0.92 \times (1-0.92)}\right)}\right]^2 = 111.83 \approx 112\ （例）$$

二、试验评价的实施及数据整理

按既定纳入标准和选择方法确定病例组和对照组，采用金标准和待评价试验对所有研究对象进行同步双盲检测，并记录测试结果。采用同步双盲法以便避免研究对象和测试人员的偏倚。将试验的测试结果与金标准的结果进行比较，对同一批受试者分别按照"金标准"分为"有病"和"无病"，按照待评价的诊断试验结果分为"阳性"和"阴性"，二者判定结果可能一致也可能不同，有四种可能性，结果通常归纳为一个配对四格表。在按照金标准判定有病的研究对象中，如果待评价的诊断试验结果也判定为阳性，则为"真阳性"，如果判定为阴性，则为"假阴性"；在按金标准判定为非病人的研究对象中，如果待评价的诊断试验结果也判定为阴性，则为"真阴性"，如果判定为阳性，则为"假阳性"，见表 14-2。

表 14-2   待评价的试验与金标准判定结果比较

筛检 / 诊断试验	金标准		合计
	患者	非患者	
阳性	真阳性 a	假阳性 b	$a+b$
阴性	假阴性 c	真阴性 d	$c+d$
合计	$a+c$	$b+d$	N

三、评价指标

（一）真实性评价指标

真实性（validity）即效度，指测量值与实际值的符合程度。诊断试验的真实性是指试验结果能真实反映实际情况的程度。真实性包括两个方面：正确识别病人的能力和正确识别非病人的能力。用于评价真实性的指标有以下几项：

1. 灵敏度（sensitivity，S_e） 又称为真阳性率，是指某项筛检或诊断试验将实际患病者正确判断为阳性的概率。理想的试验灵敏度应为 100%。

$$灵敏度（S_e）= \frac{a}{a+c} \times 100\%$$ （式 14-3）

2. 特异度（specificity，S_p） 又称为真阴性率，是指某项筛检或诊断试验将实际非患病者正确地判断为阴性的概率。理想的试验特异度应为 100%。

$$特异度（S_p）= \frac{d}{b+d} \times 100\%$$ （式 14-4）

3. 假阳性率（false positive rate，FPR） 也称为误诊率，即某项筛检或诊断试验将实际无病者误判为阳性的概率。理想的试验假阳性率应为 0。

$$假阳性率（FPR）= \frac{b}{b+d} \times 100\% = 1 - 特异度$$ （式 14-5）

4. 假阴性率（false negative rate，FNR） 也称为漏诊率，即某项筛检或诊断试验将实际的患者误判为阴性的概率。理想的试验假阴性率应为 0。

$$假阴性率（FNR）= \frac{c}{a+c} \times 100\% = 1 - 灵敏度$$ （式 14-6）

5. 约登指数（Youden's Index，YI） 也称为正确诊断指数，是指灵敏度与特异度之和减去 1。该指数表示某项试验识别真正病人与非病人的总能力。约登指数的范围在 0～1 之间。指数越大，该试验的真实性越高。

约登指数（YI）=（灵敏度 + 特异度）- 1 = 1 -（假阳性率 + 假阴性率）　　　　（式 14-7）

6. 似然比（likelihood ratio，LR），为病例组中得出某一试验结果的概率与对照组中得出这一概率的比值。说明病人中出现该结果的机会是非病人的多少倍。似然比属于同时反映灵敏度和特异度的复合指标，该指标全面反映了试验的诊断价值，非常稳定。其计算仅涉及灵敏度与特异度，不受患病率的影响。由于筛检或诊断试验结果通常有阳性与阴性之分，因此似然比也相应地分为阳性似然比与阴性似然比两种。

阳性似然比（positive likelihood ratio，$+LR$）是试验结果真阳性率与假阳性率之比，反映了该试验中患者出现阳性结果的概率是非患者的多少倍。比值越大，试验结果阳性时其为真阳性的概率越大。

$$+LR = \frac{真阳性率}{假阳性率} = \frac{灵特敏}{1 - 特异度}　　　　（式 14-8）$$

阴性似然比（negative likelihood ratio，$-LR$）是试验结果的假阴性率与真阴性率之比，反映了该试验中患者出现阴性结果的概率是非患者的多少倍。该比值越小，试验结果阴性时为真阴性的概率越大。

$$-LR = \frac{假阴性率}{真阴性率} = \frac{1 - 灵特敏}{特异度}　　　　（式 14-9）$$

阳性似然比越大，筛检或诊断试验的诊断价值越高；阴性似然比越小，筛检或诊断试验的诊断价值也越高。因此，在选择筛检或诊断试验时应选择阳性似然比较高、阴性似然比较低的方法。

同一个试验的灵敏度和特异度分别说明该试验发现病人和排除病人的能力。似然比和约登指数则是将二者结合起来的指标。

例 14.2　某医院共收治 350 名疑似原发性肝癌患者，经临床及病理组织活检等检查后，确诊 240 名原发性肝癌患者；又对每个疑似患者检测血清甲胎蛋白（AFP）含量，检测结果见表14-3，试对血清甲胎蛋白诊断原发性肝癌患者进行真实性评价。

表 14-3　血清甲胎蛋白诊断原发性肝癌的真实性

AFP	穿刺活检（金标准）		合计
	患者	非患者	
阳性（≥ 400 μg/L）	225（a）	12（b）	237（$a+b$）
阴性（< 400 μg/L）	15（c）	98（d）	113（$c+d$）
合计	240（$a+c$）	110（$b+d$）	350（N）

分别计算各项真实性评价指标如下：

$$灵敏度（\%）= \frac{a}{a+c} \times 100\% = \frac{225}{240} \times 100\% = 93.75\%$$

$$漏诊率（\%）= \frac{c}{a+c} \times 100\% = \frac{15}{240} \times 100\% = 6.25\%$$

$$特异度（\%）= \frac{d}{b+d} \times 100\% = \frac{98}{110} \times 100\% = 89.09\%$$

$$误诊率（\%）= \frac{b}{b+d} \times 100\% = \frac{12}{110} \times 100\% = 10.91\%$$

$$阳性似然比 = \frac{真阳性率}{假阴性率} = \frac{93.75\%}{10.91\%} = 8.59$$

$$阴性似然比 = \frac{假阴性率}{真阴性率} = \frac{6.25\%}{89.09\%} = 0.07$$

$$约登指数 =（灵敏度 + 特异度）- 1 =（93.75\% + 89.09\%）- 1 = 0.8284$$

（二）可靠性评价指标

可靠性（reliability）即信度，又称重复性（repeatability），是指在相同条件下用某种测量方法多次重复测量同一受试者时获得相同结果的稳定程度。可靠性反映了在一定条件下测量变异的大小，评价诊断试验可靠性常用的指标有：

1. 变异系数（coefficient of variance，CV）　当诊断试验做定量测量时，可采用变异系数反映测量值变异的大小。变异系数为标准差（S）与均数（$\overline{X}$）的比值，可用百分数或小数表示，计算公式为：

$$CV（\%）= \frac{S}{\overline{X}} \times 100\% \qquad （式14-10）$$

变异系数越小，表示可重复性越好、可靠性越高。变异系数为相对比值，不受计量单位的影响，因此可用于比较不同定量指标的可靠性。

2. 符合率（agreement rate）　又称一致率，是同一批研究对象两次诊断结果均为阳性与均为阴性人数之和占所有进行诊断试验人数的比率。符合率也可用于比较两个医师诊断同一组病人，或同一医师两次诊断同一组病人结果的稳定性。该指标适用于定性资料的可靠性分析。符合率越高，可靠性越好。

3. Kappa值　对同一批受试者分别由不同的观察者在相同条件下进行重复观察，不同观察者的判定结果可能相同也可能不同，考虑到相同的判定结果有可能是机会所致，此种情况下的一致性评价宜采用Kappa分析。该分析考虑了机遇因素对观察结果一致性的影响。

4. 影响可靠性的因素　实际工作中，诊断试验可靠性主要受以下三个方面的影响。

（1）受试对象的生物学变异：由于个体差异，在不同的正常生理活动状态下，如进食、运动、睡眠等，不同受试对象的生物学指标会在一定范围内波动，同一受试对象在不同的时间获得的观测值也会有变异。

（2）观察变异：观察者未能掌握正确的操作方法，操作过程中的失误，未严格按照操作程序进行，未正确掌握判断标准或判断标准不一致等，从而导致诊断结果出现偏差。又分为不同观察者间的变异和同一观察者内的变异。

（3）试验方法或仪器的变异：如试验方法存在缺陷，仪器未校准，试剂有问题（配制不精确、过期失效或被污染），试验条件不满足，环境条件（温度、湿度、电压等）不稳定等均可导致测量值变异，引起测量误差。

（三）诊断试验的价值

诊断试验的价值主要通过预测值进行评价。预测值（predictive value，PV）是指当诊断试验结果为阳性（或阴性）时，受试者为病人（或非病人）的可能性大小。预测值可分为阳性预测值和阴性预测值。

灵敏度和特异度等指标是诊断试验本身的特征，是临床医生是否采纳该试验进行诊断的重要决策依据。但是临床医生在应用诊断试验时更希望根据试验的结果来判断诊断对象真正患病的可能性，这时就出现了预测值的概念。预测值是反映应用试验结果来估计受试者患病和不患病可能性大小的指标。该指标反映了试验实际应用到人群筛检或诊断后所获得的收益大小，是评价筛检或诊断试验收益的常用指标之一。由于试验的结果分为阳性和阴性，因此预测值可分为阳性预测值和阴性预测值。由于预测值反映的是某种试验结果的受试者患病与否的可能性，因此又称为验后概率或后验概率。

1. 阳性预测值（positive predictive value，PPV） 是指试验结果为阳性者真正患目标疾病的人所占的比例。对于一项试验来说，阳性预测值越大越好。

$$阳性预测值（PPV）= \frac{a}{a+b} \times 100\% \qquad （式 14-11）$$

2. 阴性预测值（negative predictive value，NPV） 是指试验结果为阴性者真正不患目标疾病的人所占的比例。阴性预测值也是越大越好。

$$阴性预测值（NPV）= \frac{d}{c+d} \times 100\% \qquad （式 14-12）$$

根据表 14-3 的数据，计算该诊断试验的预测值：

$$PPV（\%）= \frac{a}{a+b} \times 100\% = \frac{225}{225+12} \times 100\% = 94.94\%$$

$$NPV（\%）= \frac{d}{c+d} \times 100\% = \frac{98}{15+98} \times 100\% = 86.73\%$$

（四）各项评价指标间的关系

1. 灵敏度与特异度的关系 灵敏度与特异度是评价一项筛检或诊断试验真实性的两个基本指标，反映试验本身的特性，与患病率无关。从理论上讲，一项理想的诊断试验其灵敏度、特异度最好均为 100%，即假阳性率与假阴性率均为零。但事实上多数情况下是很难达到的，往往是患者与非患者的测定值有重叠现象，当诊断界值改变时，提高了灵敏度，则特异度下降；提高了特异度，则灵敏度下降。如在糖尿病的诊断中，常以餐后 2 h 血糖作为诊断指标，当用不同的血糖水平作为诊断界值时，其对灵敏度与特异度的影响见表 14-4。

表 14-4 不同血糖水平与灵敏度、特异度的关系

血糖水平（mg/dL）	灵敏度（%）	特异度（%）	血糖水平（mg/dL）	灵敏度（%）	特异度（%）
80	100.0	1.2	150	64.3	96.1
90	98.6	7.3	160	55.7	98.6
100	97.1	25.3	170	52.9	99.6
110	92.9	48.4	180	50.0	99.8
120	88.6	68.2	190	44.3	99.8
130	81.4	82.4	120	37.1	100.0
140	74.3	91.2			

2. 灵敏度、特异度、疾病患病率与预测值的关系　试验的灵敏度、特异度和目标人群疾病的患病率会影响预测值的大小。

①灵敏度、特异度对预测值的影响：一般来说，患病率相同时，筛检或诊断试验的灵敏度越高，则阴性预测值越高，医生越有把握判断结果阴性的受试者为非病人；反之，试验的特异度越高，则阳性预测值越高，医生越有把握判断结果阳性的受试者为病人。

②患病率对预测值的影响：当一项试验的灵敏度和特异度确定后，阳性预测值与患病率成正比，阴性预测值与患病率成反比。即使一项试验灵敏度和特异度均高，当患病率很低时，其阳性预测值也会降低，出现许多假阳性。阳性预测值、阴性预测值与试验的灵敏度、特异度以及患病率的关系如下。

$$阳性预测值(PPV) = \frac{灵敏度 \times 患病率}{灵敏度 \times 患病率 + (1 - 患病率)(1 - 特异度)} \qquad (式14\text{-}13)$$

$$阴性预测值(NPV) = \frac{特异度 \times (1 - 患病率)}{特异度 \times (1 - 患病率) + (1 - 灵敏度) \times 患病率} \qquad (式14\text{-}14)$$

表14-5直观地说明了人群在不同患病率、灵敏度和特异度的情况下，阳性预测值与阴性预测值的变化。当灵敏度与特异度一定时，疾病患病率降低则阳性预测值降低，阴性预测值升高；当患病率一定时，试验灵敏度降低则特异度升高，阳性预测值升高，阴性预测值下降。

表14-5　在灵敏度、特异度和患病率不同水平时某人群糖尿病筛检结果

患病率 (%)	灵敏度 (%)	特异度 (%)	试验结果	金标准 患者	金标准 非患者	合计	阳性预测值 (%)	阴性预测值 (%)
50	50	50	+	250	250	500	50	50
			−	250	250	500		
			合计	500	500	1000		
30	50	50	+	150	350	500	30	70
			−	150	350	500		
			合计	300	700	1000		
20	90	50	+	180	400	580	31	95
			−	20	400	420		
			合计	200	800	1000		
20	50	90	+	100	80	180	56	88
			−	100	720	820		
			合计	200	800	1000		

（五）社会经济效益

筛检及诊断试验需要一定的花费，从经济效益的角度考虑要求试验方法发现患者的数量多，而投入的卫生资源少、花费少。试验效益的定量评价一般从成本效益分析、成本效果分析和成本效用分析三个方面进行。

1. 成本效益分析　包括试验所花费的全部费用。狭义的成本只包括用于试验的直接或间接费用，而广义的成本还应包括参加试验而造成的工作损失，检查时的不适以及阳性结果所致的焦虑不安等损失。效益是指通过筛检试验所取得的经济效益，如通过筛检早期发现病人进行

及时的治疗从而节约的医疗费用等。

2．成本效果分析   效果是指通过筛检试验所取得的生物学效果，如寿命的延长、生存率的提高等。

3．成本效用分析   效用是指通过筛检所取得生活质量的改善等。可以用健康调整寿命年的增加，伤残调整寿命年的减少等指标来表示。

四、截断点的选择与 ROC 曲线

（一）截断点的选择

通常测量值在病人与非病人的分布有一个重叠区域，这与测量值的分布有关。例如，为评价 CA19-9（19 糖原决定簇）诊断胰腺癌的真实性，对胰腺癌病人（均经病理确诊）和非胰腺癌健康对照者检测 CA19-9 值，结果显示胰腺癌病人测量值升高，但也有少数正常对照者测量值较高，因此测量值在 35 ～ 125 U 区间既可能是病人，也可能是非病人，如图 14-2 所示。

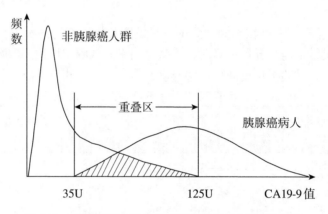

图 14-2   胰腺癌病人和非胰腺癌人群 CA19-9 值的分布

由于病人与非病人的测量值有重叠，此时无论把诊断界值定在何处都不能同时提高灵敏度和特异度。如图 14-3 所示，若把诊断界值定在 A 点，此时灵敏度达到最高，但特异度随之降低，将有较多的非病人被误诊；若把诊断界值定在 B 点，特异度达到最高，但灵敏度会降低，将有较多的病人被漏诊。若主要想提高灵敏度，减少漏诊，就把诊断界值定在 A 点；若主要想提高特异度，减少误诊，就把诊断界值定在 B 点；如果减少漏诊和减少误诊同等重要，就应把诊断界值定在 C 点。因此，确定诊断界值的基本方法常有：

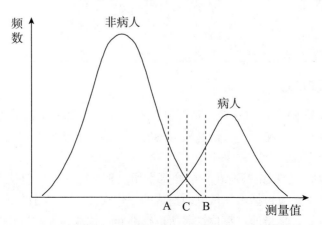

图 14-3   诊断试验测量值在病人与非病人的重叠分布

1．将普通作为正常：即按照统计学方法，取误诊率为 α，当资料呈正态分布且样本例数较多时，一般采用正态分布法即均数加减 2 倍标准差（$X \pm 2SD$）求得诊断界值；当资料呈偏态分布且样本例数较少时，一般采用百分位数法即 P_{95} 或 P_{99} 作为诊断界值。

2．与疾病相联系，取真实性最好的测量值为诊断界值：通常取约登指数最大时的测量值作为诊断界值。也可采用受试者工作特征曲线（receiver operating characteristic curve，ROC）分析法，取最靠近左上角的折点值为诊断界值。

3．根据临床实际，综合考虑治疗方法与技术水平、治疗费用与效益、患者对治疗的需求等多方面因素来制定诊断界值：如果疾病的病死率高，而早期诊断可实施有效的治疗或明显改善预后，漏诊将带来严重后果，可将诊断界值左移，以提高灵敏度；若现有治疗措施不理想，或误诊后会导致诊断对象身心受到伤害及经济上的损失等，可将诊断界值右移，以提高特异度。若灵敏度和特异度同等重要，可将诊断界值定在病人与非病人的分布曲线交界处。

（二）ROC 曲线

ROC 曲线即受试者工作特征曲线，其优点是简单、直观、可视化，能直接反映出灵敏度与特异度的关系。当试验结果是定量变量时，将患者及非患者的测量值从小到大排序，并将试验的连续性变量设定出一系列不同的临界值。每个临界值可以计算出对应的灵敏度和特异度对子。以灵敏度（真阳性率）为纵坐标，以（1 − 特异度）即假阳性率为横坐标绘制坐标轴，每个临界值对应的灵敏度和 1 − 特异度值构成坐标点，多个坐标点相连所绘制出的曲线即为ROC 曲线。曲线上距离坐标轴左上角最近的坐标点，可同时满足试验的灵敏度和特异度相对最优，它所对应的取值即为最佳诊断界值。

 知识拓展

ROC 曲线历史

ROC 曲线是在 20 世纪 40 年代电讯工程统计学中发展起来的，最早在军事上应用，后来逐渐运用到医学领域。在第二次世界大战期间，雷达兵的任务之一就是盯住雷达显示器，观察是否有敌机来袭。理论上讲，只要有敌机来袭，雷达屏幕上就会出现相应的信号，但是实际上，有时如果有飞鸟出现在雷达扫描区域时，雷达屏幕上有时也会出现信号。为了研究每个雷达兵预报的准确性，雷达兵的管理者汇总了所有雷达兵的预报特点，特别是他们漏报和误报的概率，并将这些概率画到一个二维坐标里面。将这些雷达兵的预报性能进行汇总后，雷达兵管理员发现他们刚好在一条曲线上，这条曲线就是ROC 曲线。

ROC 曲线是以灵敏度为纵坐标，以 1 − 特异度（误诊率）为横坐标绘制的，曲线上的任意一点代表诊断试验特定阳性标准值相对应的灵敏度和特异度，且曲线一定通过（0，0）和（1，1）两个点，这两个点分别对应于灵敏度为 0 而特异度为 1，和灵敏度为 1 而特异度为 0。理论上，当诊断试验完全无价值时，这条线称为机会线，是一条从原点到右上角的对角线，此时灵敏度等于假阳性率。ROC 曲线一般在机会线的上方，越远离机会线越接近于左上角，表示诊断试验真实性越好，如图 14-4 所示。可计算 ROC 曲线下的面积（A）来反映诊断试验的真实性大小，其面积的取值范围在 0.5 ～ 1 之间，当 $A = 0.5$ 时诊断试验完全无意义，$A = 1$ 时诊断试验完全理想，一般认为 A 在 0.5 ～ 0.7 之间为诊断真实性较低，在 0.7 ～ 0.9 之间为诊断真实性中等，大于 0.9 为诊断真实性较高。

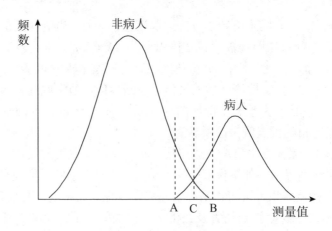

图 14-4   ROC 曲线示意图

例 14.3   为评价血清肌酸磷酸激酶（CPK）诊断心肌梗死（MI）的真实性，分别检测了 230 名 MI 病例和 130 名非 MI 病例血清 CPK（U/L），结果见表 14-6。从测量结果可见，MI 病例的测量值相比非病例偏高，大部分非病例测量值较低，但也有少数非病例的测量值偏高，MI 病例与非病例 CPK 测量值的分布有部分重叠。如果以 0 IU 为诊断界值，则灵敏度为 100.00%，特异度为 0.00%；如果以 40 IU 为诊断界值，则灵敏度为 99.13%，特异度为 67.69%；随着诊断界值的提高，灵敏度逐渐下降，而特异度逐渐提高。正确诊断指数则是随着诊断界值的提高，先逐渐提高，达到最大值后又逐渐下降。当以 80 IU 为诊断界值，则灵敏度为 93.48%，特异度为 87.69%，此时正确诊断指数达到最大，假如不考虑误诊和漏诊哪一个更重要，以 80 IU 为诊断界值真实性最好。

表 14-6   血清肌酸磷酸激酶诊断心肌梗死的正确诊断指数

CPK（IU）	MI 病例	非 MI 病例	灵敏度（%）	特异度（%）	1－特异度（%）	正确诊断指数
0 ～	2	88	100.00	0.00	100.00	0.0000
40 ～	13	26	99.13	67.69	32.31	0.6682
80 ～	30	8	93.48	87.69	12.31	0.8117
120 ～	30	5	80.43	93.85	6.15	0.7428
160 ～	21	0	67.39	97.69	2.31	0.6508
200 ～	19	1	58.26	97.69	2.31	0.5595
240 ～	18	1	50.00	98.46	1.54	0.4846
280 ～	13	1	42.17	99.23	0.77	0.4140
320 ～	19	0	36.52	100.00	0.00	0.3652
360 ～	15	0	28.26	100.00	0.00	0.2826
400 ～	7	0	21.74	100.00	0.00	0.2174
440 ～	8	0	18.70	100.00	0.00	0.1870
480 ～	35	0	15.22	100.00	0.00	0.1522
合计	230	130	—	—	—	—

五、提高诊断试验效率的方法

实际工作中，临床医生最关心的是如何利用现有的试验方法提高试验的效率，一般可以通过以下途径实现。

（一）优化试验方法

试验效率的高低与试验方法的好坏密切相关，选择正确的、合适的、客观的指标并考虑合适的界限值，以尽可能取得高灵敏度与特异度。同时，使试验方法、步骤和条件等做到标准化，以减少各种偏倚引起的误差，从而提高试验的效率。

临床医生在优化试验方式的同时，应结合患者情况和临床目的，合理选择现有试验。如以发现患者为目的的人群筛检，应选灵敏度高、简便易行、费用低的试验；若以诊断患者为目的，应在高灵敏度前提下，尽可能选择高特异度试验，尽量控制假阳性的发生。

（二）选择患病率高的人群

当试验方法确定后，试验的灵敏度和特异度也就确定了，此时预测值主要受患病率影响。因此，选择患病率高的人群即高危人群进行试验是提高效率的有效手段。临床实践中下列人群的患病率相对较高：①主动转诊的患者；②专科门诊和专科医院；③暴露于某危险因素的人；④有某些生理特征、临床表现的人。

（三）采用联合试验

在实际临床实践中，同时具有高灵敏度和特异度的试验是很少的，此时可以考虑采用多项试验联合使用的方法提高灵敏度或特异度，从而提高试验效率。根据多项试验联合使用的方式，可将联合试验分为并联试验和串联试验。

1. 并联试验（parallel test） 也称平行试验，即多项试验同时进行，只要有任何一项结果为阳性就判定为阳性，只有全部试验结果均为阴性才判定为阴性。该方法的特点是可以提高灵敏度，减少漏诊，阴性预测值升高，但是会降低特异度，增加误诊，阳性预测值下降。

2. 串联试验（serial test） 也称为系列试验，是指依次顺序应用多项试验，只有全部试验结果均为阳性时才能判定为阳性，任何一项试验结果为阴性就可判定最终结果为阴性。该方法的特点是可以提高试验的特异度和阳性预测值，但是降低了试验的灵敏度，增加了漏诊。当目前使用的几种诊断方法的特异度均较低时，可选用串联试验减少误诊。在实际应用中，一般先做较便宜、简单安全的试验，当出现阳性结果时，再进一步做价格比较昂贵和有一定危险性的试验，如果出现阴性则停止试验。

联合试验结果的判断方法见表 14-7。

表 14-7　联合试验结果判断

试验 A	试验 B	并联试验	串联试验
+	+	+	+
+	−	+	−
−	+	+	−
−	−	−	−

例 14.4　Lewis 等人采用血清甲胎蛋白（AFP）检测与 B 型超声检查联合的方法在一批高危人群中诊断肝癌，其试验结果如表 14-8 所示。

表 14-8   血清 AFP 与超声检查诊断肝癌的结果

试验结果		肝癌患者	非肝癌患者
AFP（A）	B 型超声（B）		
+	+	270	18
+	−	23	115
−	+	165	21
−	−	63	521
合计		521	675

问题：与单独试验相比，采用联合试验后诊断效率如何变化？

依据例 14.4 的数据对单独试验及采用联合试验后，灵敏度、特异度和预测值结果如表 14-9 所示。

表 14-9   两种试验联合诊断肝癌结果（%）

试验	灵敏度	特异度	阳性预测值	阴性预测值
A	56.2（293/521）	80.3（542/675）	68.8（293/426）	70.4（542/770）
B	83.5（435/521）	94.2（636/675）	91.8（435/474）	88.1（636/722）
并联	87.9（458/521）	77.2（521/675）	74.8（458/612）	89.2（521/584）
串联	51.8（270/521）	97.3（657/675）	93.8（270/288）	72.4（657/908）

从表 14-9 的数据可以看出两试验并联与单用 AFP 或 B 型超声试验比，灵敏度和阴性预测值升高，特异度和阳性预测值下降；两试验串联与单用 AFP 或 B 型超声试验比，灵敏度和阴性预测值下降，特异度和阳性预测值升高。

第三节   疾病筛检

一、筛检的基本原理

慢性病的自然史大致可分为易感期、临床前期、临床期和恢复期四个阶段，患者最终的结局可能是痊愈、残疾或死亡（图 14-5）。由于慢性病从疾病发生到出现临床症状要经历一个较长的临床前期，如果在临床前期出现一些可以识别的异常特征，如肿瘤的早期标志物、血压升高、血脂升高等，则可通过一些方法早期识别该疾病，并做进一步诊断和治疗，可延缓疾病的发展，改善其预后。筛检的时间必须比临床诊断时间有较大的提前，且领先时间（lead time）越多越好。如果在诱导期实施筛检，可以发现高危人群，通过对一些危险因素采取干预措施，可以降低发病风险或延缓发病时间，达到一级预防的目的。

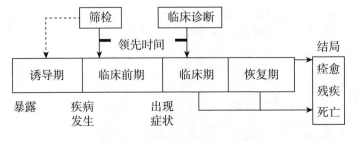

图 14-5   慢性病自然史示意图

二、筛检的目的与应用

筛检的目的主要有下列三个方面：

1．作为疾病二级预防的措施　筛检最主要的目的是从外表健康的人群中发现可能患病的个体，并进一步确诊和治疗，实现疾病的二级预防。例如，通过尿糖检查来筛检糖尿病患者，可以达到早期诊断与治疗的目的，延缓疾病进程，预防并发症，显著改善疾病预后，提高生命质量。

2．确定高危人群　从病因学的角度尽早采取措施，降低发病风险，预防或延缓疾病的发生，实现疾病的一级预防。

3．了解疾病的自然史　慢性疾病从发病（病理改变）到出现临床症状有一个较长的临床前期，通过筛检可以早期识别疾病，从而更全面地了解疾病发生发展的全过程。对于以隐性感染为主的传染病，可以揭示疾病的"冰山现象"，更好地了解传染病在人群中传播流行的全貌，有利于制定有效的疾病防控策略和措施，如对献血者、吸毒者等特定人群实施 HIV 筛查。

此外，筛检还被用来合理地分配有限的卫生资源。如利用高危评分的方法，筛检出孕妇中的高危产妇，将其安排到条件较好的县市级医院分娩，而危险性低的产妇则就近在当地乡镇卫生院或卫生服务中心（站）等基层医疗机构分娩。

三、筛检的类型

1．按筛检对象的范围分类

（1）整群筛检（mass screening）：也称疾病普查，是指在某病患病率很高的情况下，对一定范围内的整个人群进行筛检，如对 35 岁以上妇女做阴道细胞涂片检查筛检宫颈癌患者。

（2）选择性筛检（selective screening）：是指根据疾病的流行特征，选择高危人群进行筛检。如对接触石棉尘的作业工人定期筛检石棉肺、肺癌。

2．按筛检项目的多少分类

（1）单项筛检（single screening）：是指用一种筛检试验筛检一种疾病。如餐后 2 h 血糖检查筛查糖尿病。

（2）多项筛检（multiple screening）：是指同时使用多项筛检试验筛检一种疾病或几种疾病。如入伍、招工体检及定期常规体检多采用这种方法。

3．按筛检的目的分类

可分为治疗性筛检和预防性筛检，例如宫颈癌的筛检属前者，糖尿病的筛检属后者。

4．按筛检的组织方式分类

（1）主动筛检（active screening）：是指通过有组织的宣传介绍，动员群众到筛检服务点进行检查。如某地区动员 40 岁以上居民到医院进行 EB 病毒抗体检测以筛检鼻咽癌。

（2）机会性筛检（opportunistic screening）：属被动筛检，是指将日常性的医疗服务与目标疾病的患者筛检联合，在患者就医过程中对高危因素进行筛检。如目前在各级医院门诊中给首诊病人测血压以发现隐匿的高血压患者。

四、实施筛检计划的原则

实施一项筛检计划必须遵循一定的原则。Wilse 和 Junger 在 1968 年提出了实施筛检计划的 10 条标准，世界卫生组织（WHO）也提出了筛检计划成功与否的 7 条标准，Crossroads 在 1999 年提出全面评价筛检计划的 13 条原则。概括起来主要体现在下列几个方面：

（一）筛检的疾病或高危状态

所筛检的疾病或高危状态应满足下列条件：

1. 应是当前人群中重大的公共卫生问题，即该病在人群中有较高的发生率或流行率，且如果不能早期发现和干预，则可能发生严重的不良结局，对人群健康造成重大影响。

2. 有早期可以识别的特征，且可检出该特征的时间比临床症状或体征出现时间有一个足够长的领先时间。

3. 对该病的自然史比较清楚，能正确评价筛检的效果。

4. 有能力对筛检阳性者进行追踪和处理，有相应的确诊方法和切实有效的预防或治疗措施。

（二）筛检试验

筛检试验是一项好的筛检计划成功实施的基本保障。筛检试验可以是简单的问卷询问或体格检查，或内镜与 X 线等仪器检查，或血清学、生物化学，甚至是高级分子生物学技术等实验室检验。同诊断试验的评价，筛检试验在实际应用前要科学评价其真实性、可靠性和效率等。一项好的筛检试验应具备以下特征：

1. **简便**　易学习、操作，即便是非专业人员经适当的培训也能掌握该方法。
2. **快速**　能很快得到结果。
3. **安全**　无明显的副作用或健康风险。
4. **廉价**　费用低，效益好。
5. **高效**　真实性、可靠性较高，能有效检出早期病人或高危状态。
6. **易被目标人群接受**　无痛苦、损伤，耗时短，不违背法律或伦理。

（三）筛检计划

筛检计划的制订及实施过程中还要注意以下几个问题：

1. 筛检计划科学可行，并有相应的政策、技术、人员、财力等条件保证其顺利实施。
2. 有相应制度保障筛检对象的知情权、隐私权及自由选择参与与否的权力。
3. 有较好的社会效益和经济效益。
4. 筛检工作必须按计划定期在人群中进行，不能一劳永逸。

五、筛检评价中常见的偏倚

与流行病学的其他研究设计类型一样，筛检与诊断试验中同样存在选择性偏倚、信息偏倚、混杂偏倚。在对筛检和诊断试验的效果进行评价时应该充分认识、分析和排除偏倚的影响从而得到客观真实可靠的结论。在筛检与诊断试验中可能出现的特有偏倚主要有以下几种。

1. **领先时间偏倚（lead time bias）**　领先时间是指疾病通过筛检发现比临床诊断发现所提前的时间，筛检的价值和意义就在于赢得了这段宝贵时间以便尽早采取干预措施，因此，领先时间越多越好。由于筛检后诊疗时间提前，即使早期诊断和治疗不能改善预后，通过筛检发现和诊断的病人的生存时间也会比临床诊断的病人延长，这样容易把领先时间错误地解释为因筛检而延长的生存时间。这种表面上延长的生存时间，实际就是筛检导致诊断时间提前所致的偏倚，即领先时间偏移，详见图 14-6。

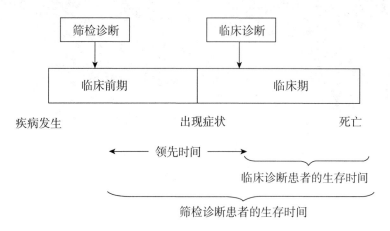

图 14-6　领先时间偏倚示意图

2. 病程长短偏倚（length bias）　对于一些恶性肿瘤，恶性程度较低的病人比恶性程度高的病人病程进展慢，相对有较长的临床前期，被筛检发现的机会较大，而恶性程度高的病人临床前期较短，被筛检发现的机会较小。且前者的生存时间通常也比后者长，从而易产生接受筛检者比未筛检者生存时间长的假象。

3. 过度诊断偏倚（overdiagnosis bias）　是指用于筛检的疾病临床意义不大，不会发展至临床期，也不会影响受检者寿命。若无筛检就不会被诊断出来，受检者可能会因为其他疾病死亡；但因为筛检，这些受检者被发现并确诊患病而计入患者总体中，导致经筛检发现有较多的生存者或较长的生存时间，从而造成过度诊断偏倚。

4. 志愿者偏倚（volunteer bias）　参加筛检的人员某些特征可能存在差异，使通过筛检发现的病例预后比临床期确诊的病例好。如有些受检者可能有较高的文化程度和卫生保健知识，较少吸烟、饮酒等，对身体出现的异常症状更注意，医疗依从性较高，这些都会影响今后的生存率，从而造成偏倚。

（何保昌）

思 考 题

1. 筛检试验和诊断试验的区别是什么？
2. 评价筛检或诊断试验真实性常用的指标有哪些？
3. 评价筛检或诊断试验可靠性常用的指标有哪些？
4. 预测值与患病率、灵敏度、特异度的关系是什么？
5. 确定筛检与诊断试验界值的原则是什么？
6. 如何提高筛检的收益？
7. 筛检和诊断试验评价常见的偏倚有哪些？
8. 高血压是心脑血管疾病的主要危险因素。美国心脏协会将高血压定义为 ≥ 130/80 mmHg，我国目前采用既往指南中 140/90 mmHg 的高血压标准。结合本章内容，谈谈我国的高血压标准是否要调整？

第十五章

病因研究

 学习目标

1. **知识**：陈述病因的定义；列举病因类型；说出病因模型和因果联系的方式；概括病因研究方法及基本步骤；运用因果关联判断标准推断病因。
2. **能力**：能够应用流行病学方法探讨疾病的病因。
3. **素养**：在病因推断中，不能单凭经验主观武断，应进行严谨的流行病学设计，通过严密的推理，结合各种实验室检查结果和公认的医学理论，根据病因推断标准进行综合性的判断。

流行病学的主要任务之一是研究和探讨疾病发生的原因，即病因。寻找和控制病因是预防疾病的前提，也是流行病学发展的开端。流行病学研究中的病因和病因推断，是从群体的角度探究疾病的病因及其对疾病发生发展的影响。此外，评估干预措施的效果也属于流行病学病因研究的范畴。开展病因研究需要将基础医学、临床医学和预防医学等知识相融合，而敏锐的流行病学现场观察，基于流行病学事实开展的流行病学病因研究，有非常独特的特点和作用。人类同疾病漫长的斗争中，已经发展形成成熟的对原因未明疾病病因研究的思路和框架，在医学各个领域，对各种未明病因疾病的流行病学研究已广泛开展。

第一节 概 述

一、病因的定义

（一）病因观的发展过程

随着科学的发展和医学模式的转变，人们对于疾病病因的认识也在不断深入和发展。不同时期由于科学发展水平不同，人们对医学中的一些现象的认识水平不同，对病因的认识也有着很大的差别。人类对疾病病因的认识大致经历了以下三个阶段。

1. 古代的病因观 远古时代，科学极不发达，人类无法解释疾病现象，于是将疾病的发生归因于上帝、天意、鬼神，形成了迷信的病因观。随后，通过长期的观察，人们发现某些现象与疾病之间有一定的联系，认为这些现象就是病因。如天气寒冷时，人们容易感冒，就认为寒冷是感冒的病因。公元前 5 世纪，现代医学之父 Hippocrates（希波克拉底）在其所著的 *Airs，Waters and Places* 中指出，人所处的外部环境（季节、地区、水等）与疾病发生有着密切的关系。同一时期，我国祖先创立了阴阳五行说，提出疾病的发生与外环境物质——金、木、水、火、土密切相关。人们将疾病的发生与外部环境的物质联系起来，形成了朴素唯物主义的疾病病因观。

2. 特异病因学说　16 世纪末，意大利学者（Fracastoro）提出"疾病与特异的传染物有关"。1557 年 Carclano 指出，"疾病的种子是能繁殖其本身的微小动物"。这是生物学病因的萌芽时期。19 世纪末，随着显微镜的发明和微生物学的发展，人类发现许多人和动物的疾病是由微生物引起的，不同的微生物可导致不同的疾病，因此提出了特异性病因学说。德国学者 Robert Koch 等人提出了判定特异性病原体的 4 条法则，即 Koch 法则（Koch's postulates）：①每一例病人体内都可以通过纯培养分离到该病原体；②在其他疾病患者中没有发现该病原体；③该病原体能够引起实验动物同样的疾病；④由被接种的动物中也能够分离到该病原体。最初被证实符合这些原则的疾病是炭疽，以后发现另一些传染病也符合这些原则。Koch 法则开创了生物性病原的研究，是生物医学模式的组成部分。

在这种单一的特异病因学说的指导下，人们把病因归纳为：①生物因素，主要是各种病原微生物和有害植物等；②物理因素，如声、光、电、热、辐射等超过正常范围；③化学因素，如化学药品、农药、各种营养素过量或不足等。

3. 多因论学说　人类在长期防病、治病的过程中逐渐认识到单一致病因子并不总是足以引起疾病发生。宿主特征（如年龄、性别、免疫状态、遗传因素等）及环境因素（如自然环境、社会环境等）与疾病的发生也密切相关。在疾病的发生、发展中，除生物因素外，社会因素、心理因素也起着重要作用，这种医学观点的发展渐趋成熟，即现在的生物 - 心理 - 社会医学模式。

特异病因学说不能解释慢性病的病因。慢性病的病因很复杂，往往由许多因素作用而引起一种疾病，如高钠低钾、超重和肥胖、过量饮酒、遗传因素、精神紧张等可以引起高血压；也可以是一种因素与多种疾病有关，如过量饮酒与肝硬化、冠心病和脑卒中均有关。

即使是传染病的病因也并不是单一的，仅有病原体不一定能引起传染病。而且，单一病因学说也无法解释其发生流行的原因。例如人接触结核分枝杆菌后不一定就发生结核病，但是贫穷、营养不良、居住拥挤以及遗传等因素能使机体对结核分枝杆菌的易感性增高。在这种情况下，暴露于结核分枝杆菌，机体则易受到感染。

因此随着对病因认识的深入，人们认识到了病因与疾病关系的复杂性，许多学者提出了多病因学说，使人们冲破了单病因论的束缚，加速了疾病防治的进程。

（二）流行病学的病因定义

病因是一个复杂的概念，不同学科由于研究的出发点不同，观察的角度不同，对病因的理解也不完全一致。流行病学从宏观、群体的角度研究病因，需要从多因素角度考虑问题，应当从常见的多因素病因以及从可以影响这些因素的预防策略来考虑，这一观点对于疾病的控制具有非常重要的实际意义。

美国约翰霍普金斯大学流行病学教授 Lilienfeld（1980）认为：那些能使人们发病概率增加的因素，就可以被认为是病因（cause of disease），当它们中的一个或多个不存在时，疾病频率就下降。该定义具有多因素性、群体性和可预防性的特点。从公共卫生和预防医学角度提出的关于病因的概念，它能帮助人们冲破以往传统特异的单一病因概念的束缚来研究病因，还可使人们在控制和消灭疾病的实际工作中更有目的地选择目标因素，缩短防治疾病的进程。

目前冠心病的病因研究尚不十分清楚，但一些观察性研究已经证明，有高血压或高血脂者比一般人群较易罹患冠心病。也有流行病学研究表明采取控制人群高血脂发生率的措施以及早发现、早治疗人群的高血压，均可以减少冠心病及其并发症的发生概率。

Lilienfeld 关于病因概念的阐述具有优越性，有利于人们在诸多病因的链条中，选择那些实际可行的关键环节采取措施，以达到预防和控制疾病的目的。这些措施有的可以是针对外环境中的某些因子，有的可以是改变机体的状况（如利用疫苗提高机体的免疫力），或改变人们的习惯或行为（如作息时间、吸烟、饮酒、体力活动等）。总之，不管是针对改变机体内的因素还是机体外的因素，只要是采取有效措施，可以降低人群发病概率，就视为有效的预防措施。

因素在明确为疾病的病因之前，被称为危险因素（risk factor）。流行病学中的病因一般指危险因素，它的含义是使疾病发生概率升高的因素，这里的危险是指不良事件发生的概率。

二、病因的分类

根据不同的分类依据，将病因分为不同的类型。

（一）按照病因对疾病解释的充分程度，病因分为充分病因和必要病因

1. 充分病因（sufficient cause） 是指最低限度导致疾病发生的一系列条件、因素和事件，即当诸多因素综合作用后一定引起（或引发）相应疾病，这个综合就是充分病因。有该病因存在，必定（概率为 100%）导致疾病发生。1976 年，肯尼斯·罗斯曼（Kenneth Rothman）在美国《流行病学杂志》中对充分病因 - 组分病因模型进行了系统的阐述。该模型首先认为，疾病的发生必须是由一个充分病因引起的，而一个充分病因可以由一个或多个组分病因组成，它们缺一不可。人类各种疾病的病因中，只有个别疾病可以找到充分病因，如电击、烧伤。大多数疾病，尤其是慢性非传染性疾病，其充分病因并未完全明了，而且，有的疾病可以由一个或多个充分病因引起。

2. 必要病因（necessary cause） 是指某种疾病的发生必须具有的某种因素，这种因素缺乏，疾病就不会发生（概率为 100%）。如没有结核分枝杆菌的感染，结核病就不会发生，没有霍乱弧菌就不会发生霍乱，结核分枝杆菌和霍乱弧菌分别是结核病和霍乱的必要病因。绝大多数传染病、地方病、职业病都有一个比较明确的必要病因，而大多数慢性非传染性疾病目前尚未发现它们的必要病因。

充分病因和必要病因存在局限性。充分病因的概念强调的是多种病因的组合，其意义在于：不管某种疾病有多少种充分病因组合，也不论每种充分病因组合包含哪些具体的组分，只要对其中之一采取控制措施就可以打破这种组合，疾病就不会发生。另外，传染病的特定病原体常常是其必要病因却不是充分病因，但是对于一般的慢性病，常常既找不到充分病因，又没发现必要病因。例如，肺癌病人大多数有吸烟史，但也有既不吸烟又无被动吸烟的；吸烟（或被动吸烟）者有些发生肺癌，但多数吸烟者并未发生肺癌。因此，吸烟既不是肺癌的必要病因，又不是其充分病因，只是肺癌多病因组分中的一个。但是，研究证明随着吸烟量、吸烟年限的增加或减少，肺癌的发生率也随之升高或降低，因而认为吸烟是肺癌的病因之一，而且以戒烟为主的预防肺癌的综合措施已取得初步效果。因此，在实际工作中，我们应当放弃对充分病因和必要病因的追求，而对病因的充分性和必要性进行概率测量，同时针对其采取干预措施，将有利于控制或消灭疾病。

（二）按照病因的来源，病因分为宿主因素、环境因素

1. 宿主因素（host factor）　主要有年龄、性别、民族、免疫状况、心理、行为习惯等先天因素和后天因素。

（1）先天因素（congenital factors）：包括基因、染色体、性别、表观遗传等的差异。受遗传因素影响的疾病，有的符合孟德尔遗传规律，主要是基因突变和染色体畸变引起。大部分疾病，基本不符合孟德尔遗传规律，但是研究表明，遗传因素或多或少地起到一定的作用，通过遗传流行病学研究，表现出较高的遗传度，如2型糖尿病亲属中的患病率比非糖尿病亲属高4～8倍，遗传度＞60%。表观遗传（epigenetics），是指DNA序列不发生变化，但基因表达却发生了可遗传的改变。这样的改变是细胞内除了遗传信息以外的其他可遗传物质发生的改变，且这种改变在发育和细胞增殖过程中能稳定传递。

（2）后天因素（acquired factors）：包括免疫状况、发育、营养、心理行为、药物、意外伤害、年龄等。机体的免疫状态与某些疾病的发生密切相关，免疫功能失调可导致机体发生变态反应，也可出现反复感染，如艾滋病患者极易合并其他传染病如结核或丙型肝炎；过敏性鼻炎、支气管哮喘、荨麻疹等变态反应往往出现在接触某些花粉、食物（如虾、牛奶、蛋类等）之后。研究表明：生命早期营养不良与成人高血压有关联；营养不良会导致营养缺乏，如儿童贫血等；心理因素对健康的影响更为明显，尽管躯体是健康的，但心理出现了问题如抑郁症、孤独症等，社会交往出现障碍，极大地影响健康。因各种原因机体出现了不适，在缺乏医生的指导下乱服药、服多种药物、药物过量、过度医疗等现象在社区人群中时有发生，导致患者出现多种不良反应，甚至危害生命。意外伤害包括高空坠物、车祸、空难、动物咬伤、锐器割伤、磕碰伤、交通事故等等，导致当事人及家庭出现重大损失，影响健康寿命。年龄几乎影响绝大多数疾病的发生，一些慢性病如心脑血管疾病及恶性肿瘤，随着年龄的增加，发病率及死亡率均增加，所以在疾病的病因研究中，年龄因素不可忽视。个人行为因素如吸烟、饮酒、吸毒、不安全的性行为、不健康的饮食、体力活动不足等均与疾病的发生有密切关联。

2. 环境因素（environmental factor）　主要包括生物因素、化学因素、物理因素和社会因素。

（1）生物因素（biological factors）：包括病原微生物、寄生虫、有害动植物及生物性毒素。通常引起机体发生感染性和中毒性疾病，如肉毒梭菌污染食物产生毒素引起食物中毒；感染2019-nCov导致人患新型冠状病毒肺炎。目前研究发现，许多慢性病的发生也与病原微生物有关，如幽门螺杆菌引起慢性溃疡性肠炎。

（2）物理因素（physical factors）：包括气象、噪声、振动、水质、电流、电离辐射等因素。核电站的泄漏可导致急性和慢性放射病。长期饮用不达标的被致癌物污染的水，人群肿瘤发生率就会增高。

（3）化学因素（chemical factors）：包括无机和有机化学物质，如汞、铅、砷和苯、甲醇、有机氯等。人体接触这些物质，均可引起急性、慢性中毒或肿瘤等疾病事件。例如，2008年我国发生的婴幼儿奶粉的安全事故，其发生的原因是在奶粉中非法添加三聚氰胺，婴幼儿服用后导致罹患肾结石，重者甚至发生肾衰竭和死亡。

（4）社会因素（social factors）：社会因素涉及政治、经济、文化、医疗卫生水平、社会地位、收入、劳动条件、宗教、风俗习惯、人口增长及流动、战争等多方面因素。良好的社会因素将抑制、减少疾病的发生，比如我们国家控制AIDS的政策和策略。但有些因素会大大促进疾病的流行和发生，如流动人口和拥挤的居住环境将使耐药肺结核在人群中广泛流行。

总之，宿主和环境因素对疾病的发生均起到一定程度的作用，一些疾病的发生往往也是这些因素综合作用的结果。这种医学观点着眼于生物、心理及社会因素，因此人们也把这种探讨

疾病发生的模式称为生物-心理-社会医学模式。

三、病因模型

病因模型就是用简洁的概念关系图来表达病因与疾病之间的关系。它能提供因果关系的思维框架及分析路径。有代表性的病因模型有以下几种。

（一）三角模型

三角模型（triangle model）（图15-1），也叫流行病学三角（triangle of epidemiology）。该模型强调病因、宿主、环境是疾病发生的三要素，这三个要素各占等边三角形的一个角，疾病的发生与否是三要素相互作用的结果。正常情况下，三者通过相互作用、相互制约保持动态平衡，人体呈健康状态。一旦三者中的一个因素发生变化，且超过了该三角平衡所能维持的最高限度时，平衡即被破坏，人体将发生疾病。例如，在环境因素和宿主不变的情况下，病原体毒力增加，如A型流感病毒发生变异出现新亚型时，病毒的毒力和致病性增加，则平衡遭到破坏，将使更多的人发病，形成暴发或流行。

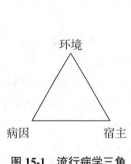

图 15-1　流行病学三角

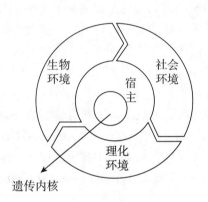

图 15-2　轮状模型

该模型是对传染性疾病病因认识的总结，比单一病因论有较大的进步，揭示了在病原体之外存在可以用来预防和控制传染性疾病的因素。揭示了在病原体不明的情况下预防传染病的可能性。其缺点是不能很好地解释慢性疾病发生的原因，因为后者是多病因的，且病因、宿主及环境对疾病的发生也并非是同等作用。

（二）轮状模型

面对慢性非传染性疾病，人们充分认识到慢性病不像传染病那样存在明确的病原体，而且慢性病的致病因素是多样的。为了更好地描述病因之间及其与疾病之间的关系，1985年Mausner和Kramer提出了病因的轮状模型（wheel model）（图15-2）。

轮状模型把可患病的人或动物放到了中心的位置，周围是他们生活的物理、化学、生物和社会环境，该模型用新的方式描述了宿主、致病因子和环境的关系，认为环境、宿主和病原体不是对等和分离的关系，它们的重要性也有主次分别。内环为宿主（包括遗传物质），外环为环境，机体生活在环境之中，而病因存在于机体和环境之中。内环与外环具有伸缩性，轮状模型各部分的相对大小可随不同的疾病而有所变化，以遗传为主的疾病，遗传内核可大些，与环境和宿主免疫状况有关的疾病，则外环相应部分可大些。如在胰岛素依赖性糖尿病中遗传核较大，而在麻疹中宿主（免疫状态）和生物环境（空气传播）部分较大。

同时，轮状模型也扩充了环境的概念，提示更多的环境因素可以致病，指出了更多的干预靶点，为预防疾病提供了更多的选择。轮状模型较流行病学三角模型更接近于病因之间以及病因与疾病的实际关系，为研究复杂的慢性疾病的病因打开了新的视角。

（三）健康决定因素的生态模型

三角模型和轮状模型的提出都是以个体为基础，并不完全符合流行病学病因观的群体性特点。1991 年，Dahlgren 和 Whitehead 从社会学角度提出了健康生态学模型（health ecological model）（图 15-3）。该模型的中心仍是个体，包括个人的性别、年龄、遗传等特征，然后将其他病因归类，并分成不同的层次，每层有许多相关但不同的因素。并强调各种因素的相互作用对健康的影响。健康生态学模型最大限度地扩展了人类对各种可能病因的认识，从而揭示了更多促进健康、预防疾病的方法，指出了改善社会生态环境对疾病预防的作用。

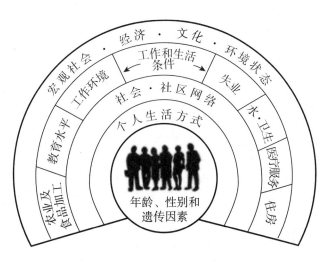

图 15-3　健康生态学模型

（四）病因链

病因与疾病之间的关系是复杂的。有些因素是原始病因，有些是继发病因，各因素间互为因果，它们相继发生作用，最终导致疾病的发生。将导致疾病发生的多种致病因素按照先后或同时连续作用的顺序连接起来，则构成该疾病的一条病因链（chain of causation）（图 15-4）。如：科技进步→农业发展→粮食产量增加→饮食习惯改变→膳食脂类增加→高胆固醇血症→冠心病的发生。在这个病因链中，科技进步为冠心病的远端因素，饮食习惯改变引起膳食脂类增加为中间因素，而高胆固醇血症为近端因素。

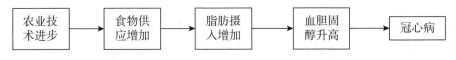

图 15-4　病因链：饮食与冠心病

在一个病因链上，去除任何一个病因，就可以切断整个病因链条，达到预防疾病的目的，不需要针对一个病因链上的所有因素进行干预。这使得切断一个病因链有了多种选择，增加了预防疾病的可能性。另外，过去在寻找预防疾病的策略中，过于依赖对近端病因的研究和控制，比如，对高脂血症的治疗，从病因链的角度看，改变人们的饮食习惯同样可以预防心血管病的发生。

（五）病因网模型

疾病的发生往往是多种因素综合作用的结果。一种疾病可能有多个独立或相互作用的病因链，多个病因链交错连接起来就形成病因网（web of causation）。病因网模型可以提供因果关系的完整路径，更接近于客观实际。其优点是表达清晰具体，系统性强，能很好地阐述复杂的因果关系并有效地指导疾病的预防。例如，肝癌的发生有三条主要的病因链，病因链中的多个因素相互交叉，相互协同，加之遗传因素的作用，最终导致肝细胞的癌变（图15-5）。

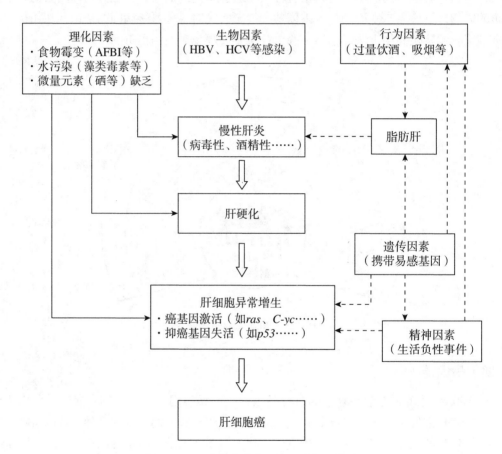

图 15-5　肝癌发病的病因链和病因网模型

四、因果联系的方式

因果联系即一定的原因导致相应的结果。研究因果联系的方式对于研究病因作用方式以及指导疾病预防都有重要意义。因果联系的方式包括：单因单果、多因单果、单因多果、多因多果等。

（一）单因单果

单因单果即一种病因只引起一种疾病，这是传统意义上所指的特异性因果关系，即一种疾病的发生只能由某一因素引起。但是事实上这种情况是不存在的。即便是一些显性遗传病的发生也会受到一些环境因素的影响。而有特异性病原体的传染病的发生除了要有该病原体存在外，还要受到个体抵抗力、免疫力以及环境等因素的影响。所以，在实际工作中应避免用单因单果的模式去研究病因，以免得出片面的结论。

（二）多因单果

多因单果是指多个病因引起一种疾病，例如高钠低钾、超重和肥胖、过量饮酒、遗传因素、精神紧张等可以引起高血压。从疾病的多因性来看，这无疑是正确的。但是这并不意味着这些病因仅仅导致单一的疾病。

（三）单因多果

单因多果是指单一病因引起多种疾病，例如过量饮酒可引起肝硬化、冠心病和脑卒中等。从病因的多效应来看，这无疑是正确的。但是，这并不意味着这些疾病仅仅由过量饮酒引起，还可能有其他病因。因此，多因单果和单因多果都只反映了事物的某个侧面，具有一定的片面性。

（四）多因多果

多因多果指多种病因引起多种疾病，例如高脂膳食、缺乏体力活动、吸烟和饮酒引起冠心病、脑卒中和乳腺癌等。这些疾病的多个病因可能完全相同，也可能是一部分相同。多因多果实际上是将单因多果与多因单果结合在一起，从而全面地反映事物的本来面目。

第二节　病因研究的方法与步骤

知识拓展

Doll 和 Hill 关于吸烟与肺癌关系的研究

20世纪初，世界上不少国家肺癌的发病率和死亡率均有所增长，有些工业发达国家的肺癌死亡率增长更高。许多学者针对肺癌死亡率升高的原因进行了多方面的研究，认为与吸烟、吸入污染的空气以及职业性因子有关。

Doll 和 Hill 针对上述问题，用流行病学方法研究了吸烟与肺癌的关系，他们用的回顾性研究方法（1948—1952 年）和前瞻性研究方法（1951—1972 年）是研究病因和流行病学问题的一套科学方法。有严格的科研设计，设立了试验组和对照组，进行了长期细致的随访观察，阐明了吸烟与肺癌的相关性，为研究癌症的病因和原因未明的疾病提供了一个典范。

一、病因研究的方法

原因未明疾病病因研究是医学领域各学科研究的热点，不同的学科都有各自不同的研究方法。流行病学探讨病因是以疾病的实际分布为依据提出病因假设，然后通过分析性研究反复检验、实验性研究验证假设。

（一）描述性研究

描述性研究是流行病学病因研究的起点，是提出病因假设的主要方法，包括现况研究、生态学研究、病例报告等。现况研究主要是描述疾病在不同时间、不同地区和不同人群中的分布特征，从疾病分布特征寻找病因线索。生态学研究是以群体为观察和分析单位，寻找致病因素与疾病的关系。病例报告则是通过患者的暴露特征而从中获得可能的病因线索。许多重要的流行病学成就都是从描述性研究着手观察疾病的分布获得启发的。

（二）分析性研究

分析性研究是针对描述性研究提出的病因假设进行检验的方法，包括病例对照研究和队列研究。病例对照研究是由果找因的回顾性研究，通过比较病例组与对照组危险因素的暴露情况，估计各研究因素暴露所致的患病风险。队列研究是由因推果的前瞻性研究，比较暴露组与非暴露组的发病或死亡的风险，估计暴露因素与疾病的关系，并获取暴露因素所致的相对危险度。

（三）实验性研究

实验性研究是验证病因假设的方法。根据研究目的和研究对象的不同，通常把实验性研究分为临床试验、现场试验和社区试验。实验性研究是验证病因假设最为可靠的手段之一。

实验性研究中，研究对象的选择制订了严格的入选和排除标准，分组为随机化分组，实施的措施为人为干预的措施，且为前瞻性研究，得出的结果更为可信。目前临床随机化双盲对照研究已经成为评价临床新药疗效的金标准。

循证医学的迅猛发展，为病因学研究提供了更加有效的手段，如基于随机对照的 meta 分析和系统综述被认为是论证强度最高的研究证据。

不同研究方法的因果关系论证强度不同，表 15-1 进行了概括性总结，供学习和开展研究时参考。

表 15-1　不同研究方法的因果关系论证强度

研究类型	论证强度
实验性研究	强
队列研究	次强
病例对照研究	中
现况研究	弱

二、病因研究的基本步骤

流行病学病因研究首先根据疾病在人群中的分布特征提出病因假设，在此基础上对假设进行检验、验证，根据上述各种研究结果，对比因果关联的判定标准，对病因是否成立进行综合性的逻辑判断，即完成了病因推断的整个过程。图 15-6 为流行病学病因研究方法与基本步骤。

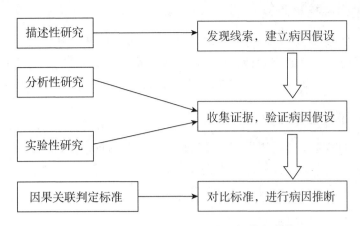

图 15-6　流行病学病因研究方法与基本步骤

（一）观察疾病的三间分布，建立病因假设

对疾病病因的探讨，首先从描述性研究入手，通过对疾病三间分布的描述，得到某疾病在人群的分布特征，比较分布差异的原因，提出病因线索，结合可能利用的临床资料和一些背景资料，提出初步的病因假设。

病因假设是根据疾病分布和医学知识进行推理而建立的，在形成病因假设的过程中，常用到 19 世纪英国著名哲学家 J.S.Mill 的逻辑推理方式，即 Mill 法则（Mill's cannon），它包括以下几种逻辑推理方法。

1. 求同法（method of agreement）　也叫"异中求同法"，根据被研究现象出现的若干不同的场合中，只有一个因素相同，进而确定这唯一的相同因素可能就是被研究现象的原因。例如在 1988 年上海甲型肝炎流行中，许多年龄、性别、职业、饮用水水源都不完全相同的病人，都有一个共同特点，即生食毛蚶，提示生食毛蚶可能是甲肝病毒感染的危险因素。

2. 求异法（method of difference）　也叫"同中求异法"，根据被研究现象出现和不出现的两个场合中，其余相关因素都相同，只有一个相关因素不同，从而确定这一差异因素与被研究现象有关联。如肺癌发病率高的人群与发病率低的人群除吸烟率不同外，其他因素都相同，因而吸烟可能是肺癌的病因。

3. 共变法（method of concomitant variation）　指被研究现象出现的若干场合中，在其余相关因素不变的情况下，当某一因素出现的频度或强度发生变化时，被研究现象也随之发生相应的变化。如 Doll 和 Hill 在对吸烟和肺癌的队列研究中发现，随着吸烟剂量的增加，肺癌的死亡率升高，提示吸烟可能为肺癌的病因。

4. 同异并用法（joint of difference）　如果某现象出现的各种场合中只有一个共同的因素，而这个现象不出现的各个场合中都没有这个共同的因素，那么，这个共同的因素可能是该现象的病因。如一起婚宴导致的食物中毒暴发调查中，中毒的人都食用了凉拌海蜇皮，而没中毒的人均未食用或食用少量凉拌海蜇皮，则提示凉拌海蜇皮可能是此次食物中毒的主要原因。

5. 排除法（method of exclusion）　又称为"剩余法"。通过对假设的排除而产生假设的方法。如果已经知道复合因素 T 是复合现象 S 的原因，并知道 T 的一部分 A、B、C 是 S 的一部分 a、b、c 的原因，就可以推出 T 的剩余部分 D 是 S 的剩余部分 d 的原因。例如，在 1988 年甲肝暴发的例子中，已知甲型肝炎是经饮水和食物传播为主的肠道传染病，所以在排除了饮水污染和其他共同的饮食因素后，只有生食毛蚶没有被排除，因此它就可能是病因了。

（二）分析性研究检验假设

在描述性研究的基础上，利用分析性研究进一步探索和检验病因假设。常用的分析性研究方法有病例对照研究和队列研究两种。病例对照研究属于回顾性研究，可行性好，但检验病因假设的论证强度低；队列研究属于前瞻性研究，可行性差，但检验病因假设的论证强度高。

（三）实验性研究验证假设

在分析性研究的基础上，可以采用实验性研究进一步验证病因假设。实验性研究因为随机化分组、设立严格意义上的对照组、人为地施加干预措施、前瞻性地观察结果，其控制干扰因素的能力更强，因此验证病因假设的论证强度更高。

（四）因果关联的推断标准进行推论

在实验性研究的基础上，对比因果关联的判定标准，对病因是否成立进行综合性的逻辑判断，从而获得因果论断的结论。

第三节　病因推断

一、因果关联的推断步骤

要探讨某因素与疾病是否为因果关系，首先应确定两者是否有关联（association）或联系。关联是流行病学的一个术语，指两个或两个以上事件或变量间有无关系。因果关联的推断不能单凭经验主观武断，而是需要大量的流行病学资料，需要严密的推理，需要排除抽样误差、虚假关联和间接关联的可能，同时结合各种实验室检查结果和公认的医学理论，根据病因推断标准进行综合性的判断。具体的步骤是：对因素与疾病提出病因假设→是否有统计学关联（排除偶然关联）→是否有偏倚（排除虚假关联）、是否为间接关联→是否有时间先后顺序（确定因果关联）。因果关联的推论步骤见图 15-7。

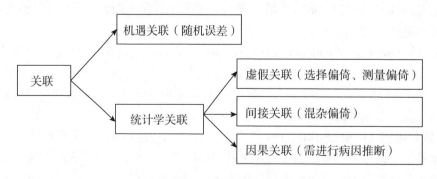

图 15-7　因果关联的推论步骤

（一）统计学关联

统计学关联是判定因果关联的基础和前提。因为绝大多数的病因研究都是抽样研究，需要做统计学的假设检验，以排除由随机抽样误差导致的偶然关联。当经过统计学假设检验达到显著性水平后，可认为 E（暴露因素）与 D（疾病）有统计学关联。

（二）虚假关联和间接关联

因素与疾病有统计学关联，只能说明两者的关联排除了随机误差的干扰，并不一定存在因果关联。在判断是否为因果关联前必须排除虚假关联及间接关联的可能。

1. 虚假关联　虚假关联（spurious association）是由于研究过程中产生的偏倚导致本来没有联系的某个因素和疾病之间表现出统计学上的关联。如研究对象选择不当、测量方法有错误、研究的设计存在问题都可产生虚假关联。一个著名的例子是，妇女使用雌激素而导致阴道出血，求医后，检出了早期子宫内膜癌。当对这样的病人做研究时，造成了雌激素与子宫内膜癌有关联的错误结论。这种虚假关联产生的原因是选择研究对象不当造成的。

2. 间接关联　间接关联（indirect association）也叫继发关联（secondary association）。本来不存在联系的两种疾病，由于它们的发生都与某因素有关，导致这两种疾病存在统计学上的联系，这两种疾病间的联系就是间接关联。如高血清胆固醇是冠心病的危险因素，高血清胆固醇可产生沉积于眼睑的黄色瘤，从而导致黄色瘤与冠心病的继发关联。这种关联的出现，是因为高血清胆固醇与两种疾病都有关，实际上两者之间并无真正的因果关联。

（三）因果关联

排除了偶然关联、虚假关联、间接关联之后，因素和疾病之间才有可能是因果关联（causal association）。但是还不能直接下因果关系的结论，因果联系还要满足一些其他条件，例如原因一定要发生在结果之前，两者要在空间上相伴随等。总之，还需要根据因果关联的判定标准进行因果关系的推断。

二、判断因果关联的标准

病因推断就是判定某因素是否为某疾病真正的病因。在排除虚假的联系及间接的联系后，判断因素与疾病是否存在因果联系还必须符合下列几项标准。这几项标准是 1964 年美国卫生署长在判断吸烟与肺癌的联系的性质时应用的系统研究方法。1965 年 Hill 进一步研究而发展了此标准，人们称之为 Hill 标准（Hill's criteria）。目前该标准仍广泛应用于人群研究中判断因果关系的标准。

案例 15-1

20 世纪初期，许多工业发达国家报道肺癌的死亡率逐年上升，引起了医学界的广泛关注，许多学者对肺癌的病因进行了深入细致的调查，并得出吸烟是肺癌的一个重要危险因素。以下是有关的研究结论：

（1）表中数据为 35 岁以上男性不同死因标准化死亡率与吸烟的关系。

35 岁以上男性不同死因标准化死亡率与吸烟的关系

死亡原因	非吸烟者（‰）	吸烟者（‰）	*RR*
肺癌	0.07	0.90	12.86
其他呼吸道疾病	0.81	1.13	1.40
冠状动脉栓塞	4.22	4.87	1.15
其他	6.11	6.87	1.12

（2）吸烟发生在肺癌之前，潜伏期几年至数十年。

（3）吸烟与肺癌的联系已经由许多国家的不同学者在不同时间用不同方法重复研究数百次，获得了同样的或类似的结果。

（4）研究发现吸烟量越大、时间越长，肺癌的发病率、死亡率越高。

（5）香烟的烟雾和焦油中的化学物质如苯并 [α] 芘、砷等都是较强的化学致癌物，可引起支气管上皮细胞鳞状化及癌变。

（6）戒烟的干预实验结果显示，戒烟的年限越长，肺癌的发病率下降越明显。

问题：

1. 因果关联的判断标准有哪些？

2. 以上案例中有关的病因推断标准分别是哪几条？

（一）关联的时间顺序

因果关系中，"因"一定要在"果"之前，有因才有果。时间顺序（temorality of association）是判断因果关系的必要条件。流行病学研究方法在确定时间先后顺序方面是有差别的，实验研究和队列研究最强，病例对照研究次之，横断面研究较差。

（二）关联强度

流行病学中评价关联强度（strength of association）的指标主要有相对危险度（RR）和比值比（OR）。某因素与某疾病的关联强度（RR 或 OR 值）越大，说明该因素与该病存在因果联系的可能性越大，存在虚假联系和间接联系的可能性越小。已知吸烟与多种疾病有联系，吸烟与肺癌的联系的 RR 值远高于与急性心肌梗死的 RR，提示吸烟与肺癌存在因果联系的可能性大于与急性心肌梗死存在因果联系的可能性。但要注意的是，并非一个弱关联就一定不具有因果关联，已有研究显示吸烟与急性心肌梗死的 RR 约为 2，现已证实，吸烟与急性心肌梗死存在因果关联。

（三）关联的一致性

关联的一致性（consistency of association）指同类研究结果的一致性、可重复性。一致性越高，因果关系的可能性越大。例如同一暴露因素与疾病的关联，在不同时间、不同地区以及不同的人群中由不同的研究者获得同样的或类似的结果，则说明该关联的可重复性好，更支持其为因果联系的可能。历史上对于吸烟与肺癌关系的研究，用病例对照研究、队列研究方法，在多种人群中观察，都得到吸烟与肺癌有联系的结果。这种高度的一致性非常支持这种联系是因果联系。

（四）关联的特异性

关联的特异性（specificity of association）指病因与疾病有严格的对应关系，某因素只引起某种特定的疾病，某种疾病只能由某个因素引起。特异性越高，因果关系的可能性越大。特异性在传染病中比较常见，但是对于多病因的非传染性疾病，则是非必需的条件之一。一般来说，当关联具有特异性时，可加强病因推断的说服力；但是当不存在特异性时，也不能因此排除因果关联的可能性。

（五）剂量反应关系

随着某因素暴露剂量增高（或减低）或暴露时间延长（或缩短）而联系强度（或者人群某病发病率、患病率）也随之升高（或降低），称两者之间存在剂量反应关系（dose-response relationship）。剂量反应关系的存在进一步支持因果关系的存在。但没有发现剂量反应关系并不能否定因果联系。因为，可能剂量没有达到发生反应的"阈值"，或者已达到饱和。另外，有些因素表现为"全有""全无"的形式，不能根据无剂量反应关系否认因果关系的可能性。

（六）关联的合理性

关联的合理性（biologic plausibility of association）即言之有理，指疾病与暴露因素的关联，客观上与现有理论知识不矛盾，符合生物学原理和疾病自然史；主观上研究者从自己的知识背景出发，支持因果假设的把握度。但是，一时还找不到合理的解释时，也可能是相关学科知识尚未发展到一定水平，当进一步发展后可能是合理的。所以，目前似乎没有生物学上的合理性，也不要贸然否定其是因果联系。Snow 提出霍乱是由存在于病人粪便中活的致病微生物引起，经饮水传播，直到 30 年后分离到霍乱弧菌才有了合理的支持。

（七）实验证据

实验证据（experimental evidence）指用实验方法证实去除可能的暴露因素后，疾病发生即减少或消灭，则表明二者更可能是因果联系。如用随机对照试验证明戒烟后肺癌死亡率即下降。有些病的病因很快引起不能逆转的变化，不管是否继续暴露（如 HIV 感染），也不能出现逆转。此种情况下，不能以没有逆转而否定其因果联系。

（八）相似性

相似性（analogy）是指如果已知某化学物有致病作用，当发现另一种类似的化学物与某种疾病有关联时，则两者因果关系成立的可能性也较大。

因果关联的推断过程较复杂，在上述标准中，关联的时间顺序是必须满足的，其次关联的强度、可重复性、剂量反应关系及实验证据具有非常重要的意义。一般来说，满足的条件越多，因果关联的可能性就越大。但有些标准不满足，也不能否定因果关联的存在。

（高淑红）

思 考 题

1. 什么是病因？

2. 病因研究的流行病学方法有哪些？

3. 简述病因研究的步骤。

4. 吸烟是肺癌的病因已得到公认，为什么不是所有吸烟者都得肺癌？为什么得肺癌者不是都有吸烟史？

5. 1979 年澳大利亚病理学医生罗宾·沃伦（Robin Warren）在慢性胃炎患者的胃窦黏膜组织切片上观察到一种弯曲状细菌。1981 年，澳大利亚消化科医生巴里·马歇尔（Barry J. Marshall）与沃伦合作，经过更多病例的病理检测后发现，90% 以上的胃溃疡病人的胃黏膜均有炎性反应且伴有该弯曲菌的感染。此弯曲菌后来被命名为幽门螺杆菌（*Helicobacter pylori*,

HP），其结合部位在胃窦细胞，它可随着胃窦细胞进入十二指肠，引起炎症，削弱黏膜，使其易于遭受酸的损伤。此后，人群描述性研究、分析性研究及抗菌药物临床试验研究相继开展。研究证据显示，324 例幽门螺杆菌感染者，10 年中有 11% 发生十二指肠溃疡，而 133 例非感染者仅有 0.8% 发生十二指肠溃疡。也就是说，HP 感染后胃溃疡的发病风险显著增加（$RR = 13.75$）。另有研究显示，90% ~ 100% 的十二指肠溃疡的病人均存在 HP 感染，而且在胃溃疡和其他相似症状的病人中均检测到了 HP 感染，病人每平方毫米胃黏膜的 HP 数量远大于十二指肠正常人。此外，许多流行病学调查均得到了相同的结果。随后，实验研究发现，运用组胺受体拮抗剂可有效清除 HP，十二指肠溃疡也随之治愈。因此，HP 感染和随后胃炎、胃溃疡等疾病的关系被逐渐证实。2005 年的诺贝尔生理学或医学奖也因此被授予这两位医生，以表彰其在发现 HP 和这种细菌在胃炎、胃溃疡等疾病中的作用方面的突出贡献。

请从以上案例中找出体现病因推断标准的证据。

第十六章

流行病学研究的误差与偏倚

第十六章数字资源

学习目标

1. **知识**：学习流行病学常见的误差与偏倚，以及偏倚的种类。
2. **能力**：学会如何避免或减少常见的误差与偏倚。掌握常见偏倚产生的原因及偏倚的控制方法。
3. **素养**：分析偏倚产生的或出现的原因和条件。

任何一项科学研究，包括流行病学研究，在设计、资料收集、数据分析和结果解释的过程中，由于各种已知或未知因素的影响，可能导致研究结果与真实情况不相符（即存在误差），严重时会使所研究的结果失去真实意义，有时甚至出现相反的结论，使得研究结果不能正确反映人群中暴露因素和疾病的真实联系。误差（error）就是指研究的样本值与总体值、测得值和真实值以及研究结果与真实结果之间的差异。误差可分为随机误差（random error）和系统误差（systematic error）。

第一节　概　述

案例 16-1

某医院采用病例对照研究方法探讨冠心病与喝咖啡的关系，选择同一医院的非冠心病的其他慢性病患者为对照，结果显示冠心病组喝咖啡的量和次数显著大于对照组，提示喝咖啡可能是冠心病的一个原因。但进一步调查显示，这些慢性病患者较急性病患者或正常人喝咖啡少。

问题：

1. 该研究可能存在哪种偏倚？
2. 如何避免这种偏倚？

一、随机误差

随机误差（random error）是指在个体差异存在的前提下，由抽样而造成的样本指标与总体指标之间的差异，是由机遇所致，是客观存在且难以避免的，但可以用统计学方法做出估计并予以控制。

1. 随机误差的来源 由抽样而造成的样本指标与总体指标之间的差异。

2. 随机误差的基本特征

（1）随机误差没有固定的方向性，可能偏大也可能偏小，既可能高估也可能低估真实值，随机误差的范围可用置信区间估计。

（2）可通过增大样本量、采用分层抽样、选取合适的调查单位等措施来减少随机误差。

（3）随机误差是不可避免的，一般呈正态分布，误差的大小可以通过统计学方法估计并加以控制。

在抽样研究中，即便是完全遵循随机化原则来抽样，由于抽样的偶然性，每次所抽取的样本所包含的观察单位都不尽相同。因此，通过所抽取样本计算得到的统计量也不会总是与总体值完全吻合，即所谓抽样误差。与测量中的随机误差一样，多个无偏样本所得到的样本统计量服从以总体值为中心的正态分布，即这些样本统计量的均数趋向于总体值。抽样误差的大小可以通过统计学方法估计，适当增大样本量可以将抽样误差控制在一定范围内。

二、系统误差

系统误差（systematic error）是指在研究或推论过程中所获得的结果系统地偏离其真实值。它是由某些不能准确定量但恒定的因素造成的，使研究结果偏离总体真值的误差。因此，研究者应该尽量避免系统误差的产生以保证研究结果的真实性。由于系统误差来源纷繁、形式多样，在医学研究，特别是流行病学研究中，应对各类系统误差的影响给予充分的重视及正确的估计。

1. 系统误差的来源

（1）受试者：抽样不随机、受试者本身变异。

（2）观察者：倾向性暗示、个人技术偏差。

（3）仪器、试剂：仪器未校正、使用不当、发生故障、试剂未标准化。

（4）非试验性外环境因素：气象、照明、震动、声响。

2. 系统误差的基本特征

（1）系统误差有固定的方向性。系统误差与随机误差不同，会导致所有的测量值与真实值相比有倾向性偏大或偏小。例如，对一批观察对象检测某项指标，假如检测方法存在问题，可能导致受检者检测结果均偏高或均偏低。

（2）系统误差是可以控制甚至避免的，也是必须加以控制的。系统误差可能发生于研究的设计、实施、数据分析等各个阶段。首先必须了解系统误差各种可能的来源，通过完善设计、规范操作方法、校正仪器试剂、采用恰当的统计学分析方法等措施就可以在一定程度上控制系统误差。

三、随机误差与系统误差的关系

1. 随机误差与系统误差的联系   在研究过程中，所获得的结果与真实的情形存在的差异，是由随机误差和系统误差共同形成的，而二者对研究结论的影响有时候并不能完全分清。在研究过程中，我们应尽可能减少系统误差和随机误差，但不能孤立地对待两种误差。通常一个研究的系统误差小，说明准确度高；随机误差小，意味着精密度高或稳定性好。如果一个研究的准确度很低，稳定性也就失去了意义；如果研究的稳定性很差，其准确度也就无从谈起。

当对较大的人群进行研究时，由于研究对象较多，随机误差就很小，所以重点应在如何控制系统误差方面；而在实验室的研究由于样本一般较少，因此随机误差一般较大，所以重点应做好随机误差的控制，如随机抽样和随机分组。

2. 随机误差与系统误差的区别   在研究过程中，所获得的结果与真实的情形存在的差异虽然是由随机误差和系统误差共同形成的，但系统误差与随机误差之间又有着本质的区别。主要区别表现在：①随机误差在研究中是不可避免，但可以通过设计、增加样本量和用统计学方法将抽样误差控制在可接受的范围内。②系统误差则是错误，理论上是不容许存在的，其大小一般无法判别，且一旦发生，往往难以控制。③系统误差具有方向性，而随机误差无方向性。如测量视力时，若存在偏倚，不论测量几次，总是高于或者低于真实的视力值；若存在随机误差，在几次测量中既可出现高于真实视力的情况，又可出现低于真实视力的情况。详见表 16-1。

这里要强调的是，尽管一再强调控制系统误差的重要性，但在实际研究中完全消除系统误差很难做到。理论上，增大样本量可以减少抽样误差，但在实际工作中样本量的大小会受到人力、财力、物力和时间的限制，不可能无限制增大。且随着样本量的增大，非抽样误差（工作中的一些失误或差错）发生的可能性必然会随着工作量的增大而增加，也会增加发生误差的可能。

表 16-1   随机误差与系统误差的区别

项目	随机误差	系统误差
产生原因	个体生物学变异	研究方法的不同
	测量方法本身的随机变异	研究条件的不同
		测量或观察方法不同
		测量工具的不同
	偶然因素	人为因素
大小和方向	无固定的大小和方向	有固定的大小和方向
分布	正态分布	偏态或呈线性分布
是否可消除	否	是
增加样本量的作用	降低	没有作用
评价指标	可靠性或精确度	真实性

测量的精密度、准确度和精确度

1. 精密度　测量结果中随机误差大小的程度。指在一定的条件下进行重复测量时，所得结果相互接近的程度。

2. 准确度　测量结果中系统误差大小的程度。描述测量值接近真值的程度，准确度高即测量结果接近真值的程度高。

3. 精确度　是对测量结果中系统误差和随机误差的综合描述。

以打靶结果为例说明三个"度"之间的区别。图（a）表示精密度高而准确度较差；图（b）表示准确度高而精密度较差；图（c）表示精密度和准确度都很高，即精确度高。

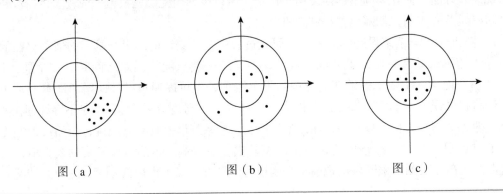

图（a）　　　　　　　　图（b）　　　　　　　　图（c）

四、偏倚

（一）偏倚的概念

偏倚（bias）是指流行病学研究的设计、实施、数据分析等各个环节中发生的系统误差及结果解释的片面性。偏倚可存在于各种流行病学研究类型中，如现况研究、病例对照研究、队列研究和实验流行病学研究等。偏倚是随机误差以外的，可导致研究结果与真实情况差异的系统误差，它也是影响研究结果真实性的重要原因。因此在研究中，必须充分认识偏倚的来源及其产生原因，最大限度地减少或者避免偏倚的产生，从而保证研究的真实性。

（二）偏倚的方向和分类

偏倚的方向有两种，即正向偏倚和负向偏倚，偏倚对结果的影响与其方向有一定的联系。如果研究的测量值大于真实值，则为正偏倚；如果研究的测量值小于真实值，则为负偏倚。不同方向的偏倚会产生不同的结论，正偏倚夸大研究结果，而负偏倚则会缩小研究结果。偏倚的种类很多，一般将其分为三类，即选择偏倚、信息偏倚和混杂偏倚。

第二节　选择偏倚

选择偏倚（selection bias）是指在流行病学研究中，当按一定的条件选择研究对象时，未做到随机抽样或无应答等导致研究样本代表性差，这时从所纳入的研究对象中获得的有关暴露因素与疾病的联系系统地偏离了该因素与疾病之间的真实联系，可能导致结论错误。

一、选择偏倚产生的原因

选择偏倚主要发生于设计阶段，也可能发生于实施或数据分析阶段。

设计阶段导致选择偏倚的最直接、最常见的原因是选择研究对象的方法有问题，即非随机抽样，如采用方便抽样、典型抽样或以自愿者为对象等。原则上，凡是以非概率抽样的样本得到的结果，均不能进行统计学推断。如果抽样框架不明确或不恰当，即使（表面上看）采用了随机抽样方法，也不能获得有代表性的样本，如以住院病人为对象导致的偏倚、健康工人效应等。此外，研究对象的纳入或排除标准不当，也可能导致人为的样本偏性。

实施或数据分析阶段未能严格按照既定抽样方案选择研究对象，或者因为研究对象不合作，或在前瞻性研究中出现失访，从而导致最终纳入分析的研究对象只是所选样本的一部分，有可能对样本代表性或组间可比性产生影响。

二、常见的选择偏倚

（一）入院率偏倚（admission rate bias）

入院率偏倚（admission rate bias）亦有人称为就诊机会偏倚，最早由 J. Berkson 于 1946 年提出，又称伯克森偏倚（Berkson's bias）。所有疾病患者的入院率都达不到 100%，特别是慢性病患者的入院率更低。当以医院就诊或住院病人作为研究对象时就有可能发生此种偏倚。不同疾病或不同医院的就诊率或住院率往往存在较大差异，其原因是多方面的，如医院的技术水平、疾病的严重程度、患者的经济状况、就诊方便与否等等。因此，在以医院内病人为研究对象时，应注意是否存在入院率偏倚。住院病人未必能反映非住院病人的情况，一家医院的病例未必能代表其他医院病例的情况。

例如，假设在一个 50 000 人口的人群中研究高血压和皮肤癌的关系，皮肤癌患者为病例，骨折患者为对照。假设人群中的皮肤癌患者和骨折患者人数各为 5000 人，高血压的患病率均为 10%，即高血压患者各为 500 人，未患高血压者各为 4500 人。如表 16-2 所示，结果显示高血压和皮肤癌没有关联（$OR = 1.0$）。

表 16-2　人群中高血压、皮肤癌和骨折患者的分布

分组	皮肤癌患者	骨折患者
患高血压	500	500
未患高血压	4500	4500
合计	5000	5000

$$OR = (500 \times 4500) / (4500 \times 500) = 1.0$$

假设高血压、皮肤癌和骨折三者的入院率相对独立，分别是50%、10%和60%，则入院患者人数为：骨折患者中患高血压的500人中，因为骨折的入院率为60%，入院为300人；余下的病人中，50%暴露于高血压而入院，入院者为100人，总计入院人数为400人；骨折患者中未患高血压的4500人中，根据骨折的入院率60%，入院者为2700人；同样，皮肤癌患者中患高血压的500人中，入院者为275人；皮肤癌患者中未患高血压的4500人中，入院者为450人。如表16-3所示，结果显示高血压和皮肤癌有关联（$OR = 4.13$），而且关联有统计学意义（$P < 0.05$）。

表16-3　医院病例样本中高血压、皮肤癌和骨折患者的分布

	皮肤癌患者	骨折患者
患高血压	275	400
未患高血压	450	2700
合计	725	3100

$$OR = (275 \times 2700) / (450 \times 400) = 4.13$$

表16-2和表16-3结果表明，人群中高血压与皮肤癌没有关联，而以医院为病例的研究所得的结果，高血压与皮肤癌之间关联有统计学意义。由此可见，由于研究对象的入院率不同，使本来无关联的高血压与皮肤癌之间出现了强的统计学关联。

（二）现患病例 - 新发病例偏倚

现患病例 - 新发病例偏倚（prevalence-incidence bias）最早在1955年由Jerzy Neyman提出，也称奈曼偏倚（Neyman bias），是指以现患病例为研究对象进行研究与以新发病例为研究对象时进行比较，因研究对象的特征差异所致的系统误差。

病例对照研究或现况研究往往只纳入现患病例或存活病例，不包括死亡病例、病程短的病例或不典型的病例。这与队列研究中，研究对象多为临床观察到的新发病例相比，其病情、病型、病程和预后等都不尽相同。例如女性直肠癌的生存时间明显长于男性，如选用现患病例作为研究对象，则病例中的女性患者比例就较新诊断的病例多。此外，某些病人在患病后往往对自身疾病有所了解，有可能会改变其原来的某些因素的暴露状况，导致了对危险因素与疾病关系的低估，由此而产生的偏倚即为现患病例 - 新发病例偏倚。例如，Friedman等曾用病例对照和队列研究方法比较Framinfgam心脏病中男性的血清胆固醇水平与冠心病的关系，队列研究的血清胆固醇是第一次基线测量资料，病例对照研究中的血清胆固醇是第六次测量资料（表16-4）。队列研究的结果证实，血清胆固醇升高可以增加发生冠心病的风险（$RR = 2.40$）。病例对照研究结果显示病例组与对照组在暴露因素上无差异（$OR = 1.16$，$P > 0.05$）。进一步分析发现，队列研究中，冠心病新发病例中，高胆固醇者占42.3%。而病例对照研究中，冠心病现患病例中，高胆固醇者只占25.1%，表明研究对象中长病程的病例大多已接受治疗或因患病而改变危险因素，例如戒烟、低胆固醇饮食、体育锻炼等，降低了血胆固醇的暴露水平，从而低估了暴露与疾病的联系。

表 16-4　血清胆固醇与冠心病的关系

血胆固醇（mmol/L）	队列研究			病例对照研究		
	发病	未发病	合计	病例	对照	合计
≥ 75	85	462	547	38	34	72
< 75	116	1511	1627	113	117	230
合计	201	1973	2174	151	151	302
χ^2	34.504			0.292		
P	0.000			0.589		
RR（OR）	2.40			1.16		

（三）检出症候偏倚

检出症候偏倚（detection signal bias）又称揭露伪装偏倚（unmasking bias），是指某因素与研究疾病在病因学上虽无关联，但由于该因素的存在引起该疾病相关症状或体征的出现，使患者及早就医，导致具有该因素的人群比其他人有较高的疾病检出率，以致得出该因素与该疾病相关联的错误结论。在以医院为基础的病例对照研究中检出症候偏倚的影响尤其明显。例如，1975 年 Ziel 等人进行病例对照研究探讨服用雌激素与发生子宫内膜癌之间关系时发现，病例组服用雌激素的比例显著高于对照组，由此推断服用雌激素与子宫内膜癌发生有关。但后来许多学者认为服用雌激素与子宫内膜癌之间的关联是一种虚假的关联，是由于检出症候偏倚所致。这种联系可能是由于服用雌激素能刺激子宫内膜生长而导致子宫出血，这些病人会因为出血而频繁接受检查，从而增加了子宫内膜癌的检出机会。而未服用雌激素者，由于没有或者很少有子宫出血症状而未能及时就诊，使患该病者不易及早得到诊断。这使得病例组的暴露比例增高，从而导致二者间的虚假联系或高估了二者间的联系。

（四）无应答偏倚或失访偏倚

在流行病学调查研究中，那些因各种原因不回答或不能回答所调查的问题的人称为无应答者，由于无应答者的患病状况或危险因素的暴露情况与应答者可能不同，由此而产生的偏倚称为无应答偏倚（non respondent bias）。无应答偏倚在观察性研究或实验性研究中均可发生。造成无应答的原因是多方面的，如身体健康状况、对健康关心程度、对调查内容是否感兴趣、调查内容是否敏感、外出未遇以及调查员的调查方式、方法等均可影响研究对象的应答率。一般要求应答率应达到 90%（至少 80%）以上，否则很可能导致偏倚。如果无应答率较高，则应进一步分析无应答者与应答者在年龄、性别、职业基本特征上是否有差异，以及病情轻重、干预措施等是否有不同，从而来评估无应答对研究结果的影响大小。

失访是无应答的另一种表现形式，是指在随访性研究中，研究对象迁移、意外死亡或拒绝合作，未能按照计划完成随访，从而导致最终不知道研究对象的结局。失访在队列研究中很容易发生，失访偏倚（lost to follow up bias）是此类研究选择偏倚的主要来源之一。例如，一项关于航空公司飞行员飞行时间与噪声引起的听力损伤的回顾性队列研究，调查了从 1985—2000 年 3000 名飞行员的航空公司的档案资料，其中查阅到 1000 人的听力检查和测试记录。在控制了其他听力损伤的原因后，经过统计分析发现飞行时间和听力损伤之间联系有统计学意义。但接下来调查发现，有 75% 的飞行员并没有被记录其整个职业生涯的最大飞行时间（没有记录到最后飞行的时间，出现失访）。由于失访的存在，导致增强了飞行时间与听力损伤之间的联系，得出错误的结论。

（五）易感性偏倚

有些因素可能直接或间接地影响观察人群对所研究疾病的易感性，如果该类因素在不同组间有差异，就可能导致所研究暴露因素与某疾病或结局之间的联系被歪曲，由此而产生的偏倚称为易感性偏倚（susceptibility bias）。所谓健康工人效应（healthy worker effect）就是易感性偏倚的典型例子。例如，在美国进行的一项研究低剂量核辐射与全死因死亡关系的队列研究中，暴露组选择的是在美国伊利诺伊州北部核电站工作的工人，对照组选择的是性别、年龄和种族与核电站工人一致的伊利诺伊州北部普通居民。因为进入核电站工作需要符合一定的健康标准，经过严格的体检筛选，因此核电站的工人比一般人群健康状况更好，具有比一般人群更低的死亡率，因此这项研究低估了暴露于低剂量核辐射与死亡之间的真实关系。

（六）志愿者偏倚

当以志愿者为研究对象，或者由研究对象自身来决定是否接受研究措施或接受哪种措施，就有可能导致错误的结果，即志愿者偏倚（volunteer bias）。例如，美国疾病预防控制中心曾经对参加过原子爆炸试验的人员白血病发病情况进行追踪观察，最终追踪到占参与试验总人数75%的试验参与者，其中有82%的观察对象是由研究者追踪到的，另18%是因为听到相关的宣传后自己主动要求参加的，在两组人群中分别筛查出4例白血病患者。显然，主动要求参加的对象中具有更高的检出率，主动参加的原因是因为他们担心自身的健康，这种担心可能源自于更高的暴露水平或已出现身体的不适。

选择偏倚是流行病学研究中最常见的一类偏倚，除上述常见的选择偏倚外，如meta分析中的发表偏倚（publication bias），疾病筛检评价中的领先时间偏倚（lead time bias）、病程长短偏倚（length bias）、排除偏倚（exclusive bias）等都是选择偏倚。

（七）排除偏倚

在确定研究对象时，观察组和比较组未按同样的原则或标准排除某些研究对象，导致某因素与疾病之间关联的错误估计，由此产生的偏倚称为排除偏倚（exclusive bias）。例如，在研究抗高血压药利舍平与乳腺癌之间的关系时，结果显示两者之间存在因果联系。之后考察研究对象选择方法时发现，对照组排除了心血管疾病的患者，而病例组并未排除，结果产生了排除偏倚，导致了利舍平与乳腺癌间的虚假联系。在之后的研究中控制了排除偏倚，结果证明利舍平与乳腺癌之间并无因果联系。

（八）非同期对照偏倚

在研究中如果使用了不同时期的病例或研究结果作为对照进行对比研究，由于它们之间某些因素分布的不同，不具可比性而产生了系统误差，由此造成的偏倚称为非同期对照偏倚（non-contemporary bias）。这种偏倚主要是由于疾病的定义、诊断标准、临床表现、治疗方法、疗效判定标准，以及疾病危险因素种类和数量随时间的推移发生变化而产生的。因此，在使用非同期对照时，对照的间隔越近，研究结果的可比性越好。例如，以1999—2000年心电监护室建立后的冠心病死亡率低于1997—1998年心电监护室建立前的冠心病死亡率，由此得到建立心电监护室可降低冠心病死亡率的结论，但这种现象没有考虑到不同时期心肌梗死诊断和治疗技术等不断改进所致的作用。

三、选择偏倚的控制

如果存在选择偏倚，其对研究结果往往会产生较大影响且难以评估，试图在数据分析阶段采取一定方法来消除或校正也十分困难。因此，控制选择偏倚的最佳方法是充分了解选择偏倚产生的原因及可能的来源，完善研究设计，提高资料收集的质量。特别要注意下列几个方面。

（一）采用严格科学的研究设计

在研究设计过程中应明确定义源人群和样本人群，根据研究的性质预测样本建立过程中可能产生的各种选择偏倚，并采取相应的措施以减少或控制选择偏倚的发生。病例对照研究中，对照人群应尽可能选择社区样本，若病例组只能从医院选择样本，也应在不同地区、不同等级的医院中随机抽样，也可根据所研究疾病的自然史和其人群分布特点，在不同病情、病程和临床亚型的病例中获取所需样本。队列研究中，可设立多个比较组，可将暴露人群的发病水平与全人群的发病水平相比，或与不同暴露水平或非暴露的其他队列相比。实验研究则应遵循随机对照原则。

（二）加强随访、提高应答率

在队列研究和干预试验的实施过程中，应动态地掌握整个队列的变迁，定期随访、记录队列中有关暴露与疾病的变化，做好研究的宣传和解释工作，减少中途退出和失访。现况调查中应通过各种途径增加对象对研究意义的了解，减少研究给对象带来的不便，对无应答者应尽量获取其有关信息。当无应答率或失访率超过 10% 时，在分析研究结果时应慎重。此外，在设计阶段计算出相应的样本量后，应适当加大样本量以减少无应答或失访对结果造成的影响。

（三）严格掌握研究对象的纳入和排除标准

无论是观察性研究还是实验性研究，研究对象的纳入与排除必须有严格、明确和统一的标准，包括疾病诊断标准和暴露判别标准，使纳入的研究对象能更好地代表总体。同时为了避免奈曼偏倚，尽量选择新发病例作为研究对象。

（四）随机化

随机化可分为随机抽样和随机分配两种不同的形式。随机抽样是总体中每个对象被抽取进入研究队列的机会均等，从而使研究样本具有代表性，可避免因主观、任意地选择研究对象造成的偏倚，减少选择偏倚。而随机分配的目的是使各种非研究因素在每组中能均匀地分布，增加各组间的可比性，减少混杂偏倚。因此，尽量按照随机化的原则，确定研究对象，避免样本选取的偏向。

第三节　信息偏倚

信息偏倚（information bias）又称观察偏倚（observation bias）或测量偏倚（measurement bias），是指研究实施过程中，获取有关暴露或疾病的信息时产生的系统误差。由于信息资料的收集方法存在问题，导致所获得的信息与真实情况不相符，从而导致研究结果出现偏差。信息偏倚在各类流行病学研究中均可发生，可来自研究对象、调查者，也可来自用于测量的仪器、设备、方法等。

信息偏倚也称为错误分类偏倚（misclassification bias），包括暴露因素错分和结局错分。例如，在队列研究中，分组时将非暴露者错分到暴露组，或将暴露者错分到非暴露组，或将高暴露者错分到低暴露组。也可能出现结局（疾病）错分，如在结局判断时出现错误，将一些疾病的早期病人错判为无病（假阴性）。

错分会影响暴露与结局之间的关系的判断，主要有两种类型：无差异错分（nondifferential misclassification）和差异错分（differential misclassification）。如果暴露或结局在比较组间错分的比例相同时为无差异错分，也就是说无差异错分是指与暴露无关的结局错分或与个体结局状态无关的暴露错分。在这种情况下，所有的研究对象（无论是暴露还是结局状态）都有相同的比例被错误分类。与之相反，暴露或结局在比较组间错分的比例不相同时差异错分，这时会发生与结果有关的暴露错分或与暴露有关的结局错分。无论是差异错分或无差异错分，都会导致研究结果出现偏差。

例如，在一项研究饮用咖啡与胰腺癌关联的病例对照研究中，调查胰腺癌病例和对照各300例，病例组的暴露率（饮用咖啡的比率）为200/300，对照组为150/300，计算得 $OR = 2.00$。假设通过调查问卷获得饮用咖啡的信息，只有80%饮用咖啡的研究对象（无论是否患胰腺癌）在问卷中如实报告饮用咖啡，同样的有90%不饮用咖啡的研究对象报告饮用咖啡。尽管为无差异错分，也会导致效应值估计的偏差，$OR = 1.60$，即低估了暴露与疾病的联系强度，见表 16-5、表 16-6。

表 16-5   饮用咖啡与胰腺癌的关系

	是否饮用咖啡		合计
	是	否	
病例组	200	100	300
对照组	150	150	300
合计	350	350	600

True odd ratio $(OR) = (200/100) / (150/150) = 2.00$

表 16-6   无差异错分对效应值的影响

	是否饮用咖啡		合计
	是	否	
病例组	$(200 \times 0.8) + (100 \times 0.1) = 170$	$(200 \times 0.9) + (200 \times 0.2) = 130$	300
对照组	$(150 \times 0.8) + (150 \times 0.1) = 135$	$(150 \times 0.9) + (150 \times 0.2) = 165$	300
合计	305	295	600

Observed odds ratio $= (170/130) / (135/165) = 1.60$

一、信息偏倚产生的原因

1. 资料收集方法不正确   如仪器、试剂等存在问题，调查表设计不当，或操作时未严格遵循规范要求。

2. 信息收集方法不一致   如不同组间采用不同的资料收集方法或由不同的调查人员来收集信息。

3. 主观因素的影响   主观因素的影响可能来源于研究对象，如故意隐瞒或夸大事实，也可能来源于资料收集人员，如有意或无意间有倾向性地针对不同的对象收集某些信息。

二、常见的信息偏倚

（一）回忆偏倚

回忆偏倚（recall bias）是指研究对象在回忆以往发生的事情或经历时，由于在准确性和完整性上的差异所致的系统误差。回忆过去暴露的错误会导致对暴露状态的错误分类，从而使研究结果产生偏差。回忆偏倚在病例对照研究中最常见，如调查的事件或因素发生的频率或强度甚低，未给研究对象留下深刻印象而被遗忘；或者所调查事件是很久以前发生的事情，研究对象记忆不清；也可能是由于不同组别的研究对象对调查的内容或事件关心程度不同，以致回忆时的认真程度有差异等。与主观标记相比，暴露或易感性的客观标记更不易记忆。例如，在20世纪50年代进行的一项关于信息偏倚的研究中，Lilienfeld 和 Graham 比较了体检和由病人自述来获得以往是否做过包皮环切术的信息。在这个研究中，84个曾经做过包皮环切的病人中只有37人回答做过这个手术，108个没有做过包皮环切术的人当中有89个回答没有做过这个手术。研究对象对他们是否做过包皮环切术的陈述的敏感性和特异性分别为44%和82.4%，见表16-7。

表 16-7　病人陈述与体检发现对于获得包皮环切术信息的差异

病人陈述	体检发现			
	是		否	
	N	%	N	%
是	37	44.0	19	17.6
否	47	56.0	89	82.4
合计	84	100.0	108	100.0

（二）调查者偏倚

调查者在收集、记录和解释来自研究对象的信息时发生的偏倚称为调查者偏倚（interviewer bias）。在病例对照研究中，研究者了解研究对象的病情，将会影响对暴露信息的获得、记录和解释。相比较对照而言，研究者会有意识或无意识地更希望获得与病例相关的暴露信息。同样在进行其他类型的流行病学研究比如队列研究时，当研究者在获取研究组和比较组信息时出现系统性的偏差也会导致调查者偏倚。例如，在一项研究非甾体抗炎药与胃食管反流关系的病例对照研究中，研究人员在进行质量控制过程中发现一些医学生作为调查员在调查过去一年服用非甾体抗炎药的情况时，除了向胃食管反流患者出示一份非甾体抗炎药的清单，可能还会详细解释哪些药物不属于非甾体抗炎药，比如阿司匹林。而对于对照组，只是让其根据清单上的药物来回答，不做过多的解释。

（三）诊断怀疑偏倚和暴露怀疑偏倚

如果研究者事先了解了研究对象对可疑因素的暴露情况，在做诊断或分析时，可能会做出有倾向性的判断，从而导致高估暴露因素与某种疾病或结局的关联。例如对暴露者或实验组进行非常细微的检查，而对非暴露者或对照组则不然，从而使研究结果出现偏差，即诊断怀疑偏倚（diagnostic suspicion bias）。诊断怀疑偏倚多见于临床试验和队列研究，特别是在诊断亚临床病例、判断药物的毒副反应时更容易产生。

反之，研究者若事先了解研究对象的患病情况或某种结局，可能会对其以与对照组不可比的方法探寻认为与某病或某结局有关的因素，如多次认真地调查和询问病例组某因素的暴露史，从而导致错误结论，此即暴露怀疑偏倚（exposure suspicion bias）。

（四）报告偏倚

报告偏倚（reporting bias）是指由研究对象有意地夸大或缩小某些信息而导致的偏倚，因此亦被称作说谎偏倚。例如调查冶游史或青少年的吸烟史等，可能会有相当一部分的被调查者不能如实报告。若涉及劳保、福利等，对一些问题的调查如职业危害，研究对象可能会夸大某些暴露信息。在对某些职业人群进行健康调查时，一些研究对象可能会为继续从事该职业而故意缩小某些患病信息。

（五）检测偏倚

检测偏倚（detection bias）是指由于测量方法或仪器等存在问题而导致测量值与真实值间出现系统误差。如测量方法的标准或程序不统一，分析、测试条件不一致，所用仪器、设备校正不准确，试剂不符合要求，以及操作人员的技术问题等，均可导致测量结果的不正确，使测量结果偏离真实值。此外，在调查研究中，所用调查表设计的科学性，记录是否完整，调查人员对工作的认真程度以及访问方式、态度等，均可导致获得的信息存在偏倚。

三、信息偏倚的控制

（一）完善信息收集方法

尽可能选用准确、客观的指标进行定量测量。仪器、设备进行校正，调查表设计时尽量采用封闭式问题等。不同组间信息收集方法要一致采用相同的方法和相同的人员收集信息。对信息收集人员进行严格培训，要求信息收集人员端正科学态度，实事求是、一丝不苟，掌握并严格遵循统一、规范的工作程序及判断标准，提高收集资料的可靠性。

（二）采用盲法收集资料

根据研究内容，收集信息时尽量采用盲法。使研究对象和（或）研究人员不知道研究对象的分组情况，减少主观因素的影响。

（三）完善质量控制方法

设立专职或兼职质控员，对所收集信息资料的真实性、完整性等随时监控，及时更正或补充，并对整个研究过程进行必要的监控和评价。

（四）运用合适调查技术

对敏感问题进行调查时，尽量采用敏感问题调查的技术或方法，如设计适当的问卷，应用随机应答技术等，避免报告偏倚。设立虚变量，调查中适当增加一些与调查目的无关的变量，分散研究对象的注意力，减少主观因素的影响。

第四节 混杂偏倚

混杂偏倚或称混淆（confounding），是指在流行病学研究中，某暴露因素与某种疾病或结局的联系被其他外部因素所混淆（歪曲或干扰），掩盖或夸大了研究因素与疾病或结局的联系，从而部分或全部歪曲了两者之间的真实联系，这个外部因素就称为混杂因素（confounder）。

混杂因素是指除所研究因素之外的其他与所研究疾病相关联的因素，混杂因素应具备下列基本条件：首先，混杂因素本身也是所研究疾病的独立危险因子；其次，混杂因素必须与研究因素有统计学联系；最后，混杂因素不能是研究因素与研究疾病因果链上的中间变量。所研究的暴露因素、疾病或结局与混杂因素三者之间的关系见图 16-1。

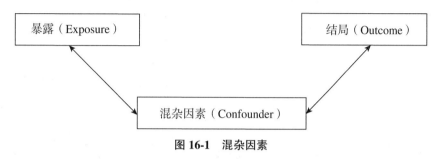

图 16-1 混杂因素

一、混杂偏倚的测量

1. 测量方法   对混杂偏倚的测量可以通过比较存在混杂因素时研究因素与疾病的效应估计值（如 RR、OR 等），与调整了该因素后的效应估计值来实现。按可疑混杂因素（f）将研究对象分层，然后采用 Mantel-Haenszel 法计算调整后的 OR 值 [记为 aOR（f）]，然后与未分层的 cOR 比较，如果：

$cOR = aOR$（f），则 f 不是混杂因素。

$cOR \neq aOR$（f），则 f 是混杂因素。

$cOR > aOR$（f），称正混杂，即 cOR 高估了暴露与疾病之间的联系。

$cOR < aOR$（f），称负混杂，即 cOR 低估了暴露与疾病之间的联系。

2. 测量实例   Shapiro 等于 1979 年报告了一项在 29 ～ 49 岁妇女中进行的关于口服避孕药与心肌梗死关系的病例对照研究，结果提示有口服避孕药史者发生心肌梗死的风险增高，$OR = 1.68$（表 16-8）。

表 16-8 口服避孕药与心肌梗死的关系

口服避孕药	心肌梗死组	对照组	合计
服用	29	135	164
未服用	205	1607	1812
合计	234	1742	1976

$\chi^2 = 5.844$，$P = 0.016$，$OR = 1.68$

此处，考虑年龄可能是混杂因素。作为混杂因素，年龄应与所研究疾病有关联，随年龄增大发生心肌梗死的风险增加。从表 16-8 可见，心肌梗死病例大部分年龄较大，小年龄组所占比例很小，而对照组中，各年龄组所占比例大体相当；同时，年龄跟口服避孕药也有关联。从表 16-9 也可以看出，不管是心肌梗死病例组还是对照组，口服避孕药暴露率均以低年龄组较高，并随年龄增大而降低。生存分析结果表明，年龄既与所研究疾病有关联（$\chi^2 = 119.681$，$P < 0.001$），又与所研究暴露因素有关联（心肌梗死组与对照组 P 均小于 0.001），因此，年龄在这里就可能是一个混杂因素。

表 16-9　心肌梗死病例组与对照组年龄分布的比较

年龄（岁）	心肌梗死组			对照组		
	例数（n，%）	口服避孕药例数	暴露率（%）	例数（n，%）	口服避孕药例数	暴露率（%）
25 ~	6（2.6）	4	66.7	286（16.4）	62	21.7
30 ~	21（9.0）	9	42.9	423（24.3）	33	7.8
35 ~	37（15.8）	4	10.8	356（20.4）	26	7.3
40 ~	71（30.3）	6	8.5	371（21.3）	9	2.4
45 ~ 49	99（42.3）	6	6.3	306（17.6）	5	1.6
合计	234（100.0）	29	12.4	1742（100.0）	135	7.7
χ^2	238.987			108.430		
P	0.000			0.000		

按可疑混杂因素将年龄分 5 个层，分层后各个层内再比较心肌梗死组与对照组口服避孕药暴露情况，见表 16-10。并按 Mantel-Haenszel 法计算得到 OR_{MN} 为 3.97。$cOR < aOR$，为负混杂，即由于心肌梗死组与对照组在年龄构成上存在差异，从而导致低估了口服避孕药与心肌梗死之间的联系。

表 16-10　按年龄分层后的口服避孕药与心肌梗死的关系

年龄（岁）	心肌梗死组		对照组		OR
	服用	未服用	服用	未服用	
25 ~	4	2	62	224	7.2
30 ~	9	12	33	390	8.9
35 ~	4	33	26	330	1.5
40 ~	6	65	9	362	3.7
45 ~ 49	6	93	5	301	3.9
合计	29	205	135	1607	$OR_{MH} = 3.97$

其混杂作用的大小按下式计算：

混杂偏倚 $= (cOR - aOR)/(aOR = (1.68 - 3.97)/3.97 = -0.577$

即年龄因素在组间的差别使 OR 值低估了 57.7%。

二、混杂偏倚的控制方法

1. 限制（restriction） 限制是指针对某一或某些可能的混杂因素，在设计时对研究对象的纳入条件予以限制，如年龄、性别、职业等。在选择研究对象时，限制在具有一定特征的对象中进行观察，可排除其他因素的干扰。例如研究对象被限定为不吸烟者，则吸烟这一潜在的混杂因素就被去除了。限制虽然可以提高组间可比性，但同时会降低样本的代表性，使研究结果外推至一般人群时受到限制。

2. 匹配（matching）　匹配是指在选择研究对象时，使各组间在一个或多个潜在的混杂因素上（例如，年龄、性别、种族或居住地等）相同或接近，从而减少或消除混杂因素对研究结果的影响。可以进行个体匹配，即选择一个病例和一个或多个与之特征相似的对照（如相同的年龄、性别）；也可以进行频数匹配，即选择一组个体作为对照组，使之与相应病例组在某些特征上比例一致。在实践中，匹配通常用于病例对照研究，但在一些小型的干预研究，特别是社区试验，匹配也较为常用。虽然匹配可以增加研究效率，但许多研究信息受到局限，匹配因素越多，受限制的信息越多，研究成本就越大。因此一般认为，匹配因素不宜太多，以只匹配主要的混杂为宜。目前，随着计算机网络信息系统的发展，人群健康信息系统日益健全，特别是欧美国家普遍具有较为完整人群健康保健信息记录，以人群为基础的流行病学观察研究日趋增加，通常可以得到足够大的样本来进行分层分析和多因素分析，匹配研究的应用已经日趋减少。

3. 随机化（randomization）　随机化在实验研究中，采用随机分组方法将研究对象分到不同的处理组，分组后可以比较各组间在可疑混杂因素上是否一致，从而评估是否存在混杂偏倚。也可采用区组随机化分组方法，即先将研究对象按可疑混杂因素分成多个区组，每个区组内的研究对象再随机分配到各个处理组中，从而保证各处理组间在区组因素上保持一致。这是一个控制混杂的有效方法，它能保证已知重要的因素和未知混杂因素在比较组间分布均衡，通常样本量要求相对较大，但是这种方法只能用于实验研究中。

4. 分层分析（stratified analysis）　分层分析是指将研究对象按照混杂因素分层，若各层间研究因素与疾病之间的联系一致时，可用 Mantel-Haenszel 分层分析方法进行分析，计算得到将该混杂因素调整后的效应估计值。分层分析一次只能控制一种混杂因素，且分层数不宜过多，随分层数的增多样本量随之增大。如要控制多个混杂因素就需要在层内再分层，往往受到样本量的限制而难以进行。

5. 标准化　标准化是指在规定统一标准的条件下，调整不同组间混杂因素分布的不均衡性，以控制和消除各组内混杂因素构成不同所造成的影响，使结果具有可比性。标准化将各组混杂因素的水平调整为一致，通过计算标准化的发病率、死亡率、标准化死亡比（SMR）或标准人群死亡率比（PSMR）等来控制混杂。

6. 多因素分析　当样本数不够大或者研究多种因素（包括暴露因素和混杂因素）对疾病的综合影响，不宜采用分层分析法时，可考虑应用多因素分析。常用的多因素分析法有协方差分析、Logistic 回归分析、线性回归、Cox 回归模型等。

（杨建洲）

思 考 题

1. 偏倚包括哪几种类型？分别是什么？

2. 减少误差的方法有哪些？

3. 为研究饮酒与高血压之间的关系，某学者 2021 年在社区人群筛检的基础上，随机选择了 256 名高血压新病例作为病例组及 694 名正常人作为对照组，进行病例对照研究，调查研究对象过去饮酒情况得表 1，调查研究对象体重超重情况得表 2。

表 1   研究对象过去饮酒情况

饮酒	病例（%）	对照（%）	合计	OR
是	121（47.4）	240（34.6）	361	
否	135（52.6）	454（65.4）	589	1.7
合计	256	694	950	

表 2   研究对象体重超重情况

饮酒	超重			不超重		
	病例（%）	对照（%）	合计	病例（%）	对照（%）	合计
是	62（45.3）	93（31.5）	155	32（51.6）	167（36.6）	199
否	75（54.7）	202（68.5）	277	30（48.4）	289（63.4）	319
合计	137	295	432	62	456	518

请回答：

（1）在分析饮酒与高血压之间的关系时，体重指数是否可能为潜在混杂因素？

（2）如何分析该混杂因素？

（3）如何控制混杂偏倚？

循证医学与循证决策

第十七章数字资源

学习目标

1. **知识**：学习循证医学基础知识、基本原理和方法。
2. **能力**：学会运用所学的循证医学知识、原理和方法，通过循证医学实践，掌握循证医学临床实践步骤和方法。
3. **素养**：树立以临床实践为基础，科学证据为依据，密切结合临床实践经验，尊重病人价值观的循证理念，不断强化批判性思维和信息综合能力，增强终身学习和自我学习意识。

　　循证医学（evidence-based medicine，EBM）是20世纪90年代以来迅速发展起来的一门新兴学科，是针对临床医学实践中存在的诸多问题提出的一种规范临床实践的理论。其核心思想是医疗决策的制定应基于当前最佳的科学研究成果，实施循证医学意味着医生要慎重酌定最好的研究证据、临床经验和病人的意见进行实践。因此最早的循证医学的概念从狭义上讲应当称为循证临床实践（evidence-based clinical practice）或循证临床医学（evidence-based clinical medicine）。随着循证医学学科的发展，循证医学已经不仅仅是临床医学的实践规范，还包括预防医学的人群干预，即在制定宏观卫生决策和进行预防疾病的过程中也要遵守循证医学的原则。传统医学实践较多地强调从经验中学习，依据基础医学、转化医学的成果指导医学实践。循证医学实践要求在面对临床问题时，要依据医学科学研究的最新成果指导临床实践，提高医疗资源的利用效率，更好地服务患者。

案例　17-1

　　患者，女，28岁，首次妊娠7个月，常规体检时发现血小板 $34×10^9/L$，多次复查血小板均在 $(28～36)×10^9/L$，皮肤黏膜无出血点，偶有刷牙后牙龈少量出血，胎儿发育正常。既往体健，无血小板减少病史，无其他疾病。经仔细检查，排除其他疾病引起的血小板减少，诊断为免疫性血小板减少性紫癜（immunologic thrombocytopenic purpura，ITP）。请血液科医生会诊，协助治疗，血液科医生的意见不统一，有的倾向于用泼尼松治疗，或大剂量静脉丙种球蛋白（IVIG）治疗，也有的倾向于不给予任何治疗，只是观察血小板变化。

如何通过循证医学实践的方法解决以下问题：

1. 现患者妊娠 7 个月，合并 ITP，无明显出血倾向，是否应该给予治疗？是否需要用泼尼松治疗？或用 IVIG 治疗？

2. 血小板计数维持在多少以上可以减少分娩时母亲和胎儿的出血并发症？

3. 应该采取什么分娩方式保证母婴平安？

4. 新生儿需要哪些监护和治疗？

第一节　概　述

一、循证医学的概念

循证医学一词最早出现在 1990 年 McMaster 大学内科住院医师计划的信息手册中。历经 30 多年的发展，循证医学的概念不断完善。1996 年，David Sackett 教授将循证医学定义为"慎重、准确、明智地应用当前所能获得的最佳研究证据为患者进行医疗决策"，强调循证医学的实践应将个人的临床专业知识与现有的最佳研究证据相结合。David Sackett 教授在 2000 年版《怎样实践和讲授循证医学》中，再次定义循证医学为"慎重、准确和明智地应用当前所能获得的最好的研究依据，同时结合医生的个人专业技能和多年临床经验，考虑病人的价值和愿望，将三者完美地结合制定出病人的治疗措施"。该概念的演变，体现了循证医学在认识上的升华，强调循证医学不仅仅是简单的医学证据与医学实践的特定联系，更是一种优化医疗实践的启发式思维和行为模式。循证医学改变了传统的经验医学模式，它在临床实践中的应用极大地改善了临床医疗服务的质量。

二、循证医学的产生与发展

临床医师通常通过以下途径来了解医学的进展和提高医疗水平：①查找医学文献，包括实践指导、编者按、广告文章等；②向专家进行咨询；③听医学讲座、看广告栏、与医药公司代表交谈。但来源于上述的资料都可能带有不同程度的偏性，有时各种来源的意见并不一致。现代临床流行病学的发展及应用，促进了临床医学研究，特别是随机对照试验日益被人们接受和应用，这样就产生了若干有科学价值的最佳研究成果，为循证医学提供最佳证据，推广应用于临床实践，必然会提高临床决策科学化和医疗水平。英国著名流行病学家 Archie Cochrane 首先提出将各专业领域的所有随机对照研究收集起来进行系统评价，为临床医疗实践提供可靠依据。这一观点立即得到国际医学界的强烈反响，于 20 世纪 80 年代出现了跨国合作的对某些常见重要疾病某些疗法的系统评价，对改变临床实践和指导临床研究方向产生了重大的影响，被认为是临床医学发展史上的一个重要里程碑。1984 年由加拿大 McMaster 大学制定了阅读指南，指南的主要目的是帮助临床医师阅读文献，确保知识更新。后来 McMaster 大学的工作小组与北美的一些同事们制定了一套新的使用者指南，它指导临床医生如何更有效地收集文献，指导如何说明临床研究的结果以及如何将它用于医疗上。新指南更注重提倡用从医学文献获得的最新信息解决病人的问题，即用从文献中获取、总结出来的信息解决每天遇到的临床问题，并将此称为循证医学。

20多年来，循证医学的理论体系逐渐形成，1992年JAMA杂志发表了循证医学工作组对"循证医学"的全面阐述。1992年10月，Cochrane中心在英国牛津成立。1993年成立了世界Cochrane中心协作网（Cochrane Collaboration）。1995年10月由美国医学会和英国医学杂志联合创办了《循证医学》杂志，它是循证医学发展的又一里程碑。英国的 *Lancet* 杂志撰文指出"Cochrane协作网对现代医学的潜在意义可与人类基因组计划相比拟"。近年来，除了在临床医学生中传播循证医学的基本内容以外，已经建立了15个Cochrane中心。我国华西医科大学筹建的中国循证医学中心或称为中国Cochrane中心已于1999年3月注册成立，目前Cochrane协作网已经包括50余个专业协作组，几乎覆盖了整个临床医学领域，主要是获取临床综述，已经使循证医学的发展进入了一个新阶段。

第二节　循证医学的研究内容

随着流行病学学科的发展，流行病学的方法和原理正在受到各个学科的广泛关注，得到了普遍的应用，因而出现了诸多流行病学分支，如临床流行病学、心血管病流行病学和职业流行病学等。这些分支的共同特点都是使用流行病学的原理和方法解决本学科的问题。以临床流行病学为例，临床医生每天面对的是单个病人，以解决单个病人的诊断和治疗为主要任务。病人就诊时的第一个问题是诊断，即病人所患的是什么病？疾病的病因是什么？在明确了病因之后，要给病人提供治疗，面对如此众多的治疗方法和手段，第二个问题又出现了，即对某个特定的个体病人而言，提供什么样的治疗手段？接着的第三个问题是要对采取的治疗或干预手段的效果进行评价。包括近期和远期疗效如何？提供的治疗手段是否对病人的健康有益且无害，经济效益是否最佳？病人的健康状况是否得到了改善？病人的生命质量是否得到了保障，提供的治疗手段有没有潜在的健康危害？提供的治疗手段必须以符合现代基础医学理论为基础，符合现代医学的观点。诸如此类的问题，都要使用流行病学的理论和方法，临床流行病学便应运而生，且近20年来得到了飞速发展。临床流行病学的核心是临床研究如何设计？解决特定的临床医学问题采取何种研究类型？如何正确测量各项指标？如何正确评价已经提供的治疗手段和药物的效果，即设计、测量和评价（design，measurement，evaluation，DME）。回答这些问题都要靠证据，而不是经验，这样就产生了循证医学。循证医学的主要研究内容包括：

（1）了解医学的最新进展，满足形势发展的需要。

（2）达到早期正确诊断的目的。

（3）选择最佳治疗和管理方案，此方案应当对病人的健康有利，而不是有害。

（4）提出临床研究的假设。

（5）评价治疗、处理措施或手段的临床疗效。

（6）提出新的预防、治疗措施（包括新的医疗器械的研制）。

（7）预后分析和远期疗效观察。

（8）为疾病病因学研究提供证据。

其中1～3项属于医生的日常工作，4～8项属科学研究。从上述循证医学的研究内容看，一个合格的临床医生必须有循证医学的观念，除了完成日常的工作以外，还必须在循证医学的指导下，结合临床实际开展科学研究，为病人的治疗方案和治疗决策提供科学依据。对从各种渠道获得的信息也要进行认真消化，去伪存真，去粗取精，获得正确的信息，用以指导临床实践。临床医生应当始终掌握的原则是：提供有确切可靠证据支持的、有效的、利大于弊的治疗方案。

第三节　循证医学的实施方法

完整的循证医学实践过程主要包括五个步骤：提出一个明确的问题、系统全面地查找证据、严格评价证据、应用最佳证据、后效评价。

一、提出一个明确的问题

这是循证医学实践的起点，"提出一个好问题，用可靠方法来回答这个问题"是提高临床研究质量的关键。一个明确的问题是把所需要的有关疾病的预防、诊断、治疗、预后和因果关系的信息转化为一个可以回答的问题。临床问题包括目标人群（例如，成人、儿童、急诊患者、长期治疗者等）、重要的干预措施、重要的结果等，并且可能有进行比较的内容（例如：比较标准治疗与可供选择的新治疗），以及干预措施危害和风险及对临床经济学的影响等。这些问题一般包括三或四个基本成分，可按 PICO 原则确定：①患者或问题（patient 或 problem，P）：应包括病人的诊断及分类。②干预措施（intervention，I）：包括一种暴露因素、一种诊断试验、一种预后因素、一种治疗方法等。③对比措施（comparison，C）：与拟研究的干预措施进行对比的措施。④结局指标（outcome，O）。临床研究人员在选题及构建问题时应根据自己的资源、条件、可行性、临床应用价值、结果的科学性等因素综合考虑，选择范围恰当的问题进行研究。

二、系统全面地查找证据

基于问题类型，选择恰当的数据库，特别是经过专家筛选、根据证据的科学性和临床重要性建立的循证医学网上信息资源。循证医学实践强调要获得"最佳证据"，这些信息可以来源于经同行评估的、高质量期刊上面发表的原始研究论著，亦可以来自经系统综述（systematic review）的各种出版物，如循证教科书、与证据相关的数据库、循证杂志和在线服务等。通过手工检索和计算机检索（如 Medline）可以方便地查询原始研究论著，而系统综述类的报告可以检索一类再版的新型杂志，如美国 ACP 杂志俱乐部和英国 EBM 杂志，或直接登录 Cochrane 图书馆获取证据。通过这些简单而有效的途径，可以找出自己所关心问题的概述。

为省时、省力、高效回答临床问题，应改变传统的检索方式，采用加拿大医学信息学专家 Brian Haynes 等提出的 6S 证据金字塔模型，自上而下依次检索相应的数据库资源。6S 分别指 Synopses（原始研究），Synopses of studies（原始研究的摘要及评论），Syntheses（系统评价），Synopses of Syntheses（系统评价的摘要及评论），Summaries（循证知识库）和 Systems（证据系统），相对应的典型证据资源分别是 CENTRAL、PubMed；ACP Journal Club；CDSR、PubMed；ACP Journal Club；UpToDate、Best Practice、G-I-N/NGC；ZynxCare、ProVation MD。原始研究是所有其他证据衍生品的基础，证据系统是提供证据的最高形式，因此证据资源以原始研究为基础，以证据系统为终端，自下而上形成一个不断缩小的证据资源金字塔（pyramid of evidence）（图 17-1）。

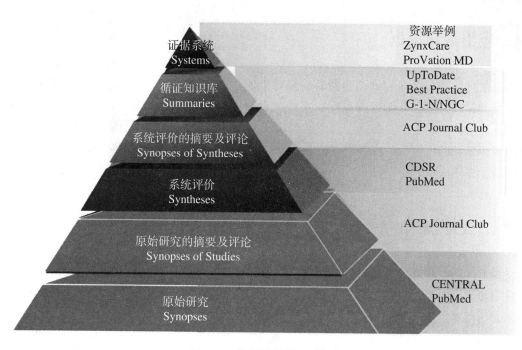

图 17-1　证据资源的 6S 模型

三、严格评价证据

在评价时常根据证据性质分为四个等级：A 级，设计良好的随机对照试验；B 级，设计较好的队列研究或病例对照研究；C 级，描述性研究或系列病例报告；D 级，个人的临床经验等。将收集的有关文献，应用临床流行病学及 EBM 质量评价的标准，从证据的真实性、可靠性、临床价值及其适用性做出具体的评价，并得出确切的结论以指导临床决策。如果收集的合格文献有多篇的话，则可以做系统分析（systematic analysis）和 Meta 分析（meta analysis）。这样的评价结论则更为可靠。根据所采纳的证据的水平，循证证据分级见表 17-1。

表 17-1　不同的研究方法提供的证据等级及研究的难易度

证据的来源	分级	论证强度及等级	研究的可行性
RCTs 系列研究（综述）	A 级	++++++++++	+
单项 RCT 研究		+++++++++	++
系列队列研究	B 级	++++++++	+++
单项队列研究		+++++++	++++
病例对照研究系统综述		++++++	+++++
单项病例对照研究	C 级	+++++	++++++
描述性研究		++++	+++++++
系列病例报告	D 级	+++	++++++++
病例报告		++	+++++++++
没有分析的专家意见		+	++++++++++

四、应用最佳证据

通过文献所获得的研究证据是所有研究对象的"平均效应"，实际面对的患者往往与临床研究中病例存在性别、年龄、并存症、疾病严重程度、病程、依从性、社会因素、文化背景、生物学及临床特征的差别。必须综合考虑最佳证据、临床专业知识、患者的具体情况、所处的医疗环境和患者的价值观，将经过对研究证据的真实性、有用性及适用性的评价后所获得的最佳证据用于临床决策。

五、后效评价

通过上述四个步骤，后效评价应用当前最佳证据指导解决问题的效果如何。若成功可用于指导进一步实践；反之，应具体分析原因，找出问题，再针对问题进行新的循证研究和实践，以不断去伪存真，止于至善。

例 17.1　冠心病所致的急性心肌梗死（AMI）是临床上常见的心血管病的危重疾患，其病死率可高达 10%。如何提高 AMI 的临床疗效，降低病死率是临床医生关注的热点问题。近些年来，根据心肌梗死的发病机制，临床上进行了大量链激酶溶栓疗法研究。根据不同的研究结果，能否说明这一疗法的效果？故此，可提出临床问题，并按上述步骤进行评价。

1. 临床问题　应用链激酶对急性心肌梗死患者进行溶栓治疗，能否使其病死率降低？

2. 文献检索　根据上述的临床问题，确定文献检索的关键词：①急性心肌梗死；②溶栓疗法；③ RCT 临床试验（并限定单个 RCT 试验的样本量 > 1000 例）。通过检索发现有 9 篇文献符合上述要求，总病例数 58 600 例。

3. 严格评价文献　应用临床流行病学和循证医学有关治疗性研究证据的评价标准，对这 9 篇文献在单个 RCT 质量评价合格的基础上，进行了综合的系统评价，得出的结论如下：

（1）溶栓法治疗的总体效果：由表 17-2 可见，溶栓法治疗急性心肌梗死对降低病死率有一定疗效。

表 17-2　溶栓法治疗急性心肌梗死系统回顾结果

组别	病死率（%）	绝对病死率下降	相对病死率下降	救活一例需治疗病例数
试验组	9.6	1.9%	18%（95% CI：13% ~ 23%）	56（95% CI：43 ~ 77）
对照组	11.5			

注：在基础治疗的基础上，试验组接受溶栓治疗，对照组使用安慰剂。

（2）溶栓法对 AMI 治疗效果的分层分析：在系统评价中，将 AMI 病例具有急性损伤心电图 ST 段变化及伴随室内传导阻滞两个亚组的治疗结果统计分析见表 17-3。

表 17-3　溶栓疗法对急性心肌梗死治疗效果的分层分析结果

组别	相对病死降低率（%）
急性心肌梗死伴急性 ST 段抬高组	21
急性心肌梗死伴室内传导阻滞组	25

（3）溶栓疗法治疗 AMI 的时相效应结果：该系统评价分析 AMI 发作后接受溶栓治

疗，对降低病死率的时相效应做了具体分析，结果显示，如果晚治疗 1 h，就会丢失生还率（1.6±0.6）%。其中 AMI 发作在 6 h 之内接受溶栓治疗者效果最好，12 h 后则疗效较差。

4. 指导临床决策　上述结果提示：

（1）AMI 患者应用溶栓疗法对降低该病的病死率具有一定的临床价值。

（2）AMI 发作 6 h 内接受溶栓疗法比晚用效果好。

（3）AMI 伴有心电图 ST 段抬高以及伴有室内传导阻滞者疗效相对更好。

可结合患者的具体临床实际参考应用这些证据。

5. 通过 EBM 实践，提高认识　如果临床医生在治疗 AMI 患者的临床实践中，应用上述证据验证其效果，总结经验教训，必会促进临床医疗质量的提高。

第四节　系统评价和 Meta 分析

一、系统评价与 Meta 分析的概念

系统评价（systematic review，SR）是系统全面地收集全世界所有已发表或未发表的有关临床研究的文章，用统一的标准，筛选出符合质量标准的文章，进行定量综合，得出可靠的结论。经过系统评价结果得出的结论最接近真实情况，从而可为临床提供质量高、科学性强、可信度大、重复性好的医疗措施、治疗方法和药物，以指导临床实践，推动医疗质量的提高。亦可为临床科研提供重要信息，为立题提供科学的基础，从而避免走弯路及重复研究。

Meta 分析是对相同主题的一组同质性符合要求的文献量化分析。以同一主题的多项独立研究的结果为研究对象，在严格设计的基础上，运用适当的统计学方法对多个研究结果进行系统、客观、定量的综合分析。狭义的 Meta 分析指一种单纯定量合成的统计学方法。广义的 Meta 分析指针对某个主题，全面收集所有相关研究并逐个严格评价和分析后，再用定量合成的方法对资料进行统计学处理得出综合结论的全过程。

二、Meta 分析的步骤

Meta 分析需遵循科学研究的基本原则，包括提出问题、检索相关文献、制定文献纳入与排除标准、提取资料信息、统计学处理和报告结果等基本研究过程。与一般研究不同的是 Meta 分析利用已经存在的（发表与未发表）各独立研究结果资料，而不需要分析各独立研究中的每个观察对象的原始数据。

（一）提出问题，制订研究计划

Meta 分析中问题一般来自生物医学研究领域中不确定或有争议的问题。Meta 分析课题的研究计划包括研究目的、现状、意义、方法、数据收集与分析、结果解释和报告撰写等。

1. 提出问题　Meta 分析研究的问题通常是一个具有临床意义且不肯定或有争议的问题。首先应按照 PICO 原则构建临床问题，如对"患社区获得性肺炎的成年人使用何种抗生素治疗效果好"的问题，根据 PICO 原则，可初步分解为：P 为患社区获得性肺炎的成年患者；I 为使用抗生素（多种）治疗肺炎；C 包括抗生素的种类、给药途径及给药方法、就医情况（住院或门诊）的比较等；O 包括成本效果比，每例患者的平均费用（住院总费用、抗生素费用）等。实际检索过程中，同时满足上述全部五项内容的情况很少。如果相关临床试验较少，可以

只使用其中两三个方面的主题词和关键词进行检索。

2．制订研究计划   问题一旦确定，就可以制定研究方案。研究方案主要包括以下内容：①本次 Meta 分析的背景，即选题的依据；② Meta 分析的目的；③纳入原始研究的标准；④检索策略；⑤数据收集、分析、评价的方法；⑥结果的分析讨论等。

（二）检索收集文献

收集文献的原则是多途径、多渠道、最大限度地收集与研究问题相关的文献。根据研究问题确定所有相应的检索词并明确之间的搭配关系，制定检索策略和检索范围。对检索结果必须分析评价是否查全、查准，否则会影响 Meta 分析结论的可靠性和真实性。

1．制定检索策略   根据研究问题确定检索词，将检索词进行不同组合形成检索策略。检索词之间以"OR"和"AND"等逻辑符相连，从而构成检索策略。必要时，也可以使用 PICO 中的 C、O 和研究设计类型（study）或研究的环境和条件（setting）对检索进行限制，以增加检索的特异度，减少不必要的筛选工作量。

2．选择数据库   为全面查找所有相关临床研究，凡是可能收录了与研究问题相关的原始研究数据库均应考虑在内，不限定语种和时间。检索来源主要包括：①综合性文献数据库资源（如 Medline、Embase）、Cochrane 对照试验中心数据库（Cochrane central register of controlled trials，CENTRAL）；②专业数据库，如专业小组资料库、中医药库等；③查找其他相关资源，包括在研临床试验库；人工检索相关杂志、灰色文献和已发表研究参考文献，检索美国科学引文索引数据库（science citation index，SCI）或与研究通讯作者联系等。

3．评估检索结果   对检索结果的评价步骤有：浏览检出记录的标题和摘要，评价该记录是否符合事先制定好的纳入和排除标准，纳入符合要求的文献。对潜在的有可能符合纳入标准的记录及不能确定是否需要纳入和排除的记录，应通读全文，以进一步判断或评估。若检索结果不能满足需要，有必要对已检索过的数据库进行再次检索。由于不同的数据库收录范围不同，检索术语、主题词表及检索功能存在差异；因此，需在检索过程中仔细选择检索用词，并且不断修改和完善检索策略，调整检索策略的敏感性或特异性，以便制定出能满足检索需求的更高质量的检索策略。

（三）筛选纳入文献

制定文献纳入和剔除标准时，要考虑研究对象、设计类型、处理因素、结局效应、样本大小、观察年限、文献发表时间和语种等方面的问题。用明确的纳入和剔除标准从检索出的文献中筛选合乎要求的文献。

1．初筛   初筛是通过仔细阅读所检索到的全部文献研究的题目和摘要来完成的。初筛标准常常只包含了文献研究类型、所关注的研究对象临床特点和所关心的干预措施这三个方面。在初筛阶段，进行初筛的作者应该将执行标准放得较为宽松，因为文献一旦被排除，就没有机会再次讨论和再次被纳入。所以，除非非常肯定该文献与研究课题不相关，否则文献应该被留下，进入全文筛选阶段。对于排除的文献，需要给出理由。

2．全文筛选   在初筛完成之后，对于初筛选出的可能合格的文献进一步获取全文。仔细阅读和评估文献全文的方法学部分，提取文献中的相关信息，以确定文献是否符合系统综述的纳入标准，并决定该文献是否纳入。

3．与作者联系   有时即使获得了研究文献的全文，仍没有我们所需要的信息。如可能文献并没有表明该研究是怎样进行随机分配的，也可能文献没有写清楚参与者的类型如何。有时甚至发现文献没有提供我们所需要的结局指标。当文献研究的相关信息不全或不清楚时，可以联系文献的作者以获得进一步的信息。

（四）提取纳入文献的数据

数据提取是指按照纳入标准，将纳入研究对象结果和所有有价值的信息正确地收集并记录下来。数据提取是 Meta 分析中的一个关键步骤，直接影响结果的准确性。为了保证资料提取的准确性，要求至少两位评价人员各自独立地提取资料，然后互相复核，准确无误和意见统一后才能进行系统分析。资料提取要根据制定的调查表和需要收集的内容，收录有关的数据资料，其中包括：①一般资料：如评价的题目、评价者的姓名、原始文献编号和来源、评价的日期等；②研究特征：如研究的合格性、研究对象的特征和研究地点、文献的设计方案和质量、研究措施的具体内容和实施方法、有关偏倚防止措施、主要的试验结果等；③结果测量：如随访时间、失访和退出情况等。对二分类变量进行 Meta 分析时需要 4 个值，即试验组和对照组分别的样本量和发生目标事件的例数；对连续性变量进行 Meta 分析时需要收集各组的均值、标准差和样本量。

（五）分析和报告结果

分析收集到的资料应包括：

1. 定性分析（quantitative analysis）　定性分析是采用描述方法，将纳入的每个临床研究特征按研究对象、干预措施或暴露因素、研究结果、偏倚风险和设计方法等进行总结并列成表格，以便浏览纳入研究的情况、研究方法的严谨性和不同研究间的差异，计划定量合成和结果解释。定性分析是定量分析前必不可少的步骤。

2. 定量分析（quantitative synthesis）　定量分析包括异质性检验、Meta 分析和敏感性分析。

（1）异质性检验（heterogeneity test）：系统评价或 Meta 分析将多个研究结果合成为一个效应值，不同研究间不可避免存在差异即异质性。异质性分 3 类：①临床异质性（clinical heterogeneity），指不同研究中研究对象、干预措施或暴露因素和结果测量等存在的差异；②方法学异质性（methodological heterogeneity），指试验设计和质量在不同研究中存在的差异；③统计学异质性（statistical heterogeneity），指不同研究中效应指标存在的差异，是临床异质性和方法学异质性导致的结果。异质性检验是指对不同原始研究间结果的变异程度进行检验。检验结果若有统计学意义，应解释可能的原因并考虑合成结果是否恰当。确定异质性有两种方法：①作图观察各研究结果的效应值和可信区间是否有重叠，若可信区间差异太大，则放弃合成分析或分析异质性原因后再考虑是否合成；②卡方检验（Q test，chi-square test），在此基础上借助 I^2 定量估计异质性大小，I^2 越大、异质性越大。Cochrane 协作网建议采用百分率区分异质性的严重程度，如 0%～40% 表示异质性可能不重要，30%～60% 表示有中度异质性，50%～90% 表示有显著异质性，75%～100% 表示有很大异质性。

（2）Meta 分析：根据临床问题、资料类型及评价目的选择效应量并对其进行定量合成分析。如治疗性研究中，分类变量可选择比值比（odds ratio，OR）、相对危险度（relative risk，RR）、危险度差值（risk difference，RD）和多减少 1 例不利结果需要治疗的患者数（number needed to treat，NNT）等作为效应量表示合成结果。对连续性变量，当采用相同度量衡单位测量结果时应选择均数差（meandifference，MD）；而当结果测量采用不同度量衡单位，如疼痛评分在不同研究中采用不同的量表时，则应选择标准化均数差（standardized meandifference，SMD）。用 Meta 分析合成结果时，可选择固定效应模型（fixed-effect model，FEM）或随机效应模型（random-effect model，REM），结果采用森林图（forest plot）表示。

（3）敏感性分析（sensitivity analysis）：敏感性分析的目的是了解 Meta 分析结论的稳定性。常用方法有：选择不同统计模型时，效应合并值点估计和区间估计的差异；剔除质量较差的文献前后结论的差异；对文献进行分层前后结论的差异；改变纳入和剔除标准前后结论的差异。用于考查 Meta 分析结论有无较大变化。

（六）结果的分析与讨论

系统综述与 Meta 分析的讨论与评价者的结论部分即对结果的解释。在系统综述与 Meta 分析的讨论与结论中，同样的证据不同的人会做出不同的决策，评价的主要目的是提供信息，而不是提出建议或推荐性意见。讨论与结论应有助于人们正确理解证据的含义及其与实际决策的关系。

1. 证据的强度   首先，应对纳入研究的方法学质量及其不足之处，以及系统综述本身的方法进行讨论，这部分内容将对医疗卫生决策及未来的研究产生影响。其次，对未纳入评价的其他证据加以讨论。如涉及药物评价需要考虑药物剂量和罕见不良反应的非随机性研究。有的系统综述对干预措施与重要结局之间的因果关系只能提供间接证据，如采用中间结局指标（生理或生化指标）。而循证医学强调患者相关的重要结局，如生存率、发病率、某一事件发生率等。在没有这些结局时，只能采用上述中间结局，即所谓替代指标。

2. 可应用性   将任何研究发现推广应用到普通人群是一次飞跃。人们需要在合理的推广运用与得出保守的结论之间保持平衡。系统综述的用户需要决定证据是否适合于特定的人群，这往往取决于纳入研究对象的背景是否与自己的患者相似，得出结论的干预特征。评价者应当对证据可能应用的情况及影响应用效果的可预测因素进行讨论。通常要考虑生物学或文化的差异、患者对干预措施的依从性、患者基线水平（事件率）的差异、费用及患者的态度。

3. 其他相关信息   其他类型的证据，尤其是来自于流行病学研究的证据、有关临床实践的现状、有关费用的信息等卫生决策将会对系统综述有所帮助。然而有些问题将超出系统综述的范围，如结合某一国家或地区的实际，往往需要通过诸如编写临床实践指南或进行卫生技术评估来实现。

4. 不良反应   评价者应当考虑所有重要的干预结局，包括不良反应的结局。有关不良反应的证据在不同情况下的严重程度及其发生频率，特别是不良反应与某一特定的干预之间的因果联系需要进行严格评价。由于很多临床研究对不良事件的调查、报告重视不够，评价者对此应当引起足够的重视。

5. 结论的意义   最后评价者需要对系统综述的发现对于临床实践的意义进行总结，对该评价结果对于未来的科学研究具有的价值进行概括。

知识拓展

临床实践指南

临床实践指南的新定义（2011 年发布）是：通过系统综述生成的证据以及对各种备选干预方式的利弊评价之后提出的最优指导意见。

因此，可以看出，指南如果想要具有可靠性，必须做到：

1. 基于对现有证据的系统评价。
2. 由来自专业团队、各学科的专家和主要相关团体的代表共同制定。
3. 适当地考虑重要患者亚群体和患者偏好。
4. 过程透明，使干扰、偏倚和利益冲突最小化。

第五节　循证医学信息来源及利用

由于已有的系统评价无论在数量上还是质量上都不能满足临床医师和医学决策者的需要，若干国家的临床医学专家、方法学家和系统评价的用户们联合起来共同成立了一个国际性组织——Cochrane 协作网（Cochrane Collaboration），同时在有些国家成立了 Cochrane 中心。这些中心组织协调本国收集原始研究资料，或进行系统评价，或将系统评价翻译为本国语言进行发表传播，为临床医学实践，特别是疾病的治疗、预后和康复提供了大量高质量的依据。Cochrane 协作网通过电子杂志即 Cochrane 图书馆将系统评价传播到世界各地。Cochrane 协作网产生的系统评价在临床医学界已产生了重大影响：①肯定了一些有效的疗法并推广应用；②否定了一些无效或有害的疗法；③发现某些尚缺乏足够依据但有希望的疗法，建议开展进一步的研究，促进了某些重大课题的实施。目前，Cochrane 协作网的系统评价主要集中在研究随机对照试验，为疾病的防治提供最可靠的依据。随着 Cochrane 协作网的发展和其方法的日趋完善，系统评价的范畴也将进一步扩大，有关病因学、诊断学方面的系统评价将逐渐产生。

一、Cochrane 协作网的建立

因为现已有的系统评价在数量、质量上都不能满足临床实践和医学决策者的需要，为了生产、保存、传播和更新临床医学各领域防治效果的系统评价，以满足临床实践的需要，各国临床医学专家们决定联合起来进行这一巨大工程，在多年预试验证实其可行性后，于 1992 年底在牛津成立以 Cochrane 命名的英国 Cochrane 中心。1993 年成立世界 Cochrane 协作网，至今已有的 15 个 Cochrane 中心分布在 12 个国家（英、美、加、澳、法、意、荷兰、巴西、南非、挪威、西班牙、中国）。

二、协作网的宗旨和任务

（一）目标

通过准备、保持及保证有关健康干预措施效果的系统性评价来帮助人们制定合理的关于疾病治疗的决策。协作组的宗旨体现在以下 8 项原则中：协作精神、热情参加、避免重复、减少偏倚、保持先进性、保证合理性、保证可理解性、不断提高工作质量。

（二）任务

1. Cochrane 协作网的任务　①帮助人们做系统评价；②建立新中心、新专业组；③建立国际临床研究登记；④开发系统评价软件、方法；⑤把系统评价结果通过电子杂志的光盘、互联网分发给世界各地的医师、病人和决策者。

2. Cochrane 中心的任务　组织协调本国、本地区参与 Cochrane 协作工作的个人或专业组，提供方法训练和其他支持。

3. 参加者的任务　收集原始资料或自己进行系统评价或将 Cochrane 图书馆的系统评价翻译为本国语言进行发表传播等。目前先进国家的医师和决策者已将 Cochrane 中心的系统评价作为重要的决策依据，如只有 Cochrane 中心肯定的疗法才能使用。有些国家在审批课题时，也将是否到 Cochrane 数据库做过检索，是否做过系统评价作为先决条件。

三、在我国建立 Cochrane 中心的意义

中医中药是人类医学宝库的重要组成部分，中国参加世界 Cochrane 协作网是至关重要的，但是我国目前还存在一些问题。

（一）问题

1. 循证医学的概念尚不普及，临床研究的重要性尚未充分得到认识。
2. 真正的随机对照试验数量有限。
3. 参与到循证医学中的医务人员比例偏低。

（二）面临的任务

1. 建立 Cochrane 中心。
2. 提高我国医学工作者的科研设计水平，进一步在临床医生中普及临床流行病学和 RCT 设计知识。
3. 积极参加协作网工作，收集整理分析中国的临床科研资料，为中国临床实践提供可靠证据，提高临床医疗水平，为医教研和决策者提供科学依据。
4. 为国际协作网提供中国临床科研资料，向世界介绍我国科研成果。
5. 学习国际先进经验，引进国外最新研究成果和信息。

第六节   循证决策

一、循证决策的概念

循证决策（evidence-based decision making）是遵循现有最好的证据，制定单位、区域或国家医疗卫生服务管理模式、公共卫生措施和医疗卫生政策的学科。目标是以最低的成本（包括人力和物力资源）、最高的工作效率，做好科学决策。它是 21 世纪医疗卫生管理的最高原则。循证决策实现了由经验和知识决策向根据科学证据决策的转变。它的要素包括三个方面：首先是找到最好的证据，包括证据来自何处，来自什么类型的研究？其次是现有的卫生资源，包括人力资源和物力资源。再好的决策，没有相应的卫生资源也是枉然。最后是资源分配的价值取向，即要把资源用到何处。

二、循证决策的必要性

一项卫生决策正确与否涉及卫生公平、卫生资源的利用效益和效率，涉及社会各个成员身心健康和切身利益以及社会的和谐与稳定。因此，其重要性不言而喻。传统卫生决策的产生过程有两种形式：一种是卫生行政决策，卫生行政管理人员根据掌握的有限资料研究制定卫生决策。这种决策方式的质量与政策制定者的学识和知识水平密切相关。因为决策的依据主要依赖卫生行政管理人员的学术水平和经验以及政治的需要，我们称这种决策为政治决策。另一种决策方式是行政管理人员在专家建议的基础上研究制定决策。专家主要来自医院的高层管理人员、从事疾病预防与控制的卫生技术人员和专家，他们根据实际工作的需要和掌握的情况向卫

生行政管理人员建议，然后研究制定卫生决策，因此我们称这种决策为知识决策。由于这两种决策方式的科学依据不足，也缺少对决策效果的科学评价，存在的问题不言而喻。

随着我国社会和经济的快速发展，人民生活水平的普遍提高和社会各项保障事业的完善，我国的人口构成发生了明显的转变。根据《2022 中国卫生统计年鉴》报告，中国人群预期寿命由 1990 年的 66.85 岁增长到 2020 年的 77.93 岁。如北京市 2020 年女性预期寿命已经达到 84.62 岁，男性 80.43 岁，已经达到甚至超过了一些发达国家的水平。但是人口的老龄化也随之而来，我国已经提前年进入了老龄化社会，使得社会的卫生需求正在发生巨大转变。另外，医学模式转变的理念已经从医务人员向社会各基层辐射，人们已经注意到健康促进的重要性，不但要求治疗已患疾病，也希望最大限度预防疾病的发生，提高生活质量，幸福健康度过一生。这些因素交织在一起，使得各国政府都遇到了同一个问题，即如何将有限的卫生资源利用好，使卫生服务的质量和效益最大化，实现医疗公平，使人人都能享受到良好的医疗保健服务。

我国的医疗卫生事业取得了举世瞩目的成绩，人均寿命延长，多数传染性疾病得到有效控制，人间天花消灭，历史上对我国居民生命和健康造成威胁的传染性疾病一度得到了很好的控制。但是随着人口老龄化及社会的变革，医疗卫生服务事业又遇到新的问题与挑战。人群的疾病谱明显变化，主要死因顺位不断变化，肿瘤的发病率逐年上升，新的传染性疾病不断出现，已经得到很好控制的旧的传染性疾病死灰复燃等，诸如此类的问题已经摆在了卫生决策者的面前。

一项决策是否正确，首先要检查制定决策的证据是否确切可靠，其次是卫生资源的社会效益和经济效益如何，最后是对人群的健康是否有所促进并且无潜在的健康危害。卫生资源不足是永恒的主题，尤其是像中国这样的人口大国，在制定卫生决策时，必须考虑我国的国情。一项看似不起眼的宏观决策就可能事关巨大的卫生资源。例如，如果将高血压的标准从 140/90mmHg 下移到 130/80mmHg，意味着中国高血压患者从原来 2.45 亿增加到 4.9 亿，增加了 2.45 亿人，假如 10% 的人接受了治疗，每人每天按 1 元钱计算，全国每年治疗高血压的费用将会增加近 900 亿元人民币。

综上所述，实施循证卫生决策的意义就在于使卫生决策科学、规范、合理，适应社会发展和进步的要求，最大限度做到卫生服务公平，充分利用有限的卫生资源，提高卫生服务的效益和质量，提高人民的健康水平。

三、循证决策的内容

循证决策的内容分为政策研究和技术研究两大类。政策研究主要指根据实际工作的需要制定或调整相应的卫生政策。技术研究则主要是针对医学实践中的诊疗技术进行评价和监督，杜绝无效的诊断和治疗手段或技术进入医学实践，减缓或停止成本和效益不佳的措施或技术，淘汰对人体有害或存在潜在健康危害的药物、治疗或诊断手段，鼓励对现行的医疗诊治药物、手段、方法和技术进行科学评估等等。卫生决策（如卫生服务的重点）有其时代性。循证卫生决策的内容包括：

1. 确定区域或国家的卫生服务重点。
2. 制定卫生资源管理的模式。
3. 制定和提出公共卫生措施。
4. 制定医疗卫生政策。
5. 确定医疗诊治技术准入名单。

6. 对医疗诊治技术进行卫生经济学评价。

四、循证决策的步骤

循证决策与循证临床实践相似，前者是针对人群，后者是针对个体。首先是确定卫生的需求，卫生服务决策人员要在诸多卫生服务的需求中，根据现有的卫生资源，在充分考虑资源分配的价值取向的基础上确定最佳要求。其次是收集制定决策的依据，依据有多种多样，在收集依据时应当特别强调依据来源于何种研究，研究的结论是否正确，研究中有无明显的偏倚，结果是否可信，依据也可以是专家的建议或意见。将个别专家或学者的建议或意见作为决策的依据时应当十分慎重，因为此项依据的质量与个人的学识、经历、经验密切相关。再就是对依据进行科学的评价，确定依据的价值。最后综合考虑可行性及可能性，资源和价值取向，做出决策。具体步骤见图 17-2。

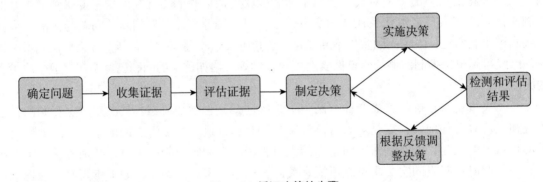

图 17-2 循证决策的步骤

（杨建洲）

思 考 题

1. 循证医学产生和发展的原因是什么？
2. Meta 分析的目的和意义有哪些？
3. 如何提高临床循证决策的水平？
4. 某国发生某传染病的流行，给社会带来了极大的负担。针对该传染病相关单位研发出一种针对性疫苗，这款疫苗据称能显著降低该种传染病的发病率和病死率。该国公共卫生部门需要评估这款新型疫苗的效果，并决定是否推广使用。

数据：

（1）发病率：过去 5 年内，该传染病的年平均发病率为 10 万人中有 300 例。

（2）病死率：该传染病的病死率约为 5%。

（3）疫苗效果：临床试验数据显示，新型疫苗能降低 80% 的发病率和病死率。

（4）疫苗成本：每剂疫苗的生产成本为 10 美元，预计推广成本（包括宣传、分发、培训等）为每剂 20 美元。

（5）目标人群：预计目标人群为该国 1 亿人口中的 20%，即 2000 万人。

问题：

（1）如果新型疫苗全面推广，预计能降低多少发病率和病死率？

（2）考虑到疫苗的成本和预期效果，是否值得推广这款新型疫苗？请进行成本效益分析。

（3）在推广过程中，如何确保疫苗的有效分发和接种率？请提出至少两项策略。

（4）如果疫苗推广后未能达到预期效果，你将如何评估和调整策略？

第三篇
环境与健康

人类环境与健康

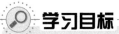**学习目标**

1. **知识**：熟悉环境的概念及构成因素，掌握人与环境的相互关系。熟悉环境污染的来源、暴露途径、健康效应及各环境有害因素间的联合作用；掌握健康效应谱的概念及含义，理解影响环境污染物对人体健康作用的因素。掌握危险度评价的目的及内容。了解环境有害因素的预防与控制措施。
2. **能力**：强化对人与环境的辩证统一关系的理解。理解环境中各有害因素作用的多样性、复杂性。理解危险度评价的意义。
3. **素养**：树立人与自然和谐发展的理念。提高环保意识及践行"绿水青山就是金山银山"的理念。

环境污染对人类的生存与健康所造成的威胁与危害越来越受到人们的关注。本章重点阐述环境与健康的关系、环境污染及其对健康的影响、环境污染物的健康危险度评价、环境有害因素的预防与控制。通过本章的学习，可对人类环境有整体认识，树立大卫生、大健康观。

第一节 环境与健康的关系

人类与环境是既相互对立、相互制约，又相互依存、相互转化的统一体，保持着协调的密不可分的动态平衡。本节主要介绍环境相关概念、构成环境的要素以及人与环境的关系。

一、环境的概念及分类

环境（environment）是相对于某个中心事物外部的一切事物。世界卫生组织公共卫生专家委员会对环境的定义："环境是指在特定时刻由物理、化学、生物及社会各种因素构成的整体状态，这些因素可能对生命机体或人类活动直接或间接地产生现时或远期作用"。从新的医学模式角度理解，人类生存的环境是由各种物质因素和非物质因素所组成。因此，根据环境的组成要素可将人类环境分为自然环境和社会环境。

自然环境（natural environment）是指人类出现之前就客观存在的，可直接或间接影响人类生活、生产的一切自然形成的物质及其能量的总体。自然环境按主要组成要素可分为大气环境、水环境、土壤环境、地质环境以及生物环境等。按人类活动对自然环境的影响程度划分，自然环境又分为原生环境和次生环境。原生环境（primary environment）是指天然形成的，未受或少受人为因素影响的自然环境，既包括对人体有益的因素，也包括对人体健康产生不良影响的因素。次生环境（secondary environment）是指由于人类生产、生活以及社会交往等活动，使天然形成的环境发生了改变的自然环境，如生活环境与生产环境。

社会环境（social environment）是指人类在自然环境的基础上，通过长期有意识的社会劳动所创造的人工环境。它是人类物质文明和精神文明发展的标志，可分为聚落环境、交通环境、文化环境等，包括生产关系、阶级关系与人际关系等。人是社会人，不能脱离社会而生存，必然受政治、经济、文化、教育、风俗习惯等社会因素的影响。

二、构成环境的因素

人类环境中含有许多与健康有关的物质因素与非物质因素，按其属性可分为生物因素、化学因素、物理因素和社会心理因素。

（一）生物因素

整个自然环境是一个以生物体为主的有机界与无机界构成的整体，生物体包括动植物、昆虫、寄生虫、微生物等，它们相互之间通过食物链的方式进行能量传递与物质转移，以保证生态系统的完整性和生态平衡。生物作为自然环境的组成部分与人类关系十分密切，是人类赖以生存的物质条件。同时也影响着人类健康，有些生物是人类疾病的病因或是疾病的传播媒介。

（二）化学因素

在人类的生活与生产环境中，存在着种类繁多、性质各异的化学物质，有天然的，也有人工合成的。一般情况下自然环境中的化学物质组成较为稳定，这种相对稳定的化学物质组成是保证人类正常生命活动的前提。但由于人为或自然的原因，可能使环境中的化学组成在一定范围内发生变化。某些化学物质过量与不足或性质的变化都会影响人体的健康。人们长期过量接触这些化学污染物，可造成急、慢性化学性中毒或潜在危害。

（三）物理因素

环境中的物理因素可分为自然环境和人为环境中的物理因素。自然环境中充足的阳光、适宜的气候条件、天然放射性元素产生的电离辐射等在环境中存在，一般对人体无害，多为人类生存的必要条件。人为环境中的物理因素包括生活和生产环境中气温、气湿、气流、气压、噪声、振动、电离辐射等。当环境物理因素的强度过高或过低时，可危害人类健康。

（四）社会心理因素

社会心理因素（social-psychic factor）是社会环境中普遍存在的，如政治制度、经济状况、文化教育、宗教信仰、生活方式、风俗习惯和医疗卫生服务等。这些因素通过影响人们的生活、生产环境而影响人们的心理状态，从而导致疾病。社会心理因素与自然环境因素一样对人类健康的作用具有双重性，即良好的社会环境，如政治稳定、经济条件优越、融洽的人际关系等可使人精神愉快、心身健康；反之可使人精神紧张，甚至诱发疾病。随着人们健康观念和医学模式的改变，社会心理因素对人类健康的影响，正日益受到人们的重视。

三、人与环境的关系

　　人与环境息息相关，密不可分，环境是人类生命的源泉，环境的变化可直接或间接影响人体的健康。由于客观环境的多样性和复杂性以及人类特有改造和利用环境的主观能动性，使环境和人体呈现出极其复杂的关系。环境为人类提供生命需要的物质和生活、生产场所，人类也在不断地适应环境、改造环境。

（一）人与自然环境的关系

　　1．人与环境的统一性　人与环境之间最本质的联系是物质和能量的交换。一方面人体从周围的自然环境中摄取各种必需的营养物质，通过机体自身的分解、合成机体组织和细胞成分，产生能量供给机体生长发育以及各种生理活动的需要；另一方面，机体在代谢过程中产生的许多分解产物通过不同途径排入周围环境。机体通过新陈代谢，不断同周围环境进行物质和能量交换，以维持机体的生命活动。因此，机体内的化学元素与环境中的化学元素存在联系。

　　2．人对环境的适应性　在人类长期进化发展过程中，其周围环境条件会经常发生改变，人体对环境的变化形成一定的调节功能，以适应环境的改变。人体的热适应、光适应、气候适应等都是机体对外界环境适应的最好例证。但人对环境的适应能力是有限的，一旦环境变化过大，则会造成机体功能异常、组织结构改变等病理变化。

　　3．人与环境的相互作用　人类为了生存和发展，向环境索取资源。在相当长的一段时间里，人类利用和改造环境的能力空前提高，规模逐渐扩大，创造了巨大的物质财富。同时严重的环境污染和生态破坏也随之出现在人类面前，并通过直接或间接作用对人体造成危害。

（二）人与社会环境的关系

　　社会环境是人类通过各种社会活动创建的人为环境，人既是社会环境因素的唯一决定者，同时又是社会环境因素影响的对象。社会环境因素对人类健康的影响有以下三种方式：第一，社会因素通过影响自然环境质量来影响机体健康，如环境资源开发的管理制度与措施的缺陷，造成环境污染，继而危害人体健康；第二，社会因素通过制约人们的营养水平、生活居住条件与医疗保健状况等，从而对健康产生影响；第三，社会因素作为一种外来的信息刺激源直接作用于人的心理或思维活动过程，影响人的身心健康。

第二节　环境污染及其对健康的影响

　　由于人为或自然的原因，使环境的组成与性质发生改变，扰乱生态平衡，对人类健康造成直接、间接或潜在的有害影响，称为环境污染（environmental pollution）。严重的环境污染称为公害（public nuisance），即环境污染对居民健康以及生态平衡造成了严重影响的情况，其突出的标志是许多人因此出现急、慢性中毒或死亡。由严重的环境污染引起的地区性疾病称为公害病（public nuisance disease）。

一、环境污染及其来源

　　环境污染来源包括天然来源和人为来源。

（一）天然来源

天然来源主要是由于各类自然灾害所产生的，如火山、地震、洪涝、森林火灾等产生的物理、化学、生物污染物对大气、土壤及水造成的污染。

（二）人为来源

人为来源主要是由于人们在生产、生活活动中释放或排出的各类污染物。通常包括生产性污染、生活性污染及其他污染。

1. 生产性污染　在工业生产过程中，由原料到产品的各个环节形成和排出的污染物，其污染物的种类与生产的性质和工艺过程有关，如矿山开采、纺织印染、化学工业等产生的废水。在农业生产过程中使用的农药、化肥等残留物，可造成水质和土壤等污染。

2. 生活性污染　在人类日常生活中产生的污染物，主要包括生活炉灶和烹调油烟产生的硫氧化物（SO_x）、氮氧化物（NO_x）和多环芳烃（PAH）等，装饰材料、家具与家庭用品中释放出的甲醛。

3. 其他污染　某些污染来源较为复杂，可由生产和生活活动产生，如生产活动中的货物运输；生活活动中的交通等使用汽车、飞机、火车、轮船等交通工具而产生的噪声、振动以及排放的各种废弃物形成污染；医疗服务和科学研究排放的放射性物质等。

二、环境污染物进入人体的途径

环境污染物一经排入，经物理、化学和生物作用可在各种环境介质中分布；在呼吸、摄食、饮水、接触等行为方式的作用下通过呼吸道、消化道和皮肤进入机体。

1. 呼吸道　环境中以气体、蒸汽和气溶胶形式存在的污染物主要经呼吸道进入人体。经呼吸道吸收的污染物，不经过肝的转化、解毒而直接由肺进入全身血液循环。该方式与活动强度、肺通气量、肺血流量及环境气象条件等因素有关。

2. 消化道　存在于饮水和食物中的有害物质可通过消化道吸收。消化道吸收的主要部位是小肠，其他各个部位也有吸收作用。消化道各段的 pH 相差很大，故在胃肠道不同部位的吸收量也有很大差别。经消化道吸收的毒物可在肠肝循环过程中反复被吸收。

3. 皮肤　环境污染物经皮肤吸收主要通过表皮和皮肤附属器（毛囊、汗腺和皮脂腺），但后者不如前者重要。污染物经皮肤的吸收率不仅取决于污染物的溶解度、分子大小、浓度及 pH 等因素，还受皮肤完整性和接触条件的影响。经皮肤吸收的污染物也可不经肝解毒而直接进入大循环。

三、环境污染物对人体的健康效应

环境的构成和环境的状态发生任何异常变化，都会不同程度地影响机体的健康。人体具有调节自身的生理功能以适应环境不断变化的能力。当环境的异常变化在人体适应范围内，机体可通过自身的调节适应这种变化。如果环境中的异常变化超出了人类正常生理调节的范围，则可能引起人体某些功能和结构的变化，严重者可导致病理性的改变。一般情况下，当环境毒物开始作用于机体，或作用的强度较小时，由于机体有一定的代偿能力，可保持相对的稳定，暂时不出现损害作用或生理功能改变，属于正常生理调节范围。有些人则处于生理代偿状态，机体还能保持着相对稳定，暂时不出现临床症状和体征。如果停止致病因素作用，机体可能向着恢复健康的方向发展。处于代偿状态暂时尚未表现临床症状的人，不能认为是健康的人，其中一些人实际上已处于疾病的早期阶段，即临床前期。机体的代偿能力是有一定限度的，如果环境有害因素继续作用，致使功能发生障碍，机体向病理状态发展，出现疾病的症状和体征；少数人甚至因病理反应而出现死亡。从预防医学的观点研究环境因素对人体健康的影响，可将生理、生化效应和病理效应看作连续的健康效应谱（spectrum of health effect）。人群对环境因素反应的健康效应谱呈"金字塔形"或称"冰山现象"。从环境影响的健康效应谱分析，我们研究环境对健康的影响，不能只注重有无临床表现，更应该研究生理、生化等方面的早期改变，及早发现环境污染所产生的临床前期表现和潜在的健康效应，及时加以控制。

　　人群对环境有害因素的反应存在差异。通常情况下，环境中存在一定的有害因素时，大多数人仅出现生理负荷增加或生理性变化，但也有少数人出现严重的生理功能失调、中毒、甚至死亡。将这些对环境因素反应更为敏感或强烈的人群称为易感人群（susceptible group）。与普通人群相比，在低剂量环境有害因素暴露下，易感人群就有可能出现有害效应，或在相同剂量环境有害因素暴露下，易感人群出现某种不良效应的反应率明显高于普通人群。因此，应对易感人群给予更多的关注。影响人群对环境有害因素易感性的因素很多，可以分为遗传因素和非遗传因素两大类。

四、环境污染对人类健康影响的特点

　　1. 广泛性　环境受污染后影响的人群范围广、人数多，包括不同年龄、不同性别的人群，甚至可能影响到未出生的胎儿。

　　2. 长期性　一些环境污染物可长时间滞留于环境中，并持续作用于人体。在低浓度的情况下，污染物造成的健康损害在短时间内不明显，不易被察觉，需要数年甚至几十年才表现出来，有的到下一代才表现出健康危害效应。

　　3. 复杂性　受污染环境中往往有多种污染物同时存在，各种毒物可能对人体产生联合毒性作用；同一种污染物可通过不同途径进入人体；环境污染物作为致病因素对健康损害多属多因多果，关系十分复杂。

　　4. 多样性　环境中存在各种污染物，对人体健康损害作用形式表现出明显的多样性，既有直接的，也有间接的；有急性的，也有慢性的；有局部的，也有全身的；有限时的，也有远期的；有特异性的，也有非特异性的损害等。

五、影响环境污染物对人体健康作用的因素

　　环境中有害物质对健康的损害是环境污染物在一定条件下与生物机体相互作用的结果。污染物对健康损害的性质与程度主要取决于污染物、机体和环境三方面因素的联合作用。

　　1. 理化性质　污染物的化学结构决定其理化性质，如一氧化碳和二氧化碳，在化学结构上只差一个氧原子，但它们的理化性质和毒性就完全不同。污染物的理化性质决定污染物在环境中的稳定性、进入机体的途径、部位和在体内的生物转化等过程，决定对健康损害的程度与性质。

　　2. 作用剂量（暴露浓度或强度）　污染物对健康的损害程度，主要取决于污染物进入人体的剂量或暴露于人体的浓度或强度。一定的作用剂量能引起一定的生物学效应。作用剂量与健康损害程度的相互关系有以下两种：①剂量 - 效应关系（dose-effect relationship）：指化学物

质的摄入量与摄入该化学物质的生物机体呈现某种生物学效应程度之间的关系。②剂量-反应关系（dose-response relationship）：指化学物质的摄入量与产生生物学效应个体数之间的关系，一般用百分率表示，即出现生物学效应的个体在群体中所占比例。

3. 作用时间（暴露时间） 在一定的剂量或暴露水平条件下，机体与污染物接触的时间长短是影响污染物对健康危害的重要因素。由于生物机体对污染物具有一定的缓冲能力，环境中许多污染物需要在体内蓄积达到一定的量，才能对健康造成损害作用。污染物在体内的蓄积量与污染物持续作用于机体的时间有关，持续作用的时间越长，蓄积量越大，健康危害也就越大。污染物在体内的蓄积与其摄入量、生物半衰期和作用时间三个因素有关。其中摄入量主要取决于污染物在环境中的浓度，生物半衰期是指污染物在生物体内浓度衰减一半所需要的时间。

4. 机体因素 人群中不同的个体在接触同一污染物、同一暴露水平或同一暴露条件下，所产生的有害生物学效应不同，有的不出现效应，有的则出现严重损伤甚至死亡。常见影响污染物对健康危害的机体因素有：健康状况、年龄、性别等生理状况，遗传因素、营养条件等。

案例 18-1

随着国民经济的飞速发展和科学技术的进步，化学品的种类和数量也在与日俱增。目前，世界上已知的化学品的种类已达 1000 多万种，常用的化学品有 8 万种左右，并且每年还有上千种新化学品问世。众多的化学物应用于工业、农业、交通或各种加工业后，给人类带来灿烂的物质文明。由于使用不当，管理不善，大量的化学物质，特别是有毒化学品进入环境，随之而来的环境污染及对人类健康造成了严重的、长时期的和潜在的危害。不少化学品在一定的条件下，能损害人体的健康，产生中毒、化学性烧伤、致敏、致癌、致畸等健康风险，由此引起了全球的广泛关注。

问题：

1. 这些化学品是否会对人体健康产生危害？

2. 这些化学品在环境中的浓度与人群健康效应是否存在关系？有没有方法判断？

3. 这些化学品对不同人群的暴露量一致吗？受哪些因素影响？

六、环境有害因素的联合作用

环境中的有害因素在一定程度上可通过直接或间接的方式影响污染物对人体的危害程度。可以是同一环境介质中多种有害因素共存，又同时进入机体产生有害影响；也可以是一种环境有害物质存在于多种环境介质中，通过不同途径被摄入机体引起有害的健康效应。对于前者要注意联合作用，而对后者要注意多途径的总摄入量和多靶点。多种环境有害物质（主要是化学物）的联合作用一般分为：

1. 相加作用（additive effect） 指多种环境有害物质产生的生物学效应等于各种因素单独作用所产生的效应之和。这主要由于各因素的结构或靶器官或生物学效应的机制相似。

2. 协同作用（synergistic effect） 指两种或更多环境有害物质同时摄入后，引起的生物学效应大大超过各单个因素引起的效应之和。

3. 增强作用（potentiative effect） 某一化学物质本身对机体并无毒性，当与另一种有害物质同时进入机体时，可使后者的毒性效应大大增强，这种作用称为增强作用。

4. 单独作用（independent effect） 指摄入人体内的各种有害物质毒性效应互不干扰，表现为各自的毒性效应。这是由于它们的化学性质、作用方式和靶器官各不相同，因此产生的效应也不相同。

5. 拮抗作用（antagonistic effect）　指环境中两种或两种以上的化学物进入机体后，其中一种化学物干扰另一种化学物，或两种化学物相互干扰，使其联合作用强度低于各自单独作用强度。

多种环境有害因素的联合作用，特别是环境多因素交互作用类型和机制的复杂性，给我们在环境卫生研究实践及环境污染对健康危害的防治对策方面带来了巨大的挑战。

七、环境污染对健康损害作用的主要表现形式

（一）急性危害

急性危害（acute injury）是指环境中大量或毒性较大的污染物作用于机体，在短时间内使机体出现不良反应、中毒症状或死亡。环境污染引起的急性危害常见于：①发生严重的生产及核泄漏事故，使大量的有害物质在短时间内进入环境；②环境条件急剧恶化，不利于环境污染物的扩散稀释，使较多的污染物积聚在环境中；③环境生物性污染引起的急性传染病，如水污染导致的急性传染病。

（二）慢性危害

慢性危害（chronic injury）是指环境中有害物质低浓度长期反复作用于机体所产生的危害。是否产生慢性危害与污染物的理化性质、暴露时间、在体内的蓄积作用等有关。慢性损害主要有：

1. 非特异性损害　主要是指污染物作为疾病的促进因素或者通过降低机体的抵抗力等来影响健康。

2. 慢性疾病　在低剂量环境污染物长期作用下，可直接诱发机体某种慢性疾病。

3. 持续性蓄积危害　在环境中有些污染物如铅、镉、汞等重金属及其化合物，有机氯化合物 DDT 等脂溶性强、不易降解的有机化合物，尽管浓度很低，但生物半衰期很长，如长期暴露会导致体内持续性蓄积，使机体内这些污染物的浓度明显增加，并长期贮存于组织和器官中。当机体出现某种异常，如疾病、妊娠等情况，由于生理或病理变化的影响，污染物可能从蓄积的器官或组织中动员出来，而对机体造成损害。

（三）特殊损害

1. 致癌作用（carcinogenesis）　是指环境中有害物质引起人类或动物发生恶性肿瘤的作用。国际癌症研究中心（International Agency for Research on Cancer，IARC）将已评价的物质、混合物或接触环境与人类癌症的关系划分为以下四类：Ⅰ类，对人致癌。ⅡA类，对人很可能致癌；ⅡB类，对人可能致癌。Ⅲ类，对人的致癌性尚无法分类。Ⅳ类，对人很可能不致癌。

2. 生殖毒性和发育毒性（reproductive toxicity and developmental toxicity）　某些环境有害物质或因素可产生生殖毒性和发育毒性。生殖毒性是指外源性化学物对雄性或雌性生殖功能或生殖能力的损害及对子代的有害影响。其毒性可发生于雄性、雌性的任何时期，表现为性功能障碍、不孕、不育、生殖器官和内分泌功能异常、妊娠结局不良等。发育毒性是指外源性化学物能导致机体发育异常的有害作用，主要表现为发育中机体死亡、胎儿畸形、胎儿生长迟缓及器官或系统功能缺陷等。在妊娠期接触外界环境因素而引起后代结构或功能异常的作用称之

为致畸作用（teratogenesis），是发育毒性的一种表现。

3．致突变性（mutagenesis） 是指环境有害物质或因素使机体遗传物质发生突变的作用。能够引起突变的物质称为致突变物（mutagen）。如果突变发生在体细胞，则常会导致体细胞的增殖异常而形成肿瘤；如果突变发生在生殖细胞，则可导致不孕、早产、死胎或畸形及遗传性疾病。现已证明，绝大多数致癌物都是致突变物，而许多致突变物也是致癌物，两者有着密切的联系。

4．免疫毒性（immunotoxicity） 是指环境有害物质对机体免疫系统或功能产生的损害作用。环境化学物对免疫系统的影响包括三种方式：①对免疫功能的抑制，包括影响体液免疫功能、细胞免疫功能等。②作为致敏原引起机体变态反应。③有少数环境化学物可引起自身免疫反应。环境毒物对免疫系统或功能的毒作用有可能具有双向性，即同一化合物可在不同条件下表现对机体的免疫抑制或过敏反应。

5．环境内分泌干扰物效应（environmental endocrine disruption） 是指一些外源性化合物能改变机体内分泌系统功能，从而对整个机体或其子代或其群体引起有害效应。环境内分泌干扰物（environmental endocrine disruptors，EEDs）按其来源可分为天然和人工合成两类，能够与激素结合，能模拟、激活或阻遏、抑制内分泌效应，或干扰内分泌激素合成、代谢、排泄等过程，改变神经、免疫、生殖和发育系统的正常调节功能。

八、环境污染引起的疾病类型

环境污染对人体健康的危害是多种多样的，按污染性质、种类，环境污染引起的疾病类型可分为四类。

1．公害病 公害病是由严重的环境污染引起的一类地区性中毒性疾病。公害病具有明显的地区性、共同的病因、相同的症状和体征等特点。一旦确定为公害病，有关部门应对受害者进行必要的赔偿，公害已成为全球性的重大社会问题。

2．职业病 职业病（occupational disease）是指职业性有害因素作用于机体的强度与时间超过一定限度时，机体不能代偿所造成的功能性或器质性病理改变，出现相应的临床征象。职业病的范围是由国家法令加以规定的。2013年，国家卫生计生委、人力资源社会保障部、安全监管总局、全国总工会4部门联合印发《职业病分类和目录》，将职业病分为10类共132种。

3．食物中毒 食物中毒（food poisoning）是指摄入含有生物性、化学性有毒物质的食品，或把有毒有害物质当成食品摄入后引起的急性、亚急性中毒性疾病。其中许多食物中毒与环境污染有关，例如有机磷农药污染蔬菜等农作物引起的食物中毒。

4．传染病 传染病（infectious disease）是指由病原微生物引起，可在人与人之间、人与动物之间传播的一类疾病。环境污染也可以引起此类疾病发生，如处理不当，可能造成疾病暴发流行。

第三节　环境污染物的健康危险度评价

一、危险度评价的目的和意义

人类在日常生活中可通过各种途径接触环境中的有害物质，为保护人类健康，防止有害物质的可能危害，必须采取有效的方法对污染物中有害物质的毒性、产生的毒效应、对人群健康造成的危害程度等进行评价。近年来，为了定量研究暴露在环境和工业毒物下引起机体的健康效应，评估其危害程度，形成了跨学科的方法学，即健康危险度评价（health risk assessment）。健康危险度评价是对暴露于某一特定环境条件下，该环境有毒、有害物质或因素可能引起的健康效应，及其危害程度进行定性和定量评价，确定可接受危险度水平和相应的实际安全剂量，并预测环境有害物质对暴露人群可能产生的有害效应的概率。健康危险度评价有助于对环境中有毒有害物质进行有效的管理，其结果可为制定环境卫生标准及管理法规、进行卫生监督、采取防治对策和措施、保护环境及人群健康等提供科学依据。

二、危险度评价的组成

有害物质的危险度评价通常由几个步骤科学有机地组合在一起，用以评价所能收集到的有害物质的科学资料（包括有害物质的毒性、危害性及相应的动物实验和流行病学调查资料）。根据评价结果可以回答：①某物质对健康危害的可能性；②若肯定该物质会对健康产生危害，则进一步估计对健康危害的程度。不管是定性评价还是定量评价，都需要有人群调查、实验室检测和动物实验资料作为依据。有害物质危险度评价大多以美国国家科学院提出的四步法为模式，主要包括：

1. 危害鉴定（hazard identification） 是危险度评价的第一步，属定性评价阶段。其目的是确定有害效应是否由被评价的化学物（或混合物）产生，这种效应是否具有该物质所固有的毒性特征和类型，以及是否可造成人群健康和环境危害及危害的基本性质和特征。通常根据案例调查、人群流行病学调查资料和毒理学研究，判断在某一暴露情况下接触有害物质是否会对机体产生危害。

2. 剂量 - 反应关系评定 剂量 - 反应关系评定是环境化学物暴露水平与不良健康效应之间的定量评价，是危险度评价的核心内容。目的是利用人或动物定量研究资料，得到某有害物质的剂量（浓度）与不良健康效应的定量关系，从而确定暴露水平与健康效应发生率之间的关系，找出规律，提出剂量 - 反应模式，用于该物质的危险度特征分析。由于人对化学物的环境暴露剂量一般低于动物毒理学研究的暴露剂量，因此只能依据剂量 - 反应关系来估计人暴露于低水平时的风险。

3. 暴露评价（exposure assessment） 又称接触评价，是有害物质危险度评价过程关键步骤，是对人群中某化学物现有的和潜在的暴露的量、频率、时间及可能暴露途径等特征的综合定量评价。暴露评价就是对人群中发生或者预期发生的暴露有害物质的环境浓度、进入体内的过程、体内的剂量整个过程进行确认与说明。这与评价该化学物毒性效应的诱发时间和潜伏期有很大关系。

4. 危险度特征分析（risk characterization analysis） 是在以上三个阶段所得的定性、定量评定结果的基础上确定有害物质暴露人群中有害效应发生率的估计值（即危险度）及其可信程度或不确定性程度，是危险度评价的最后阶段。限于认识水平和技术手段，以及某些资料的不足，往往难以对环境中有害因素可能对人类造成的损害及其危险度下确切的结论，这就成为危险度评定中的不确定因素。在危险度评定过程中，要尽量将不确定因素缩小到最低限度，对仍然存在的不确定因素应明确提出，为制定安全接触限值及相应的预防对策提供一个适当的取舍尺度。在危险毒特征分析的基础上，可进一步提出该物质的每日耐受摄入量或每日可容许摄入量，并进一步制定环境介质中各有害物质的卫生标准。

三、危险度评价的管理及应用

危险度管理（risk management）是根据危险度评定结果综合考虑社会发展的实际需要、经济和技术水平，对危险度进行利弊权衡和决策分析，提出可接受水平和相应的控制、管理措施。这些措施包括制定和执行人的"安全接触限值"，即卫生标准；环境监测，生物监测，健康监护，危险度控制技术措施；以及限制或禁止接触的法规、条例、管理办法等。

第四节   环境有害因素的预防与控制

环境污染极大地损害了人类的健康，严重地威胁着人类的生存。随着社会的进步和经济的发展，环境污染的问题备受关注。为了预防和控制环境有害因素及其对人体健康危害的影响，应该从法律措施、组织管理措施、工程技术和卫生保健措施等方面进行综合防治。

一、法律措施

我国在环境保护、自然资源管理方面的法律、法规建设日趋完善。《中华人民共和国宪法》第二十六条规定"国家保护和改善生活环境和生态环境，防治污染和其他公害"。另外，我国还通过建立法律、法规和标准体系等来进行环境有害因素的预防和控制。1973 年第一次全国环境保护会议就确立了我国环境保护工作"全面规划、合理布局、综合利用、化害为利、依靠群众、大家动手、保护环境、造福人民"的基本方针。20 世纪 80 年代，我国政府把环境保护确立为一项基本国策，并逐渐完善了环境法律体系。如《中华人民共和国环境保护法》《中华人民共和国城乡规划法》《中华人民共和国节约能源法》《中华人民共和国海洋环境保护法》《中华人民共和国大气污染防治法》《中华人民共和国水污染防治法》《中华人民共和国噪声污染防治法》《中华人民共和国清洁生产促进法》《中华人民共和国环境影响评价法》《中华人民共和国可再生能源法》《中华人民共和国固体废弃物污染环境防治法》《中华人民共和国放射性污染防治法》《中华人民共和国职业病防治法》和《中华人民共和国食品安全法》等。另外，各级政府还建立了系统的关于环境有害因素及保护人体健康的国家和地方法律、法规及卫生标准等，使环境保护工作有章可循，有法可依。

二、组织管理

我国的环境保护事业起步于 1972 年，成立北京市官厅水库保护办公室，1973 年成立国家建委下设的环境保护办公室（国家生态环境部的前身）。各省（市、区）也相继成立了生态环境局（厅），疾病预防控制中心和卫生监督所设置有环境卫生和环境监督相关部门。另外，我国政府参与国际环境保护的一些公约推动环境污染的控制和治理，如《斯德哥尔摩公约（关于持久性有机污染物 POPs 控制的公约)》《联合国气候变化框架公约》等。

三、工程技术措施

采用工程技术措施来消除和减少污染物排出，净化、利用和治理污染物是环境保护的一项基本建设，也是落实可持续发展战略的根本性措施。包括：①清洁生产，研究和开发无公害、少污染的生产技术，发展绿色产品，减少废弃物排出量。②合理利用能源与资源，节能降耗，使用新能源。③废弃物处理，对暂无综合利用价值的工业"三废"要进行净化处理。④发展生态农业技术，合理调整农业生产的结构和布局。

四、卫生保健措施

为了防止环境有害因素对人体造成的影响，采取适当的卫生保健措施是必要的。包括做好环境健康宣教、环境卫生监测和环境污染物健康危险度评价；做好特殊有害因素的个人防护措施和职业健康监护措施等。

案例 18-2

我国现有化学物质约 4.5 万余种，其在生产、加工使用、消费和废弃处置的全过程都可能存在环境排放。这些污染物具有生物毒性、环境持久性、生物累积性等特征，其来源比较广泛，危害比较严重，环境风险比较隐蔽。新型污染物在城市污水、地表水、饮用水中被频繁检测出，2022 年 5 月，国务院办公厅印发《新污染物治理行动方案》，对新污染物治理工作进行全面部署并明确指出：到 2025 年，完成高关注、高产（用）量的化学物质环境风险筛查，完成一批化学物质环境风险评估，对重点管控新污染物实施禁止、限制、限排等环境风险管控措施等。

问题：

1. 对于环境中有害因素最优先的预防控制策略有哪些？
2. 对于新型化学品是否都要进行控制，其依据是什么？

（安　珍　吴传城）

思 考 题

1. 人体对环境的适应在维持人类的生存和健康上有何意义？
2. 影响人群易感性的因素有哪些？
3. 阐释环境有害因素作用的多样性及研究环境因素联合毒作用的意义。
4. 危险度评价的组成及其应用有哪些？

学习目标

1. **知识**：熟知大气污染的来源；熟记一次污染物和二次污染物的概念；列出大气污染对人群健康的直接危害和间接危害。室内污染的来源、常见室内污染物及其健康危害。掌握生活饮用水的基本卫生要求，水质规范。熟悉土壤污染对健康的危害。

2. **能力**：能准确判定一个污染物的类型，识别大气污染对人群健康的危害。识别室内主要污染物及来源，防控室内环境污染。分析水污染与健康问题的能力。提高对地方病诊断及防控要点的认识。几种常见地方病的分布及临床特征、防治措施。

3. **素养**：认识大气污染给人群健康带来的危害，进而增强环境保护意识，积极参与环境保护公益活动，环境保护人人有责，为建设美丽中国添砖加瓦。提升环境健康素养，减少室内环境污染对健康的影响。树立保护环境、促进人群健康的观念。提升人与环境和谐共处的认知能力。

生活环境中的各种有害因素通过大气、水体、土壤等环境介质作用于机体，危害人体健康。本章主要介绍了大气环境、室内环境、饮用水环境及土壤环境的卫生学特征、污染的来源、污染对健康的危害及污染的防护措施。

第一节 大气环境与健康

大气是人类赖以生存必不可少的环境因素之一，人体通过呼吸与外界环境进行着气体交换，摄取 O_2，呼出 CO_2，以保持生命活动的正常进行。因此，大气质量与人类健康的关系十分密切。

案例 19-1

　　伦敦烟雾事件是发生在 1952 年 12 月 5—9 日的一次严重的大气污染事件。此次烟雾事件发生后的两周内人群超额死亡 4000 多人，之后的两个月又有 8000 多人丧生，而与此相对应的是该地区以往同期死亡人数较为稳定。当时大气污染监测站的资料显示，1952 年 12 月 5 日中午 12 点烟尘浓度和 SO_2 浓度明显升高，7 日和 8 日兰伯斯州议会厅监测点测得的烟尘浓度为 4.46 mg/m³，为平时浓度的 10 倍，监测的 SO_2 浓度为 1.34 ppm，为正常时的 6～8 倍。此次事件中，许多伦敦市民因烟雾感到身体不适，比如呼吸困难和眼睛刺痛。发生哮喘、咳嗽等呼吸道症状的人明显增多。同时，伦敦市民死亡率陡增，尤其是在老年人、婴儿、本来就有呼吸道疾病的人群和本来就有心血管疾病的人群中。45 岁以上的死亡人数最多，约为正常时期的 3 倍；1 岁以下的死亡人数其次，约为正常时期的 2 倍。因支气管炎死亡 704 人，为正常时期的 9 倍；因冠心病死亡 281 人，为正常时期的 2.4 倍；因肺结核死亡 77 人，为正常时期的 5.8 倍。除此之外，因心脏衰竭、肺炎、肺癌、流感以及其他呼吸道疾病死亡的数量也都成倍增长。东区的死亡率是平时的 9 倍。

问题：

1. 根据以上描述的信息，你认为此次事件属于什么类型的污染事件？

2. 结合本节的学习内容，分析此烟雾污染发生主要是由什么污染物引起的？属于一次污染物还是二次污染物？

3. 此次污染事件给人类健康带来了哪些危害？

一、大气的理化特征及其卫生学意义

（一）大气的结构与化学组成

1. 大气的结构　大气圈（atmospheric sphere）是指包围在地球表面，并随着地球旋转的空气层，厚度 2000～3000 km，没有明显的上界。按大气的气温垂直变化特点可将大气层自下而上分为对流层、平流层、中间层、热层、逸散层。不同层次的大气层有不同的特点，对流层是最靠近地面的一层，集中了大气总质量 75% 的空气和几乎全部的水蒸气量，天气变化最为复杂。气温随着高度的增加而降低。空气运动以垂直对流运动为主。人类活动排入大气的污染物绝大多数聚集在对流层。因此，对流层对人类生活的影响最大，与人类关系最密切。平流层位于对流层之上，温度随高度增高而升高，空气气流以水平运动为主，有厚约 20 km 的臭氧层。臭氧层中的臭氧几乎可全部吸收来自太阳的短波紫外线，使人类和其他生物免遭紫外线的伤害。平流层内污染物较少，但污染物一旦进入则难以消除。中间层的气温随高度的增加而迅速降低。因此，该层也存在明显的空气垂直对流运动。热成层的气体在宇宙射线作用下处于电离状态。电离后的氧能强烈吸收太阳的短波辐射，使空气迅速升温，因而该层的气温随高度的增加而增加。该层能反射无线电波，对于无线电通讯有重要意义。

800 km 以上的区域统称为逸散层，也称为外层大气。该层大气稀薄，气温高，分子运动速度快，地球对气体分子的吸引力小，因此气体及微粒可飞出地球引力场进入太空。

2. 大气的化学组成　自然状态下的大气是由混合气体、水汽和气溶胶（aerosol）组成。除去水汽和气溶胶的空气称为干洁空气，干洁空气的组成成分见表 19-1。大气气溶胶是液体或固体微粒均匀地分散在气体中形成的相对稳定的悬浮体系。根据形成过程、对能见度的影响以及颜色的差异等因素，气溶胶可分为轻雾（mist）、浓雾（fog）、霾（haze）、粉尘（dust）、烟气（fume）、烟（smoke）、烟雾（smog）和烟炱（soot）等。根据粒径大小可分为总悬浮颗粒物（total suspended particulates，TSP）、可吸入颗粒物（inhalable particle，IP；PM_{10}）、细颗粒物（fine particle，$PM_{2.5}$）、超细颗粒物（ultrafine particle，$PM_{0.1}$）。

表19-1   干洁空气的组成成分（标准状态下）

空气成分	容积百分比	重量百分比
氮气	78.09	75.51
氧气	20.95	23.15
氩气	0.93	1.28
二氧化碳	0.03	0.05
氢、氖、氦等	微量	微量

（二）大气的物理性状及其卫生学意义

在大气的许多物理性状中，以太阳辐射、气象因素及空气离子化与人类健康的关系最为密切。

1. 太阳辐射（solar radiation） 太阳辐射是产生各种天气现象的根本原因，也是地表上光和热的源泉。太阳光谱由红外线、可见光、紫外线组成。红外线的生物学作用基础是热效应，适量的红外线可促进人体新陈代谢和细胞增生，具有消炎和镇静作用；过强则可引起日射病和红外线白内障等。可见光综合作用于机体的高级神经系统，能提高视觉和代谢能力，平衡兴奋和镇静作用，提高情绪与工作效率，是生物生存的必需条件。紫外线具有色素沉着、红斑、抗佝偻病、杀菌和免疫增强作用；过强的紫外线可致日光性皮炎和光电性眼炎甚至皮肤癌等，紫外线还与大气中的某些二次污染物形成有关，例如光化学烟雾和硫酸雾等。

2. 气象因素（meteorological factor） 气象因素包括气温、气湿、气流和气压等。气象因素与太阳辐射综合作用于机体，对机体的冷热感觉、体温调节、心血管功能、神经功能、免疫功能和新陈代谢功能有调节作用。如果气候条件异常变化超出人体的代偿能力，可诱发心血管疾病、呼吸系统疾病和关节病等。同时，气象因素对大气污染物的扩散具有极其重要的意义。

3. 空气离子化（air ionization） 大气中空气分子或原子在自然或人工条件下形成带电荷的正、负离子的过程称为空气离子化。大气中带电荷的物质统称为空气离子。近地表大气中存在的空气离子有轻离子（light ions）和重离子（heavy ions）两类。一部分轻离子与空气中的灰尘、烟雾结合，形成重离子。新鲜的清洁空气中轻离子浓度高，而污染的空气中轻离子浓度低。因此，空气中离子浓度以及重、轻离子的比值可作为衡量空气清洁程度的指标。清洁空气重、轻离子数的比值（N^+/n^+）不应大于50。空气阴离子对机体具有镇静、催眠、镇痛、镇咳、降压、止痒、提高工作效率等良好的作用，而阳离子则相反，对机体产生许多不良的作用。海滨、森林、瀑布环境中阴离子含量较多，约为$10^5/cm^3$，有利于机体健康。

二、大气污染的来源

当大气接纳污染物的量超过其自净能力，污染物浓度升高，对人们的健康和生态环境造成直接的、间接的甚至潜在的影响或危害时，称为大气污染（atmospheric pollution）。能引起大气污染的各种有害物质则称为大气污染物（ambient air pollutant）。按污染物形成过程可分为一次污染物和二次污染物。一次污染物（primary pollutant）是由污染源直接排入大气环境中，其理化性质均未发生变化的污染物；二次污染物（secondary pollutant）是排入大气的污染物在物理、化学等因素的作用下发生变化，或与环境中的其他物质发生反应所形成的理化性质不同于一次污染物的新的污染物。大气污染包括天然污染和人为污染两大类。天然污染主要由自然原因形成，如沙尘暴、火山爆发、森林火灾等。人为污染是由人们的生产和生活活动造成的，而且来源更多，范围更广。因此这里主要叙述人为原因的大气污染来源。

（一）工农业生产

各种工业企业是大气污染的主要来源，也是大气卫生防护的重点。工业企业排放的污染物主要来源于燃料的燃烧和工业生产过程。农业生产中化肥的施用、农药的喷洒以及秸秆的焚烧也会造成大气的污染。

1. 燃料的燃烧 这是大气污染的主要来源。目前我国的主要工业燃料是煤，其次是石油。煤的杂质主要有硫化物、氟、砷、钙、铁、镉等化合物。石油的主要杂质是硫化物和氮化物。燃料燃烧时产生污染物的种类和排放量除与燃料中所含杂质的种类和含量有关外，还受燃料燃烧状态影响。燃料燃烧完全时的主要污染物是 CO_2、SO_2、NO_2、水气和灰分。燃料不完全燃烧产物的种类和数量，视杂质种类、燃烧不完全的程度而定。常见的有 CO、硫氧化物、氮氧化物、醛类、炭粒、多环芳烃等。

2. 生产过程的排放 由原材料到产品，生产的各个环节都可能有污染物排放出来。污染物的种类与原料种类及其生产工艺有关。产品使用过程中也有污染物的排放，如蓄电池、汽车的生产使用，被称为从摇篮到坟墓的污染（cradle to grave pollution），例如，铁矿→开采→冶炼→汽车制造→汽车运行→汽车报废的每一个环节都会有污染物释放到环境。

（二）生活炉灶和采暖锅炉

采暖锅炉以煤或石油产品为燃料，是采暖季节大气污染的重要原因。生活炉灶使用的燃料有煤、液化石油气、煤气和天然气。如果燃烧设备效率低，燃烧不完全，烟囱高度低或无烟囱，可造成大量污染物低空排放。在采暖季节，各种燃煤小炉灶是居民区大气污染的重要来源。

（三）交通运输

主要是指飞机、汽车、火车、轮船和摩托车等交通运输工具排放的污染物。目前这些交通工具的主要燃料是汽油、柴油等石油制品，燃烧后能产生大量的颗粒物、NO_X、CO、挥发性有机物。随着机动车数量的增加，汽车尾气排放已经成为我国许多大城市大气污染的主要来源之一。

（四）其他

地面尘土飞扬或土壤及固体废弃物被大风刮起，均可将铅、农药等化学性污染物以及结核分枝杆菌、粪链球菌等生物性污染物转入大气。

三、大气污染对健康的危害

（一）直接危害

1. 急性危害 大气污染物的浓度在短期内急剧升高，可使周围人群因吸入大量的污染物而引起急性中毒，按其形成的原因可以分为烟雾事件和生产事故。

（1）烟雾事件：是大气污染造成急性中毒的主要类型。根据烟雾形成的原因，又可分为两类。

1）煤烟型烟雾（coal smog）事件：这类烟雾事件是由于煤烟和工业废气大量排入大气且得不到充分扩散而引起的。世界各地曾经发生过多起烟雾事件，典型的有伦敦烟雾事件。煤烟型烟雾事件的特点：①污染物来自煤炭的燃烧产物及工业生产过程的污染物；②气象条件为气温低、气压高、风速低、湿度大、有雾和逆温；③多发生在寒冷季节；④河谷、盆地易发生；⑤受害者以呼吸道刺激症状最早出现，死亡原因多为气管炎、支气管炎、心脏病等。

2）光化学烟雾（photochemical smog）事件：这类烟雾事件主要是由汽车尾气中的氮氧化物（NO_x）和挥发性有机物（VOCs）在日光紫外线的照射下，经过一系列光化学反应生成的刺激性很强的浅蓝色烟雾，其主要成分是臭氧、醛类及过氧酰基硝酸酯。光化学烟雾事件的特点：①污染物主要来自汽车尾气，经日光紫外线的光化学作用生成强氧化烟雾；②气象条件为气温高、天气晴朗，紫外线强烈，多发生在夏秋季节的白天；③大城市内机动车拥挤、高楼林立、街道通风不畅，容易发生此类事件；④受害者症状主要是眼睛红肿、流泪、咽喉痛、喘息、咳嗽、呼吸困难、头痛、胸闷、心肺功能障碍，典型的有洛杉矶烟雾事件。

（2）生产事故：事故造成的急性中毒事件一旦发生后果十分严重，典型事件有印度博帕尔毒气泄漏事件、切尔诺贝利核电站爆炸事件、我国重庆开县的天然气井喷事件、日本福岛核泄漏事件等。

2. 慢性危害及远期影响　大气颗粒物中含有多种有毒元素如铅、镉、铬、氟、砷、汞等，长期吸入这些低浓度有害物可引起机体的慢性中毒和远期危害。

（1）影响呼吸功能：大气中的 SO_2、NO_x、硫酸雾、硝酸雾及颗粒物不仅能产生急性刺激作用，还可长期反复刺激机体引起咽炎、喉炎、眼结膜炎和气管炎。呼吸道炎症反复发作，可以造成气道狭窄，气道阻力增加，肺功能不同程度的下降，最终形成慢性阻塞性肺疾病。

（2）影响心血管功能：研究表明大气污染与心血管疾病死亡率、住院率、急诊率增加有关，还与心律不齐、心衰、心搏骤停的危险度升高有关。

（3）致癌作用：研究表明大气污染程度与肺癌的发生和死亡率呈正相关关系。美国癌症协会对约 50 万居民的前瞻性调查显示大气 $PM_{2.5}$ 和 SO_2 污染与居民肺癌死亡率之间有相关关系。据估算，$PM_{2.5}$ 浓度每增加 10 μg/m³，肺癌死亡率增加 8%。

（4）降低机体免疫力：在大气污染严重的地区，居民唾液溶菌酶和分泌型免疫球蛋白 A 的含量均明显降低，表明大气污染可使机体的免疫功能降低。

（5）引起变态反应：大气中的花粉、颗粒物、甲醛、SO_2、某些石油制品的分解产物、臭氧、NO_x 等污染物会引起支气管收缩、气道反应性增强并加剧过敏反应。日本四日市哮喘（Yokkaichi asthma）事件就是环境污染物诱发机体发生变态反应的典型例证。

（6）其他：一些工厂如铝厂、磷肥厂和冶炼厂排出的废气中含有高浓度的氟，可引起当地居民发生慢性氟中毒。

（二）间接危害

主要有温室效应、臭氧层破坏、酸雨、大气棕色云团形成。

1. 温室效应（greenhouse effect）　由于人为活动使大气中某些能吸收红外线等长波辐射的气体浓度增加，直接影响地表热量向大气中发散，使地球表面气温升高的现象，称为温室效应。这些气体统称为温室气体（greenhouse gas），主要包括二氧化碳（CO_2）、甲烷（CH_4）、氧化亚氮（N_2O）和含氯氟烃（CFCs）等。研究表明，各种温室气体对温室效应的贡献率不同，CO_2 为 55%、CFCs 为 24%、CH_4 为 15%、N_2O 为 6%。由此可见，CO_2 增加是造成全球变暖的主要原因。气候变暖可导致与暑热相关疾病的发病率和死亡率增加。还会使空气中的一些有害物质如真菌孢子、花粉等浓度增高，导致人群中过敏性疾患的发病率增加。此外，温室效应使两极冰川融化，海平面升高，不仅会淹没沿海低洼地带、侵蚀海滩、改变海洋水文特征、减少陆地面积，而且会增加洪涝灾害和风暴潮的发生。

2. 臭氧层破坏（ozone depletion） 大气臭氧遭受破坏的原因及过程极为复杂，但环境化学性污染物氟利昂、N_2O、NO、CCl_4、CH_4 等的作用则毋庸置疑。臭氧层被破坏形成空洞（ozone hole）后，减少了臭氧层对短波紫外线和其他宇宙射线的吸收和阻挡功能，造成人群皮肤癌和白内障等发病率的增加。据估计，平流层臭氧浓度减少 1%，UV-B 辐射量将增加 2%，人群皮肤癌的发病率将增加 5%～7%，白内障的发病率将增加 0.2%～1.6%。

3. 酸雨（acid precipitation） 是指降水中含有一定数量酸性物质的自由降水现象，其 pH 值小于 5.6，降水包括雨、雪、雹和雾等。酸雨形成的机制和过程很复杂，受多种因素（气象、土壤、污染等）影响。大气受到化学性污染则是主要的成因。根据对酸雨成分分析，硫酸和硝酸占酸雨总酸组分 90% 以上。可以认为煤、石油燃烧向大气排放 SOx 和 NOx 是城市酸雨的基础。酸雨对人类生态环境影响是多方面的，酸雨除对水生、陆生生态系统造成危害外，还会增加土壤中有害重金属的溶解度，加速其向水体、植物和农作物的转移。酸雾对人体健康的直接危害远远超过 SO_2 的作用。人体长期吸入酸性气溶胶将使呼吸道疾病增加，肺功能下降。此外，酸雨可腐蚀建筑物、文物古迹，可造成地面水 pH 下降而使输水管材中的金属化合物易于溶出等危害。

4. 大气棕色云团（atmospheric brown clouds，ABC） 是指以细颗粒物（$PM_{2.5}$）为主，悬浮于大气对流层的大片污染物，包括颗粒物、煤烟、硫酸盐、硝酸盐、飞灰等。ABC 的棕色就是黑炭、飞灰、土壤粒子以及二氧化氮等对太阳辐射的吸收和散射所致。东亚、南亚的印度中央平原、东南亚、非洲南部、亚马逊流域、我国的北京和上海及深圳属于 ABC 的热点区。ABC 中的颗粒物可吸收太阳的直射或散射光，影响紫外线的生物学活性。因此，在大气污染严重的地区，儿童佝偻病的发病率较高，某些通过空气传播的疾病也易于流行。ABC 的组分不仅会直接影响人体健康，还会影响世界的水资源、农业生产和生态系统，威胁人类的生存环境。

四、大气污染的防护

1. 合理安排工业布局和城镇功能分区。应结合城镇规划，全面考虑工业的合理布局。工业区一般应配置在城市的边缘或郊区，位置应当在当地最大频率风向的下风侧。居住区不得修建有害工业企业。

2. 加强工艺措施。加强工艺过程生产管理，以无毒或低毒原料代替毒性大的原料。采取闭路循环以减少污染物的排放。

3. 控制燃煤污染。采用原煤脱硫技术，可除去燃煤中 40%～60% 的无机硫。优先使用低硫燃料；改进燃煤技术，烟气脱硫以减少燃煤过程中二氧化硫和氮氧化物的排放量。开发新能源，如太阳能、风能、核能、潮汐能等。

4. 交通废气的治理。减少汽车废气排放，主要是改进发动机的燃烧设计和提高汽油的燃烧质量，使燃料充分燃烧，减少有害物质的排放。另外，可开发新型燃料，如甲醇、乙醇等含氧有机物、植物油和气体燃料，降低汽车尾气污染排放量。

5. 区域集中供暖供热。设立大型电热厂和供热站，实行区域集中供暖供热。

6. 加强绿化。植物除美化环境外，还具有调节气候、阻挡、滤除和吸附灰尘、吸收大气中的有害气体等功能。

7. 贯彻执行大气卫生标准。大气卫生标准是大气中有害物质的法定最高限值，是防止大气污染、保护居民健康、评价大气污染程度、制定大气防护措施的法定依据。

（方 鑫 高 艾）

第二节　室内环境与健康

室内环境是人们生活环境的重要组成部分，研究表明室内环境质量与健康之间具有密切的关系。

一、室内环境的基本卫生要求

室内小气候（indoor microclimate）又称微小气候（microclimate），指住宅内部由于墙壁、屋顶、地板、门窗等围护结构的作用，加上室内空调设备等的作用，综合形成的与室外不同的室内局部气候。主要由气温、气湿、气流和热辐射四个气象因素组成。室内环境的基本卫生要求：①气候适宜；②采光照明良好；③空气清洁卫生；④环境安静整洁；⑤卫生设施齐全。

人的一生中有 2/3 以上的时间在室内度过，婴幼儿、儿童、青少年和老弱病残者在居室中生活的时间更长。不良住宅环境能影响人体健康：可使中枢神经系统功能紊乱，降低机体的免疫功能和抵抗力，使居民情绪恶化、生活质量和工作效率下降、患病率和死亡率增高。

二、室内污染的来源

室内污染指由于室内引入能释放有害物质的污染源或室内通风不佳而导致室内有害物质无论是从数量还是种类上不断增加，并引起人的一系列不适症状的现象。根据室内污染物形成的原因和进入室内的渠道，主要污染源可分为：

1. 室内人的活动　吸烟是室内空气污染的主要来源之一。烟草烟气中含有 3800 多种成分，其中致癌物达 40 种。人体排出大量代谢废弃物以及谈话时喷出的飞沫等都是室内污染物的来源。这一类的污染物主要有呼出的水蒸气、氨类化合物等内源性气态物。呼吸道传染病患者和带菌者都可将流感病毒、结核分枝杆菌、链球菌等病原体随飞沫喷出污染室内空气。

2. 生活炉灶和烹调油烟　主要指各种燃料的燃烧以及食用油在加热烹调时产生的油烟。这一类的污染物主要有 SO_2、氮氧化物、CO、CO_2、多环芳烃以及悬浮颗粒物等。

3. 建筑材料和装饰物品　建筑材料中各种石材如砖、石、水泥等释放出来的氡是人们最关心的室内污染物之一；装饰材料如油漆、粘胶剂、人造板材等在加工过程中加入的助剂释放出多种有机化合物，统称为挥发性有机物（volatile organic compounds，VOCs）；甲醛是生产树脂如脲醛树脂、酚醛树脂等的重要原料，人造板和家具、涂料、油漆及香烟等易产生甲醛污染。家用化学品如喷雾杀虫剂、除臭剂、香水、厕所清洁剂、美容美发喷雾剂等都可释放出有害化学物质，污染室内空气。

知识拓展

室内空气质量标准

2022 年 7 月 11 日，国家市场监督管理总局（国家标准化管理委员会）发布了 GB/T 18883-2022《室内空气质量标准》，并于 2023 年 2 月 1 日起实施。对比（GB/T 18883-2002）《室内空气质量标准》甲醛标准要求提高了 20%，苯标准要求提高了 73%。

室内空气质量指标及要求

序号	指标分类	指标	计量单位	要求	备注
01	物理性	温度	℃	22 ~ 28	夏季
				16 ~ 24	冬季
02		相对湿度	%	40 ~ 80	夏季
				30 ~ 60	冬季
03		风速	m/s	≤ 0.3	夏季
				≤ 0.2	冬季
04		新风量	m³/(h·人)	≥ 30	—
05	化学性	臭氧（O_2）	mg/m³	≤ 0.16	1 小时平均
06		二氧化氮（NO_2）	mg/m³	≤ 0.20	1 小时平均
07		二氧化硫（SO_2）	mg/m³	≤ 0.50	1 小时平均
08		二氧化碳（CO_2）	mg/m³	≤ 0.10	1 小时平均
09		一氧化碳（CO）	mg/m³	≤ 10	1 小时平均
10		氨（NH_3）	mg/m³	≤ 0.20	1 小时平均
11		甲醛（HCHO）	mg/m³	≤ 0.08	1 小时平均
12		苯（C_6H_6）	mg/m³	≤ 0.03	1 小时平均
13		甲苯（C_7H_8）	mg/m³	≤ 0.20	1 小时平均
14		二甲苯（C_8H_{10}）	mg/m³	≤ 0.20	1 小时平均
15		总挥发性有机化合物（TVOC）	mg/m³	≤ 0.60	8 小时平均
16		三氯乙烯（C_2HCL_2）	mg/m³	≤ 0.006	8 小时平均
17		四氯乙烯（C_2Cl_4）	mg/m³	≤ 0.12	8 小时平均
18		苯并 [a] 芘（BaP）[b]	mg/m³	≤ 1.0	24 小时平均
19		可吸入颗粒物（PM_{10}）	mg/m³	≤ 0.10	24 小时平均
20		细颗粒物（$PM_{2.5}$）	mg/m³	≤ 0.05	24 小时平均
21	生物性	细菌总数	CFU/m³	≤ 1500	—
22	放射性	氡（^{222}Rn）	Bq/m³	≤ 300	年平均[c]（参考水平[d]）

GB/T　18883—2022

4. 室内生物性污染　呼吸道传染病患者或病原携带者可将病原体随飞沫喷出，污染室内空气，特别是在通风不良情况下，空气中有的病原体如流感病毒、SARS 病毒、结核分枝杆菌、链球菌等可存活较长时间而使易感人群发生感染；尘螨在床垫、被褥、枕头、地毯、挂毯、窗帘、沙发罩等纺织物内极易孳生，且家庭花卉释放的花粉、宠物粪便毛屑、昆虫鳞片、尘螨、真菌孢子等均可成为生物性变应原，使易感者发生过敏反应；军团菌主要存在于现代建筑物的贮水器、输水管道、冷却塔、加湿器水槽、温水箱、制冰机、游泳池、浴池、水龙头、淋浴喷头、医用喷雾器和空气调节器的水中，其中空调系统带菌（主要通过冷却塔水）是引起军团菌病发生和流行的常见原因。人主要通过呼吸道感染军团菌。

5．家用电器的电磁辐射 电视机、电脑、微波炉、电话、手机等使用会产生电磁辐射。

6．来自室外环境 大气污染物可以通过机械通风系统和自然通风渗入室内空气中，常见的如 SO_2、氮氧化物、CO、铅、颗粒物等。

三、室内主要污染物及其健康危害

室内污染物种类繁多，效应各异，多表现为慢性潜在的不良影响。居室空气中同时存在多种有害因素（包括化学性、物理性、生物性），可综合作用于机体产生不良影响。

1．甲醛及其他挥发性有机化合物 甲醛（formaldehyde）是一种挥发性有机化合物，存在于多种装饰材料中，还可来自化妆品、清洁剂、杀虫剂、消毒剂、防腐剂、印刷油墨、纸张、纺织纤维等。人的甲醛嗅觉阈为 $0.06 \sim 0.07$ mg/m^3，但个体差异很大。甲醛有刺激性，0.15 mg/m^3 可引起眼红、眼痒、流泪、咽喉干燥发痒、喷嚏、咳嗽、气喘、声音嘶哑、胸闷、皮肤干燥发痒、皮炎等。甲醛还可引起变态反应；长期接触超过 1.34 mg/m^3 甲醛，能出现神经衰弱症状；有的还可引起肝功能异常；肺功能方面也可出现呼气性功能障碍、肺癌。甲醛已经是确认的人类致癌物。目前已鉴定出 500 多种挥发性有机化合物，总称为 VOCs，以 TVOC 表示其总量。VOCs 主要来源于各种溶剂、粘合剂等化工产品。常见的 VOCs 如苯、甲苯、三氯乙烯、三氯甲烷、萘、二异氰酸酯类等，主要影响中枢神经系统和消化系统，可使人出现头晕、头痛、嗜睡、无力、胸闷、食欲缺乏、恶心等，严重时可造成肝和造血系统损害，也可诱发变态反应。

案例 19-2

> 陈先生购买了一套住宅，随后请某装饰公司进行装修。工程竣工入住后，陈先生感觉室内气味刺鼻，咽痛咳嗽、流眼泪。不久，陈先生喉头不适，经医院检查，诊断为"喉乳头状瘤"，并在医院进行了手术。
>
> **问题：**
> 1．导致陈先生身体不适的可能原因有哪些？
> 2．室内环境检测应该测哪些指标？
> 3．这些指标的标准限值是多少？

2．烹调油烟 烹调油烟是食用油在加热烹调时产生的油烟。流行病学调查结果显示油烟是肺鳞癌和肺腺癌的危险因素。

3．燃烧产物 这类污染物包含三部分：一是来自燃烧物自身的杂质成分，如煤中含硫、氟、砷、镉、灰分等杂质；二是来自燃烧物在加工制作过程中或在种植过程中使用的化学反应剂、化肥、农药等污染；三是燃烧物经高温后发生热解或合成反应的产物。燃烧产物的主要危害有：①燃料所含杂质的污染：氟、砷含量高的煤燃烧造成的室内空气污染，导致氟中毒、砷中毒。②燃烧产物 SO_2、NO_X 等的刺激作用，导致肺通气功能下降和肺泡换气功能障碍；颗粒物上的致癌物如多环芳烃类还具有致癌作用。③烟草燃烧产物：烟草的燃烧产物统称烟草烟气，对呼吸、神经、循环等各个系统均有明显的损伤作用。

4. 放射性污染物　建筑材料的氡及其短寿命子体对人体健康的危害主要是引起肺癌，其潜伏期为 15～40 年。有人认为除吸烟外，氡比其他任何物质都更易引起肺癌。吸入室内含氡空气引起的肺癌占 4%～12%。

5. 非电离辐射危害　家用电器，如微波炉、电视机、电脑、电冰箱、空调、移动电话等可引起非电离辐射。非电离辐射强度大于 $10\ mw/cm^2$ 时可引起人体体温升高。强度较弱时，对血液、免疫等系统都有一定的影响。人群长期接触易出现头晕、疲乏、记忆力衰退、食欲减退、烦躁易怒、血压变化、白细胞减少等症状。

6. 生物性污染危害

（1）军团菌：以嗜肺军团菌最常见。最早发病者多为退伍军人，故将引起该病的细菌命名为军团菌，将该病称为"军团菌病"（Legionnaires'disease）。机体受感染后，轻者一般无明显临床症状；重者引起军团菌病，主要表现为肺部感染为主的全身性损害。

（2）尘螨（dust mite）：属于节肢动物。居家灰尘样品中都可检出尘螨。在潮湿、阴暗、通风条件差的环境中易孳生。尘螨及其分泌物和排泄物可通过空气传播进入人体，引发过敏性哮喘、过敏性鼻炎等。

四、室内空气污染的防护

室内空气质量好坏直接影响到人们的生理、心理健康和舒适感。为了提高室内空气质量，改善居住、办公条件，增进身心健康，必须对室内污染进行整治。

1. 选择环保的建筑材料和装饰材料　材料应符合国家有关标准和规范。

2. 加强室内通风换气的次数　解决室内空气污染最有效的途径就是通风。对于甲醛、室内放射性氡等物质，应加强通风，增加换气次数。

3. 合理布局　为了减少室外大气污染对室内空气质量的影响，对城区内各污染源进行合理布局是很有必要的。居民生活区等人口密集的地方应安置在远离污染源的地区，同时应将污染源安置在远离居民区的下风方向。

4. 使用空气净化技术　对于室内颗粒状污染物，净化方法主要有低温非对称等离子体除尘、静电除尘、扩散除尘、筛分除尘等。净化装置主要有低温非对称等离子体除尘、机械式除尘器、过滤式除尘器、荷电式除尘器、湿式除尘器等。对室内空气中的污染物，如苯系物、卤代烷烃、醛等的降解，可采用光催化降解法。

（高 艾）

第三节　饮用水与健康

水是构成机体的重要成分，是一切生命过程必需的基本物质，人体一切生理活动和生化反应都需要在水的参与下完成。同时，水也是构成自然环境的基本要素。成人每日的生理需水量为 2.5～4 L。水不但为人的生理功能所需，还在保持个人卫生、改善生活居住环境、促进人体健康及工农业生产等方面起着重要作用。水资源短缺及人类的生活和生产活动造成的水环境污染对人类生存和发展具有重要的影响。

案例　19-3

　　1993 年 4 月，美国威斯康星州密尔沃基南部发生过一次严重的隐孢子虫病暴发流行，暴发的原因是该市引自密歇根湖的水源水受到沿河屠宰场和生活污水的污染，涉及 160 万人，其中 40.3 万人受到不同程度的感染，出现严重的腹泻、恶心、呕吐、低烧、头痛、食欲缺乏等症状，4400 人因此住院治疗，103 人死亡，成为美国 1920 年有记录以来影响范围最广、危害最严重的一次介水传染病大流行，并引起世界范围内的高度警觉和关注。

　　问题：
　　1. 水源可以分为几类？各种水源的水质有何特征？
　　2. 水污染的主要来源以及对健康的危害有哪些？

一、水源的种类及其卫生学特征

　　水资源（water resources）是指全球水量中对人类生存、发展可用的水量，主要是指逐年可以得到更新的那部分淡水的容量。地球上的天然水资源分为降水、地表水和地下水三大类。

（一）降水

　　降水（fall water）指雨、雪、雹等。降水的特点是水质较好、矿物质含量较低，在收集与保存过程中易被污染，且水量没有保证。在降水过程中，水首先与大气接触，大气中的一些物质就会进入雨水中。由于各地区的环境条件和大气中的化学成分有所不同，其水质和化学组成也有差别。

（二）地表水

　　地表水（surface water）是由降水或高山积雪融化后在地面经流汇集而成的水体，包括江、河、湖及池塘等水。因其主要来自降水，故水质一般较软，含盐类较少。但在流经地表时，大量杂质混入水中而含有较多的悬浮物质。季节、气候等自然条件对地表水的理化性质及细菌含量有较大影响。

（三）地下水

　　地下水（underground water）主要来源是渗入地下的降水和地表水。地下水可分为浅层地下水、深层地下水。

　　1. 浅层地下水　浅层地下水是指在地表下第一个不透水层上的地下水。浅层地下水水质物理性状较好，细菌数较地表水少，但在流经地层和渗透过程中，可溶解土壤中各种矿物盐类使水质硬度增加。井水和泉水是我们日常使用最多的地下水。由地表缝隙自行涌出的地下水称泉水。浅层地下水由于地层的自然塌陷或被澳谷截断而使含水层露出，水自行外流即为潜水泉。泉水在农村常用作分散式给水的水源。井水是从在地表向下挖掘或者钻孔形成的取水设施提取上来的水。

　　2. 深层地下水　是指在第一个不透水层以下的地下水。其水质透明无色，水温恒定，细菌数很少，但盐类含量高，硬度大。深层地下水由不透水层或岩石的天然裂隙中涌出，称为流泉。由于深层地下水水质较好，水量较稳定，是一种比较理想的饮用水水源，故常作为城镇集中式供水水源之一。

目前，国内外的饮用水水源（drinking-water source）主要为地表水和地下水。在一些干旱缺水的地区，以及不易获取淡水资源的情况下（如岛屿上），可收集降水供生活饮用。

二、饮用水污染与健康

水体污染（water pollution）是指由于自然因素或人类活动排放的污染物进入水体后，超过了水体的自净能力，使水质和水体底质的理化特性和水环境中的生物特性、种群及组成等发生改变，从而影响水的使用价值，造成水质恶化，甚至危害人体健康或破坏生态环境的现象。造成水体污染的污染物主要来自生产和生活活动。造成水体污染的主要来源有工业废水、生活污水和农业污水三方面。通过各种途径进入水体的污染物种类繁多，一般分为物理性污染物、化学性污染物和生物性污染物。水体受到污染以后，污染物可通过饮用水、食物链传递以及直接接触等途径对人类健康造成直接或间接危害。水中病原体污染可引起介水传染病的发生和流行；水中有毒化学物质可使人群发生急慢性中毒或诱发恶性肿瘤；某些藻类产生的毒素也可引起人体中毒，甚至死亡；有些污染物如非溶解性悬浮物、废热污染等，对人体虽不会产生直接危害，但可影响水体感官性状和自净能力、破坏水生生态环境和影响水体的正常利用。

（一）生物性污染的危害

1. 介水传染病（water-borne communicable diseases）　是指通过饮用或接触受病原体污染的水或食用被这种水污染的食物而传播的疾病。其流行原因有：①水源受病原体污染后，未经妥善处理和消毒即供居民饮用；②处理后的饮用水在输配水和贮水过程中，重新被病原体污染。

引起介水传染病的病原体主要有三类：

①细菌，如伤寒沙门菌、副伤寒沙门菌、霍乱弧菌、痢疾志贺菌等。

②病毒，如甲型肝炎病毒、脊髓灰质炎病毒、柯萨奇病毒和腺病毒等。

③原虫，如甲第氏虫、溶组织阿米巴原虫、血吸虫等。

介水传染病的流行特点：①水源被污染后可呈暴发流行，短期内突然出现大量患者，且多数患者发病日期集中在同一潜伏期内。若水源经常受污染，其发病者可终年不断。②病例的分布与供水范围一致，绝大多数患者都有饮用同一水源水的经历。③一旦对污染源采取净化和消毒措施后，疾病的流行能迅速得到控制。

2. 水体富营养化（eutrophication）　近年来，人们已注意到水体富营养化的危害。水体富营养化指含有大量氮、磷等营养物质的污水进入湖泊、河流、海湾等缓流水体，引起藻类及其他浮游生物迅速繁殖，水体溶解氧量下降，水质恶化，鱼类及其他生物大量死亡，甚至危及人群健康的现象。这种现象出现在江河湖泊中称为"水华"，出现在海湾中称为"赤潮"。水体富营养化导致大量藻类生长，藻类生长过程中的代谢产物——藻类毒素对水体的污染及其引起的健康效应也受到人们的关注。在富营养化淡水湖泊中生长的优势藻类是毒性较大的蓝藻（cyanobacteria bluegreen algae），其中铜绿微囊藻产生的微囊藻毒素（microcystin，MC）是对人体危害最大的藻类毒素。微囊藻毒素与人类健康密切相关，人们直接接触含有藻类毒素的水会出现皮炎、过敏性结膜炎和急性胃肠炎等症状，严重者可发生中毒性肝炎甚至死亡。微囊藻毒素具有很强的热稳定性，一旦污染水源水，常规供水净化处理和家庭煮沸均不能消除或减轻其毒性。由于饮用水源中毒素含量一般较低，微囊藻毒素所引起的健康效应主要为慢性中毒和潜在危害。流行病学调查显示，某些地区人群肝癌高发与长期饮用含有较高浓度微囊藻毒素的水有关。微囊藻毒素被认为是继肝炎病毒、黄曲霉毒素之后又一导致肝癌的重要危险因素。

（二）化学性污染的危害

工业废水的违章排放是水体化学性污染的主要来源。水体受到工业废水污染后，水体中各种有毒化学物质通过饮水或食物链传递使人体发生急、慢性中毒。

1. 汞和甲基汞

（1）污染来源：汞是构成地球的元素之一，自然界中主要以硫化汞的形式存在于岩石中。岩石中的汞可被氧化为金属汞或二价汞离子而进入空气、水、土壤环境中。常见的汞污染源主要为氯碱工业、塑料工业、电池工业、电子工业、汞冶炼和含汞农药等排放的废水。此外，医院口腔科废水及农田中使用含汞农药也是常见污染源。

（2）危害：污染水体的汞在微生物的作用下可被甲基化形成甲基汞，后者毒性较无机汞增大许多倍，更易被生物体吸收，并可通过食物链在生物体内富集，致使生物体发生汞中毒。其中最为典型的例子是日本熊本县水俣湾地区发生的水俣病（Minamata disease）就是当地居民因长期食用受甲基汞污染的鱼贝类而引起的一种公害病。对水俣病发病机制的研究表明，甲基汞通过水生食物链进入人体。吸收入血液的甲基汞与红细胞内的血红蛋白中的巯基结合，透过血脑屏障进入脑组织。损害最为严重的是小脑和大脑，特别是枕叶、脊髓后束和末梢神经。甲基汞在大脑的感觉区和运动区含量较高，尤其是大脑后叶蓄积量最高，致使患者出现视觉、听觉障碍。由于甲基汞可通过胎盘屏障，对胎儿脑组织造成更广泛的损害而称为先天性水俣病，其病情比成人水俣病更为严重。

知识拓展

守护一个百年后的绿水青山

天津大学曾开展过一项汞污染溯源研究，在中国南海地区采集了一个两百多年的珊瑚，并成功分离出其骨骼中含有的汞。结果发现，在过去200多年间，珊瑚中汞的含量出现多个峰值，分别与第一次鸦片战争、第二次鸦片战争、第二次世界大战以及20世纪八九十年代中国南方沿海的工业化和城市化的时间吻合。我们知道，珊瑚被称为最长寿的动物，珊瑚骨就像树的年轮一样，这些钙化进珊瑚骨骼中的汞，是人类对环境的破坏活动留下的历史印记，被永久地封存了。如今，我们加入水俣公约，用数字体温计替代水银体温计、用LED灯替代荧光灯，都是为了减少我辈人对历史留下的这种印记，还百年后的世界一个绿水青山。

2. 酚类化合物　酚类化合物是指芳香烃中苯环上氢原子被羟基取代所生成的化合物。

（1）污染来源：含酚废水的主要来源有炼焦、炼油制取煤气和利用酚作为原料的工业企业。

（2）危害：酚是中等强度的化学原浆毒物，低浓度时能使蛋白质变性，高浓度时则能使蛋白质沉淀。对皮肤黏膜有强烈的刺激腐蚀作用，也可抑制中枢神经系统或损害肝肾功能。可经皮肤和胃肠道吸收，其中大部分在肝氧化成苯二酚、苯三酚，并与葡萄糖醛酸等结合而失去毒性，然后随尿液排出，使尿呈棕黑色（酚尿）。某些酚类化合物具有内分泌干扰作用。急性酚中毒的主要表现为大量出汗、肺水肿、吞咽困难、肝及造血器官损害、黑尿、受损组织坏死、虚脱，甚至死亡。长期饮用低浓度含酚水，可导致记忆力减退、皮疹、瘙痒、头昏、失眠、贫血等慢性中毒症状。

3. 多氯联苯（polychlorinated biphenyls，PCBs）　又称氯化联苯，是由一些氯置换联苯

分子中的氢原子而形成的一类含氯有机化合物。

（1）污染来源：多氯联苯具有耐酸、耐碱、耐腐蚀以及绝缘、耐热、不易燃等优良性能，被广泛用于工业生产，例如用于生产润滑油、切削油、农药以及在油漆、粘胶剂、封闭剂中作为添加剂。如未经处理任意排放，可造成水源污染。

（2）危害：PCBs 是典型的内分泌干扰物，具有雌激素样作用，可明显干扰机体的内分泌状态，特别是对生殖系统激素、甲状腺激素等产生严重不良影响，可使机体的免疫功能受损、生长发育障碍、某些癌症的发生率增加。PCBs 对人危害的最典型例子是 1968 年在日本发生的米糠油中毒事件，受害者因食用被 PCBs 污染的米糠油而中毒。

（三）物理性污染的危害

1. 热污染

（1）污染来源：主要来源于工业冷却水，特别是发电厂的冷却水。

（2）危害：增加水中化学反应速度，降低水中溶解氧的含量，水温升高造成的水环境改变可影响某些鱼的产卵和孵化，加剧原有的水体富营养化，加速水体中悬浮物的沉降速度。

2. 放射性污染

（1）污染来源：水中的放射性污染包括天然和人为两大类。水中放射性物质可通过饮水、摄取各种被放射性污染的食物进入人体，并通过食物链和生物富集作用使其在体内蓄积、浓缩浓度逐渐增高。

（2）危害：核素本身毒性，辐射损伤，恶性肿瘤发生率增高，致畸及生长发育障碍，人体放射性负荷增加。

三、安全饮用水

水是人体构成的主要成分。水占体重的比例，成人为 65%，胎儿可达 90%。人体内几乎所有的生化过程与生理活动如体温调节、营养输送、废物排泄等都需要水的参加。为维持人体内环境的稳定，发挥水在生理和卫生上的作用，需要有充足的水量和良好的水质。水质不良或受到污染，不仅降低其饮用价值，还可引起各种健康损害及疾病。《生活饮用水卫生标准》是从保护人群身体健康和保证人类生活质量出发，对饮用水与人群健康的各种因素，以一定形式发布的法定卫生标准。

（一）生活饮用水的基本卫生要求

1. 感官性状良好　饮用水应该是无色、透明、无臭，无异味，水中不能见到任何肉眼可见物，也不能呈现有特殊颜色和异味。

2. 微生物学安全　生活饮用水必须进行净化和消毒处理。饮用水不得含有病原微生物和寄生虫卵，以防止介水传染病的发生和传播。

3. 化学组成对人体无害　水中所含化学物质及放射性物质不得危害人体健康。

4. 技术和经济上合理　饮用水除了需符合上述基本卫生要求外，在选择指标和确定标准限量值时还要考虑经济技术上的可行性。

（二）生活饮用水的水质规范与检验指标

我国《生活饮用水卫生标准》（GB5749-2006）已修订为（GB5749-2022），2023 年 4 月 1 日起正式实施。实施常规检验项目为五组，包含微生物指标（保证水质在流行病学上安全）、毒理学指标（保证水质对人体健康不产生毒性和潜在危害）、感官性状和一般化学指标（保证水的感官性状良好）、放射性指标（保证水质对人体健康不产生毒性和潜在危害）和饮用水中消毒剂指标，共43项；扩展指标项目为三组，包括微生物指标、毒理学指标、感官性状和一般化学指标，共54项，合计97项。

（三）改良饮用水水质的卫生对策

为保证饮用水达到水标准要求，必须采取相应的卫生措施。主要包括水源的选择、水源的卫生防护和饮用水的净化与消毒三个环节。

1. 水源的选择 天然水的来源有降水、地表水和地下水三类，符合卫生要求的水体均可作为饮用水源。选择水源时，需在兼顾技术、经济合理和方便群众取用的前提下，依照下列三项基本卫生要求选择：①水量充足，应能满足居民点总用水量的需求；②水质良好，水源水的毒理学和放射学指标直接符合生活饮用水水质标准；③便于卫生防护，应选择环境卫生状况较好、取水点易于防护的水源。

2. 水源的卫生防护 水源的卫生防护因给水方式不同而不同。饮用水给水方式有两种，即集中式给水和分散式给水。集中式给水是指由水源集中取水，通过输配管网将水送至用户，即自来水。分散式给水是指居民直接由水源分散取水，是广大农村居民的主要取水方式。

3. 饮用水的净化与消毒 水源的选择和卫生防护为保证量足质优的饮用水提供了有利条件，但天然的水源水往往还不能达到饮用水水质标准的要求。因此，尚需进行净化和消毒处理，以改善水的感官性状，除去悬浮物质和有毒、有害物质，并去除或杀灭可能存在的病原体。饮用水的净化包括混凝沉淀和过滤。饮用水消毒可采用物理方法（如热、紫外线、超声波消毒）或化学方法（如氯、碘、臭氧等消毒）。水量不多时，加热煮沸是最简便有效的方法，水温 100 ℃、3 ～ 5 min 即可杀灭一般肠道致病菌和寄生虫卵。目前，使用最广泛的是氯化消毒法。影响氯化消毒效果的因素：① pH：HOCl 在水中可解离形成 OCl$^-$ 使杀菌力减弱，降低 pH 可减少 HOCl 的解离，加强消毒效果，加氯消毒时应使水保持酸性；②水温：水温高杀菌速度快，故水温低时要适当延长消毒时间；③浑浊度：水质浑浊，水中有机物等悬浮杂质多，会耗掉有效氯，细菌包裹在悬浮物内不易被杀灭，同时形成较多的氯化副产物，故浑浊度高的水必须强化混凝沉淀和过滤处理；④加氯量和接触时间：适当增加加氯量和接触时间可提高消毒效果，水质恶劣、污染严重的水可采用过量加氯消毒法，其加氯量可达常规量的 10 倍。

（党占翠）

第四节　地质环境和土壤与健康

一、地质环境与疾病

在地球地质漫长的发展过程中，自然地形成了地壳表面化学元素的不均匀分布。因此，地球上不同地区的土壤、水体和植物中化学元素的种类和含量存在一定的差异，继而影响该地区人群对化学元素的摄入量。如果这种区域性的差异超出了人类和其他生物所能适应的范围，就可能使当地动物、植物以及人群中发生某些特异性疾病。

由于某地区地壳中元素分布的不均衡，导致当地水、土壤、植物中某种微量元素过高或缺乏，使当地人和动物从外界环境中获得该元素的量不能满足或超过机体正常需要而引起的疾病称为生物地球化学性疾病，又称化学元素性地方病。我国常见的化学元素性地方病有碘缺乏病、地方性氟中毒和地方性砷中毒等。

（一）碘缺乏病

碘缺乏病（iodine deficience disorders，IDD）是由于摄碘量不足而引起的一系列病症，包括胎儿早产、死产、先天畸形、亚临床型克汀病、智力发育障碍、单纯性聋哑、甲状腺肿及克汀病等，其中甲状腺肿和克汀病则是碘缺乏最明显的表现形式。

1. 地方性甲状腺肿　地方性甲状腺肿（endemic goiter）的主要症状为甲状腺肿大。早期仅见甲状腺轻度肿大，一般无自觉症状。中晚期患者常因肿大的甲状腺压迫气管和食管引起呼吸困难及吞咽困难而就诊。目前由于食盐加碘的有效防治，甲状腺严重肿大极少见到，多数患者表现为可触及或轻度可见性甲状腺肿。

2. 地方性克汀病　地方性克汀病（endemic cretinism）是一种由于地区性环境缺碘而引起的以脑发育障碍和体格发育落后为主要特征的地方病，是碘缺乏对人类危害最严重的临床表现形式之一。主要临床表现是较严重的智力低下、聋哑、神经运动功能障碍、体格发育落后等。主要由于脑发育关键期（胚胎期和生后早期）和生长发育期缺碘造成甲状腺激素不足而导致脑发育障碍和体格发育落后。

3. 碘缺乏病的预防　补碘是预防碘缺乏病的根本措施。食盐加碘是预防碘缺乏病的首选方法。实践证明，食盐加碘是最生活化、最易坚持的有效措施，其简便、经济、安全可靠是其他方法无法替代的。有些病区地处偏远，食用不到供应的碘盐，可选用碘油。

（二）地方性氟中毒

地方性氟中毒（endemic fluorosis）又称地氟病，是指人体暴露在高氟环境中或由于生活习惯，经饮水、饮茶、燃煤及食物和（或）空气等介质途径长期摄氟量超过其生理饱和度而蓄积导致的一种以氟斑牙（dental fluorosis）和氟骨症（skeletal fluorosis）为主要特征的全身慢性中毒性疾病。

1. 地方性氟中毒的临床表现

（1）氟斑牙：氟斑牙是地方性氟中毒最早出现而又最易识别的症状，其主要表现包括釉面光泽度改变、釉面着色和釉面缺损。牙齿发育完成后发病者不产生氟斑牙，可表现为牙磨损。

（2）氟骨症

1）疼痛：最常见的自觉症状。疼痛部位可为 1 ~ 2 处，也可遍及全身。通常由腰背部开始，逐渐累及四肢大关节一直到足跟。疼痛一般呈持续性，多为酸痛，无游走性，局部也无红、肿、发热现象，活动后可缓解，静止后加重，尤其是早晨起床后常不能立刻活动。

2）神经症状：部分患者除疼痛外，还可因椎孔缩小变窄，使神经根受压或营养障碍，而引起一系列的神经系统症状，如肢体麻木、蚁走感、知觉减退等感觉异常；肌肉松弛，有脱力感，握物无力，下肢支持躯干的力量减弱。

3）肢体变形：轻者一般无明显体征，病情发展可出现关节功能障碍及肢体变形。表现为脊柱生理弯曲消失，活动范围受限。

2. 地方性氟中毒的预防　地方性氟中毒病因清楚，因此预防和控制本病的原则就是控制氟源、减少摄氟量。对于饮水型氟中毒，可通过改换水源和饮水除氟降低氟的摄入。对于燃煤污染型氟中毒，可通过改良炉灶、减少食物氟污染、不用或少用高氟劣质煤以降低空气和食物中的氟含量。对于饮茶型氟中毒，需研制低氟砖茶和降低砖茶中氟含量，并在饮砖茶习惯病区增加其他低氟茶种代替砖茶。

（三）地方性砷中毒

地方性砷中毒（endemic arsenicosis）是指因长期饮用含高浓度砷的地下水，或燃用高浓度砷的煤造成室内空气和食物污染，从而引起以皮肤色素沉着和（或）脱失、掌跖角化等皮肤改变为主要表现，同时伴有中枢神经系统、周围神经、血管、消化系统等多方面症状的全身性疾病。

1. 地方性砷中毒的临床表现　色素沉着、色素脱失、掌跖角化和皮肤癌是地方性砷中毒的特征性表现。根据中毒程度、暴露时间、暴露浓度不同，每个患者可有不同表现，或以色素改变为主，或以角化为主，或兼而有之。当一个患者同时有色素沉着、脱色素及角化时，常称为"皮肤三联征"。此外，砷还可引起神经系统、消化系统损伤以及影响心脑血管及末梢循环。

2. 地方性砷中毒的预防　在地下水含砷量较高的地区，可改换水源，用水质清洁安全的地面水供居民饮用和灌溉农田，或通过饮水除砷降低居民的饮水砷摄入量。对于燃煤污染型病区，采用封闭、禁采高砷煤政策，加强宣传教育，改炉改灶、安装烟囱，自觉改变敞灶燃煤习惯，改变烘烤粮食方法以防止含砷煤烟污染食物。

二、土壤污染与疾病

土壤（soil）是陆地生态系统的核心及食物链的首端，是生物圈的重要组成成分，它与人类的日常生活密切相关。人类在生产和生活活动中将有害物质排放到土壤中，使土壤中原有的背景化学元素成分发生变化，造成土壤污染，从而影响农作物生长发育，直接或间接危害人畜健康。因此，土壤的卫生状况与人类健康有着重要的联系。

（一）土壤污染

土壤污染（soil pollution）是指人类生产和生活活动中排出的有害物质进入土壤中，直接或间接地危害人畜健康的现象。污染的程度主要取决于进入土壤的污染物的数量、强度和土壤自身的净化能力大小。

1. 土壤污染的来源　土壤污染的物质来源是极为广泛的，有天然污染源，也有人为污染源。按照污染物进入土壤的途径，可将土壤污染源分为以下几类：①人畜粪便、生活垃圾和生活污水等生活性污染；②工业废水、废气、废渣及汽车尾气等工业和交通污染；③污水灌溉、施用农药、化肥等从事农业生产对土壤造成的污染。

2. 土壤污染的特点　土壤被污染后，常表现出以下特点：

（1）隐蔽性和滞后性：土壤污染往往要通过对土壤样品进行分析化验和对农作物的残留检测，甚至通过研究对人畜健康状况的影响才能确定。因此，土壤污染从产生污染到出现问题通常会滞后较长的时间。

（2）累积性：污染物质在大气中和水体中一般都比在土壤中更容易迁移。这使得污染物质在土壤中并不像在大气和水体中那样容易扩散和稀释，因此容易在土壤中不断积累而超标，同时也使土壤污染具有很强的地域性。

（3）长期性：许多污染物需要很长时间才能降解。如被某些重金属污染的土壤可能要100～200年时间才能恢复。

案例 19-4

患者徐某，男性，6 岁，家住"蓄电池之乡"。今年 5 月初，徐某经常出现肚子痛，且食欲缺乏，到县妇幼保健站进行血铅检查，结果为 136 μg/L，正常人的血铅含量应低于 100 μg/L。

问题：

1. 徐某出现血铅超标的原因是什么？
2. 土壤受到污染后对人群健康会产生什么样的影响？
3. 如何预防此类事件的发生？

（二）土壤污染的危害

1. 生物性污染　土壤的生物性污染仍然是当前土壤污染的重要危害。人体排出的含病原体的粪便未经无害化处理即进行农田施肥可污染土壤，人生食这种土壤中种植的蔬菜瓜果等可感染患病（人-土壤-人）。患钩端螺旋体病或炭疽病的家畜或其他动物可造成土壤污染，人可通过土壤接触病原体使皮肤和黏膜感染而患病（动物-土壤-人）。天然土壤中常含有破伤风杆菌和肉毒杆菌而使人感染（土壤-人）。

2. 化学性污染

（1）重金属污染：重金属污染物（如镉、铊、汞、铅等）进入土壤后难以被微生物分解和净化，长期积累到一定程度通过土壤植物系统以及食物链途径进入人体而危害健康。

1）镉污染：镉（cadmium，Cd）在体内具有很强的蓄积性，长期暴露可发生慢性镉中毒。发生在日本富山县神通川流域的痛痛病是由于居民长期食用含镉废水污染稻田而引起的公害病。主要临床表现有：早期腰背、膝关节痛，以后遍及全身刺痛。患者易在轻微外伤下发生多发性骨折，甚至在咳嗽、喷嚏时也引起骨折。四肢弯曲变形，脊柱受压缩短变形，骨软化和骨质疏松，行动困难，被迫长期卧床。

2）铊污染：土壤铊（thallium，TI）污染主要通过冶炼和工业生产的废水、废气、废渣污染土壤而引起居民中毒。铊及其化合物的毒性高、蓄积性强，有强烈的神经毒性，并可对肝、肾造成损害。雄性生殖系统对铊的早期作用特别敏感。铊中毒的主要症状是：①毛发脱落，呈斑秃或全秃；②周围神经损害，早期表现为双下肢麻木、疼痛过敏，很快出现感觉和运动障碍；③视力下降甚至失明，可见有视网膜炎、球后视神经炎及视神经萎缩。

（2）农药污染：农药种类繁多，最常见的是各种人工合成的有机农药，如有机氯、有机磷和拟除虫菊酯类等。农药污染土壤后，通过转化、降解等方式可使土壤中的农药含量降低，但有些农药，如大多数有机氯农药在土壤中难以降解，可较长时间存留于土壤中。农药污染土壤后即使土壤中农药的残留浓度很低，通过食物链和生物富集作用仍可使体内浓度提高数千倍甚至上万倍，而对人体健康造成危害。农药污染可引发急性中毒，影响免疫功能、内分泌系统和生殖系统，产生致癌、致畸、致突变作用。

（肖　莎）

思 考 题

1．简述煤烟雾事件和光化学烟雾事件的区别。

2．大气污染的主要来源有哪些？

3．简述大气污染对人群健康的直接危害和间接危害。

4．影响室内空气质量的常见因素有哪些？

5．室内常见污染物甲醛和苯能造成哪些健康危害？

6．如何进行室内空气污染的防护？

7．简述氯化消毒的原理及其机制。

8．简述我国主要地方病的流行现状及防治成效。

9．如何诊断土壤环境污染性疾病？

10．3 岁的小宝喜欢在床上和地上摸爬滚打，家长发现孩子的皮肤莫名地长出红疙瘩，出现睡眠不稳，身体瘙痒，没感冒却经常打喷嚏。请思考：

1）室内常见的生物性污染物有哪些？

2）室内常见的生物性污染物的危害是什么？

3）导致小宝出现上述症状的可能原因是什么？

第二十章数字资源

第二十章

生产环境与健康

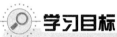 **学习目标**

1. **知识**：能够解释职业病与工作有关疾病的定义及特点。能够概述生产过程中的职业性有害因素及其所致的健康损害。能够复述职业病的诊断、治疗及预防原则。
2. **能力**：能够识别生产过程中常见职业性有害因素的接触机会。能够区分常见职业病的临床表现。
3. **素养**：能够感受职业性有害因素对劳动者健康的伤害。能够形成疾病与职业因素联系的思维。

人类自从工业革命以来，就出现了因接触生产环境和劳动过程中的有害因素而引起的疾病，这些疾病多与采石开矿和金属冶炼有关，是最早发现的职业病。改革开放以来，随着我国工农业生产的快速发展，生产环境和劳动过程中有害因素的种类和数量不断增加，不仅损害了劳动者的安全权、健康权、生命权等基本权利，甚至给个人和家庭带来灾难，使国民经济遭受重大损失，影响社会和谐稳定和经济可持续发展。

职业卫生与职业医学的主要任务是识别、评价、预测和控制不良劳动条件对职业人群健康的影响，创造安全、卫生、满意和高效的作业环境，以保护劳动者健康，提高其作业能力。在党和政府的高度重视下，从防暑降温、防尘、防毒开始，通过机械化、自动化、隔离操作，使劳动条件逐年改善，职业病危害得到一定程度的控制。2002年《中华人民共和国职业病防治法》（以下简称《职业病防治法》）的颁布实施，职业病防治工作实现了从"行政管理"向"依法治理"的重大转变，全国人大常委会先后4次修订了《职业病防治法》，建立了完善的职业病防治法律法规标准体系。《职业病防治法》的完善体现了党和国家重视职业人群健康，切实保护劳动者职业健康权益。

第一节　职业性有害因素与职业性损害

一、职业性有害因素

在生产环境中存在的各种可能危害职业人群健康和影响劳动能力的不良因素统称为职业性有害因素。职业性有害因素按其来源可分为三大类：

351

（一）生产过程中的有害因素

1. 化学因素

（1）生产性毒物，主要包括以下几类：①金属及类金属：如铅、汞、砷、锰等；②有机溶剂：如苯及苯系物、二氯乙烷、正己烷等；③刺激性气体：如氯、氨、氮氧化物、光气、二氧化硫等；④窒息性气体：如一氧化碳、硫化氢、氰化氢、甲烷等；⑤苯的氨基和硝基化合物：如苯胺、硝基苯、联苯胺等；⑥高分子化合物：如氯乙烯、氯丁二烯、氯丙烯等；⑦农药：如有机磷农药、拟除虫菊酯类和氨基甲酸酯类农药等。

（2）生产性粉尘：如矽尘、煤尘、石棉尘、水泥尘及各种有机粉尘等。

2. 物理因素

（1）异常气象条件：如高气温、高气湿、强热辐射、低气温等。

（2）异常气压：如潜水或潜涵作业由高气压转向正常气压时，减压过快或降压幅度过大可引起减压病；在海拔 3000 m 以上低气压环境下进行高原作业或航天飞行可引起高山病或航空病。

（3）噪声与振动。

（4）非电离辐射：如可见光、紫外线、红外线、射频辐射、激光等。

（5）电离辐射：如 X 射线、γ 射线、α 粒子、β 粒子等。

3. 生物因素

（1）细菌：如炭疽杆菌、布鲁杆菌。

（2）病毒：如森林脑炎病毒和人类免疫缺陷病毒。

（二）劳动过程中的有害因素

劳动过程是指生产中劳动者为完成某项生产任务的各种操作的总和，主要涉及劳动强度、劳动组织及其方式等。这一过程产生影响健康的有害因素包括：

1. 劳动组织和制度不合理。

2. 职业性精神紧张。

3. 劳动强度过大或生产定额不当。

4. 个别器官或系统过度紧张。

5. 长时间处于不良体位或使用不合理工具等。

（三）生产环境中的有害因素

生产环境是指劳动者操作、观察、管理生产活动所处的外环境，涉及作业场所建筑布局、卫生防护、安全条件和设施有关的因素。常见的生产环境中有害因素包括：

1. 自然环境中的因素。如炎热季节的太阳辐射、高原环境的低气压、深井的高温高湿等。

2. 厂房建筑或布局不合理、不符合职业卫生标准。如通风不良、采光照明不足、有毒与无毒工段安排在一个车间等。

3. 由不合理生产过程或不当管理所致环境污染。

在实际生产场所和过程中，往往同时存在多种有害因素，对职业人群的健康产生联合作用，加剧了对劳动者的健康损害程度。

知识拓展

扫烟囱工人和阴囊癌

扫烟囱是 18 世纪英国最低贱的工作，烟囱又细又长，再加上高温及煤灰，因此从事这项工作的都是一些贫穷人家的瘦小男孩，年龄通常在 4 ~ 8 岁，他们长年不洗澡。这些扫烟囱的工人到青春期之后，特别容易罹患一种痛苦、恶臭并致命的阴囊癌。

1775 年英国外科医生波特推论煤灰是导致扫烟囱工人阴囊癌的主要原因。这是第一个将肿瘤的发展与职业环境联系起来的研究报告。波特医生的报告促使英国国会修改了法律，禁止 8 岁以下的儿童从事清理烟囱的工作，并规定雇主每星期至少要让这些工人洗一次澡。这些措施使扫烟囱工人的阴囊癌发病率逐渐降低。1915 年，日本北海道大学的 Katsusaburo Yamagiwa 和 Koichi Ichikawa 用煤焦油萃取物涂抹在兔子耳朵上成功地诱发了皮肤癌，验证了波特医生的推论。这表明，职业环境对人类健康有着重要的影响，并且对其采取措施可以降低患病率。

二、职业性损害

职业性损害是指职业性有害因素对接触者健康所造成的损害，主要包括职业病、工作有关疾病和职业性外伤，其程度可由轻微的健康影响到严重的损害，甚至伤残或死亡。

（一）职业病

职业病是指职业性有害因素作用于人体的强度与时间超过一定限度，人体不能代偿其所造成的功能性或器质性病理改变，从而出现相应的临床征象，影响劳动能力。2017 年 11 月 5 日修订的《中华人民共和国职业病防治法》中，职业病是指企业、事业单位和个体经济组织等用人单位的劳动者在职业活动中，因接触粉尘、放射性物质和其他有毒、有害因素而引起的疾病。职业病的分类和目录由国务院卫生行政部门会同国务院安全生产监督管理部门、劳动保障行政部门制定、调整并公布。从职业病的特点看，可以说职业病是一种人为的疾病，其发生率与患病率的高低反映着国家生产工艺技术、工程防护措施、个体防护意识、安全生产监督管理和医疗技术工作的水平。所以世界各国对职业病，除医学的含义外，还赋予立法意义，即由国家规定为"法定职业病"（statutory occupational diseases），指由国家确认并经法定程序公布的职业病。根据《中华人民共和国职业病防治法》的规定，至 2017 年 9 月为止，职业病已调整到 10 类 132 种。包括：①职业性尘肺病 13 种及其他呼吸系统疾病 6 种；②职业性皮肤病 9 种；③职业性眼病 3 种；④职业性耳鼻喉口腔疾病 4 种；⑤职业性化学中毒 60 种；⑥物理因素所致职业病 7 种；⑦职业性放射性疾病 11 种；⑧职业性传染病 5 种；⑨职业性肿瘤 11 种；⑩其他职业病 3 种。

1. 职业病的特点

（1）病因明确。通过对职业性有害因素的接触评估，检测评价工人的接触水平可明确其病因，并在控制了相应的病因或限制了作用条件后，发病可以减少或消除。

（2）疾病和病因常有明确的剂量 - 反应关系。职业病的病因大多是可以识别和定量检测的，有害因素的接触水平、接触时间常与发病率或机体受损程度间有明显的联系。

（3）具有一定的发病率。在接触同一因素的人群中常有一定的发病率，很少只出现个别患者。

（4）大多数职业病如能早期诊断、处理，康复效果较好。但少数职业病，如矽肺患者的肺组织纤维化治疗现在仍是不可逆转的。因此，只有采用有效的防尘措施、依法实施卫生监督管理、加强个人防护和健康教育，才能减少、消除矽肺的发生发展。

（5）除职业性传染病外，治疗个体无助于控制人群发病。

2．职业病的诊断原则应当综合分析下列因素

（1）患者的职业史。

（2）职业病危害因素接触史和工作场所职业病危害因素情况调查。

（3）临床表现以及实验室辅助检查结果等。

职业病诊断可由具备职业病诊断资质的医疗卫生机构或取得职业病诊断资质的医师进行诊断，但职业病鉴定需由专门机构组织进行。用人单位应当如实提供职业病诊断、鉴定所需的劳动者职业史和职业病危害因素接触史、工作场所职业病危害因素检测结果等资料；卫生健康行政监督管理部门应当监督检查和督促用人单位提供上述资料；劳动者和有关机构也应当提供与职业病诊断、鉴定有关的资料。职业病诊断、鉴定机构需要了解工作场所职业病危害因素情况时，可以对工作场所进行现场调查，也可以向监督管理部门索取，监督管理部门应当在十日内组织现场调查。用人单位不得拒绝、阻挠。

3．职业病的预防　《中华人民共和国职业病防治法》第一章总则第三条中指出，职业病防治工作坚持预防为主、防治结合的方针，建立用人单位负责、行政机关监管、行业自律、职工参与和社会监督的机制，实行分类管理、综合治理。应按三级预防措施加以控制，以保护和促进职业人群的健康。

第一级预防（primary prevention）又称病因预防，是从根本上消除或控制职业性有害因素对人的作用和损害的措施。通过改进生产工艺和生产设备，合理利用防护设施及个人防护用品，以减少或消除工人接触的机会。主要有如下几个方面：①改进生产工艺和生产设备，使其符合我国工业企业设计卫生标准。②制定并不断更新和修订职业卫生立法和有关标准和法规，如我国颁布了《工作场所有害因素职业接触限值：化学有害因素》（GBZ2.1—2007）和《工作场所有害因素职业接触限值：物理因素》（GBZ2.2—2007）等。③个人防护用品的合理使用和职业禁忌证的筛检及相关危险因素的预防。

第二级预防（secondary prevention）是早期检测和诊断职业人群受到职业性有害因素所致健康损害的主要措施。其主要手段是定期进行职业性有害因素的监测和对接触者的定期健康体检，达到早期发现病损和诊断，特别是对早期健康损害的发现，及时预防和处理。定期健康检查的间隔期可根据下列原则而定：①疾病的发病时间和严重程度；②接触职业性有害因素的浓度或强度和时间；③接触人群的易感性。

第三级预防（tertiary prevention）是指在患病以后，给予积极治疗和促进康复的措施。主要包括：①对已有健康损害的接触者应调离原有工作岗位；②根据接触者受到健康损害的原因，对生产环境和工艺过程进行改进；③促进患者康复，预防并发症的发生和发展。

总之，关键原则在于全面贯彻和落实三级预防措施，做到源头预防、早期检测、早期处理、促进康复、预防并发症、改善生活质量。

（二）工作有关疾病

职业性有害因素使职业人群中某些常见病的发病率增高，潜在的疾病显露或已患的疾病加重，这些疾病称为工作有关疾病（work related disease）。其发生也与社会心理因素、个人易感性以及生活习惯有关。

工作有关疾病与职业病有所区别：职业病是指某一特异职业性有害因素所致的疾病，有立法意义。而工作有关疾病则指多因素相关的疾病，与工作有联系，但也见于非职业人群中，因而不是每一病种和每一病例都必须具备该项职业史或接触史。

（三）职业性外伤

职业性外伤（occupational trauma）属于工作中的意外事故引起的伤害，主要是指在工作时间和工作场所内，因受到意外事故造成生产者的健康伤害。

三、职业卫生服务

职业卫生服务（occupational health service）是整个卫生服务体系的重要组成部分，是以职业人群和工作环境为对象的针对性卫生服务，是世界卫生组织"人人享有卫生保健"全人类卫生服务目标在职业人群中的具体体现。在服务过程中坚持以下5个原则：①保护和预防原则；②适应原则；③健康促进原则；④治疗与康复原则；⑤全面的初级卫生保健原则。职业卫生服务包括7个方面的内容：①工作场所的健康需求评估；②职业人群健康监护；③职业危险健康风险评估；④工作场所危害告知、健康教育和健康促进；⑤职业病和工伤的诊断、治疗和康复服务；⑥实施与作业者健康有关的其他初级卫生保健服务；⑦工作场所突发公共卫生事件的应急处理。其中职业健康监护是职业卫生服务的重要内容。

职业健康监护（occupational health surveillance）是以预防为目的，对职业人群进行各种检查，连续性地监测职业从事者的健康状况，以便早期发现职业从事者健康损害征象的一种健康监控方法和过程。职业健康监护的内容包括医学监护、职业环境监测（职业性有害因素的环境监测、接触评定）和信息管理三个方面。

（一）医学监护

医学监护即是对职业人群有目的地、系统地、连续性地开展职业健康检查，以便及时发现职业性有害因素对职业从事者的健康损害，及时处理。医学检查包括上岗前、在岗期间、离岗或转岗时、应急的健康检查和职业病的健康筛检。

1. 上岗前健康检查　上岗前健康检查又称就业前健康检查（pre-employment health examination），是指用人单位对准备从事某种作业人员在参加工作以前进行的健康检查。目的在于掌握其作业人员就业前的健康状况及有关健康的基础资料，发现职业禁忌证（occupational contraindication）。

2. 在岗期间健康检查　在岗期间健康检查又称定期健康检查（periodical health examination），是指用人单位按一定时间间隔对已从事某种作业的职业从事者的健康状况进行检查。其目的是及时发现职业性有害因素对职业从事者健康的早期损害或可疑征象，及时发现有职业禁忌的职业从事者，为识别职业性有害因素及防护措施效果评价提供依据。

3. 离岗或转岗时的健康检查　离岗或转岗时健康检查是指职业从事者调离当前工作岗位时或改换为当前工作岗位前所进行的检查，也是健康监护的一个重要内容。其目的是掌握职业从事者在停止接触职业性有害因素时的健康状况。为离岗从事新工作的职业从事者和接受新职业从事者的业主提供健康与否的基础资料。

4. 应急的健康检查　是当发生急性职业病危害事故时，对遭受或可能遭受急性职业病危害的职业从事者，及时组织的健康检查。

5. 职业病的健康筛检　职业病的健康筛检是在接触职业性有害因素的人群中所进行的健康检查，可以是全面普查，也可以在一定范围内进行，属于二级预防措施。

（二）职业环境监测

职业环境监测（occupational environmental monitoring）是对职业从事者作业环境进行有计划、系统的检测，分析作业环境中有毒有害因素的性质、强度及其在时间、空间的分布及消长规律。通过职业环境监测，及时发现职业性有害因素、评价作业环境的卫生质量、判断是否符合职业卫生要求、估计作业者的接触水平，为职业危害定性、定量评价提供科学技术依据。

（三）信息管理

职业健康监护档案是职业健康监护全过程的客观记录资料，是系统地观察职业从事者健康状况的变化，评价个体和群体健康损害的依据，其特征是资料的完整性和连续性，其内容包括生产环境监测和健康检查两方面资料。

（李　岩　范琳波）

第二节　生产性毒物与健康

在生产过程中产生的，存在于工作环境中的毒物称为生产性毒物（productive toxicant），劳动者在生产劳动过程中由于接触生产性毒物而引起的中毒称为职业中毒（occupational poisoning）。

生产性毒物主要以固态、液态、气态或气溶胶的形式存在于生产环境中。气态毒物指常温、常压下呈气态的物质，如氯气、氨气、硫化氢等；蒸气指固态的升华或液态的蒸发而形成的气体，前者如碘蒸气，后者如苯蒸气；雾指悬浮于空气中的液态微粒；烟指悬浮于空气中直径小于 0.1 μm 的固体小颗粒；粉尘指能较长时间悬浮于空气中，其粒子直径为 0.1 ~ 10 μm 的固体微粒；漂浮在空气中的粉尘、烟和雾统称气溶胶。

了解生产性毒物的来源及存在状态，对于了解毒物进入机体的途径、评价毒物的副作用、选择空气样品的采集、分析方法及制定防护策略等均具有重要意义。生产性毒物是最重要的一类职业性有害因素，接触机会十分广泛，职业中毒是一类常见的职业病。

一、铅

（一）理化性质

铅（lead，Pb）为灰白色重金属。比重 11.3，熔点 327 ℃，沸点 1740 ℃，加热至 400 ~ 500 ℃即有大量铅蒸气逸出，在空气中迅速氧化成氧化亚铅，并凝集为铅烟。随着熔铅温度升高，可进一步生成铅的各种氧化物。除了铅的氧化物外，常用的铅化合物还有碱式碳酸铅、硅酸铅、铬酸铅等，它们大多不溶于水，但可溶于酸。

（二）接触机会

职业性接触铅的行业主要有：①铅矿开采及冶炼；②蓄电池制造业；③交通运输业，如火车车轮轴承、挂瓦；④船舶修造业；⑤电力电子业，如电缆包铅、电子显像管制造。此外，还有颜料、油漆、陶瓷、橡胶、塑料、制药等行业。日常生活中接触铅的机会也很多，如饮用铅锡壶烫过的酒，滥用含铅药物治疗慢性疾病，误食铅化合物污染的食物等。

（三）毒理

1. 吸收　生产环境中的铅及其化合物主要以粉尘、烟或蒸气的形式经呼吸道进入人体，其次是消化道，铅及其无机化合物不能通过完整的皮肤吸收。

2. 分布与代谢　进入血液的铅90%以上与红细胞结合，其余约10%在血浆中。血浆中的铅由两部分组成，一部分是活性较大的可溶性铅，主要是磷酸氢铅（$PbHPO_4$）和甘油磷酸铅，另一部分是血浆蛋白结合铅。血液中的铅早期分布于肝、肾、脑、皮肤和骨骼肌中，数周后由软组织转移到骨，最后以难溶的磷酸铅 $[Pb_3(PO_4)_2]$ 形式沉积下来。骨铅与血液中的铅保持着动态平衡。当缺钙、感染、饥饿、饮酒、创伤、发热和服用酸性药物等造成体内酸碱平衡紊乱时，可促使骨铅向血液转移；高钙饮食有利于铅在骨内储存。

3. 排出　体内的铅排出缓慢，主要经肾由尿排出，所以尿铅可以测知体内铅的负荷情况。血铅可通过胎盘屏障。

4. 毒作用机制　铅主要累及造血系统、神经系统、消化系统、心血管系统及肾等。铅的毒作用机制尚未完全阐明，目前认为卟啉代谢障碍是铅对机体影响较为重要和早期变化之一。铅通过抑制卟啉代谢中一系列酶的活性，导致血红蛋白合成障碍。尿中 δ- 氨基 -γ- 酮戊酸（ALA）及血液中的红细胞游离原卟啉（FEP）和锌原卟啉（ZPP）均可作为铅中毒的诊断指标。铅作用于神经系统，使大脑皮质兴奋与抑制的正常功能发生紊乱，导致神经衰弱及周围神经炎。铅对消化系统的影响表现为肠壁或小动脉平滑肌痉挛引起腹绞痛。

（四）临床表现

经口摄入大量铅化合物可致急性铅中毒，多表现为胃肠道症状，少数出现中毒性脑病。工业生产中急性中毒比较少见。职业性铅中毒多为慢性中毒，随着病情进展表现为以下几方面。

1. 神经系统　主要表现为类神经症、外周神经炎，严重者出现中毒性脑病。类神经症是铅中毒早期常见症状；外周神经炎可呈感觉型、运动型或混合型，感觉型表现为四肢末端手套、袜套样感觉障碍；运动型握力减退，甚至出现"腕下垂""足下垂"。铅中毒性脑病在职业中毒中已极为少见。

2. 消化系统　轻者表现为消化不良，重者出现腹绞痛，多为突然发作，部位常在脐周，发作时面色苍白、烦躁、冷汗、体位蜷曲。检查腹部平坦柔软，轻度压痛无固定点。口腔卫生不良者可在齿龈边缘出现蓝灰色线，即铅线。

3. 血液系统　可出现轻度贫血，多呈低色素正常细胞型贫血，外周血可见网织红细胞、点彩红细胞和碱性红细胞增加。

4. 其他系统　铅可以引起肾损害，出现氨基酸尿、糖尿及低分子蛋白尿等。生殖方面可引起男性精子数目减少、活动度降低和畸形率增加，女性可出现不育、流产、死胎、胎儿畸形等。

（五）诊断

《职业性慢性铅中毒诊断标准》见《中华人民共和国国家职业卫生标准》（GBZ37-2021）。

（六）治疗

1. 驱铅治疗　主要用依地酸二钠钙（$CaNa_2$-EDTA）及二巯丁二钠等金属络合剂驱铅，一般3～4日为一疗程，间隔3～4日重复用药。

2. 对症治疗　同内科治疗。

3. 支持疗法　可根据病情给予支持疗法，如腹绞痛发作时可静脉注射葡萄糖酸钙或皮下注射阿托品，类神经症者给予镇静剂。

（七）预防

1. 降低铅浓度 可采取以下措施：①加强工艺改革：使生产过程机械化、自动化、密闭化；②加强通风：设置吸尘排气罩，抽出烟尘需净化后再排出；③控制熔铅温度，减少铅蒸气逸出；④以低毒物或无毒物代替铅：如用铁红代替铅丹制造防锈漆，用激光或电脑排版代替铅字排版。

2. 加强个人防护和卫生操作制度 铅作业个人应穿工作服，戴过滤式防尘、防烟口罩，严禁在车间内吸烟、进食，饭前洗手，下班后淋浴。坚持车间内湿式清扫制度，定期监测车间空气中铅浓度和设备检修。定期对工人进行体检，有铅吸入的工人应早期进行驱铅治疗。妊娠及哺乳期女工应暂时调离工作岗位。

3. 工作禁忌证 患有贫血、神经系统器质性疾患、肝肾疾患、心血管器质性疾患等工人，不得从事接触铅的作业。

二、汞

（一）理化性质

汞（mercury，Hg）俗称水银，为银白色液态金属，熔点 -38.9 ℃，沸点 356.6 ℃。汞在常温下即可蒸发，蒸气相对密度 6.9，易沉积在空气的下方。汞表面张力大，溅洒在地面或桌面后立即形成小汞珠，增加蒸发表面积。汞蒸气易被地面、工作面、衣物等吸附，持续污染空气。汞不溶于水和有机溶剂，易溶于热硫酸、硝酸和类脂质，不与碱液反应，可与金、银等金属生成汞合金（汞齐）。

（二）接触机会

职业性汞中毒多发生在应用汞的过程：①汞矿开采及冶炼；②化学工业用汞作电极，如电解食盐；③电气、仪表业，如温度计、气压计等的制作；④有机合成，塑料、燃料行业用汞作催化剂；⑤生产含汞药物及试剂，用于鞣革、印染、涂料等；⑥冶金行业用汞齐提取金、银等贵重金属；⑦军工生产中雷汞为重要爆发剂等。

（三）毒理

1. 吸收与分布 金属汞主要以蒸气的形式经呼吸道进入机体。由于汞蒸气具有脂溶性和弥散性，易透过肺泡壁被吸收，吸收率可达70%。完整皮肤基本上不吸收汞。金属汞经消化道吸收很少，但汞盐及有机汞易被消化道吸收。汞进入机体后，先分布于红细胞和血浆中，然后到达全身各器官组织中，肾含汞量最高，其次是肝、心脏和中枢神经系统。汞可通过血脑屏障并在脑中长期蓄积，也易通过胎盘进入胎儿体内。

2. 排出 汞主要经肾由尿排出，但排出缓慢；少量汞可随粪便、呼出气、乳汁、汗液、毛发等排出。

3. 毒作用机制 汞的毒作用机制尚未完全清楚。研究认为汞在血液中氧化为二价汞离子（Hg^{2+}），Hg^{2+} 与蛋白质的巯基（-SH）结合，从而抑制多种含巯基酶的活性，导致机体代谢障碍。

（四）临床表现

1. 急性中毒　短时间吸入高浓度汞蒸气或摄入可溶性汞盐可导致急性中毒，多因在密闭空间内工作或意外事故造成。患者起病急，可出现神经系统及全身症状、口腔 - 牙龈炎、急性胃肠炎，部分患者可于出现汞毒性皮炎，少数严重患者可出现间质性肺炎，肾损伤开始表现为多尿，继之出现蛋白尿、少尿，严重者出现肾衰竭。

2. 慢性中毒　由于生产环境中长期接触汞蒸气所致，主要引起神经精神系统症状。

（1）神经系统：汞毒性"易兴奋性"最早表现为类神经症，如易兴奋、激动、焦虑等；情绪和性格改变表现为急躁、胆怯、羞涩、孤僻、抑郁等，后期可出现幻觉和痴呆；精神异常和性格改变是慢性汞中毒的特色表现，具有诊断价值，应该予以重视。震颤是神经毒性的早期症状：开始时为细微震颤，进一步发展为意向性粗大震颤；部分患者出现周围神经病；中毒性脑病以小脑共济失调为多见，还可表现为中毒性神经病。

（2）牙龈 - 口腔炎：汞随唾液排泄过程中对口腔黏膜、牙龈的损害。常见流涎、牙龈酸痛红肿、易出血、牙齿松动或脱落等，口腔卫生不良者，在牙龈边缘出现蓝黑色汞线。

（3）肾损害：出现低分子蛋白尿、氨基酸尿、尿中管型、红细胞等。

（4）其他：汞还可以引起胃肠功能紊乱、汞毒性皮炎、免疫功能障碍、生殖功能异常等。

（五）诊断

《职业性汞中毒诊断标准》见《中华人民共和国国家职业卫生标准》（GBZ89-2007）。

（六）处理原则

患者应脱离汞接触作业，进行驱汞及对症治疗。口服汞盐患者不应立即洗胃，需尽快服蛋清、牛奶或豆浆以保护胃壁。急性中毒应迅速脱离现场，脱去污染的衣物，静卧保暖。驱汞治疗用二巯丙磺钠或二巯丁二钠，慢性中毒可口服二巯丁二酸。对症治疗同内科。

急性和慢性轻度汞中毒患者治愈后可从事正常工作，急性和慢性中毒及重度汞中毒者治疗后不宜再从事接触汞及其他有害物质的工作。

（七）预防

1. 改革工艺，控制生产场所空气汞浓度　①用低毒或无毒物质替代汞：如电解食盐用离子膜电解代替汞作阴极的电解、硅整流器代替汞整流器、电子仪表或气动仪代替汞仪表；②实现生产过程自动化、密闭化，加强通风排毒：如从事汞的灌注、分装应在通风柜内进行、操作台设置板孔下吸风或旁侧吸风；③防止汞污染和沉积：车间地面、墙壁、天花板、操作台宜用不吸附汞的光滑材料；操作台和地面应有一定倾斜度，以便清扫和冲洗、低处应有储水的汞吸收槽；④敞开容器的汞液面可用甘油或5%硫化钠液覆盖；⑤对排出的含汞蒸气，应用碘化或氯化活性炭吸附净化；可用碘加乙醇熏蒸空气使之生成不易挥发的碘化汞。

2. 加强个人防护，建立卫生制度　汞作业应穿工作服，戴防毒口罩或用2.5%～10%碘处理过的活性炭口罩。工作服应定期更换、清洗除汞并禁止带出车间。下班后、饭前要洗手、漱口，严禁在车间内进食、饮水和吸烟。

3. 定期体检及就业前体检　汞作业工人应坚持每年健康体检，查出汞中毒的患者应调离汞作业岗位进行驱汞治疗。坚持就业前体检，明显口腔疾病、胃肠道和肝、肾器质性疾患、精神神经性疾病等应列为职业禁忌证。妊娠和哺乳期女工应暂时脱离汞作业。

三、苯

（一）理化性质

苯（benzene，C_6H_6）常温下为无色透明的油状液体，易燃，具有芳香气味。沸点 80.1 ℃，极易挥发，蒸气比重 2.77，易沉积在车间空气的下方。易燃，自燃点 562.22 ℃，蒸气与空气混合物爆炸极限 1.4%～8.0%。微溶于水，易溶于乙醇、乙醚、汽油、氯仿等有机溶剂。

（二）接触机会

苯广泛用于工农业生产，接触机会主要有：①煤焦油分馏或石油裂解生产苯及其同系物；②作为化工原料生产酚、硝基苯、香料、农药等；③作为溶剂、萃取剂、稀释剂用于油漆、橡胶、生药提取等行业；④作为燃料，工业汽油中苯的含量高达 10% 及以上。我国苯作业工作绝大多数接触苯及其同系物甲苯和二甲苯，属混苯作业。

（三）毒理

1. 吸收、分布　苯在生产环境主要以蒸气的形式经呼吸道进入人体，经皮肤吸收很少，经消化道吸收完全但实际意义不大。苯进入机体后，主要分布在含类脂质较多的组织和器官中。一次性大量吸入高浓度的苯，大脑、肾上腺和血液中的含量最高；中等量或少量长期吸入时，骨髓、脂肪和脑组织中含量较多。进入机体的苯，约有 50% 以原形由呼吸道排出，约 10% 以原形储存于体内各组织，40% 左右在肝代谢。

2. 代谢　苯在肝微粒体上的细胞色素 P450 作用下被氧化成环氧化苯，进一步羟化形成氢醌或邻苯二酚。环氧化苯不经酶的作用可转化为酚，在酶的作用下转化为二氢二醇苯和谷胱甘肽结合物。二氢二醇苯可再转化为邻苯二酚、粘糠酸，大部分再分解为水和二氧化碳，经肾和肺排出。酚类等代谢物与硫酸根或葡萄糖醛酸结合随尿排出。环氧化苯及小量苯可直接与乙酰半胱氨酸结合成苯硫醇尿酸由尿排出。尿酚含量反映苯的吸收情况，应在工作时或下班后立即收集尿样进行检测。含量超过 10 mg/L 时，提示苯吸收。

3. 毒作用机制　急性毒作用主要表现为对中枢神经系统的麻醉作用，慢性毒作用表现为造血系统受损，但毒作用机制尚不清。研究认为毒作用涉及：①干扰细胞因子对骨髓造血干细胞的生长和分化的调节作用；②氢醌与纺锤体纤维蛋白共价结合，抑制细胞增殖；③苯的代谢产物与 DNA 共价结合形成 DNA 加合物或通过氧化性损伤诱发突变或染色体损伤，引起再生障碍性贫血或因骨髓增生不良导致急性髓性白血病；④癌基因激活导致苯致急性骨髓性白血病的发生。

（四）临床表现

1. 急性中毒　短时间吸入大量苯蒸气可致急性苯中毒。主要表现为神经系统麻醉症状。轻者出现兴奋、欣快感、步态不稳、轻度意识模糊等。重者神志障碍加重，由浅昏迷进入深昏迷或出现抽搐。严重者导致呼吸、心搏停止。实验室检查可见尿酚、血苯含量增高。

2. 慢性中毒　长期接触低浓度苯可引起慢性中毒，症状如下：

（1）神经系统：患者出现类神经症表现，有的伴有自主神经系统功能紊乱，如心搏过速或过缓、皮肤划痕反应阳性，个别病例有肢端麻木和痛觉减退。

（2）造血系统：慢性苯中毒主要损害造血系统。轻度中毒患者无自觉症状，但血象检查异常，重度中毒者常因感染发热，齿龈、鼻腔、黏膜与皮下常见出血，眼底检查可见视网膜出血。

1）血象：①轻度：最早和最常见的血象异常表现是白细胞计数减少，主要是中性粒细胞减少，淋巴细胞相对增加到40%左右；②中度：红细胞计数偏低或持续减少，网织红细胞明显减少；③重度：红细胞计数、血红蛋白、白细胞、血小板、网织红细胞都明显减少，甚至出现再生障碍性贫血。

2）骨髓象：①不同程度地生成降低，前期细胞明显减少；轻者限于粒细胞系列，较重者涉及巨核细胞，重者三个系列都减少，骨髓有核细胞计数明显减少，呈再生障碍性贫血表现；②粒细胞、中性粒细胞、红细胞形态异常；③分叶中性粒细胞增加，结合外周血液中性粒细胞减少，表明骨的释放功能障碍。约有15%的中毒患者，一次骨髓检查呈不同程度的局灶性增生活跃。

苯可引起各种类型白血病，国际癌症研究中心确认苯为人类致癌物。

3. 其他　皮肤方面表现为脱脂、干燥、皲裂，严重者出现过敏性湿疹、脱脂样皮炎；生殖方面表现为女性月经量增多、经期延长，自然流产率、胎儿畸形率增高；免疫系统表现为血IgG、IgA明显降低，IgM增高；此外，接触苯工人的染色体畸变率可明显增高。

（五）诊断

《职业性苯中毒诊断标准》见《中华人民共和国国家职业卫生标准》（GBZ68-2022）。

（六）治疗

1. 急性中毒　应迅速将中毒者移至空气新鲜处，立即脱去被苯污染的衣服，用肥皂水清洗被污染的皮肤，注意保暖。急性期应注意卧床休息。急救原则同内科，可用葡萄糖醛酸、肾上腺素。

2. 慢性中毒　无特殊解毒药物，对症治疗同血液系统疾病。

（七）预防

从源头上严格控制苯的使用，以无毒或低毒的物质取代苯，生产过程密闭化、自动化和程序化，通风排毒。加强卫生保健措施，进行就业前和定期体检。严格控制车间内苯浓度，短时间接触阈限值容许浓度（PC-STEL）为 10 mg/m³，时间加权平均容许浓度（PC-TWA）为 6 mg/m³。

四、苯的氨基、硝基化合物

苯及其同系物苯环上的氢原子被一个或几个氨基或硝基取代后，即形成苯的氨基和硝基化合物。常见的有苯胺、苯二胺、联苯胺、二硝基苯、三硝基甲苯等。

（一）理化性质

该类化合物大多属沸点高、挥发性低的固体或液体，难溶或不溶于水，易溶于脂肪和有机溶剂。

（二）接触机会

苯的氨基、硝基化合物广泛用于油漆、燃料、炸药、塑料、橡胶、合成树脂等工业中。如联苯胺主要应用于制造偶氮染料和橡胶硬化剂；苯胺应用于染料、橡胶促进剂、照相显影剂等。

（三）毒理

该类化合物大多能经皮肤吸收，在生产过程中直接或间接污染皮肤是引起中毒的主要原因。在生产条件下，该类化合物主要以粉尘或蒸气的形式存在于空气中，可经呼吸道和完整皮肤吸收，也可经消化道吸收，但职业卫生意义不大。进入体内经氧化还原反应后，代谢产物大部分经肾随尿排出。该类化合物主要引起血液、肝、肾的损害。由于各种衍生物结构不同，其毒作用特点也不同。主要有以下毒作用。

1. 血液系统损害　形成高铁血红蛋白，加重组织缺氧；形成硫血红蛋白；出现溶血；形成变性珠蛋白小体，常沉积在红细胞内；引起贫血，呈进行性发展，甚至出现再生障碍性贫血。

2. 肝、肾损害　肝病理改变主要为肝实质性改变，早期出现脂肪变性，晚期可发展为肝硬化。严重的可发生急性、亚急性黄色肝萎缩。

3. 神经系统损害　重度中毒患者有神经细胞脂肪变性，视神经区受损，发生视神经炎、视神经周围炎等。

4. 其他方面　某些苯胺类化合物可引起接触性皮炎及过敏性皮炎，二氨基甲苯对皮肤有强烈刺激作用；对苯二胺可引起支气管哮喘；三硝基甲苯、二硝基酚、三硝基邻甲酚可致白内障；目前公认能引起职业性膀胱癌的主要是 4- 氨基联苯、联苯胺和 β- 萘胺等。

（四）诊断

《职业性急性苯的氨基、硝基化合物中毒诊断标准》见《中华人民共和国国家职业卫生标准》（GBZ30-2015）。

（五）处理原则

迅速脱离现场，清除皮肤污染，立即吸氧，严密观察。高铁血红蛋白症用高渗葡萄糖、维生素 C、小剂量亚甲蓝治疗。溶血性贫血主要用对症和支持治疗，重点保护肝肾功能，适量应用肾上腺糖皮质激素，严重者立即输血，必要时采用换血疗法或血液净化疗法。化学性膀胱炎主要应碱化尿液，适量使用肾上腺糖皮质激素，防止继发感染，并给予减痉剂及支持治疗。肝肾损害主要对症处理，严重者采用血液净化疗法。

（六）预防

加强工艺改革，使生产过程机械化、自动化、密闭化；定期检修、保养生产设备，防止跑、冒、滴、漏；加强通风排毒；严格遵守各项规章制度和操作规程；定期监测环境，做好健康监护和个人防护；做好就业前体检和定期体检工作，有血液病、肝肾疾病、心血管疾病、严重皮肤病、红细胞葡萄糖 -6- 磷酸脱氢酶缺乏症、晶状体混浊或白内障患者，不得从事接触此类化合物的工作。每年体检一次，体检时特别注意肝、血液系统及眼晶状体的检查。

五、刺激性气体

刺激性气体（irritant gases）是指对眼、呼吸道黏膜和皮肤具有刺激作用，引起机体以急性炎症、肺水肿为主要病理改变的一类有害气体。此类气体多具腐蚀性，常因不遵守操作规程或容器、管道等设备被腐蚀而发生跑、冒、滴、漏而污染作业环境。刺激性气体种类很多，常见的有氯、氨、氮氧化物、光气、氟化氢、二氧化硫等。

（一）毒理

刺激性气体常以局部损害为主，其作用的共同特点是对眼睛、呼吸道黏膜和皮肤有不同程度的刺激作用。刺激作用过强时可引起全身反应。病变程度取决于毒物的浓度和作用时间。病变部位与毒物的水溶性有关：高溶解度对眼和上呼吸道黏膜产生局部刺激作用，如 HCl、NH_3；中等溶解度低浓度作用于眼和上呼吸道，中等溶解度高浓度作用于整个呼吸道，如 Cl_2、SO_2；低溶解度对上呼吸道刺激性小，在呼吸道深部与水分作用对肺组织产生刺激和腐蚀，引起化学性肺炎、肺水肿，如 NO_2、$COCl_2$。液态刺激性毒物直接接触皮肤黏膜可发生灼伤，如光气遇水后可释放出氯化氢而腐蚀皮肤。

（二）临床表现

1. 急性刺激作用　吸入较高浓度刺激性气体引起眼和上呼吸道炎症，如化学性气管炎、支气管炎及肺炎；吸入高浓度刺激性气体可引起喉痉挛或水肿。喉痉挛严重者可致死。

2. 中毒性肺水肿（toxic pulmonary edema）　是刺激性气体所致的最严重的危害和职业病常见急症之一，常见的易引起肺水肿的刺激性气体有光气、二氧化氮、氨、氯、臭氧、甲醛等。临床过程分四期：刺激期、潜伏期、肺水肿期、恢复期。

3. 急性呼吸窘迫综合征（ARDS）　是严重创伤、中毒、休克、烧伤、感染等心源性以外的各种肺内外致病因素所导致的急性、进行性呼吸窘迫、缺氧性呼吸衰竭。临床上分为四个阶段：①原发疾病症状；②原发病后 24～48 h，出现呼吸急促、发绀；③出现呼吸窘迫，肺部有水泡音，X 线胸片有散在浸润阴影；④呼吸窘迫加重，出现意识障碍。

4. 慢性影响　长期接触低浓度刺激性气体可引起慢性结膜炎、鼻炎、咽炎和支气管炎、牙齿酸蚀症等，同时伴有类神经症和消化系统等全身症状。

（三）诊断

依据 GBZ73-2009，根据短期内接触较大剂量化学物的职业史，急性呼吸系统损伤的临床表现，结合血气分析和其他检查所见，参考现场劳动卫生学调查资料，综合分析，排除其他病因所致类似疾病后，方可诊断。

（四）治疗

刺激性气体急性中毒最严重的危害是肺水肿和 ARDS，其病情急，变化快，积极防治肺水肿是抢救刺激性气体中毒的关键。

1. 现场处理　立即脱离现场，用清水或中和剂彻底清洗眼部、皮肤灼伤处，出现刺激反应者应严密观察，并予以对症治疗，必要时给予预防性治疗药物。

2. 保持呼吸道通畅　尽早雾化吸入 4%碳酸氢钠或 2%硼酸或醋酸以中和毒物，可适量加入抗生素、糖皮质激素、支气管减痉剂等。雾化吸入去泡剂 1%二甲硅油，必要时施气管切开术。

3. 合理氧疗　重视合理氧疗，维持水、电解质平衡，给予对症或支持治疗，预防肺水肿和并发症。

4. 中毒性肺水肿　①迅速纠正缺氧，轻度可鼻导管或鼻塞给氧，重症应用间隙正压给氧或应用呼气末正压通气疗法；②降低毛细血管通透性，改善微循环，应尽早、足量、短期使用肾上腺糖皮质激素；③保持呼吸道通畅，可吸入去泡沫剂二甲硅油，控制液体入量，纠正电解质失衡；④ ARDS 治疗原则大体同肺水肿，更应尽快改善缺氧，使用呼气末正压通气，早期、大量、短程、冲击使用糖皮质激素。

六、窒息性气体

窒息性气体（asphyxiating gases）是对被机体吸收后，可使氧（O_2）的供给、摄取、运输和利用发生障碍，使全身组织细胞得不到或不能利用氧，而导致组织细胞缺氧窒息的一类有害气体的总称。

依其作用机制可分为两类：①单纯性窒息性气体：本身毒性很低或属于惰性气体，但由于它们的存在使空气中氧含量降低，引起肺内氧分压下降，随之动脉血氧分压也降低，导致机体缺氧窒息。如氮气、甲烷、二氧化碳等。②化学性窒息性气体：指能对血液或组织产生特殊的化学作用，使血液运送氧气的能力或组织利用氧的能力发生障碍，引起组织细胞缺氧窒息的气体。常见的有一氧化碳、氰化物、硫化氢等。在工业生产中以化学性窒息性气体为多见。

（一）硫化氢

1. 理化性质 H_2S 为无色、易燃、具有腐败臭蛋味的气体。蒸气比重 1.19，易聚集在低洼处；沸点 $-60.7\ ℃$；易溶于水产生氢硫酸，也溶于乙醇、汽油、原油等石油溶剂；呈酸性反应，能与大部分金属反应形成黑色硫酸盐。

2. 接触机会 多为生产过程中产生的废气、废水及有机物腐败后的产物。常见接触作业有：石油开采、提炼及加工；从含硫矿石提炼铜、镍、钴等金属；皮革鞣制、硫化染料、造纸等过程原料腐败发酵；疏通下水道、清理阴沟等。

3. 毒理 硫化氢主要经呼吸道进入机体，进入机体后主要分布在脑、肝、肾、胰腺和小肠。大部分被氧化为无毒的硫酸盐和硫代硫酸盐，或甲基化生成低毒的甲硫醇和甲硫醚。代谢产物主要随尿排出，部分以硫化氢经呼吸排出，亦可经唾液、胃液、汗液少量排出，硫化氢在体内无蓄积作用。硫化氢可抑制细胞呼吸酶的活性，造成组织细胞缺氧导致细胞内窒息。硫化氢还可以与体内谷胱甘肽中巯基结合使谷胱甘肽失活，影响体内生物氧化过程，加重组织缺氧。高浓度硫化氢引起反射性呼吸抑制，使呼吸麻痹，引起死亡。

4. 临床表现

（1）刺激反应：接触后出现眼和上呼吸道刺激性症状，以及头痛、头晕、乏力、恶心等神经系统症状。脱离接触后短时间内即可恢复。

（2）急性中毒：①轻度中毒：出现眼、鼻及咽喉部不适和咳嗽、咳痰、胸闷及头痛、头晕、乏力等症状。可有轻至中度意识障碍和急性气管 - 支气管周围炎；②中度中毒：有明显的头痛、头晕、乏力、恶心、呕吐、共济失调等症状，意识障碍程度加重，表现浅至中度昏迷，有明显的黏膜刺激症状；③重度中毒：高浓度接触可出现头晕、心悸、呼吸困难、行动迟钝等明显的中枢神经系统症状，继而出现昏迷、肺水肿、呼吸循环衰竭或"电击样"死亡。死亡可在无警觉的情况下发生。

（3）后遗症：部分严重中毒患者经治疗后留有后遗症，如头痛、失眠、记忆力减退、自主神经功能紊乱、紧张、焦虑、智力障碍、平衡和运动功能障碍、周围神经损伤等。

（4）慢性影响：长期接触低浓度硫化氢可引起眼和呼吸系统慢性炎症，甚至角膜糜烂或点状角膜炎。还可出现类神经症、中枢性自主神经功能紊乱。

5. 诊断 《职业性急性硫化氢中毒诊断标准》见《中华人民共和国国家职业卫生标准》（GBZ31-2002）。

6. 治疗原则 迅速将患者移离现场，吸氧，严密观察病情变化；积极防治脑水肿、肺水肿，早期、足量、短程使用肾上腺皮质激素；中度及以上尽快进行高压氧治疗；呼吸心搏骤停者立即进行心肺复苏，呼吸心搏恢复后尽快进行高压氧疗，并积极给予对症支持治疗。

7. 预防 加强安全管理制度，严格执行安全生产制度和操作规程；生产过程密闭化，定期检修设备，防止跑、冒、滴、漏；加强通风排毒及净化措施，设置自动报警器；加强个人防护；对阴沟、下水道等有可能产生硫化氢的密闭环境，进入前须强制性通风换气，佩戴供氧式防毒面罩，并有专人监护方可进入工作。

（二）氰化氢

1. 理化性质　氰化氢（hydrogen cyanide，HCN）常温常压下为无色液体、易蒸发，蒸气略带杏仁样气味。熔点 –13.2 ℃，沸点 25.7 ℃；易溶于水，其水溶液称氢氰酸。氢氰酸可与醇、醚、苯、氯仿等互溶；易燃，空气中含量 5.6%～12.8%时可发生爆炸。

2. 接触机会　主要有电镀业，冶金工业如用氰化法富集铅锌矿石，化学工业合成丙烯氰纤维、丁腈橡胶、活性染料等，农业可用于熏蒸虫剂、灭鼠剂等。

3. 毒理　主要经呼吸道进入机体，高浓度蒸气和氢氰酸溶液可经皮肤吸入。进入机体后部分以原形从呼吸道排出，大部分在硫氰酸酶作用下与含巯基的物质结合形成硫氰酸盐随尿排出。氰化氢及其他氰化物的毒性主要是在体内解离出来的氰离子（CN⁻）所引起：①与构成体内许多酶类辅基的活性金属离子结合，直接导致酶失活；②与氧化型细胞色素氧化酶中 Fe^{3+} 结合，使组织不能摄取和利用氧，造成"细胞内窒息"；③使含有巯基或硫的酶失活，使其毒性增强。

4. 临床表现

（1）急性中毒：①接触反应：接触后出现头痛、头晕、乏力、流泪、流涕、咽干、咽痒等表现，脱离接触后短时间内恢复；②轻度中毒：头痛、头晕加重，上腹不适、恶心、呕吐、口中有苦杏仁味，手足麻木、震颤、呼吸困难、眼及呼吸道刺激症状。经治疗，2～3 天可恢复；③中度中毒：上述症状加剧，呼吸急促、胸前区疼痛、血压下降、皮肤呈鲜红色；④重度中毒：由于缺氧加剧，继而出现意识丧失，呼吸极度困难，瞳孔放大，出现惊厥；皮肤和黏膜呈鲜红色，逐渐转为紫色，最后由于呼吸中枢麻痹和心脏停搏而死亡。

（2）慢性影响：长期接触较低浓度氰化氢可出现眼和上呼吸系统刺激症状，结膜炎、鼻炎、咽炎，嗅觉和味觉异常或减退，还可见类神经症和运动功能障碍。

5. 诊断　《职业性急性氰化氢中毒诊断标准》见《中华人民共和国国家职业卫生标准》（GBZ209-2008）。

6. 治疗原则

（1）现场急救：立即移离现场至新鲜空气中，脱去污染衣物，用清水或 5%硫代硫酸钠清洗被污染的皮肤；经消化道摄入者立即催吐，用 1∶5000 高锰酸钾或 5%硫代硫酸钠洗胃；眼部污染者立即用大量流动清水或生理盐水清洗；皮肤灼伤用 0.01%高锰酸钾冲洗。同时就地使用解毒剂。呼吸、心搏骤停者，按心肺复苏方案救治。

（2）应用解毒剂：常用"亚硝酸钠-硫代硫酸钠"疗法，静脉注射 3%亚硝酸钠和 20%硫代硫酸钠。

（3）对症治疗：细胞色素 C、辅酶 A、复合维生素 B、维生素 C 等有辅助治疗作用。同时重视防治心力衰竭、肺水肿、脑水肿等并发症。

7. 预防　①改革生产工艺，实现生产过程自动化、机械化、密闭化；②加强设备维修保养，严防设备和管道发生跑、冒、滴、漏；严格遵守安全操作规程和各项规章制度；③加强个人防护，及时佩戴供氧式防毒面具或新更换滤料的过滤式防毒面具；④含氰工业废水、废气经处理后方可排放；⑤存储氰化物的仓库应防潮、防热、防酸，以免引起其释放大量氰化氢气体。

七、农药

农药（pesticides）是指用于消灭、控制危害农作物的害虫、病菌、鼠类、杂草及其他有害动、植物和调节植物生长的各种药物，包括提高药效的辅助剂、增效剂。

（一）分类

农药按其主要用途可分为杀虫剂、杀螨剂、杀菌剂、杀软体动物剂、杀线虫剂、杀鼠剂、除草剂、脱叶剂、植物生长调节剂等；按毒性可分为高毒类，大鼠经口半数致死量（$LD_{50} < 50$ mg/kg）如1605、甲基1605、1059甲拌磷等；中等毒类，大鼠经口 LD_{50} 50 ~ 500 mg/kg，如甲基1059、敌敌畏、乐果等；低毒类，大鼠经口 $LD_{50} > 500$ mg/kg，如敌百虫、马拉硫磷等。按化学成分分为有机磷农药、氨基甲酸酯、拟除菊酯类农药等。

（二）接触机会

农药的接触机会主要有：①生产过程：如农药合成、加工、包装、出料、分装等；②施 / 使用农药过程：配药、喷药、拌种、仓库内熏蒸、检修喷药用具；③运输过程：装卸、保管、供销等；④其他：农药泄漏、误服、自服或通过食物和饮用水接触农药。

（三）预防措施

预防农药污染与中毒的措施主要有：①改革农药生产过程：特别是出料、包装实行自动化或半自动化。②严格实施农药安全使用规程：拌种、配药应有专用容器和工具，拌过农药多余的种子应妥善保管，各种容器、工具用毕后，应在指定地点清洗，防止污染水源。③合理使用农药，剧毒农药不得用于成熟期的食用作物及果树治虫。④加强个人防护和提高人群自我保护意识：施药工人应穿长衣长裤和鞋袜，皮肤可涂抹肥皂，使用碱性纱布口罩。工作时严禁抽烟、饮食，不用手抹汗，做到顺风、隔行、单面、早晚喷药。喷药后换衣服，皮肤污染要及时处理。⑤严格管理农药，不与食品、饲料、日用品等混放，空瓶、空罐要及时处理。⑥定期进行农药中毒高危人群筛检；急性中毒者进行筛检以尽早发现迟发性周围神经病；未成年人、哺乳期妇女、体弱多病者、有过敏史者、皮肤破损者不得参加喷药。

（薛志林）

第三节　生产性粉尘与职业性肺疾患

案例 20-1

　　李某，43岁，某有色金属矿山井下掘进工，参加工作14年。患者主诉：无肺结核等感染性肺部疾病史，3年前体检未发现异常。有20年的吸烟史，近年有咳嗽、咳痰等表现，高千伏胸部X线片检查结果：双肺肺纹理增多、增粗，两肺中肺区和左下肺区可见一定量的点状小阴影，右下肺区也可见少量阴影，点状阴影背景上可见少量呈网状的阴影。处理：经抗感染、抗结核治疗数月，胸部X线片未见任何好转。

问题：

1. 结合职业史和胸部X线片，该患者可能患什么病？

2. 该病的病因是什么？

3. 如何预防粉尘引起的健康损害？

一、概述

生产性粉尘（productive dust）是指能较长时间飘浮在生产环境空气中的固体微粒，是在生产劳动和其他职业活动中形成的。按其理化性质，可分为无机粉尘、有机粉尘和混合性粉尘。它是一种污染生产环境的有害因素，危害劳动者的身体健康。职业活动中长期吸入生产性矿物性粉尘并在肺内潴留而引起的以肺组织弥漫性纤维化为主的疾病，称为职业性尘肺病（occupational pneumoconiosis）。

（一）生产性粉尘的来源和分类

许多工农业生产环境过程中都能产生粉尘，如采矿与矿石粉碎、机械加工、开凿隧道、劈山、筑路等；机械工业中铸造的配砂、清砂等；固体物质的粉碎、筛分、包装和运输；金属冶炼原料的准备、矿石选配、烧结等；耐火材料、玻璃、陶瓷、水泥、搪瓷工业的原料加工等；纺织工业、皮毛工业、化学工业的原料加工、成品集装等。在这些生产过程中，如果防尘措施不当，就会有生产性粉尘逸散到生产环境的空气中。生产性粉尘按其化学性质可分为：

1. 无机粉尘（inorganic dust） 包括三类：

（1）矿物性粉尘：如石英、石棉、滑石、煤等粉尘。

（2）金属性粉尘：如铁、锡、铜、铅、锰、锌、铍等金属及其化合物粉尘。

（3）人工无机粉尘：如金刚砂、水泥、玻璃纤维等粉尘。

2. 有机粉尘（organic dust） 包括三类：

（1）动物性粉尘：如畜毛、羽毛、丝、皮革、骨质、真菌等粉尘。

（2）植物性粉尘：如木材、棉、麻、烟叶、茶、谷物、甘蔗渣、枯草等粉尘。

（3）人工有机粉尘：如有机农药、合成橡胶、合成树脂、染料、炸药、合成纤维粉尘等。

3. 混合性粉尘（mixed dust） 在生产环境的空气中同时存在两种或几种上述各类粉尘，称为混合性粉尘。如煤矿和铁矿开采时有岩尘与煤尘和铁尘共存；棉、麻、烟叶加工时与砂土混存。对混合性粉尘，应分析其所含成分，尤其是矿物性物质所占比例，对确定其致病作用具有一定卫生学意义。

（二）生产性粉尘的理化特性及卫生学意义

1. 化学组成、浓度和暴露时间 粉尘的化学组成及其在生产环境中的浓度，直接决定粉尘对人体的危害程度。如粉尘中含有游离二氧化硅的含量在70%以上，往往形成以结节为主的弥漫性纤维化病变，游离二氧化硅含量越高，病变进展的速度越快，引起病变的程度越严重。石棉尘中的化学成分有致纤维化和致癌的因子，所以石棉可引起石棉肺和肺癌、间皮瘤。有些金属性粉尘如铅、锰、镉是化学毒性粉尘，则可引起职业中毒。粉尘的浓度越高，暴露时间越长，诱发疾病越快，对机体的危害程度也越严重。

2. 粉尘的分散度 分散度是指物质被粉碎的程度。以粉尘颗粒直径大小的数量组成百分比来表示称为粒子分散度，以尘粒大小的质量组成百分比来表示称为质量分散度。小粒径粉尘越多则分散度越高，在空气中的稳定程度越大，沉降速度越慢，被机体吸入的机会越多，对机体的危害程度越大。

3. 粉尘的溶解度 粉尘的溶解度与它的化学组成和化学特性有关，其溶解度的大小决定了对人的危害程度。具有化学毒性的粉尘，如铅、锰、镍及其化合物，随溶解度增大，对人体危害增强；铍、对苯二胺等进入体内迅速溶解，很快出现特异性症状和变态反应。有些粉尘如面粉和糖等在体内容易溶解、吸收、排出，对人体危害反而较小。石英尘、石棉等在体内溶解度很低，但可致组织纤维化而引起尘肺，对人体危害严重。现在认为，只要有足够的浓度和吸入时间，任何难溶性粉尘都能引起支气管炎或尘肺。

4. 粉尘的硬度   边缘锐利呈锯齿状坚硬的粉尘，易引起上呼吸道黏膜和眼睛的局部刺激和损伤。长而柔软的纤维状粉尘，易沉积粘附于呼吸道而引起慢性炎症。

5. 粉尘的荷电性   粉尘在破碎过程和流动中相互摩擦，或吸附空气离子而带电荷。各种粉尘荷电性不同，金属尘粒如铅、铁等多带负电荷，石英、石棉和高岭土等多带正电荷。悬浮在空气中的尘粒 90%～95%带电荷，温度升高荷电增多，湿度增加则荷电减少。粉尘颗粒带有异性电荷时可相吸，促进凝集，加速沉降。而粉尘颗粒带有同性电荷时则相斥，增加了尘粒悬浮的稳定性。一般认为荷电尘粒易被阻留在肺内，并能影响组织细胞的吞噬速度。

6. 粉尘的爆炸性   有些可燃性粉尘在高浓度和高分散度的生产环境中，遇到电火花、冲击火花、明火或摩擦产热，即会突然地燃烧，导致约束体系增大而引起爆炸。粉尘爆炸的条件：氧化速度快、分散度高、表面积大和带电荷。可引发爆炸的粉尘浓度：煤 35 g/m^3，棉屑 50 g/m^3，糖尘 10.3 g/m^3，聚乙烯 25 g/m^3，镁 20 g/m^3，铝、硫磺、淀粉 7 g/m^3。

7. 粉尘的放射性   稀土的职业性放射性危害来自原料和产品中的少量天然放射性钍（^{232}Th），天然钍属于低毒性放射性核素，^{232}Th 的半衰期为 1.4×10^{10} 年，可放射 α 粒子。

（三）生产性粉尘对人体健康的影响

人体对吸入的粉尘具有滤过、运送和吞噬等清除功能。鼻腔滤过功能约为吸入粉尘总量的30%～50%。滞留在气管和支气管的粉尘颗粒，可由黏膜上皮的纤毛运动，伴随黏液而运送出去，通过咳嗽反射排出体外。在下呼吸道粉尘被巨噬细胞吞噬，直径小的尘粒 80%是通过巨噬细胞作用而清除的。进入和沉积在肺内的尘粒，只是吸入粉尘量的 2%～3%。人体虽有良好的防御和清除功能，但若长期吸入高浓度粉尘，则可对人体产生不良影响。

1. 局部刺激作用   被吸入粉尘作用于呼吸道，早期引起鼻黏膜机能亢进，毛细血管扩张，形成肥大性鼻炎，最后由于黏膜细胞营养供应不足而致萎缩，又可形成萎缩性鼻炎而降低其滤过功能。刺激性强的粉尘如石灰、砷和铬酸盐尘，可引起鼻黏膜糜烂、溃疡，严重时可致鼻中隔穿孔。吸入支气管的粉尘，可引起支气管上皮损伤而致粉尘性支气管炎和呼吸道炎症。落入眼内的粉尘，可引起结膜炎，硬度大且尖锐的尘粒可致角膜的机械性损伤。沉着于皮肤的尘粒可堵塞毛囊、皮脂腺而引起各种皮肤病。沉着在皮肤上的沥青粉尘，在日光照射下，发生光化学反应，可引起光感性皮炎（photodermatitis）。进入鼻咽部的粉尘可引起中耳炎和耳咽管炎。

2. 全身中毒作用   吸入具有化学性毒性的粉尘如铅、镍、砷等，能在呼吸道黏膜溶解而被吸收，引起相应的中毒症状。

3. 变应反应   有些粉尘如棉、大麻、皮革和对苯二胺，进入人体后很快出现特异性症状和过敏反应，如支气管哮喘、哮喘性支气管炎、过敏性支气管炎。被真菌、细菌和血清污染的植物性粉尘可引起变态反应性肺泡炎（allergicalveolitis）。

4. 致癌作用   放射性矿物粉尘易导致肺癌，铬酸盐、镍和砷尘可致肺癌，石棉尘可引起支气管肺癌和间皮瘤。

5. 感染作用   吸入带有如病菌、真菌、丝菌等病原菌的粉尘如碎布屑、谷物、棉尘可引起肺霉菌病和肺部感染。吸入带有布鲁杆菌和炭疽杆菌的皮毛粉尘可致布鲁菌病和炭疽病。

6. 尘肺   生产过程中，长期吸入一定浓度的粉尘，可引起肺组织弥漫性纤维组织增生为主的全身性疾病即尘肺病。按粉尘的性质和病因将尘肺病分为五大类：①矽肺：矽肺（silicosis）是长期吸入含游离二氧化硅粉尘引起的尘肺；②硅酸盐肺：硅酸盐肺（silicatosis）是吸入含有结合型二氧化硅如石棉、滑石、云母等粉尘引起的尘肺；③碳尘肺：碳尘肺（carbon pneumoconiosis）是长期吸入煤、石墨、炭黑、活性炭等粉尘引起的尘肺；④混合性尘肺（mixed dust pneumoconiosis）：长期吸入含游离二氧化硅和其他物质粉尘的混合性粉尘（如煤矽尘、铁矽尘等）所引起的尘肺；⑤金属尘肺：长期吸入某些金属粉尘（如铁、铝等）引起的尘肺。

我国现行职业病名单中列入 13 种尘肺，即矽肺、石棉肺、煤工尘肺、石墨尘肺、滑石尘肺、云母尘肺、水泥尘肺、陶工尘肺、铝尘肺、电焊工尘肺、炭黑尘肺和铸工尘肺 12 种，及根据《尘肺病诊断标准》和《尘肺病理诊断标准》可以诊断的其他尘肺。

二、游离二氧化硅粉尘与矽肺

矽肺（silicosis）是由于生产过程中长期吸入含游离二氧化硅较高的粉尘而引起的以肺组织弥漫性纤维化为主的疾病。我国矽肺病例约占尘肺总病例的 50%，是尘肺中危害最重的一种。

（一）矽尘作业

游离型二氧化硅在自然界中分布很广，在 16 km 以内的地壳内约占 25%，95% 的矿石中均含有数量不等的游离型二氧化硅。通常将游离型二氧化硅含量为 10% 以上的粉尘，称作矽尘，石英中游离型二氧化硅含量达 99%，故常以石英尘作为矽尘的代表。通常将接触含有 10% 以上游离二氧化硅的粉尘作业，称为矽尘作业。常见的矽尘作业有煤矿、金属矿山等的采掘、选矿等；玻璃厂、耐火材料厂、石英粉厂生产过程中原料破碎、碾磨、筛分等；机械工厂的翻砂、砂型、喷砂、砂轮研磨等；其他方面如开山、筑路及开凿隧道等。

（二）影响矽肺发病的因素

矽肺发病与下列因素有关：粉尘浓度、分散度、接尘工龄、粉尘中游离二氧化硅含量及类型，还与防护措施、接触者个体因素有关。粉尘中游离二氧化硅含量越高，发病时间越短，病变越重。二氧化硅晶体结构不同，致纤维化能力各异，依次为结晶型＞隐晶型＞无定型。矽肺的发生发展及病变程度还与肺内粉尘的蓄积量有关。肺内粉尘的蓄积量主要取决于粉尘浓度、分散度、接尘时间和防护措施等。空气中粉尘浓度越高、分散度越大、接尘工龄越长，吸入并蓄积在肺内的粉尘量就越多，越易导致矽肺，病情越严重。工人的个体因素如未成年工和女工及健康状况差，有呼吸系统疾病如肺结核、肺内炎症，能促进矽肺病程的进展和加剧。防尘措施及个人防护也是影响矽肺发生的重要因素。矽肺的发病比较缓慢，多在接触矽尘 15～20 年后发病。若持续吸入高浓度、游离二氧化硅含量高的粉尘，经 1～2 年即可发病，称为"速发型矽肺"（acute silicosis）；也有些工人接触一段时间矽尘后尚未发病，X 线胸片未发现明显异常，但脱离粉尘作业若干年后才发现此病，称为"晚发型矽肺"（delayed silicosis）。

（三）矽肺的发病机制

探讨发病机制不仅对矽肺早期诊断，而且对治疗和预防都有重要意义，其发病机制从最初的机械刺激学说，发展到后来的硅酸聚合学说、表面活性学说和免疫学说等。研究认为其主要发病机制为：①矽尘颗粒表面附有的硅烷醇基团，与肺泡巨噬细胞膜构成氢键，产生氢的交换和电子传递，导致细胞膜通透性增高；②石英粉碎过程中，硅氧键断裂产生硅载自由基（Si·SiO·），与空气中 O_2、CO_2、H_2O 或与体液中水反应，生成自由基和过氧化氢，参与生物膜脂质过氧化反应，引起膜损伤。③石英直接损害巨噬细胞膜，使细胞膜通透性改变，促使细胞外 Ca^{2+} 内流，细胞内钙离子浓度升高，当进入胞内的钙离子浓度超过 Ca^{2+}-Mg^{2+} ATP 酶的排钙能力，即导致细胞死亡、破裂；④巨噬细胞受损伤后释放白介素 1（IL-1）、肿瘤坏死因子（TNF）、转化生长因子 β（TGF-β）等细胞因子，这些因子参与刺激成纤维细胞增生或网状纤维及胶原纤维的合成，引起细胞膜损伤；⑤巨噬细胞损伤后释放脂蛋白等，可成为自身抗原，刺激产生抗体，形成抗原抗体复合物沉积于胶原纤维上发生透明变性；⑥肺泡 I 型上皮细胞在矽尘作用下，发生变性肿胀、脱落，当肺泡 II 型上皮细胞不能及时修复时，基底膜受损，暴露间质，激活成纤维细胞增生。

近年来，矽肺纤维化发病的分子机制有一定进展。矽尘进入肺内损伤或激活淋巴细胞、上皮细胞、巨噬细胞、成纤维细胞等效应细胞，分泌多种细胞因子等活性因子。尘粒、效应细胞、活性分子等之间相互作用，构成复杂的细胞分子网络，通过多种信号转导途径、激活胞内转录因子，调控肺纤维化进程。这些活性分子包括细胞因子、生长因子、细胞黏附分子、基质金属蛋白酶 / 组织金属蛋白酶抑制剂等。

（四）矽肺的病理改变

矽肺基本病理改变为矽结节形成和弥漫性肺间质纤维化。矽肺病理改变可分为结节型、弥漫性肺间质纤维化型、团块型和矽性蛋白沉积。

1. 结节型矽肺　矽结节（silicotic nodule）是矽肺特征性病理改变。典型矽结节横断面由多层紧密排列呈同心圆状的胶原纤维，中心或偏侧为一闭塞的小血管或小支气管，状如葱头（图 20-1）。粉尘中游离二氧化硅含量越高，矽结节形成时间越长，典型矽结节越多。

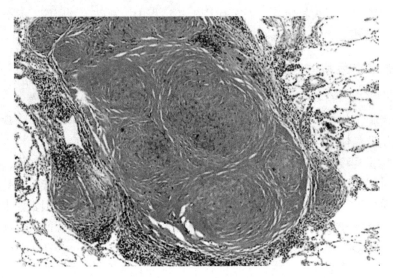

图 20-1　矽结节

2. 弥漫性肺间质纤维化型矽肺　多见于长期吸入游离型二氧化硅含量较低，或游离型二氧化硅含量虽较高，但累积吸入量较少的病例，病变进展缓慢。在肺泡、肺小叶间隔、小血管和呼吸性支气管周围的纤维组织呈弥漫性增生，相互连接呈星芒状、放射状，使肺泡容积变小。

3. 团块型矽肺　随病理改变的进展，矽结节和弥漫性肺间质纤维化病灶不断增多、增大，相互融合扩展即形成团块型矽肺。

4. 矽性蛋白沉积　病理特征为肺泡腔内大量的蛋白分泌物，称为矽性蛋白，继而发生纤维性病变。多见于接触高浓度、高分散度的游离二氧化硅粉尘的年轻工人。

（五）临床表现

矽肺患者可在相当长时间内无明显自觉症状，但 X 线胸片上已呈现较显著的矽肺影像改变。随着病情的进展或出现并发症时，可见胸闷、气短、胸痛、咳嗽、咳痰等表现，无特异性，与 X 线胸片改变并不一定平行。

1. X 线表现　在 X 线胸片上主要表现有小阴影和大阴影两种，阴影的类型、大小、密集度及其分布范围等是矽肺诊断的重要依据。

（1）圆形小阴影：是矽肺最常见和最重要的 X 线表现，其病理基础为结节型矽肺。在 X 线胸片上，其影像呈圆形或类圆形，边缘整齐或不整齐，按直径大小分为 p（< 1.5 mm）、q（1.5 ～ 3.0 mm）、r（3.0 ～ 10 mm）三种类型。早期多分布于两肺中、下肺区，密集度较低。随病情进展，小阴影直径增大，密集度增加，并波及上肺区。

（2）不规则形小阴影：其病理基础为弥漫性肺间质纤维化，多为接触游离型二氧化硅含量较低的粉尘所致。在 X 线胸片上表现为粗细、长短、形态不一的致密阴影，可互不相连，也可呈网状或蜂窝状。按其直径大小分为 s（< 1.5 mm）、t（1.5 ～ 3.0 mm）和 u（3.0 ～ 10 mm）三种类型。早期也多见于两肺中下区，弥漫分布，随病情进展而逐渐波及肺上区。

（3）大阴影：多由小阴影增多、增粗、聚集融合而成，是三期矽肺的主要 X 线表现，其病理基础为团块型纤维化病变。在 X 线胸片上大阴影长径在 10 mm 以上，边缘较清楚，常对称出现于两上肺区，呈"八字形"，也有先在一侧出现。

除上述主要 X 线表现外，常见肺门阴影扩大，密度增高，边缘模糊不清，肺门淋巴结增大或呈蛋壳样钙化；肺纹理增多或增粗变形，晚期肺门上举外移，肺纹理减少或消失；胸膜增厚、肋膈角变钝或消失，或因肺纤维组织收缩和膈胸膜粘连而出现"天幕状"粘连阴影以及弥漫性、局限性、灶周性和泡性肺气肿等次要 X 线表现。

2. 肺功能变化　矽肺早期即有肺功能损害，但由于肺的代偿功能很强，临床肺功能检查多属正常。随着病变进展，肺组织纤维化进一步加重，肺弹性下降，则可出现肺活量及肺总量降低；伴肺气肿和慢性炎症时，时间肺活量降低，最大通气量减少，所以矽肺患者的肺功能以混合性通气功能障碍多见。当肺泡大量损害、毛细血管壁增厚时，可出现弥散功能障碍。

3. 并发症　矽肺常见的并发症为肺结核、肺及支气管感染、自发性气胸、肺心病等，其中最常见的是肺结核。矽肺和并发症互为促进因素，尤其是并发肺结核，可促使矽肺迅速恶化，结核难以控制，是影响患者生活质量，甚至导致死亡的重要因素。因此，应及早发现、及时有效防治肺结核等并发症。

（六）诊断

根据可靠的生产性矿物性粉尘接触史、现场劳动卫生学调查资料，以技术质量合格的 X 射线高千伏或数字化摄影（DR）后前位胸片表现为主要依据，结合工作场所职业卫生学、尘肺流行病学调查资料和职业健康监护资料，参考临床表现和实验室检查，排除其他肺部类似疾病后，对照尘肺病诊断标准片，方可做出尘肺病诊断。劳动者临床表现和实验室检查符合尘肺病的特征，没有证据否定其与粉尘接触之间必然联系的，应当诊断为尘肺病。

具体参见《职业性尘肺诊断标准》（GBZ 70-2015）。

（七）矽肺的治疗及预防

1. 矽肺的治疗原则　采取综合治疗措施，首先将患者调离粉尘作业，适当安排劳动和休息，调整机体功能，增加营养，增加机体抵抗力，适当体育锻炼和娱乐活动，改善体质，延长寿命。

目前矽肺尚无根治办法。已有的治疗药物如克矽平（P_{204}）、柠檬酸铝、粉防己碱和磷酸哌喹等，仅具有一定的抑制胶原纤维增生、减轻症状、延缓病情进展的作用。大容量肺泡灌洗术可排出一定数量的沉积于呼吸道和肺泡中的粉尘，一定程度上缓解临床症状，延缓矽肺病变的进展。

2. 矽肺的预防　矽肺控制的关键在于预防。我国在综合性防尘经验基础上，总结出防尘八字经验，即"革、水、密、风、护、管、教、查"。革：技术革新，是指生产工艺、生产过程的技术革新，是减少粉尘危害的根本措施，如使用含游离二氧化硅含量低于10%的70砂，代替石英砂；寻找石棉的替代品等，进而降低粉尘的危害；采用遥控操作、计算机控制、隔室监控等措施，使工人避免接触粉尘。水：湿式作业，可采用喷雾洒水，是经济有效的防止粉尘飞扬的措施。如石英磨粉或耐火材料研磨时，采用水磨代替干磨。密：密闭尘源，对不能采取湿式作业的场所，如水泥，采取密闭抽风除尘的方法。风：通风除尘，例如在产生粉尘的场所安装机械通风除尘系统，降低粉尘作业场所的粉尘浓度。护：个人防护，如佩戴防尘口罩为重要的辅助防护措施。管：维修管理，建立各种规章制度，指用人单位建立的防尘管理和职业卫生监督管理部门的监督管理。教：宣传教育，利用各种媒体宣传国家政策及粉尘的危害、防尘知识，保证接尘工人及职业卫生管理人员接受每年不少于8学时的职业卫生健康教育，用人单位履行告知义务，保证劳动者对粉尘危害的知情权。查：定期检查粉尘浓度及对工人体检，及时检查、评价和总结。定期粉尘浓度检测，指每隔一定时间，对生产环境中粉尘浓度进行测定，发现粉尘浓度超标的岗位，以便采取有效措施，控制粉尘浓度不超过职业卫生标准；对工人定期体检等。包括：就业前体检、定期体检、脱离粉尘作业时体检和离尘后体检，以便早期发现粉尘的职业性损害。

（金焕荣）

第四节　物理因素及其危害

生产和工作环境中，与劳动者健康密切相关的物理性因素有气象条件，包括气温、气湿、气流、气压；噪声；振动以及电磁辐射等。

与化学因素相比，作业场所常见的物理因素具有以下特点：

1. 物理因素一般多为自然存在的因素，正常情况下，有些因素不但对人体无害，反而是人体生理活动或从事生产劳动所必需的，如气温、可见光等。

2. 每一种物理因素都有特定的物理参数，对人体是否造成伤害以及危害程度由这些参数决定，对作业场所进行职业卫生学调查时要对有关参数进行全面测量。

3. 作业场所中的物理因素大都有明确的来源，称作"源"，当产生物理因素的"源"停止工作后，其相应的物理因素就会消失。

4. 作业场所中物理因素的强度通常分布不均匀，多以产生该因素的"源"为中心，向四周传播，如果没有阻挡，其强度一般随距离增加呈指数关系衰减。如果在传播途中遇有障碍，则可产生反射、折射、绕射等现象，改变这类因素的空间分布特点。

5. 在许多情况下，物理因素对人体的危害程度与物理参数不呈直线相关关系。常表现为在某一强度范围内对人体无害，只有高于或低于这一范围时才会产生不良影响，且影响的部位与表现形式可完全不同，如高温可引起中暑，而低温则可引起冻伤。

6. 多数物理因素在停止接触后，体内不再存留。

7. 对物理因素采取的预防措施，不是消除或减少到越低越好，而是将其控制在一定的适宜范围内。

一、高温作业与中暑

（一）高温作业

1. 概念 高温作业是指在生产劳动过程中，其工作地点平均湿球黑球温度（wet bulb globe temperature，WBGT）≥ 25 ℃的作业。

WBGT是指由自然湿球温度、黑球温度、露天情况下空气干球温度三部分温度构成，它综合考虑了空气温度、风速、空气湿度和辐射热四个因素，是综合评价人体接触环境热负荷的基本参量。

2. 高温作业的类型 高温作业按气象条件的特点分为三种类型：

（1）高温、强热辐射作业：生产场所气象特点是气温高、热辐射强度大，而相对湿度较低，形成干热环境。如冶炼工业的炼焦、炼铁、炼钢车间；机械工业的铸造、锻造、热处理车间；陶瓷、玻璃、搪瓷、砖瓦等工业的炉窑车间等。

（2）高温、高湿作业：其气象特点是高气温、高气湿，而热辐射强度不大，形成湿热环境。如印染、造纸、缫丝等工业中液体加热或蒸煮车间，潮湿的深矿井等通风不良的作业场所。

（3）夏季露天作业：如夏季的建筑、搬运、露天采矿以及各种农业劳动等，除受太阳的直接辐射作用外，还受被加热的地面及周围物体的二次热辐射作用。

3. 高温作业对机体的影响

（1）体温调节障碍：由于散热受阻、体内蓄热，体温升高。

（2）水盐代谢紊乱，严重时可导致体内酸碱平衡失调。

（3）心率、脉搏加快，皮肤血管扩张及血管紧张度增加，加重心脏负担，血压下降，但重体力劳动时，血压也可升高。

（4）消化不良和胃肠道疾患增多：由于消化道缺血，胃液分泌减少，胃液酸度（游离酸和总酸）和消化酶活性降低，淀粉酶活性降低。

（5）肾功能不全：高温环境下大量出汗，则尿量减少，若未及时补充水分可导致肾负荷加重。

（6）中枢神经系统抑制：可出现注意力和肌肉的工作能力、动作的准确性、协调性及反应速度下降等。

（二）中暑

中暑（heat stroke）是高温环境下由于热平衡和（或）水盐代谢紊乱等引起的一种以中枢神经系统和（或）心血管系统障碍为主要表现的急性热致疾病（acute heat induced illness）。

1. 致病因素 环境温度过高、湿度大、风速小、劳动时间长、劳动强度高是主要致病原因，肥胖、疲劳、饥饿、脱水、失盐和心血管疾病是其诱因。

2. 发病机制 在高温环境下劳动时，人体产生热应激（heat strain），激发温觉感受器发放冲动，刺激体温调节中枢，反射性引起散热反应，出现皮肤血管扩张，血流重新分配，大量血流流向体表，皮肤温度升高，汗腺分泌增强，机体靠汗液蒸发和对流散热。其散热量远远小于机体在高热环境中获得的对流与辐射热量、劳动时产生的热量、热环境中代谢亢进而增加的产热量这三者之和，从而使热平衡失调，体内蓄热大于散热，导致体温升高，热负荷（heat stress）加重。

3. 临床表现 在中暑发生前，通常会有中暑先兆的表现。中暑先兆是指在高温作业环境下工作一定时间后，出现头晕、头痛、乏力、口渴、多汗、心悸、注意力不集中、动作不协调等症状，体温正常或略有升高但低于 38.0 ℃，可伴有面色潮红、皮肤灼热等，短时间休息后症状即可消失。中暑按发病机制可分为三种类型：热射病（heat stroke，含日射病）、热痉挛（heat cramp）和热衰竭（heat exhaustion）。这种分类是相对的，临床上往往难以区分，常以单一类型出现，亦可多种类型并存，我国职业病名单统称为中暑。

（1）热射病（包括日射病）：出现以体温明显增高及意识障碍为主的临床表现，表现为皮肤干热，无汗，体温高达 40 ℃及以上，谵妄、昏迷等；可伴有全身性癫痫样发作、横纹肌溶解、多器官功能障碍综合征。

（2）热痉挛：主要表现大量出汗后出现短暂、间歇发作的肌痉挛，伴有收缩痛，多见于四肢肌肉、咀嚼肌及腹肌，尤以腓肠肌为著，呈对称性；体温一般正常。

（3）热衰竭：出现以血容量不足为特征的一组临床综合征，如多汗、皮肤湿冷、面色苍白、恶心、头晕、心率明显增加、低血压、少尿，体温常升高但不超过 40 ℃，可伴有眩晕、晕厥，部分患者早期仅出现体温升高。实验室检查可见血细胞比容增高、高钠血症、氮质血症。

这三种类型的中暑，以热射病最为严重，尽管迅速救治，仍有 20%～40%的患者死亡。

4. 诊断原则 根据《职业性中暑诊断标准》（GBZ41-2019）诊断。根据高温作业的职业史，出现以体温升高、肌痉挛、晕厥、低血压、少尿、意识障碍为主的临床表现，结合辅助检查结果，参考工作场所职业卫生学调查资料，综合分析，排除其他原因引起的类似疾病，方可诊断。

5. 治疗原则 中暑的治疗原则是依据发病机制和临床症状进行对症治疗，体温升高者应迅速降低体温。

（1）中暑先兆：立即脱离高温环境，到通风阴凉处休息、平卧。给予含盐清凉饮料及对症处理，并密切观察。

（2）热痉挛：纠正水与电解质紊乱及对症治疗。

（3）热衰竭：予物理降温和（或）药物降温，并注意监测体温，纠正水电解质紊乱，扩充血容量、防止休克。

（4）热射病：快速降温，持续监测体温，保护重要脏器功能，呼吸循环支持，改善微循环，纠正凝血功能紊乱，对出现肝肾衰竭、横纹肌溶解者，早期予以血液净化治疗。

（5）其他处理：如需劳动能力鉴定，按 GB/T 16180 处理。

6. 预防措施 采取一系列综合防暑降温措施是预防与控制中暑的必要途径。

（1）医疗预防工作：对高温作业工人应进行就业前和中暑前体格检查。凡有心血管系统器质性疾病，血管舒缩调节功能不全，持久性高血压，溃疡病，活动性肺结核，肺气肿，肝、肾疾病，明显的内分泌疾病（如甲状腺功能亢进）者，均不宜从事高温作业。

（2）组织措施：根据地区气候特点，适当调整夏季高温作业劳动和休息制度。休息室或休息凉棚应尽可能设置在远离热源处，必须有足够的降温设施和饮料。大型厂矿可专门设立具有空气调节系统的工人休息公寓，保证高温作业工人在夏季有充分的睡眠与休息，这对预防中暑有重要意义。

（3）技术措施：改进生产设备和操作方法是改善高温作业劳动条件的根本措施。隔热是防暑降温的一项重要措施。可以利用水或导热系数小的材料进行隔热，其中尤以水的隔热效果最好，水的比热大，能最大限度地吸收辐射热。有热源的生产场所应进行全面自然通风。在自然通风不能满足降温需要或生产上要求车间内保持一定的温湿度时，可采用机械通风。

（4）保健措施：供给饮料和补充营养，补充水分和盐分的最好办法是供给含 0.15%～0.2%盐饮料，一般每人每天供水 3～5 L，盐 20 g 左右。饮水方式以少量多次为宜。在高温环境劳动时，能量消耗增加，故膳食总热量应比普通工人要高，最好能达到 12600～13860 kJ。蛋白质增加到总热量的 14% ~ 15% 为宜。此外，可补充维生素和钙等。高温作业工人的工作服，应以耐热、导热系数小、透气性能好的织物制成。防止辐射热，可用白帆布或铝箔制的工作服。高温工作服宜宽大又不妨碍操作。

二、噪声

（一）概念

噪声（noise）是指频率和声强杂乱无章组合的复合音。从卫生学意义上讲，凡是使人感到厌烦的、不需要的声音都称为噪声。生产过程中产生的一切声音，称为生产性噪声。长期接触强烈的生产性噪声所引起的噪声聋是一种职业病。

（二）分类

生产性噪声按其来源可分为：

1. 空气动力性噪声　由于气体压力突然变化或流体流动所产生的声音，如各种风机、空气压缩机、风动工具、喷气发动机、汽笛等产生的声音。

2. 机械性噪声　指机械撞击、摩擦或质量不平衡旋转等机械力作用下引起固体部件的振动所产生的噪声，如各种机床、电锯、电转、砂轮机、球磨机、织布机等发出的噪声。

3. 电磁性噪声　由于磁场脉冲、磁致伸缩引起电气部件振动所致，如电动机、变压器发出的声音。

（三）噪声对人体的影响

1. 听觉系统　接触噪声可引起听力损伤，听力损失是由生理功能反应到组织病理改变的过程。噪声对人耳听力的影响用听阈移位来描述，是指噪声暴露前后的听阈差值。噪声引起的听觉器官的损伤变化一般由暂时性听阈位移逐渐发展为永久性听阈位移。

（1）暂时性听阈位移：接触噪声后引起的听阈改变，在脱离噪声环境一定时间后听力可逐渐恢复到原来水平，称为暂时性听阈位移（temporary threshold shift，TTS），属于生理功能的改变。包括听觉适应和听觉疲劳。如短时间接触强噪声，听力检查听阈提高 10 ~ 15 dB，离开噪声环境数分钟内听力即可恢复的现象称为听觉适应（auditory adaptation）。听觉适应是一种保护性生理反应。若较长时间接触强烈噪声，引起听力明显下降，脱离噪声环境后，听阈提高超过 15 ~ 30 dB，需数小时甚至数十小时听力才能恢复的现象称为听觉疲劳（auditory fatigue）。

（2）永久性听阈位移：是指噪声或其他因素引起的不能恢复到正常水平的听阈升高。由于长期接触强烈的生产性噪声，听觉感受器发生退行性病理改变，导致以高频听力下降为主的永久性听阈位移（permanent threshold shift，PTS），并发生语言听力障碍者称为职业性噪声聋（noise induced deafness）。噪声引起的永久性听阈位移早期常表现为高频听力下降，主观上无耳聋感觉，听力曲线图表现为在 3000 ~ 6000 Hz（多在 4000 Hz 处）出现高频听力损失。随病损程度加重，听力曲线图呈现典型的感音性耳聋的改变，多双侧发病，听力测定可见气导听阈与骨导听阈升高，随病程进展，语言听力也会受到影响。听力曲线图上除高频听力明显凹陷外，语言频段（500 Hz、1000 Hz、2000 Hz）也出现下降。多数患者有复响现象，即增大声压级时，其响度感增加量超过正常人增加量。此外，常伴有耳鸣与耳痛症状，对噪声敏感者可有持久性耳鸣。

根据我国《职业性噪声聋的诊断》（GBZ49—2014），符合双耳高频（3000 Hz、4000 Hz、6000 Hz）平均听阈 ≥ 40 dB 者，根据较好耳语频（500 Hz、1000 Hz、2000 Hz）和高频4000 Hz 听阈加权值进行诊断和诊断分级，轻度噪声聋：26 ~ 40 dB；中度噪声聋：41 ~ 55 dB；重度噪声聋：≥ 56 dB。

（3）爆震聋：在某些生产劳动中，由于违法操作和爆破事故等原因，强烈爆炸所产生的振动造成急性听觉系统的严重损伤，引起听力丧失，称为爆震聋（explosive deafness）。可出现鼓膜破裂，听骨损坏，内耳软组织出血。患者主述耳鸣、耳痛、恶心、眩晕，严重者听力完全丧失，可致永久性耳聋。

2. 听觉外系统

（1）神经系统：表现为头痛、头昏、耳鸣、易疲倦、记忆力减退、情绪不稳和睡眠障碍等一系列神经症状。

（2）心血管系统：心率可表现为加快或减慢，血压不稳。

（3）消化系统：可出现胃肠功能紊乱，食欲缺乏，胃蠕动减慢，胃液分泌减少等。

（4）其他：可导致肾上腺皮质功能改变，免疫功能降低，脂质代谢紊乱等；在噪声环境下工作，注意力不易集中，反应迟钝，易烦躁，影响工作效率，降低工作质量。在某些作业场所，噪声还可掩盖各种信号，易引发工伤事故。

（四）预防措施

1. 控制噪声源　通过技术手段改革工艺过程和生产设备，控制或消除噪声源是噪声治理的根本措施。如采用无声的液压代替噪声高的锻压、以焊接代替铆接，加强设备维修，减少其运行中部件的撞击和摩擦，减低振动等。

2. 控制噪声的传播　根据声音的传播特性，采用吸声、消声和隔声的办法，以降低噪声的能量，控制噪声的传播。

3. 个体防护　对于暂时还不可能将噪声控制在较低水平的工作场所，加强个人防护，佩戴个人防护用品是保护工人免受噪声危害的重要措施之一，防护耳塞、耳罩或隔声头盔可不同程度降低噪声进入耳的强度，起到保护听力的作用。

4. 工业企业噪声卫生标准　尽管噪声可对人体产生不良影响，但在实际生产中想要完全消除噪声，既不经济，也不可能，因此，制定合理的卫生标准，将噪声强度限制在一定范围内，是防止噪声危害的重要措施之一。我国有关作业场所噪声卫生标准规定每天接触噪声 8 h 的情况下，容许噪声强度为 85 dB。

5. 健康监护　对参加噪声作业的工人应进行就业前体检和定期健康检查，特别是听力检查，以便早期发现听力损伤，及时采取有效防护措施。合理安排劳动和休息，休息时应离开噪声环境，使听觉疲劳得以恢复。

三、振动

（一）概念

振动（vibration）是指一个质点或物体在外力作用下沿直线或弧线围绕于一平衡位置的来回重复运动。振动普遍存在于自然界中，长期接触生产设备产生的生产性振动可对机体产生不良影响，甚至引起职业病。

（二）分类

根据振动作用于人体的方式，分全身振动（whole body vibration）和局部振动（segmental vibration），在一般的生产过程中，最常见和危害性较大的是局部振动。

1. 全身振动　是指工作地点或座椅的振动，人体足部或臀部接触振动，通过下肢或躯干传导至全身，接触机会主要包括在交通工具上作业或在作业台上作业的工人。

2. 局部振动　又称手传振动或手臂振动，是指手部接触振动工具、机械或加工部件，振动通过手臂传导至全身，接触机会主要包括使用风动工具、电动工具及高速旋转工具的作业。

（三）振动对人体的危害

评价振动的物理参量包括频率、位移、振幅、速度和加速度。振动频率、加速度和振幅是影响振动危害的主要参数。小强度的振动是一种对机体有利的刺激，具有解除疲劳，促进代谢，改善组织营养的作用，但当振动强度加大到一定程度、接触时间长，则会对机体产生不良影响，甚至引起病损。频率相同的振动，其加速度和振幅愈大，危害性也愈大。

1. 全身振动　全身振动一般为低频率、大幅度振动，普遍存在于人类生活工作环境，适宜振动有益身心健康。大强度的全身振动可引起内脏移位，甚至造成机械性损伤。全身振动可使交感神经处于紧张状态，出现血压升高、心率加快、心输出量减少、心电图出现异常改变；可抑制胃肠蠕动和胃酸分泌；坐姿接触全身振动者脊柱肌肉劳损和椎骨退行性变、椎间盘脱出等高发；女性可出现经期延长、经量过多、痛经、子宫下垂、流产及异常分娩率上升；还可引起姿势平衡和空间定向障碍，注意力不集中，影响工作效率，甚至造成工伤事故高发。

2. 局部振动　局部振动对人体的不良影响是全身性的，可引起神经系统、心血管系统、骨骼肌肉系统、听觉器官、免疫系统和内分泌系统等多方面改变。振动和噪声共存时，可加重噪声对听力的损害。

局部振动对人体的主要危害是手臂振动病（hand arm vibration disease）。手臂振动病是长期从事手传振动作业而引起的以手部末梢循环和（或）手臂神经功能障碍为主的疾病，并能引起手臂骨关节肌肉的损伤。手臂振动病属于我国法定职业病，其典型表现是振动性白指（vibration-induced white finger，VWF），又称职业性雷诺现象，其发作具有一过性和时相性特点，一般是在受冷后出现患指麻、胀、痛，并由灰白变苍白，由远端向近端发展，界限分明，可持续数分钟至数十分钟，再逐渐由苍白、灰白变为潮红，恢复至常色。白指以中指多见，其次是环指和示指，拇指一般不受累。其判定依据应以专业医务人员检查所见为主；主诉白指，同时又有同工作场所有关人员的旁证，也可作为参考。如有必要，可以进行白指诱发试验。根据我国《职业性手臂振动病的诊断》（GBZ7—2014）进行诊断和分级。

（1）轻度手臂振动病：出现手麻、手胀、手痛、手掌多汗、手臂无力、手指关节疼痛，可有手指关节肿胀、变形，痛觉、振动觉减退等症状体征，可有手部指端冷水复温试验复温时间延长或复温率降低，并具有下列表现之一者：①白指发作未超出远端指节的范围；②手部神经肌电图检查提示神经传导速度减慢或远端潜伏期延长。

（2）中度手臂振动病：在轻度的基础上，具有下列表现之一者：①白指发作累及手指的远端指节和中间指节；②手部肌肉轻度萎缩，神经肌电图检查提示周围神经源性损害。

（3）重度手臂振动病：在中度的基础上，具有下列表现之一者：①白指发作累及多数手指的所有指节，甚至累及全手，严重者可出现指端坏疽；②出现手部肌肉明显萎缩或手部出现"鹰爪样"畸形，并严重影响手部功能。

（四）预防措施

1. 消除或减低振动源的振动 进行工艺改革，消除或减低振动源的振动是控制振动危害的根本措施。如用水爆清砂代替风铲清砂，用液压、焊接工艺代替锻压、铆接工艺。

2. 加强个体防护 如佩戴双层衬垫无指手套或泡沫塑料衬垫手套以减轻振动并保暖。在工作间隙用 40 ~ 60 ℃ 热水浸手，有助于振动性白指的预防。

3. 预防保健及组织措施 加强就业前和定期健康检查；加强保暖；执行振动卫生标准：我国《工作场所有害因素职业接触限值：物理因素》（GBZ2.1—2007）规定，使用振动工具或工件的作业，工具手柄或工件的 4 h 等能量频率计权加速度有效值不得超过 5.0 m/s²，当振动工具的振动暂时达不到标准限值时，可按振动强度大小相应缩短日接振时间。我国尚未制定全身振动的卫生标准，如工作需要，可参考国际标准化组织（ISO）发布的《全身振动评价标准》。

（李　红　凤志慧）

思 考 题

1. 职业病的特点。

2. 职业病的三级预防。

3. 某蓄电池厂老员工，工龄 20~30 年不等，绝大部分出现记忆力衰退、腹绞痛、贫血等症状，陆续离休；现由于工人不足，新招进一批工人，20~30 岁，男性为主。

问题：

（1）针对老员工，可能是何种职业性有害因素中毒？

（2）针对新员工，首先要实施的职业健康监护是什么？

（3）请简述健康监护的医学监护所包括的内容。

4. 某男性工人，40 岁，是某鞋厂的粘胶工，工龄约 10 年。近一段时间出现头痛、头晕和失眠等症状，易患感染并常伴有齿龈和皮下出血。血常规结果提示白细胞和血小板减少。

问题：

（1）该二人最可能诊断为何种毒物的慢性中毒？

（2）该职业性有害因素的急性中毒和慢性中毒的临床表现是什么？

5. 2004 年，某县东湖村有 63 户石英粉（砂）加工作坊，加工设备简陋、工艺落后。加工作业场所无通风防尘设施，出料、筛分等过程中扬尘严重；个人防护用品质量不合格，无防护作用；务工人员无任何职业卫生培训。对其中 4 个作业场所的抽样测试结果表明，除 1 个湿式作业场所外，3 个干式作业场所的 9 个采样点中有 8 个粉尘浓度严重超标，最高超标 361 倍，且 60% 的粉尘为极易吸入的细粉尘颗粒，10 个沉降尘标本游离二氧化硅含量均超过 70%。

对从东湖村务工返乡的 89 名贵州籍农民工进行身体检查，其中 46 人确诊患矽肺病。对东湖村现有的 201 名外来农民工进行身体检查，发现 14 人患矽肺病。

问题：

（1）什么是矽尘和矽肺？矽肺的诊断原则是什么？

（2）影响矽肺发病的因素有哪些？

第二十一章

食物与健康

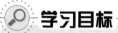 **学习目标**

1. **知识**：复述膳食营养素参考摄入量的概念，各种营养素的生理功能、缺乏或过量对人体的危害，主要食物来源和质量。认识到食物因素对疾病形成与发展的影响，以及对疾病预防的重要性。定义食品安全的概念；列举食品常见污染物及其健康损害

2. **能力**：能够对病人和公众的营养状况进行评估，并进行相关健康生活方式、疾病预防等方面知识的宣传教育。根据患者的临床表现和实验室检测，对常见食物中毒进行诊断和治疗，并配合公共卫生机构完成食物中毒的调查和处理。

3. **素养**：及时跟进营养学研究的最新进展，不断更新相关知识和技能，并不断付诸生活实践和临床实践。

　　食物（food）是人类赖以生存和繁衍的物质条件，是维持人体生命活动和健康的物质基础。合理膳食可维持机体正常生理功能、促进生长发育、保障健康、提高机体免疫力，有利于预防疾病和增强体质；不合理膳食或食物被污染可使机体发生营养性疾病、食源性疾病，也可引起慢性中毒、致癌、致畸等严重不良后果。《中国居民营养与慢性病状况报告（2020年）》显示，随着健康中国合理膳食行动和国民营养计划推进实施，居民的营养状况得到持续改善，但我国居民仍然存在膳食结构不合理、超重和肥胖、特定人群微量营养素缺乏等一些突出的营养问题。指导居民科学、合理地饮食对保健防病、增强居民体质及促进社会经济发展具有重要意义。

知识拓展

中国传统医学对营养学的贡献

　　中国传统医学为营养学的形成和发展做出了不可磨灭的贡献。3000多年前的西周时期，医学分为四大类：食医、疾医、疡医、兽医，并把食医列为诸医之首，"掌和王之六食、六饮、百馐、百酱、八珍之奇"（《周礼·天官》），可以说这是人类史上最早的"营养师"。2000多年前的中医经典著作《黄帝内经·素问》中提出的"五谷为养、五果为助、五畜为益、五菜为充"，可以说是世界上最早的"膳食指南"。唐代孙思邈强调饮食养生不能"不足"也不能"太过"，"用之充饥则谓之食，以其疗病则谓之药"，这可以说是最早的"食疗"概念。此后在东汉时期的《神农本草经》和明代的《本草纲目》等医学巨著中记载了数百种食物的性质及其对人体健康的影响。

案例 **21-1**

患儿5个月，母乳喂养，尚未添加辅食。3天来哭声越来越嘶哑，反应迟钝、进食呛咳、吐奶、腹胀、便稀，近1日患儿烦躁不安，时而尖叫、呼吸短促、唇、指（趾）甲床青紫，下肢踝部水肿。询问乳母，得知自生产以来每天吃的是精白米面，最近十天食欲缺乏，腹胀，手足无力，触觉迟钝。

问题：

1. 患儿和乳母可能得了什么病？其病理生理机制是什么？
2. 婴儿和乳母发生这种疾病的原因是什么？
3. 如果要确诊这种疾病，还需做哪些检查或评价？

第一节　营养学基础

一、基本概念

（一）营养与营养素

营养（nutrition）是指人体摄取、消化、吸收和利用食物中的营养物质，以满足机体生长发育、生理功能、组织更新、体力活动需要的生物学过程。

食物中可为人体提供能量、构成机体成分和修复组织以及调节生理功能的化学物质叫作营养素（nutrient）。人体所需的营养素可概括为六类：蛋白质、脂类、糖类、矿物质、维生素和水。

（二）膳食营养素参考摄入量

制定膳食营养素参考摄入量（dietary reference intakes，DRIs）的目的除了预防营养缺乏性疾病，更强调预防营养相关性、非传染性慢性疾病（non-communicable chronic diseases，NCD），如肥胖症、心脑血管疾病、骨质疏松症、恶性肿瘤等。DRIs包括以下指标。

1. 平均需要量（estimated average requirement，EAR）　EAR是指某一特定性别、年龄及生理状况群体中个体对某营养素需要量的平均值。按照EAR水平摄入营养素，根据某些指标判断可以满足某一特定性别、年龄及生理状况群体中50%个体需要量的水平。EAR是制订推荐摄入量的基础，由于某些营养素的研究尚缺乏足够的人体需要量资料，因此并非所有营养素都能制定出其EAR。

2. 推荐摄入量（recommended nutrient intake，RNI）　RNI是指可以满足某一特定群体中绝大多数（97%～98%）个体的需要的摄入水平。长期摄入RNI水平，可以满足身体对该营养素的需要，并保证健康和维持组织中有适当的储备。RNI的主要用途是作为个体每日摄入该营养素的目标值。RNI是以EAR为基础制订的。如果已知EAR的标准差（standard deviation，SD），则$RNI = EAR + 2SD$。如果关于需要量变异的资料不够充分，不能计算SD时，一般设EAR的变异系数为10%，即$RNI = 1.2 \times EAR$。

估计能量需要量（estimated energy requirement，EER）是指能长期保持良好的健康状态、维持良好的体形、机体构成以及理想活动水平的个体或群体，达到能量平衡时所需的膳食能量摄入量（WHO，1985）。群体的能量推荐摄入量直接等同于该群体的能量EAR，而不是像蛋白质等其他营养素那样等于$EAR + 2SD$。所以能量的推荐摄入量不用RNI表示，而直接使用 EER 来描述。

3．适宜摄入量（adequate intake，AI） 在个体需要量的研究资料不足不能计算 EAR，因而不能求得 RNI 时，可设定 AI 来提出这种营养素的摄入量目标。AI 是通过观察或实验获得的健康群体某种营养素的摄入量。例如纯母乳喂养的足月产健康婴儿，从出生到 4 ～ 6 个月，他们的营养素全部来自母乳，母乳中供给的营养素量就是他们的 AI 值。

4．可耐受最高摄入量（tolerable upper intake level，UL） UL 是营养素或食物成分的每日摄入量的安全上限，是一个健康人群中几乎所有个体都不会产生毒副作用的最高摄入水平。UL 并不表示达到此摄入水平对健康有益。对大多数营养素而言，健康个体的摄入量超过 RNI 或 AI 水平并不会产生益处。因此，UL 并不是一个建议的摄入水平。目前有些营养素还没有足够的资料来制定 UL，所以没有提出 UL 的营养素并不意味着过多摄入这些营养素没有潜在的危险。

5．宏量营养素可接受范围（acceptable macronutrient distribution ranges，AMDR） AMDR 指蛋白质、脂肪和糖类理想的摄入量范围，该范围可以提供这些必需营养素的需要，并且有利于降低发生非传染性慢性病（NCD）的危险，常用占能量摄入量的百分比表示。蛋白质、脂肪和糖类都属于在体内代谢过程中能够产生能量的营养素，属于人体的必需营养素，三者的摄入比例会影响微量营养素的摄入状况，长期摄入不足可能导致营养素缺乏，长期过量摄入又可能导致机体能量储存过多，增加非传染性慢性病的发生风险。提出 AMDR 的目的就是预防营养素缺乏、减少摄入过量而导致非传染性慢性病的风险。

6．预防非传染性慢性病的建议摄入量（proposed intakes for preventing non-communicable chronic diseases，PI-NCD，简称建议摄入量，PI） 膳食营养素摄入量过高导致的 NCD 一般涉及肥胖、高血压、血脂异常、脑卒中、心肌梗死以及某些癌症。PI-NCD 是以 NCD 的一级预防为目标，提出的必需营养素的每日摄入量。当 NCD 易感人群某些营养素的摄入量达到 PI 时，可以降低发生 NCD 的风险。

7．特定建议值（specific proposed levels，SPL） SPL 主要是针对膳食中的植物化学物制定的，指植物化学物的摄入量达到这个建议水平时，有利于维护人体健康。《中国居民膳食营养素参考摄入量》2023 修订版提出 SPL 值的有原花青素、花色苷、大豆异黄酮、绿原酸、番茄红素、叶黄素、植物甾醇、氨基葡萄糖等 15 种膳食成分。

营养素摄入不足和过多都可能危害人群健康，如图 21-1 所示。

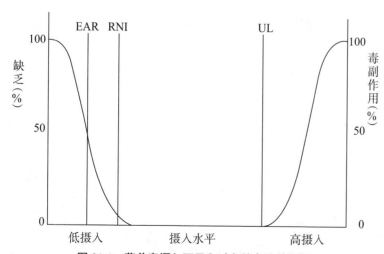

图 21-1 营养素摄入不足和过多的危险性图解

中国居民膳食营养素参考摄入量简表，见表 21-1。关注更为详尽的 DRIs，可查阅 2023 年中国营养学会编著的《中国居民膳食营养素参考摄入量（2023 版）》。

表 21-1　中国 18～49 岁成年居民膳食营养素参考摄入量

能量或营养素	RNI 男	RNI 女	AMDR
能量^a (MJ/d)			
PAL（I）	8.58^a	7.11^a	
PAL（II）	10.46^a	8.58^a	
PAL（III）	12.34^a	10.04^a	
蛋白质 (g/d)	65	55	
总碳水化合物 (%E^c)			50～65
膳食纤维 (g/d)			25～30
—添加糖 (%E)			<10
总脂肪 (%E)			20～30
—饱和脂肪酸 (%E)			<10
—n-6 多不饱和脂肪酸 (%E)			2.5～9.0
—亚油酸 (%E)	4.0		
—n-3 多不饱和脂肪酸 (%E)			0.5～2.0
—α-亚麻酸 (%E)	0.60(AI)		
—DHA+EPA (g/d)			0.25～2.0

营养素	RNI 男	RNI 女	PI	UL
钙 (mg/d)	800		—	2000
磷 (mg/d)	720			3500
钾 (mg/d)	2000		3600	
钠 (mg/d)	1500		≤2000	
镁 (mg/d)	330			
氯 (mg/d)	2300			
铁 (mg/d)	12	18		42
碘 (μg/d)	120			600
锌 (mg/d)	12.0	8.5		40
硒 (μg/d)	60			400
铜 (mg/d)	0.8			8
氟 (mg/d)	1.5			3.5
铬 (μg/d)	35	30		
锰 (mg/d)	4.5	4.0		11
钼 (μg/d)	25			900

营养素	RNI 男	RNI 女	PI	UL
维生素 A (μgRAE/d)^e	770	660		3000
维生素 D (μg/d)	10			50
维生素 E (mg α-TE/d)^f	14			700
维生素 K (μg/d)	80			
维生素 B_1 (mg/d)	1.4	1.2		
维生素 B_2 (mg/d)	1.4	1.2		
维生素 B_6 (mg/d)	1.4			60
维生素 B_12 (μg/d)	2.4			
泛酸 (mg/d)	5.0			
叶酸 (μgPFE/d)^g	400			1000^h
烟酸 (mg NE/d)^i	15	12		35
胆碱 (mg/d)	450	380		3000
生物素 (μg/d)	40			
维生素 C (mg/d)	100		200	2000

注：EAR=Estimated Average Requirement，平均需要量；RNI=Recommended Nutrients Intake，参考摄入量；AI=Adequate Intake，适宜摄入量；UL=Tolerable Upper Intake Level，可耐受最高摄入量，有些营养素未制定 UL，主要是因为研究资料不充分，并不表示过量摄入没有健康风险；AMDR=Acceptable Macronutrient Distribution Range，宏量营养素可接受范围，PAL=Physical Activity Level，身体活动水平；PI=Proposed Intakes for Preventing Non-communicable Chronic Disease，预防非传染性慢性病的建议摄入量；1000 kcal=4.184 MJ，1 MJ=239 kcal；I =1.5（轻），II =1.75（中），III =2.0（重）。

a. 能量需要量，EER=Estimated Energy Requirement，能量需要量；

b. 未制定参考值者用"—"表示。

c. 单位为 g/d

d. %E 为占能量的百分比。

e. 维生素 A 的单位为视黄醇活性当量（PAE），1μgRAE=膳食或补充剂来源全反式视黄醇（μg）+1/2 补充剂纯品全反式 β-胡萝卜素（μg）+1/12 膳食全反式 β-胡萝卜素（μg）+1/24 其他膳食维生素 A 类胡萝卜素（μg）；维生素 A 的 UL 不包括维生素 A 原类胡萝卜素 RAE。

f. α-生育酚当量（α-TE），膳食中总 α-TE 当量（mg）=1×α-生育酚（mg）+0.5×β-生育酚（mg）+0.1×γ-生育酚（mg）+0.02×δ-生育酚（mg）+0.3×α-三烯生育酚（mg）；

g. 膳食叶酸当量（DFE，μg）=天然食物来源叶酸（μg）+1.7×合成叶酸（μg），单位为 μg/d

h. 指合成叶酸摄入量上限，不包括天然食物来源叶酸，单位为 μg/d；

i. 烟酸当量（NE，mg）=烟酸（mg）+1/60 色氨酸（mg）；

j. 烟酰胺，单位为 mg/d。

（三）植物化学物

植物在生长繁殖过程中为了维系植物与其生长环境之间的相互作用，会产生多种次级代谢产物（secondary metabolites）。这些次级代谢产物起到保护植物不受杂草、昆虫、微生物侵害的作用，还可以作为植物生长调节剂、形成植物色素，统称为植物化学物（phytochemicals）。近年来对植物化学物的研究非常活跃，也是营养学界非常令人兴奋的新兴领域。目前发现，植物化学物除个别是维生素的前体物质外均为非营养素成分，但有些具有改善人体生理功能、预防非传染性慢性病（non-communicable chronic diseases，NCD）的生物学作用，主要有类胡萝卜素（carotenoids）、植物固醇（phytosterols）、皂苷（saponins）、芥子油苷（glucosinolates）、多酚类（polyphenol）（如儿茶素、原花青素、槲皮素、花色苷、大豆异黄酮、姜黄素、绿原酸、白藜芦醇等）、蛋白酶抑制剂（protease inhibitor）、单萜类（monoterpenoids）（如番茄红素、叶黄素、植物甾醇等）、植物雌激素（phytoestrogen）、含硫化合物（organosulfur compound）（如 α- 异硫氰酸盐、硫辛酸、大蒜素等）、植酸（phytic acid）等。

二、营养素与能量

（一）蛋白质

蛋白质（protein）是所有生命细胞极其重要的结构成分和活性物质，占人体体重的 16%～19%，约占人体固体成分的 45%。人体内的蛋白质始终处于不断分解和不断合成的动态平衡，每天约有 3% 的人体蛋白质被更新。

1. 蛋白质的生理功能　蛋白质是人体组织和器官的主要结构成分，以多种形式参与重要物质的转运、调节人体生理功能、促进生长发育，是体内其他含氮物质的合成原料，是热量的来源之一。蛋白质摄入过多会引起肥胖，增加肝、肾负担，还可能与动脉硬化、骨质疏松发病相关。蛋白质摄入不足可致消瘦、生长发育迟缓、体力下降、贫血、抗病力弱、营养不良性水肿等。

2. 食物蛋白质营养学评价　食物蛋白质所含的必需氨基酸（essential amino acid，EAA）种类和数量不同，它们的质量也就不同。必需氨基酸含量和比值越接近人体需要，其营养价值就越高。常用评价指标如下：

（1）蛋白质的含量：食物中蛋白质的含量是评价食物蛋白质营养价值的基础。一般以凯氏定氮法（Kjeldahl method）测定食物中的含氮量，再乘以 6.25 得出食物粗蛋白质含量。

（2）蛋白质消化率（digestibility of protein）：是指蛋白质可被消化酶分解的程度。消化率越高，表明该蛋白质被吸收利用的程度越高。蛋白质消化率可分为真消化率（net digestibility）和表观消化率（apparent digestibility）。

$$蛋白质表观消化率 = \frac{摄入氮 - 粪氮}{摄入氮} \times 100\%$$

$$蛋白质真消化率 = \frac{摄入氮 - （粪氮 - 粪代谢氮）}{摄入氮} \times 100\%$$

粪代谢氮是指消化道脱落的黏膜细胞和肠道微生物及由肠黏膜分泌的消化液随粪便排出所含的氮。

一般情况下，动物性蛋白质消化率高于植物性蛋白质消化率。

（3）生物学价值（biological value，BV）：是反映食物蛋白质消化吸收后被机体利用程度的指标，生物学价值越高，表明其被机体利用的程度越高。

$$蛋白质生物学价值 = \frac{储留氮}{吸收氮} \times 100$$

$$吸收氮 = 摄入氮 - （粪氮 - 粪代谢氮）$$

$$储留氮 = 吸收氮 - （尿氮 - 尿内源氮）$$

尿内源氮为机体不摄入蛋白质时尿中所含的氮，主要来源于组织分解。粪代谢氮和尿内源氮可以在实验开始第一阶段进食无氮膳食期间测定。

（4）蛋白质净利用率（net protein utilization，NPU）：是反映食物中蛋白质被利用程度的指标，它将食物蛋白质的消化率和生物价结合起来，评定蛋白质的营养价值。

$$蛋白质净利用率 = 生物学价值 = 消化率 = \frac{储留氮}{摄入氮} \times 100\%$$

（5）蛋白质功效比值（protein efficiency ratio，PER）：是用处于生长阶段中的幼年动物实验期的体重增加和摄入蛋白质的量的比值来反映蛋白质营养价值的指标。该指标广泛用于婴幼儿食品蛋白质的评价。

$$蛋白质功效比值 = \frac{同期动物增加体重（g）}{实验期间动物摄入蛋白质（g）}$$

在不同的实验条件下，所测同一食物的功效比值常有明显差异。为使实验结果具有可比性，常用标准酪蛋白（其 PER 应为 2.5）设立对照组，按下列公式计算校正 PER。

$$校正 PER = \frac{2.5}{标准酪蛋白 PER} \times 实验组 PER$$

（6）氨基酸评分（amino acid score，AAS）：AAS 是食物蛋白质中 EAA 和参考蛋白质或理想模式中相应的 EAA 的比值，它反映了蛋白质构成和利用率的关系。

$$氨基酸评分 = \frac{被测蛋白质每克氮（或蛋白质）中氨基酸含量（mg）}{参考蛋白质中每克氮（或蛋白质）中氨基酸含量（mg）}$$

参考蛋白质（reference protein）是指某种食物蛋白质，其必需氨基酸的含量达到或接近人体对氨基酸需要量的构成模式。一般指鸡蛋蛋白质。

被测蛋白质中 AAS 值小于 1 的氨基酸称为限制氨基酸（limiting amino acid），分值由小到大排列，分别称为第一、第二、第三限制氨基酸。如谷类蛋白的第一限制氨基酸是赖氨酸，其 AAS 是 0.44。

氨基酸评分方法比较简单，缺点是没有考虑食物蛋白质的消化率。因此，FDA 推荐应用经消化率修正的氨基酸评分，其计算公式：

$$经消化率修正的氨基酸评分 = AAS \times 真消化率$$

由于各种食物蛋白质中必需氨基酸构成模式不同，将富含某种必需氨基酸的食物与缺乏该种必需氨基酸的食物互相搭配混合食用，使混合食物蛋白质中必需氨基酸模式更接近人体需要模式，从而提高蛋白质的生物学价值，这种作用叫蛋白质的互补作用（complementary action of protein）。如谷类富含蛋氨酸而赖氨酸含量相对不足，豆类富含赖氨酸而蛋氨酸含量相对不足，两者混合食用可提高蛋白质的生物学价值。

评价蛋白质质量的指标还有相对蛋白质比值（RPV）、净蛋白质比值（NPR）、氮平衡指数（NBI）等。几种常见食物蛋白质的质量见表21-2。

表 21-2　几种常见食物蛋白质的质量

食物	消化率%	BV%	NPU%	PER	AAS
全鸡蛋	99	94	84	3.92	106
全牛奶	97	87	82	3.09	98
鱼	93	83	81	4.55	100
牛肉	99	74	73	2.30	100
大豆	90	73	66	2.32	63
精面粉	99	52	51	0.60	34
大米	98	63	63	2.16	59
土豆	89	67	60	—	48

3. 蛋白质的食物来源及 RNI　瘦肉含蛋白质 16%～20%，畜禽类、鱼类、蛋类蛋白质含量为 10%～20%，鲜奶类为 1.5%～3.8%，大豆为 20%～40%，粮谷类为 8%～10%。

蛋白质的 RNI 按性别、年龄、生理状况、劳动强度分别制订。正常成年人每日膳食蛋白质提供能量应占全日总能量的 10%～15%，来源于动物性食物和大豆的蛋白质要占 1/3 以上。

 知识拓展

吃生鸡蛋的危害

鸡蛋的吃法是多种多样的，有煮、蒸、炸、炒等。就鸡蛋营养的吸收和消化率来讲，煮、蒸蛋为 100%，嫩炸为 98%，炒蛋为 97%，荷包蛋为 92.5%，老炸为 81.1%，生吃为 30%～50%。生鸡蛋中含有抗胰蛋白酶、抗生物素，前者抑制胰蛋白酶的活力影响蛋白质的消化吸收，后者妨碍生物素的吸收导致生物素缺乏，熟鸡蛋中这两种物质的活性被破坏。此外，生鸡蛋还可能有沙门菌污染，喝生鸡蛋、啤酒中加生鸡蛋等，有导致腹泻的风险。

（二）脂类

脂类（lipids）包括脂肪（fats）和类脂（lipoids）。脂肪又称中性脂肪，即三酰甘油（triglycerides）；类脂包括磷脂（phospholipids）、固醇类（sterols）。食物中的脂类 95% 是三酰甘油。

1. 脂类的生理功能

（1）构成人体的重要成分：磷脂和固醇构成生物膜的主要成分；脂肪组织的主要成分是三酰甘油，具有保护体温，支撑、保护脏器的作用。

（2）储能、供能、节约蛋白质：1 g 脂肪在体内代谢可产生 37.7 kJ（9 kcal）热能。人体脂肪是能量储存的重要形式，防止机体动员蛋白质分解供能。

（3）固醇类是固醇类激素、胆汁酸合成的原料。

（4）食物中的脂类，可改善食物的感观性状、促进食欲、增加饱腹感。

（5）食用油脂是脂溶性维生素的重要来源之一，并有利于其吸收。如鱼油中的维生素 A、D，植物油中的维生素 E、K 等。

（6）提供必需脂肪酸：必需脂肪酸（essential fatty acid，EFA）是体内合成三酰甘油、磷脂、胆固醇酯、类二十烷酸物质（前列腺素、血栓素、白三烯等）、长链多不饱和脂肪酸（long-chain polyunsaturated fatty acid，LCPUFA）必需的原料。

2．必需脂肪酸和长链多不饱和脂肪酸

人体除了从食物中得到脂肪酸外，还可以自身合成多种脂肪酸。但亚油酸（linoleic acid；C18：3，n-6）和 α- 亚麻酸（linolenic acid；C18：3，n-3）是人体必需的，而自身又不能合成，必需通过食物供给，所以称为必需脂肪酸。

长链多不饱和脂肪酸是指链长在 18 个碳原子以上并含有多个顺式不饱和键的脂肪酸，包括花生四烯酸（arachidonic acid，AA；C20：4，n-6）、二十碳五烯酸（eicosapentaenoic acid，EPA；C20：5，n-3）、二十二碳六烯酸（docosahexaenoic acid，DHA；C22：6，n-3）。它们可以由必需脂肪酸来合成，但合成速度较为缓慢，因此直接从食物中获取是最有效的途径。

EPA 和 DHA 从 20 世纪 70 年代开始备受关注。目前研究认为，它们具有降低三酰甘油、调节免疫功能和抗炎作用，是脑和视网膜正常发育必需的物质。

必需脂肪酸缺乏时，婴幼儿生长发育迟缓，神经和视觉异常，皮肤湿疹样病变。过量摄入的必需脂肪酸可在体内形成过氧化物，对机体构成危害。

3．食物脂类营养价值评价   脂肪的营养价值主要依据消化率、EFA、EPA、DHA、脂溶性维生素的含量进行评价。消化率高、EFA、EPA、DHA、脂溶性维生素含量丰富的，营养价值就高。

4．脂类的食物来源及 AMDR   植物性来源主要有植物油和坚果类食品，动物性来源主要是动物油脂和肉、禽、鱼、蛋黄等食品。植物性脂肪富含必需脂肪酸和维生素 E。动物性脂肪中饱和脂肪酸含量较高，脑、肝、肾等内脏中胆固醇含量高。鱼油中 EPA、DHA 含量较为丰富。蛋黄中胆固醇含量也较高，但同时含有丰富的磷脂及维生素 A、E、B_2，应综合评定其营养价值。

脂类的 AMDR：正常成人每天摄入脂类提供的能量应占总能量的 20%～30%；应尽量减少含有饱和脂肪酸、反式脂肪酸食品的摄入，增加富含 n-3、n-6 多不饱和脂肪酸食物的摄入；胆固醇摄入与高胆固醇血症的发生密切相关，但与心血管疾病发生间的关系并不明确，目前对健康人群不再严格限制胆固醇的摄入。

知识拓展

反式脂肪酸

反式脂肪酸是分子中含有一个或多个反式双键的非共轭不饱和脂肪酸。如图 1 所示。天然脂肪酸中的双键多为顺式。反式脂肪酸的熔点高，室温下呈固态。氢化植物油和用它制作的人造奶油、植脂末、奶精等是反式脂肪酸最主要的食物来源。精炼植物油、反刍动物的脂肪组织及乳汁、日常生活的烹调过程中，尤其是油炸、煎烤时，植物油中的顺式脂肪酸高温受热后也可以部分转变为反式脂肪酸，但量很少。近年来，关于反式脂肪酸对人体的影响越来越引起人们的重视，研究发现，反式脂肪酸摄入过多可诱发心血管疾病、2 型糖尿病、肿瘤等疾病。WHO 粮食与农业组织（Food and Agricultural

Organization，FAO）建议反式脂肪酸最大摄入量不超过总能量的1%。《中国居民膳食指南（2022）》中建议每日反式脂肪酸摄入量不超过2g。在欧美国家，反式脂肪酸的人均日摄入量，男性在2.4g左右，女性在2g左右。中国人通过膳食摄入的反式脂肪酸所提供的能量占膳食总能量的百分比仅为0.16%。有关反式脂肪酸对健康的作用还有待进一步开展研究，现有结果表明，并不是所有的反式脂肪酸都是有害的，比如共轭亚油酸具有一定的抗肿瘤作用。

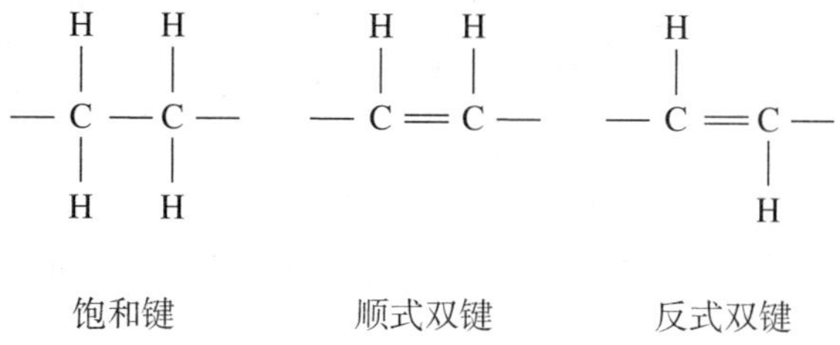

图1 饱和键、顺式双键、反式双键示意图

（三）糖类

糖类（carbohydrate）也称碳水化合物，是由碳、氢、氧三种元素组成的一类化合物。

1. 分类 中国营养学会按照FAO/WHO专家组1998年的报告，把糖类按其聚合度分为三类，见表21-3。

表21-3 主要的膳食糖类

分类	亚类	聚合度	举例
糖（sugar）	单糖	1	葡萄糖、果糖、半乳糖、甘露糖
	双糖	2	蔗糖、乳糖、麦芽糖、海藻糖
	糖醇	1	山梨糖、甘露醇
低聚糖（寡糖）（oligosaccharide）	异麦芽低聚糖	3～9	麦芽糊精
	其他寡糖		低聚果糖、大豆低聚糖（棉子糖、水苏糖）
多糖（polysaccharide）	淀粉	≥10	直链淀粉、支链淀粉、抗性淀粉
	非淀粉多糖		纤维素、半纤维素、果胶、亲水胶质物
	活性多糖		植物多糖（枸杞多糖、香菇多糖）、动物多糖、微生物多糖
	结合多糖		糖脂、糖蛋白

2. 糖类的生理功能

（1）提供能量：1g葡萄糖在体内代谢可释放能量16.7 kJ（4 kcal），最终产物是水和二氧化碳，是人体最经济、最主要的能量来源。

（2）构成机体组分：如核糖和脱氧核糖是核酸的成分，糖脂是神经组织和细胞膜的重要成分，糖蛋白是抗原、抗体、酶、激素的组成成分等。

（3）抗生酮作用：脂肪酸、氨基酸、糖类代谢产生的乙酰辅酶A需与草酰乙酸结合才能进入三羧酸循环彻底氧化。草酰乙酸由丙酮酸或磷酸烯醇式丙酮酸经羧化产生，后两者是葡萄糖酵解的产物。所以糖类摄入不足时，乙酰辅酶A不能进入三羧酸循环，而是形成酮体。食物中充足的糖类能有效地防止酮体的产生。

（4）节约蛋白质作用：糖类供应不足时，人体通过糖异生作用将氨基酸转变为葡萄糖来维持血糖稳定。摄入足量的糖类可防止蛋白质作为能量消耗，使更多的蛋白质参与机体构成与修复等重要功能。

（5）改善食物感官性状，增加饱腹感：糖不仅是食品烹制的原料，而且在烹制过程中，糖类与蛋白质发生美拉德反应，使食品具有金黄色泽和特殊香气。摄入含糖类丰富的食物，容易增加饱腹感。

（6）解毒作用：经糖醛酸途径生成的葡萄糖醛酸能与多种含极性基团，如 -OH（酚、吗啡、苯巴比妥、胆红素、类固醇激素等）、$-NH_2$、-COOH、-SH 等的毒物结合，降低其毒性，增强其水溶性使其易于排出体外。临床上治疗肝病常用的肝泰乐就是葡萄糖醛酸类制剂。

（7）增强肠道功能：1999 年第 84 届 AACC（American Association of Cereal Chemists）年会对膳食纤维的定义：膳食纤维（dietary fiber）是不能被人体消化道分泌的消化酶所消化的、且不被人体吸收利用的多糖和木质素。这里的多糖指纤维素、半纤维素、果胶、树胶和海藻多糖、抗性淀粉、不可消化寡糖。膳食纤维在小肠内虽不能消化吸收，但有较强的吸水能力，可增加肠内容的体积，延缓营养物质的吸收，稀释致癌物质的浓度；在结肠中经细菌发酵产生短链脂肪酸可刺激肠道益生菌（乳酸杆菌、双歧杆菌等）的生长；同时胆汁酸与膳食纤维紧密结合随粪便排出，阻断了胆汁酸的肝肠循环，是胆固醇排出的重要途径。因此膳食纤维具有润肠通便、降血糖、降血胆固醇、抗结肠癌作用。

3. 糖类的食物来源及 AMDR　糖类的主要来源是谷类（淀粉含量达 70%～80%）、根茎类（15%～25%）、豆类（21%～60%）。蔬菜和水果是膳食纤维的主要来源。

除 2 岁以下婴幼儿外，糖类提供的能量应占总能量的 50%～65%（AMDR），并应来自谷类、薯类、豆类、蔬菜和水果等多种食物。

◎ 微整合

临床应用

血糖生成指数与血糖负荷

人类食物血糖生成指数（glycemic index，GI），简称生糖指数，指含 50 g 糖类的食物与相当量的葡萄糖或白面包在一定时间内（一般为 2 h）引起体内血糖反应水平的百分比。GI 反映了一种食物能够引起人体血糖升高多少的能力。一般 GI ＞ 70 为高生糖指数，55 ～ 70 为中生糖指数，GI ≤ 55 为低生糖指数。GI 值可作为糖尿病患者选择食物的参考依据，也可用于肥胖、高血压患者的膳食管理等。

GI 值仅仅反映碳水化合物的"质"，而血糖负荷（glycemic load，GL）可从摄入糖类的"质"和"量"综合评价某种食物摄入量对人体血糖影响的幅度。其计算公式为：GL ＝ 摄入食物中碳水化合物的重量 × 食物的 GI 值 /100。

GL ≥ 20 为高 GL，10 ～ 20 为中 GL，≤ 10 为低 GL，分别提示食用相应重量的食物对血糖的影响明显、影响一般、影响不大。将 GI 和 GL 应用纳入糖尿病患者的膳食管理中，能同时定量控制膳食总能量和血糖反应，可以为糖尿病防治提供更科学合理的饮食、治疗方法和营养宣传教育工具。

（四）能量

1. 能量的单位　国际通用的能量（energy）单位是焦耳（Joule，J），营养学中常以千卡（kcal）、千焦（kJ）、兆焦（MJ）为能量单位。它们的换算关系：1 kcal = 4.184 kJ，1 MJ = 1000 kJ = 239 kcal。

2. 能量消耗的途径　成人每日能量代谢主要用于基础代谢、体力活动、食物特殊动力作用（specific dynamic action，SDA）的消耗。不同人群还有生长发育、孕妇新生组织、哺乳的消耗。

3. 人体能量的来源　人体所需的能量主要来自食物中的三大产能营养素。乙醇和有机酸也可提供一定的能量。体内代谢条件下，1 g 糖类、脂肪、蛋白质、乙醇、有机酸分别产生能量 16.7 kJ（4 kcal）、36.7 kJ（9 kcal）、16.7 kJ（4 kcal）、29.3 kJ（7 kcal）、12.55 kJ（3 kcal）。

4. 人体能量平衡　能量长期摄入不足，机体会动用身体的脂肪贮备甚至肌肉组织来维持生命活动，导致生长停滞、抵抗力下降。能量摄入过剩时，能量以脂肪组织的形式贮存起来，使人发胖，增加患动脉硬化、糖尿病的危险性。体质指数（body mass index，BMI）是衡量能量营养状态的常用指标，BMI = 体重（kg）/ [身高（m）]^2。对成人来说，BMI < 18.5 为轻体重，18.5 ≤ BMI < 24.0 为健康体重，24.0 ≤ BMI < 28.0 为超重，BMI ≥ 28.0 为肥胖。7 ~ 18 岁儿童的 BMI 另有标准。《中国居民营养与慢性病状况报告（2020 年）》显示，6 岁以下儿童生长迟缓率近 7%，低体重率近 5%，超过一半的成年居民超重或肥胖，6 ~ 17 岁、6 岁以下儿童青少年超重肥胖率分别为 19% 和 10.4%。与 2015 年相比上升趋势明显。

5. 能量的 EER　成人活动水平分级及 EER 见表 21-4。三大产能营养素供能占总能量的比例分别应为：糖类 50% ~ 65%、脂类 20% ~ 30%、蛋白质 10% ~ 15%。

表 21-4　中国成人活动水平分级及 EER

活动水平	职业工作时间分配	工作内容举例	EER kcal/d（MJ/d）	
			男	女
PAL Ⅰ（轻）	75%时间坐或站立 25%时间站着活动	办公室工作、修理电器钟表、售货员、酒店服务员、化学实验操作、讲课等	2050（8.58）	1700（7.11）
PAL Ⅱ（中）	25%时间坐或站立 75%时间特殊职业活动	学生日常活动、机动车驾驶、电工安装、车床操作、金工切割等	2500（10.46）	2050（8.58）
PAL Ⅲ（重）	40%时间坐或站立 60%时间特殊职业活动	非机械化农业劳动、炼钢、舞蹈、体育运动、装卸、采矿等	2950（12.34）	2400（10.04）

（五）矿物质

人体中除碳、氢、氧、氮以外的元素称为矿物质（minerals）或无机盐。其中含量大于体重的 0.01%，每日需要量在 100 mg 以上的，称为常量元素或宏量元素（macroelements），包括钙、磷、钾、钠、硫、氯、镁 7 种。含量小于体重的 0.01%，每日膳食需要量为微克至毫克，称为微量元素（trace-elements，microelements）。微量元素又分为三类：①人体必需微量元素，铁（Fe）、碘（I）、锌（Zn）、硒（Se）、铜（Cu）、钼（Mo）、铬（Cr）、钴（Co）；②人体可能必需微量元素，锰（Mn）、硅（Si）、硼（B）、钒（V）、镍（Ni）；③低剂量必需微量元素，氟（F）、铅（Pb）、镉（Cd）、汞（Hg）、砷（As）、铝（Al）、锂（Li）、锡（Sn）。

矿物质的生理功能包括：①构成人体组织；②维持体内水、电解质、酸碱平衡；③调节神经、肌肉的兴奋性和细胞膜的通透性；④是酶、激素、维生素、蛋白质、核酸的构成成分或激活剂。

知识拓展

微量元素硒与杨光圻

硒（Selene）是瑞典科学家贝采利乌斯（Jöns Jakob Berzelius）于1817年发现的。中国营养学家杨光圻（1919—1994）证实了1961—1964年湖北省恩施县暴发的原因不明脱发掉甲病是由于石煤含硒量高所致的硒中毒。他提出的"克山病的硒缺乏学说"更是受到国际关注。他用首创的方法测定人体膳食硒的最低需要量、适宜需要量和最大安全摄入量，为地方病的预防及膳食推荐量的制定提供了科学依据。之后，在克山病病区居民食盐中加入亚硒酸钠，病区居民的缺硒状态得以改善，硒预防克山病的效果得到证实。1973年杨光圻首次报告病区居民血及发中的硒处于世界罕见的低水平时，国外也同时证实了硒是动物组织中谷胱甘肽过氧化物酶的成分。此外，1959年，他发现新疆维吾尔自治区南部存在癞皮病病区，并证明与当地居民的特殊饮食习惯有关，提出了有效的防治方案。

1. 钙（calcium）   钙是人体内含量最多的一种无机元素，占人体重的1.5%～2.0%，正常人体内含有1000～1200 g的钙。其中，99%的钙主要以羟磷灰石结晶 $[3Ca_3(PO_4)_2 \cdot Ca(OH)_2]$ 形式集中在骨骼和牙齿中，少量为无定形钙 $[Ca_3(PO_4)_2]$。其余1%的钙，一半与柠檬酸螯合或与蛋白质结合，另一半以离子状态存在于软组织、细胞外液和血液中，称为混溶钙池。骨骼中的钙与混溶钙池中的钙不断交换，幼儿骨骼每1～2年更新一次，成年人每年更新2%～4%，40～50岁开始骨钙以每年0.7%的速度减少。女性停经后骨钙丢失更快。

其生理功能包括：①构成骨骼和牙齿；②维持心肌细胞的自主节律，维持神经肌肉的兴奋性；③参与多种酶活性的调节，如脂肪酶、腺苷酸环化酶、鸟苷酸环化酶、钙调蛋白等；④是凝血酶原的激活剂，参与凝血过程；⑤维持体液酸碱平衡及生物膜的通透性。

（1）吸收和利用：钙主要在十二指肠和空肠上段吸收，是一个耗能的主动吸收过程，小肠下段也可通过被动扩散吸收钙。钙的吸收率受到机体需要量的影响在20%～60%以上不等，如成人吸收率只有20%，而婴儿、孕妇、乳母吸收率可达50%。活性维生素D $[1,25-(OH)_2 D_3]$ 通过促进钙结合蛋白（calcium-binding protein，CaBP）合成而促进钙的吸收。食物中许多因素影响钙吸收。凡能在小肠中与钙形成不溶性复合物的物质均干扰钙的吸收，如植酸、草酸、磷酸盐、未被吸收的脂肪酸、膳食纤维的糠醛酸残基、碱性药物、咖啡因等。相反，能降低肠道pH或能与钙形成可溶性络合物的物质能促进钙吸收，如乳酸、乳糖、某些氨基酸等。但高蛋白质饮食可抵制钙吸收，增加尿钙排出。钙主要通过肠道与泌尿系统排出体外，皮肤、乳汁也可排出一定量的钙。

（2）缺乏与过量：钙缺乏是常见的营养性疾病，主要表现在骨骼病变。儿童长期钙摄入不足，再加上蛋白质和维生素D不足可发生佝偻病（rickets），该病多发生于2岁以下婴幼儿，尤其是早产儿和孪生儿。北方冬季出生的婴儿，由于接受阳光少，发病率较高。成人表现为骨质疏松症（osteoporosis），按WHO定义，女性个体骨矿物质密度（bone mineral density，BMD）低于年轻成年女性平均值的2.5SD以上者，即视为骨质疏松。据此标准，美国50岁以上女性的骨质疏松发生率为38%，我国约为有1/3更年期女性患骨质疏松。

长期过量摄入钙可增加肾结石（nephrolithiasis）的危险性，干扰铁、锌、镁和磷等元素的吸收利用，还可引起乳碱综合征（milk-alkali syndrome，MAS），它是以高钙血症和伴随或不伴随代谢性碱中毒和肾功能不全的症候群。

（3）食物来源及DRIs：中国营养学会2023年制订的RNI为18岁以上成人800 mg/d，9～15岁人群1000 mg/d。UL为4岁以上人群2000 mg/d，0岁以上人群1000 mg/d，0.5岁以上人群1500 mg/d。钙的最好来源是奶与奶制品，不仅含量丰富，而且吸收率高，中国营养学会建议每日饮奶。小虾皮、海带、芝麻酱、大豆及其制品也是钙的良好来源。

2. 钠（natrium） 钠是人体必需的宏量元素之一，是细胞外液中的主要阳离子。人体钠的含量差别较大，成年人体内含钠总量大约为105 g，约占体重的0.2%。其中约50%分布在细胞外液，40%～45%在骨骼，细胞内液仅占5%～10%。正常人血浆钠浓度为135～140 mmol/L。

其生理功能包括：①调节体液平衡与渗透压。钠是细胞外液中的主要阳离子，与对应的阴离子构成细胞外液的渗透压。钠作为Na^+-K^+-ATP酶的成分，驱动钠钾泵的运转，以维持细胞内外液渗透压平衡。②维持酸碱平衡。肾小管通过H^+-Na^+交换完成泌H^+，回吸收HCO_3^-功能，进而维持体液的酸碱平衡。③增强神经肌肉兴奋性。钠对ATP的生成和利用、神经肌肉传导都发挥作用。④影响血压。钠调节细胞外液容量，血容量的增加或减少会引起血压的升高或降低。

（1）吸收和利用：食物中的钠在小肠上部吸收，吸收率极高，故粪便中含钠量很少。经肾小球滤出的钠，约90%被肾小管和集合管重吸收。人体每天排出的钠90%经尿排出，其余小部分经汗液和肠道排出。

（2）缺乏与过量：血浆钠一般相对稳定，体内钠营养状况可结合尿钠排出量水平做出评价。

钠缺乏：食物中钠的含量充足，加上肾的调节作用，人体很少发生钠缺乏。钠缺乏可见于：长期禁食或膳食钠限制过严；高温大量出汗、反复呕吐、腹泻以及造瘘等导致钠大量丢失；肾衰竭患者钠和水的重吸收功能低下；长期应用利尿剂等。钠缺乏的临床表现取决于血钠下降的速率。血钠在130 mmol/L以上时，极少引起症状。血钠在125～130 mmol/L之间时，表现为胃肠道症状。血钠降至125 mmol/L以下时，易并发脑水肿，表现为头痛嗜睡、神经精神症状、肌肉痉挛和共济失调等，严重者可发生脑疝危及生命。

钠过量：正常人一日摄入35～40 g食盐可引起钠急性中毒，出现水肿、血压上升、血浆胆固醇升高、小血管脂质沉积等。钠盐的摄入量与高血压显著正相关，并增加脑卒中和冠心病的发病风险。研究显示，食盐摄入量高的地区高血压发病率高，每天摄入7 g、10 g和26 g食盐者，高血压患病率分别为6.9%、8.6%和39%。限制食盐的摄入可预防高血压，还可明显改善高血压患者的血压。

（3）食物来源和DRIs：成年人（18～50岁）的AI为1500 mg/d。预防慢性非传染性疾病的建议摄入量（proposed intakes for preventing non-communicable chronic disease，PI-NCD）为不超过2000 mg/d。《中国居民膳食指南（2022）》建议成年人每日氯化钠的摄入量不超过5 g。钠的食物来源广泛，动物性食物钠含量高于植物性食物，但人体钠来源主要为烹调用食盐（氯化钠）以及食品加工、制备过程中加入的含钠调料，如食盐（氯化钠）、味精鸡精（谷氨酸钠）、小苏打（碳酸氢钠）、食用碱（碳酸钠）、酱油、黄豆酱、亚硝酸钠、抗坏血酸钠等。

3. 铁（iron） 铁是人体含量最多的必需微量元素之一，总量4～5 g。体内铁分功能形式铁、运输铁和贮存铁。功能形式铁总量6～8 mg，包括血红蛋白铁（占65%～75%）、肌红蛋白铁（占5%）、含铁酶类（占1%）。运输铁约有4 mg，与血浆中的运铁蛋白结合。铁的贮存形式有铁蛋白（ferritin）和含铁血黄素（hermosiderin）两种，存在于肝、脾、骨髓中，贮存铁男性为1000 mg，女性为300～400 mg。

（1）吸收和利用：食物中铁以血红素铁和非血红素铁两种形式存在，主要在十二指肠和空肠吸收。血红素铁存在于动物性食物中，可直接被肠黏膜上皮细胞吸收，吸收率为20%～25%，食物中的钙可妨碍其吸收。非血红素铁存在于植物性食物中，铁离子必须先从复合物中分离出来、并还原为二价铁才能被吸收。用放射性同位素示踪技术研究发现，促进非血红素铁吸收的因子有：维生素 C、有机酸、肉、鱼、海产品等；抑制非血红素铁吸收的有：植酸、多酚类化合物、钙。此外，铁的吸收率还受贮存量、需要量的影响。

（2）缺乏与过量：铁缺乏是一种常见的营养缺乏病。在发展中国家估计为30%～40%。《中国居民营养与慢性病状况报告（2020 年）》显示，我国 18 岁及以上居民贫血率为 8.7%，6～17 岁儿童青少年贫血率为 6.1%，孕妇贫血率为 13.6%。与 2015 年相比均有明显下降。

铁缺乏由轻到重可分三个阶段，第一阶段：储存铁减少期（iron deficiency store，IDS），仅有贮存铁减少，表现为血清铁蛋白含量下降，此阶段尚不会引起有害的生理学后果。第二阶段：红细胞生成缺铁期（iron deficiency erythropoiesis，IDE），其特征是因缺乏足够的铁而影响血红蛋白和其他铁化合物生成，但血红蛋白尚未下降，所以又称为无贫血的铁缺乏期。表现为血清铁蛋白、血清铁、运铁蛋白饱和度下降，红细胞游离原卟啉升高。第三阶段：缺铁性贫血（iron deficiency anemia，IDA）期，此时血红细胞减少，血红蛋白、红细胞压积下降。

铁过量可引起中毒。急性铁中毒表现为胃肠道出血性坏死，多见于儿童误服过量铁剂或食用铁质器皿存放过久的酸性食物。慢性铁中毒可导致铁负荷过度（也称为含铁血黄素沉积症）或发生血色病（hemochromatosis，也称为血色素沉着症）。铁负荷过度是指身体铁含量增加，但并无器官损害。血色病表现为肝、胰、心脏、关节、脑垂体等器官组织纤维化，见于长期口服铁剂和反复输血者。

（3）食物来源及 DRIs：膳食中铁的最好来源是动物肝、全血、畜禽肉类、鱼类。海带、紫菜、黑木耳中铁含量也较为丰富。中国营养学会 2023 年制订的 RNI 为：成年男性 12 mg/d，50 岁以下成年女性 18 mg/d，50 岁以上成年女性 10 mg/d。成人 UL 为 42 mg/d。

4．锌（zinc）　锌是人体内含量仅次于铁的必需微量元素，体内含量 2～2.5 g。锌是 200 多种酶和蛋白质的组成成分，如 DNA 聚合酶、RNA 聚合酶、转录因子的锌指结构、味觉素等。锌对促进生长发育、组织再生、食欲、维生素 A 的代谢、调节中枢和外周免疫器官的功能、生物膜的稳定性有着广泛的作用。

（1）吸收和利用：锌主要在十二指肠和近侧小肠吸收，吸收率约 20%。锌与金属硫蛋白结合储存在肠黏膜细胞内，机体需要时锌与血浆蛋白结合进入门静脉，而肠道中锌浓度高时，金属硫蛋白合成增加，一方面阻止锌进入血流，另一方面可再分泌到肠腔，从而全面调节锌的体内平衡。当体内锌处于平衡状态时，约 90% 的摄入锌经粪便排出，其余部分经尿、汗、头发排出或丢失。

（2）缺乏与过量：缺锌首先的反应是生长缓慢，严重时可引起味觉障碍、胃肠道疾病、性发育或功能障碍、皮肤疾患、认知行为改变、免疫力减退、不良妊娠等。先天性锌吸收障碍可引起肠病性肢皮炎（acrodermatitis）。长期过量补锌（100 mg/d）可发生贫血、免疫功能下降、高密度脂蛋白（HDL）降低、乳酸脱氢酶和铜蓝蛋白活性降低。成人一次性摄入 2 g 以上的锌会发生急性中毒，主要表现为恶心、呕吐、上腹痛、腹泻。

（3）食物来源和 DRIs：不论动物性食物还是植物性食物都含有锌，但含量和吸收利用率差别很大。贝壳类海产品、红色肉类、动物内脏类是锌的极好来源，植物性食物（谷类胚芽除外）含锌量较低。中国营养学会 2023 年制订的 RNI 值为成年男性 12.0 mg/d，成年女性 8.5 mg/d。成人 UL 为 40 mg/d。

（六）维生素

根据维生素（vitamins）的溶解性可分为脂溶性维生素（A、D、E、K）和水溶性维生素

（B 族、C）两类。脂溶性维生素的吸收需要脂肪，吸收后贮存在脂肪组织不易排出，摄入过多容易发生蓄积中毒。水溶性维生素烹调中易损失，体内少量贮存，摄入不足容易发生缺乏。

维生素常以酶或辅基的形式参与物质和能量代谢。摄入量不足、吸收利用率低、需要量增高及烹调不合理等是维生素缺乏的常见原因。

1. 维生素 A（vitamin A，Vit A） 维生素 A 又名视黄醇（retinol）是所有具有视黄醇生物活性的一类物质。包括动物性食物来源的 $VitA_1$（视黄醇）和 $VitA_2$（脱氢视黄醇或视黄醛）、植物性食物来源的 β- 胡萝卜素（β-carotene）及其他类胡萝卜素（α、γ 胡萝卜素）。β- 胡萝卜素、类胡萝卜素在体内有部分可以转化为视黄醇，所以它们又称为维生素 A 原。以视黄醇活性当量（retinol activity equivalent，RAE）表示膳食或食物中全部具有视黄醇活性物质的总量（μg），则：

视黄醇活性当量（RAE，μg）= 膳食或补充剂来源的全反式视黄醇（μg）+ 1/2 补充剂纯品全反式 β- 胡萝卜素（μg）+1/12 膳食全反式 β- 胡萝卜素（μg）+ 1/24 其他膳食维生素 A 原类胡萝卜素（μg）

$$1 \text{ IU 维生素 A} = 0.3 \text{ μg 视黄醇}$$

（1）生理功能：维生素 A 参与视杆状细胞视紫质的合成与再生以维持正常视觉；维持上皮细胞正常生长和分化；还具有促进生长发育，调节免疫功能，抗氧化、防癌和抗癌作用。

（2）缺乏与过量：维生素 A 缺乏早期表现为暗适应能力下降，严重者可致夜盲症；皮肤干燥、毛囊角化；结膜干燥角化形成干眼病，严重者角膜软化、溃疡、穿孔可致失明；儿童生长发育迟缓，免疫功能低下。据估计，每年世界各地约有 50 万学龄前儿童因维生素 A 缺乏导致失明。摄入大剂量维生素 A 可引起急性、慢性和致畸毒性，表现为厌食、恶心、呕吐、头疼、骨关节痛、皮肤干燥瘙痒、脱发、肝大等，停服后多数可完全恢复。大量摄入富含类胡萝卜素的食物可引起高胡萝卜素血症，表现为巩膜、皮肤黄染。

微整合

临床应用

维生素 A 与视循环

在视觉细胞内有不同的视蛋白与 11- 顺视黄醛组成视色素。锥状细胞内有视红质、视青质和视蓝质等可感受强光及颜色；杆状细胞内有视紫质（rhodopsin）可感受弱光或暗光。视紫质由 11- 顺视黄醛和视蛋白结合而成，当视紫质感光时，其中的 11- 顺视黄醛发生光学异构作用转变为全反式视黄醛，并引起视蛋白别构，视蛋白是 G 蛋白偶联受体，通过一系列反应产生视觉神经冲动。上述过程产生的全反式视黄醛，少量经异构酶的作用缓慢地重新异构为 11- 顺视黄醛，大部分被眼内的视黄醛还原酶还原成全反式视黄醇，经血流至肝转变为 11- 顺视黄醇，然后再随血流返回视网膜氧化成 11- 顺视黄醛，参与合成视紫质，从而构成视循环。

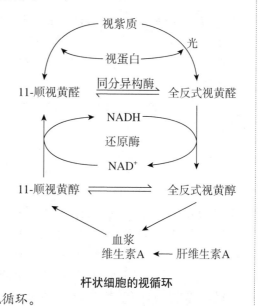

杆状细胞的视循环

（3）食物来源及 DRIs：维生素 A 的最好食物来源是动物肝、鱼肝油、蛋黄、乳制品等；胡萝卜素主要存在于红黄色、深绿色蔬菜水果中，如胡萝卜、红薯、辣椒、西兰花、菠菜、南瓜、芒果、柿子、杏等。中国营养学会 2023 年制订的 RNI 为：成年男性 770 μgRAE/d，成年女性 660 μgRAE/d；UL 为成人、孕妇、乳母 3000 μgRAE/d。

2．维生素 D（vitamin D，Vit D） 维生素 D 是指含环戊烷多氢菲结构，并具有钙化醇生物活性的一大类物质。它有两种形式，即 Vit D_2（麦角钙化醇）和 Vit D_3（胆钙化醇）。Vit D_2 是植物中的麦角固醇经紫外线照射形成的；Vit D_3 是皮肤中的 7- 脱氢胆固醇经阳光紫外线照射形成的，每天约合成 10 μg。

（1）生理功能：维生素 D 首先经过肝细胞微粒体和线粒体中 25- 羟化酶、肾近曲小管上皮细胞线粒体中 1α- 羟化酶作用活化为 $1,25 (OH)_2D_3$。活性维生素 D 的主要功能有：促进小肠吸收钙、磷；促进肾小管重吸收钙、磷；促使骨、软骨、牙齿矿化；与甲状旁腺素、降钙素一起调节血钙水平；还具有免疫调节功能。

（2）缺乏与过量：缺乏维生素 D 可引起小儿佝偻病（rickets）、成人骨质软化症（osteomalacia）、中老年人骨质疏松症（osteoporosis）。维生素 D 中毒少有报道，多发生在过量服用维生素 D 补充剂者，通常食物来源的维生素 D 一般不会引起中毒。维生素 D 中毒症状有：厌食、恶心、呕吐、烦躁、口渴、多尿、便秘或腹泻交替出现；高钙血症、高尿钙症、心、肺、肾等软组织钙化、肌肉乏力、关节疼痛、弥漫性骨骼脱钙、一般定向能力障碍等。

（3）食物来源及 DRIs：普通膳食的成年人每天户外活动 2 h 以上一般不会发生维生素 D 缺乏。因这个来源的变化很大，不能完全依赖，还需通过食物给予补充。中国营养学会 2023 年制订的 RNI 为：65 岁以下为 10 μg/d，65 岁以上者及孕妇、乳母为 15 μg/d。成人 UL 为 50 μg/d。维生素 D 的量也可用 IU 表示（1IU = 0.025 μg）。鱼肝油、鱼卵中维生素 D 含量最丰富，动物肝、蛋黄和奶制品中含量也较丰富，其他食物含量很少。

3．维生素 B_1（vitamin B_1） 维生素 B_1 又名硫胺素（thiamine），水溶性，对酸、对热稳定，碱性溶液中极不稳定，紫外线和氧化剂可使其降解失活。焦磷酸硫胺素（TTP）是其在体内的活性形式。

（1）生理功能：① TPP 是 α- 酮酸脱氢酶复合体的辅酶，参与丙酮酸、α- 酮戊二酸的脱羧反应，缺乏时糖代谢产生的丙酮酸不能进入三羧酸循环彻底氧化，表现出能量缺乏和酮酸中毒反应，受影响最大的是心脏和神经系统；② TPP 是转酮醇酶的辅酶，在磷酸戊糖途径中催化生成 5- 磷酸核糖和 $NADPH+H^+$，这是体内核酸合成所需核糖的唯一来源，而 $NADPH+H^+$ 是体内物质合成的供氢体；③催化丙酮酸脱羧产生的乙酰 CoA 是乙酰胆碱合成的前体，维生素 B_1 还是胆碱酯酶的抑制剂。维生素 B_1 缺乏时，胃肠神经末梢缺乏足够的乙酰胆碱来维持正常的蠕动和分泌，表现出食欲缺乏、消化不良的症状。

（2）缺乏与过量：维生素 B_1 缺乏可致脚气病（beriberi）。脚气病分三型：①干性脚气病：以对称性周围神经炎为主要病变，表现为肢体的感觉和运动障碍。②湿性脚气病：以心功能衰竭为主要表现；患者呼吸困难、下垂部分水肿、肝脾大、腹水等。③混合型脚气病：同时出现周围神经炎和心功能衰竭的表现，本类型病情危重。婴儿脚气病发病突然，以心功能衰竭症状为主，常伴有喉水肿，病情危急。维生素 B_1 过量摄入后很快随尿排出，毒性极低，受试者口服 500 mg/d，一个月未见不良反应。

还有少数患者表现为韦尼克 - 科萨科夫综合征（Wernicke-Korsakoff syndrome，W-KS）。该综合征常常是由于维生素 B_1 缺乏造成的以中脑和下丘脑损害为主的疾病，包含两组症状：急性意识模糊状态（韦尼克脑病）和长期的持续性遗忘。大量饮酒而未摄入含维生素 B_1 的食物，或者营养不良的患者一次性大量饮水或手术后大量静脉补液，可导致脑组织维生素 B_1 的缺乏，引起韦尼克脑病。韦尼克脑病起病急，表现为步态不稳，眼部症状（如眼肌麻痹、复视、眼震），严重记忆障碍，意识模糊、嗜睡甚至昏迷。CT 检查可见双侧尾状核头部及豆状核对称性低密度灶、脑沟增宽、脑室扩大。静脉给予维生素 B_1 后通常症状迅速改善。治疗不及时，可能致命。

（3）食物来源和 DRIs：谷类是维生素 B_1 的最重要来源；瘦肉、动物内脏、大豆、坚果也是其良好来源；其他食物含量较低。需特别注意的是，谷类的维生素 B_1 主要集中在谷胚部，碾磨过细可造成维生素 B_1 大量流失，经常食用精白米面者容易发生缺乏。中国营养学会 2023 年制订的 RNI 为：成年男性 1.4 mg/d，女性 1.2 mg/d，UL 未确定。

4. 维生素 B_2（vitamin B_2）　又名核黄素（riboflavin），水溶性较低（饱和浓度 12 mg%），对酸、对热稳定，对碱、对紫外线不稳定。我国居民膳食以植物性食物为主，维生素 B_2 摄入不足现象比较多见。

（1）生理功能：维生素 B_2 以黄素单核苷酸（flavin mononucleotide，FMN）和黄素腺嘌呤二核苷酸（flavin adenine dinucleotide，FAD）的形式作为黄素蛋白（flavoproteins）的辅酶，在体内生物氧化、氧化磷酸化偶联过程中作为氢的传递体。

（2）缺乏与过量：维生素 B_2 缺乏可引起口角炎、唇炎、舌炎、睑缘炎、角膜血管增生、面部脂溢性皮炎、阴囊炎等。由于肠道吸收维生素 B_2 有上限（成人一次大量口服最高吸收 27 mg 左右，Zempleni，1996），且其水溶性较差，静脉输注也不会有太大剂量，所以目前没有维生素 B_2 毒性的报道。

（3）食物来源及 DRIs：动物肝、蛋黄、牛奶、瘦肉中维生素 B_2 含量最为丰富；油菜、菠菜、大豆中含量也较丰富；其他食品中含量较低。中国营养学会 2023 年制订的 RNI 为：成年男性为 1.4 mg/d，女性 1.2 mg/d，UL 未确定。

5. 维生素 C（vitamin C，Vit C）　维生素 C 又名抗坏血酸（ascorbic acid）。植物和许多动物可以合成维生素 C，人体因缺乏古洛糖酸内酯氧化酶而不能合成，必须从膳食中获得。维生素 C 极易溶于水，在水溶液中不稳定，有氯存在或碱性条件下极易氧化。

（1）生理功能：维生素 C 作为羟化酶的辅酶，广泛参与胶原合成和肉毒碱、胆汁酸、儿茶酚胺生物合成；分子中含有多个羟基，决定了维生素 C 有很强的还原性，具有促进铁的吸收、促进免疫球蛋白合成、阻断亚硝胺的合成和抗氧化作用。

（2）缺乏与过量：维生素 C 缺乏最早出现的症状是轻度疲劳，严重时可致坏血病（scruvy）。坏血病最早期出现的体征是小淤斑和淤点，最特异的体征是毛囊过度角化带有出血晕轮，患者伴有牙龈肿胀出血、球结膜出血、关节疼痛等一系列胶原结构受损、毛细血管广泛出血的表现。维生素 C 毒性很低，其代谢产物是草酸，长期过量摄入可能增加泌尿系统草酸盐结石的危险性。

（3）食物来源及 DRIs：维生素 C 的主要来源是新鲜蔬菜和水果，如青椒、西红柿、菜花、柑橘、柚子、柠檬、鲜枣、山楂、猕猴桃、沙棘、酸枣等。食用前应防止过度烹调引起维生素 C 破坏。中国营养学会 2023 年制订的 RNI 为：成人 100 mg/d，孕妇（中、晚）115 mg/d、乳母 150 mg/d；UL 为 2000 mg/d。

6. 其他维生素　其他维生素见表 21-5。

表 21-5　其他维生素简介

名称	主要功能	缺乏症与过多症	食物来源
维生素 E	抗氧化作用，提高免疫功能，抗关节炎和抗风湿作用	缺乏主要表现为中枢和外周神经系统症状；摄入过量抑制生长、损害凝血功能和甲状腺功能及增加肝脂肪蓄积	食用油脂、豆类、蛋类、水产类、谷类、蔬菜、水果类
维生素 K	维持凝血酶原、凝血因子和骨钙素功能	缺乏可引起凝血功能异常和出血性疾患；尚未发现长期过量摄入会引起中毒症状	绿叶蔬菜、奶及奶制品、肉类、蛋类、谷类和水果
维生素 B_6	参与氨基酸、糖原、脂肪酸的代谢和烟酸的形成，构成辅酶、产生抗体、保护神经	缺乏可引起脂溢性皮炎、贫血、体重下降、神经精神症状；大量服用可引起感觉神经疾患	鸡、鱼、肝、豆类、蛋黄、蔬菜、水果
维生素 B_{12}	参与氨基酸合成及甲基丙二酸 - 琥珀酸异构化过程，促进红细胞成熟，保护神经	缺乏可引起巨幼红细胞贫血、进行性神经病变、高同型半胱氨酸血症；目前尚未见明显的毒性	肉类、动物内脏、蛋类、鱼、禽、贝壳类、奶及奶制品
烟酸	参与呼吸链组成，与 DNA 复制、修复、细胞分化有关，降低血胆固醇，作为葡萄糖耐受因子的组分，促进胰岛素反应	缺乏可引起癞皮病，典型症状为皮炎、腹泻、痴呆；目前尚无摄入过量引起中毒的报道	动物内脏（肝）、蔬菜、谷类、豆类、鱼
叶酸	参与蛋白质、核酸合成，构成一碳单位转移酶系的辅酶，促进细胞分裂、增殖和组织生长	缺乏可引起巨幼红细胞贫血和高同型半胱氨酸血症，孕妇缺乏引起胎儿神经管畸形、先兆子痫、胎盘早剥；过量摄入可诱发患者惊厥发作，影响锌吸收，掩盖维生素 B_{12} 缺乏的早期表现而导致神经系统受损	动物肝和肾、鸡蛋、豆类、绿叶蔬菜、水果、坚果、酵母
泛酸	辅酶 A、酰基载体蛋白（ACP）组成部分，广泛参与糖类、脂类、蛋白质代谢和肝的生物转化作用	典型的缺乏症甚为罕见，但治疗其他 B 族维生素缺乏症时，同时给予泛酸常可提高疗效；过量摄入可产生轻度肠道不适和腹泻	肉类（心、肝、肾）、蘑菇、鸡蛋、甘蓝、酵母、大麦、蜂王浆
生物素	作为生物素依赖羧化酶的辅基，参与氨基酸、脂类、糖和能量代谢，维持细胞生长、葡萄糖代谢平衡、DNA 的生物合成和唾液酸糖蛋白受体的表达	缺乏可引起皮疹、精神系统症状，儿童缺乏可产生严重的蛋白质 - 能量营养不良；生物素的毒性很低，过量摄入目前未见引起异常反应	酵母、蜂王浆、蛋黄、肝、奶、某些蔬菜

（唐世英）

第二节　人群营养状况评价

营养调查（nutritional survey）是了解、评价某个人群或个体营养状况的基本方法，是科学制订营养改善措施的依据。营养调查的内容包括膳食调查、人体营养水平的实验室检验、营养不足或缺乏的临床检查、人体测量资料分析，在此基础上对个体的营养状况进行综合判定，对人群的营养状况、存在的问题和改进措施进行研究分析。

一、膳食调查

膳食调查（dietary survey）的目的是了解一定时间内调查对象通过膳食摄入的能量和各种营养素的数量和质量，借以评定营养需要的满足程度。

1. 膳食调查的方法

（1）称重法：详细记录某一膳食单位（集体食堂或家庭）或个人 3～7 天内每餐消耗食物的生重、熟重、剩余量，计算出实际食入量，利用食物成分表计算出每人每日各种营养素和能量的摄入量。该法结果准确，但花费人力较多。

（2）查账法：对建有食物出入库账目的集体食堂，可以查阅过去 1 个月内各种食品的消费总量，并根据同一时期的进餐人数，计算出每人每日能量和各种营养素的摄入量。该法简便易行，但结果不够精确。

（3）24 h 回顾法：通过询问过去 24 h 内所消耗的食物品种及数量，粗略估计调查对象营养状况，此法结果出入较大。

（4）化学分析法：结果最精确，花费也最高，除非特殊需要，很少应用。

（5）食物频率问卷法（food frequency questionnaire，FFQ）：简称食物频率法，是估计调查对象在规定的一段时间内摄入某些类食物的次数或数量来评价膳食营养状况的一种方法。本法常用于研究膳食与疾病之间的关系。

（6）新型膳食调查法：随着信息化技术的进步，出现了一些新型膳食调查方法。例如，可以让调查对象在就餐前及就餐后按照要求拍摄食物图片，之后由专业人员或计算机程序进行食物量估计。还有一些专门为膳食调查开发的软件、可穿戴设备等。

2. 膳食调查结果的分析评价　利用膳食调查得到的数据计算平均每人每天膳食营养摄入量，以《中国居民膳食营养素参考摄入量》（dietary reference intakes，DRIs）和《中国居民膳食指南》及中国居民平衡膳食宝塔为依据，衡量调查对象食物摄入量和营养素摄入量及比例是否合适、能量及各种营养素的需求是否得到满足，食品卫生、储存、加工、烹调方法的合理性，以及进餐制度和环境等因素进行综合评价。

二、实验室检查

借助生理、生化等实验手段，评价人体营养状况，及早发现营养缺乏征兆，及时采取防治措施。人体营养状况评价实验室检查常用指标见表 21-6。

表 21-6　人体营养状况评价实验室检查常用指标

评价项目	常用指标
蛋白质	血清总蛋白、血清白蛋白、血清球蛋白、白/球、视黄醇结合蛋白
脂肪	血脂、血清三酰甘油、血清胆固醇、α 脂蛋白、β 脂蛋白
铁	血清铁、血清铁蛋白、血清运铁蛋白饱和度、红细胞游离原卟啉、全血血红蛋白浓度、红细胞压积
钙、磷、维生素 D	血清钙、血清碱性磷酸酶活性、血浆 25-$(OH)D_3$ 和血浆 1,25-$(OH)_2D_3$
维生素 A	暗适应能力测定、血清视黄醇、血清胡萝卜素
维生素 B_1、B_2、烟酸、维生素 C	24 h 尿排出量、4 h 尿负荷试验

三、临床检查

临床检查目的在于检查和发现与营养失衡有关症状和体征。与营养缺乏有关的常见症状和体征，见表21-7。

表 21-7 与营养缺乏有关的常见症状和体征

部位	症状或体征	可能缺乏的营养素
全身	消瘦，水肿，发育不良	能量，蛋白质，锌
	贫血	蛋白质，铁，叶酸，维生素 B_{12}、B_6、B_2、C
皮肤	干燥，毛囊角化	维生素 A
	毛囊周围出血点	维生素 C
	裸露部位对称性皮炎	烟酸
	阴囊炎，脂溢性皮炎	维生素 B_2
头发	稀少，失去光泽	蛋白质，维生素 A
眼睛	毕脱斑，角膜干燥，夜盲	维生素 A
唇	口角炎，唇炎	维生素 B_2
口腔	齿龈炎，齿龈出血，齿龈松肿	维生素 C
	舌炎，舌猩红，舌肉红	维生素 B_2，烟酸
	地图舌	维生素 B_2，烟酸，锌
指甲	舟状甲	铁
骨骼	颅骨软化，方颅，鸡胸，串珠肋，O 型腿，X 型腿	维生素 D
	骨膜下出血	维生素 C
神经	肌肉无力，四肢末端蚁行感，下肢肌肉疼痛	维生素 B_1

四、人体测量

人体测量资料可以较好地反映个体在一定时间内或较长时期的营养状况。人体测量的指标见表21-8。

表 21-8 人体测量指标

年龄（岁）	常用指标	深入调查指标
0 ～	体重，身长	背高，头围，胸围，骨盆径，皮褶厚度（肩胛下、三头肌、脐旁）
1 ～	体重，身长，皮褶厚度（三头肌）、上臂围	坐高，头围，胸围，骨盆径，皮褶厚度（肩胛下、三头肌、脐旁），小腿围，手腕X线
5 ～ 20	体重，身高，皮褶厚度（三头肌）	坐高，骨盆径，二肩峰距，皮褶厚度，上臂围，小腿围，手腕X线
20 ～	体重，身高，皮褶厚度（三头肌），小腿围，上臂围	

1. 体重和身高

（1）理想体重（ideal weight）：实际体重在理想体重 ±10% 为正常，±10%～20% 为超重或瘦弱，±20% 为肥胖或极瘦弱。理想体重常用计算公式如下：

理想体重（kg）= 身高（cm）– 100　（Broca 公式）

理想体重（kg）= 身高（cm）– 105　（Broca 改良公式）

理想体重（kg）= [身高（cm）– 100] × 0.9　（平田公式）

（2）体质指数（Body Mass Index，BMI）：

$$BMI = 体重（kg）/ [身高（m）]^2$$

对成人来说，BMI（kg/m^2）< 18.5 为轻体重，18.5 ≤ BMI < 24.0 为健康体重，24.0 ≤ BMI < 28.0 为超重，BMI ≥ 28.0 为肥胖。7～18 岁儿童的 BMI 另有标准。

2. 上臂围和皮褶厚度　上臂围一般量取左上臂自肩峰至鹰嘴连线中点的臂围长，1～5 岁幼儿上臂围 < 12.5 cm 为营养不良，12.5 cm 以上为营养中等，13.5 cm 以上为良好。

皮褶厚度表示皮下脂肪的厚度，WHO 推荐量取肩胛下、三头肌和脐旁三个测量点皮褶厚度之和，瘦、中等、肥胖的界限分别为：男性 < 10 mm、10～40 mm、> 40 mm，女性 < 20 mm、20～50 mm、> 50 mm。

通过上述膳食调查、实验室检验、临床检查、人体测量资料分析的结果可以了解调查对象的营养状况与健康状况、营养不足与过剩的状况和趋势，并分析原因，有针对性地提出改进建议。

（唐世英）

第三节　食品安全与食物中毒

案例 21-2

2020 年 9 月 2 日，某地幼儿园部分幼儿和教师相继出现发热等症状。9 月 5 日共计报告 30 名幼儿、4 名教师出现症状。经临床诊断，11 人上呼吸道感染，5 人急性胃肠炎，2 人腹泻待诊，2 人细菌感染，6 人未就诊；4 名教师中，1 人细菌感染，3 人上呼吸道感染。该病无传染性，疑似与食物中毒有关。疾控中心对该园 9 月 1 日、9 月 2 日两日所有食品留样进行检测，发现 9 月 1 日留样的外购生日蛋糕中沙门菌呈阳性。

问题：

1. 食物中毒的发病特点是什么？

2. 该起事件是否是沙门菌食物中毒？

3. 沙门菌食物中毒如何治疗？

一、概述

食品安全（food safety）不仅关系到食用者的健康，也关系到国家和社会稳定，各国都将食品安全监督管理纳入国家公共卫生管理范畴。

（一）概念

《中华人民共和国食品安全法》（简称《食品安全法》）中定义食品安全为"食品无毒、无害，符合应当有的营养要求，对人体健康不造成任何急性、亚急性或者慢性危害"。

（二）食品安全问题

随着食品新工艺、食品新原料的不断开发，食品种类不断增加，加上农业集约化程度逐渐加深，食品生产规模不断扩大，饮食方式也逐渐趋于多元化。同时，随着气候变化以及经济全球化伴随而来的国际贸易、国际旅行、交通网络化和物流便利化，食品安全问题愈加复杂。主要问题包括以下方面。

1. 微生物引起的食源性疾病　微生物引起的食源性疾病是影响我国食品安全的主要因素，病原微生物对食品的污染主要是细菌、真菌及其病毒。

2. 化学性污染　工业三废、环境中的农药兽药残留、不当使用添加剂或者化工原料充当食品添加剂、食品生产加工或储存过程产生的有毒有害化学物质可影响人类健康。

3. 食品新技术的应用　一些新的生物技术和高尖端化工技术应用于食品生产和加工，如转基因食品、辐照食品、微胶囊食品等，相关食品卫生和食品安全问题还需要密切关注和研究。

 知识拓展

食品的腐败变质

食品的腐败变质（food spoilage）是指食品在一定的环境因素影响下，在由微生物为主的多种因素作用下所发生的食品成分与感官性状的各种变化。食品腐败变质的化学过程主要包括食品中蛋白质的分解、食品中脂肪的酸败和糖类的分解。为了防止食品腐败变质，延长可供食用的期限，应对食品进行加工处理。食品保藏的原理是改变食品的温度、水分、氢离子浓度、渗透压及采用杀菌抑菌的措施，将食品中的微生物杀灭或减弱其生长繁殖的能力。食品保藏常用的方法主要有低温保藏、高温杀菌保藏、食品脱水与干燥保藏、食品腌渍和烟熏保藏和食品辐照保藏（food irradiation）。

二、食品污染及其预防

（一）食品污染概述

食品污染（food contamination）是指在从种植、养殖到生产、加工、贮存、运输、销售、烹调直至餐桌等环节，食品中混入或产生各种有毒有害物质的过程。食品污染根据污染物的性质，可分为生物性、化学性和物理性污染三大类。食品污染可影响食品的感官性状，可能造成食物中毒或者引起机体的慢性危害以及致畸、致突变和致癌作用。

（二）常见食品污染物及预防

1. 黄曲霉毒素（aflatioxin，AF 或 AFT）污染及预防

（1）特性：AF 是由黄曲霉菌和寄生曲霉菌代谢产生的次生代谢产物，具有较强的毒性和致癌性，耐热，在 280 ℃才裂解，溶于有机溶剂。AF 在我国主要污染粮油及其制品，尤其是玉米、花生和棉籽油最易被污染，其次是水稻、小麦、大麦和豆类。干果类食品和动物性食品也偶有被 AF 污染的情况。污染地区主要是我国长江流域及其以南的广大高温高湿区域。

（2）毒性：AF 主要损害肝。急性中毒表现以黄疸为主，出现发热、呕吐、厌食，重者出现腹水、肝脾大，肝硬化甚至死亡。慢性毒性表现为动物生长障碍以及肝功能下降，出现肝硬化。AF 是国际公认的最强化学致癌物质，动物实验主要诱发肝癌，也见胃癌、肾癌、直肠癌、乳腺癌、卵巢癌及小肠癌等。

（3）预防措施

①防霉：选用和培育抗霉新品种，防倒伏、适时收获、排除霉变玉米棒、及时晒干、入库，贮存时保持通风、干燥、防潮。

②去毒：可采用挑选霉粒法、碾压加工法、加水搓洗法、植物油加碱、紫外照射、氨气处理法等去除 AF。

③加强食品 AF 的监测：按照我国食品 AFB1 限量标准，玉米、花生、玉米油、花生油及其制品中含量 ≤ 20 μg/kg。

2. N- 亚硝基化合物污染及预防　N- 亚硝基化合物是一类具有遗传毒性和动物致癌性的化学物质，易溶于有机溶剂，包括 N- 亚硝胺和 N- 亚硝酰胺。N- 亚硝基化合物前体物包括硝酸盐、亚硝酸盐和胺类物质，广泛存在于环境、食品和化妆品中。在适宜的条件下，可通过化学或生物学途径合成 N- 亚硝基化合物。

（1）毒性：急性毒性靶器官主要是肝。N- 亚硝基化合物与人类许多肿瘤的发生都有关，如胃癌、食管癌、结直肠癌、膀胱癌和肝癌。河南林县是食管癌高发区，当地食品中 N- 亚硝基化合物检出率高达 23.3%，而低发区检出率为 1.2%。日本人胃癌高发与其爱吃咸鱼、咸菜有关，这些食物中硝酸盐和亚硝酸盐含量较高。N- 亚硝基化合物除致癌性外，还有致畸和致突变作用。

（2）预防措施：①食品科学储存和加工。新鲜食品应冷藏、保鲜、防腐败，尽量少食用加工、腌制和酸渍食品。②阻断 N- 亚硝基化合物的形成。黄酮类化合物、维生素 E 以及维生素 C 等抗氧化物质、大蒜中的硫化物和苯二羧酸类可阻断亚硝基化反应，所以茶叶、大蒜以及新鲜蔬菜和水果有助于阻止 N- 亚硝基化合物的合成。③饭后要漱口，以防止口腔内合成 N- 亚硝基化合物。④施用钼肥有利于降低蔬菜中硝酸盐和亚硝酸盐含量。⑤加强食品中允许量标准的监测。N- 二甲基亚硝胺在水产品中 ≤ 4 μg/kg，在肉制品中 ≤ 3 μg/kg。

3. 食品添加剂（food additives）　食品添加剂被广泛应用于各类食品的生产、加工和储存，对改善食品品质和安全卫生十分重要，但各国对食品添加剂的定义不同。《中华人民共和国食品安全法》对食品添加剂的定义"为改善食品品质和色、香、味以及防腐、保鲜和加工工艺的需要而加入食品中的人工合成或者天然物质"。

（1）分类：根据原料来源可分为天然和人工合成两种。GB2760-2014 将食品添加剂按照功能分为 22 大类，包括酸度调节剂、抗结剂、消泡剂、抗氧化剂、漂白剂、膨松剂、胶基糖果中基础剂物质、着色剂、护色剂、乳化剂、酶制剂、增味剂、面粉处理剂、被膜剂、水分保持剂、防腐剂、稳定和凝固剂、甜味剂、增稠剂、食品用香料、食品工业用加工助剂和其他。

（2）使用原则：不应对人体产生任何健康危害；不掩盖食品腐败变质；不掩盖食品本身或加工过程中的质量缺陷或以掺杂、掺假、伪造为目的而使用食品添加剂；不降低食品本身的营养价值；尽可能降低食品中的使用量。

（3）主要安全问题：违规、超量、超范围使用食品添加剂有可能影响消费者的身体健康，导致化学性食物中毒，如滥用食品防腐剂，有可能会影响人体新陈代谢，损害神经系统，影响胎儿生长发育，引起叠加中毒现象。

（4）非法添加物：未被批准作为食品添加剂而非法添加的食用物质。中国陆续公布食品中可能违法添加的非食用物质有 48 种，如吊白块、苏丹红、瘦肉精和三聚氰胺等，它们曾造成重大食品安全事故。

三、食源性疾病与食物中毒

(一)食源性疾病

食源性疾病(foodborne diseases)是世界上最常见的疾病之一,也是突出的公共卫生问题之一。WHO对食源性疾病的定义为"通过摄入食物进入人体的各种致病因子引起的,通常具有感染或者中毒性质的一类疾病",不包括与饮食有关的慢性病、代谢病,如糖尿病、高血压等。我国的食源性疾病包括食物中毒、肠道传染病(与食物或者水有关)、食源性寄生虫病、人畜共患传染病、食物过敏以及食源性慢性中毒性疾病。

(二)食物中毒概述

1. 概念 食物中毒(food poisoning)是指摄入了含有生物性、化学性有毒有害物质的食物或将有毒有害物质当作食物摄入后出现的非传染性的急性和亚急性疾病。食物中毒是食源性疾病中最常见的一类疾病。但食物中毒不包括暴饮暴食所引起的急性胃肠炎、食源性肠道传染病和寄生虫病、食物过敏引起的腹泻,也不包括进食者本身有胃肠道疾病或因一次大量或长期少量多次摄入含有有毒有害物质的食物引起的慢性毒性损害(如致癌、致畸、致突变)为主要特征的疾病。

2. 分类 按发病原因,一般将食物中毒分为4类。

(1)细菌性食物中毒:食用被致病菌或其毒素污染的食品引起的食物中毒,是食物中毒中最常见的类型,发病率高,但死亡率较低,发病有明显的季节性,5~10月最多。

(2)真菌及其毒素食物中毒:食用被真菌及其毒素污染的食物引起的食物中毒。发病率高,死亡率也较高,发病有明显的季节性和地区性。

(3)有毒动植物食物中毒:食用有毒动物性、植物性食物引起的食物中毒,发病率及死亡率均较高。

(4)化学性食物中毒:食用化学性有毒食物引起的食物中毒。发病没有明显的季节性和地区性,死亡率高。

3. 特征 食物中毒的原因不同,产生的症状也有差异,但通常具有以下共同特征。

(1)暴发性:潜伏期短,发病突然。

(2)临床表现相似:患者以恶心、呕吐、腹痛、腹泻等胃肠炎症状为主,或伴有其他系统症状。

(3)发病与食物有关:发病者均与进食某种食物有明确的关系,发病范围局限在食用该类食物的人群,未食用者不发病。

(4)没有传染性:停止食用该食物,发病很快停止,发病曲线呈现突然上升,又很快下降的趋势,无传染病流行的余波。

(三)常见的食物中毒

1. 细菌性食物中毒 细菌性食物中毒是国内外食物中毒中最为常见的一类。我国近年来细菌性食物中毒以沙门菌属、变形杆菌、金黄色葡萄球菌和副溶血性弧菌较为常见。

(1)细菌性食物中毒的诊断与治疗原则

1)诊断原则:应根据流行病学调查资料、患者临床表现和实验室检查资料做出诊断。实验室检查包括对可疑食物、患者的呕吐物、粪便、血液等进行细菌学与血清学检查，必要时可进行动物实验。

2）治疗原则：①迅速排除毒物。可采用如催吐、洗胃、导泻、清肠等手段以促进毒物排出。②对症治疗。纠正酸中毒和电解质紊乱，保护肝肾功能，治疗腹痛和腹泻，抢救呼吸循环衰竭等。③特殊治疗。合理使用抗生素、抗毒血清、调节饮食等。

3）预防措施：①防止食品受到致病菌污染。加强对污染源、食品从业人员以及食品生产、加工、销售、储藏等各个环节的管理和卫生监督，比如牲畜宰前、宰后的卫生检验，禁止病死畜禽肉出售。凡患传染病和化脓性皮肤病者，在治愈前不得参与接触食品的工作。②控制细菌繁殖和毒素的形成。做到食品低温保存或放在低温通风处或者使用防腐剂等。③彻底加热杀灭病原体和破坏毒素。食品在食用前应充分加热。

（2）沙门菌属食物中毒

1）流行特点：全年均可发生，以 5 ～ 10 月发生最多。引起沙门菌属食物中毒的食物主要是动物性食物，特别是畜肉类及其制品，其次为禽肉、蛋类、乳类及其制品。

2）临床表现：潜伏期一般为 12 ～ 36 h，短者 4 ～ 6 h，长者可达 72 h。中毒开始表现为头痛、恶心、食欲缺乏，继而出现呕吐、腹泻、腹痛。腹泻每日可数次至十余次，主要为黄绿色水样便，少数带有黏液或血。发热，体温 38 ～ 40 ℃，重者可出现神经系统症状，可出现少尿、无尿、呼吸困难等症状，如不及时抢救可导致死亡。病程一般为 3 ～ 7 天，多数预后良好。

（3）副溶血性弧菌食物中毒

1）流行特点：多发生在沿海地区，高峰期在 7 ～ 9 月。中毒食品主要是海产品，以带鱼、贝蛤类、虾、墨鱼、海蜇等多见，也见如咸菜、腌制的肉禽类。

2）临床表现：潜伏期 11 ～ 18 h，多以剧烈腹痛开始，并有腹泻、呕吐、发热。腹痛多在脐部附近，呈阵发性胀痛或绞痛；腹泻每日几次或十几次，开始时水样便或洗肉水样便，后转为脓血便或黏液血便；呕吐物多为胃内容物，次数不多，持续时间较短；患者可发热，温度在38 ～ 40 ℃，重者出现脱水、虚脱、血压下降。病程 3 ～ 4 天，预后良好。

（4）金黄色葡萄球菌食物中毒

1）流行特点：全年皆可发生，多见于夏秋季。引起中毒的食物大多营养丰富且含水分较多，如剩饭、糕点、冰激凌、奶及奶制品，其次是熟肉制品，偶见鱼类及其制品、蛋制品等。国内报道以奶油蛋糕、冰激凌常见，近年由熟鸡鸭制品引起的食物中毒逐渐增多。

2）临床表现：潜伏期短，一般为 2 ～ 5 h。主要症状为恶心，剧烈呕吐，呕吐物中常有胆汁、黏液和血，同时伴有上腹部痉挛性疼痛以及腹泻，水样便，一般不发烧。病程 1 ～ 2 天，预后良好。儿童对肠毒素比成年人更为敏感，故其发病率较高，病情也严重。

（5）肉毒梭菌食物中毒

1）流行特点：肉毒梭菌食物中毒一年四季均可发生，多发生在 3 ～ 5 月，1 ～ 2 月也有发生。引起中毒的食物因饮食习惯和地区而异。我国多为家庭自制的发酵食品如豆豉、臭豆腐、豆酱，也见于风干肉、腊肉等肉类食物。在国外，主要的中毒食物是火腿和肉类罐头制品等。如果这些食物及其原料被肉毒梭状芽孢杆菌或芽孢污染了，在厌氧条件下储存，芽孢便生长繁殖，并产生毒素。食用前不加热或加热不彻底就无法破坏或杀灭肉毒毒素，造成中毒。

2）临床表现：潜伏期一般为 12 ～ 48 h。潜伏期越短，病死率越高。早期出现头晕、头疼，少数患者有恶心、呕吐、腹胀、腹痛、便秘或腹泻等胃肠道症状。随后出现神经系统症状，如视物模糊、复视、斜视、眼睑下垂、瞳孔放大，声音嘶哑，吞咽困难。严重者呼吸困难，不能抬头，四肢软瘫，最后因呼吸功能衰竭而死亡。患者体温一般正常，如及时治疗，多在 4 ～ 10 天内好转，但视力恢复较慢，一般无后遗症。

2. 真菌及其毒素食物中毒

（1）赤霉病麦食物中毒：是由于摄入了被镰刀菌污染发生赤霉病麦的食物引起的一种急性中毒。

1）流行特点：麦类赤霉病每年都会发生，在我国长江中下游地区较为常见，东北、华北地区也有发生。中毒原因主要是吃了发生赤霉病变麦或霉玉米所致。

2）临床表现：潜伏期 0.5 ~ 2 h，主要症状为恶心、呕吐、腹痛、腹泻等消化系统症状；还可出现头晕、头痛、手足发麻、四肢酸软、步态不稳、颜面潮红，形似醉酒，故又称为"醉谷病"。起病急，症状轻，病程短，预后好。

3）预防措施：主要措施有：①加强田间和贮藏期的防霉措施，选用抗霉品种，及时脱粒、晾晒，降低谷物水分含量至安全水平。②由于赤霉病变谷物粒轻、比重小，可采用风除和水浮的方法，除去重病粒和瘪粒。③制定粮食中赤霉病麦毒素的限量标准，加强粮食卫生管理。

（2）霉变甘蔗中毒：霉变甘蔗中毒是指食用了因保存不当而霉变的甘蔗引起的急性食物中毒。

1）流行特点：甘蔗在不良条件下，经过冬季长期贮存，大量微生物繁殖引起病变。常发生于我国北方春季，多见于儿童，病情较严重甚至危及生命。

2）临床表现：潜伏期较短，最短仅 10 min，最长几小时。发病初为消化道症状，如恶心、呕吐、腹痛、腹泻，随后出现头晕、头痛和复视。重者可出现阵发性抽搐，眼球侧向凝视，四肢强直，手呈鸡爪状，牙关紧闭，瞳孔散大，大小便失禁，进入昏迷状态，常死于呼吸衰竭。幸存者可留下严重的后遗症。病死率高，目前尚无特效治疗药物。

3）预防措施：甘蔗成熟后才可收割，贮存时应防止霉变，已变质的严禁售卖。加强宣传教育工作，学会辨认霉变的甘蔗。

3. 有毒动植物食物中毒 食入有毒的动物性、植物性食物引起的食物中毒称为有毒动植物食物中毒。

（1）河豚中毒：河豚又名河鲀，是一种味道鲜美但剧毒的鱼类，我国沿海以及长江下游均有出产。河豚鱼体内的有毒成分为河豚毒素（tetrodotoxin，TTX），是一种非蛋白质神经毒素，在卵巢、肠和肝中含量较高。每年 2 ~ 5 月为卵巢发育期，毒性最强。新鲜洗净的河豚鱼肉大多不含毒素，但鱼死后，内脏和血液的毒素可渗入肌肉组织中。

1）临床表现：河豚中毒的特点为发病急速、剧烈，潜伏期为 10 min ~ 3 h。早期有手指、舌、唇的刺痛感，然后有恶心、呕吐及腹泻等消化道症状，同时还出现口唇以及肢端知觉麻痹，后发展至四肢肌肉麻痹、瘫痪，逐渐失去运动能力，呈瘫痪状态。最后可出现瞳孔散大，呼吸困难，血压和体温下降，最后常因呼吸麻痹和循环衰竭而死亡。目前尚无特效解毒药物，治疗原则主要以排出毒物和对症处理为主。

2）预防措施：最有效的方法是将河豚集中加工处理，禁止零售。新鲜河豚应去除头、内脏及鱼皮，充分放血，肌肉经反复冲洗，加 2% $NaHCO_3$ 处理 24 h，经鉴定合格后方可出售。同时应大力宣传教育，使群众认识野生河豚，避免误食，以防中毒事件的发生。

（2）鱼类引起的组胺中毒：鱼类引起的组胺（histamine）中毒是由于食用了不新鲜或腐败的鱼类（组胺含量超过 200 mg/100 g 时），引起的类过敏性食物中毒。

1）临床表现：潜伏期仅数分钟至数小时，表现为面部、胸部以及全身皮肤潮红，眼结膜充血，并伴有头痛、头晕、胸闷、心搏加快和血压下降。有时可出现荨麻疹，咽喉烧灼感，个别患者出现哮喘，体温正常。患者在 1 ~ 2 天内恢复健康。

2）预防措施：防止鱼类腐败变质，尽量保证低温贮存和运输鱼类，市场不出售腐败变质鱼类。市售鲜鱼应及时鲜销或采取冷冻保鲜处理，不吃腐败变质的鱼，特别是青皮红肉的鱼类。

（3）毒蕈中毒：我国食用蕈近 300 种，已知毒蕈（toxic mushroom）80 多种，其中剧毒有 10 多种。常因误食而中毒，中毒症状复杂，如不及时抢救，病死率较高。毒蕈中毒多发生于夏秋季采蘑菇的季节。

1）临床表现：根据毒蕈毒素的成分、中毒症状可分为 5 型。

①胃肠炎型：有毒成分为类树脂类、甲酚类化合物等胃肠毒素。潜伏期 10 min ~ 6 h。主要症状为剧烈恶心、呕吐、腹痛、腹泻等。经过适当对症处理可迅速恢复，病程 2 ~ 3 天，预后好。

②神经精神型：有毒成分为毒蝇碱、蟾蜍素和幻觉原等。中毒症状除胃肠炎外，主要表现为多汗、流涎、流泪、瞳孔缩小、缓脉；也可出现谵妄、精神错乱、幻听、幻视等。病程短，1 ~ 2 天可恢复，无后遗症。

③溶血型：中毒成分是鹿蕈素、马鞍蕈素等。潜伏期 6 ~ 12 h，除急性胃肠炎症状外，可有溶血性贫血、血尿、肝脾大等溶血症状，严重者可致死亡。病程一般 2 ~ 6 天，病死率低。

④脏器损害型：主要由毒伞七肽、毒伞十肽等毒素引起。发病初期有胃肠道症状，1 ~ 2 天后缓解，进入假愈期，轻度中毒者由此可转入恢复期。严重者则进入脏器损害期，出现肝、肾、脑、心脏等内脏损害。以肝损害最严重，可出现肝大、黄疸、转氨酶升高，严重者出现肝坏死、肝性脑病。侵犯肾时可出现少尿、无尿或血尿，出现尿毒症、肾衰竭。该型中毒症状凶险，如不及时积极治疗，病死率高。经积极治疗，2 ~ 3 周后可进入恢复期。

⑤光过敏型：可因误食胶陀螺（猪嘴蘑）引起。身体暴露部位，出现肿胀、疼痛，特别是嘴唇肿胀外翻，还有指尖疼痛，指甲根部出血。

2）预防措施：宣传教育，防止误食，提高鉴别毒蕈的能力。为防止毒蕈中毒的发生，最根本的方法是切勿采摘不认识的蘑菇食用。

4. 化学性食物中毒 化学性食物中毒是指由于食用了被有毒有害化学物质污染的食物引起的食物中毒。最常见的是亚硝酸盐食物中毒。

（1）临床表现：潜伏期长短与亚硝酸盐摄入量有关，如误食亚硝酸盐引起的中毒，10 min 左右发病；若大量食用蔬菜所致中毒，潜伏期为 1 ~ 3 h。主要症状为口唇、指甲以及全身皮肤出现发绀等组织缺氧表现，也称为"肠源性青紫"，并有头晕、头痛、心率加速、嗜睡、烦躁不安、呼吸急促等症状。严重中毒者起病急，发展快，病情重，若不及时抢救治疗，可因呼吸困难、缺氧窒息或呼吸麻痹、循环衰竭而死亡。

（2）预防措施：亚硝酸盐运输和贮藏必须要有明显标志，严格管理，防止污染食物和误食误用；腌制肉制品以及肉类罐头加入的亚硝酸盐量，应严格按照国家标准添加；不吃腐败变质蔬菜以及隔夜菜；加强水质监测，不饮用硝酸盐和亚硝酸盐含量高的井水。

（四）食物中毒的调查与处理

1. 食物中毒的调查 食物中毒的调查是为了及时掌握食物中毒的发生情况，找出引起中毒的食物及其中毒途径，为急救治疗提供依据，采取控制措施制止中毒的继续发生。

接到食物中毒的报告后，应立即着手在 2 h 内做好相关的准备，由食品卫生监督人员、检验人员、流行病学医师等组成的调查处理小组赶赴现场，对较为疑难的情况要请相关的专业人员协同调查。到现场后要认真听取病情介绍，积极参与组织抢救患者，在适当的时候与患者合作填写统一制定的食物中毒患者临床表现调查表，同时要尽可能采集患者吐泻物、血样和尿样。根据初步的分析结果，调查人员要追踪至相关的可疑中毒食物制造单位，对可疑食物的原料、质量、加工烹调方法、加热温度、时间、用具容器的清洁度和食品贮存条件进行认真调查，同时对剩余可疑食物和可能污染的环节进行涂抹采样。

2. 食物中毒的处理 经过初步调查，确认疑似食物中毒后，调查人员要依法立即予以处置，防止食物中毒扩大。

事故发生单位和接收患者进行治疗的单位应当及时向事故发生地卫生行政部门报告。接到食物中毒报告后，卫生行政部门应当立即会同有关行业行政、质量监督、工商行政管理、食品药品监督管理等部门进行调查处理，并采取下列措施，防止或者减轻社会危害：①开展应急救援工作。②封存可能导致食物中毒食品及其原料，并立即进行检验；对确认属于被污染的食品及其原料，责令食品生产经营者停止经营并销毁。③封存被污染的食品用工具及用具，并责令进行清洗消毒。④做好信息发布工作，依法对食物中毒及其处理情况进行发布，并对可能产生的危害加以解释、说明。

调查食物中毒事故，除了查明事故单位的责任，还应当查明负有监督管理和认证管理的监督管理部门、认证机构的工作人员失职、渎职情况，按法律程序进行行政处罚。

（李海斌）

思 考 题

1. 举例说明如何评价食物中蛋白质的质量。

2. 能引起贫血的营养素有哪些？简要说明其致病机制。

3. 影响铁吸收的因素有哪些？简述缺铁性贫血的分期和化验指标的改变。

4. 参与人体能量代谢的维生素有哪些？简要说明其参与的主要方式。

5. 简述如何评价人体的营养状况。

6. 如何预防细菌性食物中毒的发生？

7. 某市第十初级中学为政府公办初级中学，共有学生2152人，48个班级，263名教师，38名食堂工作人员。其中寄宿生1480名，走读生672名。6月5日是该校成立50周年校庆，学校为全体师生提供了免费午餐券。6月5日下午17:40开始，有师生出现腹痛、腹泻、恶心、呕吐、头痛、头晕等症状，6月6日发现寄宿生有280余名学生出现相同症状，6月6日上午7:30学校向该市中心医院报告并组织患病师生就诊。

(1) 市中心医院接到报告后，首先应当开展什么工作？当医院同时间段接到一定数量相同症状体征的病人时，应如何考虑和处理？

(2) 如果怀疑是食物中毒事件，上报至市疾控中心后，应该做何处理？

(3) 食物中毒的调查和处理包括哪些内容？

第四篇
临床预防服务与健康管理

第二十二章

临床预防与健康管理

学习目标

1. **知识**：能够复述临床预防服务的概念、举例说明其内容。能够复述健康管理的概念；列举健康管理的内容和服务流程。
2. **能力**：运用健康管理的基本策略进行健康管理。
3. **素养**：在临床诊疗中强化临床预防服务的意识。

第一节 概 论

案例 22-1

李女士，46岁，机关干部，工作主要是操作电脑。近来睡眠不好，脸部潮热，月经不规律，腰疼，前来医院就诊。医生在问诊后，让李女士做了血常规、尿常规、血生化等常规检查，血雌激素检查浓度低于正常水平，腰部 X 线检查未发现异常。医生为李女士开具低剂量雌激素、维生素 D 与钙片，并嘱咐李女士减少静坐时间，经常变换体位，锻炼腰肌。

问题：

1. 李女士的症状睡眠不好、脸部潮热、月经不规律是什么原因所致？
2. 李女士的腰疼是什么原因所致？
3. 医生为什么给李女士开具维生素 D 与钙片？

随着经济社会的发展、人民生活水平的不断提高、医学模式的转变，人们的健康观念也发生了转变，对卫生服务、尤其是预防保健的需求日益增加。医生的角色已经从"生命的守护神"转换为"健康的守门人"，这就要求临床医务工作者，在做好医疗工作的同时，还要开展临床预防服务工作。

一、临床预防服务的概念

临床预防服务（clinical preventive service）是指在临床场所（包括社区卫生服务工作者在家庭和社区场所）对健康者和无症状患者的健康危险因素进行评价，然后实施个体的预防干预措施来预防疾病和促进健康。

临床医学的服务对象是患病个体，采取的措施是对疾病的诊断和治疗；预防医学的服务对象是健康人群，采取的措施主要是针对人群实施预防措施；而临床预防服务是在临床场所对健康者或无症状的患者实施的预防措施，是临床医学与预防医学相结合的一种卫生服务方式。对患者的常规治疗、护理不属于临床预防服务。

二、临床预防服务的内容

临床预防服务的内容主要有：对求医者的健康咨询，健康筛检，免疫接种，化学预防和预防性治疗等。

（一）对求医者的健康咨询

对求医者的健康咨询（health inquiry）是通过收集求医者的健康危险因素，对个体进行有针对性的健康教育，提高求医者自我保健意识，并与求医者共同制订改变不良健康行为的计划，督促求医者执行干预计划等，促使他们自觉地采纳有益于健康的行为，消除或减轻影响健康的危险因素。

例如，为预防慢性非传染性疾病，主要的干预措施是消除吸烟、不健康饮食和缺乏运动、过量饮酒等常见的危险因素。其他类疾病的主要危险因素和干预措施可参见后面的章节。

（二）健康筛检

筛检（screening）是在大量人群中通过快速的试验和其他方法，去发现那些未被识别的病人、可疑病人或有缺陷的人。

健康筛检不是一种诊断性试验，仅是一种初步检查，目的是将处于亚临床阶段或临床早期的患者、健康缺陷者及高危个体从人群中筛检出来。筛检试验阳性提示为某病的可疑患者，但还需要找专科医生做进一步检查以明确诊断。

（三）免疫接种

免疫接种（immunization）是用人工方法将免疫原或免疫效应物质输入到机体内，使机体通过人工自动免疫或人工被动免疫的方法获得防治某种传染病的能力。用于免疫接种的免疫原（即特异性抗原）、免疫效应物质（即特异性抗体）等皆属生物制品。

我国目前对儿童实行白百破疫苗、肝炎疫苗、卡介苗、麻疹疫苗、乙脑疫苗、脊髓灰质炎疫苗等的计划免疫。对不同年龄普遍易感的伤寒、霍乱、流感等，视疫情形势进行免疫接种。另外，还有一些针对特殊人群的疫苗，如为战士、民兵接种破伤风类毒素，为女性接种人类乳头状病毒（HPV）疫苗，为犬咬伤者接种狂犬疫苗等。需要强调的是，免疫接种的实施必须符合相关法律法规的要求。

（四）化学预防

化学预防（chemoprevention）是指对无症状的人使用化学药物、营养素、生物制剂或其他天然物质作为一级、二级预防为主的措施，提高人群抵抗疾病的能力，以防止某些疾病。

常用的化学预防有：对育龄妇女、孕妇和幼儿补充含铁物质降低罹患缺铁性贫血的风险，缺氟地区补充氟化物降低龋齿患病率；缺碘地区育龄妇女强化补碘（碘油口服或肌内注射）或多吃含碘食物预防婴儿克汀病；孕妇补充小剂量叶酸以降低胎儿神经管畸形（neural tube defects）风险；绝经后妇女使用雌激素预防骨质疏松；用小剂量阿司匹林预防血栓形成等。化学预防必须在医务人员的指导下进行，注意其禁忌证和副作用。

化学预防是对健康人群和无症状患者实施的预防措施，已出现症状的患者以及有既往病史者使用上述物质治疗不属于化学预防。

（五）预防性治疗

预防性治疗（prophylactic therapy）指通过应用一些治疗的手段，预防某一疾病从一个阶段进展到更为严重的阶段，或预防从某一较轻疾病发展为另一较为严重疾病的方法。

例如为预防血友病患者发生出血和关节损伤，可定期为患者输注凝血因子浓缩剂，使凝血因子水平保持在 1% 以上。再如发生高危性行为后，为预防艾滋病发生，应在 24 h 内尽早应用阻断药物。还有手术切除胃肠息肉，以预防发生癌变等。

三、个体健康危险因素评估与健康维护计划

个体健康危险因素评估（health risk factor assessment）指通过调查个体的健康行为与生活习惯、采集病史、体检和实验室检查等收集有关个体健康的危险因素，评价其对个体健康的影响，并提出规避或改善危险因素的建议以达到促进健康目的的行为。

个体健康危险因素评估应成为医生诊疗工作中不可缺失的一部分。如在病史里记录健康风险度的个人特征（如吸烟和家族史），通过仔细体格检查发现临床前疾病状态，通过常规的实验室检查发现生理性的危险因素等。

健康维护计划指在特定的时期内，依据患者的年龄、性别及健康危险因素而计划进行的一系列干预措施。内容主要包括：建立流程表，与病人共同制订健康危险因素干预计划，提供健康教育资料等，其中要明确做什么、间隔多久、何时做。由于改变不良行为生活方式往往很困难，所以最好由易到难分步实施，注意树立病人的自信心，使其能够长期坚持，达到维护健康的效果。

关于健康危险因素评估与健康维护计划详细内容，在本章后续的健康管理部分还要论述。

第二节　健康管理概述

一、健康管理的概念

作为一门新兴的学科和行业，健康管理虽然在国内外已经有 40 多年的实践和应用性研究，但还没有全面系统的理论研究和权威的专著。健康管理在中国出现 20 年来，也是实践应用先行于理论研究。为了理解健康管理的性质，我们首先复习一下健康的概念。世界卫生组织

（WHO）1948 年给健康下的定义是："健康是一种身体、精神与社会适应的完好状态，而不仅仅是没有疾病或不虚弱。"具体来说，健康包括三个层次。第一，躯体健康，指躯体的结构完好、功能正常，躯体与环境之间保持相对的平衡；第二，心理健康，又称精神健康，指人的心理处于完好状态，包括正确认识自我、正确认识环境、及时适应环境；第三，社会适应能力良好，指个人的能力在社会系统内得到充分的发挥，个体能够有效地扮演与其身份相适应的角色，个人的行为与社会规范一致，和谐融合。WHO 的定义体现了积极的和多维的健康观，是健康的最高目标。

健康管理就是将管理学的理念应用于健康维护、疾病预防、临床治疗及康复领域，是管理学、预防医学以及临床医学融合、提炼后形成的一门交叉学科；是把主要由公共卫生与预防医学工作者提倡、由政府支持的群体性的健康教育、健康促进活动与临床医学结合，开展健康危险因素的监测、干预、疾病风险预测、疾病管理，形成个体化的、具有操作性、长期连续的慢性病综合防治机制。

综合国内外关于健康管理的内容和实践，结合我国《健康管理师国家职业标准》中关于健康管理师的职业定义，我们将健康管理定义为：健康管理是以现代健康概念为指导，运用医学、管理学等相关学科的理论、技术和方法，对个体或群体的健康进行全面监测、分析和评估，提供健康咨询和指导，并对健康危险因素进行干预、管理的全过程。其核心是对健康危险因素的识别、评估与干预。这个定义界定了健康管理的性质和内容、宗旨和具体做法。

二、健康危险因素的流行现状

健康危险因素是健康管理的关键词。什么是健康危险因素呢？从人群健康和流行病学的角度看，凡是那些能使人群发病和死亡风险（risk）升高的因素即可认为是危险因素。危险因素可以是一些行为因素，如吸烟可以增加慢性阻塞性肺疾病（COPD）、肺癌的发病概率，是 COPD 和肺癌的危险因素；危险因素也可以是一些生理的固有属性（年龄、性别），如人到了或过了中年，许多慢性病的发病率都会明显上升，所以高龄是大部分慢性病重要的危险因素。危险因素还包括一些生理指标的异常，如血压升高、超重肥胖、高血糖及血脂异常等。健康危险因素是健康管理的核心，因此，有必要讨论一下我国国民目前的健康危险因素的流行现状以及疾病患病现状。

是什么因素引起慢性病的患病率、死亡率不断上升呢？第一是人口的老化，这是一个很难应对和干预的问题；第二是危险因素的增加以及危险因素未得到很好的控制，这是一个可以干预改变并有所作为的问题；第三是慢性病的遗传易感性问题。许多资料表明，亚洲人比欧美的白人更易患糖尿病。在富裕国家生活的华人、日本人和韩国人等亚洲人，糖尿病的患病率达 10%～12%，是当地白人（5%～6%）的 2 倍；而且，亚洲人的体脂百分比几乎是同样 BMI 值白人的两倍。这提示我国国民更应该注意肥胖和糖尿病的预防。

知识拓展

我国居民慢性疾病患病现状

近几十年来，我国居民的冠心病、脑卒中、恶性肿瘤和糖尿病等慢性病患病率一直呈不断上升的趋势，全国疾病监测系统资料表明，中国慢性病死亡占总死亡的比例呈持续上升趋势，已经由 2009 年的 84.81% 上升到 2019 年的 88.46%，死亡人数超过

600万。

1. **心血管疾病成为我国居民健康的头号杀手**　2021年7月，《中国心血管健康与疾病报告2020》发布。报告显示，心血管病死亡占城乡居民总死亡原因的首位，农村为46.66%，城市为43.81%；中国心血管病患病率处于持续上升阶段，推算心血管病现患人数3.30亿，其中高血压2.45亿，脑卒中1300万，冠心病1139万，肺源性心脏病500万，心力衰竭890万，心房颤动487万，风湿性心脏病250万，先天性心脏病200万，下肢动脉疾病4530万。高血压的患病率由2002年的12.3%上升到2018年的27.5%。

2. **糖尿病将给中国居民健康带来严重威胁**　第10版的国际糖尿病联盟版图显示，20～79岁的人群中，我国糖尿病患者1.41亿，位列全球第1位，占糖尿病总人数的1/4，糖尿病前期为1.97亿。城市人口的糖尿病人数高于农村，在城市，糖尿病患病率为12.1%，农村为8.3%。2013年，一项近10万人大型调查表明，我国18岁及以上成人样本中，根据国际最新临床诊断标准（将糖化血红蛋白≥6.5%作为诊断糖尿病的标准之一）进行诊断的糖尿病估测患病率为11.6%，约1.139亿，糖尿病前期人群可达到4.934亿。糖尿病将是我国重大的公共卫生问题之一。在中国，半数的心血管疾病、脑卒中和失明由糖尿病所致，60%的慢性肾衰竭的罪魁祸首是糖尿病。根据全国卫生统计年报资料，我国城市和农村13年来的糖尿病死亡率上升趋势明显。

1. **超重和肥胖**　随着人民生活水平的显著提高，我国国民超重和肥胖患病率也快速上升。最新数据显示，中国已成为世界第一大肥胖国。据《中国居民营养与慢性病状况报告（2020年）》主要结果显示，按照中国成人超重与肥胖判定标准，2020年，18岁及以上居民超重率34.3%，肥胖率16.4%。更令人担忧的是，超重和肥胖已成为儿童和青少年突出的健康问题。儿童肥胖问题出现于20世纪90年代，从大城市、城郊向城乡地带扩展，到2005年，城乡皆出现儿童超重和肥胖率急剧上升的情况。《中国居民营养与慢性病状况报告（2020年）》显示，6～17岁的儿童青少年超重肥胖率接近20%，6岁以下的儿童达到10%。城乡各年龄组居民超重肥胖率继续上升，6～17岁儿童青少年超重率和肥胖率分别为11.1%和7.9%，6岁以下儿童超重率和肥胖率分别为6.8%和3.6%。

2. **血脂异常**　血脂异常是心、脑血管疾病的重要危险因素。2010年全国调查显示，血清总胆固醇（TC）≥6.22 mmol/L的患病率在18岁以上男性、女性分别为3.4%和3.2%，血清甘油三酯（TG）≥2.26 mmol/L的患病率在男女分别为13.8%和8.6%，在血脂异常患者中，50%患有高血压，37.5%患有冠心病，超过30%患有外周动脉疾病。目前我国每10个成年人里就有4个血脂异常，我国儿童青少年高胆固醇血症患病率也明显升高，下一代血脂健康状况堪忧。

3. **不健康的生活方式**　膳食不合理、身体活动不足及吸烟是造成多种慢性病的三大行为危险因素。

（1）膳食不合理：在我国经济迅速发展，食物供应不断丰富的20年中，人们偏离平衡膳食的食物消费行为亦日益突出。主要表现为：肉类和油脂消费的增加导致膳食脂肪供能比的快速上升，谷类食物的消费明显下降，食盐摄入居高不下。《中国居民营养与慢性病状况报告（2020年）》显示，我国居民畜肉摄入较多，城乡膳食脂肪供能比合计已达到34.6%，农村首次突破30%推荐上限。另外，杂粮和薯类、果蔬、奶类、水产品、大豆类、坚果等食物摄入量偏低，而油、盐平均摄入量远高于推荐量。

（2）身体活动不足：随着我国工业化进程的加快和生活方式的改变，我国居民身体活动不足的问题日益突出，而人们自主锻炼身体的意识和行动并未随之增加。据2020年中国居民健康素养监测报告结果显示，我国居民具备健康素养的总体水平为 23.15%。《中国居民营养与健康状况调查报告》结果也表明，我国居民每周参加 3 次以上体育锻炼的比例不足 1/3，以 30 ~ 49 岁的中年人锻炼最少。《2020 大众运动健康报告》显示，目前国内仍有三成人群运动锻炼次数少于一月一次。人群方面，45 ~ 54 岁的运动频率最高，其次是 55 岁以上人群，中青年人运动时间最少。

（3）吸烟：《中国心血管健康与疾病报告 2020》显示，中国 15 岁及以上年龄人群吸烟率为 26.6%。其中男性吸烟率为 50.5%，女性 2.1%；农村人群的吸烟率（28.9%）高于城市（25.1%）；45 ~ 64 岁年龄组现在吸烟率最高，达 30.2%。中国非吸烟者的二手烟暴露率为 68.1%，其中几乎每天都暴露于二手烟的比例为 35.5%；二手烟暴露最严重的室内公共场所为网吧（89.3%）、酒吧夜总会（87.5%）和餐馆（73.3%）。若不采取广泛的戒烟措施，中国每年因烟草造成的死亡人数将从 2010 年的 100 万人左右，增至 2030 年的约 200 万人。全球每年因吸烟死亡的人数高达 600 万，我国则突破了 100 万。中国是烟草生产和消费大国，生产和消费均占全球 1/3 以上。根据 2010 年全球成人烟草调查中国项目报告，目前 15 岁以上烟民有 3.56 亿，被动吸烟者 7.38 亿。每年因吸烟相关疾病所致死亡人数超过 100 万，如对吸烟流行状况不加以控制，至 2050 年，每年因吸烟死亡人数将突破 300 万。

危险因素的分层及与疾病的关系如图 22-1 所示。危险因素依据可否干预，分为可改变的危险因素，如吸烟、饮酒、不健康饮食、缺乏体力活动、心理精神因素等，这些行为危险因素是健康教育和干预的重点；不可改变的危险因素有年龄、性别、种族和遗传等固有因素，这些危险因素虽然无法改变、干预，但它们对疾病风险的预测有很大的参考意义，因为不同的年龄段、性别、不同的民族、种族和家族间患病的风险有很大的区别。从危险因素与疾病的时间顺序上看，我们把肥胖、高血压、高胆固醇血症称为中间危险因素，它们本身是疾病，是由于前述固有因素及行为危险因素积累到一定时间后引起；但相对于糖尿病、冠心病和脑卒中这些严重的疾病来说，肥胖、高血压、高胆固醇血症又是危险因素。对中间危险因素的干预和控制，对于降低心血管疾病的死亡率以及糖尿病的并发症有很大的意义。除此之外，社会经济因素、自然环境因素都与疾病存在密切的关联。社会经济的发展，使人们生活水平不断提高，劳动条件改善（坐在电脑前面可以完成工作），私家车的普及使生活方式发生了很大的变化，这些造

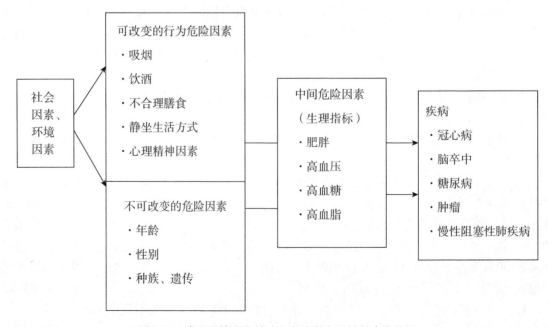

图 22-1   常见慢性病及其共同危险因素之间的内在关系

成营养过剩，身体活动减少，增加了慢性病的患病风险。同一生态环境下，不同地区的健康和疾病流行状况存在差异。

各种危险因素之间以及各种慢性病之间的内在关系已基本明确，其往往是一因多果、一果多因、多因多果。如肥胖可以导致高血压、高血脂、糖尿病和乳腺癌等患病的增加，但高血压、高血脂和糖尿病的危险因素除肥胖之外，还有长期的精神紧张和心理压力、体力活动少、饮食不合理（高盐、脂肪和能量摄入过剩）、年龄的增加等，乳腺癌的危险因素还有家族史、月经初潮早、停经晚、无生育史、有生育但未哺乳、未婚或无性生活、晚婚晚育、曾接受过雌激素替代治疗等；总之，往往是多种危险因素引发多种慢性疾病。

第三节　健康管理的基本内容和服务流程

案例　22-2

　　赵先生，男，50岁。一年前体检发现空腹血糖8.5 mmol/L，后被诊断为糖尿病并服药治疗。一年来，血糖控制不好（空腹在8.5～10.0 mmol/L），经常感觉乏力、口渴、多尿，来医院找全科医生就诊。医生检查了眼底、心电图未见异常；尿常规（尿糖+，尿蛋白−），血压135/88 mmHg，血脂总胆固醇6.0 mmol/L；询问了饮食、运动等情况，认为治疗方案妥当并继续前期的药物治疗；医生介绍患者给团队的健康管理师对其实施健康管理、非临床治疗。

　　问题：

　　医生为何继续前期的药物治疗？为何介绍患者给健康管理师实施健康管理？

一、健康管理的基本内容

健康管理有三个基本内容，即采集健康信息与健康监测、健康风险评估、健康干预与健康管理。

第一步是采集健康信息、了解健康状况：通过问卷和健康体检收集健康信息，从中找出健康危险因素。因此，具体地说，就是收集服务对象的个人健康信息，包括个人一般情况（性别、年龄等）、目前健康状况和疾病家族史、生活方式（膳食、体力活动、吸烟、饮酒等）、体格检查（身高、体重、血压等）、物理检查和血、尿实验室检查（血、尿常规，血脂、血糖等血生化）、超声检查、心电图、胸部 X 线检查等。在开始阶段收集健康信息后，后续还要开展长期的健康监测。

第二步是进行健康及疾病风险性评估，即根据所收集的个人健康信息，对个人的目前健康状况开展评估（健康状况的好坏，存在哪些健康危险因素或不健康生活习惯），同时对未来患病或死亡的风险进行预测。其主要目的是帮助个体综合认识健康风险，鼓励和帮助人们纠正不健康的行为和习惯，制订个性化的健康干预措施并对其效果进行评估。

危险因素的评估是健康风险管理三大内容（危险因素的识别、评估和干预）之一。人的日常生活和工作中，面临许多危险因素，或者说人体的健康或疾病的发生受多种危险因素的影响，如生活方式/行为、心理状况、自然环境和社会环境，家族遗传等，但我们需要对这些健康危险因素的危害程度、与疾病的关联强度进行评估，以便找出主要的危险因素，发现主要问题以及可能发生的主要疾病，给予干预和管理，达到预防疾病、提高健康水平的目的。这个过程称为危险因素的评估，也称一般健康风险评估。如冠心病有许多危险因素，但主要是高血压、吸烟和高胆固醇血症。此外，根据个人的主要危险因素，对该个体未来患某疾病的风险进行评估和预测，称为疾病风险评估或预测。

疾病风险评估/预测主要有以下4个步骤。第一，选择要预测的疾病（病种）；第二，不断发现并确定与该疾病发生有关的危险因素；第三，应用适当的预测方法建立疾病风险预测模型；第四，验证评估模型的正确性和准确性。疾病风险评估的方法主要有两种：单因素加权法和多因素模型法。单因素加权法是建立在单一危险因素与发病率基础上的，即对这些单一因素与发病率的关系，以相对危险性表示强度，得出的各相关因素的加权分数，即为患病的危险性。由于这种方法简单实用，不需要大量的数据分析，是健康管理发展早期的主要危险性评价方法。典型代表有哈佛癌症风险指数、危险分数法等。多因素模型法是建立在多因素数理分析基础上，即采用统计学概率理论的方法得出患病危险性与危险因素之间的关系模型。所采用的统计方法，常见的有多元回归（Logistic 回归和 Cox 回归），还有基于模糊数学的神经网络方法等。这类方法的典型代表是 Framingham 的冠心病预测模型。近年来，信息化技术、健康大数据、人工智能的出现，为健康风险评估提供了新的方法，如有的研究者开发的健康风险评估的机器学习模型，使用更多的参数，并通过人工智能不断改进、验证评估的准确性，使健康风险评估的结果更为精准。

目前，不少学者和商业公司开发了对冠心病、脑卒中、糖尿病、癌症疾病的评估/预测模型。那么，怎么评价这些模型的使用价值呢？其实，对未来疾病风险的预期和自然科学领域里对天气、地震等自然现象的预测颇为相似，疾病的预测就是一个"健康天气预报"，对于不同疾病的预测，其准确性或吻合率与对不同自然现象的预测一样，差别很大，有的准确性高，有的却很低，在实际使用中意义不大。疾病的预测模型中比较成熟、准确的是对缺血性心脏病的预测，就像天气预报中对气温和降雨的预测一样，有很大的参考价值；对癌症发生的预测就像对地震的预测一样准确性差，因为肿瘤发病率低，发病机制中有许多尚未明白的部分，因此，在健康管理实践中，除个别肿瘤外，对大部分肿瘤发病的定量预测实用意义不大，但针对肿瘤的危险因素开展定性的预防措施与健康教育仍然有很大的价值。

第三步是开展健康咨询、健康指导与健康干预。在前两部分的基础上，以多种形式帮助个人采取行动，纠正不良的生活方式和习惯，控制健康危险因素，实现个人健康管理计划的目标。与一般健康教育和健康促进不同的是，健康管理过程中的健康干预是个性化的，即根据个体的健康危险因素，由健康管理师进行个体指导，设定个体目标，并动态追踪效果。如健康体重管理、糖尿病管理等，通过个人健康管理日记、参加专项健康维护课程及跟踪随访措施来达到健康改善效果。

健康管理的这三个步骤可以通过互联网的服务平台及相应的用户端计算机系统来帮助实施，也可通过手机等现代通讯手段来互动。应该强调的是，健康管理是一个长期的、连续不断的、周而复始的过程，即在实施健康干预措施一定时间后，需要评价效果、调整计划和干预措施。只有周而复始、长期坚持，才能达到健康维护、预防保健的效果。

二、健康管理的常用服务流程

健康管理在实践操作层面的服务流程由以下5部分组成。

（一）健康调查和体检

为了收集健康信息，健康管理工作者对管理对象开展问卷调查，实施健康体检，在此基础上建立个人健康档案。健康体检项目可以根据个人的年龄、性别、工作特点等进行调整。目前一般的体检服务所提供的信息应该可以满足这方面的要求。

（二）健康评估

根据个人的健康信息（既往史、家族史、生活方式和精神压力等问卷获取的资料和体检结果），对管理对象目前的：①健康知识和信念；②健康行为、生活习惯以及精神压力；③生理（体检）指标；④未来患病/死亡危险性等进行评估和预测，为管理对象提供一系列的评估报告，来反映其健康知识和信念方面存在的问题、有哪些不健康的行为和生活习惯以及精神心理方面的问题，体检指标（如血糖、血压或心电图）有哪些异常及其意义，未来患哪些疾病的风险较高，以便及早预防和干预等。

（三）个人健康咨询

在进行上述步骤的同时或之后，个人可以得到不同层次的健康咨询服务。个人可以去健康管理服务中心接受咨询，也可以由健康管理师通过电话与个人进行沟通。内容包括以下几方面：解释个人健康信息及健康评估结果及其对健康的影响，制订个人健康管理计划，提供健康指导，制订随访跟踪计划等。

（四）个人健康管理后续服务

个人健康管理的后续服务内容主要取决于被服务者（人群）的情况以及资源的多少，可以根据个人及人群的需求提供不同的服务。后续服务的形式可以通过互联网查询个人健康信息和接受健康指导，定期寄送健康管理通讯和健康提示，以及提供个性化的健康改善行动计划。监督随访是后续服务的一个常用手段。随访的主要内容是检查健康管理计划的实现状况，并检查（必要时测量）主要危险因素的变化、改善情况。健康教育课堂也是后续服务的重要措施，在营养改善、增加运动、生活方式改变与疾病控制方面有很好的效果。

（五）专项的健康管理及疾病管理服务

除了常规的健康管理服务外，还可根据具体情况为个体和群体提供专项的健康管理服务。这些服务的设计通常会按患者及健康人来划分。对已患有慢性病的个体，可选择针对特定疾病或疾病危险因素的服务，如糖尿病管理、心血管疾病及相关危险因素管理、精神压力缓解、戒烟、运动、营养及膳食咨询等。对没有慢性病的个体，根据个体具有的健康危险因素，可选择的服务也很多，如个人健康教育、生活方式改善咨询、疾病高危人群的教育及健康维护项目等。

目前，国内提供健康管理服务的机构主要有医院或独立的体检中心（近年来，许多大的体检中心改名为健康管理中心）、健康保险公司、社区卫生服务中心、健康管理公司等。

第四节　健康管理的基本策略

案例 22-3

　　健康管理师测量了临床应用患者赵某的基本情况，身高 1.75 cm，体重 84 kg，腰围 92 cm，询问了其饮食、运动等情况，赵某不吸烟，其父患冠心病。健康管理师对患者进行了健康风险评估，认为赵某具有诸多健康危险因素，是缺血性心血管疾病中高风险个体，给赵某提出饮食疗法、运动疗法的方案。

问题：

　　1. 赵某具有哪些健康危险因素？赵某为什么是缺血性心血管疾病中高风险个体？

　　2. 健康管理师给赵某的合理膳食的健康教育以及运动处方应包括哪些内容？

　　慢性病的发生、发展有从正常健康人→低危人群→高危人群（亚临床状态）→疾病→并发症的自然规律。从任何一个阶段实施干预，都将产生明显的健康效果，干预越早，效果越好。健康管理工作者所面对的可能是没有疾病的健康人，但可能有一些不健康的生活习惯；更多的对象是亚临床状态的人，即所谓的高危人群，有一项或几项（血压、血脂或血糖）指标异常，但还没有明确的、可诊断的疾病；也可能是患者，已经有明确诊断的疾病，如糖尿病或冠心病等。临床医生是用临床的手段开展诊断和治疗，而健康管理工作者主要是用非临床的手段，对一般人、高危人群或患者进行健康评估和健康管理，主要是生活方式管理，干预和管理饮食、运动以及心理；对于患者来说，健康管理应该纳入就医和治疗，同时管理生活方式，配合、辅助临床治疗，提高患者的依从性，加强治疗效果。后一项内容也称为疾病管理。因此，健康管理根据对象分为生活方式管理和疾病管理。

一、生活方式管理

　　生活方式管理是健康管理策略的基础。由于健康管理的理念传入我国的时间较短，健康管理的实践也只有十年多的时间，加上大部分从事健康管理的专业人员是临床医生或护士出身，习惯于药物或手术等临床干预，因此对生活方式管理、生活习惯干预的重要性认识不足。有些人虽然认识到它的重要性，但缺乏生活方式管理的技能和有效手段。在实践中，四种主要方法常用于促进人们改变生活方式。

　　1. **教育**　传递知识，确立态度，改变行为。

　　2. **激励**　通过正面强化、反面强化、反馈促进、惩罚等措施进行行为矫正。

　　3. **训练**　通过一系列的参与式训练与体验，培训个体掌握行为矫正的技术。

　　4. **社会营销**　社会营销观念是企业提供产品或服务，要从消费者需要和企业自身的条件出发，既满足消费者的需要和欲望，又符合消费者利益、企业自身利益和社会长远利益，并以此作为企业的经营目标和责任。社会营销观念是要考虑消费者和整个社会的长远利益，形成的一种具有普遍意义的工商哲学。利用社会营销的技术推广健康行为，营造健康的大环境，促进个体改变不健康的行为。

　　单独应用或联合应用这些方法，可以帮助人们朝着有利于健康的方向改变生活方式。实践证明，行为改变绝非易事，形成习惯并终生坚持是健康行为改变的终极目标。在此过程中，亲朋好友、社区等社会支持系统的帮助非常重要，可以在传播信息、采取行动方面提供有利的环境和条件。

在实际应用中，生活方式管理可以多种不同的形式出现，也可融入到健康管理的其他策略中去。例如，生活方式管理可以纳入疾病管理项目中，用于辅助疾病的治疗，或改善疾病的疗效。不管应用了什么样的方法和技术，生活方式管理的目的都是相同的，即通过选择健康的生活方式，减少疾病的危险因素，预防疾病或伤害的发生、恶化。

慢性病的发病既受遗传因素的影响，又与个人的生活方式有关，是由多个遗传基因和多种不健康生活方式的负荷长期相互作用所引起的。其中个人的生活方式起主要作用。因此，在种族、遗传因素无法改变的情况下，建立健康的生活方式是慢性病预防与健康管理的唯一有效的手段。生活方式与习惯对健康或疾病的影响，不仅体现在高血压、肥胖、糖尿病等慢性病上，而且与大部分的肿瘤发生有密切关系。如吸烟与肺癌，饮食因素与结肠癌，危险性行为与子宫颈癌等。虽然在肿瘤的发生过程中，个体的遗传因素比生活方式有着更复杂、偶然、特异的关系，但肿瘤发生与生活方式仍然显示着密切的联系。所以，建立健康的生活方式对于肿瘤的预防也有很大的意义。

冠心病、脑卒中、糖尿病、慢性呼吸系统疾病等常见慢性病及肿瘤虽然有各自的特异、重点危险因素，但也有很多共同的东西，其都与吸烟、不健康饮食、运动和体力活动不足、长期过劳、精神紧张或心情郁闷、过量饮酒等几种生活方式有关。因此，这几种生活方式的管理是慢性病预防与健康管理的基本内容。改变这几种不健康的生活习惯是健康管理工作成败的关键。

广义的健康管理是全过程的管理，既包括对健康人群、高危人群、疾病早期和（或）轻度患者（如轻度的高血压或血脂异常患者）的管理，也包括对中度患者以及有合并症患者的管理。在这个过程中，始终贯穿着一个共同的理念：将管理学的理念运用于健康监测、健康维护、疾病预防和疾病治疗，即有计划、有目标地开展这些工作，并定期监测、评估其效果，不断修正、完善健康管理措施。

在上述健康管理的过程中，生活方式的管理是贯穿始终的基本方法。对于健康人群和高危人群，我们提倡以生活方式的管理为唯一方法；对于疾病早期和（或）轻度患者，主张首先通过生活方式干预来改善患者的健康状况，经过一段时间的生活方式干预，如患者的指标（如血压或血脂）仍无明显改善的，应该增加药物干预，但即使采用了药物治疗，仍然不能轻视、放松对生活方式的管理，因为健康的生活习惯，如合理的饮食、运动和心身的休养本身能加强并巩固药物治疗效果。一旦患者的指标稳定地恢复正常，可以逐渐减少药物剂量，最终停药而以生活方式干预来维持。对于中度以及有合并症患者，我们提倡在进行药物等临床治疗的同时，积极开展生活方式干预以配合治疗，加强、巩固临床干预效果。

建立健康的生活方式是一件说起来容易，做起来比较艰难并且痛苦的事，尤其在开始的阶段。改变自己长期养成的生活习惯，意味着许多生活乐趣的丧失，生活质量的下降，如戒烟、限酒。因此，建立健康生活方式的目标要兼顾理想与现实，注意可操作性。开始时重点选择优先改变的项目，以后逐渐增加，在改变的程度上要循序渐进，不能急于求成、一步到位。此外，生活方式管理显示效果需要较长的时间，无论是饮食干预，还是运动干预，一般大约需要2～3个月到半年才能显示出稳定的效果，所以，生活方式管理要有耐心。生活方式干预是治本措施，一旦显效，其效果稳定而长久，这也正是其价值所在。在我们观察、分析人们的生活习惯，开展生活方式管理的时候，还应注意到在个人生活习惯的背后，存在着社会、经济和文化的巨大影响。因此，在开展健康教育，树立健康信念，实施生活习惯干预时，一定要注意到服务对象的社会环境与社会支持情况、经济能力、文化背景，设计出符合现实的、服务对象能够理解并接受、同时有能力支付的健康教育计划和生活方式干预方案，不仅注意服务对象本人，还应该考虑到其家人、同事、工作及生活环境，这样才能取得切实的效果。

二、疾病管理

疾病管理是健康管理的又一主要策略。美国疾病管理协会对疾病管理的定义是"有效地控制某些疾病需要患者有较强的自我管理能力，疾病管理则是针对这些疾病人群实施协调性干预与信息交流的系统。它强调患者自我保健的重要性。疾病管理支撑医患关系和保健计划，强调运用循证医学和增强个人能力的策略来预防疾病的恶化，它以持续性地改善个体或群体健康为基准，评估临床、人文和经济方面的效果"。疾病管理的对象是已经患病的人，它要求健康管理师与临床医师协同配合，临床医师负责诊断、治疗，健康管理师配合以持续的饮食疗法、运动疗法、心理疏导、患者自我管理教育等。

由此可以看出，疾病管理具有 3 个主要特点：

1. 目标人群是患有特定疾病的个体，如糖尿病管理项目的管理对象为已诊断患有 1 型或 2 型糖尿病的患者。

2. 不以单个病例和（或）其单次就诊事件为中心，而关注个体或群体连续性的健康状况与生活质量，这也是疾病管理与传统的单个病例管理的区别。

3. 医疗卫生服务及干预措施的综合协调至关重要。大多数国家卫生服务系统具有多样性与复杂性，一般百姓对医疗卫生服务系统的了解、理解有限，这使得协调来自于多个服务提供者的医疗卫生服务与干预措施的一致性与有效性特别艰难。然而，正因为协调困难，才显示了疾病管理协调的重要性。

三、需求管理

健康保险公司的参保人员和健康管理公司的会员在参保、入会之后，在平时开展自我保健的过程中，或利用医疗卫生服务（就医）时，会有一些健康问题咨询或就医咨询的需求。针对顾客的这些健康需求，健康保险、健康管理公司开展的服务称之为需求管理。需求管理包括自我保健服务和人群就诊咨询服务，帮助人们更好地利用医疗服务、自我保健和管理自己的小病。通过提供一些工具，比如小病自助决策支持系统和行为支持，个人可以更好地利用医疗保健服务，在正确的时间、正确的地点，利用正确的健康服务类型。需求管理实质上是通过帮助健康消费者维护自身健康和寻求恰当的卫生服务，控制卫生成本，促进卫生服务的合理利用。需求管理的目标是减少昂贵的、临床上并非必需的医疗服务，同时重视自我保健、改善人群的健康状况。需求管理常用的手段包括：寻找手术的替代疗法、帮助病人减少特定的危险因素并采纳健康的生活方式、鼓励自我保健/干预等。

需求管理通常通过一系列的服务手段和工具去影响和指导人们的卫生保健需求。常见的方法有：24 小时电话就诊分流服务、转诊服务、基于互联网的卫生信息数据库、健康课堂、服务预约等。有时，需求管理还会以"守门人"的面目出现在疾病管理项目中。

四、灾难性病伤管理

灾难性病伤管理是疾病管理的一个特殊类型，它关注的是"灾难性"的疾病或伤害。这里的"灾难性"是指对健康的危害十分严重，造成的医疗卫生花费巨大，常见于肿瘤、肾衰、严重外伤等情形。疾病管理的特点对灾难性病伤管理同样适用。因为灾难性病伤本身所具有的一些特点，如发生率低，需要长期复杂的医疗卫生服务，受家庭、经济、保险等各方面的影响较大等，注定了灾难性病伤管理的复杂性和艰难性。

一般来说，优秀的灾难性病伤管理项目具有以下一些特征：

1. 转诊及时。

2. 综合考虑各方面因素，制订出适宜的医疗服务计划。

3. 具备一支包含多种医学专科及综合业务能力的服务队伍，能够有效应对可能出现的多种医疗服务需要。

4. 最大程度地帮助病人进行自我管理。

5. 患者及其家人满意。

五、残疾管理

残疾管理的目的是减少工作地点发生残疾事故的频率和费用代价。从雇主的角度出发，根据伤残程度分别处理，希望尽量减少因残疾造成的劳动和生活能力下降。残疾管理的具体目标是：①防止残疾发生和恶化；②注重病人（伤残者）功能性能力的恢复；③设定实际康复和返工的期望值；④评估医学和社会心理学因素；⑤与雇员（病人）和雇主进行有效沟通；⑥说明伤残者今后行动的限制事项和可行事项；⑦考虑伤残者的复职情况。

六、综合的人群健康管理

综合的人群健康管理通过协调上述不同的健康管理策略来对个体提供更为全面的健康和福利管理，这些策略都是以人的健康需要为中心而发展起来的。健康管理实践中基本上都应该考虑采取综合的人群健康管理模式。从美国的实践情况看，雇主需要对员工进行需求管理，医疗保险机构和医疗服务机构需要开展疾病管理，大型企业需要进行残疾管理，人寿保险公司、雇主和社会福利机构会提供灾难性病伤管理。

人群健康管理成功的关键在于系统性收集健康状况、健康危险、疾病严重程度等方面的信息，以及评估这些信息和临床及经济结局的关联以确定健康、伤残、疾病、并发症、返回工作岗位或恢复正常功能的可能性。

第五节 健康管理的应用现状与前景

一、健康管理在中国的需求

中国对健康管理的需求迫切而且巨大，主要体现如下。

（一）人口老龄化

我国在 2000 年进入老年型国家的行列，尽管比发达国家晚了 50 年左右，但我国人口老龄化速度快，数量大。2020 年第七次全国人口普查数据显示，截至 2020 年 11 月 1 日，中国的总人口为 14.11 亿，人口平均预期寿命达到 77.93 岁，比 10 年前提高了 3.1 岁。60 岁及以上人口达到 2.64 亿，占总人口的 18.7%，而 65 岁及以上人口达到 1.91 亿，占全国总人口的 13.5%。同 2010 年第六次全国人口普查相比，60 岁及以上人口的比重上升 5.4 个百分点。我国人口老龄化程度也逐渐加剧。老年人口中，65.4% 患有慢性病，因此，人口老龄化是慢性病的重要危险因素。

（二）慢性病患病率持续上升，医疗费用急剧上涨，给个人家庭及社会造成沉重的经济负担

慢性病在我国发病率逐年升高，随之而来的则是个人、家庭及社会所面临的沉重医疗和经济负担。2019 年发表在《中华肿瘤杂志》上的一篇报告指出，我国每年在恶性肿瘤上的医疗支出在 2200 亿元以上。虽然花费高昂，但中晚期癌症的治疗效果尚不满意，其不良预后不仅给患者家属带来巨大的痛苦，也影响了社会的稳定。

1999 年我国卫生总费用为 4174 亿元，2009 年卫生总费用为 17 541.9 亿元，2019 年卫生总费用为 65 841.4 亿元，由此可以看出，我国的卫生总费用近 20 年呈数倍增长的趋势。在 2019 年卫生总费用中，政府卫生支出 17 428.5 亿元（占 26.7%），社会卫生支出 29 278.0 亿元（占 44.9%），个人卫生支出 18 489.5 亿元（占 28.4%）。人均卫生总费用 4656.7 元，卫生总费用占 GDP 百分比为 6.6%。卫生费用的增长，一方面取决于居民利用各类医疗卫生服务的数量，另一方面是医疗卫生服务的价格（费用）水平。其中慢性病已成为居民健康水平下降、导致卫生总费用上升的原因。

《2020 中国卫生统计年鉴》显示：在 2019 年公立医院部分病种平均住院医药费用中，慢性病治疗费用仍居高不下。比如：肺恶性肿瘤、食管恶性肿瘤、胃恶性肿瘤出院者人均医药费分别是 29 737.8 元、19 967.5 元、24 600.3 元，心肌梗死冠状动脉搭桥医药费高达 68 625.6 元。中国疾病预防控制中心的数据显示，目前慢性病致死率已居全国总死亡率之首，我国慢性病导致的死亡人数占总死亡人数的 88%，导致的疾病负担占总疾病负担的 70% 以上。由此可以看出，慢性病治疗费用高昂，个人、家庭乃至社会、国家都承受着沉重的医疗和经济负担。

二、健康管理在中国的发展及现状

（一）社会需求、政府的重视是健康管理发展的动力

在我国，健康管理作为一门学科及行业是最近 20 多年才兴起的。由于人口老龄化和慢性疾病发生的增加以及由此而造成的医疗费用大幅持续上升，使得寻求控制医疗费用并保证个人健康利益的需求推动了健康管理的发展。近年来，随着中国改革开放与经济的快速发展，社会结构、经济结构以及人们的生活方式都发生了一系列的变化。人们的健康意识，特别是城镇居民的健康意识正在发生着巨大的变化。同时，国家层面也将健康提高到国家战略的高度。2016 年 10 月，中共中央、国务院发布了《"健康中国 2030"规划纲要》，突出强调了要以预防为主、关口前移，推行健康生活方式，减少疾病发生，促进资源下沉，实现可负担、可持续的发展等八个部分。之后，卫生健康委制订了《中国防治慢性病中长期规划（2017—2025年）》，强调行为和环境危险因素控制、慢性病早期筛查和早期发现，推动由疾病治疗向健康管理转变。加强医防协同，坚持中西医并重，为居民提供公平可及、系统连续的预防、治疗、康复、健康促进等一体化的慢性病防治服务。2019 年，国务院发布关于实施健康中国行动的意见，内容包括全方位干预健康影响因素、维护全生命周期健康以及防控重大疾病。这一系列的政策大大促进了健康管理的发展。在居民的层面，健康的消费需求已由简单、单一的临床治疗

型，向疾病预防型、保健型和健康促进型转变。患者群体、保健群体、健康促进群体、特殊健康消费群体和高端健康消费群体逐步形成。预防性医疗服务及体检市场的兴起、健康保险及社保的需求、人们对健康维护服务的需求、医疗市场分化的结果，使得健康群体受到越来越多的关注，也催生了健康管理在国内的诞生。以人的"个性化健康需求"为目标，系统、完整、全程、连续、终身解决个人健康问题的健康管理服务，在中国有着巨大的需求及潜力，也正在吸引着越来越多的投资，产业发展前景远大。

（二）健康管理行业发展面临的问题与挑战

自 2005 年国家宣布将健康管理师列为国家卫生行业新的特有职业以来，健康管理走过了近 20 年的路程。其先进的理念、对国内健康服务的全新视角和理解，逐步获得了社会的认可和追捧。近十年来，我们看到，以健康管理为主题的各类会议、论坛、培训在增多。同时，以"健康管理"命名的公司也在增多，健康管理的行业队伍在迅速壮大，健康管理的学科建设也在不断丰富、提高。但是必须看到的是，在行业和学科发展、壮大的同时，也面临着诸多挑战。如：健康管理服务还未形成成熟的、可持续的商业模式；居民健康价值观还未达到接受健康管理的程度，习惯于有病时到医院看病，不习惯于有健康危险因素（如超重肥胖、吸烟、血脂偏高等）时找健康管理师进行健康干预；健康管理师应该是家庭医师团队的成员，可部分医护人员不太认同健康管理服务，认为是没有实际意义的；更为重要的是国家号召开展健康管理服务，尤其是社区卫生服务中心，国家基本公共卫生服务规范基本条目中，要求社区卫生服务中心向学龄儿童、孕产妇、中老年人、高血压、糖尿病患者提供健康管理服务，但是国家没有相应的配套政策，没有健康管理服务的收费标准、社区卫生服务机构中没有健康管理专业人员的岗位、编制，这样的基本公共卫生服务规范在现实中很难落实、落地，只能停留于口号层面。但也有一些积极的省市，为了使健康管理服务落地，在国家没有配套政策的情况下，申请地方政府制订地方法规与收费标准，这对于推动健康管理服务的开展有着非常积极的意义。另外，专业上有效的健康干预方法、工具、技术不足，科学研究、学科建设、适宜技术的开发有待提高。在健康管理学术理论和技术研究方面还有许多工作要做。

（三）健康管理的专业人才培养有待进一步规范、优化

健康管理是一门综合性的交叉学科，涉及预防医学、临床医学、管理学等领域，其中，循证医学、流行病学、生物统计学、生物信息学、健康促进（包括心理学、社会学、行为科学等）、运动学和营养学都是与健康管理密切相关的重要学科。健康管理行业的发展壮大、健康管理学科的提高都需要专业人才的培养，因此健康管理的人才培养成为行业发展、学科建设的关键。现在我国提供健康管理服务的机构有健康管理（体检）中心、社区卫生服务中心、商业健康保险公司、健康管理公司等。健康管理人才培养的主要模式有学历教育、职业人才培训（健康管理师）、工作岗位的继续教育。

三、健康管理学的市场应用与前景展望

健康管理在中国具有广泛的应用前景，它能帮助政府、医疗机构、企业、健康保险公司以及社区卫生服务中心采用一种有效的健康服务手段对个人与群体的健康进行个性化的管理，以达到有效预防疾病、节约医疗支出、提高生产力、提高国民的健康水平的良好作用。

（一）健康管理在健康体检中的应用

中国健康体检行业的市场需求旺盛，呈现井喷发展的趋势，根据健康管理蓝皮书研创团队开展的一项全国调研数据估算，2018 年全国各级各类健康管理（体检）已近 8000 家。从《中国卫生健康统计年鉴》披露的数据来看，2018 年我国体检市场健康检查人数约为 4.35 亿人次，2019 年达 4.44 亿人次，2020 年受新冠疫情影响，体检人次略有下滑。2018 年我国健康体检市场的总收入规模约 1511 亿元，2019 年健康体检市场规模达到 1717 元，同比增长 13.63%。在国家战略支持、渗透率持续提升、消费升级的推动下，目前健康体检已经成为人们发现潜在疾病及自身保健的重要手段，在人们的保健中起着重要作用。因此，每年常规做 1～2 次健康体检，已经逐渐被人们所接受。

近年来，大多数体检中心增加检后服务，积极主动进行健康跟踪、健康教育和干预，利用现代先进的科技手段如电话、邮件、短信、微信、网络等方式进行检后服务，将健康体检升级、改造为健康管理，名称也改为健康管理中心，健康管理（体检）中心已成为提供健康管理服务最主要的行业。

（二）健康管理在社区卫生服务中的应用

社区卫生服务在我国的医疗卫生体系建设中扮演着重要角色，是人民群众接受医疗卫生服务的"守门人"，也是社区发展建设的重要组成部分。社区卫生服务以基层卫生机构为主体，全科医师为骨干，合理使用社区资源和适宜技术，以老年人和慢性病患者、妇女、儿童、残疾人等为服务重点，以解决社区居民的主要健康问题，满足基本医疗卫生服务需求为目的，融预防、医疗、保健、康复、健康管理、健康教育等服务为一体，旨在提供有效、经济、方便、综合、连续的基层卫生健康服务。

结合社区卫生服务的特点和需要，健康管理可在以下三个方面提供帮助。第一，识别、控制健康危险因素，实施个体化健康管理；第二，指导医疗需求和医疗服务，辅助临床治疗、康复；第三，实现全程健康信息管理。健康管理个性化的健康评估体系和完善的信息管理系统，有望成为社区利用健康管理服务的突破点和启动点。

（三）健康管理在健康保险中的应用

健康保险 / 医疗保险是健康管理应用的一个主要领域。广泛应用健康管理服务的正是保险行业。控制投保人群的健康风险、预测投保人群的健康费用，是健康管理在其健康保险业中的主要作用。

从健康保险的经营目标看，健康管理通过提供专业化、个性化的健康管理服务，可以满足客户健康服务的需求；通过实施专业化的健康诊疗风险控制，可以降低保险公司的赔付率，扩大利润空间。从健康保险的现实需要看，健康管理涉及医疗服务全过程的管理，理想的风险控制效果，是在保险经营各环节中实现费用保障与服务保障相结合的有效手段。高水平的健康管理服务能够体现健康保险专业化经营的水准，是体现健康保险专业化经营效益和水平的重要标志。由此不难预计，不远的将来，健康管理在健康保险中将扮演越来越重要的作用。

（四）健康管理在企业中的应用

企业人群是健康管理的又一重要目标人群。根据国外的实践经验，健康管理在企业的应用主要用在企业人群健康状况评价、企业人群医疗费用分析与控制、企业人力资源分析等三个方面，其出发点及归宿点都是为了企业生产效率和经济效益的提高以及竞争力的增强。因此，除了健康效益（员工健康结果的改善和医疗费用的节约），企业的其他效益，如出勤率的提高、工作绩效的提高、士气 / 凝聚力的增强、以及员工流失率的降低等，都是企业健康管理项目期望和关注的重要结果。当前，国内越来越多的企业认识到员工健康对于企业的重要性，疾病的预防保健获得了企业广泛的关注和认同。不少企业已将员工定期体检、健康管理作为保障员工健康的一项重要举措。部分企业成立了健康管理处室。随着健康管理服务的不断深入和规范，针对企业自身的特点和需求，开展健康调查和体检后的健康干预与健康促进，实施工作场所的健康管理项目将是健康管理在企业中应用的主要方向。

（五）前景展望

随着医学研究的不断深入、预防医学和临床医学的不断进步，传统生物医学模式逐渐转变为生物 - 心理 - 社会医学模式，人们对生命和健康规律的认识趋向整体，对疾病的控制策略趋向系统，健康管理正是在这一背景下逐渐兴起的。随着我国老龄化进程加快、慢性病发病率逐年升高、国家医疗负担加剧，对健康管理的需求也在扩大，使得健康管理事业的人才培养日益紧迫。健康管理作为一门新兴学科，重点研究健康的概念、内涵与评价标准、健康风险因素监测与控制、健康干预方法与手段、健康管理服务模式与实施路径、健康信息技术以及与健康保险的结合等一系列理论和实践问题。同时，随着信息移动技术的发展，智能健康管理体系成为我国合理配置医疗资源、提高医疗健康服务，推广全民健康事业的必然选择。

在科技革命与创新的推动下，健康管理的服务范围、内容也必定会随着时间的推移而不断丰富并产生相应的服务产业。智能健康管理是健康管理未来的发展方向，它整合医疗与信息技术相关部门、企事业单位的资源，进行全面合作，通过信息化技术及健康大数据，研究健康管理信息的获取、传输、处理和反馈等技术，实现区域一体化协同医疗健康服务，建立高品质与高效率的健康监测、疾病防治服务体系、健康生活方式与健康风险评价体系，进行健康评价、制订健康计划、实施健康干预等过程，达到改善健康状况，防治常见和慢性疾病的发生和发展，提高生命质量，降低医疗费用的目的，最终实现全人、全程、全方位的健康管理。

（王培玉　唐世英　刘爱萍）

思 考 题

1. 临床医护人员为何要开展临床预防？
2. 健康管理的基本步骤是什么？
3. 健康管理的常用服务流程是什么？
4. 健康的概念包括哪几个维度？
5. 健康管理学科与职业为何在我国兴起并快速发展？
6. 健康管理的基本策略是什么？

第二十三章

健康相关行为干预

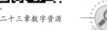

🔍 学习目标

1. **知识**：定义行为、健康相关行为、健康素养、健康教育与健康促进的概念。列举影响健康行为的主要因素。列举健康促进的涉及的 5 大行动领域和基本策略。列举 5A 模式的基本步骤。
2. **能力**：能够根据促进健康的行为与危害健康的行为的特点，区分这两类行为的分类。总结健康教育与健康促进的关系。概括知信行模式、健康信念模式、阶段变化理论和社会认知理论的要点。说明知信行模式、健康信念模式、阶段变化理论和社会认知理论的局限性。概括健康咨询的基本原则。
3. **素养**：综合运用健康行为改变理论在临床场所帮助患者改变行为。

　　健康相关行为在疾病的发生发展中起着重要作用。健康的行为生活方式是促进健康、获得更长期望寿命的重要保障。而不健康的行为生活方式与慢性病的关系密切，绝大多数慢性病都与吸烟、过量饮酒、缺乏身体活动和不合理膳食（过多摄入饱和脂肪酸、精制糖、食盐，水果蔬菜摄入不足）密切相关。通过健康咨询对行为干预是临床预防服务与健康管理的主要内容之一，也是临床预防服务与健康管理最重要的干预措施。

第一节　概　述

　　人类的行为表现丰富多彩，变化万千，但也有其自身规律。为了帮助人们的行为向有利于健康的方向转变，就必须了解人类行为的基本特点及主要影响因素。

案例 23-1

　　《中国居民营养与慢性病状况报告（2020 年）》显示：我国城乡居民脂肪供能比持续上升；人均每日烹调用盐和用油量仍远高于推荐值；蔬菜、水果、豆及豆制品、奶类消费量不足；儿童青少年经常饮用含糖饮料问题已经凸显；15 岁以上人群吸烟率、成人 30 天内饮酒率超过 1/4，身体活动不足问题普遍存在。城乡各年龄组居民超重肥胖率继续上升，有超过一半的成年居民超重或肥胖，6 ～ 17 岁、6 岁以下儿童青少年超重肥胖率分别达到 19% 和 10.4%。高血压、糖尿病、高胆固醇血症、慢性阻塞性肺疾病患病率和癌症发病率与 2015 年比有所上升。

问题：

1. 请简述健康相关行为的概念及其分类。

2. 我国居民中主要存在哪些危害健康的行为？

3. 哪些因素会影响健康行为？

一、行为与健康相关行为的概念

1. 行为（behavior） 是指在内外环境刺激下有机体为适应环境所产生的反应，也是有机体为维持个体生存和种族延续，在适应不断变化的环境中所做出的反应。

2. 人类行为（human behavior） 是人类在内外环境影响下所引起的内在生理和心理的变化以及外在的能动反应，是指具有认知、思维能力并有情感、意志等心理活动的人对内外环境因素刺激所做出的能动反应。人类行为是内外环境刺激的结果，又会反过来对内外环境产生影响。

人的行为可以分为外显行为与内隐行为。外显行为是可以被他人直接观察到的行为，如言谈举止。内隐行为是不能被他人观察到的行为，需要通过测量及观察外显行为来间接了解，如意识、思想等心理活动。

从行为的产生来看，可把人类行为分为本能行为和习得行为（社会行为）两大类。本能行为是人类与生俱来的，建立在人体生理活动基础上，由其生物属性决定，是人的生物遗传信息作用的结果，如摄食行为、性行为、睡眠行为和防御行为。习得行为或社会行为是人们为了适应不同的社会环境通过学习而形成的行为，如工作行为、人际交往行为等。

根据行为的可改变性，可把人类行为分为高可改变行为和低可改变行为。高可改变行为是与人的本能、文化习俗关系不大，刚刚发生、环境不支持的行为。青少年尝试吸烟行为、公共场所吸烟、婚外性行为、静坐生活方式等均为高可改变行为。低可改变行为是与人的本能、文化习俗密切相关，持续较久已形成习惯且没有成功改变先例的行为。酒精依赖、吸毒等成瘾性行为、长期吸烟和高盐饮食习惯等均属于低可改变行为。但是只要干预方法得当，干预技术适宜，持续时间足够长，干预频率足够多，所有后天习得的行为都是可以改变的。

3. 健康相关行为（health related behavior） 广义而言，健康相关行为包括个体或群体可观察到的外显行为，以及不可观察到的内隐行为，是指人类个体和群体与健康和疾病有关的行为。按行为对行为者自身和他人健康状况的影响，健康相关行为可分为促进健康行为和危害健康行为两大类。

（1）促进健康行为（health promoted related behavior）：是人们为了保护和促进自身及他人健康所主动采取的行为。促进健康行为的特征包括：①有利性：行为有利于自身和他人健康；②规律性：行为有规律地发生，不是偶然行为；③适宜性：行为强度大小适宜，有理性控制，无明显冲动表现；④和谐性：个体的行为表现与其所处的环境和谐，即个体能根据整体环境随时调整自身行为；⑤一致性：个体的行为表现与其内在的心理情绪一致，没有冲突。

促进健康行为可分为 5 大类：①日常健康行为：指日常生活中一系列有益于健康的基本行为，如合理营养、充足的睡眠、适量运动、饭前便后洗手等。②避开环境危害行为：这里的环境危害包括人们生活和工作的自然环境与心理社会环境中各种健康有害因素。以积极或消极的方式避开这些环境危害即属于这类行为。如离开污染的环境、不接触疫水、采取措施减轻环境污染、积极应对各种引起心理应激的紧张生活事件等。③戒除不良嗜好：不良嗜好指的是对健康有害的个人偏好，如吸烟、酗酒与滥用药物等。戒烟、戒酒、戒毒与不滥用药物等属于戒除不良嗜好行为。④预警行为：指对可能发生的危害健康的事件预先采取预防措施从而预防事故发生，以及能在事故发生后争取处置的行为。如驾车系好安全带，火灾、溺水、车祸等意外事故发生后的自救与他救行为。⑤合理利用卫生服务：有效、合理地利用现有卫生保健服务，以实现三级预防，维护自身健康的行为，包括定期体检、预防接种、患病后及时就诊、遵从医嘱、积极配合医疗护理、保持乐观情绪、积极康复等。

（2）危害健康行为（health-risky behavior）：指偏离个人、他人乃至社会的健康期望，客观上不利于健康的一组行为。其主要特征为：①习得性：危害健康的行为都是在个体后天的生活经历中学会的。②稳定性：行为非偶然发生、有一定的强度，维持需保持相当长的时间。③危害性：行为对个体、他人的健康有直接或间接的危害。

危害健康行为可分为 4 类：①不良生活方式：生活方式（life style）是指一系列日常活动的行为表现形式。生活方式一旦形成，行为者一般不必消耗很多心智体力，就会自然而然地去做的日常活动。不良生活方式则是一组习以为常的、对健康有害的行为习惯，包括能导致各种成年期慢性退行性病变的生活方式，如吸烟、酗酒、缺乏身体活动、不良饮食习惯等。②致病性行为模式：是导致特异性疾病发生的行为模式，如 A 型行为模式和 C 型行为模式。A 型行为模式是一种与冠心病密切相关的行为模式，其特征往往表现为雄心勃勃，争强好胜，一般对工作十分投入，工作节奏快，有时间紧迫感。这种人的警戒性和敌对意识较强，具有攻击性，勇于接受挑战并主动出击，而一旦受挫就容易不耐烦甚至恼羞成怒。有关研究表明，具有 A 型行为者冠心病发生率、复发率和死亡率均显著高于非 A 型行为者。C 型行为模式是一种与肿瘤发生有关的行为模式，其核心表现是情绪过分压抑和自我克制，爱生闷气，表面善忍而怒火中烧。研究表明 C 型行为者宫颈癌、胃癌、结肠癌、肝癌、恶性黑色素瘤的发生率较高。③不良疾病行为：疾病行为指个体从感知到自身有病到疾病康复全过程所表现出来的一系列行为。常见的不良疾病行为表现形式有疑病、瞒病、恐病、讳疾忌医、不及时就诊、不遵从医嘱、求神拜佛、自暴自弃等。④违规行为：即违反社会法律、道德的危害健康行为。这些行为既直接危害行为者个人健康，又严重影响社会健康与正常的社会秩序。如吸毒可直接产生成瘾的行为，导致吸毒者身体的极度衰竭，静脉注射毒品还可能感染乙型肝炎和艾滋病等传染病。多性伴的不安全性行为可能导致意外怀孕，感染艾滋病等性传播疾病。

二、影响健康行为的因素

行为的形成和改变是人类自身遗传因素、环境因素和学习因素相互作用的结果。影响人类健康行为的因素可以归纳为三大类：倾向因素、促成因素和强化因素。

1. 倾向因素（predisposing factor）　指为行为改变提供理由或动机的先行因素。倾向因素先于行为，又被称为动因因素或前置因素，是产生某种行为的动机、愿望，或是诱发某种行为的因素。包括知识、态度、信念和价值观、行为动机与意向等，也包括个人技能。在患者教育中传授相关疾病的知识、提升患者自我管理的技能和自信是促使行为发生的基础。例如，在糖尿病患者的饮食教育中，患者要掌握控制总热量、低升糖指数食物等知识，更要掌握如何计算总热量、如何分配和搭配食物的技能。

2. 促成因素（enabling factor）　又称实现因素，是指促使某种行为动机或愿望得以实现的因素，即实现某行为所必需的技术和资源，包括保健设施、医务人员、诊所、医疗费用、交通工具、保健技术；政府的重视与支持、法律政策等。例如，慢性病患者的服药依从行为，除了与个人的认知心理因素、周围人的强化有关外，也与医疗保险有关，医疗保险不报销的药品可能由于经济因素会导致依从性较低，服药依从性甚至与每次就诊能开出来的药量有关，如果每次药量很少，需要频繁就诊，在一定程度上会降低服药依从性。

3. 强化因素（reinforcing factor） 又称加强因素，是激励行为维持、发展或减弱的因素。强化因素既包括正向的强化因素，如朋友对某些健康行为的肯定；也包括负向的强化因素，如对不健康行为的批评、谴责，甚至惩罚措施均可对改变不利于健康的行为发挥一定的作用。

强化因素可以分为躯体因素、心理因素、经济因素和社会因素。例如，吸烟的人戒烟后，咽炎得以缓解，躯体方面感觉舒适，是躯体强化因素；而戒烟后得到了家人的赞许，是心理强化因素；因为戒烟省下了经济开支，是经济强化因素；此外，戒烟后可能会失去原有的一些"烟友"，对戒烟行为是一个负向的强化因素，也是社会强化因素。

倾向因素、促成因素和强化因素对健康行为的影响，都反映了人的行为受到多个层次不同因素的影响。例如，倾向因素往往和个人的认知、态度、技能有关，但也受到家庭和社会环境的影响。促成因素可能更多来自社会资源。强化因素可以来自自我激励，也可以来自家庭或组织。健康行为的发生发展受到多个水平的因素影响，即个体水平、家庭、朋友等人际水平；组织、群组水平；社区、社会水平。同时，这些因素和水平间存在相互联系，即人的行为与环境是相互作用的。

三、健康教育与健康促进

（一）健康教育

1. 健康教育定义 健康教育（health education）是有计划地应用循证的教学原理与技术，为学习者提供获取科学的健康知识、树立健康观念、掌握健康技能的机会，帮助人们做出有益于健康的决定和有效且成功地执行有益健康的行为与生活方式的过程。其目的是消除或减少影响健康的危险因素、预防疾病、促进健康和提高生活质量。从医学角度看，健康教育是对人们健康知识、技能和行为教育，从而解决健康问题，保护和促进健康的过程。从教育的角度看，健康教育是人类教育的一部分，其实质是把人类有关医学和健康科学的知识和技术转化为人们的健康素养和有益于健康的行为的过程，也是医学和健康科学通过教育活动进行社会化的过程。

健康教育过程包括五个环节：①教学者：可以是学校里的健康教育教师、医学或卫生专业人员、社会工作者等。②健康相关信息：包括在人的一生中从生长发育、养生保健、疾病和伤害预防、健康筛查、疾病治疗、管理和康复等健康相关主题。科学地选择健康相关信息的原则首先必须确保信息的正确性，对提升人们的健康是有益的；其次是证据充分，要选择有循证结论的健康相关信息；最后是要适合学习者的需求。③教学活动：主要包括个体咨询、指导，人际和小组活动，课堂讲授、培训、训练，各种媒体的传播等；从广义上看，一切有目的、有计划的健康知识传播、健康技能传授或健康相关行为干预活动都属于健康教育范畴。④学习者：可以是个人和一个团体，或没有确定边界的人群。健康教育强调教学者和学习者之间的沟通和活动，且通过健康教育让目标人群养成为了自身健康而能终身学习的习惯。⑤效果：健康教育的目的是通过开展教育活动，提高健康素养，增强人们自身的健康决策能力，做出有益于健康的理智选择，从而养成有益于健康的生活方式，激发对社区健康议题的重视和参与改善健康的社区行动，从而维持、促进和改善个人和社区的健康。

2. 卫生宣教   健康教育的实质是有计划、有组织、有评价的教育活动和过程,这就与传统意义上的卫生宣教有着较大的差别。卫生宣教通常是指卫生知识的单向传播,其特点是:宣传对象比较泛化,不注重反馈信息和行为改变效果,主要实际效果侧重于改变人们知识结构和态度。而健康教育具有对象明确、双向传播为主、注重反馈和行为改变效果等特点,是卫生宣教在内容上的深化、范围上的拓展和功能上的扩充。当前卫生宣教多作为健康教育的一种重要手段。

3. 健康素养(health literacy)   是在进行与医疗服务、疾病预防和健康促进有关的日常活动时,获取、理解、评价和应用健康信息来做出健康相关决定以维持或提高生活质量的知识、动机和能力。健康素养是可以通过后天培养训练和实践而获得的,包含听、说、读、写和计算等一系列对人维持健康产生影响的能力。健康教育是提高健康素养的主要手段。

(二)健康促进

1. 健康促进定义   世界各国的健康教育实践经验表明,行为改变是长期的复杂的过程,许多不良行为生活方式仅凭个人的主观愿望仍无法改变,要改变行为必须依赖于支持性的健康政策、环境、卫生服务等相关因素。单纯的健康教育理论在许多方面已无能为力,已经满足不了社会进步与健康发展的新需要,在这种情况下,健康促进开始迅速发展。

世界卫生组织(WHO)将健康促进(health promotion)定义为"健康促进是促进人们维护和提高他们自身健康的过程,是协调人类与他们环境之间的战略,规定个人与社会对健康各自所负的责任"。美国健康教育学家格林(Lawrence W. Green)指出:"健康促进是指一切能促使行为和生活条件向有益于健康改变的教育与环境支持的综合体"。其中环境包括社会的、政治的、经济的和自然的环境,而支持指政策、立法、财政、组织、社会开发等各个系统。1995年WHO西太区办事处发表的《健康新视野》(New Horizons in Health)指出:"健康促进是指个人与其家庭、社区和国家一起采取措施、鼓励健康的行为,增强人们改进和处理自身健康问题的能力。"健康促进的基本内涵包含了个人和群体行为改变,以及政府行为(社会环境)改变两个方面,并重视发挥个人、家庭、社会的健康潜能。

2. 健康促进的行动领域   1986年在首届国际健康促进大会通过的《渥太华宣言》中明确指出,健康促进涉及5大行动领域。

(1)建立促进健康的公共政策:公共政策是指由政府负责制定且影响公众利益的政策。健康促进的含义已超出卫生保健的范畴,它强调了政府决策对健康问题的影响,重申政府在促进公众健康中的责任,要求不同层面和各个部门,尤其是非卫生部门的决策者,以"大健康和大卫生"为指导,把健康列入自己部门的议事日程,将健康融入所有政策。在制定公共政策时要确保该政策应有益于公众的健康,至少不得对公众的健康有害。健康公共政策包括在不同层面上制定的法令、规章和规范。健康公共政策的实施将有助于保护社区、家庭和个人远离危险因素,寻求如何实现资源的平等分配,以实现健康的公平性,便于人们做出最利于健康的选择。

(2)创造健康支持环境:是指在促进人群健康的过程中,必须使物质环境、社会经济和政治环境都有利于健康,保证环境与人类的协调和可持续发展。健康促进通过为人们创造安全的、满意的和愉快的生活和工作条件,人们在这样的环境下培养良好的行为生活方式,同时通过系统地评估快速变化的环境对健康的影响,以保证社会和自然环境有利于健康的发展。

(3)加强社区行动:通过具体和有效的社区行动,如确立优先问题、做出决策、设计策略及其实施和评价,达到更健康的目的。加强社区行动的核心是社区增权,它是指通过人们的集体决策和行动,更大地影响和控制他们所在社区决定健康与生活质量的因素。社区增权通过动员群众参与解决健康问题的决策过程,可以保证决策的有效性,消除社区成员的无助感和失落感，从而促进社区乃至社会的进步。此外，社区增权的重要性还在于人的行为受社会力量的支配，因此，要改变个人的行为，必须要改变其社会条件，使个人通过参与集体行动和制订有效策略使行为得到强化，从而提高个人有关健康的权利和责任的意识，加强个人保健、发展个人能力和健康的行为生活方式，而不是简单地把个人行为生活方式归咎并责怪于该行为本人。

（4）发展个人技能：健康促进通过健康教育，提升人们的健康素养、提高生活技能和参与创建支持性环境，来支持个人和社会的发展。发展个人技能，也就是个体层面的增权，这不仅是让个人学习一种健康的生活技能，更应使大众能更有效地维护自身的健康和生存环境，并自主地做出有利于健康的选择，从而影响人们对生活方式的选择。此外，通过健康素养的提高和赋权更能使人们终身学习，了解人生中各个阶段的健康特点，掌握处理慢性病和伤害的方法，做出符合自身的健康选择，塑造自主自律健康行为，最终促进健康。学校、家庭、工作单位和社区都要帮助人们做到这一点。

（5）调整卫生服务方向：卫生部门是健康促进的关键倡导者，卫生服务是健康社会决定因素之一。调整卫生服务方向的目的是更为合理地解决资源配置问题，改进服务质量和服务内容，提高人们的健康水平。卫生系统和卫生服务方向的重新调整，就是要使之满足健康促进和疾病预防的需求，从以供给为导向的片段化模式转变为以人群的社区为中心的卫生服务，加强社区卫生服务、疾病预防和健康促进的服务和体系建设，让最广大的人群受益；同时，需要调整政府部门内部和政府部门间的工作关系，以实现全民健康覆盖体系中的健康改善和公平性的最优化。健康促进中的卫生服务责任由个人、社会团体、卫生专业人员、卫生部门、工商机构和政府等共同分担。他们必须共同努力，建立一个有助于健康的卫生保健系统。

3．健康促进的基本策略　健康促进的上述 5 大行动中，主要采取如下 4 项基本策略。

（1）倡导：是指提出有益的观点和主张，并尽力争取其他人给予支持的一种社会活动。包括政治和文化在内的社会因素、自然环境因素、行为和生物因素等都有可能对健康产生有益的或有害的影响。健康促进通过倡导，游说制定健康的公共政策，动员社会共同关心健康和参与有益健康的活动，促使人们做出共同努力，主动控制和改变上述影响因素，实现健康共治，使之朝着有利于健康的方向发展。

（2）增强能力：是指增强人们控制健康决定因素的能力，与上面介绍的增权意义相近，包括健康素养的提高以及在健康方面做出正确选择和决定的能力。人们通过增强控制健康决定因素的能力，并能够平等地得到资源和健康的机会，才能在保护和促进健康方面提升责任感、归属感、获得感和自主自律意识，最终采取有益于健康的决定和行动。

（3）协调：仅靠卫生部门不能完全控制健康的影响因素，需要协调利益相关方，建立伙伴关系，共同努力，才能实现健康的愿望。政府机构、卫生部门和其他社会经济部门、非政府组织和志愿者组织、地方权威机构、企业和媒体等都是利益相关方，个人、家庭和社区成员都应该参与进来。为了促进健康，专业人员、社会机构和卫生服务人员应承担社会协调的责任。在进行社会协调时，要使健康促进的策略和项目符合本地区的实际需要，并应考虑不同的社会、文化和经济部门对这些策略和项目的接受程度。

（4）健康共治：健康共治属于治理的范畴。治理与统治和管制不同，它是使相互冲突或不同的利益得以调和并且采取联合行动的持续的过程，是一种由共同的目标支持的活动，这些管理活动的主体可以不是政府，也不一定必须依靠国家的强制力量来实现。根据治理的原理，健康共治是指各级政府及其相关部门以整个政府和全社会的方式引导社会组织、企业和公众为了健康和福祉共同采取的行动。健康共治是健康公共政策和健康融入所有政策的进一步扩展。在健康促进的发展进程中，最早是强调"部门联合行动"，然后到《渥太华宪章》提出的"健康的公共政策"，再到第八届全球健康促进大会的《赫尔辛基宣言》提出的"健康融入所有政策"；在第九届全球健康促进大会上，《上海宣言》提出了"健康共治"，强调"整个政府和全社会的路径"来应对当今社会所面临的健康问题和挑战，突出全球、国家、地方和社会事务的共治，并为此构建多元主体共同参与的平台，完善多元主体平等协商的机制，从而激发社会活力，实现全体人民的健康和福祉的最终目的。

4. 健康教育与健康促进的关系　健康促进包括健康教育，是健康教育发展到一定阶段的产物，而健康教育是健康促进策略中最活跃的一部分。健康促进实质上是政治和社会运动，通过健康共治，制定和实施健康的公共政策和动员全社会的参与，来营造健康的支持性环境，使"健康选择成为每个人既方便又实惠的选择"。而健康教育是帮助个体和群体掌握健康知识和技能，提高健康素养等内化的作用，促进增权，做出"健康的选择"，提高自我保健能力，养成有益于健康的行为生活方式的过程。健康教育是健康促进的重要策略和方法之一，是重要的基础和先导，融合在健康促进的各个环节之中。一方面健康教育在促进行为改变中起重要作用，另一方面健康教育对激发领导者拓展健康教育的政治意愿，促进群众的积极参与，促成健康促进的氛围的行为有着重要的作用，因此离开了健康教育，健康促进就成为无源之水，无本之木。同时，政府的承诺、政策、法律、组织等社会支持条件和社会、自然环境的改善对健康教育是强有力的支撑，而健康教育若不向健康促进发展，其作用就会受到极大限制。

第二节　常用的健康行为改变理论

在实际工作中并不是所有的健康教育干预活动都能取得成功。因为行为是一种复杂的活动，生活方式更是已经形成的行为定型，行为与生活方式的改变是一个相当复杂、艰苦的过程，只有对目标行为及其影响因素有了明确的认识时，健康教育活动才有可能达到预期的目的。因此需要研究人们的健康相关行为与生活方式形成、发展和改变的规律，为采取有针对性的健康教育干预措施提供理论指导。

目前在国内外应用于健康教育与健康促进的健康相关行为理论可分为 3 个层次。①应用于个体水平的理论：主要针对个体对象在行为改变中的心理活动来解释、预测健康相关行为并指导健康教育干预活动。如知信行模式、健康信念模式、阶段变化理论、理性行为理论和计划行为理论等。②应用于人际水平的理论：如社会认知理论、社会网络与社会支持、紧张和应对互动模式等。③应用于社区和群体水平的理论：如创新扩散理论、社区组织和社区建设理论等。

在实际工作中，任何一种理论都不可能适用于所有情况。因此，应针对不同的健康问题、不同的目标人群、不同的行为危险因素、不同的背景条件，创造性地综合运用理论来指导实际工作，使健康干预活动取得最佳效果。下面分别介绍知信行模式、健康信念模式、阶段变化理论和社会认知理论。

案例　23-2

某患者，男性，45 岁，有 25 年的吸烟史。因近期头晕头痛前来某医院就诊。通过问诊了解到，患者父亲早年因脑卒中病故。患者自觉吸烟使自己咳嗽增多。检查发现血压 160/100 mmHg，胸部 X 线片显示肺纹理增多。

问题：

1. 根据健康信念模式，结合患者实际情况，如何说服患者戒烟？
2. 根据阶段变化理论，如何为患者提供戒烟帮助？

一、知信行模式

知信行是知识、信念和行为的简称，知信行（knowledge，attitude，belief，and practice，KABP 或 KAP）模式的基础是认知理论和动机理论等。该模式很直观地将人的行为改变分为获取知识、产生信念及形成行为 3 个连续过程，可用知→信→行表示。此过程可进一步细化为图 23-1。

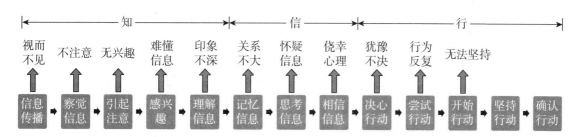

图 23-1　知信行转变的心理过程

知信行模式认为：卫生保健知识和信息是建立积极、正确的信念与态度，进而改变健康相关行为的基础，而信念和态度则是行为改变的动力。只有当人们了解了有关的健康知识，建立起积极、正确的信念与态度，才有可能主动地形成有益于健康的行为，改变危害健康的行为。该理论认为行为的改变有两个关键步骤：确立信念和改变态度。以戒烟为例，吸烟作为个体的一种危害健康的行为已存在多年，并形成了一定的行为定式。要改变吸烟行为，使吸烟者戒烟，首先需要使吸烟者了解吸烟对健康的危害，戒烟的益处以及如何戒烟的知识，这是使吸烟者戒烟的基础。具备了知识，吸烟者通过思考加强了对保护自己和他人健康的责任感，才会进一步形成吸烟有害健康的信念，对戒烟持积极态度，并相信自己有能力戒烟，这标志着吸烟者已有动力去采取行动。

但是，从接受知识到改变行为，仍然是一个漫长而复杂的过程，有很多因素可能影响知识到行为的顺利转化，任何一个因素都有可能导致行为形成或改变的失败。知、信、行三者间的联系并不一定导致必然的行为反应。知识是行为改变的必要条件，但不是充分条件，只有对知识进行积极的思考，才有可能逐步上升为信念，产生行为动机。在健康教育促使人们形成健康行为或改变危害健康行为的实践中，常常遇到"知而不信""信而不行"的情况，"知而不信"的可能原因在于所传播信息的可信性、权威性受到质疑、感染力不强，不足以激发人们的信念；"信而不行"的可能原因在于人们在建立行为或改变行为中存在一些不易克服的障碍，或者需要付出较大的代价，这些障碍和代价抵消了行为的益处，因此不产生行动。例如，很多人明知吸烟有害健康且明确表示不希望自己的孩子吸烟，但自己仍难以戒烟。

知信行模式直观明了，应用广泛。该模式假定：传播健康信息给干预对象，可以改变其信念和态度，并进而改变其行为。但在知信行模式的假定中缺少对干预对象的行为及其影响因素进行深入的分析，所以知信行模式指导健康教育实际工作的作用比较有限。只有全面掌握知、信、行转变的复杂过程，才能及时、有效地消除或减弱不利影响，促进形成有利环境，进而达到改变行为的目的。

二、健康信念模式

健康信念模式（health belief model，HBM）是运用社会心理学方法解释健康相关行为的理论模式。该模式的核心概念是感知（perception），指对相关疾病的威胁和行为后果的感知，即健康信念。前者依赖于疾病易感性和疾病严重性的感知，后者包括对行为改变的有效性及实施行为遇到的障碍的感知。该理论认为信念是人们采纳有益于健康行为的基础，人们如果具有与疾病、健康相关的信念，他们就会采纳健康行为，改变危害健康的行为。人们在决定是否采纳某健康行为时，首先要对疾病的威胁进行判断，然后对预防疾病的价值、采纳健康行为对改善健康状况的期望和克服行动障碍的能力做出判断，最后才会做出是否采纳健康行为的决定。

在健康信念模式中，是否采纳有益于健康的行为与下列因素有关：

1. 感知到威胁（perceived threat）　即对疾病威胁的感知，由对疾病易感性的感知和对疾病严重性的感知构成。对疾病易感性和严重性的感知程度高，即对疾病威胁的感知程度高，是促使人们产生行为动机的直接原因。

（1）感知到易感性（perceived susceptibility）：指个体对自身患某种疾病或出现某种健康问题的可能性的判断。其尺度取决于个人对健康和疾病的主观感觉。如某些疾病发病率高，流行范围广，易感性的感知就强。人们往往对遥远的、可能性不大的危害不予关注。如吸烟与肺癌、冠心病、脑卒中、慢阻肺等慢性病有关，而年轻的吸烟者认为肺癌要到老年才发生，对易感性的感知度低而不采取戒烟行为。人们越是感到自己患某疾病的可能性大，越有可能采取行动避免疾病的发生。所以如何使人们结合实际对疾病或危险因素的易感性做出正确判断，形成易感性的信念是健康教育成败的关键点之一。

（2）感知到严重性（perceived severity）：指个体对自己罹患某种疾病、暴露于某种健康危险因素或对已患疾病不进行控制与治疗可导致后果的感知。首先是对疾病引起躯体健康不良影响的判断，如疼痛、伤残和死亡；其次是对疾病引起的心理和社会后果的判断，如形象、经济负担（失业）、工作烦恼（失业）、人际关系（夫妻不和谐）、社会舆论与歧视等严重性的感知，由此产生害怕情绪。如果个体认识到某种疾病后果严重，就会采取积极的行动，改变不健康的行为和生活方式，建立有益于健康的行为模式，防止严重健康问题的发生。

人们对容易发生的、症状严重的、病死率高的疾病后果往往更加重视，如艾滋病、SARS。而对高血压、血脂异常、高尿酸血症的威胁性感知度很低。

2. 行为评价　行为评价（behavioral evaluation）是指对采纳某种健康行为益处和障碍的感知，也就是对采纳或放弃某种行为后能带来的益处和障碍的主观判断。

（1）感知到益处（perceived benefits）：也称有效性，是指个体对采纳某种健康行为或放弃某种危害行为后，能否有效降低罹患某种疾病的危害性或减轻疾病后果的判断，包括该疾病或减轻病痛及减少疾病产生的社会影响等。一般而言，人们认识到采纳健康行为的益处，或认为益处很多，则更有可能采纳该行为，并有坚持行动的努力和目标。

（2）感知到障碍（perceived barriers）：指个体在采纳健康行为过程中对困难和阻力的感知，包括克服这些困难与阻力的有形成本与心理成本。这是一种价值判断，如花费大、痛苦多、个人爱好难以割舍、与日常生活习惯有冲突等，对这些障碍都应有清醒的认识，心理准备与应对方式的思考对行为改变有益处。研究表明，对行为改变过程中存在的困难有足够的认识，才能在思想上和应对策略上做好准备，这样健康行为的养成才有把握成功。但感觉到障碍过多，会阻碍个体对健康行为的采纳。例如在减重的漫长进程中，会遭遇意志力、控制力、美食诱惑及社交性酬等问题。在健康教育过程中对这些问题都应明确指出，有助于克服。

上述四个主要变量（易感性、严重性、益处和障碍）组成了健康信念模式的原始模式。该模式认为个体仅认识到疾病的危害和严重性还不够，只有意识到自己在放弃危险行为上所付出的代价确实能取得预防效果，个体才会有意愿，并有明确的行为方式和路线，才有采纳健康行为的可能性。

3. 提示因素（cues to action） 也称行动线索或行动诱因，是指激发或唤起个体采取行动的"导火线"或"扳机"，是健康行为发生的决定因素，是诱发健康行为发生的因素。在健康信念原始模式中，提示因素既可以是内在诱因，也可以是外在诱因。内在诱因，如身体疼痛、生理的不适症状等；外在诱因，如通过大众传媒的健康宣传教育、医生建议采纳健康行为、家人和团体的帮助和鼓励、家人或朋友患有此种疾病等。一般来讲，提示因素可以是事件、人或事，这些都有可能诱发个体采纳健康行为。如对于乳腺癌筛查行为来讲，健康日的相关宣传单、亲友和同事的筛查经验、医院悬挂的宣传条幅、街头发放的宣传册、电子展屏等，都有可能成为女性接受乳腺癌筛查行为的提示因素。提示因素越多，权威性越强，个体采纳健康行为的可能性越大。

4. 自我效能（self-efficacy） 是用来描述个人相信自己在某种行为问题上执行能力的术语。健康信念模式中，自我效能是指个体对自己成功实施或放弃某种行为能力的自信，也就是个体对自己控制内外因素而成功采纳健康行为能力的正确评价和判断，并取得期望的结果。自我效能高的人，更有可能采纳并坚持所建议的有益于健康的行为。

5. 社会人口学因素 社会人口学因素包括年龄、性别、民族、人格特点、社会阶层、同伴影响，以及个体所具有的疾病与健康知识。具有卫生保健知识的人更容易采纳健康行为。对不同类型的健康行为而言，不同年龄、性别、个性特征的人采纳行为的可能性相异。

根据HBM的理论假设，个体是否采纳或放弃某种健康行为取决于其是否具有以下条件：①认识到自己面临某个负性健康结果风险较高，这一负面结果是对自己的健康和利益（经济、家庭、社会地位、形象等）威胁严重，而且这种威胁确实存在。②产生一个正面的积极期望，即希望能够避免负性健康结果发生的信念。③相信如果采纳专业机构或人员推荐的某种行为，将能避免发生负性健康结果。④具有较高自我效能，相信自己能够克服困难，坚持采纳所推荐的健康行为就能获得成功。这4个要素构成了健康信念模式的基本框架（图23-2）。

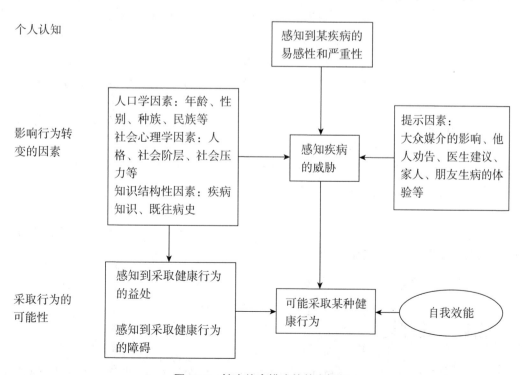

图 23-2　健康信念模式的基本框架

HBM 模式广泛应用于预测各种与健康有关的行为，在帮助设计健康教育调查研究、问题分析及指导行为干预方面也具有很好的应用价值。该模式具有如下优点：①HBM 结构简单，模型容易实施、应用和检验，理论框架实用；②模式结构清晰，充分考虑了社会心理因素对行为的影响；③模型的所有构成要素是健康行为的独立预测指标，即通过态度和信念能较好地解释和预测健康相关行为；④随着模式不断发展与完善，模型涉及的影响因素不断细化，越来越适用于健康教育发展的实践需要；⑤提高了健康教育方式的个性化，可根据个体的健康信念高低来选择教育内容和教育计划，避免了对所有个体采取千篇一律的健康教育方式；⑥通过对促进因素和制约因素的评估，选择有效的教育方式，提高健康教育质量，从而取得个体的配合，自觉自愿地参与其中。

HBM 的局限性包括：①模型没有明确地指出各变量之间的关系，变量的组合无明确的规划。然而，该局限也可以被看作优势，因为缺乏严格的规划为变量的组合提供了灵活性，使得 HBM 具有较强的适应性。②在健康行为干预的研究和应用中发现该理论模式的各变量预测能力较低（平均低于 21%）。③由于涉及因素较多，使模式的效度和信度检验较困难。④HBM 强调患者对疾病易感性的认知、对疾病严重性程度的认知等，这有可能违反保密原则，造成或加重患者不必要的心理紧张。⑤该模式是运用社会心理学方法解释健康相关行为的理论模式，但是未考虑其他可能影响行为的因素，如社会道德准则因素。此外，近年来研究者对 HBM 理论存在较多争论：①对疾病严重性的感知与 HBM 理论假设存在矛盾，如艾滋病的筛查，个体对其严重性感知程度越高越不愿意接受 HIV 抗体检测。②HBM 理论假设所有个体具有自主选择特定行为的机会，但在某种情况下并不适用，如安全套的使用，由于男女关系没有完全平等，并非所有女性都能自主选择安全性行为。

微整合

临床应用

5R 动机干预

5R 动机干预是在健康信念模式理论指导下，用于提高戒烟动机的干预策略。

相关性（relevance）：使吸烟者认识到戒烟与其密切相关，越个体化越好。如其目前的健康状态或发生某种疾病的风险、家庭或周围环境、年龄、性别等。

风险（risk）：使吸烟者认识到吸烟的潜在健康危害，建议其戒烟并强调那些与其最密切相关的健康危害。

益处（rewards）：使吸烟者认识到戒烟的益处，突出说明那些和吸烟者最可能相关的益处，并强调任何年龄戒烟都可以获益，但戒烟越早获益越大。

障碍（roadblocks）：使吸烟者认识到在戒烟过程中可能遇到的障碍以及可以为其提供的治疗手段（如咨询和药物）。典型的障碍包括：戒断症状，对戒烟失败的恐惧，体重增加，缺少支持，抑郁，吸烟冲动，周围吸烟者的影响，缺乏有效的戒烟治疗知识。

反复（repetition）：利用每次与患者接触或者沟通的机会，反复加强戒烟动机的干预，不断鼓励吸烟者积极尝试戒烟。每次可以选择不同的角度。

三、阶段变化理论

1982 年，美国心理学家 Prochaska 和 DiClemente 首次提出转变行为分阶段理论模型

(transtheoretical model and stages of change，TTM），也称为行为改变的阶段模式（stages of change model），TTM 描述和解释了吸烟者在戒烟过程中行为变化的各个阶段以及在每个阶段主要的变化过程。该理论的主要依据是人的行为变化是一个过程而不是一个事件，而且每个改变行为的人都有不同的需要和动机，只有针对其需要提供不同的干预帮助，才能促使教育对象向下一阶段转变，最终采纳有益于健康的行为。

阶段变化理论把行为转变分为 5 个阶段，对于成瘾行为来说，还有第 6 个阶段即终止阶段。

1. 无打算阶段（precontemplation） 指在最近 6 个月内，没有考虑改变自己的行为，或者有意坚持不改变。个体处于此阶段的原因在于无法预知自己行为的结果或者对结果麻木不仁，甚至有诸多理由为自身的行为辩解。原因之一可能是从未被告知该行为会有不良后果；原因之二是曾经多次尝试变化却一再失败而泄气，甚至对自己的能力感到失望，甚至避免去思考、谈论或关注与该行为相关的任何信息。在传统的行为治疗或健康干预中，他们属于动机缺乏群体，会对行为干预产生抵触，或不愿意接受治疗及参加健康管理与健康促进项目。

2. 打算阶段（contemplation） 指在最近 6 个月内有改变行为的意向阶段。处于此阶段的个体，已经开始意识到问题的存在及其严重性，意识到改变行为可能带来的好处，但对于行为改变可能遇到的困难仍有强烈感受，知道改变行为需要付出代价。因此在好处和代价之间权衡，处于犹豫不决的矛盾心态。

3. 准备阶段（preparation） 指在最近 30 天内打算或已经采取某些行为变化。为了改变行为，这些人可能采取的行动包括参加健康教育课程、请教专业人员或医生、购买书籍进行阅读、或已经采取自我改变的策略，如向亲属、朋友宣布自己要改变某种行为，制定行为改变时间表等。

4. 行动阶段（action） 指已采取行动且在行为上呈现变化但持续时间尚未超过 6 个月。处在行动阶段的个体在过去 6 个月内已经开始采取行动，但是由于许多人的行动没有计划性、没有设定具体目标、实施步骤，没有社会网络和环境的支持，往往最终导致行动的失败。

5. 维持阶段（maintenance） 指改变原来行为，采取新行为状态已经超过 6 个月。处于维持阶段的个体已经取得行为转变的成果并加以巩固，防止复发。许多人在取得了行为改变的初步成功后，由于自身的松懈、经不起外界的诱惑等原因造成复发。

6. 终止阶段（termination） 在某些行为，特别是成瘾性行为中可能有这个阶段。在此阶段中，人们不再受到诱惑，对行为改变的维持有高度的自信心。可能有过沮丧、无聊、孤独、愤怒的情绪，但能坚持、确保不再回到过去的行为习惯上去。研究表明，一般 20% 的人达到这个阶段。经过这个阶段便不会再复发。

处在不同阶段的人，以及从前一个阶段过渡到下一个阶段时，会发生不同的心理变化过程。从无打算到打算阶段，主要经历对原有危害健康行为的重新认识，产生焦虑、恐惧的情绪，对周围提倡的健康行为有了新认识，然后意识到应该改变自己的危害健康行为；从打算阶段到准备阶段，主要经历自我再评价，意识到自己应该抛弃危害健康的行为；从准备阶段到付诸行动，要经历自我解放，从认识上升到改变行为的信念，并做出改变的承诺；当人们一旦开始行动，需要有许多支持条件来促使行动进行下去，如建立社会支持网络、社会风气的变化、消除促使危害健康行为复发的事件、激励机制等。

行为的干预首先要确定目标人群所处的阶段，然后有针对性地采取干预措施，才能取得预期的效果。表 23-1 中以戒烟为例，提出了针对不同阶段使用的干预策略。

表 23-1   戒烟干预在不同阶段使用的干预策略

变化阶段	干预策略
无打算阶段	采取 5R 动机干预，普及吸烟对健康危害的知识，让人们对吸烟行为感到恐惧、焦虑、担心等，意识到在自己周围环境中，吸烟已经成为一种危害健康的行为
打算阶段	刺激人们尽快行动，让他们充分认识吸烟的坏处，应该改变这种行为
准备阶段	要求人们做出承诺，使他们的行动得到监督
行动阶段	了解戒烟有哪些困难和阻碍，如何克服
维持阶段	建立社会支持网络，取得家庭成员、同事和朋友的支持；对家庭、工作场所的戒烟行为给予奖励，或举办戒烟竞赛，形成一种以不吸烟为荣的社会风气
终止阶段	较长期的随访，当戒烟者遇到其他生活问题时给予他们支持、帮助，防止反复

　　行为变化往往并不是一步到位的，阶段变化理论应该是螺旋模式，而不是线性模式。大多数人是由无打算阶段转变为打算阶段，再由打算阶段进入准备阶段，准备阶段之后再转为行动阶段和维持阶段。有一部分人会出现复原的现象。如观察戒烟行为发现，约有 15% 的吸烟者会由打算阶段、准备阶段或行动阶段，退回到无打算阶段（不考虑戒烟），但大部分吸烟者会从失败中学习，而在下次戒烟时改用其他策略。

　　阶段变化理论是一个强调个人行为的理论，其基础是心理治疗的诸多理论。该理论存在如下局限性：①变化阶段划分不清：班杜拉等学者对该理论的概念提出质疑，认为人类行为是多变的，具有多面性，其改变程度难以明确地分成多个不同的阶段。在改变的前两个阶段，如无打算阶段和打算阶段，实际上只是行为意向在程度上的差异而已，并无法断然地分成两个阶段。再如行动阶段和维持阶段，是采取行动的持续的时间，即以特定的期间（3 个月、6 个月等）作为分隔的依据，其适当性也需要进一步讨论。②对整体行为的改变过程探究过少：将行为改变阶段的概念应用于比较复杂的行为时，有本质性上的限制。以身体活动为例，其涵盖范围较广，包括交通过程中的身体活动、工作和劳动时的身体活动、做家务的身体活动、休闲时的身体活动、运动竞技的身体活动等。当研究者想探讨身体活动的好处和坏处，或者分析自我效能的影响时，受试者针对前述各类身体活动的感受不一样，要针对整体身体活动回答目前所处的改变阶段时，就会很难准确回答。此外，区分行为改变阶段所采用的规则，还需要考虑效度与信度。由于行为改变阶段的区分并无金标准，因此难以验证其测量上的效度。各个阶段采用的干预策略短期效果已得到证实，但是缺乏长期效果的证据。③缺乏大样本的前瞻性研究证据。

四、社会认知理论

　　社会认知理论（social cognitive theory，SCT）源于社会学习理论（social learning theory，SLT）。社会认知理论将重点放在个体信念上，主要包括个体对自己能力的信心以及在成就中对背景因素知觉的信心。该理论的主要观点为：个体在特定的社会情境中，并不是简单地接受刺激，而是把外界刺激组织成简要的、有意义的形式，并把已有的经验运用于要加以解释的对象，在此基础上才能决定行为方式。例如个体在遇到他人时，首先确定是在什么场合，对方的职业、地位、性格等，对方在做什么，其意图、动机及对自己的期望是什么，然后再做出何种反应。

（一）社会认知理论的主要概念

1. 知识　知识是行为改变的前提条件和重要基础，但知识对行为改变是不够的。这一观点与知信行模式对知识与行为的阐述基本一致。社会认知理论对知识做了进一步分类：内容型知识和程序型知识。前者包括关于某项健康行为有哪些好处或者不利之处等知识，主要是提高健康相关行为的意识，有警示作用，属于较低层面的知识。后者包括如何去建立并形成某种健康相关行为的知识。这是更高层面的知识类型，对行为改变更关键。

2. 自我效能　给予知识之后，健康干预就需要考虑如何帮助人们建立和形成对某健康相关行为的信心，即自我效能。

自我效能是由社会认知理论创始人班杜拉最早提出并做了系统研究，并被广泛应用在其他研究领域，也被称为自我效能理论。感知自我效能（perceived self-efficacy）是指个体对自己执行某项行为的评估，是个体执行某项行为而带来预期结果的信心程度。自我效能常被用来预测人们是否执行某项行为的最重要因素之一。班杜拉提出了群体效能的概念，即个体需要对自己在群体中执行某项行为进行评估。它与个体自我效能可能存在差异。例如某人戒酒行为的自我效能在家里比较高，而在聚餐时很可能会非常低（群体效能）。如何帮助个体在群体中或社会中保持较高水平的自我效能是行为干预措施的重要任务。自我效能不等同于行为能力，后者是指一个人要完成某项行为，他必须知道要做什么和怎么做，即需要执行某项行为的实际能力。

社会认知理论认为可通过提高自我效能从而有效地进行健康行为干预。自我效能可以通过以下4种途径产生和提高。①自己成功完成过某行为：一次成功能帮助人们增加其对熟练掌握某一行为的期望值，是表明自己有能力执行该行为的最有力的证据；②他人间接的经验：看到别人成功完成了某行为并且结果良好，而增强了自己通过努力和坚持也可以完成该行为的自信心；③口头劝说：通过别人的劝说和成功经历的介绍，对自己执行某行为的自信增加；④调整身心状态：焦虑、紧张、情绪低落等不良情绪会影响人们对自己能力的判断，因此，可通过一些手段消除不良情绪，激发积极的情感，从而提高人们对自己能力的自信心。

3. 结果期望　结果期望（outcome expectations）是指个体对执行某项行为之后可能产生的结果所形成的一种感知。也就是人们对于执行某项行为可能产生的所有结果进行评估，并推测执行该项行为后"可能得到的益处"或"必须付出的代价"比例，以此作为决定是否执行该行为的依据。个体对特定行为的结果期望越正向，也就是评估执行该行为之后"可能得到的益处"远高于"必须付出的代价"，则想要执行该行为的动机就越强。反之，负向的结果期望会减少个体执行该行为的愿望。如果个体对执行某行为的结果期望与其兴趣相近，或者符合其希望得到的结果，则采取行为的可能性会增加。

4. 目标形成　根据社会认知理论的原则，行为改变最好的方法是通过把目标分解成阶段性目标，逐步去实现，这个过程就是目标形成（goal formation）。为了达到最终的健康相关行为改变的目标，必须设定具体的、明确的、描述清晰的、可行的阶段性目标。在目标形成与实现的过程中，个体所感知的自我效能会不断提高，同时个体也在不断体验正向的行为结果（获得结果预期），这会让其努力继续执行该行为直到实现最终目标。

5. 自我调控　自我调控（self-regulation）是指个体自己的现有行为与预期目标行为相比较，然后对自己行为进行调节的过程。该过程包括自我监测、自我判断和自我反应三部分。完成个体内在因素对其行为的调控，可细化为六个方面：①自我监测：个体有目标、有计划地定期检视自己的行为；②目标设定：是个体为自己确立希望达成的目标；③反馈：执行目标行为的过程中，将监测到的信息作为修订自己行为的依据；④自我奖励：当自己达成预期的成效时，给予实质的奖励；⑤自我教育：在执行某行为过程中，随时与自己对话、反省，即自我学习；⑥寻求社会支持：在行为改变的过程中，争取家人及朋友对自己的支持。通过以上六个途径，个体健康相关行为可以不断进行矫正和改变直到达到行为目标为止。

6．社会结构性因素   社会结构性因素（social structure factor）是指在个体能力控制之外能够影响行动或行为的多个因素的集合，分为物质因素和智能因素。物质因素包括居住地、设施、经济等因素，智能因素包括知识、教育、政策、文化、社会习俗等。这就上升到健康促进的"社会 - 政治 - 文化"的生态层面。

（二）三元交互决定论

三元交互决定论是社会认知理论的核心思想，认为个体的行为既不是单由内部因素驱动，也不是单由外部刺激控制，而是行为、个人的认知和其他内部因素、环境三者之间交互作用所决定的。

1．环境与行为的交互作用   环境对行为的作用和行为对环境的作用常常是联动的。社会认知理论认为，人们的行为会影响环境，同时环境反过来也会影响人们的行为生活方式，这是行为与环境交互作用的本质。例如，很多城市制定了与环境相关的禁烟法规，但是吸烟人群和烟草生产商往往极力反对禁烟法规，而由于广大群众的支持，这些法规最终得以实施与执行。这是人们的行为如何影响法律法规的制定并以此改善城市环境的典范。在这里，群体自我效能起了关键作用。由于人们有足够的集体自我效能去申诉和倡导，促使禁烟法规在很多城市得以实施，从而使吸烟行为的整体流行趋势减弱。

2．环境与个人的交互作用   "个人"代表个人感知特征的总和，包括知识、自我效能、结果期望及结果预期等。环境能影响个人的感知。不同的环境（主要是社会环境）对个体健康相关行为的自我效能有促进作用，也可能有阻碍作用。环境也可以对结果期望有很大影响。如针对饮食因素不当导致肥胖的问题，结果期望在男性与女性群体可能不同。肥胖对于男性来说也许并不重要，而对于女性来说是很严重的问题，这与社会对于性别的不同定义有很大关系。个人对环境的作用，体现在个人作为一个群体而非个体。一个社区或社会的集体意识与认知水平将成为社区或社会文化的一部分。例如，某社区群体认为患有抑郁症是如同糖尿病一样可以被医治的普通疾病，那么这种意识和认知就成为该社区对抑郁症的社会文化环境。这种环境将会影响社区人群对抑郁症的结果预期。在这种环境下，抑郁症患者就不会感到严重的病耻感，就会像糖尿病患者一样去积极地就医诊治。

3．个人与行为的交互作用   个体的认知会支配和控制其行为，行为也会影响个人的感知。如某人为了减肥而开始低脂饮食。在开始阶段，可能由于生理基础代谢减慢等原因，尽管他严格地执行低脂饮食，但减肥效果并不明显。这可能对改变他对"低脂饮食能减肥"的结果期望。这便是行为结果改变了个人感知，即行为对个人的影响。

4．三元交互的整体性   社会认知理论认为个人、行为与环境是一个整体起作用，在健康管理与健康促进实践时应考虑三者间的交互作用。例如，想要减肥的个体，要为其创造减肥行为的支持性环境，该个体不仅有健康食物的选择，可获得对减肥行为的结果期望，也存在鼓励等外在强化，该个体就有条件坚持减肥行为。社会认知理论虽然认可环境对行为的塑造作用，但它更强调人们有能力改变或创造环境。该能力可以使个体及其组织一起成功改造环境，使其有利于整个群体健康及其健康相关行为。

（三）社会认知理论的三层级实施模式

班杜拉于 2004 年将自我效能和结果期望结合为心理准备程度或层级作为个体行为的动机水平，并针对如何提高个体心理准备程度，提出了三层级实施模式。该模式主要针对如何改变个人认知因素中的心理决定因素，对自我效能和结果期望同时进行评估和干预。

1．高层级　处于心理准备高层级的个体拥有较高水平的自我效能和结果期望，即其动机水平很高。处于该层级的个体只需要很少的甚至不需要任何干预措施就可以执行该行为。一般情况下，给予一些信息和知识的提示就可以让他们行动起来。但是若想其长期维持该行为，还需要有执行该行为的支持环境。但是，自我效能和结果期望都具有特异性，所以，心理准备程度也需要考虑所针对的特定行为。如个体在"低盐饮食控制高血压""增加运动防止心血管疾病""低糖饮食预防糖尿病"三种行为的心理准备程度很可能不同。因此，行为干预措施常需要对个体情况进行评估，有针对性地干预某项特定的健康相关行为。

2．中层级　处于此层级的个体拥有较低水平的自我效能和结果期望，个体通常对自己的行为改变能力有所怀疑、不确定，同时结果期望也不强烈。此时，个体很可能需要多种干预措施才能使其心理准备程度提高到高层级。然后，才能开始行为调整和改变的过程。具体干预设计与措施的总原则是：在个人方面，需要提高个体的知识与技能，提高其自我效能水平，增强结果期望；同时，需要帮助个体形成合理有效的目标，协助其调控自身的行为改变过程。在环境方面，需要创造对该项行为的支持，即为行为改变提供各种条件，也需要注意增加外在强化以提高人们的结果期望，让行为改变的效果更容易被感知，成为维持其行为改变的强烈动机。

3．低层级　处于心理准备低层级的个体行为控制信心完全丧失，他们普遍认为自己没有能力去改变自己的行为。此时，个体需要强烈的干预措施才能将他们的心理准备程度提升到中层级之后再提升到高层级。此时行为干预的目的是如何提高他们的个人能力。个人能力包括对某项健康相关行为的能力、学习能力、沟通能力，也包括自尊、自信等方面的需求。处于此层级的个体，在提高自我效能和结果期望之前，有必要适度地建立个人能力，然后再按照社会认知理论的概念和原则采取相应的干预措施。

（四）社会认识理论的优点与局限性

社会认知理论的主要贡献是在行为主义和认知理论之间建立了联系。相比以往偏向生理-心理模式下的行为改变理论，社会认知理论更有认知心理学的视角，更强调人本主义，对后来的学习、教育、行为理论的发展有很大贡献，也对健康教育与健康促进实践提供了很好的理论框架和干预工具。但是，该理论也有其局限性。该理论对更复杂的学习过程、人类理性思维及复杂心理特征等方面的研究比较薄弱。此外，社会认知理论结构较为分散、概念之间联系不是十分紧密，且缺乏统一的理论框架。由于社会认知理论本身是从社会学习理论经过不断扩展完善后转变而来的，因而该理论体系过于庞大，给后来的学习者带来了很大的挑战。在实际应用中的确存在只列举几个概念构建的现象，比较缺乏系统的综合应用。

第三节　健康咨询的基本模式与原则

健康咨询（health counseling）是健康教育中常用的一种人际传播形式，是在临床场所帮助个体及家庭改变不健康的行为最常用的一种健康教育方式。健康咨询的目标与任务是向求助者提供所需要的科学信息和专业技术帮助，使求助者能够自己选择有利于健康的信念、价值观和行为，了解和学习有关保健技能。咨询是指一个有需求的个体（来访者，如患者）与一个能提供支持和鼓励的个体（咨询者，如医生）接触，通过讨论使有需求的个体获得自信并找到解决问题的办法。咨询的效果如何，主要与咨询者的交流技巧有关。咨询是为来访者提供各种选择，不是强迫对方接受咨询者认为正确的建议，因为有时咨询者认为合理的建议并不适用于来访者。在临床场所，医务人员在为个体或家庭提供服务的过程中，有许多提供健康咨询服务的机会。健康咨询可以作为治疗的一部分提供给患者，也可以是疾病预防和健康促进的重要手段之一。

一、健康咨询的基本模式——"5A 模式"

5A 模式是由医务人员在临床场所为患者提供健康咨询的五个基本步骤，内容包括：①评估（Ask/Assess），以病情、知识、技能、自信心为主；②劝告（Advise），指提供有关健康危害的相关信息，行为改变的益处等；③达成共识（Agree），指根据患者的兴趣、能力共同设定一个改善健康/行为的目标；④协助（Assist），为患者找出行动可能遇到的障碍，帮助确定正确的策略、解决问题的技巧及获得社会支持；⑤安排随访（Arrange），指明确随访的时间、方式与行动计划。最终通过患者自己的行动计划，达到既定的目标。

5A 模式（图 23-3）是帮助/协助患者改变行为的一系列步骤，是指导"如何做"的一套程序，是以患者为中心的一种实践方式。医务人员可用多种工具（如纸质表格、计算机、电话、微信）来完成对患者的健康咨询和促进行为的改变。虽然 5A 模式适用于对几乎所有行为改变的健康咨询，但在进行不同的行为改变的咨询时，其每个步骤的干预内容是有所不同的。另外，在实施 5A 模式时，可以从任何一个步骤开始，也可以在任何一个步骤结束，并非每个患者每次健康咨询都需要从"评估"开始，以"安排随访"结束。这是因为人们的行为可处于行为改变的不同阶段，干预可以从适当的阶段开始。

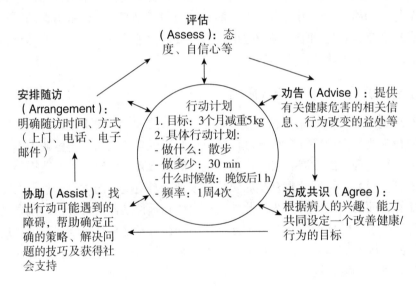

图 23-3　健康咨询的 5A 模式

二、健康咨询的原则

1. 建立友好关系　咨询者应对来访者表示出关心和爱护。应重视首先与将要帮助的对象建立友好关系，赢得信任。因为人们更愿意向自己信任的人敞开心扉，谈论自己的问题。

2. 鉴定需求　咨询者应设法了解到服务对象存在的问题并让其识别出自身存在的问题。咨询者不要帮助服务对象找问题，主要任务是仔细地听。

3. 移情　咨询者应对服务对象的感受表示理解和接受，而不是对其表示同情。人们对他们所存在的问题不可避免地会有担心和害怕。一个好的咨询者应帮助人们认识到他们自身的不良情绪（如担心、害怕）并设法克服，而不是简单地让他们不要担心害怕。

4. 调动参与　咨询者不要试图劝服务对象接受你的建议。因为如果咨询者的建议是错误的或对服务对象不适合的话，人们可能会很生气并不再信任咨询者；如果建议是对的，人们便会变得越来越依赖于咨询者来解决所有面临的问题。一个好的咨询者应帮助人们找出各种与其所存在问题相关的因素，并鼓励人们找出适合他们自己的解决问题的办法，这也是个体增权的一部分。

5. 保守秘密　服务对象可能告诉咨询者许多涉及个人的隐私问题，咨询者一定要替服务对象保守这些秘密。如果一个正向咨询者寻求咨询服务的人发现咨询者没有帮助其保守秘密，对咨询者就失去了以往的信任和尊重。接受服务者也可能因为咨询者没有保守秘密而遭遇麻烦。因此，除非得到允许或者客观需要，绝不要泄露服务对象的信息。

6. 尽量提供信息和资源　尽管咨询者不一定能给所有的求助者提供直接的建议，但应该与咨询对象分享有用的信息，并为其提供所需的资源，供求助者自己做出决定。例如，许多人可能不知道他们的行为与其自身健康的关系，咨询者不是要给他们上课，而是在讨论时为他们提供一个简单的事实来帮助他们对自己的问题有一个清楚的认识。

三、帮助患者建立健康行为

医务工作者在实际工作中，可以结合上述理论，帮助患者建立健康行为以降低慢性病。具体要点如下：

1. 提高认识　首先要让患者知道行为危险因素对健康有哪些影响。可以结合健康信念模式，回顾行为改变的必要性和可能性：目前的危害健康的行为与哪些疾病有关？易感性如何？疾病的严重性如何？改变行为对健康有什么益处？有哪些因素支持行为的改变？改变行为会遇到哪些障碍？对健康相关因素列出表格，总结所有的正面和负面因素，能够让患者充分了解目前所需要改变的行为，以及如何去改变。

2. 分析决定因素　可以让患者从以下几个方面反思自己的行为：此行为的持续时间；发生的频率；行为产生的后果；此行为持续的原因；行为的激发因素；行为的阻碍因素。

可以通过行为影响因素的分类进行鉴别。有些是倾向因素，如对吸烟引起健康危害的认识；有些是促成因素，如果周围的朋友经常递烟，吸烟的可能性会更大；有些是强化因素，如果戒烟能够得到家人支持的话，则改变行为的可能性更大。同时可以采用社会认知理论，有意识地引导患者帮助自己创建支持性社会环境，提高行为改变的强化因素。

一旦患者打算改变不良行为，就应该帮助患者建立一个行为改变的目标。可能同时有几个行为需要改变，但是建议先帮助患者找到一个最优先的目标。需要明确的是：需要改变什么？为什么改变对于患者自身很重要？改变的原因越具体越好。

自我效能也很重要。可以结合社会认知理论，回顾以往行为改变的成功经历，借鉴别人行为改变的经验以及自我和他人的鼓励、激发提高行为改变的自信。医生要对患者的行为改变的决定予以肯定和支持。

3. 制定可行的目标　在此阶段，建立更加切实可行的具体行为改变目标。例如，把每月减重 1 kg 的健康目标转变为每周参加 5 次跑步、每次 30 min 等切实可行、可以测量的行动目标。

制定目标时要遵守循序渐进的原则。例如，一个很少参加体育锻炼的人，制定每周 5 次、每次 30 min 的跑步计划可能难以马上执行，则可以采用分步的原则，从每周 2 天，每次 20 min 开始。在患者能够完全达到目标后，再进一步提高要求。这样不仅可以更加容易实现目标，而且每一次在达到既定的目标的过程中，自我效能也在不断提升。

当患者知道自己的行为受到关注和支持后，行为改变的可能性将会大大提高。医务人员可以与患者或者鼓励患者与家人制定一个行为改变的健康协议。医务人员或者家人的提醒、支持会成为行为改变的促成因素和强化因素。

4. 自我激励 在采取行动前，患者应该对行为的改变形成美好的愿景，即有积极的结果预期。例如，想象自己恢复正常体重后可以穿着合身的衣服的快乐，有利于培养坚持锻炼的行为。同时，也要学会处理行为改变中的各种挑战，如没有时间、劳累、压力等都可能成为行为改变的障碍。在行为改变之前，让患者回顾以往的经历，总结可能诱发不健康行为的情况，并制定有针对性的对策。例如，如果和朋友聚会时很容易吸烟，那么在戒烟初期就要尽量避免此类场合或者预先说明自己已经戒烟了。经常自我鼓励，不断提高自己的自我效能。对于自己的每一个进步进行自我奖励，不断强化开始改变的行为。

医务人员最好和患者一起评估行为危险因素，帮助其制订健康协议，并且随访，帮助患者完成整个行为的转变。此时，应该把上述要点贯穿于 5A 模式中的劝告、达成共识、协助等基本步骤中。在行为干预中不仅涉及各种健康行为改变理论的应用，健康咨询的基本原则也应贯穿其中。

 知识拓展

健康中国行动（2019—2030 年）

"健康中国行动"是 2019 年 6 月底由国家卫生健康委负责制定的发展战略。健康中国行动推进委员会负责统筹推进该行动组织实施、监测和考核相关工作。

指导思想：以"大卫生、大健康"为理念，坚持预防为主、防治结合的原则，以基层为重点，以改革创新为动力，中西医并重，把健康融入所有政策，针对重大疾病和一些突出问题，聚焦重点人群，实施 15 个重大行动，政府、社会、个人协同推进，建立健全健康教育体系，促进以治病为中心向以健康为中心转变，提高人民健康水平。

基本路径：普及健康知识，参与健康行动，提供健康服务，延长健康寿命。

专项行动：健康知识普及、合理膳食、全民健身、控烟、心理健康促进、健康环境促进、中小学健康促进、职业健康保护、老年健康促进、心脑血管疾病防治、癌症防治、慢性呼吸系统疾病防治、糖尿病防治、传染病及地方病防控。全文见卫健委网站。

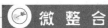 **微 整 合**

临床应用

临床场所戒烟指导

医务工作者在临床场所进行戒烟指导，可以使用"5A"法进行简短干预。5A 法是由 5 种活动所组成，每一个都由字母"A"开始，即：Ask，询问所有患者关于吸烟的问题；Advise，建议吸烟者戒烟；Assess，评估吸烟者的戒烟意愿；Assist，提供戒烟药物或者行为咨询治疗等；Arrange，安排随访。

通过 5A 法中的"Assess"（评估），对于没有戒烟意愿的吸烟者，可以用 5R 法的干预，提升其戒烟动机。

5A 法是完整的干预流程，其中的"Assess"步骤强调通过评估吸烟者的戒烟意愿决定采取的干预措施，这是阶段变化理论的体现。5R 法的动机干预，体现了健康信念模式的 5 个关键因素：疾病的严重性、疾病的易感性、行为的有效性、行为改变的障碍以及自我效能。

（刘宝花）

思 考 题

1．简述健康教育与健康促进的概念，并说明二者间的关系。

2．简述健康促进的行动策略的主要内容。

3．简述健康信念模式的理论要点及其局限性。

4．简述健康咨询的 5A 模式的主要内容。

5．在《健康中国行动（2019—2030 年）》中，为鼓励居民采取合理膳食行为，采取了一系列措施，如对公众合理膳食的教育，鼓励商店（超市）开设低脂、低盐、低糖食品专柜等。

（1）在健康教育活动中，通过推广使用健康"小三件"（限量盐勺、限量油壶和健康腰围尺），提高家庭普及率。这属于健康促进的哪一个领域？

（2）由于媒体播放了很多关于合理膳食的公益宣传片，一些以往不重视合理膳食的人开始关注平衡膳食了。按照健康信念模式，这些公益宣传片的主要作用是什么？

（3）商店（超市）开设低脂、低盐、低糖食品专柜，这一措施主要针对影响合理膳食行为的哪一种因素？

营养干预、指导

 学习目标

1. **知识**：能够复述不同特殊人群的营养需求和合理膳食原则。
2. **能力**：掌握营养干预的主要方法，根据干预对象情况，可设计适宜的营养干预方案，并能对其干预进行效果评价。掌握不同膳食和营养支持方案的特点及适应证，可根据病人的情况，设计合理的营养方案。
3. **素养**：结合所学知识，为不同特殊人群提供营养指导，努力提升公共卫生的指导意识。

第一节 营养干预策略

营养干预包括营养教育、营养食谱、食品营养标签以及食品营养强化、慢性病的营养干预和营养立法等方法与策略。

案例 24-1

某乡镇中学有初一到初三学生，1200人左右，学校有食堂，周一到周五向学生提供午餐。学生体检结果显示，消瘦率为 11.2%，血红蛋白平均水平为 128.2 g/L，其中低于 120.0 g/L 的人群占比为 12.6%（女生高于男生）。问卷调查发现学生在家吃早餐的仅为 40.0%，喜欢吃快餐的比例为 71.6%，经常吃膨化食品的学生达到了 91.2%。

问题：

1. 该校学生的主要营养健康问题是什么？
2. 该校学生是否需要进行营养干预？
3. 针对该校学生，可以采取哪些营养干预措施？

一、营养教育

营养教育（nutrition education）：是指一种投入低、收效大，改变人群营养状况的有效营养干预手段，WHO 对其定义是通过改变人们的饮食行为而达到改善营养目的的一种计划活动。

1. 内容　包括食物营养基础知识、健康行为生活方式、中国居民膳食指南、中国居民平衡膳食宝塔、我国膳食相关疾病的防治，营养相关的法律、法规和政策。

2. 步骤和方法　针对个体或者群体的主要营养问题，制订营养教育工作计划，确定营养教育内容，制作所需材料，实施营养教育计划，并对其教育效果进行近期、中期和远期评价。

二、营养食谱

营养食谱（nutritional recipes）是按照中国居民膳食指南的要求，根据干预个体或者群体的营养需要，设计一天、一周或者一段时间的食谱，实现合理营养，达到平衡膳食的要求。

制定依据为膳食营养素参考摄入量（DRIs）。

制定原则包括营养素比例适宜，生热营养素在三餐中比例要合理。食物种类多，数量足；食物合理搭配，包括主食和副食搭配、荤素搭配、粗粮和杂粮搭配；注意饮食习惯，也要兼顾经济条件。

制定方法包括计算法、食品交换份法和营养配餐软件。

（1）计算法：根据用餐对象的劳动强度、年龄、性别，确定其能量供给量和宏量营养素供给量，根据营养素的生热系数计算出三种生热营养素的需要量，以及在三餐的占比。

 知识拓展

计算法

在了解供餐对象的情况、确定其能量和三大生热营养素的需要量后，确定主、副食（主要是提供蛋白质的副食）种类后，计算主、副食食物数量，根据平衡膳食宝塔，确定蔬菜、水果的种类和数量，然后是油盐的用量，最后分配至一日三餐中，以达到合理营养的目的。该方法比较准确，但较为繁琐。

（2）食品交换份法：将常用食物按其所含营养素量的近似值归类，计算出每类食物每份所含的营养素值和食物重量。

 知识拓展

食品交换份法

在了解供餐对象的情况（性别、年龄、劳动强度）、确定其能量和三大生热营养素的需要量后，计算各类食物的交换份，按照同类互换原则，将所选择的食物按照一定比例分配到每日膳食中，以达到合理营养目的。该方法简单易行，但需要使用者有更丰富的实践经验。

（3）营养配餐软件：随着科技的进步，利用计算机和相应的配餐软件可以更快、更高效完成配餐工作。配餐软件可以针对全人群，也可以针对特定人群如孕妇、学生或者肥胖等慢病患者，一般都有分类检索、食物营养成分检索、菜品营养成分计算以及营养评价等功能，但使用软件时应注意 DRIs 以及食物成分数据库等信息是否及时更新。

三、食品营养标签

为了指导消费者合理选择食品，保护消费者的知情权和身体健康，2013 年 1 月实施《食品安全国家标准预包装食品营养标签通则（GB28050-2011）》。

食品营养标签（nutrition information）：营养标签是预包装食品标签的一部分，包括营养成分、营养声称和营养成分功能声称，向消费者提供食品营养信息和特性的说明。

强制标识内容：能量、蛋白质、碳水化合物、脂类和钠的含量值及其占营养素参考值（nutrient reference values，NRV）。如果使用了氢化油脂，需标出反式脂肪酸。

基本要求：标识信息真实、准确；使用中文；选择方框表的形式标识；应在最小销售单元上标识；营养成分含量应以每 100 g 或 100 ml 和每份可食部中的具体值表示。

豁免强制标识营养标签的预包装食品：包括生鲜食品，饮料酒类、饮料水、小包装食品（每日食用量小于 10 g 或者 10 ml）和其他法律规定可以不标识的预包装食品。

四、食品营养强化

食品营养强化（food fortification）：是在食品中添加天然或者人工合成的营养素或其他营养成分，以满足不同人群营养需要的一种食品深加工。添加的营养素称为营养强化剂，被强化的食品为载体。常见的营养强化剂有矿物质、必需氨基酸和维生素等种类。常见的载体是粮食及其制品、奶制品、豆制品、调味品、饮料和儿童食品。

要求：不应导致食用人群的营养素比例失衡；不应导致营养代谢异常；不应使食品的感官性状和特色发生明显不良改变；不应与国家营养政策相悖；不应夸大营养强化剂作用，误导消费者；营养强化剂应保持质量的稳定；营养强化剂使用和管理应符合《食品营养强化剂使用标准（GB14880-2012）》和《食品添加剂使用标准（GB2760-2014）》。

五、慢性病的营养干预

《中国居民营养与慢性病状况报告（2020 年）》报告影响中国居民健康的有心脑血管疾病、糖尿病、恶性肿瘤以及肥胖等慢性代谢性疾病。中国 18 岁及以上居民超重率为 34.3%，肥胖为 16.4%，比 2015 年增加了 4.6%。癌症年新发病例为 406.4 万，发病率为 293.91/10 万。高血压患病率为 27.5%，糖尿病为 11.9%，血脂异常为 35.6%。40 岁以上居民骨质疏松患病率为 12.6%。常见慢性病的相关危险因素主要有膳食因素、烟草使用、酒精摄入和身体活动不足。应建立以政府为主导、多部门合作、全社会参与的综合防控机制，预防可控的危险因素，突出慢性疾病的全程管理，降低慢性病的患病率，遏制疾病的进程，提高生活质量，降低其死亡率。

1. 将营养改善和慢病防治纳入公共政策　我国相继出台了《中国食物与营养发展纲要（2014—2020 年）》《全民健身计划（2016—2020 年）》《中国防治慢性病中长期规划（2017—

2025年)》和《"健康中国2030"规划纲要》等，增加公共财政投入，推进专业和社会人才相结合，强化监督，实施考核评价。

2. 成立政府主导，多部门参与协作的工作机制　我国卫生行政部门负责慢性病的健康教育、预防治疗和监测评估。财政、民政、体育、农业、广电等其他部门分工协作，进行预防、干预和治疗的有机结合。

3. 推进三级预防为主的综合防治策略　一级预防主要是通过健康教育和健康促进帮助居民建立健康行为方式。二级预防主要是通过监测和早期干预，特别是以社区卫生服务中心和乡镇卫生院为主的基层医疗卫生机构，通过健康体检和筛查发现高危人群，进行定期检测和随访，并实施营养干预。三级预防主要是对慢性病人的开展包括营养干预的管理，包括社区的慢病管理和病人自我管理模式。

4. 营养干预的技术措施　包括全民营养周、"三减三健"、慢病防治的公益宣传、健康餐厅/健康食堂的建设、预包装食品营养标签、将营养、慢性病知识纳入中小学健康教育内容、禁止烟草广告等。

六、营养立法

只有营养立法，才能真正贯彻落实政府主动、多部门协作、全社会参与的营养改善策略，解决营养问题，促进营养工作的制度化和常态化，实现健康中国规划。目前我国尚无真正的营养立法，但陆续出台过营养改善相关的指导意见和行动计划，2006年由中国营养学会起草的《营养改善条例》还在立法工作的程序中，目前实施的《营养改善工作管理办法》从2010年9月1日起实施。

第二节　特殊人群营养指导

在生命的不同周期，人群的生理状况和营养代谢有各自不同的特点，对营养的需求有所不同，本节重点讨论孕妇、乳母、婴幼儿、老年人的营养需求和膳食指南。

一、孕妇

1. 妊娠期的营养需要

（1）能量：除了维持自身所需能量外，孕妇还要负担胎儿的生长发育以及胎盘和母体组织增长所需要的能量。中国营养学会建议妊娠期膳食能量需要量（EER）孕早期不增加，孕中期、孕晚期能量在非孕期妇女能量推荐摄入量的基础上每日增加0.83 MJ（200 kcal）。体重增长是反映妊娠期妇女健康与营养状况的一项综合指标，应密切监测和控制孕期体重的增长以保证适宜能量摄入。

（2）蛋白质：孕期必须摄入足够数量的蛋白质满足自身及胎儿生长发育的需求，所需的蛋白质要不断从食物中获得。中国营养学会建议孕妇蛋白质推荐摄入量为孕中、晚期每天分别增加15 g、30 g。妊娠期膳食中优质蛋白质至少占蛋白质总量的1/3。

（3）脂类：脂类是胎儿神经系统的重要组成部分，脑细胞在增殖、生长过程中需要一定的必需脂肪酸，因此孕妇膳食中应有适量脂肪，但脂肪摄入总量不宜过多。中国营养学会推荐妊娠期膳食脂肪的供能百分比为20%～30%。

（4）矿物质：妊娠期对钙、铁、锌、碘等矿物质的需要量显著增加，所以孕妇要补充矿物质，以避免矿物质缺乏对孕妇和胎儿造成损伤。

（5）维生素：妊娠期维生素 A 缺乏可使胎儿宫内发育迟缓、低出生体重及早产；缺乏维生素 D 会导致孕妇骨质软化症及新生儿低钙血症和手足抽搐；缺乏水溶性维生素也会导致胎儿生长发育迟缓，如叶酸缺乏会增加神经管畸形和流产的风险。

2．妊娠期的合理膳食原则

（1）妊娠早期的合理膳食：调整孕前体重至正常范围，保证孕期体重适宜增长；选择清淡、易消化、增食欲的食物，保证正常的进食量；常吃含铁丰富的食物，选用碘盐，合理补充维生素 D；孕吐严重者，可少食多餐，保证摄入含必需量碳水化合物的食物；建议每日服用适量叶酸和维生素 B_{12} 等，预防神经管畸形的发生。

（2）妊娠中、晚期的合理膳食：食物要全面多样，荤素搭配，应保证一定的数量，使孕妇摄入的各种营养素满足母体和胎儿的需求；适量增加奶、鱼、禽、蛋、瘦肉的摄入，保证优质蛋白质的摄入；经常户外活动，保持适宜体重的增长；愉快孕育新生命，积极准备母乳喂养。

案例 24-2

张女士的儿子东东今年 5 岁了，出生时体重 2.05 kg，3 岁时才开始叫"爸爸""妈妈"。在幼儿园不能和小朋友们正常交流，也听不懂老师讲课。张女士带东东去医院检测，东东的智商测试仅有 57。医生问询张女士怀孕史时，张女士讲述她在怀孕早期剧烈呕吐，几乎无法进食，那段时期只能吃些蔬菜和水果，几乎吃不了油脂和肉类食物，直到怀孕 6 个月后，情况才好转些，但整个孕期一直胃口不好，孩子出生后也没有母乳。

问题：

1. 东东为什么低智商？
2. 孕妇营养状况与胎儿大脑发育有什么关系？
3. 妊娠期不同阶段膳食的原则和基本要求是什么？

二、乳母

乳母的合理营养既有利于母体自身健康的恢复，也有利于保证乳母有充足的乳汁喂养婴儿，通常根据婴儿体重增长率作为奶量是否足够的指标。

1．哺乳期的营养需要

（1）能量：乳母对能量的需要量较大。衡量乳母摄入能量是否充足，应以泌乳量与母亲体重为依据。

（2）蛋白质：蛋白质的摄入量对乳汁分泌的影响最为明显。乳母应多吃蛋类、乳类、瘦肉类、肝、肾、豆类及其制品，保证优质蛋白质的摄入。

（3）脂类：脂类与婴儿的脑发育有密切关系，尤其是不饱和脂肪酸，因此乳母脂肪的摄入量以占总能量的 20%～25% 为宜。

（4）矿物质：为了保证乳母和婴儿的健康，乳母膳食应食用富含钙、铁、碘、锌等的食物。

（5）维生素：除维生素 D，乳母维生素的摄入量可影响乳汁中维生素的含量，故建议乳母多食用肝、瘦肉、蛋、奶和豆类等食物，保证维生素的充足摄入。

（6）水：由于乳母的泌乳量和摄入的水量有密切关系，建议乳母多喝水和多吃流质食物。

2．乳母的合理膳食原则

（1）产褥期食物多样、不过量，坚持整个哺乳期营养均衡。

（2）适量增加富含优质蛋白质及维生素 A 的动物性食物和海产品，选用碘盐，合理补充维生素 D。

（3）多食富含钙的食物，如奶和奶制品、豆类、小鱼和小虾等。

（4）增加新鲜蔬菜、水果的摄入，以促进乳汁分泌，防止便秘。

（5）少吃盐、腌制品和刺激性强的食物，烹饪方式多用炖、煮、炒，少用油煎、油炸。

（6）坚持母乳喂养，愉悦心情，充足睡眠，增加身体活动，促进产后恢复健康体重。

三、不同年龄阶段人群

（一）婴幼儿营养

1．婴幼儿的营养需要

（1）能量：婴幼儿期生长发育快速，若能量长期摄入不足，可出现生长迟缓或停滞，而能量摄入过多又可导致肥胖，所以通常按婴儿的健康状况、是否出现饥饿的症状以及婴幼儿的体重增加情况判断能量供给量是否适宜。

（2）蛋白质：蛋白质供给不足或摄入过多都会对机体产生不利影响。因此建议膳食蛋白质供能占总能量的 12%～14%为宜。

（3）脂类：脂肪是体内能量和必需脂肪酸的重要来源，摄入过多或过少对婴幼儿的生长发育都不利。中国营养学会推荐的婴幼儿每日膳食中脂肪能量占总能量的适宜比例 6 月龄以内为45%～50%，6 月龄～2 岁为 35%～40%，2 岁以上为 30%～35%。幼儿膳食脂肪中必需脂肪酸供能应占总能量的 1%。

（4）糖类：糖类是主要的供能营养素，婴儿糖类供能占总能量的 40%～50%，随着年龄增长，糖类供能占总能量的比例上升至 50%～60%。2 岁以内幼儿尽量避免选择含有太多膳食纤维和植酸盐的食物。

（5）矿物质：婴幼儿处于发育阶段，对各种矿物质都有需求，建议婴幼儿食用奶及奶制品、动物肝、全血、豆类、蛋等食物，避免出现营养缺乏症。

（6）维生素：几乎所有维生素缺乏都会影响婴幼儿的生长发育。由于脂溶性维生素在体内代谢慢、易蓄积，所以要适量补充脂溶性维生素，以防过量摄入出现中毒。

2．婴幼儿的合理膳食原则

（1）6 月龄以内婴儿母乳喂养原则：坚持 6 月龄内纯母乳喂养；生后 1 h 内开奶，重视尽早吸吮；按需喂奶，不要强求喂奶次数和时间；适当补充维生素 D，母乳喂养无需补钙；定期监测体格指标，保持健康生长。

（2）6 月龄～2 岁婴幼儿喂养原则：继续母乳喂养，逐步添加辅助食品。因个体差异，通常 4～6 个月时添加辅食，从富含铁的泥糊状食物开始；婴儿添加辅食时每次只引入 1 种新的食物，逐步达到多种，食物多样化；辅食添加从泥糊状食物开始，逐渐过渡到颗粒状、半固体、固体食物，辅食频次和进食量也应逐渐增加。注意应在婴儿健康、消化系统功能正常时添加辅助食品，避免含高糖、盐和过多调味品的食物。

（3）2～5 岁幼儿合理膳食原则：食物多样，营养齐全，搭配合理；幼儿食物应单独制作，质地应细、软、碎、烂，避免刺激性强和油腻的食物；培养健康饮食行为，规律就餐，自主进食，每日 4～5 餐，除三餐外，可增加 1～2 次点心；每天饮奶，足量饮水，合理选择零食；合理烹调，少调料，少油炸；参与食物选择与制作，增进对食物的认知和喜爱；经常户外活动，定期体格测量，保障健康成长。

知识拓展

母乳喂养的优点

　　母乳是婴儿最理想的食物，纯母乳喂养能满足 6 个月龄以内婴儿所需的全部液体、能量和营养素。母乳中含有丰富的蛋白质、必需脂肪酸、维生素和矿物质，各营养组成成分不断变化，其成分及比例还会随着婴儿的生长和需要呈相应改变，以适应婴儿不同时期的需要。母乳中含乳清蛋白，易于婴儿消化吸收；含必需脂肪酸比例适当，有利于婴儿智力发育；富含乳糖，促进乳酸杆菌生长，有效抑制致病菌生长，还有助于矿物质等吸收；含大量免疫物质，保护婴儿免受感染。另外，母乳喂养不仅经济、方便、卫生，还有利于母体产后恢复、增进母婴交流。

（二）老年营养

1. 老年人的营养需要

（1）能量：老年人对能量的需要降低，所以膳食能量的摄入主要以体重来衡量，以能达到并可维持理想体重为宜。

（2）蛋白质：老年人容易出现负氮平衡，且蛋白质摄入过多可增加肝、肾负担。因此，膳食蛋白质以优质蛋白质占总蛋白 1/2 为宜，蛋白质供能占总能量的 12%～14%。

（3）脂肪：老年人因消化功能下降，所以脂肪的摄入不宜过多，脂肪供能占膳食总能量的 20%～30% 为宜。而且饱和脂肪酸、单不饱和脂肪酸、多不饱和脂肪酸提供的能量分别占膳食总能量的 6%～8%、10% 和 8%～10% 比较合适。胆固醇的摄入量每日不宜多于 300 mg。

（4）糖类：建议糖类提供的能量占总能量 50%～65%，选择淀粉类为主食，且多选择粗杂粮，不宜摄入过多的单糖、双糖和甜食，应增加膳食中膳食纤维的摄入。

（5）矿物质：①钙：老年人对钙的吸收利用能力下降，容易发生骨质疏松症，宜食用牛奶及奶制品、虾皮、大豆及豆制品等。②铁：老年人易出现缺铁性贫血，宜选择动物肝、瘦肉等，同时多食富含维生素 C 的蔬菜、水果，以利于铁的吸收。

（6）维生素：应保证老年人各种维生素的摄入量充足，以促进新陈代谢、延缓机体功能衰退、增强抗病能力。

2. 老年人的合理膳食原则

《中国居民膳食指南（2022）》中关于老年人的膳食指南特别强调：①食物品种丰富，动物性食物充足，常吃大豆制品；②鼓励共同进餐，保持良好食欲，享受食物美味；③积极户外活动，延缓肌肉衰减，保持适宜体重；④定期健康体检，测评营养状况，预防营养缺乏。

老年人的合理膳食原则包括：

（1）平衡膳食：维持能量摄入与消耗的平衡，饮食饥饱适中，保持理想体重，BMI 的范围在 20.0～26.9 为宜。

（2）控制脂肪摄入，预防心脑血管疾病的发生。

（3）蛋白质以优质蛋白质为主，提倡多吃奶类、豆类和鱼类。动物性食物的摄入总量争取达到每天 120～150 g，奶类及制品的推荐摄入量为每天 300～400 ml。

（4）糖类以淀粉为主，重视膳食纤维和多糖类物质的摄入。

（5）保证充足的新鲜蔬菜和水果摄入，补充老年人机体所需的抗氧化营养素（β- 胡萝卜素、维生素 E、维生素 C 和硒等）。

（6）重视补充钙、铁、锌等矿物质。

（7）食物选择荤素搭配、粗细搭配，烹调要讲究色香味、细软易于消化，少吃或不吃油炸、烟熏、腌渍的食物。

（8）少食多餐，不暴饮暴食，饮食清淡少盐，不吸烟，少饮酒。

（张　萍）

第三节　临床营养

临床营养（clinical nutrition）又称病人营养，是研究人体处于各种病理状态下的营养需求和营养输注途径的科学，即在正常生理需要量的基础上，根据疾病的种类、病情及病人的营养状况，合理安排饮食，以增强机体抵抗力，改善代谢，修补组织，积极地促进疾病的转归，从而使病人早日康复。

一、医院膳食

疾病的营养治疗是医院综合治疗的重要组成部分，它是根据疾病的病理生理特点，按不同时期制定符合其特征的营养治疗方案和膳食配方，以达到治疗、辅助治疗或诊断的目的。医院膳食是病人获取营养的主要途径。

（一）医院膳食的种类

根据人体的基本营养需要和各种疾病的治疗需要而制订医院病人膳食。医院膳食的种类很多，通常可分为基本膳食、治疗膳食、试验膳食和儿科膳食。治疗膳食与试验膳食均是从常规膳食中派生而来，不再详述。根据供给病人营养物质的途径通常将病人营养分为肠内营养和肠外营养两大类。

（二）基本膳食

1. 普通饭　普通饭简称普食，是医院膳食的基础。

（1）适应证：此类膳食基本同正常人膳食，适用于病情较轻、无发热和无消化道疾病的病人及产妇和疾病恢复期的病人。

（2）膳食特点：能量与各种营养素平衡，能满足饱腹感，主副食应注意多样化，少用刺激性及油煎、炸食物。

2. 软饭

（1）适应证：适用于低热、消化不良、肠道疾病恢复期、口腔疾患以及咀嚼不便的老人和幼儿等。

（2）膳食特点：以软烂为主食，易于咀嚼消化；避免油煎炸与粗纤维多的食物及辛辣调味品；注意维生素尤其是水溶性维生素的补充，每天供应 3 ～ 5 餐。

3. 半流质

（1）适应证：发热、体弱、口腔和消化道疾病及刚分娩的产妇等。

（2）膳食特点：介于软饭和流质之间，呈半流体状态，易于咀嚼及吞咽，比软食更易消化；少食多餐，每天 5 ~ 6 餐；能量供给略低 [1500 ~ 1800 kcal/d (6.28 ~ 7.53 MJ/d)]，蛋白质 50 ~ 60 g/d，维生素和无机盐应满足需要；膳食制作中应忌用大块、油脂多或油煎炸食物。

4. 流质

（1）适应证：高热、急性消化道炎症、咀嚼和吞咽困难、大手术后和危重症病人等。

（2）膳食特点：食物呈液体状或在口中溶化为液体的膳食，极易消化，含渣少；所供能量和各种营养素均不足，能量 800 ~ 1600 kcal/d (3.35 ~ 6.69 MJ/d)，蛋白质 20 ~ 40 g/d，故不宜长期使用；应少量多餐，每天 6 ~ 7 餐；喉部手术应进冷流质，禁用过酸过碱饮料；腹部手术及痢疾病人忌用胀气、过甜等食物制作流质。

（三）治疗膳食

1. 高热量膳食

（1）适应证：甲亢、高热、烧伤、产妇、需增加体重者、恢复期病人。

（2）膳食特点：在基本膳食的基础上加餐两次，如普通膳食者三餐之间可加牛奶、豆浆、鸡蛋等，如半流质或流质饮食，可加浓缩食品如奶油、巧克力等。每日供给总能量达 3000 kcal (12.55 MJ)。

2. 高蛋白膳食

（1）适应证：营养不良、严重贫血、烧伤、肾病综合征、大手术后及癌症晚期等病人。

（2）膳食特点：在基本膳食基础上增加含蛋白质丰富的食物，如肉类、鱼类、蛋类、乳类等。蛋白质以千克体重计算，每日每千克 2 g，总量不超过 120 g，总热量达 2500 ~ 3000 kcal (10.46 ~ 12.55 MJ)。

3. 低蛋白膳食

（1）适应证：限制蛋白质摄入病患，如急性肾炎、尿毒症、肝性昏迷等。

（2）膳食特点：应多补充蔬菜和含糖高的食物，维持正常能量，蛋白质限于 40 g/d 以下。

4. 低脂肪膳食

（1）适应证：肝胆疾患、高脂血症、动脉硬化、肥胖症和腹泻病人等。

（2）膳食特点：避免多用动物油，可用植物油，不用油煎及含脂肪高的食物。脂肪限于 50 g/d 以下。

5. 低盐膳食

（1）适应证：心脏病、肾病（急慢性肾炎）、肝硬化（有腹水），以及重度高血压但水肿较轻患者等。

（2）膳食特点：低盐膳食，食盐摄入不超过 2 g/d，但不包括食物中的钠。

6. 无盐低钠膳食

（1）适应证：按低盐膳食适用范围，但水肿较重患者。

（2）膳食特点：无盐膳食，除食物中钠，不放食盐烹调。低钠膳食还须控制摄入食物中的钠（0.5 g/d 以下），慎用腌制食品，对无盐和低钠饮食者，还应禁用含钠食物和药物，如发酵粉（油条、挂面），汽水（含小苏打）和碳酸氢钠药物等。

7. 要素膳（elemental diet）　是将氨基酸、单糖、脂肪酸、多种维生素、无机盐及微量元素按一定比例配制而成的一种平衡膳食。通常状态为干粉状。应用时加水稀释即可，供口服或管饲的方法使用。注意无菌，一切用具均须经高压消毒后使用。

（1）适应证：有超高代谢状态的病人，如胃肠道瘘患者。

（2）膳食特点：手术前准备和术后营养不良者、肠炎及其他腹泻患者、消化和吸收不良者、肿瘤病人等。

8. 特殊治疗膳食　特殊治疗膳食包括糖尿病膳食、低嘌呤膳食、麦淀粉膳食、低铜膳食、免乳糖膳食、急性肾衰竭膳食、肾透析膳食、肝功能衰竭膳食等。

案例 24-3

张某，男，60 岁，身高 170 cm，体重 70 kg，为重症急性胰腺炎、腹腔室隔综合征，发病第 7 天，近来体重无明显变化，因腹压高一直无法进食，体温 38.5 ℃，心率 120 次/分，血压 110/60 mmHg，腹压 30 mmHg。

问题：

1. 以张某目前的情况，应提供什么类型的营养方案？
2. 拟提供的营养方案的适应证和禁忌证有哪些？

二、肠内营养与肠外营养

临床营养支持（clinical nutrition support）是指经口、胃肠道或肠外途径为患者提供较全面的营养素，是从 20 世纪 50 年代提出并逐步被大家接受认可的一种理念和方法，是临床治疗的重要组成部分。临床营养支持包括肠内营养（enteral nutrition，EN）和肠外营养（parenteral nutrition，PN）两部分。前者包括各种疾病的治疗膳食及管饲，后者又分为中心静脉营养和周围静脉营养。

（一）肠内营养

肠内营养是经胃肠道提供代谢需要的营养物质及其他各种营养素的营养支持方式。有口服和经导管输入两种途径，其中经导管输入包括鼻胃管、鼻十二指肠管、鼻空肠管和胃空肠造瘘管。优点是简便、营养全面且无副作用，可防止肠道黏膜萎缩、促进肠道激素分泌等。按肠内营养膳食组成可分为要素膳、非要素膳、组件膳和特殊营养膳食四类，目前统称为特殊医学用途配方食品。

1. 经口营养　口服肠内营养是指在非自然饮食条件下，口服由极易吸收的中小分子营养素配置的营养液。

2. 经管营养支持（管饲）　在临床上使用非常广泛，主要用于昏迷、吞咽困难、严重烧伤或因手术部位的关系而无法正常经口进食或进食量不足，且消化道功能健全的患者。可提供正常的能量和各种营养素，保护胃肠道的正常消化功能不受损害。

（1）适应证：凡不能经口满足营养需要，但有一定胃肠道功能，可消化和吸收管饲营养物质的病人均适用于管饲饮食。主要有：①吞咽和咀嚼困难；②意识障碍或昏迷；③消化道瘘；④短肠综合征；⑤肠道炎性疾病；⑥急性胰腺炎；⑦高代谢状态；⑧慢性消耗性疾病；⑨纠正和预防手术前后营养不良；⑩其他情况：炎性肠道疾病（如溃疡性结肠炎）、短肠综合征恢复期、肝肾功能不全和各种脏器移植者。

（2）禁忌证：①机械性或麻痹性肠梗阻；②消化道活动性出血；③严重腹腔感染；④严重腹泻；⑤顽固性呕吐和严重吸收不良综合征；⑥休克。

（3）管饲营养剂的选择：①配制的混合奶：用牛奶、豆浆、鸡蛋、浓米汤、蔗糖、果汁与植物油配制而成；②匀浆膳：采用天然食物用匀浆机将食物切碎、磨细、过筛后混合成浆液的一种膳食，易达到平衡营养且含有食物纤维，可预防便秘，适用于消化、吸收功能基本正常的病人，商业匀浆膳是无菌、均匀的，营养成分明确，可通过细孔径喂养管，且使用方便；③要素膳：系化学组成明确膳（chemically defined diet），是一种营养齐全、水溶后易被肠道吸收的无渣膳食，它以氨基酸或蛋白质水解物为氮源，以葡萄糖、蔗糖或麦芽糖为主要热源，脂肪含量不等，多数制品仅含少量脂肪作为供给必需脂肪酸与脂溶性维生素的溶剂，矿物质和维生素的含量因品种不同而异。要素膳既能为人体提供必需的热量及营养素，又无需消化即可直接或接近直接吸收和利用。

（4）管饲并发症：管饲是一种安全有效的营养治疗方式，并发症相对较少且较易处理，但若处理不当仍会给患者增加痛苦，影响治疗效果。管饲并发症主要包括：①胃肠道并发症：恶心、呕吐、腹泻等；②代谢并发症：脱水，糖、电解质代谢紊乱，肝功能异常，维生素与蛋白质代谢异常等；③感染并发症：吸入性肺炎、管饲溶液和器械污染等；④精神并发症：鼻喉不适、焦虑、情绪低落等；⑤机械并发症：机械损伤、鼻部水肿、急性鼻窦炎、食管炎等。

（二）肠外营养

肠外营养即静脉营养，指经过静脉系统补充营养与体液的营养支持方式。根据病人的情况可考虑部分或全部采用这种营养支持方式。完全采用时称完全肠外营养（total parenteral nutrition，TPN）。静脉营养与管饲存在较大差别，管饲者具有胃肠道生理反应与调节能力，而静脉营养则使营养物质不通过肠道直接进入肝等组织器官，使胃肠道失去反应能力与调节作用；静脉营养比管饲要求更高的技术支持。

1. 适应证 ①短肠综合征、严重的小肠疾病、严重腹泻及顽固性呕吐、高位小肠瘘等；②重症胰腺炎、广泛的肠切除；③高代谢状态危重患者，如大手术的围术期、大面积烧伤、多发性创伤等；④中重度营养不足、晚期肿瘤患者及长期术后肠梗阻、颅内压增高、肠运动异常者等；⑤重要器官功能不全者，如肝、肾、肺、心功能不全或衰竭等；⑥大剂量化学、放射治疗或接受骨髓移植患者；⑦自身免疫病并有肠绒毛的萎缩等。

2. 禁忌证 ①胃肠功能正常、能获得足量营养者；②需急诊手术者，术前不宜强求肠外营养；③临终或不可逆昏迷患者。

3. 营养制剂的组成 完全胃肠外营养液的成分均由小分子营养物质组成，包括葡萄糖、脂肪乳剂、复方氨基酸溶液、维生素和微量元素等。完全胃肠外营养制剂应无菌、无毒、无致热原，pH 和渗透压适宜，相溶性好，使用方便、安全等。

 知识拓展

肠外营养制剂的组成成分

非蛋白质能量由糖类和脂肪平衡提供。羟基葡萄糖是糖类，其能量密度为 34 kcal/g。脂肪乳剂是一种能量密度高的静脉制剂，其渗透压与血液相似，对血管壁无刺激作用，所提供的营养物质和能量可满足大多数病人的需要，大多数危重病人对其有较好的耐受性。脂肪乳剂提供的能量为 9 kcal/g，也是必需脂肪酸的来源。蛋白质由结晶氨基酸提供，提供的能量为 4 kcal/g，标准氨基酸溶液含有平衡的必需氨基酸与非必需氨基酸，特殊氨基酸液用于特殊疾病状态下的氨基酸补充。阳离子电解质包括 Na^+、K^+、Mg^{2+} 与 Ca^{2+}。补充钠、钾化合物时，氯与乳酸的含量可影响营养液的 pH。钙、磷的量应有一定的限制，以避免形成磷酸钙引起沉淀。补充的多种微量元素制剂增加了铜、铬、锰、锌和硒。美国医学会推荐的多种维生素产品含有维生素 A、维生素 C、维生素 D、维生素 E 及 B 族维生素，也包括叶酸，但不含维生素 K，后者须单独补充。

（夏 敏）

思 考 题

1. 在慢性病的三级预防中如何开展营养干预？

2. 肠内营养与肠外营养的适应证及其优点有哪些？

3. 乳母的合理膳食原则是什么？

4. 王女士，56岁，公司职员，身高 162 cm，体重 75 kg，患有高血压和 2 型糖尿病多年。她的生活方式相对少动，饮食习惯不健康，常常摄入高脂肪、高盐和高糖的食品。她的家族中有多人患有心血管疾病。王女士在最近一次体检中，发现血压控制不理想，血糖水平波动较大。医生建议她在药物治疗的基础上，进行营养干预以改善健康状况。

问题：

(1) 从三级预防的角度出发，营养干预对王女士有什么作用？

(2) 针对王女士的每一级预防中应采取什么具体营养干预措施？

(3) 以上提出的每项措施的合理性和预期效果如何？

第二十五章

身体活动指导

学习目标

1. **知识**：定义身体活动的基本概念及基本要素；列举有益健康的身体活动推荐量；列举不同年龄段身体活动指南。
2. **能力**：列举身体活动的分类；能够应用有氧和耐力活动量的测量、肌肉力量和耐力的测量、日常身体活动水平的测量，了解身体活动强度和能量消耗。
3. **素养**：综合运用身体活动指导为个体制订身体活动计划。

　　身体活动作为人们最自然、最基本的生存状态，在长期的进化过程中达到了能量摄入与消耗持续且高效的平衡。然而，随着经济的发展，生活方式的变化，人们的身体活动似乎越来越少，身体活动不足是肥胖、高血压、糖尿病和心血管疾病等慢性病的重要危险因素。因此，促进身体活动，减少静态行为成为预防慢性病和健康促进的重要环节。

　　本章重点介绍身体活动的相关概念和分类、身体活动的测量方法，以及对不同人群的身体活动指导。重点讨论不同年龄段和患有慢性病人群的身体活动指导，并分析健康益处。

案例 25-1

　　王先生，65 岁，身高 170 cm，体重 80 kg，缺乏体力活动患有糖尿病。王先生到社区卫生服务中心咨询减重措施。

　　问题：

　　1. 对于老年人身体活动的益处有哪些？

　　2. 如果你是该社区卫生服务中心健康管理人员，请你为王先生进行身体活动指导。

第一节　概　述

　　积极和充足的身体活动是保证全生命周期健康的重要公共卫生措施。身体活动促进健康在于长期坚持。动则有益，即使是低强度、短时间的身体活动积累起来也有益于健康，而加强频率和强度，可以得到更好的健康效应。

一、身体活动的基本概念

身体活动（physical activity，PA）是指骨骼肌收缩产生的机体能量消耗增加的任何活动。身体活动的基本要素包括频率（frequency）、强度（intensity）、时间（timing）和类型（type），即 FITT 原则。此外，还包括身体活动总量（volume）和进度（progress），统称 FITT 原则或 FITT-VP 原则。

（一）身体活动强度

身体活动强度指单位时间内身体活动的能量消耗水平或对人体生理刺激的程度，分为绝对强度（物理强度）和相对强度（生理强度）。

（1）绝对强度：指身体活动的绝对负荷量，而不考虑个人生理的承受能力，也称物理强度。

代谢当量（metabolic equivalent，MET）是指相对于安静休息时身体活动的能量代谢水平，也称梅脱，是目前国际上反映身体活动绝对强度的常用单位。1 梅脱相当于每分钟每千克体重消耗 3.5 ml 的氧，或每千克体重每小时消耗 1.05 kcal（4.4 kJ）能量。根据代谢当量水平，身体活动强度可分为：≥ 6 METs 为高强度，3 ～ 5.9 METs 为中等强度，< 3 METs 为低强度，1.0 ～ 1.5 METs 为静态行为。不同代谢当量的身体活动举例见表 25-1。

表 25-1　不同代谢当量身体活动举例

METs	活动举例
1 ～ 2	看电视、烹饪、钢琴
3 ～ 4	中速走（4 km/h，每分钟约 100 步）、骑车（12 ～ 16 km/h）、乒乓球
5 ～ 6	游泳、芭蕾、慢跑（6 km/h）
7 ～ 8	网球、篮球比赛
9 ～ 10	橄榄球、跆拳道

（2）相对强度：属于生理强度的范畴，更多考虑了个体生理条件对某种运动的反应和耐受能力。客观指标包括有氧运动时的最大耗氧量百分比（VO_{2max}%）、最大心率百分比（HR_{max}%）。主观指标，如自我感知运动强度（rating of perceived exertion，RPE）。

1）最大耗氧量（VO_{2max}）和最大心率（HR_{max}）：在一定条件下，身体活动的能耗水平与个体耗氧量或心率水平呈正相关，即能耗水平越大，耗氧量和心率水平也越大。当人体剧烈运动时，人体消耗的氧量和心率可达极限水平，此时的耗氧量称为最大耗氧量（VO_{2max}），相应的心率即为最大心率（HR_{max}）。最大心率可以通过运动测试获得，也可以通过公式估计：HR_{max} = 220 - 年龄（岁）。身体活动应达到的适宜心率称为目标心率或靶心率，是用最大心率的百分比值表示，即为最大心率百分比（HR_{max}%）。目前推荐以最大心率百分比的 60% ～ 75% 为身体活动水平达到中等强度，85% 为运动强度的安全上限。

知识拓展

靶心率的监测方法

通过自测脉率的方法进行监测，运动后的即刻心率可代表运动中的靶心率，一般采用运动后立即测 10 s 脉搏数，然后乘以 6 表示每分钟脉率。脉率的常用测量部位为桡动脉、耳前动脉或颞动脉。

2）自我感知运动强度（rating of perceived exertion，RPE）：是以个体的自我感觉评价运动负荷，即以个体在运动中主观用力和疲劳感的程度判断身体活动强度的心理学指标。自我感知运动强度可通过 0～10 级 RPE 量表测量，见表 25-2。其中 5～6 级表示达到了自我感知或主观用力的中等强度活动水平。虽然不同个体对相同运动负荷的感觉可能不同，但是这种感觉可以更准确地反映个体的相对强度和机体功能状态的变化。

表 25-2　自我感知运动强度量表

级别	感觉
0	休息状态
1～2	很弱、弱
3～4	温和
5～6	中等
7～8	疲惫感
9～10	非常疲惫

从身体活动有益健康而言，除了一些疾病状态下对身体活动强度有所限制外，适宜时间和频率的各种强度的身体活动对健康都是有益处的。

（二）身体活动时间

身体活动时间指进行一次某种活动所持续的时间，包括持续维持一定强度或以一定节奏重复运动的时间，通常用分钟表示。身体活动时间的累积是指为达到某种身体活动目标时间，将一定时间内每一次特定的身体活动时间合计，比如，每周 5 天，每天 3 次，每次 10 min 的活动可以表示为每周 150 min。目前推荐中等强度活动以 10 min 分段累计，有条件者增加每次活动时间。

维持体重需要达到一个总的身体活动能量消耗值，需要 60～90 min/d 的中等强度身体活动量。若以降低各种慢性疾病的风险为目标，30 min 中等强度的身体活动对于体重正常或是肥胖者都有效果。

（三）身体活动频率

身体活动频率是指一段时间内进行身体活动的次数，一般以"周"为单位。

建议成年人每天进行中等强度的有氧活动；对于高强度的运动，如跑步等，则建议每周至少 3 次。

身体活动频率可结合每天活动时间确定，如每周 150 min 的推荐量，其频率可以每周 5 天，每天 30 min；也可以在一周内累计，不一定每天都达到 30 min。每周 5～7 天定量身体活动人群的心血管病、糖尿病和全死因死亡率均明显低于缺乏身体活动的人群，只有经过一定时间规律适度的身体活动积累，相应的健康促进效应才能显现。

（四）身体活动总量

身体活动总量是个体身体活动强度、频率和每次活动持续时间以及该活动计划历时长度的综合度量，其数值等于上述三个变量的乘积。

国际上常采用 METs·min 或 METs·h 来度量一定时间内某项身体活动的能量消耗水平或身体活动总量。比如一个人进行 4 METs 的身体活动 30 min，其身体活动总量为 $4 \times 30 = 120$ METs·min，或 120 METs·min $\div$ 60 min $= 2$ METs·h。

身体活动总量是决定健康效益的关键。身体活动量增加到每周 300 min 中等强度或 150 min 高强度（总量 16 ~ 20 METs·h），可以获得更多的健康效益。

二、身体活动分类

"身体活动"涵盖的范围广泛，包括各种增加体力输出的身体活动，如日常生活中的步行、打扫房间、上下班骑自行车、上下楼梯、园艺劳动以及跳舞、游泳、太极拳、球类运动、秧歌、健身操等。其中的"运动"是各种身体活动中的一种，指有计划、有组织、重复性的身体活动。

（一）按日常活动分类

根据日常生活中身体活动的目的和时间分配，可分为家务性身体活动、职业性身体活动、交通往来身体活动和运动锻炼身体活动。

1. 家务性身体活动　各种家务劳动，擦地、手洗衣服等活动消耗能量较大，做饭、清洁台面等能量消耗较小。

2. 职业性身体活动　通常是指有劳动收入（工资）的活动，包括家政服务等职业行为。由于职业和工作性质不同，工作中各种身体活动的体力消耗也不同。

3. 交通往来身体活动　从家中往返工作地点、商城、游玩地点等途中的身体活动，采用不同的交通工具，体力消耗不同，如步行、骑自行车、乘公共汽车或自驾车等。

4. 运动锻炼身体活动　指家务、职业和交通往来之余的有计划、有目的进行的身体活动，属于休闲型活动。业余时间的运动锻炼或体育活动的目的更明确，活动内容、强度和时间更有计划。

（二）按能量代谢分类

肌肉收缩做功是身体活动的本质，其直接的能量来源是三磷腺苷（ATP）。ATP 的供应途径主要分为有氧代谢和无氧代谢两种过程。有氧代谢是指在氧气供应充足的情况下，氧代谢形成的 ATP 足够供应肌肉剧烈运动时的能量代谢。无氧代谢是指由于氧代谢形成的 ATP 不能满足肌肉剧烈运动时的能量代谢，需要利用磷酸肌酸（CP）的无氧分解和糖的无氧酵解生成乳酸、释放能量，再合成 ATP 满足能量代谢的供应。因此，按照能量代谢可将运动分为有氧代谢运动和无氧代谢运动，简称有氧运动和无氧运动。

1. 有氧运动　是指躯干、四肢等大肌肉群参与为主的、有节律、较长时间、能够维持在一个稳定状态，需要氧气参与能量供应的运动，也称耐力运动。如每小时 4000 m 的中等速度步行，每小时 12 000 m 的速度骑自行车等，均属于有氧运动。

2. 无氧运动　是指以无氧代谢为主要供能途径的身体活动，一般为肌肉的强力收缩活动，因此不能维持一个稳定状态。运动中用力肌群的能量主要靠无氧酵解供应。无氧运动是抗阻力肌肉力量训练的主要形式，如举重、俯卧撑、抬重物等抗阻力肌肉力量训练等；100 m等短跑几乎全部为无氧代谢供能；也可以发生在有氧运动末期，如长跑等有氧运动的末期冲刺阶段等。

（三）按生理功能和运动方式分类

1. 关节柔韧性运动   也称作拉伸，指通过躯体或肢体的伸展、屈曲和旋转活动，锻炼关节的柔韧性和灵活性。这类活动对循环、呼吸和肌肉的负荷小，能量消耗低，可预防跌倒和外伤，提高老年人的生活质量。

2. 抗阻力运动   也称为强壮肌肉活动，指肌肉对抗阻力的重复运动，具有保持或增强肌肉力量、体积和力量耐力的作用。抗阻力运动有助于保持和促进代谢健康，对骨骼系统形成的机械刺激也有益于骨健康，对老年人可以延缓肌肉萎缩引起的力量降低，预防跌倒、提高独立生活能力。如举哑铃、俯卧撑、各种负重活动等。

3. 身体平衡性和协调性练习   指改善人体平衡性和协调性的组合活动，可以改善人体运动能力，预防跌倒、外伤提高生活质量。如体操、舞蹈、单腿站立、平衡板等。

第二节   身体活动水平的测量方法

身体活动是一个有许多维度相互关联的复杂行为活动，其测量评估需要综合各方面进行。

一、有氧和耐力活动量的测量

（一）心率

训练时运动强度的监测指标用身体活动时的心率测量，称为目标心率或称靶心率。靶心率的监测方法可以用运动后的即刻心率（见前面的知识拓展），更方便的方法是采用有线和无线仪器设备监测心率。

心率的变化与多种非运动因素有关，因此用心率监测运动强度，需要排除环境、心理刺激、用药或疾病等因素对运动中心率的影响，以保证运动效果和安全。

（二）代谢当量

根据运动速度查找代谢当量值，计算能量消耗。

（三）自我感知运动强度分级

自我感知或主观用力的中等强度活动水平相当于表25-2自我感知运动强度量表中5～6级，其自我感觉类似尽力快走时的感觉：心搏和呼吸加快，用力但不吃力，可以随着呼吸的节奏连续说话，但不能放声唱歌。

一般健康人可根据运动中的靶心率来感觉和控制强度；但对于老年人和体质较弱者，自我感知运动强度更方便实用，可结合自身体质和感觉来确定强度。

二、肌肉力量和耐力的测量

肌肉力量（肌肉用力的能力）和肌肉耐力（肌肉持续用力或重复用力的能力）是反映抗阻

力运动特征的两个常用指标。

传统上测试力量用可重复 3 次以下的负荷，测试耐力用可重复 12 次以上的负荷。肌肉功能的测试需要针对特定肌群，测试结果受到收缩类型、肌肉收缩速度、测试设备、关节活动范围、动作熟练程度等因素的影响，目前没有统一的程序和标准。

（一）肌肉力量测试

（1）静力或等长力量：测试限于指定肌群和关节角度，峰值用力常用最大主动收缩（Maximum Voluntary Contraction，MVC）表示，不能全面反映肌肉力量。

（2）动力测试：也称最大重复值（one Repetition Maximum，1-RM），指有控制、良好姿势、全范围关节活动完成的动作所对抗的最大阻力，测定值为特定肌肉或动作的特异指标。相对于传统的 1-RM，现在也可以用多个重复来测量肌肉力量，如 4-RM、8-RM 等。

（3）等动测试：用最大扭力或扭矩作为指标，通过专用设备，在给定活动范围内保持关节活动在一个恒定的角速度情况下测定的肌肉张力。

（二）肌肉耐力测试

给定频率，重复抗阻力动作的次数，如蹲起次数。测试中肌肉耐力的度量应能综合阻力（重量）、时间（频率）和重复次数三个指标。

三、日常身体活动水平的测量

日常身体活动常见测量方法包括问卷调查、日志记录、能量消耗、仪器测量等。

（一）问卷调查

最常用问卷是国际体力活动问卷，其短卷见表 25-3。

表 25-3　国际体力活动问卷

序号	问题	回答
1	最近 7 天内，您有几天做了重体力活动的体力活动，像提重物、挖掘、有氧运动或是快速骑车？	每周_____天 □ 无相关体力活动→跳至问题 3
2	在这其中一天您通常会花多少时间在重体力活动上？	每天_____小时_____分钟 □ 不知道或不确定
3	最近 7 天内，您有几天做了中等强度的身体活动，像提轻的物品、以平常的速度骑车或打双人网球？不包括走路。	每周_____天 □ 无适度体力活动→跳至问题 5
4	在这其中一天您通常会花多少时间在中等强度的身体活动上？	每天_____小时_____分钟 □ 不知道或不确定
5	最近 7 天内，您有几天每次步行至少 10 min？	每周_____天 □ 没有步行→跳至问题 7
6	在这其中一天您通常会花多少时间在步行上？	每天_____小时_____分钟 □ 不知道或不确定
7	最近 7 天内，您每天坐着的时间是？	每天_____小时_____分钟 □ 不知道或不确定

（重体力活动是指需要您花费大力气完成，呼吸较平常明显增强的活动。中等强度体力活动是指需要您花费中等力气完成，呼吸较平常稍微增强的活动。以上问题，请只考虑那些每次至少 10 min 的体力活动。）

（二）日志记录

日志记录通常以 15 min 为一段，记录一天中从事各种身体活动的情况和时间。调查时可在当天晚上回忆一天中的活动，对于不同活动形式的运动强度通过举例说明，比如球类活动中存在跑动、站立、跳跃、替补、暂停、休息等，应综合不同活动形式的强度时间准确反映实际的身体活动量。

（三）身体活动能量消耗的计算

估计日常身体活动能量消耗的简便方法是根据不同活动的代谢当量、持续时间、速度或强度、体重计算。能量消耗计算举例：体重 75 kg，每小时 4 km 的速度快走 30 min，代谢当量 = 3 kcal/(h·kg)，能量消耗为：$75 \times 3 \times 30 \div 60 = 113$ kcal。

（四）仪器测量

各种智能设备，如心率表、计步器、加速仪、手机等都可用于记录运动量。对同一个体进行测量比较时，需要统一测量工具。

第三节   人群身体活动指导

身体活动干预的目的在于改变不利于健康的久坐少动生活方式，减少缺乏运动和运动不足人群的比例，指导合理运动，避免运动伤害，预防和辅助治疗疾病，降低医疗费用，提高生命质量。

一、身体活动计划的制订

人群的身体活动指导需要从适度运动的几个基本原则出发：①日常身体活动水平评价：可使用通行的量表和其他评价方法。②动员：运动促进健康知识教育，纠正错误认识，为个体克服行为改变存在的困难和障碍做出安排。③健康和疾病状况的评价和运动意外伤害危险分层。④身体活动推荐水平和内容：以自愿、循序渐进、量力而行和避免意外伤害为原则。WHO 的身体活动推荐强度、时间和频度如表 25-4。⑤干预效果评价：身体活动增加水平，业余体育锻炼参与率，体重变化及正常/非正常体重变化率，运动促进健康知识改变率，被指导人群慢病变化长期趋势。

表 25-4   世界卫生组织身体活动推荐量

	有益健康	促进健康	增强身体素质	体育训练
强度	轻到中等强度	中等强度	中到大强度活动	极大强度
时间	10 min 或更长，一天几次	30 min 或更长	20 min 或更长	持续时间和频度根据个人身体素质状况而定
频度	每天	每天	一周三次	

（一）制订身体活动计划

身体活动计划应与被指导者共同制订，使被指导者理解和接受，在执行过程中给以督促和指导。工作中可以和被指导者一起讨论计划的安排。首先，制订任何一个活动计划前，都要对个体进行运动风险评估，有自我评估和专业评估两种，重点评估心血管健康相关的因素和运动实验、运动能力的评估。除此之外，主要包括：

1. 基本信息　身体活动计划的制订需要结合个体的身体条件、环境等因素，包括：①身体活动史：参考过去和现在的身体活动情况，如爱好运动和经常参加运动者可选择的运动项目较多；既往不爱好运动者宜选择简单易掌握的运动项目。②体质状况：身体素质好者可以选择负荷较大的项目，而身体素质较差者则应注意选择负荷适度的项目。③兴趣：选择个人喜爱的运动项目，有助于养成运动的习惯和长期坚持。④运动禁忌证：某些疾病患者参加一些运动时容易发生意外，如有中等以上程度骨质疏松的病人禁忌跳绳运动，因其易在突然冲击或意外中发生骨折。心血管疾病患者不宜进行过度用力以及憋气的运动项目。⑤运动环境：根据就近的环境条件选择运动项目，如步行、慢跑和太极拳等；有运动场所和运动设施的情况下，还可选择游泳、球类或健身器械等。⑥运动指导需求：无运动史者，开始时应有指导帮助其学会控制运动强度；选择要求一定技能的运动项目时应有体育教练的指导；年老体弱者有人陪伴运动可以降低发生意外的危险。

2. 身体活动目标量　根据个体的不同需要，身体活动目标量可以是改变不利于健康的久坐少动生活方式、改善心肺功能、增加肌肉力量等一般健身目标；也可以是提高生存质量、控制体重、减肥、辅助控制血糖等特殊的健康促进、辅助治疗和康复目标。

目标活动量的设定以个人体质为基础，体质差、高龄和有严重慢性疾病者，运动耐受力低，其目标活动量应建立在更具体的体质和运动能力的评价基础上。

在实现目标活动量的过程中，可以根据具体情况设定活动量的阶段目标，也需要根据对象的运动反应适时调整目标活动量。运动时间建议以一周为单位累计。强度大的活动，累计时间可以短，频度可以低；强度小的活动，累计时间相对长，频度相对高。

3. 身体活动形式　个体的身体活动形式以有氧耐力运动为主，结合抗阻力、关节柔韧性和日常生活中的身体活动。

（1）有氧耐力运动：如步行、慢跑、游泳、自行车、舞蹈、游戏等。从锻炼心肺功能的角度考虑，应达到相对强度中等以上；从维持体重的角度考虑，一般建议累计达到一定时间，以增加总能量消耗。有氧耐力训练强度一般应在 $40\% \sim 85\%$ HR_{max}。心肺功能水平低者，较低的强度 20% HR_{max} 也可起到锻炼心肺功能的作用。有氧耐力运动应维持一定时间和频度，一般人需要 $20 \sim 60$ min，可以 10 min 分段累计，频率每周 $3 \sim 7$ 天。应用心率控制运动量时，应注意用药情况，特别是对心率有影响的药物，如心得安等。此时运动中的心率不能完全反映运动强度，应结合别的指标控制运动量。可以侧重强度或时间。

（2）肌力训练：肌力锻炼的目的在于改善肌肉力量和耐力，其强度应能形成对肌肉的一定刺激，总负荷量需要根据肌肉张力的变化进行调整。肌肉力量训练包括杠铃、哑铃、专用器械的重复操作，也可以徒手进行。

肌力锻炼的运动强度可以通过如下几种形式调整：负荷重量，重复次数，重复动作和速度或时间，在负重或抗阻力位置维持肌肉张力的时间。

（3）柔韧性练习：比如伸展、屈曲、扭转肢体和躯干。伸展练习通过拉长肌肉韧带，使关节活动到一定范围；也可以通过维持肌肉韧带在拉长状态，使关节的灵活性和柔韧性增加。推荐大关节每天进行静力形式伸展练习，缓慢、有控制地展开或屈曲肢体或躯干，维持最大伸展或屈曲位置 $15 \sim 30$ s，重复 $2 \sim 4$ 次可以达到很好的效果。

（4）日常生活中的身体活动：内容包括工作、外出往来、家务和闲暇时间的身体活动。

4. 身体活动强度和时间　有氧耐力运动一般强调中等强度，从锻炼心肺功能的角度考虑，应达到相对强度中等强度以上，推荐每周累计时间 $150 \sim 180$ min；从维持体重的角度考虑，建议总的能量消耗达到每周 $1500 \sim 2000$ kcal。肌肉力量和耐力锻炼的强度应能维持对肌肉的一定刺激，推荐每周 2 ~ 3 天，每次 15 ~ 20 min。

5. 身体活动进度   增加运动量者或缺乏身体活动者参加规律的运动锻炼，运动强度、时间和频度应循序渐进。身体活动进度取决于个体的体质、健康情况、年龄和运动训练目标。久坐少动者参加规律的运动锻炼及在日常身体活动水平基础上增加运动量者，其运动强度、时间和频率应循序渐进，可从 50% 目标活动量开始，根据运动反应，逐渐增加运动量。适应期通常在几周到几个月之间，运动量的增加量可掌握在 10% ~ 20% 目标活动量之间。主要包括 3 个阶段：开始阶段、适应阶段和维持阶段。

（1）开始阶段：运动强度应低于目标运动强度。开始每次运动的总时间至少 10 ~ 15 min，然后逐渐增加。开始阶段一般为 4 ~ 6 周，健康情况差的人则需要 6 ~ 10 周。

（2）适应阶段：参加者以比开始阶段快的速度进行运动，运动强度在 2 ~ 3 周内逐渐增加达到目标水平。健康水平差和老年人需要较长时间适应，建议采用间歇有氧运动，逐渐发展到持续的有氧运动。

（3）维持阶段：常在训练 4 ~ 8 个月后开始。此阶段参加者的心肺功能达到目标水平，对继续增加运动负荷不感兴趣，要求运动负荷不变。这时可增加有兴趣的体育活动，避免参加者因重复活动的乏味而放弃。

（二）身体活动伤害的预防

1. 身体活动伤害   身体活动伤害是指身体活动时和活动后发生的疾病，如运动外伤和急性心血管事件。运动本身可以是造成身体活动伤害的一个诱发因素，也可以是一个致病因素。如已经存在冠状动脉狭窄的冠心病人，可因运动锻炼增加心脏负荷而发生急性心血管事件。另一方面，即使心脏有病，如果身体活动计划安排得合理，冠心病人也可耐受适量的体力负荷。

常见的运动伤害是外伤，主要为关节周围的软组织和肌肉组织损伤。急性心血管事件造成的损害对健康和生命威胁更大，但实际发生率很低。特殊环境和疾病状态还可能增加特定类型的运动有关伤害，如与高气温和大量出汗有关的脱水、糖尿病人低血糖等。

2. 身体活动伤害的影响因素   大多数运动有关的伤害都有身体的内在承受能力与外部体力负荷量两方面因素的影响。

心血管、呼吸、神经、代谢、骨骼、关节等系统病变都有可能降低运动耐受力，增加发生意外伤害的机会。这些病变可以是已经确诊的疾患，也可以是潜在、尚未诊断的结构功能损害，后者常常使运动伤害显得更加意外。

把握体力负荷的度是预防运动伤害的关键，这里的度包括对运动强度、时间、频度和进度的综合考虑。另外，特定运动技能的熟练程度和其他有关情况也是需要考虑的影响因素。

3. 身体活动伤害的预防

（1）运动处方和医学监督：运动处方不仅仅是纸面上的锻炼计划，在其实施过程中的医学监督和随访也是不可或缺的组成部分，更是安全有效地进行运动锻炼的保障措施。

微整合

临床应用

运动处方的制订

运动处方是根据个体身体条件制订的运动锻炼强度、时间、频度和进度的计划，以及为了保证锻炼的安全有效，对运动前、中、后做出相应的自助和医学监督的安排和措施。

（2）运动伤害的自我保护：多数中低风险的运动锻炼者不需要运动中的医学监督，但是他们也存在发生意外伤害的可能性，预防措施主要靠自助的方式实现。高风险者从事运动锻炼，运动处方和医学监督也不可能把握所有情况下的风险，也需要学会必要的自我保护措施。

4. 身体活动伤害的风险和促进健康的效益 运动锻炼可以预防疾病，但也有发生意外伤害的风险，其利弊需要综合权衡，而风险控制的目的是保证利大于弊。

有些人运动时发生了外伤，但是这并不意味着运动等于外伤，日常生活活动中同样可以发生外伤。流行病学资料显示，日常缺乏运动锻炼的人更容易发生运动外伤。适度的体力负荷通过耐力、肌肉力量、身体平衡协调能力和关节灵活柔韧性的锻炼，增加了身体抵御骨关节系统伤害的能力；而缺乏运动锻炼，肌肉无力充分吸收关节承受的负荷，使关节本身受力增加，加速了关节软骨磨损，是关节损伤的重要原因。另一方面，过度的负荷增加发生运动外伤的风险。

与运动外伤同样的道理，合理的运动计划可以改善冠状动脉的功能，降低发生心肌缺血的风险，而不是发生心血管意外的必然原因，身体活动和健身锻炼可以更多地降低发生各种心血管意外的长期风险。

把握运动锻炼的风险与效益需要控制适度的体力负荷。同时，采取合理的运动医务监督和预防措施，是减少运动有关意外伤害的关键对策。

二、有益健康的身体活动推荐量

合理选择有益健康的身体活动量（包括活动的类型、强度、时间、频度和总量），应遵循的四项基本原则包括：①动则有益，对于平常缺乏身体活动的人只要改变静态生活方式、增加身体活动水平便可使身心健康状况和生活质量得到改善。②贵在坚持，机体的各种功能用进废退，只有经常锻炼才能获得持久的健康效益。③多动更好，低强度短时间的身体活动对促进健康的作用相对有限，逐渐增加身体活动时间频度、强度和总量，可以获得更大的健康效益。因此应经常参加中等强度的身体活动。不同形式的身体活动对健康的促进作用亦不同，综合有氧耐力和肌肉力量锻炼可以获得更全面的健康效益。④适度量力，应以个人体质为度且要量力而行。体质差的人应从小强度开始锻炼逐步增量，体质好的人则可以进行活动量较大的体育运动。

（一）每日进行 6 ~ 10 千步当量身体活动

人体各种身体活动的能量消耗量可以用千步当量作为标尺统一度量，如以 4 km/h 中速步行 10 min 的活动量为 1 个千步当量，其活动量等于洗盘子 13 min 或慢跑 3 min。活动的千步当量相同，其活动量即相同。

千步当量可以根据体重转换为能量消耗，1 个千步当量的身体活动约消耗能量 2.2 kJ/kg（0.525 kcal/kg），如 60 kg 体重的人从事 1 个千步当量的活动，约消耗能量 132 kJ（31.5 kcal）。达到千步当量的时间短，意味着活动强度高。反之，则活动强度低。中等强度活动达到 1 千步当量所需时间举例见表 25-5。

健康成人每日各种身体活动的总量应达到 6 ~ 10 个千步当量，其中至少应有 4 ~ 6 个千步当量的中等强度有氧运动，其余活动内容还可包含体育文娱活动、改善肌肉关节功能的活动（如关节柔韧性活动、抗阻力活动等）和日常生活及工作中的身体活动。

续表

表 25-5   中等强度活动达到 1 千步当量所需时间举例

活动项目		强度 （METs）	千步当量 时间（min）	强度 分类
步行	4 km/h，水平硬表面；下楼；下山	3.0	10	中
	4.8 km/h，水平硬表面	3.3	9	中
	5.6 km/h，水平硬表面；中慢速上楼	4.0	8	中
	6.4 km/h，水平硬表面；0.5 ～ 7 kg 负重上楼	5.0	6	中
	5.6 km/h 上山；7.5 ～ 11 kg 负重上楼	6.0	5	较高
骑自 行车	＜ 12 km/h	3.0	10	中
	12 ～ 16 km/h	4.0	8	中
	16 ～ 19 km/h	6.0	5	较高
家务	手洗衣服	3.3	9	中
	扫地、拖地板	3.5	9	中
	和孩子游戏，中度用力（走 / 跑）	4.0	8	中
文娱 体育	排球练习	3.0	10	中
	早操，工间操	3.5	9	中
	太极拳，乒乓球练习，上下楼	4.0	8	中
	健身操、羽毛球练习	4.5	7	中
	网球练习	5.0	6	中
	集体舞	5.5	5	中
	走跑结合，篮球练习	6.0	5	较高
	慢跑，足球练习，轮滑旱冰	7.0	4	较高
	跑（8 km/h），跳绳（慢），游泳，	8.0	4	较高

（千步当量：4 km/h 中速步行 10 min 的活动量为 1 个千步当量。千步当量时间：某种活动完成 1 千步活动量所需要的时间。）

（二）经常进行中等强度的有氧运动

有氧运动是促进心血管和代谢系统健康不可或缺的运动形式，但要求活动强度至少达到中等。人们日常活动的强度大多较低。中等强度活动对心肺和血管增加适度的负荷，可起到锻炼和改善其功能的作用。

推荐身体活动量达到每周 8 ～ 10 代谢当量·小时（METs·h），8 METs·h 相当于以6 ～ 7 km/h 速度慢跑 75 min，10 METs·h 相当于以 6 ～ 7 km/h 速度快走 150 min。

若用千步当量作为参照单位，则 8 ～ 10 METs·h 相当于 24 ～ 30 个千步当量，比如以4 km/h 中速步行 10 min。不同活动完成 8 METs·h 所需时间见表 25-6。

选择适合个体体质的运动时间和强度。中等强度的有氧运动，以每天进行、坚持不懈为佳。如果个人或环境条件有限，可以有间断，但不应超过 2 天，每周达到 5 ～ 7 天。如果进行高强度的锻炼，频度可以更低些，建议每周至少 3 天。建议每次活动的时间应达到 10 min 以上，每天活动的总时间可以累计。

表 25-6 不同活动完成 8 METs·h 所需时间

活动项目		强度（METs）	24 个千步当量时间（分）	活动能量消耗（kcal/10 min）
步行	4.8 km/h，水平硬表面	3.3	218	24.2
	5.6 km/h，水平硬表面；中慢速上楼	4.0	180	31.5
	6.4 km/h，水平硬表面；0.5 ~ 7 kg 负重上楼	5.0	144	42.0
	5.6 km/h 上山；7.5 ~ 11 kg 负重上楼	6.0	120	52.5
骑自行车	12 ~ 16 km/h	4.0	180	31.5
	16 ~ 19 km/h	6.0	120	52.5
文娱体育	早操，工间操	3.5	206	26.3
	太极拳，乒乓球练习，上下楼	4.0	180	31.5
	健身操、羽毛球练习	4.5	160	36.8
	网球练习	5.0	144	42
	集体舞	5.5	131	47.3
	走跑结合，篮球练习	6.0	120	52.5
	慢跑，足球练习，轮滑旱冰	7.0	103	63
	跑（8 km/h），跳绳（慢速），游泳	8.0	90	73.5
	跑（9.6 km/h），跳绳（中速），游泳	10.0	72	94.5

（三）积极参加各种体育和娱乐活动

锻炼身体并不意味着必须独自从事单调重复的体力负荷动作，各种大众体育活动、比赛、舞蹈、秧歌等，都是很好的身体活动形式，更有乐趣并易于坚持。休闲体育运动和文化娱乐活动可以包含有氧运动、肌肉关节活动等多种形式，同时可以在锻炼身体过程中，融入更多娱乐和文化的内容。

（四）维持和提高肌肉关节功能

肌肉和关节功能是生活质量的必要保障，其中肌肉功能直接影响心血管和代谢系统的健康。肌肉关节功能随着人们年龄的增长而减退，但也与日常活动的多少有关，即用进废退。

肌肉和关节功能活动可以分为两类：一类是针对基本运动功能的练习，如抗阻力活动、关节柔韧性活动等；另一类是结合日常生活活动所设计的功能练习，如上下台阶、步行、前后蹲步、拎抬重物、伸够高物、蹲起、坐起、弯腰、转体、垫脚伸颈望远等。一套体操或舞蹈练习，在一定程度上也可以理解为功能性训练。

抗阻力活动，指特定肌肉群参与、对抗一定阻力的重复用力过程。普通人肌肉力量活动主要针对身体的大肌肉群，包括上肢、肩、胸、背、腰、腹、臀、下肢。阻力负荷可以采用哑铃、水瓶、沙袋、弹力带等健康器械，也可以是肢体和躯干自身的重量（如俯卧撑、引体向上等）。

活动中肌肉对抗的阻力大小不同，可重复的收缩次数不同，负荷强度也不同。适宜健康成年人的阻力负荷应能重复 8 ~ 20 次，可根据个人体质情况选择。

同一组肌肉高负荷的抗阻力活动不宜连续两天进行，休息一两天可以给肌肉必要的时间恢复和修养。建议的频度为每周 2 ~ 3 次，隔日进行。抗阻力活动也可以按千步当量计算，20 min 中低负荷的抗阻力活动相当于 1 ~ 3 个千步当量。

关节柔韧性活动有助于维持和提高关节功能，对一些骨关节疾病也有辅助治疗作用，但在一般关节活动中，心血管代谢的负荷达不到中等强度，对于心血管和代谢的保健作用相对有限。

（五）日常生活"少静多动"

日常活动是一个人身体活动总量和能量消耗的重要组成部分。日常居家、交通出行和工作中，有意安排尽量多的步行、上下楼和其他消耗体体力的活动，培养和保持少静多动的生活习惯，有助于保持健康体重。短时间的步行、汽车和上下楼梯等达到中等强度的活动也有锻炼心血管功能的作用。

建议人们在日常生活和工作中应尽可能保持较多的身体活动，不强调一定要达到中等强度，也不要求每次至少持续 10 min 时间。

日常居家、工作和出行有关的各种活动可以根据能量消耗折算成千步当量，这些活动的千步当量数可以累加计算总的活动量。

（六）每日身体活动量的安排

每天 6000 ~ 10 000 步是针对全人群的推荐活动量，不是每个人都必须达到的标准目标值。由于个人健康、体质、能力等条件不同，可以从较低的活动量水平开始，然后再维持在一个适合个体的活动量水平。较低的活动量对于保护和促进健康有一定的作用，但在适度的前提下，更大的活动量可获得更多的健康效益。因此在"贵在坚持"和"适度量力"的前提下，针对个体确定身体活动量目标的原则是"动则有益，多动更好"。

每日 6 ~ 10 千步当量的活动量，也不意味着每日的身体活动量和内容要硬性统一或面面俱到。可以以一周为时间周期，合理安排有氧运动、体育文娱活动、肌肉关节功能活动和日常生活工作中的身体活动内容。根据个人体质条件，一周的活动量也可以在 30 ~ 60 个千步当量的范围内设定目标。但不论设定的每周活动量目标高低，其中至少应该包括 24 ~ 30 个千步当量的中等强度有氧运动，也就是说，当活动量目标低时，应以有氧运动的内容为主；而目标水平更高，才有可能从事更多样的活动。

三、不同年龄段人群的身体活动指导

世界卫生组织（World Health Organization，WHO）于 2010 年发布了《有益健康的身体活动全球建议》，于 2020 年发布了《身体活动和久坐行为指南》。

（一）5 ~ 17 岁青少年身体活动指南

儿童和青少年的身体活动包括在家庭、学校和社区中的玩耍、游戏、体育运动、交通往来、家务劳动、娱乐、体育课或有计划的锻炼等。参加身体活动的目的是增进心肺、肌肉和骨骼健康以及改善心血管和代谢的生物指标。有氧活动应是儿童和青少年日常自选身体活动的主要内容。

知识拓展

WHO 5 ~ 17 岁儿童和青少年《身体活动和久坐行为指南》推荐要点

每周平均每天至少进行 60 min 中等强度到高强度的以有氧运动为主的身体活动；每周至少三天进行高强度的有氧运动，以及增强肌肉和骨骼健康的训练；应该限制儿童和青少年静坐少动的时间，特别是电子产品的娱乐时间。

（二）18 ~ 64 岁成人身体活动指南

成年人的身体活动包括日常生活、家庭和社区环境内的休闲时间活动、交通往来（如步行或骑自行车）、职业活动（如工作）、家务劳动、玩耍、游戏、体育运动或有计划的锻炼等。

参加身体活动的目的是增进心肺、肌肉和骨骼健康，改善生活质量、减少慢性非传染性疾病、抑郁症风险。

身体活动对成年人健康的好处包括：降低全因死亡率、心血管疾病死亡率，减少突发高血压、突发部位特定癌症、2 型糖尿病风险、促进精神健康（减轻焦虑和抑郁症状），提高认知健康和睡眠以及预防肥胖。

对于该年龄段的身体活动指南，有 WHO 于 2020 年发布的《身体活动和久坐行为指南》，以及我国的《中国成人身体活动指南（试行）》。

WHO《身体活动和久坐行为指南》的建议有：①所有成年人都应定期进行规律的身体活动。②每周进行 150 ~ 300 min 中等强度的有氧活动；或 75 ~ 150 min 高强度的有氧活动；或者中等和高强度两种身体活动的等量组合。③每周至少应有 2 天进行中等或高强度的大肌肉群参与的肌肉力量训练。④每周进行 300 min 以上的中等强度有氧运动；或超过 150 min 高强度的有氧运动；或中等和高强度两种身体活动的等量组合，可以获得额外的健康益处。⑤限制静坐少动的时间，进行任何强度（包括较低强度）的身体活动以减少久坐行为。中等到高强度的身体活动有助于减少静坐少动行为对健康的有害影响。

《中国成人身体活动指南（试行）》与 WHO 的建议活动量和类型基本一致，区别在于引入了"千步当量"的身体活动量指标，并强调了日常生活应活跃起来。

（三）65 岁以上老年人身体活动指南

65 岁以上老年人身体活动包括在日常生活，家庭和社区中的休闲时间活动、交通往来（如步行或骑车），职业活动（如果仍然从事工作的话），家务劳动、游戏、体育运动或有计划的锻炼。

65 岁以上老年人参加身体活动的目的是增进心肺、肌肉、骨骼和功能健康，减少慢性非传染性疾病、抑郁症和认知功能下降等风险。

该年龄段的身体活动指南有 WHO 于 2020 年发布的《身体活动和久坐行为指南》，以及我国的《中国成人身体活动指南（试行）》。

1. WHO《身体活动和久坐行为指南》对老年人的身体活动建议

（1）所有老年人都应进行身体活动

（2）每周进行 150 ~ 300 min 的中等强度有氧运动；或 75 ~ 150 min 的高强度有氧运动；或者中等和高强度两种身体活动的等量组合。

（3）每周至少应有 2 天进行中等或高强度的所有大肌肉群参与的肌肉力量训练。

（4）每周至少 3 天进行以强调平衡能力和力量训练为主的多种中等或高强度的身体活动，

增强身体机能和防止跌倒。

（5）每周进行 300 min 以上的中等强度有氧运动；或超过 150 min 的高强度有氧运动；或者中等和高强度两种身体活动的等量组合，都可以获得额外的健康益处。

（6）限制静坐少动的时间，进行任何强度（包括较低强度）的身体活动以减少久坐行为。中等到高强度的身体活动可以有助于减少静坐少动行为对健康的有害影响。

2.《中国成人身体活动指南（试行）》对老年人的身体活动建议 我国对老年人的身体活动建议与 WHO 一致，但更强调了老年人参加抗阻力锻炼和功能性锻炼的必要性，鼓励日常生活中的各种家务活动等，并以主观疲劳程度为主要的方法选择适宜的强度、量力而行。具体的老年人身体活动注意事项包括：

（1）老年人参加运动期间，应定期做医学检查和随访。有慢性病且病情不稳定的情况下，应与医生一起制订运动处方。

（2）感觉和记忆力下降的老年人，应反复实践掌握动作的要领，老年人宜参加个人熟悉并有兴趣的运动项目。为老年人编排的锻炼程序和体操，应注意动作简单，便于学习和记忆。

（3）老年人应学会识别过度运动的症状，运动中，体位不宜变换太快，以免发生体位性低血压。运动指导者应注意避免老年人在健身运动中的伤害。

（4）对体质较弱和适应能力较差的老年人，应慎重调整运动计划，延长准备和整理活动的时间。

（5）合并有骨质疏松症和下肢骨关节病的老年人，不宜进行高冲击性的活动，如跳绳、跳高和举重等。

（6）老年人在服用某些药物时，应注意药物对运动反应的影响。如美托洛尔和阿替洛尔等，会抑制运动中心率的增加，评定活动强度时应该注意。

四、常见慢性病的身体活动指导

慢性病患者无论是成年人还是老年人都应该限制久坐时间，任何强度的身体活动代替久坐时间（包括光照强度）均对健康有益。为减少身体活动不足对慢性病患者的健康危害，建议进行中等强度到高强度的身体活动。WHO《身体活动和久坐行为指南》对慢性病患者的身体活动建议：

（1）所有慢性病患者都应该定期进行身体活动。

（2）慢性病患者每周进行 150 ~ 300 min 的中等强度有氧运动。或 75 ~ 150 min 的高强度有氧运动。或中等和高强度两种身体活动的等量组合。

（3）慢性病患者每周至少应有 2 天进行中等或高强度的所有大肌肉群参与的肌肉力量训练。

（4）慢性病的老年人每周应进行多种多样的身体活动，强调功能平衡的多样化身体活动，以及每周 3 天或以上中等或更高强度的力量训练，增强身体功能，防止摔倒。

（5）如果没有禁忌证，慢性病患者可以增加至 300 min 以上中等强度有氧运动，或者 150 min 以上的高强度有氧运动，或中等和高强度两种身体活动的等量组合。

（一）超重和肥胖

超重和肥胖者身体活动的目的是提高安静代谢率、消耗能量、降低体脂肪、保持或增加肌肉重量、维持体重、避免减体重后反弹、增强体能、预防和治疗肥胖的合并症，如高血压、冠心病和糖尿病等。

1. 运动干预目标 一般肥胖患者体重减轻 5% ~ 10%，就能明显减少各种与肥胖相关的心血管病危险因素以及并发症。

2．运动方式　①大肌肉群参与的有氧运动是减脂的主要运动方式，如快步行走、慢跑、游泳、自行车、健美操等，这类运动有助于维持机体能量平衡、增强耐力、提高心肺功能，并能长期保持肥胖者的体重不反弹。不同个体按其肥胖程度、身体状况、个人兴趣等挑选合适的项目。严重肥胖者多伴有膝关节骨关节病，由于下肢负担重、膝关节疼痛，可以从水中的运动和自行车运动开始，还可以配合一些上肢的运动。在体重减轻和骨关节症状缓解以后，再选择其他形式的运动。②肌力训练可通过肌力训练操和运动器械进行，胸腹和四肢等肌肉的抗阻力练习。肌力训练一方面在减脂过程中可以保持瘦体重，另一方面可以增加能量消耗、改善心血管功能，还可以丰富运动锻炼的内容。

3．运动强度和运动时间　运动量与热能消耗有关，运动量越大消耗热能越多、越有助于减肥。运动强度应维持在65%最大心率，运动能力较差者也可低于65%的最大心率。肥胖者的运动量原则上应高于原来的身体活动水平，推荐每天坚持60 min以上中等强度的运动，若运动持续时间2 h，运动减脂效果更好。

进行力量练习时可取最大肌力的60%～80%，重复20～30/次，每隔24周增加运动负荷。

4．运动频率和时间安排　减脂必须长期坚持有规律地运动才能达到较好的效果而不反弹。一般有氧运动频率是3～5次/周，最好每天1次。同时可隔天进行一次肌力训练，时间至少达到20 min。

5．注意事项　运动锻炼确定运动强度前需判定心脏功能状况及有无心血管系统合并症，同时，进行心血管功能负荷试验，以确定最大心率或最大耗氧量，确保运动锻炼安全且有效。

运动减肥必须持之以恒才能达到理想效果。吃动平衡是减肥的最佳方法，应通过生活中各种身体活动增加总身体活动水平和能量消耗，并合理膳食。

（二）2型糖尿病

糖尿病患者的主要治疗措施之一是管理体重，身体活动是体重控制的必要手段。身体活动可促进肌肉摄取葡萄糖，辅助降低血糖，有助于预防和治疗与高血糖有关的并发症；改善糖尿病患者的血脂和血压水平，提高生活质量；改善心血管功能，预防和延缓糖尿病患者心血管病的发生和发展。

糖尿病患者的身体活动管理，应在全面的疾病诊断和运动能力评估的基础上，针对个体的病情、运动能力、参考并结合有关临床治疗措施，与患者共同制订个体化的身体活动计划。

1．运动干预目标　糖尿病患者身体活动的主要目标是通过运动锻炼心肺功能，改善胰岛素敏感性，控制血糖和血脂，保持或改善肌肉功能，控制病情，预防并发症。

2．运动形式　首选大肌肉群参与的、有节律的、持续性有氧耐力运动，如散步、快走、慢跑、打球、游泳、太极拳、爬山、自行车等，并结合肌肉力量练习。下肢活动受限者可进行上肢和躯干肌肉练习，如俯卧撑、撑墙、引体向上、仰卧起坐等。

已有糖尿病合并症时，合理选择运动方式有助于降低发生意外伤害的风险。如合并足部溃疡者，可选择上肢运动和下肢肌力器械练习；合并肥胖者，可选择下肢负重少的自行车运动和游泳等；合并自主神经损害或使用β受体阻断剂，运动中的心率和血压反应异常，因此以RPE量表把握运动强度更可靠。此外，功能性锻炼和体育娱乐活动，可结合生活、工作的具体条件和环境来实施。

3．运动强度和运动时间　在没有运动禁忌，即运动能力没有受到特殊限制的情况下，糖尿病患者身体活动的推荐量基本和普通人相同。日常活动较少或风险较高者宜选择适宜强度制定身体活动目标。总活动量的设定也应以个人病情和体质为基础。糖尿病患者的身体活动一般应达到中等强度，即50%～70%最大心率，在身体条件允许的情况下，每周累计至少150 min

中等强度运动，有氧运动每次至少 10 min，每周累计达到 300 min 可以获得更多健康效益。为了保持和增强肌肉代谢血糖的功能，鼓励糖尿病患者从事各种肌肉力量训练。可以从中、低负荷开始，每组肌肉练习 8 ～ 10 个重复。随着肌肉力量的增强，负荷和重复可以逐渐增加。当训练负荷较大时，同一组肌肉练习应隔日进行。

4．运动的频率及时间安排　长期坚持每天或一周数日定时进行运动锻炼是糖尿病运动干预的重要部分。运动的频度需根据运动强度的大小而定，通常运动频率以每周运动 3 ～ 5 次为宜，能坚持每天运动 1 次最为理想。如果运动强度较大，间歇可稍长，但若间歇时间超过 3 ～ 4 天，则运动效果的蓄积作用下降，已改善的胰岛素敏感性会随之消失，难以产生疗效。

5．注意事项　糖尿病患者的病情不同，发生运动意外伤害的风险也不同，应采取不同医学监督和风险控制措施。其中首要关注的问题是防止心血管意外的发生，其次预防运动低血糖。

（1）增加运动量时的进度安排：增加运动量和强度时应合理安排进度，以保证运动安全。对于运动伤害风险较低的患者，运动量和强度的增加一般需要 1 ～ 2 个月；风险较高的患者则需要至少 3 ～ 6 个月。

（2）在运动量和强度的增加过程中，应定期监测患者的运动反应和病情变化，并对运动计划做出必要的调整。对于风险高者，应多做运动前评估，医学监督下的运动适应期需更长，运动过程中应进行更频繁的随访。

运动低血糖的预防：糖尿病患者参加运动初期，建议由同伴陪同，并随身携带糖果备用。如在晚上运动，应增加主食摄入，预防发生夜间低血糖。使用胰岛素的患者，在运动前应避免将胰岛素注射于运动肌肉，最好选腹部。在初次运动和改变运动量时，应监测运动前和运动后数小时的血糖水平，如运动时间长，还应考虑运动中的监测。根据监测的血糖变化和相应的运动量，可酌情减小运动前胰岛素用量或增加主食摄入量。运动前血糖水平若小于 100 mg/L，应进食主食 20 ～ 30 g 后再运动。有些患者运动后低血糖的影响可持续 48 h，必要时应增加运动后的血糖监测。

（3）运动时的足部保护：患糖尿病多年者，因微血管和神经病变，出现足部微循环和感觉障碍。除了每天检查足部之外，为避免发生足部皮肤破溃和干扰，参加运动前也应做足部检查，特别要选择合适的鞋子和柔软的袜子。病情重者建议从事足部无负重运动，如自行车、游泳、上肢锻炼等。见表 25-7。

表 25-7　糖尿病足的分期和处理

分期	0	1	2	3
症状体征	无异常	感觉迟钝	感觉丧失	破溃
处理	定期检查	每天检查	限制负重活动	限制下肢运动

（刘爱萍）

思 考 题

1．简述有益健康的身体活动推荐量。

2．简述世界卫生组织对 18 ～ 64 岁成人身体活动建议要点。

3．某男，45 岁，身高 180 cm，体重 80 kg，平时缺乏体力活动，交通出行通常为自驾车，请你为其进行身体活动指导。

第五篇

疾病预防与控制

第二十六章

公共卫生监测

学习目标

1. **知识**：定义公共卫生监测的概念。
2. **能力**：概括公共卫生监测的目的、分类、评价指标；总结公共卫生监测的方法；概括传染病监测系统；概括非传染病监测。

公共卫生监测（public health surveillance）的内容一般包括疾病（传染病、慢性非传染病）、死因、行为危险因素、环境因素、预防接种副作用和药物不良反应等。传统的公共卫生监测信息由基层医务人员提供，具有良好的准确性和完整性，提供的人口学和影响因素资料还可用于危险因素分析。近年来，为快速有效地获取健康相关事件信息，互联网也被引入了公共卫生监测，作为辅助性工具提供参考性意见，尤其是对于新发疾病或传统监测力所不及的领域，能及时提供信息。公共卫生监测获得的信息是制定、完善和评价疾病预防及其他公共卫生措施和策略的科学依据。

本章重点介绍公共卫生监测的概述、发展、目的、分类、程序、方法、评价，以及传染病和非传染病监测。重点讨论公共卫生监测的不同方法，不同种类的疾病应该如何监测，我国现有的疾病监测系统等。

案例 26-1

2007年4月1日至2008年3月12日，国家突发公共卫生事件报告管理信息系统共收到流感病例或流感暴发疫情118起，累计发病9071人，无死亡。2008年2月1日至2008年3月12日，该系统共收到流感病例或流感暴发疫情21起，累计发病944人。在118起暴发疫情中，85起疫情进行了采样检测，检测阳性率为87.06%。在流感病毒检测阳性的暴发疫情中，B型流感所占比例最大（56.47%），其次为H3N2亚型（18.82%）。流感监测结果表明，目前中国内地的季节性流感的活动较往年没有明显增强。

问题：

1. 本案例国家突发公共卫生事件报告管理信息系统报告了哪些信息？
2. 突发公共卫生事件报告管理信息系统在公共卫生监测中起到了什么作用？

第一节 概 述

最早的公共卫生监测主要是对疾病的发生和死亡进行观察，因此又称为疾病监测。疾病监测既是预防和控制疾病的重要对策，也是具体的重要措施。在制定和执行疾病的防制策略与措施的同时，必须进行疾病监测，将监测资料加以科学的分析，以便对对策和措施不断地进行恰当的评价，提出修改意见，使疾病的防治措施更加完善，从而提高疾病防治效率和水平。

一、概念与发展简史

（一）概念

公共卫生监测（public health surveillance）是指长期、连续、系统地收集有关健康事件、卫生问题的相关数据，经过科学分析获得重要的公共卫生信息，并及时反馈给需要这些信息的人和机构，用以指导制定、完善和评价公共卫生干预措施与策略的过程。最早的监测活动主要是针对疾病的发生和死亡情况，尤其是传染性疾病，因此称为疾病监测。疾病监测收集的资料主要是疾病的动态分布及其影响因素的资料，是公共卫生监测的基础，也是公共卫生监测的重要组成部分。

疾病监测的定义强调要长期、连续、系统地收集资料，这样才能发现疾病的分布规律、发展趋势及其影响因素的变化；同时定义强调了信息的利用和反馈，疾病监测的最终目的是为控制疾病服务。

（二）发展简史

疾病监测最早的实例之一是 17 世纪末伦敦的鼠疫流行监测。伦敦的教区牧师每周向教区办公室报告葬礼数以及死者死因，并负责汇编伦敦市及其邻近教区的死亡统计，再对其提供的首都鼠疫流行程度的情报进行解释，并将这些情报在每周公布的"死亡通知书"上进行宣传，以便采取适当的预防措施。英国统计学家 John Graunt 根据这些数据分析军民的健康状况，发现死亡率和死亡原因有一定的规律，并提出了出生和死亡统计的原则，他的研究工作被认为是最原始的疾病监测，也是疾病监测的萌芽。到 18 世纪，监测已被认为是人类健康的重要组成部分。1741 年，英国在北美洲的殖民地罗德岛地方当局通过一项法令，要求旅店必须及时报告患有天花、霍乱、黄热病等烈性传染病的旅客，形成了传染病监测的雏形。到了 19 世纪，欧洲开始用生命统计来描述居民健康状况。英国医生、统计学家 William Farr 一直致力于收集、分析和解释生命统计资料，并建立英国官方人口统计制度，其被认为是人口统计制度的奠基人和疾病监测的奠基人。进入 20 世纪，监测主要针对法定报告传染病（notifiable communicable disease），欧洲和美国各州以法律的形式规定了法定报告传染病。1925 年，美国所有的州都加入了国家报告系统。1943 年，丹麦建立癌症登记制度，这是非传染病监测的开端。

有系统的疾病监测工作 20 世纪 40 年代末开始于美国疾病控制中心（Centers for Disease Control and Prevention，CDC），其开展了针对疟疾（1950 年）、脊髓灰质炎（1955 年）、流行性感冒（1957 年）、肝炎（1961 年）等多种疾病的监测工作。以后，许多国家广泛开展监测，从观察传染病疫情动态扩展到非传染病，而且逐渐从单纯的生物医学角度转向生物 - 心理 - 社会方面进行监测。1968 年，第 21 届世界卫生大会确定了疾病监测的地位，明确了其范围包括传染病在内的所有卫生问题。此后数十年，世界卫生组织（World Health Organization，WHO）

作为全球卫生的领导机构，制定了多项与监测有关的技术文件，在消灭天花、脊髓灰质炎和防控流行性感冒大流行等全球性传染病防控项目中起到高度强度监测的作用。

我国在 1950 年成立全国法定报告传染病疫情报告及反馈系统，这一系统在我国传染病防制工作中发挥了举足轻重的作用，报告的病种从 18 种、25 种、35 种增加到目前的 39 种。70 年代后期西方国家疾病监测的概念传入我国，1980 年我国建立了全国疾病监测点系统（disease surveillance points system，DSPs），开展了以传染病为主并逐渐增加非传染病内容的监测工作。随着计算机和网络技术的应用，1986 年我国建立了全国省级疫情微机通信网；1993 年建立了全国范围内的数字通信网和电子信箱系统；2004 年实现了实时的传染病网络直报信息平台，按照人口、经济、健康水平等指标将全国县（区）分为 54 层，根据各省（自治区、直辖市）人口数确定理论抽取的监测点数量，并依据经济可行的原则在各层内抽取监测点，通过代表性评价，形成了由 161 个监测点组成的 DSPs，不仅提高了监测资料报告的及时性和工作效率，而且加快了信息分析和反馈的速度。同年，建立中国慢性病及危险因素监测系统时，在 DSPs 框架内随机抽取 79 个监测点开展现场调查，2007 年和 2010 年在 161 个疾病监测点开展现场调查。2013 年，DSPs 进行调整和扩大，形成省级代表性疾病监测系统，覆盖全国 31 个省（自治区、直辖市）605 个监测点。

二、监测的目的

（一）确定主要的公共卫生问题

通过系统、连续地收集公共卫生问题的资料，并进行分析，可以确定当前的主要公共卫生问题的分布和流行趋势，有针对性地开展预防干预工作。例如，新中国成立 70 多年来我国传染病总体发病率下降，成功消灭天花、脊髓灰质炎和白喉，控制鼠疫、痢疾等大部分传染病流行。以 1970 年为分界线，之前随着疫情报告网的健全及传染病种类的调整发病率呈波动上升趋势；之后随着《中华人民共和国传染病防治法》的颁布，防控效果显现，传染病总体发病显著下降，其中 1970—1990 年下降速度较快，1990 年至今下降速度较平缓。传染病总体发病率从 1970 年的 4341/10 万下降至 2018 年的 221/10 万，下降近 95%。

（二）查明原因，采取干预措施

连续的监测，可以为研究人员提供线索，进一步开展流行病学调查和分析，发现原因。1979 年，监测资料显示美国妇女中出现了中毒性休克综合征（toxic shock syndrome，TSS）流行，病例主要集中在月经期的妇女。通过病例对照研究发现，某一品牌的卫生棉条与妇女中毒性休克综合征有关，将该品牌的卫生棉条撤市之后，中毒性休克综合征流行终止。

（三）评价干预措施效果

监测能够提供疾病和其他卫生事件的动态变化趋势，通过对比干预前后的变化情况，可以评价干预效果。

（四）确定高危人群，预测疾病流行

通过对疾病的连续、动态数据进行分析，可以确定高危人群，预测疾病流行趋势，为合理配置卫生资源，采取有效的预防控制措施提供科学依据。

知识拓展

艾滋病哨点监测

　　通过对我国 1995—2009 年艾滋病哨点监测主要人群人类免疫缺陷病毒感染流行趋势分析发现，男男性行为人群 HIV 抗体阳性检出率呈上升趋势；吸毒者、暗娼、性病门诊就诊者、孕产妇人群的 HIV 抗体阳性检出率趋于相对平稳状态。2010 年，在卫生部的指导下，对全国艾滋病哨点重新设置和布局，确定全国共设置 1888 个艾滋病哨点，覆盖吸毒者、男男性行为者、暗娼、性病门诊患者、男性长途汽车司乘人员、孕产妇、青年学生和流动人群 8 类高危人群。2021 年我国艾滋病防治工作取得显著成绩，输血传播基本阻断，母婴传播率处于历史最低水平，患者治疗覆盖率和成功率均达 90% 以上，艾滋病疫情始终控制在低流行水平。

（五）估计卫生服务需求，制定科学、有效的公共卫生策略和措施

　　通过监测了解疾病的变化趋势，为制定公共卫生策略提供理论依据。在消灭天花过程中，WHO 最初希望通过群体接种策略消灭天花。监测资料显示，接种延缓了天花流行，但不能阻止天花的传播。WHO 据此改变策略，加强天花病例的监测和采用环形接种，最终在全球消灭了天花。

三、监测的分类

（一）疾病监测

　　1. 传染病监测　传染病监测是疾病监测的起源，也是疾病监测最重要的内容。随着对外开放政策的实施，为防止艾滋病传播和蔓延，该病已被列为国境检疫监测的传染病。中国目前的法定报告传染病分为甲、乙、丙 3 类，共 41 种。此外，还包括国家卫生健康委员会决定列入乙类、丙类传染病管理的其他传染病和按照甲类管理开展应急监测报告的其他传染病。

　　传染病监测主要内容包括：人口学资料；传染病发病和死亡及其分布；病原体型别、毒力、耐药性变异情况；人群免疫水平的测定；动物宿主和媒介昆虫种群分布及病原体携带状况；传播动力学及其影响因素的调查；防治措施效果的评价；疫情评测。

　　2. 非传染病监测　随着疾病谱的改变，近年有些国家已把监测范围扩大到非传染病，包括出生缺陷、职业病、流产、吸烟与健康；还包括营养监测、婴儿死亡率监测、社区和学校健康教育情况监测、围产期监测以及食品卫生、环境、水质和医学气象监测等等，范围极广，监测内容根据监测目的而异。

　　国际著名的非传染病监测包括美国国立癌症研究所（National Cancer Institute，NCI）进行的癌症监测和 WHO 资助的"多中心心血管疾病人群监测（multinational monitoring of trends and determinants in cardiovascular diseases，MONICA）"，MONICA 与 1984—1993 年在 27 个国家、39 个中心和 113 个报告单位开展心血管病发生、死亡及其影响因素的监测，我国也参加了 MONICA 项目。我国部分地区已对恶性肿瘤、心血管疾病、出生缺陷等非传染病开展了监测。

　　非传染病监测的主要内容包括：人口学资料，非传染病发病和死亡及其分布，人群生活方

式和行为危险因素监测，地理、环境和社会人文（包括经济）因素的监测，饮食、营养因素的调查，基因型及遗传背景因素的监测，高危人群的确定，预防和干预措施效果的评价。

（二）健康相关问题的监测

随着疾病谱和医学模式的改变，现代生物 - 心理 - 社会医学模式提出了遗传因素、环境因素和社会因素对疾病和健康的综合作用。因此，监测的范围也逐渐扩大，涵盖了与健康相关的问题，包括行为危险因素监测、出生缺陷监测、环境监测、药物不良反应监测、营养和食品安全监测，突发公共卫生事件监测、健康素养监测和计划生育监测等。

四、监测的程序和方法

（一）监测的程序

开展疾病监测首先需要建立监测组织和监测系统，在此基础上，有组织、有计划地进行资料收集、分析和解释，并进行信息反馈和信息利用。

1. 建立监测组织和监测系统 监测组织是专门的机构，具备相应的行政职能、技术条件和运作经费。WHO 除了在总部设有负责全球监测的部门外，还在世界各地设置了专门机构，如血清保存中心、流行性感冒中心、虫媒病毒中心等。中国疾病预防控制中心是负责管理全国公共卫生监测系统的机构，我国的监测系统主要有以下四种：

（1）以人群为基础的监测系统：此类系统以人群为现场开展工作，如我国的法定传染病报告系统、综合疾病监测网。法定传染病报告系统的作用是从宏观上监测主要传染病病种的动态变化，并有传染病防治法作为保障，是我国最基本、最主要的传染病监测系统。

（2）以医院为基础的监测系统：该系统以医院为现场开展工作，主要是对医院内感染和病原菌耐药进行监测的系统以及出生缺陷监测系统。我国有组织的医院感染监测系统始于1986 年，由中国预防医学科学院流行病学微生物学研究所牵头。

（3）以实验室为基础的监测系统：此类系统主要利用实验室方法对病原体或其他致病因素开展监测，例如，我国的流行性感冒监测系统，它不但开展常规的流感病毒的分离工作，而且有信息的上报、流通和反馈制度。

（4）国家法定报告的传染病监测系统：这是最基本和最主要的传染病监测系统，主要从宏观上监测主要传染病的动态变化，并有法律或强制性的制度做保证。1950 年，我国正式建立了全国疫情报告系统。1955 年政务院批准的《中华人民共和国传染病管理办法》、1978 年颁发的《中华人民共和国急性传染病管理条例》和 1989 年《中华人民共和国传染病防治法》等，都规定了管理传染病的类别和病种，并实行疫情报告制度。现在，我国已基本形成了由《中华人民共和国基本医疗卫生与健康促进法》《中华人民共和国传染病防治法》《中华人民共和国国境卫生检疫法》《中华人民共和国突发事件应对法》《突发公共卫生事件应急条例》等法律法规构成的公共卫生法制体系。基本建立以疾病预防控制、应急救治等专业公共卫生机构为骨干，以各级各类医疗机构为依托，以基层医疗卫生机构为网底，以全社会参与为支撑，覆盖全民的公共卫生服务体系。

2. 监测的基本过程 在现代医学发展中，疾病的控制基于健康与疾病过程产生的信息，又依赖于这种反馈效应。开展流行病学监测就是通过常规报告、实验室检测、人群统计调查和现场实验等方法取得大量有关人群健康与疾病联系的医学和社会信息，从群体生态学角度，用联系的、转换的观点，用概率语言描述、分析、认识疾病，预防和控制疾病的发生。

（1）信息资料的收集：统一标准和方法，制定规范的工作程序，建立完善资料信息系统，长期收集和管理有关疾病的信息资料，包括发病报告、死亡登记、疾病流行及个案调查、病原和血清学监测及与疾病有关的其他各类基础数据，如疾病在人、时、地的动态变化，社会学、人口学、气象学和生物学等各类资料。

（2）资料的整理和分析：综合监测点上和面上的资料，进行全面分析的内容包括确定疾病的自然史，发现疾病变化的趋势和影响疾病分布的因素，确定疾病流行的薄弱环节。揭示不同地区人口构成、出生和死亡频率、婴幼儿及孕产妇的健康指标。描述不同疾病的发病水平和人群图像以及城乡居民的死亡谱。反映重点人群计划免疫状况和血清抗体水平并对主要预防措施的经济效益和社会效益进行评价。

（3）监测信息的交流及反馈：交流情报开发信息是指疾病监测过程中收集的大量信息，经整理、分析，定期交流并迅速反馈产生疾病的防治效应。例如 WHO 的《疫情周报》、美国 CDC 的《发病和死亡周报》和中国预防医学科学院的《疾病监测》等。监测信息流通使有关人员能快速获得相关信息，便于及时提出主动监测方案，或对重要疫情做出迅速反应，为制订预防控制疾病的策略和措施提供依据。

评价对策，考核防制效果：①评价所制定的对策是否正确，所采取的措施是否有效。一般是对比采取对策、措施前后的发病率或死亡率是否有明显下降。②经济效益评价。

知识拓展

费用 - 效益分析

成本 - 效益分析（cost-benefit analysis）是目前评价经济效益最为常用的方法。其基本思想是根据疾病和死亡的直接与间接损失费用计算，将对策、措施所需费用及其效益进行对比，效益按货币现值折算。

费用 - 效益差度和费用 - 效益比值是两种常用的评价指标。费用—效益差度是指用货币现值表示的对策或措施的效益减去费用（成本）消耗后节余的全部资金。成本 - 效益比值（cost-benefit ratio，BCR）为对策、措施实施后所产生的经济效益相当于所消耗费用即成本的倍数。

（二）监测的方法

1. 常规报告（regular report）　常规报告指国家和地方的常规报告系统，如我国的法定传染病报告系统，其漏报率高和监测质量低是不可避免的。

2. 哨点监测（sentinel surveillance）　根据某些疾病的流行特点，由设在全国各地的哨兵医生（sentry doctor）对高危人群进行定点、定时、定量的监测，这种监测系统为哨点监测。如我国的艾滋病哨点监测系统。

3. 主动监测和被动监测　下级单位常规上报监测数据和资料，而上级单位被动接收，称为被动监测（passive surveillance）。根据特殊需要，上级单位亲自调查收集或者要求下级单位严格按照规定收集资料，称为主动监测（active surveillance）。各国常规法定传染病报告即属于被动监测范畴。我国卫生防疫部门开展的传染病漏报调查，以及按照统一要求对某些传染病和非传染病进行重点监测，努力提高报告率和报告质量，均属主动监测。主动监测的质量明显优于被动监测，只有通过漏报调查这种主动监测方式，才有可能掌握疾病的实际发生情况。

4. 症状监测（syndromic surveillance）　症状监测是指系统、持续地收集、分析临床明确诊断前能支持疾病暴发的相关资料并做出合理解释，以便以此为依据开展公共卫生调查。收集资料包括：实验室送检、急诊科住宿、救护车反应记录、处方及非处方药物销售、学校缺课或工厂缺勤、急诊记录的其他体征与症状信息等。可以是新开发的数据源，也可以来自现有的疾病监测系统。症状监测的目标包括：发现生物恐怖首例患者或早期病例；在广泛暴露背景下，发现疾病流行异常动态；追踪已知暴发事件的代表症状（如发热、皮疹等），以早期发现新病例；提供未发生生物恐怖或疾病暴发流行的证据等。

五、监测的评价

为了提高疾病监测系统的质量，完善监测体系，使监测信息更有效地为公共卫生活动服务，需要对疾病监测系统进行评价。美国 CDC 提出用监测系统的属性作为标准对疾病监测系统进行评价。不同监测系统的监测目的不同，因此对不同属性的重视程度也不同。各属性之间相互关联，提高对某属性的要求，可能降低对其他属性的要求。常用的评价指标如下：

1. **敏感性**（sensitivity）　是指监测系统发现公共卫生问题的能力，包括 2 个方面：①监测系统报告的病例占实际病例的比例；②监测系统判断疾病或其他卫生事件暴发或流行的能力。

2. **及时性**（timeliness）　是指监测系统发现公共卫生问题将信息反馈给有关部门的时间，反映了监测系统信息反馈速度，通常采用计算从发病、诊断、报告、采样、实验室检测、数据录入、分析解释、识别暴发、采取控制措施到信息反馈等各环节的平均间隔天数来评价。

3. **代表性**（representativeness）　是指监测系统发现的公共卫生问题在多大程度上能够代表目标人群的实际情况。通过对监测点收集的数据特征与该病的流行特征进行比较分析，对监测系统的代表性进行评分。

4. **阳性预测值**（positive predictive value）　是指监测系统发现报告的病例中真正的病例所占的比例。

5. **简便性**（simplicity）　是指监测系统的收集资料、监测方法和运作简便易行的程度。主要从监测目的的可实现程度、病例定义的判断难易度及可操作性、数据收集的数量、种类和方法、数据管理、分析反馈、系统的维护及人员培训等方面对监测系统的简便性进行评价。

6. **灵活性**（flexibility）　是指监测系统能针对新的公共卫生问题进行及时的改变或调整的能力。评价内容主要包括病例定义是否能依据不同的监测目的进行修改、是否可以调整或增加监测数据的种类和数量、改变数据收集的来源和方法。

7. **可接受性**（acceptability）　是指监测系统各个环节的工作人员对监测工作的参与意愿。评价内容包括报告单位参与率、监测机构报告率、监测工作方案的可行性及实施的难易程度、监测人员的工作量及可承受度。

第二节　传染病监测

在《国际卫生条例》（2005）中，WHO 规定的 4 种在任何情况下都必须通报的疾病是天花、由野毒株引起的脊髓灰质炎、新亚型病毒引起的人类流感和严重急性呼吸综合征（SARS）；同时还规定了 20 种全球预警和应对的传染性疾病。中国目前法定报告传染病分为甲类、乙类和丙类，共 41 种。

一、网络直报系统

2003 年 11 月国家疾病监测数据中心机房建成。2004 年 1 月 1 日正式启动基础疫情报告系统，全国 93% 县级及以上医院，43% 乡镇卫生院从网上报告疫情，平均每日约有 5000 用户上网直报，全年共有 412.4 万传染病个案从网上报告，全国每分钟会有 3 张传染病报告卡通过网络进行直报，每日平均产生 1 万多监测病例的个案信息；2004 年 4 月 26 日正式启动医院死因报告系统，共有 40 万死亡案例经网上报告，估计占全国死亡的 8.9%；2005 年 1 月启动的结核病专病报告系统，使结核追踪、治疗信息和全国结核基本发病信息结合，有利于了解结核病感染和控制全貌；2005 年 3 月 20 日启动艾滋病专病报告系统，使 HIV 追踪、治疗信息和全国 HIV 感染的基本发病信息结合，有利于了解 HIV 感染和控制全貌。

微整合

临床应用

医疗机构传染病报告

传染病和死亡病例网络直报系统与医院信息系统连接，要求医疗机构通过内部计算机网络准确、高效地进行传染病和死亡信息报告，将报告终端从防保科前移到首诊医生，增强临床医生对传染病和死亡的报告意识和报告责任，加强传染病诊断和死因分类等方面的知识培训。

依原国家卫生和计划生育委员会《中国疾病预防控制工作进展（2015 年）》报告，中国已建成全球规模最大的法定传染病疫情和突发公共卫生事件网络直报系统，100% 县级以上疾病预防控制机构、98% 县级以上医疗机构、94% 基层医疗卫生机构实现了法定传染病实时网络直报，平均报告时间由直报前的 5 天缩短为 4 h。设立 3486 个国家级监测点，主动监测霍乱、流感等 28 种重点传染病的发病规律及蚊、蝇、鼠、蟑等媒介生物的消长规律。

二、症状监测系统

症状监测系统可以主动监测公共卫生事件的萌芽状态，为采取有效的防治措施提供依据。目前主要应用于公共卫生危机应对（如生物恐怖事件早期发现、自然灾害和传染病应急监测）、早期探测新发传染病、掌握疾病发病水平与流行趋势（如流感样病例监测系统），以及大规模人群集会活动的公共卫生保障。2003 年 SARS 流行之后，症状监测系统迅速发展，主要包括以下方面：

1. 流感样病例监测系统　流行性感冒（influenza）简称流感，被列为我国丙类法定传染病，对于儿童、老年人和有心肺疾病、糖尿病、癌症等慢性病患者，流感会造成严重后果，甚至死亡。流感流行期间，流感和流感相关肺炎可引起超额死亡率。

流感为第一个实行全球性监测的传染病，目前已有 80 多个国家、110 余个国家 / 地区流感中心组成了全球流感监测网络。我国于 1952 年开展流感工作，1957 年成立了国家流感中心，1981 年恢复参加 WHO 组织的国际流感监测网。自 2000 年，国家卫生部与 WHO 合作，开展了为期 5 年的流感监测合作项目，建立了覆盖 23 个省，以流感样病例报告和病毒分离为主的流感监测网络。通过该合作项目的顺利实施，我国流感监测的整体水平有了显著提高。

2005 年，中国疾病预防控制中心发布《全国流感 / 人禽流感监测实施方案》，指导和规范全国流感和人禽流感的监测工作，建立科学、规范、灵敏、高效覆盖全国的流感监测网络，培养了我国流感监测与防治的专业技术队伍。流感样病例定义为发热（体温 ≥ 38 ℃）、伴咳嗽或咽痛之一者，监测网络由各级各类医疗机构、流感样病例监测哨点医院和各级疾病预防控制中心组成。

2. 不明原因肺炎监测系统　为了加强对不明原因肺炎病例监测、排查和疫情处置的规范管理，及时发现 SARS、人禽流感病例，及时发现其他以肺炎为主要临床表现的聚集性呼吸道传染病，2004 年中国疾病预防控制中心制定了《全国不明原因肺炎病例监测实施方案（试行）》。在此基础上，总结前一阶段工作经验，2007 年国家卫生部制定了《全国不明原因肺炎病例监测、排查和管理方案》。

不明原因肺炎定义：发热（腋下体温 ≥ 38 ℃）；具有肺炎的影像学特征；发病早期白细胞总数降低或正常，或淋巴细胞分类计数减少；经规范抗菌药物治疗 3 ~ 5 天病情无明显改善或呈进行性加重。

聚集性不明原因肺炎病例定义：两周内发生的有流行病学相关性（指病例发病前曾经共同居住、生活、工作、暴露于同一环境，或有过密切接触，或疾病控制专业人员认为有流行病学相关性的其他情况，具体判断需由临床医务人员在接诊过程中详细询问病例的流行病学史，或由疾病控制专业人员经详细的流行病学调查后予以判断）的 2 例或 2 例以上的不明原因肺炎病例。

3. 发热出疹性疾病监测系统　加强麻疹监测是消除麻疹的主要策略之一，为配合《2006—2012 年全国消除麻疹行动计划》的实施，进一步加强麻疹监测工作，2009 年中国疾病预防控制中心制定了《全国麻疹监测方案》。麻疹疑似病例（监测对象）定义为：具备发热、出疹，并伴有咳嗽、卡他性鼻炎或结膜炎症状之一者；或传染病责任疫情报告人怀疑为麻疹的病例。

4. 感染性腹泻监测系统　感染性腹泻是一组由细菌、病毒、原虫等多种病原体引起的、以腹泻为主的肠道传染病。我国感染性腹泻的监测主要在医院的肠道门诊进行，近年来也扩展到儿科、感染科和急诊科等。腹泻样病例（监测对象）定义为：≥ 1 岁的儿童及成人排便 ≥ 3 次 / 天，并伴有大便性状的改变，呈稀便、水样便、黏液便或脓血便等。

第三节　慢性非传染性疾病监测

慢性非传染病（noninfectious chronic disease，NCD）又称为慢性病或非传染性疾病。影响我国人民群众身体健康的常见慢性病主要有心脑血管疾病、糖尿病、恶性肿瘤、慢性呼吸系统疾病等。慢性病发生和流行与经济社会、生态环境、文化习俗和生活方式等因素密切相关。伴随工业化、城镇化、老龄化进程加快，我国慢性病发病人数快速上升，现有确诊患者 2.6 亿人，是重大的公共卫生问题。慢性病病程长、流行广、费用贵、致残致死率高。慢性病导致的死亡已经占到我国总死亡的 85%，导致的疾病负担已占总疾病负担的 70%，是群众因病致贫返贫的重要原因，若不及时有效控制，将带来严重的社会经济问题。

一、慢性病及行为因素监测

中国于 1959 年、1982 年、1992 年、2002 年、2010—2013 年分别开展全国性营养调查或营养与健康监测工作，历次调查结果对了解中国城乡居民食物摄入、膳食结构和营养水平、营养相关慢性疾病的流行病学特点及变化规律提供了帮助。2015—2019 年，国家卫生健康委员会组织开展了新一轮的中国居民慢性病与营养监测，形成具有国家和省级代表性的《中国居民营养与慢性病状况报告（2020 年)》。

2013 年中国慢性病及危险因素监测以全国 605 个死因监测点为基础，由原来 162 个监测点，扩大到 302 个监测点。同时抽取了 100 个点开展中国居民心脑血管事件报告试点，抽取 150 个点开展中国儿童与乳母营养健康监测，抽取 125 个点开展中国居民慢性阻塞性肺疾病监测试点，抽取 50 个点开展农村义务教育学生营养健康状况监测，在 20 个点开展中国食物成分监测。当年还开展了精神卫生流行病学调查，监测点增加了口腔健康检查的内容。

2008 年开始，国家卫生部组织开展居民健康素养监测。提升城乡居民健康素养，有利于提高广大人民群众发现和解决自身健康问题的能力，是提升人民群众健康水平的重要策略和措施，是推进健康中国建设的重要内容，是《"健康中国 2030" 规划纲要》的主要指标之一。历次监测健康素养水平分别为 6.48%（2008 年）、8.80%（2012 年）、9.48%（2013 年）、10.25%（2015 年）、11.58%（2016 年）。健康素养划分为三个方面（即基本健康知识和理念、健康生活方式与行为、基本技能）、六类健康问题（即科学健康观、传染病防治素养、慢性病防治素养、安全与急救素养、基本医疗素养和健康信息素养）。2021 年全国城市居民健康素养水平为 30.70%，农村居民为 22.02%，城乡居民基本知识和理念素养水平为 37.66%，健康生活方式与行为素养水平为 28.05%，基本技能素养水平为 24.28%。6 类健康问题素养水平由高到低依次为：安全与急救素养 56.41%、科学健康观素养 50.01%、健康信息素养 35.93%、传染病防治素养 27.60%、慢性病防治素养 26.67% 和基本医疗素养 26.05%。截至 2021 年底，我国已经建设 488 个国家级慢性病综合防控示范区，全国 2855 个县（市、区）启动了全民健康生活方式行动。

知识拓展

健康素养

健康素养（health literacy）是指个人获取和理解基本健康信息和服务，并运用这些信息和服务做出正确决策，以维护和促进自身健康的能力。我国健康素养从基本健康知识和理念、健康生活方式与行为、基本技能三个维度提出居民应掌握的基本知识和技能。根据《健康中国行动（2019—2030 年)》的要求，在全国实施全民健康素养促进行动，大力普及健康素养基本知识和技能，以全面提高我国居民健康素养水平。

二、死因监测

1990 年，中国预防医学科学院（2002 年改名为中国疾病预防控制中心）建立疾病监测点系统（disease surveillance points system，DSPs），共 145 个疾病监测点，监测人群 3 万～ 10 万人，总覆盖人口约 1000 万（占中国总人口的 1% 左右），收集出生和死亡（含死因）的数据，这项工作一直延续到 2000 年。2003 年，中国疾病预防控制中心对全国疾病监测的监测点进行调整，增加到 161 个监测点，主要收集死亡数据。2008 年，我国死因监测采用了基于互联网的死因登记网络直报。疾病监测点系统和原卫生部的生命登记系统，几十年一直用于提供有关健康状态的全国代表性数据，以进行准确的医疗保健决策和绩效评估。然而，这两个系统都无法在死亡率和死因方面提供省级代表性数据，以确定地方的卫生服务需求和政策优先事项。此外，这两个系统在相当大的程度上互相重叠，因此导致重复劳动。2013 年，中国疾病预防控制中心完成了死因监测系统升级改造工作，将这两个系统纳入全国死亡率监测综合系统，形成了 605 个监测点组成的具有省级代表性的国家死因监测点。新系统将监测人口从中国总人口的 6% 提升至 24%。涵盖区或县的各监控点数量从 161 个增至 605 个，覆盖全国 31 个省，每年发布《全国疾病监测系统死因监测数据集》。截至 2021 年底，全国建立了 605 个死因监测点和 2085 个肿瘤登记点。2021 年，在全国 31 个省（自治区、直辖市）和新疆生产建设兵团对 311.6 万高危人群开展食管癌、胃癌、肝癌等重点癌症早诊早治工作。

思 考 题

1. 简述公共卫生监测的概念。

2. 简述公共卫生监测的方法。常规传染病报告属于主动监测还是被动监测？

3. 2018 年初甲型、乙型流感病毒同时流行，自 2017 年 12 月以来，各地相继进入流感季节性高峰，流感样病例就诊百分比和流感病毒检测阳性率均显著高于既往 3 年同期水平，重症病例也比往年明显增多，各地医疗机构诊疗压力增大。为进一步完善全国流感监测网络，全面提高流感监测网络的监测质量和工作水平，请你为流感防控工作制定科学监测方案。

（刘爱萍）

第二十七章

疾病的早期发现和处理

 学习目标

1. **知识**：列举疾病早期发现的形式和确定疾病筛检项目时需要遵循的最低标准；列举实施筛检的基本程序；陈述筛检常用实验室检查项目、参考区间及临床意义；列举异常筛检结果的处理原则；列举常用的疾病筛检方法。
2. **能力**：解释确定筛检频率的影响因素和需要注意的问题；分析多项筛检存在的问题；说明以定期健康检查取代每年全面体格检查的必要性；概括避免某些不必要检查的标准。
3. **素养**：能够根据筛检方法的灵敏度、特异度和目标人群的患病率，计算该筛检试验的预测值，并分析不同灵敏度和特异度会带来哪些不良后果。

　　根据疾病的自然史，在最终出现临床症状之前，往往先有生物学特性的改变，并以一定的速率进展。急性病的潜伏期可能很短，其进展速率也较快，而一些慢性非传染性疾病进展时间可能很长。如果在疾病的早期或无症状期通过一些检测手段发现这些疾病，即疾病的筛检（disease screening），那么就能采取进一步的措施来中止或在一定程度上减缓疾病的发展，可以达到一级预防或者二级预防的目的。

　　疾病的早期发现的形式，如果按照筛检对象的范围可以分为整群筛检（mass screening）和选择性筛检（selective screening）。前者指在疾病患（发）病率很高的情况下，对一定范围内人群的群体对象进行普遍筛检，即普查。如对 35 岁以上妇女做宫颈上皮细胞涂片筛检宫颈癌。后者根据流行病学特征选择高危人群进行筛检。如对有糖调节受损史者进行空腹血糖或口服葡萄糖耐量试验检测筛检糖尿病。根据筛检组织的方式可分为主动性筛检（active screening）和机会性筛检（opportunistic screening）。前者是采取"主动出击"，通过组织的宣传介绍，动员群众到筛检服务地点进行检查。例如某医院开展的"鼻咽癌社区综合防治示范区"项目中，动员社区内 40 岁以上的居民到医院接受血清抗 EB 病毒抗体检测。机会性筛检属于一种被动性筛检，是将日常性的医疗服务与目标疾病的患者筛检结合起来，在患者就医过程中，对具有高危因素的人群进行筛检。如目前在各级医院门诊中给首诊病人测血压，目的就是发现其中的血压升高者或隐匿的高血压患者。在临床预防服务中的疾病筛检，主要是在临床场所针对求医者的实际情况开展的。

第一节 疾病筛检计划的制订

在临床场所实施疾病筛检计划需要考虑如下问题：如何确定合适的疾病进行筛检？筛检项目的检查相隔多久为宜（即筛检频率），一年一度的体检是否必要？是不是所有对象都要接受同样项目和频度的检查？是不是筛检的项目越全面越好？

案例 27-1

结直肠癌（colorectal cancer，CRC）是威胁我国居民生命健康的主要癌症之一，造成了严重的社会负担。根据国家癌症中心 2022 年公布的数据，2016 年中国结直肠癌新发病例 40.80 万例，占全部恶性肿瘤发病的 10.04%；由结直肠癌导致的死亡病例 19.56 万例，占全部恶性肿瘤死亡的 8.10%。如何有效地降低我国结直肠癌疾病负担是亟待解决的重大公共卫生问题。

结直肠癌的发生发展大多遵循"腺瘤—癌"序列，从癌前病变进展到癌一般需要 5～10 年的时间，为疾病的早期诊断和临床干预提供了重要时间窗口。大量的研究和实践已经表明结直肠癌筛检和早诊早治可以有效降低结直肠癌的死亡率。

问题：

1. 在临床场所实施结直肠癌筛检项目前，要考虑与筛检实施有关的标准有哪些？

2. 确定结直肠癌筛检频率需要注意哪些问题？

3. 在开展结直肠癌筛检项目时，负责项目的医生在制定具体的实施方案时需要注意哪些问题？

一、确定疾病筛检项目时需遵循的最低标准

筛检的实施需要巨大的人力、物力、财力的投入，因此在临床场所实施一项筛检计划前，要认真考虑一系列与筛检实施有关的标准，包括 4 个方面：筛检的疾病、筛检试验、医疗保健系统和伦理学问题。

（一）筛检的疾病

1. 所筛检的疾病或状态必须是该地区现阶段重大公共卫生问题，即有较高的死亡率或患病率。

2. 对所筛检疾病或状态的自然史有比较清楚的了解，有足够长的可识别临床前期和可识别的临床前期标识，且这种标识要有比较高的流行率。

3. 对所筛检的疾病或状态的预防效果及其副作用有清楚的认识。

（二）筛检试验

1. **筛检方法的可接受性** 筛检方法必须是快速、简便、廉价和安全的，以避免在时间、人力和金钱方面的成本过高，便于为受检者所接受，同时也不能给受检者带来任何的伤害。

2. **筛检方法或程序的灵敏度和特异度符合要求** 如果检查方法的灵敏度下降，阳性预测值仅轻微下降，但特异度下降，阳性预测值则下降非常明显。此外，阳性预测值也会随着该疾

病患病率的下降而下降。

筛检方法的不同灵敏度和特异度将会带来一些不良的结果：

（1）误诊（假阳性）的后果：一个假阳性结果就是一个假警报，会对个人、卫生系统产生影响。被误诊的个体将承受很大心理创伤；卫生系统要额外提供足够的设施和人力以确诊真正患有该疾病者；个人、单位、国家或保险公司要为这些服务花费买单等。

（2）漏诊（假阴性）的后果：假阴性结果给受筛检者错误的安全感，并且肿瘤有可能进展至无法治愈的阶段从而导致患者死亡。这有可能引起医疗法律纠纷，尤其是如果目前已经存在更敏感的检查方法。漏诊一例患者将引起不良的公众效应，并对筛检计划造成负面影响。

（三）医疗保健系统方面

1. 对筛检阳性者能实行有效地随访，以确定是否患病。随后的诊断试验可能花费更多的经费、时间，并可能造成创伤等风险。对于某些筛检项目，人力和经费大多数花费在随访阶段，而不是开始的筛检阶段。

2. 在开展一项特殊疾病的筛检计划前，患者应该已经得到有效治疗。若因为资源有限，让已有疾病症状者不接受治疗，而仍在表面上健康的人群中筛检同一疾病，这不符合伦理学，也不符合成本 - 效益原则。

3. 必需治疗筛检和诊断过程发现的疑难病症者，否则筛检过程不符合伦理学原则，亦无医学意义。治疗的花费需要由地方医院或其他机构支付。

4. 干预措施应该易于被筛检人群接受。

5. 应该明确实施筛检的目标人群。

6. 应该明确筛检的负责人和用于判断筛检试验阳性结果的截断值，应该清楚如何使筛检结果成为受检者常用医疗保健场所的医学记录。

（四）伦理学问题

1. 实施筛检必须遵守尊重个人意愿、有益无害、公正等一般伦理学原则。

2. 筛检计划的受检者有"知情权"。医务人员有义务向受检者提供足够的信息，包括参与这项计划的利益与风险，并使他们理解提供的信息，据此做出理性的选择，决定是否同意参加。

3. 有益无害原则在筛检实施的标准中有明确体现。如筛检试验必须安全可靠、无创伤性、易于被群众接受，不会给被检者带来身体和精神上的伤害。对筛检试验阳性者，有进一步的诊断、治疗的方法，不会给他们带来不必要的心理负担，对健康产生负面影响。再者，应该尊重筛检获得的受检者健康资料中涉及的个人隐私权。除非得到本人允许，不得向外泄露。

4. 考虑个体的预期寿命是否长于无症状患者早期筛检的获益时间。

5. 公平、合理地对待每一个社会成员。

除了上面这些基本标准外，疾病筛检项目必须经高质量随机对照试验证明其可以有效地降低所筛检疾病的死亡率和病死率，筛检所带来的益处应当超过临床确诊检查和治疗引起的躯体和精神损害，与其他医疗卫生服务项目相比，该筛检项目的成本效益更合理，在临床、社会和伦理等方面，群众和医护人员可以接受该项筛检服务。即系统地运用循证医学和经济学的方法评价包括各项疾病筛检方法的效果。临床医生还可以根据及时更新的各项指南来指导自己的选择。

二、确定筛检的频率

疾病筛检应该是一个连续的过程，并不是进行一次筛检若未发现问题就高枕无忧了。未发现问题有几种可能：一是身体确实是没有所要筛检的疾病，二是这个疾病还没有发展到可以检测到的程度，三是由于筛检试验的灵敏度较低，未能发现已经存在的疾病，即假阴性。因此，在确定所要筛检的疾病后，还要考虑筛检的频率。

（一）影响筛检频率的因素

1. 疾病的病理特点和速度　如肿瘤细胞从基因突变开始，演变成肿瘤细胞，再以几何速度发展成为可以用筛检手段发现的肿瘤，不同的病理时期其进展速度是不一样的。

2. 筛检方法的灵敏度　如果某一筛检试验的灵敏度高，一次筛检就能把大部分的病例发现出来，而在第二次筛检时能发现第一次不能发现的病例就很少。这样，筛检的频率就可以根据疾病的病理发展的速度来决定，而不必考虑通过采取增加频次的方法把漏诊的病例找出来。反之，如筛检试验的灵敏度过低，则可能需要增加筛检的频次。

（二）确定筛检频率时需注意的问题

1. 疾病的危险度并不是决定筛检频率的因素　某一疾病筛检的频率是由筛检试验的灵敏度和疾病进展速度决定的，而不是疾病发生的危险度。危险度更多的是决定是否要做这项筛检，而不是筛检的频率。

2. 首次筛检和以后重复筛检频次　从人群的角度看，首次筛检往往都会发现很理想的效果，因为首次筛检发现的是累积了很多年的现患病例。这样就较容易做出，很快重复实施筛检（如间隔一年）的决策。但是间隔时间较短的重复筛检几乎不可避免地发现筛检效果不佳。因为重复筛检发现的是新发病例（从上次筛检后新出现的病例），从而使第二次筛检发现的病例数较少。另外，一个人被筛检的次数越多，越容易出现假阳性结果。如一项研究对 2400 名 40～69 岁女性随访了 10 年。结果发现，在此期间女性平均有 4 次乳腺钼靶 X 线摄影检查和 5 次临床乳腺检查。将近 1/3 的人至少 1 次被判定为假阳性。为了排除疾病，专家建议这些假阳性者多次重复检查，从而导致受检者严重的经济负担和焦虑情绪。

由此可见，太长的筛检间隔将增加重要疾病漏诊的危险，但筛检频率过高将会出现过多的假阳性，同时增加后续检查费用，浪费时间和其他医疗资源。所以，医务人员必须根据所学的医学知识，对服务对象筛检的频率做出选择。一般而言，对无症状的求医者，可根据自己的业务知识，确定一个筛检频率的范围。

三、确定一次筛检所包括的项目

有人认为，在同一时间、同一受检者用多项筛检方法来筛检多种疾病可提高筛检工作的效率。如当收集血样时，采用现代的、自动实验室设备，很容易实施多种试验。然而，多项筛检的收益存在较多问题。

首先，在老年受试人群中的多项筛检，发现的很多疾病或健康问题，是早已被发现并给予治疗的，从而使受检者的花费用于不必要的检查。其次，多项筛检产生较多的假阳性结果，从而使很多受检者花费更多的经费进行后续检查。例如，采用一组独立试验的筛检每 1 例非患者，至少一项筛检试验产生 1 例假阳性结果的概率，计算公式为：$1-(1-\alpha)^n$，α 为假阳性率

（误诊率），n 是所做筛检试验数。如果实施 2 项筛检试验，α 为 5%（试验的特异度为 95%），非患者进行进一步试验的概率为：$1 - (1 - 0.95)^2 = 1 - 0.9025 \approx 10\%$。如果实施 4 项筛检试验，概率为：$1 - (1 - 0.95)^4 = 1 - 0.8154 \approx 18.5\%$。若实施 25 项筛检试验，超过 70%的非患者要采取不必要且较昂贵的后续检查。

四、以定期健康检查取代每年全面体格检查

年度全面体格检查（annual complete physical examination，ACPE）是指每年一次为服务对象进行全面的身体健康检查，以便早发现疾病进行早治疗。随着慢性病逐渐攀升，ACPE 自 20 世纪第二次世界大战后在发达国家开始盛行。随后，ACPE 的两个关键词"一年一度"和"全面"开始受到学术界的质疑。正如上面所说的，因为疾病的进展并没有日历年轮这样的时间规律，而是不同疾病的病理特点决定了其进展的速度；全面而没有目的性的检查，不仅会产生更多的假阳性，还增加受检者和社会的经济和精神负担。而有些疾病是随着个体增长到一定年龄后出现，且存在性别差异。如果不管年龄和性别，一刀切地进行 ACPE，从伦理学的角度看，那些本不该体检但接受体检的个体无辜受到了一些由于体检带来的伤害，同时这些人也占用了其他应该接受体检人的资源（包括费用和医务人员的时间等）。因此，到了 20 世纪 70 年代，循证预防医学服务概念的提出和应用，一个新的词"定期健康检查（period health examination）"取代了年度全面体格检查。定期健康检查就是按照上述确定疾病筛检项目和筛检频率的原则，根据求医者的性别和年龄，科学地制定出个性化疾病筛检方案，形成一个针对特定疾病应间隔多长时间检查一次的健康维护计划。

五、实施筛检的基本程序

在具体开展筛检项目时，负责项目的医生应该制定具体的实施方案，规范筛检的各个步骤，保证筛检质量。

1.遵循筛检原则　按照第 14 章所介绍的评价筛检试验方法的标准和上面所描述的筛检项目要求，并根据受检者的实际情况，严格挑选合理的疾病筛检项目。

2.检查前准备　不同的检查项目对受检者有不同的要求，负责检查的医生一是要核对所要开展检查的各个环节是否符合要求，二是要告诉受检者按照检查的要求做好检查前的准备。

3.检查方法　遵循规范，掌握该项检查技术的实施方法和要点。

4.提供健康咨询　疾病筛检的另一重要价值在于向受检者提供一级和二级预防的健康咨询。即使体检没有发现异常，医生也应该告诉受检者关于如何预防疾病及何时再来复查的建议。

5.筛检异常的处理　对于那些已发现异常的受检者，医生应提出随访和治疗意见。

6.筛检的不良作用　了解并向受检者介绍筛检可能带来的心理和生理上的不良后果。

7.筛检方法的真实性和可靠性　对一种疾病可能有几种筛检的方法，得出的结果可能也不完全一致，所以，应该掌握各种筛检方法的判断依据，并向受检者解释清楚。

8.注意事项　向受检者介绍筛检过程中应注意的问题。筛检过程可能使受检者产生一些顾虑或增加其对患某种病的焦虑感。最好发给受检者一些宣传资料，解释检查的意义。

第二节　疾病筛检结果的判读及处理原则

一、判读疾病筛检的结果

在筛检工作中，对于超出正常参考区间者，并不能确定是否由某种疾病引起，而只是筛检者需要进一步检查以明确诊断。本节主要介绍筛检常用实验室检查项目、参考区间及临床意义。

（一）血糖检测

血糖测定可以筛检有无糖尿病。血糖测定项目及结果判读见表 27-1。

表 27-1　血糖测定项目及结果判读

检查项目（单位）	参考区间	结果判读
空腹血糖（FPG）（mmol/L）	< 3.9	低血糖（糖尿病患者在治疗过程中发生的血糖过低现象、胰岛 β 细胞增生或瘤、垂体前叶功能减退、肾上腺皮质功能减退、甲状腺功能减退、严重肝病等）
	≥ 3.9 且 < 6.1	正常血糖
	≥ 6.1 且 < 7.0	空腹血糖受损
	≥ 7.0	糖尿病，其他内分泌疾病引起的高血糖，颅内压增高如颅脑外伤、颅内出血等及脱水引起的高血糖
2 h 口服葡萄糖耐量试验（2 hPG）（mmol/L）	< 7.8	正常血糖
	≥ 7.8 且 < 11.1	糖耐量减低
	≥ 11.1	糖尿病
糖化血红蛋白（HbAlc）（%）	≥ 6.5	作为诊断糖尿病的参考，可反映以往 8 ～ 12 周血糖水平

（二）血脂检测

脂质代谢与多种慢性疾病有关，如冠心病、脑血管病、动脉粥样硬化等，血脂检测可以协助筛检上述疾病的高危人群。血脂检测的项目及结果判读见表 27-2。

表 27-2　血脂检查项目及结果判读

检查项目（单位）	参考区间	结果判读
三酰甘油（TG）（mmol/L）	合适水平：< 1.7 边缘升高：≥ 1.7 且 < 2.3 升高：≥ 2.3	增高：有原发和继发两类。前者多有遗传因素，后者多见于糖尿病、痛风、甲状腺功能减退、肾病综合征、妊娠、口服避孕药、酗酒等 降低：低或无 β 脂蛋白血症、严重肝病、吸收不良
总胆固醇（TC）（mmol/L）	合适水平：< 5.2 边缘升高：≥ 5.2 且 < 6.2 升高：≥ 6.2	增高：冠心病的主要危险因素之一，也有原发、继发两类。原发的如家族型高胆固醇血症，继发的见于肾病综合征、糖尿病、甲状腺功能减退、妊娠、药物影响等（环孢素、糖皮质激素、阿司匹林、口服避孕药） 降低：甲状腺功能亢进、肝硬化、急性重型肝炎、贫血、营养不良、恶性肿瘤

检查项目（单位）	参考区间	结果判读
高密度脂蛋白（HDL）（mmol/L）	合适水平：≥ 1.0	对防止动脉粥样硬化、预防冠心病的发生有重要作用，HDL 水平与动脉腔狭窄程度呈显著的负相关，在评估心血管疾病的危险因子中 HDL 比 TC 和 TG 的临床意义更大
低密度脂蛋白（LDL）（mmol/L）	理想水平：< 2.6 合适水平：< 3.4 边缘升高：≥ 3.4 且< 4.1 升高：≥ 4.1	动脉粥样硬化发生、发展的主要脂类危险因素
载脂蛋白 -I（Apo A-I）（g/L）	1.2 ～ 1.6	可以代表 HDL 水平，与 HDL 水平呈明显正相关
载脂蛋白 B（Apo B）（g/L）	0.80 ～ 1.1	直接反映 LDL 水平，与 LDL 意义相同。降低 ApoB 可以减少冠心病发病及促进血管粥样硬化斑块的消退
脂蛋白（a）[LP（a）]（mg/L）	0 ～ 300	增高：是动脉粥样硬化的独立危险因素，其水平主要取决于遗传因素

（三）肿瘤标记检查

肿瘤标记由肿瘤细胞产生，存在于细胞、组织或体液中，可用化学或免疫方法定量检测。这些物质必须在正常人中不存在或者在肿瘤患者中出现的水平显著高于正常人。

肿瘤标记的临床应用主要包括正常人群中的筛检、有症状者的辅助诊断、癌症的临床阶段的分期，疾病进程的预后指标、评估治疗方案、判断癌症是否复发、治疗应答的监测等。肿瘤标记用于筛检，需遵循 5 项原则：①应十分清楚该肿瘤的发病率；②应能检测早期肿瘤；③该肿瘤的早期治疗比晚期治疗更经济有效；④测定方法的灵敏度、特异度和重复性良好；⑤普查所需费用能被接受。筛检工作中较常用的肿瘤标记及结果判读见表 27-3。

表 27-3　常见肿瘤标记及结果判读

检查项目	参考区间	结果判读
甲胎蛋白（AFP）	< 20.0 ng/ml	升高：原发性肝癌、胃癌、胰腺癌、病毒性肝炎、肝硬化等
癌胚抗原（CEA）	< 5.0 ng/ml	升高：可作为腺癌的协助诊断、疗效评价及复发判断
前列腺特异性抗原（t-PSA）	< 4.0 ng/ml	前列腺癌的首选标记、良性前列腺疾病治疗的协助指标（注意：肛门指诊、前列腺按摩、膀胱镜等检查及前列腺手术会引起血清 PSA 浓度升高）
游离前列腺特异性抗原（f-PSA）	< 0.8 ng/ml	和 t-PSA 同时检测，计算 f-PSA/t-PSA 比值，对鉴别良、恶性前列腺疾病有较大意义。当 t-PSA 及 f-PSA 升高，而 f-PSA/t-PSA 降低（< 0.1），提示前列腺癌

二、异常筛检结果的处理原则

（一）发现异常筛检结果

异常筛检结果通常是临床医生首先发现的，只要具备足够的专业知识和警惕性，临床医生一般不会遗漏重要的异常筛检结果。但有时，筛检报告可能并未交给临床医生亲自处理，而是被受检者、受检者家属或其他辅助医疗人员进行了非专业的判断。由此导致的遗漏和延误，临床上常有发生。因此，临床医生在为受检者进行体检或开具有关检查时，就应告知其筛检报告的重要性，并建立相关的复诊或随访机制。

（二）可能需要的进一步检查

筛检结果通常只能提供一种诊断的倾向性，为明确诊断，可采用进一步的实验室检查、影像学检查或其他诊断性操作来除外筛检的假阳性结果或做鉴别诊断。在任何诊断过程中，应根据反映疾病的病理生理过程，有逻辑、有计划地来选择应做的检查，而不是越多越好。在通常情况下，确定疾病的一般情况时，只需要做一或两项检查即可（如区别是小细胞、正常细胞还是巨细胞性贫血，原发或继发性甲状腺功能减退）；而后再选择有针对性的检查项目以明确诊断。在选择最佳的检查方法时应考虑检查的准确性和有效性。通过详细的病史收集和有关的体格检查通常可以避免一些不必要的检查。

（三）可能需要的治疗方案

根据检查结果和相应的诊断，可能有健康教育和治疗的指征。合适的干预措施和处理有赖于诊断，但对治疗方案的选择应依据该措施的有效性，并有患者的参与。为确保患者或儿童的父母理解诊断和治疗的收益和风险以及选择恰当的治疗方案，必须对患者进行适当的健康教育。

（四）转诊、专家咨询和会诊

当遇到难以解决的问题时，可有以下几种方法解决：①可将疑难病例转诊至上级医疗机构进行进一步检查、诊断与治疗。②可向有关专家咨询。即由主管医生向有关专家介绍病情、诊断倾向和拟采用的治疗方案，在听取专家咨询意见后再做出明确诊断和治疗方案，或再做进一步的检查。③必要时也可申请组织会诊。即邀请各方面有关专家共同对患者的筛检结果和进一步检查的结果进行讨论，彼此交换看法并形成会诊意见，再据此做出诊断、治疗或进一步检查的决定。

（五）随访

患者接受初步检查和治疗后还要继续监测。负责患者的临床医生尤其是全科医生，应为患者安排随访。随访应包括阶段性的病史采集和体检，以检查有何新出现的症状和体征。必要时还包括血液检查、影像学检查和其他诊断措施，以证实治疗的合理性或监测早期的并发症。强调检查的选择应合理且适度。对多数病例来说，随访检查间隔的最佳时间是因病和因人而异的，并无充分的科学依据来划分。

（六）健康教育

健康教育是帮助个体和群体掌握卫生保健知识，树立健康观念，自觉地采纳有利于健康的行为和生活方式，消除或控制健康危险因素，从而预防疾病、促进健康、提高生活质量的一系列有组织、有计划、有目的的教育活动的总称。在基层医疗工作中，全科医生和其他基层医疗卫生保健人员应根据所在区域的人群特点，多印发或推送一些有关常见疾病的预防和筛检知识的读物以及宣传材料，让人们认识到疾病筛检的重要性和必要性，提高一级预防和二级预防的效果。

第三节　疾病的早期发现在预防服务工作中的应用

一、避免某些不必要检查的标准

在疾病的早期发现中，临床医生不仅要确定为受检者提供哪些检查，也必须确定哪些检查不能提供，因为并非所有检查项目均能改善健康。如果检查有害、很少或没有效果，或者有益和有害尚未确定，可以不提供该检查项目。

（一）检查项目造成危害

筛检试验的危害可能直接来自试验本身，或者随后的诊断检查或过度治疗。大多数筛检试验可能无害，但是某些筛检（如结肠镜检查）可以引起直接的危害（如结肠穿孔）。筛检也可以通过产生比真阳性人数更多的假阳性者，增加受检者及其家属的焦虑，引起明显的间接危害。筛检也可以通过过度治疗导致危害。过度治疗是指疾病治疗后可能无临床意义。

（二）仅极少数人获益或无人获益

仅极少数人或无人从筛检项目中获益的可能原因，至少有如下三个方面：在目标人群中该项目产生的效果很少或无效；所预防的疾病患病率较低；筛检无重点。

1. 无效的检查项目　当检查项目对那些本应该得到帮助的人，仅极少数或无人获益时，检查项目是"无效的"。偶尔对受检者有益的检查项目未常规提供给全人群，可能有两方面原因。第一，常规提供的检查项目可能仅造成危害。第二，即使没有危害，也有机会成本，即由于提供有疑问的检查项目需要花费较多的时间和人力，使应提供的检查项目未予实施。

2. 目标人群的疾病患病率较低　当在低患病率人群实施筛检时，假阳性结果的危害更容易超过收益。

3. 无重点筛检　无重点的筛检或健康体检发现的疾病经常无临床意义，患者也未获益。

（三）检查项目的收益和危害不确定

应该避免那些收益和危害不确定的检查项目。干预的效能缺乏足够的证据或者证据质量不高时，就会出现收益和危害不能确定的情况，需要进一步研究获得检查项目的真正收益和危害的数据。

有时检查项目的收益和危害很清楚，但是危害和收益的相对重要性依靠于受检者的个人偏好。

二、常用的疾病筛检方法

下面，介绍一些常见的慢性病筛检方法。

（一）宫颈癌

宫颈癌是可通过早期筛检予以彻底防治的癌症。及早进行宫颈癌筛检可有效防治宫颈癌。随着对宫颈癌发病机制认识的不断深入，宫颈癌筛检相关的检测方法也在不断发展，从最初的细胞学检查到分子生物学检测、肿瘤标志物检测，检测的灵敏度和特异度不断提高。

1. 细胞学检查

（1）巴氏涂片法：该方法是最早用于宫颈癌的检测方法，自 20 世纪 50 年代开始用于宫颈癌筛检以来，大量流行病学研究证实，将其用作宫颈癌预防策略可有效降低宫颈癌的发病率和死亡率。但多项临床研究显示，巴氏涂片法用于宫颈癌筛检的灵敏度仅有 51%（30%～87%），特异度也较低，会造成部分患者漏诊或误诊，严重影响医疗质量。

（2）液基细胞学检查：该方法是现在改进的细胞学检查方法，分为膜式液基薄层细胞学制片术和自然沉淀式液基薄层细胞学制片术两种，采用国际通行的 Bethesda 细胞学分类诊断系统，加强了对结果判读的标准化质量控制，提高了细胞学筛检方法对宫颈癌及宫颈癌前病变诊断的准确性。但这些方法存在假阳性率过高的问题。

2. HPV 检测　中低危型 HPV 感染可诱发低级宫颈鳞状上皮病变，高危型 HPV 感染可导致宫颈高级别鳞状上皮病变、宫颈原位癌及浸润癌，其中约 70% 的宫颈癌及宫颈癌前病变是由于感染了 16 型和 18 型 HPV 引起的。

HPV 检测主要基于分子生物学技术，包括核酸杂交、聚合酶链反应（PCR）、杂交捕获和基因芯片等方法。HPV 检测具有较高的灵敏度和重复性，可用于人群宫颈癌初筛。

3. 肿瘤标志物检测　血清肿瘤标志物检测联合细胞学检查或 HPV 检测可更准确地发现宫颈高级病变，从而及时采取干预措施，达到一级预防的目的。可用于筛检的肿瘤标志物有鳞状上皮细胞癌抗原（SCC）和癌胚抗原（CEA）。

（二）乳腺癌

乳腺癌是世界范围内女性最常见的癌症，而早期发现、早期治疗乳腺癌是提高乳腺癌治疗效果的最重要的手段，可以明显降低乳腺癌死亡率。早期乳腺癌诊断方法如下：

1. 乳腺 X 线摄影　乳腺 X 线摄影作为早期乳腺癌诊断的工具在日常筛检工作中起到重要作用。有多项随机对照研究证实了以乳腺 X 线检查筛检乳腺癌能够降低 50 岁以上妇女乳腺癌的死亡率。对于绝经前妇女采用乳腺 X 线筛检能否降低乳腺癌的死亡率，尚无定论。乳腺 X 线摄影筛检在不同年龄组的灵敏度不同，50 岁以上比 40～49 岁的灵敏度高，前者为 73%～88%，后者为 53%～81%。

2. 乳腺 B 超　乳腺 B 超属于无创性检查，对于受检人员无射线辐射，适合于乳腺致密的妇女和年龄小于 35 岁的妇女。B 超作为主要的乳腺癌早诊手段，能够发现临床检查不能发现的结节。B 超检查能清楚地显示乳房各层软组织及其内部肿块的形态，内部结构及相邻组织的改变。尤其在分辨囊性与实质性肿块方面，B 超具有独特的优越性。对 X 线摄影显示为致密的乳腺，影像对比不佳者，如果临床检查发现肿块，B 超检查可以判断肿块的内部结构，提供诊断信息和随诊信息。此外，B 超可以进行腋窝淋巴结检查。B 超检查的缺点是不能显示微小钙化，也不能准确鉴别乳腺肿瘤物的性质。其检查的准确性取决于检查者技术、耐心和责任心。

B 超发现乳腺内肿物，乳腺组织结构紊乱，需要进一步行乳腺 X 线检查；如果有肿物和钙化，进行活检或手术，如果乳腺 X 线检查阴性，可以观察或活检。乳腺 X 线摄影与 B 超检查相结合，取长补短，是有效的乳腺癌筛检方法。阴性结果 1 年后复查。

3. 乳腺触诊　在乳腺癌早诊中，乳腺触诊有时可以为 B 超或乳腺 X 线检查提供一定的参考，与 B 超、乳腺 X 线摄影共同使用可以降低漏诊率。

4. 乳腺核磁检查　该方法具有无射线、无损伤和高对比分辨率等优点，是乳腺癌早诊检查手段中最准确的检查方法。缺点是价格昂贵。一般用于 B 超、乳腺 X 线检查阳性者，作为进一步检查的手段。国外用于高危乳腺癌个体的补充筛检手段。在各种影像学检查都不能确定病变性质的情况下，需要进行穿刺或切除活检以确定诊断。

微整合

临床应用

乳腺癌筛检指南

无症状人群：①推荐有组织的群体筛检。②乳腺X线检查：40～69岁女性，建议每2年1次筛检；70～74岁女性使用或不使用均可，若使用，建议每2～3年1次。③乳腺组织致密者，在乳腺X线检查的基础上增加B超；可使用数字乳腺断层合成成像或常规乳腺X线检查。④在年轻或乳腺组织致密的女性中及乳腺X线检查不可行时，可采用B超筛检；一般风险者可每2年1次，高危风险者可每年1次。

高危人群：建议提前进行机会性筛检（＜40岁），筛检频率推荐每年1次［高危人群是指具有遗传性易感性（*BRCA1*和*BRCA2*突变），以及具有生育相关的高危因素者］。筛检手段包括每6～12个月1次临床乳腺体检和B超筛检，每年1次乳腺X线检查，必要时也可以应用MRI等影像学手段。

（三）结直肠癌

大量研究和实践表明，结直肠癌筛检与早诊早治是降低人群结直肠癌发病率和死亡率的有效措施。

1. 结肠镜　结肠镜是结直肠癌筛检的金标准。内镜医师在可视镜头下可以完整地检视整个结直肠的情况，对于发现的可疑病变可以取组织活检进一步明确病理诊断。但由于检查具有侵入性且需要充分的肠道准备，在人群组织性筛检中，我国人群结肠镜筛检的参与率依然欠佳，如何进一步提升居民的结肠镜筛检参与率是未来需要解决的关键问题。

2. 免疫法粪便隐血试验（FIT）　FIT的主要技术原理是通过特异性的抗体检测粪便标本中的人体血红蛋白，进而提示可能的肠道病变。FIT阳性者需要进行结肠镜检查以明确诊断。FIT筛检结直肠癌的灵敏度为0.83（95%CI：0.76～0.88），特异度为0.90（95%CI：0.87～0.92），ROC曲线下面积为0.93（95%CI：0.91～0.95）；FIT筛检癌前病变的灵敏度为0.36（95%CI：0.28～0.45）；特异度为0.92（95%CI：0.89～0.94）；ROC曲线下面积为0.76（95%CI：0.72～0.79）；阳性似然比为4.2（95%CI：3.5～5.8）；阴性似然比为0.70（95%CI：0.62～0.78）。由于FIT检测成本低且属于非侵入性筛检手段，在我国的一些人群组织性筛检项目中，单轮次FIT筛检的参与率较高。由于该试验不能区分癌性和非肿瘤性出血，故目前多作为大规模人群结直肠癌普查的初筛手段。

3. 乙状结肠镜　内镜医师通过乙状结肠镜可检查降结肠、乙状结肠以及直肠，对肠道准备要求较低，其对远端结直肠癌的灵敏度、特异度均较高。在有条件的地区可以开展基于乙状结肠镜的筛检工作。

4. 结肠CT成像技术　又称作CT仿真结肠镜，是指受检者在经过肠道准备后，用气体充盈扩张清洁的结肠，然后进行全结肠的仰卧位及俯卧位薄层CT扫描，对获得二维图像进行三维重建，观察整个结肠的情况。CT结肠镜筛检结直肠癌的灵敏度为0.95（95%CI：0.90～0.98），特异性为0.98（95%CI：0.95～0.99），ROC曲线下面积为0.99（95%CI：0.97～0.99）；CT结肠镜筛检癌前病变的灵敏度为0.88（95%CI：0.79～0.94），特异性为0.95（95%CI：0.90～0.98），ROC曲线下面积为0.95（95%CI：0.90～0.98）。尽管该技术有着无创的优点且对结直肠癌和癌前病变的筛检灵敏度较高，但在人群筛检中仍有一些局限性，包括需要严格的肠道准备、检查设备和专业技术人员有限、放射线辐射风险等。因此，暂不推荐适用于大规模的人群筛检,仅推荐用于无法完成结肠镜检查的病例,或作为临床辅助诊断的手段。

5. 多靶点粪便 FIT-DNA 检测　多靶点粪便 FIT-DNA 是通过实验室技术检测粪便脱落细胞中的 DNA 突变并联合 FIT 形成个体综合风险评分,对于综合评分超过预设阈值的受检者定义为高风险人群,需要进行结肠镜检查。但相关多靶点 FIT-DNA 产品在我国人群结直肠癌筛检中的适用范围以及长期筛检效果仍有待进一步大样本人群研究证实。此外,多靶点 FIT-DNA 检测的成本较高,且需要中心实验室检测,在大规模人群结直肠癌筛检中应用尚不成熟,目前仅推荐用于倾向于非侵入性筛检技术且有检测条件的受检者使用。

微整合

临床应用

结直肠癌筛检起止年龄

一般人群:40 岁起接受结直肠癌风险评估,评估为中低风险的人群在 50 ~ 75 岁接受结直肠癌筛检,评估结果为高风险的人群在 40 ~ 75 岁起接受结直肠癌筛检。如 1 个及以上一级亲属罹患结直肠癌,推荐接受结直肠癌筛检的起始年龄为 40 岁或比一级亲属中最年轻患者提前 10 岁。

一般风险人群定义:指患癌风险处于平均或者较低水平的人群。

不具有以下风险因素者,可被定义为"一般风险人群":

(1)一级亲属具有结直肠癌病史(包括非遗传性结直肠癌家族史和遗传性结直肠癌家族史)。

(2)本人具有结直肠癌病史。

(3)本人具有肠道腺瘤病史。

(4)本人患有 8 ~ 10 年长期不愈的炎症性肠病。

(5)本人粪便潜血试验阳性。

遗传性结直肠癌高危人群及散发性结直肠癌高危人群定义、结直肠癌筛检工具的筛检周期见数字资源。

(四)肺癌

在高危人群中进行肺癌筛检是早期发现、早期诊断、早期治疗肺癌的有效手段。由于 I 期肺癌最有可能治愈,因此能否检出 I 期肺癌被视为筛检效果是否良好的一项必要指标。目前在全球发表的肺癌筛检指南或共识中,均推荐采用低剂量螺旋 CT(LDCT)作为筛检手段。LDCT 能明显增加肺癌(尤其是 I 期肺癌)的检出率,同时降低肺癌相关的死亡率。LDCT 筛检用于肺癌筛检的灵敏度通常 > 0.90(0.80 ~ 1.00),特异度为 0.28 ~ 1.00。

《中国肺癌筛检与早诊早治指南(2021,北京)》不推荐胸部 X 线检查用于肺癌筛检。虽然胸部 X 线检查对肺癌具有一定的诊断价值,但因其灵敏度较低,不适用于肺癌筛检。

微整合

临床应用

组织肺癌筛检时的流程

建议肺癌筛检的流程参考图1，主要包括知情同意、问卷调查、风险评估、LDCT筛检和结果管理。

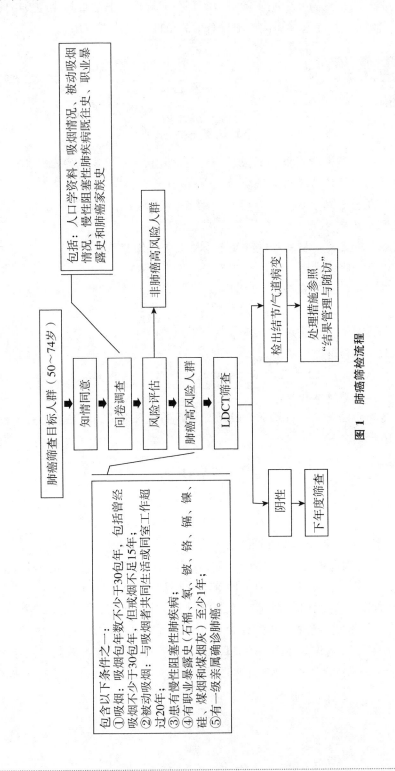

图1　肺癌筛检流程

知识拓展

年度肺癌筛检结果的管理和随访

1. 无肺内非钙化结节检出（阴性）或结节未增长，建议进入下年度筛检。

2. 原有的结节增大或实性成分增多，建议考虑临床干预。

3. 新发现气道病变，建议进行痰细胞学或纤维支气管镜检查。如果阳性，建议进行多学科会诊，根据会诊意见决定是否行临床干预；如果阴性，建议进入下年度筛检。

4. 发现新的非钙化结节，且结节平均直径 > 3.0 mm，建议 3 个月后复查（如需要，可先进行抗炎治疗）：①结节完全吸收，建议进入下年度筛检。②结节部分吸收，建议 6 个月后复查。复查时如果结节部分吸收后未再增大，建议进入下年度筛检；如果结节部分吸收后又增大，建议考虑临床干预。③如果结节增大，建议考虑临床干预。

5. 发现新的非钙化结节，且结节平均直径 ≤ 3.0 mm，建议 6 个月后复查。结节未增大，建议进入下年度筛检；结节增大，建议考虑临床干预。

（五）肝癌

通过筛检，早期发现、早期诊断、早期治疗肝癌，即肝癌的第二级预防可望降低肝癌的死亡率。通过甲胎蛋白联合超声对肝癌高危对象进行定期检查可能是一个比较适合我国国情的筛检方案。

1. 筛检技术　腹部超声联合血清甲胎蛋白（AFP）检测是最广泛采用的肝癌筛检技术。腹部超声和血清 AFP 技术成熟、价格便宜、设备和人员技术要求低，易于在不同医疗条件地区推广开展，作为常规筛检手段被广泛采用。肝炎病毒感染者、长期饮酒、肝硬化等高危人群推荐每隔 6 个月进行 1 次超声或 AFP 检查。腹部超声联合 AFP 筛检提高了灵敏度，其对于所有阶段肝细胞癌检测的灵敏度可高达 97%，对于早期肝细胞癌的灵敏度为 63%，均优于单独使用腹部超声。但是腹部超声联合 AFP 检测特异度低于单独使用腹部超声，对于早期肝细胞癌，单独使用腹部超声和超声联合 AFP 检测肝细胞癌的特异度分别为 92% 和 84%。腹部超声结合血流动力学特征仅能判断长径 > 2 cm 结节的良恶性，同时妊娠和胃肠道肿瘤等其他生理或病理性原因也会导致血清 AFP 的升高。因此，对于腹部超声发现结节或（和）血清 AFP 升高，但尚未达到诊断标准的人群，推荐每隔 2 ~ 3 个月进行加强筛检，主要使用影像学筛检技术。

2. 进一步诊断　CT 与核磁共振成像（MRI），特别是增强 CT 与结合钆塞酸二钠的 MRI 是超声联合 AFP 筛检异常人群进行进一步诊断的首选技术，但是由于操作复杂、设备要求高，不适用于高危人群筛检，而更适用于早期诊断。

3. 补充筛检技术　AFP 外的其他血清标志物同样具有易操作和低损伤的优点，且区分肝癌的能力更强，可作为补充筛检技术。AFP-L3 是 AFP 岩藻糖基化的变异体，主要出现在肝癌患者体内。而慢性肝炎和肝硬化患者体内的主要亚型为 AFP-L1，妊娠期人群主要亚型为 AFP-L2。因此，使用 AFP-L3 与 AFP 的比值为指标可以进一步排除其他造成 AFP 上调因素的影响。维生素 K 缺乏症或拮抗剂 II 诱导的蛋白质（PIVKA-II，又称 DCP）可有效鉴别血清 AFP 阴性的早期肝癌，可作为 AFP 的补充检测技术。但尚不能完全替代超声联合 AFP 检测。

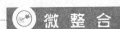

临床应用

肝癌高风险人群监测的起止年龄

　　我国肝癌高风险人群推荐监测起始年龄为 40 岁，74 岁或预期寿命＜5 年时终止；肝硬化患者的肝癌监测起止年龄不限。

　　肝癌高风险人群为符合以下条件之一者：①各种原因 [包括酒精性肝病、代谢相关脂肪性肝病（metabolic dysfunction-associated fatty liver disease，MAFLD）] 所致的肝硬化患者；② HBV 和（或）HCV 慢性感染且年龄 ≥ 40 岁者。

（六）2 型糖尿病

　　半数以上的 2 型糖尿病患者在疾病的早期无明显临床表现，糖尿病筛检可使这些患者得以早期发现、早期治疗，有助于提高糖尿病及其并发症的防治效率。

　　1. 筛检对象　筛检对象是糖尿病高危人群。成年高危人群包括：有糖尿病前期史；年龄 ≥ 40 岁；体重指数（BMI）≥ 24 kg/m² 和（或）中心型肥胖（男性腰围 ≥ 90 cm，女性腰围 ≥ 85 cm）；一级亲属有糖尿病史；缺乏体力活动者；有巨大儿分娩史或有妊娠期糖尿病史的女性；有多囊卵巢综合征病史的女性；有黑棘皮病者；有高血压史，或正在接受降压治疗者；高密度脂蛋白胆固醇＜ 0.90 mmol/L 和（或）甘油三酯＞ 2.22 mmol/L，或正在接受调脂药物治疗者；有动脉粥样硬化性心血管疾病（ASCVD）史；有类固醇类药物使用史；长期接受抗精神病药物或抗抑郁药物治疗；中国糖尿病风险评分（表 27-4）总分 ≥ 25 分者。儿童和青少年高危人群包括：BMI ≥ 相应年龄、性别的第 85 百分位数，且合并以下 3 项危险因素中至少 1 项，即母亲妊娠时有糖尿病（包括妊娠期糖尿病）；一级亲属或二级亲属有糖尿病史；存在于胰岛素抵抗相关的临床状态（如黑棘皮病、多囊卵巢综合征、高血压、血脂异常）。

表 27-4　中国糖尿病风险评分表

评分指标	分值	评分指标	分值 / 分
年龄（岁）		体重指数（kg/m²）	
20 ~ 24	0	＜ 22.0	0
25 ~ 34	4	22.0 ~ 23.9	1
35 ~ 39	8	24.0 ~ 29.9	3
40 ~ 44	11	≥ 30.0	5
45 ~ 49	12	腰围（cm）	
50 ~ 54	13	男＜ 75.0，女＜ 70.0	0
55 ~ 59	15	男 75.0 ~ 79.9，女 70.0 ~ 74.9	3
60 ~ 64	16	男 80.0 ~ 84.9，女 75.0 ~ 79.9	5
65 ~ 74	18	男 85.0 ~ 89.9，女 80.0 ~ 84.9	7
收缩压（mmHg）		男 90.0 ~ 94.9，女 85.0 ~ 89.9	8
＜ 110	0	男 ≥ 95.0，女 ≥ 90.0	10

续表

评分指标	分值	评分指标	分值 / 分
110 ~ 119	1	**糖尿病家族史（父母、同胞、子女）**	
120 ~ 129	3	无	0
130 ~ 139	6	有	6
140 ~ 149	7	**性别**	
150 ~ 159	8	女性	0
≥ 160	10	男性	2

2. 筛检方法　《中国 2 型糖尿病防治指南（2020 年版)》推荐使用两点法，即联合使用空腹血糖和 75 g 口服葡萄糖耐量试验（OGTT）2 h 血糖。筛检结果正常者建议每 3 年筛检一次；筛检结果为糖尿病前期者（空腹血糖受损和糖耐量减低），建议每年筛检一次。

（1）空腹血浆葡萄糖（fasting plasma glucose，FPG）检测：FPG 是指在隔夜空腹（至少 8 ~ 10 h 未进任何食物，饮水除外）后、早餐前采血所测定的血糖值，是糖尿病最常用的检测指标，FPG 是诊断 2 型糖尿病和糖尿病前期的重要手段。然而，2 型糖尿病患者多以餐后血糖升高为主，因此这部分糖尿病前期人群及糖尿病患者仅检查 FPG 是不够的。

（2）口服葡萄糖耐量试验（oral glucose tolerance test，OGTT）：OGTT 是指给受试者口服 75 g 葡萄糖，然后测其血糖变化，观察受试者耐受葡萄糖的能力。OGTT 是确诊糖尿病和糖耐量减低（IGT）、空腹血糖受损（IFG）的国际公认方法，是诊断的金标准。《中国 2 型糖尿病防治指南（2020 年版)》建议优先对高危人群进行筛检，推荐采用 OGTT。临床上筛检糖尿病常用空腹及服糖后 2 h 检测法，所花费时间短、抽血次数少，并同样能够诊断 IGT 及糖尿病。

OGTT 试验方法及注意事项包括：①试验前 3 天内，每日碳水化合物摄入量不少于 150 g；②试验前受试者应空腹 8 ~ 14 h，可饮水，不吸烟、不饮酒及不喝咖啡等饮料；③试验应在晨 7 ~ 9 时开始，受试者空腹口服溶于 250 ~ 300 ml 水中的无水葡萄糖 75 g，应在 5 min 内服完；④分别于服糖前和服糖后 2 h（从服第一口糖水开始计时）在前臂采静脉血（推荐使用氟化钠抗凝剂和抗凝管采血），血样应尽快送检测定检测。

思 考 题

1. 疾病早期发现的形式主要有哪几种？

2. 哪类疾病适合进行筛检？

3. 在同一时间、针对同一受检者采用多项筛检的收益是否更大？为什么？

4. 简述异常筛检结果的处理原则。

5. 用于筛检某疾病的筛检试验 A 的灵敏度 95%，特异度为 95%。假设该疾病在患病率为 1% 的 10 000 例目标人群开展筛检。若用筛检试验 B（灵敏度 90%，特异度 95%）或者筛检试验 C（灵敏度 95%，特异度 90%）在同一目标人群中开展筛检，则筛检试验 A、B 和 C 的阳性预测值分别为多少？

（刘宝花）

第二十八章

传染病的预防与控制

第二十八章数字资源

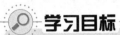 **学习目标**

1. **知识**：概述传染病流行过程及其影响因素；说出传染病预防的策略；列出免疫规划的内容。
2. **能力**：解释传染病流行过程和传染过程的区别；应用传染病的预防措施，包括针对传染源、传播途径、易感人群的措施；进行免疫规划效果评价。
3. **素养**：考虑预防接种的重要性及接种禁忌证，并尊重受种者的健康状况及意见。

传染病（infectious diseases）是严重危害人类健康的一类重要疾病。20世纪以来，随着医学的发展，在传染病的控制方面取得了巨大的成就。但是从全球范围看，传染病仍然是世界各国最重要的公共卫生问题之一。传染病流行病学（infectious diseases epidemiology）是旨在研究传染病在人群中的发生、流行过程和传播规律及其影响因素，以制定和评价预防、控制和消灭传染病的策略和措施的学科。

第一节 传染病的流行过程

传染病是由特异病原体引起的能在人与人、动物与动物或人与动物之间相互传播的一类疾病。

传染病的流行过程（epidemic process）是指传染病在人群中的发生、传播和终止的过程，即病原体从传染源排出，经过一定的传播途径，侵入易感者机体而形成新的感染，并不断发生、发展的过程。

案例 28-1

2021年2月27日至3月4日，某幼儿园陆续出现恶心、呕吐的病例，首发病例2月27日发烧伴有腹痛、腹胀症状。关键病例3月2日出现腹痛症状，中午在幼儿园内呕吐，幼儿园老师将桌面和地面污染物清除后没有进行有效消毒。3月2日园内出现续发病例，主要集中在3月3日至3月4日。疫情持续7天，共计报告病例18例。开展个案调查和现场调查，采样进行诺如病毒和细菌检测。检测结果为11名病例幼儿采集标本（包括呕吐物标本）、病例幼儿所在班级教室桌面、呕吐物地面检测出诺如病毒阳性，其余样本均为阴性。

问题：
1. 该事件可能是什么传染病暴发？
2. 可能的传染源、传播途径和易感人群分别是什么？
3. 应采取哪些措施？

一、流行概况

（一）全球传染病流行概况

传染病一直是严重危害人类健康的重要疾病，鼠疫、天花、流感等传染病曾给人类生命和健康带来巨大的挑战。19 世纪，全球传染病死亡人数占总死亡人数的一半以上。近一个多世纪，随着社会经济和医学技术的迅速发展，传染病逐渐得到了有效控制，1980 年，全球消灭天花；1988 年启动全球消灭脊髓灰质炎行动，目前大多数国家已实现无脊髓灰质炎目标。但是，从全球卫生状况看，传染病仍然是各国最重要的卫生问题之一，尤其在大多数发展中国家，传染病对人类健康的危害更为严重。世界卫生组织 2020 年发布的《全球卫生估计》显示，2019 年全球 10 大死亡原因中有 3 个感染性疾病，下呼吸道感染、新生儿疾病、腹泻病分别排名第 4、第 5 和第 8；尽管传染病在全球有所减少，但低收入国家的十大死亡原因中有六个是传染病，例如疟疾（第 6 位）、结核病（第 8 位）和艾滋病（第 9 位）。全球疾病负担研究显示 2019 年伤残调整寿命年（DALY）排序中，腹泻病、艾滋病、结核分别位列第 5、第 11 和第 12 位，其中造成 10 岁以下儿童疾病负担的 10 大原因中有 6 种是传染病，包括下呼吸道感染、腹泻病、疟疾、脑膜炎、百日咳和先天性梅毒，10 ~ 24 岁青少年疾病负担前十大原因中有 2 种是传染病，即艾滋病和腹泻病，而 25 ~ 49 岁人群疾病负担中有 2 种是传染病，即艾滋病和结核病。此外，20 世纪 70 年代以来，全球出现了 40 多种新发传染病，特别是新型冠状病毒肺炎全球大流行，对人类健康造成新的威胁。

（二）我国传染病流行概况

自新中国成立以来，我国在传染病的流行和控制方面取得了巨大的成就。目前，我国多数免疫规划疫苗将预防传染病的发病与死亡率降至历史最低水平。但是，近年来由于一些古老传染病的死灰复燃（如结核、梅毒、淋病等）和一些新传染病（如艾滋病、传染性非典型性肺炎、人感染高致病性禽流感、新型冠状病毒肺炎等）的出现，传染病的防控任务依然相当艰巨。根据中国疾病预防控制中心公布的统计数据，2017—2021 年我国报告法定传染病年均发病 741.72 万例，年均死亡 2.34 万人，报告发病率在 530/10 万左右，报告死亡率为 1.67/10 万左右（表 28-1）。近五年，报告乙类传染病中，发病数居前 4 位的病种依次为病毒性肝炎、肺结核、梅毒、淋病，居第 5 位的病种在各年度有所不同；报告死亡数居前 5 位的病种在各年度有所不同，但均包含艾滋病、肺结核、病毒性肝炎、狂犬病；报告丙类传染病发病数居前 5 位的病种包括手足口病、其他感染性腹泻病、流行性感冒、流行性腮腺炎和急性出血性结膜炎。因此应尤其加强对上述几种传染病的防控。此外，在近几十年来全球新发的几十种传染病中，我国已陆续发现 20 多种新发传染病，如艾滋病、传染性非典型性肺炎、肾综合征出血热、甲型 H1N1 流感、人感染高致病性禽流感、新型冠状病毒肺炎等，同时我国也面临着多种新发传染病输入的风险。因此，今后对于传染病的防控仍然不能放松。

表 28-1　我国 2017—2021 年法定传染病报告发病率与死亡率（1/10 万）

发病率或死亡率	2017 年	2018 年	2019 年	2020 年	2021 年
法定传染病报告发病率	509.54	559.41	733.57	413.63	442.16
法定传染病报告死亡率	1.43	1.68	1.81	1.88	1.57
甲乙类传染病报告发病率	222.06	220.51	220.00	190.42	193.46
甲乙类传染病报告死亡率	1.42	1.67	1.79	1.87	1.57
丙类传染病报告发病率	287.48	338.90	513.57	223.21	248.71

二、传染病发生的基本条件

传染病在个体能否发生主要取决于病原体和宿主两方面的因素，一方面取决于病原体的特征、数量及入侵门户，另一方面取决于宿主的抵抗力。

（一）病原体

病原体（pathogen）是能够引起宿主致病的各种微生物和寄生虫。病原体以下几方面的特征与传染过程能否发生有关。

1. 病原体的基本特性

（1）传染力（infectivity）：是指病原体引起易感宿主发生感染的能力，其大小可通过引发感染所需的最小病原微生物量来衡量，也可通过续发率来评价。

（2）致病力（pathogenicity）：是指病原体侵入宿主后引起临床疾病的能力，其大小一般取决于病原体在体内的繁殖速度、引起组织损伤的程度以及病原体能否产生特异性毒素及毒素的毒性。

（3）毒力（virulence）：是指病原体感染机体后引起严重病变的能力。毒力和致病力的差别在于毒力强调的是疾病的严重程度，可用病死率和重症病例比例来表示。

（4）抗原性（antigenicity）和免疫原性（immunogenicity）：抗原性是指病原体的抗原与其所诱导产生的抗体或致敏淋巴细胞特异性结合的能力。免疫原性是指病原体的抗原能够刺激机体形成特异抗体或致敏淋巴细胞的能力。

（5）变异性：病原体可因环境条件或遗传因素的变化而发生变异，主要包括耐药性变异、抗原性变异和毒力变异。

2. 侵入门户　病原体的侵入门户是指病原体侵入人体的最初部位。侵入门户与发病有密切关系，侵入门户适当，病原体才能定居、繁殖，引起感染。

3. 病原体数量　同一种传染病，病原体侵入数量大时，病情较重；反之，病情较轻或不发病。

（二）宿主

宿主（host）指在自然条件下被传染性病原体寄生的人或其他动物。宿主受到感染后，不仅能受到损害，也能抵御、中和并清除外来侵入。

1. 宿主的防御机制　宿主的防御机制包括宿主的皮肤黏膜屏障、体液屏障、吞噬细胞的吞噬作用以及特异性免疫反应（包括体液免疫和细胞免疫）等。宿主的多种防御机制在抵御传染病过程中发挥重要作用。

2. 宿主的遗传易感性　目前，陆续发现了多种传染病的易感基因，提示在传染病发生过程中不同个体的遗传易感性不同，可能对传染病的发生起一定的作用。

3. 宿主的其他因素　宿主的年龄、性别、免疫水平、营养状况、职业、行为生活方式等可影响宿主对于病原体的反应。

（三）感染过程和感染谱

1. 感染过程　感染过程也称传染过程（infectious process），就是病原体侵入宿主机体后，与机体相互作用、相互斗争的过程。传染病的发生必须有感染过程，但感染过程不一定都导致传染病。

2. 感染过程的表现　感染过程可以有多种表现，包括：病原体被清除、隐性感染、显性感染、病原携带状态、潜伏性感染和死亡等。

3. 感染谱　指某种传染病导致宿主感染后，呈现轻重程度不同的反应的表现形式，这种表现称为感染谱（spectrum of infection）。各种传染病传染过程的结局不同，常呈现不同的感染谱。了解传染病的感染谱，有助于制定相应的防治对策与措施。感染谱主要有以下三种类型：

（1）以隐性感染为主：在这类传染过程中，隐性感染所占比例很大，只有一小部分感染者在感染后有明显临床征象出现，严重的和致死性病例更属罕见。这种感染状态称为"冰山"现象（iceberg phenomenon，iceberg concept）。许多传染病是以隐性感染为主，如流行性脑脊髓膜炎、脊髓灰质炎等。

（2）以显性感染为主：这类传染过程中绝大多数呈显性感染，而隐性感染及严重症状或导致死亡的病例占极少数，例如麻疹、水痘等。

（3）大部分感染者以死亡为结局：这类传染病的特征是绝大部分感染者呈现严重临床症状和体征，以死亡为结局，例如狂犬病。

三、传染病流行的基本环节

传染病的流行过程与感染过程不同，感染过程是在个体中发生的纯生物学现象，而流行过程是群体现象。流行过程应具备三个基本条件，也称为流行过程三环节，即传染源、传播途径和易感人群。这三个环节必须相互依赖、相互联系，缺少其中任何一个环节，传染病的流行就不会发生。

（一）传染源

传染源（source of infection）是指体内有病原体生长、繁殖并且能排出病原体的人和动物。包括传染病患者、病原携带者和受感染的动物。

1. 患者　患者体内通常存在大量病原体，又具有一些临床症状如咳嗽、腹泻等，有利于病原体排出，因此，患者是最重要的传染源。患者作为传染源的意义在其病程的不同阶段有所不同，主要取决于各阶段排出的病原体数量和频度。

（1）潜伏期（incubation period）：自病原体侵入机体到最早临床症状出现这一段时间称为潜伏期。各种传染病均有相对固定的潜伏期。潜伏期的流行病学意义：①根据潜伏期判断患者受感染时间，用于追踪传染源，查找传播途径。②根据潜伏期确定接触者的留验、检疫和医学观察期限。一般为平均潜伏期加 1～2 天，危害严重者按该病的最长潜伏期予以留验和检疫。③根据潜伏期确定免疫接种时间。例如，在麻疹潜伏期最初 5 天内，进行被动免疫效果最佳。④根据潜伏期评价预防措施效果。一项预防措施实施后经过一个潜伏期，如果发病数明显下降，则可认为可能与措施有关。⑤潜伏期长短还可影响疾病的流行特征。一般潜伏期短的疾病，常呈暴发。

（2）临床期（clinical stage）：出现疾病特异性症状和体征的时期。由于此期患者体内病原体数量多，临床症状又有利于病原体排出和传播，因此此期患者的传染性最强。严格的隔离措施有助于限制病原体的播散。

（3）恢复期（convalescent period）：此时疾病的传染性逐步消失，有些传染病患者已不再作为传染源，如麻疹、水痘；但也有些疾病如痢疾、伤寒等患者仍有恢复期排菌。

患者排出病原体的整个时期，称为传染期（communicable period）。传染期是决定传染病患者隔离期限的重要依据。同时，传染期的长短也可影响疾病的流行特征。

2. 病原携带者（carrier）　病原携带者是指没有任何临床症状而能排出病原体的人。病原携带者按其携带状态和临床分期的关系，可分为潜伏期病原携带者、恢复期病原携带者和健康病原携带者。

病原携带者作为传染源的意义取决于其排出的病原体的数量、携带时间长短、携带者的职业、社会活动范围、个人卫生习惯、环境卫生条件及防疫措施等。在饮食服务行业、供水企业、托幼机构等单位工作的病原携带者对人群的威胁非常严重。

3. 受感染的动物　人类的某些传染病是由动物传播所致。人类罹患以动物为传染源的疾病，统称为动物传染病，又称为人兽共患疾病（zoonosis），如狂犬病、血吸虫病等。

动物作为传染源的意义主要取决于人与受感染的动物接触的机会和密切程度，动物传染源的种类和密度，以及是否有适宜该疾病传播的环境条件等。

（二）传播途径

传播途径（route of transmission）指病原体从传染源排出后，侵入新的易感宿主前，在外环境中所经历的全部过程。参与传播病原体的环境因素（媒介物）称为传播因素（传播媒介）。传染病可通过一种或多种途径传播。

1. 经空气传播　经空气传播（air-borne transmission）其传播方式包括经飞沫、飞沫核和尘埃传播。

经空气传播的传染病流行特征为：①因传播途径易实现，传播广泛，发病率高；②冬春季高发；③儿童和老年人多见；④在未接受免疫预防人群中周期性升高；⑤受居住条件和人口密度的影响。

2. 经水传播　经水传播（water-borne transmission）常见于肠道传染病和某些寄生虫病，包括经饮用水传播和经疫水传播。

经饮用水传播的疾病常呈暴发流行。其流行特征为：①病例分布与供水范围一致，有饮用同一水源史；②在水源经常受到污染处病例终年不断；③除哺乳婴儿外，发病无年龄、性别、职业差别；④停用污染水源或采取消毒、净化措施后，暴发或流行即可平息。

经疫水传播通常由于人们接触疫水时，病原体经过皮肤、黏膜侵入机体所致，如钩端螺旋体病、血吸虫病等。其流行特征为：①患者有疫水接触史，发病有职业差异；②发病有季节性和地区性；③大量易感者进入疫区接触疫水时可致暴发或流行；④加强疫水处理和个人防护，可控制病例发生。

3. 经食物传播　经食物传播（food-borne transmission）常见于肠道传染病和某些寄生虫病，个别呼吸道传染病也可通过食物传播。当食物本身含有病原体或生产、加工、运输、贮存及销售的各个环节受到病原体的污染时，可引起传染病的传播。

经食物传播的传染病的流行病学特征主要有：①患者有进食某一食物史，不食者不发病。②一次大量污染可致暴发；食物多次被污染，暴发或流行可持续较长时间。③停止供应污染食物后，暴发可平息。

4. 接触传播　接触传播（contact transmission）包括直接接触传播和间接接触传播。

（1）直接接触传播（direct contact transmission）：是指在没有外界因素参与下，传染源直接与易感者接触的一种传播途径，如狂犬病、性病等。

（2）间接接触传播（indirect contact transmission）：是指易感者接触了被传染源的排出物或分泌物污染的日常生活用品所造成的传播。被污染的手在此传播中起重要作用。许多肠道传染病、体表传染病及某些人畜共患病均可通过间接接触传播。经间接接触传播的传染病的流行特征：①一般呈散发，可呈现家庭和同住者聚集的现象；无明显季节性。②个人卫生习惯不良和卫生条件较差地区发病较多。③加强传染源管理，严格消毒制度，注意个人卫生，可减少此类传播。

5. 经节肢动物传播　经节肢动物传播（arthropod/vector-borne transmission）的传播方式包括机械携带和生物性（吸血）传播。

机械携带：肠道传染病病原体如伤寒、痢疾等可以在蝇、蟑螂等体表和体内存活数天。节肢动物通过接触、反吐和粪便排出病原体，污染食物或餐具，感染接触者。

生物性（吸血）传播：吸血节肢动物通过叮咬血液中带有病原体的感染者，再感染易感者。病原体在节肢动物体内发育、繁殖，经过一段时间的增殖或完成其生活周期中的某阶段后，节肢动物才具有传染性。这段时间称为外潜伏期。

经节肢动物传播的传染病的流行特征：①分布有明显地区性的节肢动物传播的传染病分布也具有地区性；②职业性；③有一定的季节性；④有明显的年龄差异。

6. 经土壤传播　经土壤传播（soil-borne transmission）指易感者接触了被病原体污染的土壤所导致的传播。一些能形成芽孢的病原体（如炭疽、破伤风）等污染土壤后可保持传染性达数十年之久。有些寄生虫卵从宿主排出后，需在土壤中发育一段时间，才具有感染新易感者的能力。

经土壤传播的传染病往往与病原体在土壤中的存活时间、个体与土壤接触的机会和个人卫生条件有关。如赤脚下地劳动易感染钩虫病，皮肤破损易发生破伤风等。

7. 医源性传播　医源性传播（iatrogenic transmission）指在医疗、预防工作中，由于未能严格执行规章制度和操作规程，人为地造成某些传染病的传播。如医疗器械消毒不严，药品或生物制剂被污染，患者在输血时感染艾滋病、丙型肝炎等。

上述传播途径均是病原体在外环境中借助传播媒介而实现人与人之间的相互传播，故又称为水平传播（horizontal transmission）。

8. 垂直传播　垂直传播（vertical transmission）是指在围产期病原体通过母体传给子代，又称为围生期传播或母婴传播。垂直传播的主要方式包括：

（1）经胎盘传播：受感染的孕妇经胎盘血液将病原体传给胎儿引起宫内感染。常见的如风疹、乙型肝炎、艾滋病和梅毒等。

（2）上行性感染：病原体从孕妇阴道到达绒毛膜或胎盘引起胎儿宫内感染，如单纯疱疹病毒、白色念珠球菌等。

（3）分娩时传播：分娩过程中胎儿在通过严重感染的孕产道时可被感染。淋球菌、疱疹病毒均可通过这种方式实施传播。

（三）易感人群

易感人群是指对某种传染病缺乏免疫力，易受该病感染的人群。也是指那部分尚未形成免疫屏障的人群。人群作为一个整体对传染病的易感程度称为人群易感性（herd susceptibility）。人群易感性的高低取决于该人群中易感个体所占的比例。人群易感性高低对传染病的流行有重要影响。与易感性相反的是群体免疫力（herd immunity），即人群对于传染病的侵入和传播的抵抗力，可以从群体中有免疫力的人口占全人口的比例来反映。当一个群体中相当一部分人对一种疾病免疫时，他们就为其他一些易感染人群提供了保护，使得易感染人群也很难感染这种疾病，这就形成了群体免疫屏障。群体免疫的获得受到病原体特征和人工免疫方案及其覆盖程度的影响。

1. 影响人群易感性升高的主要因素

（1）新生儿增加：出生后 6 个月以上的婴儿，其源自母体的抗体逐渐消失，而获得性免疫尚未形成，缺乏特异性免疫，因此对许多传染病易感。

（2）易感人口迁入：流行区的居民因隐性或显性感染而获得免疫力。而一旦大量缺乏相应免疫力的非流行区居民进入，则会使流行区人群的易感性增高。

（3）免疫人口免疫力自然消退：当人群的病后免疫或人工免疫水平随时间逐渐消退时，人群的易感性升高。

（4）免疫人口死亡：免疫人口的死亡可相对地使人群易感性增高。

2. 影响人群易感性降低的主要因素

（1）预防接种：预防接种可提高人群对传染病的特异性免疫力，是降低人群易感性的重要措施。

（2）传染病流行：一次传染病流行后，总有相当部分人因发病或隐性感染而获得免疫，这种免疫力持续时间长短因病种而定。

四、疫源地与流行过程

（一）疫源地

1. 疫源地的概念　疫源地（epidemic focus）是指传染源及其向外排出的病原体所能波及的范围，即可能发生新病例或新感染的范围。一般将范围较小的或单个传染源所构成的疫源地称为疫点，较大范围的疫源地或若干疫源地连成片时称为疫区。

2. 疫源地的范围及影响因素　形成疫源地的条件包括两方面：一是传染源的存在，二是病原体能够持续传播。疫源地范围大小，主要取决于传染源存在时间和活动范围、传播途径的特点、周围人群的免疫状况。

3. 疫源地消灭的条件　疫源地消灭必须具备下述三个条件：传染源被移走（住院或死亡）或不再排出病原体（治愈）；传染源排于外环境的病原体彻底清除；所有易感接触者，经过该病最长潜伏期未出现新病例或证明未受感染。

（二）流行过程

疫源地是构成传染病流行过程的基本单位。每一个疫源地都由前一个疫源地引起，而它本身又是形成新的疫源地的基础。因此，一系列相互联系、相继发生的疫源地就构成了传染病的流行过程。如果疫源地一旦被消灭，流行过程也就中断。

五、影响传染病流行过程的因素

传染病的流行依赖于传染源、传播途径和易感者三个环节的连接和延续，任何一个环节的变化都可能影响传染病的流行和消长。这三个环节本身及其之间的连接往往受到自然因素和社会因素的影响和制约。

（一）自然因素

自然因素包括气候、土壤、地理和动植物等因素，对传染病流行过程的三个环节都可能产生影响。

1. 对传染源的影响　地理环境因素可影响传染源的存在和分布。例如某些地理环境条件适合动物传染源和传播媒介的生存，在该地区可形成该病的自然疫源地。

2. 对传播途径的影响　自然因素对虫媒传播的传染病影响较大。全球气候变暖促进了媒介昆虫的繁殖生长，增强了其体内病原体的致病力，促进了疟疾、乙型脑炎等虫媒传染病的暴发和流行。

3. 对易感人群的影响　气候条件可对易感人群的生活方式产生影响。例如夏季炎热，人们吃生冷食品较多，导致肠道传染病感染机会增加。

（二）社会因素

社会因素包括人类的一切活动，它与自然因素相比，对传染病流行过程三个环节的影响更大也更为复杂，它可以阻止传染病的发生、蔓延，也可以促进传染病的流行。

1. 生产环境和生产方式对传染病流行产生影响　例如矿山开采、森林砍伐、垦荒扩大耕地和兴修水利等可能导致生态环境破坏，改变动物宿主和传播媒介的栖息习性，可能促进病原体对人类宿主的感染。

2. 生活条件和生活方式对传染病流行产生影响　例如人口密度增加、生活水平下降、基础设施下降、猎杀野生动物等因素都会导致宿主与病原体接触的增加，从而导致传染病的发生和流行。

3. 医疗卫生条件可影响传染病的流行　免疫规划实施及卫生条件改善有助于控制传染病的发生和传播。而抗生素滥用可导致病原体基因突变产生新的耐药病原体。

4. 人口流动加速传染病的传播　交通运输的便捷、旅游业的发展以及全球化进程的加速都促进了传染病的传播和蔓延。

5. 战争、动乱、难民潮和社会不稳定因素都可能促进传染病的传播。

第二节　传染病预防控制的策略与措施

一、传染病的预防与控制策略

（一）预防为主

我国传染病预防策略可概括为：预防为主，群策群力，因地制宜，发展三级保健网，采取综合性防治措施。传染病的预防就是要在疫情尚未出现前，针对可能暴露于病原体并发生传染病的易感人群采取措施。

1. 加强健康教育　健康教育可通过多种形式的宣传教育活动，使人群获得有关传染病预防的知识，改变人们的不良卫生习惯和行为，以切断传染病的传播途径。健康教育是一种低成本高效益的方法，对传染病预防控制的成效显著。

2. 加强人群免疫　免疫预防是控制具有有效疫苗免疫的传染病发生的重要策略。实践证明，开展全面、有效的人群大规模免疫接种可控制传染病流行，或将发病率降至相当低的水平。

3．改善卫生条件　加强爱国卫生运动，改善居民的居住条件；保护水源、提供安全的饮用水；加强食品卫生监督和管理；加强粪便管理和无害化处理等，都有助于从根本上杜绝传染病的发生和传播。

4．加强国境卫生检疫　国境卫生检疫是指为了防止传染病由国外传入或者由国内传出，在国际通航的港口、机场以及陆地边境和国界江河的口岸，设立国境卫生检疫机关，对进出国境的人员、交通工具、货物、行李和邮件等实施医学检查和必要的卫生学处理的综合性措施。《中华人民共和国国境卫生检疫法》规定，鼠疫、霍乱、黄热病以及国务院确定和公布的其他传染病为检疫传染病。

（二）加强传染病监测

传染病监测是疾病监测的一种，我国的传染病监测包括常规报告和哨点监测。其监测内容包括传染病发病、死亡；病原体型别、特性；媒介昆虫和动物宿主种类、分布和病原体携带状况；人群免疫水平及人口资料等。必要时还开展对流行因素和流行规律的研究，评价防疫措施效果。

我国传染病防治法规定，国家建立传染病预警制度。根据传染病发生、流行趋势的预测，及时发出传染病预警，并根据情况予以公布。

（三）传染病的全球化控制

传染病的全球化流行趋势越来越明显，因此传染病的全球化控制策略日益重要。全球控制传染病的行动在陆续展开。2001 年 WHO 发起了全球"终止结核病"合作伙伴的一系列活动。此外，针对艾滋病、疟疾和麻风的全球性策略也在世界各国不同程度地展开。2002 年成立的全球基金在全世界开展的抗击艾滋病、结核和疟疾的工作业务范围已覆盖 150 多个国家和地区，支持这些国家抗击这三种疾病的 1000 个大规模预防、治疗和护理项目。2018 年 9 月联合国举行了结核病问题高级别会议，重申了对可持续发展目标和 WHO《终止结核病战略》的现有承诺，并增加了新承诺。2022 年在国际艾滋病大会上，艾滋病署、联合国儿童基金会和WHO 等组成了一个新联盟，旨在到 2030 年消除儿童艾滋病。全球化预防传染病策略的效果正日益凸现。

二、传染病预防和控制措施

传染病的预防和控制措施包括传染病报告和针对传染源、传播途径和易感人群的多种措施。

（一）传染病报告

传染病报告是传染病监测的手段之一，也是控制和消除传染病的重要措施。

1．报告病种类别　《中华人民共和国传染病防治法》（2004 年 8 月 28 日修订）规定，法定报告病种分为甲类、乙类和丙类，共 37 种。2008 年 5 月卫生部将手足口病列入丙类传染病，2009 年 5 月将甲型 H1N1 流感列入乙类传染病，但采取甲类传染病的防治措施。2013 年 11 月将人感染 H7N9 禽流感纳入乙类传染病，将甲型 H1N1 流感从乙类调整为丙类，纳入现有流行性感冒进行管理，同时解除对人感染高致病性禽流感采取的传染病防治法规定的甲类传染病预防、控制措施。2020 年 1 月将新型冠状病毒肺炎纳入乙类传染病，并采取甲类传染病的预防、控制措施。2023 年 1 月 8 日起，我国对新冠病毒感染正式实施"乙类乙管"。2023 年 9 月 20 日起，猴痘纳入乙类传播病管理。因此，目前我国法定报告传染病有三类 41 种。

甲类（2 种）：鼠疫、霍乱。

乙类（28 种）：传染性非典型肺炎、艾滋病（人类免疫缺陷病毒感染者）、病毒性肝炎、脊髓灰质炎、人感染高致病性禽流感、麻疹、流行性出血热、狂犬病、流行性乙型脑炎、登革热、炭疽、细菌性和阿米巴性痢疾、肺结核、伤寒和副伤寒、流行性脑脊髓膜炎、百日咳、白喉、新生儿破伤风、猩红热、布鲁菌氏病、淋病、梅毒、钩端螺旋体病、血吸虫病、疟疾、人感染 H7N9 禽流感、新型冠状病毒肺炎、猴痘。

丙类传染病（11 种）：流行性感冒、流行性腮腺炎、风疹、急性出血性结膜炎、麻风病、流行性和地方性斑疹伤寒、黑热病、包虫病、丝虫病，除霍乱、细菌性和阿米巴性痢疾、伤寒和副伤寒以外的感染性腹泻病、手足口病。

目前，对乙类传染病中传染性非典型肺炎、炭疽中的肺炭疽，采取甲类传染病的预防、控制措施。

2. 责任报告单位及报告人　各级各类医疗机构、疾病预防控制机构、采供血机构均为责任报告单位；其执行职务的人员和乡村医生、个体开业医生均为责任疫情报告人。传染病报告实行属地管理。传染病报告卡由首诊医生或其他执行职务的人员负责填写。

3. 报告时限　责任报告单位和责任疫情报告人发现甲类传染病和乙类传染病中的肺炭疽、传染性非典型肺炎等按甲类管理的传染病病例或疑似病例时，或发现其他传染病和不明原因疾病暴发时，应于 2 h 内将传染病报告卡通过网络报告；未实行网络直报的责任报告单位应于 2 h 内以最快的通讯方式（电话、传真）向当地县级疾病预防控制机构报告，并于 2 h 内寄送出传染病报告卡。

对其他乙、丙类传染病病例、疑似病例和规定报告的传染病病原携带者在诊断后，实行网络直报的责任报告单位应于 24 h 内进行网络报告；未实行网络直报的责任报告单位应于 24 h 内寄送出传染病报告卡。

其他符合突发公共卫生事件报告标准的传染病暴发疫情，按《突发公共卫生事件信息报告管理规范》要求报告。

（二）针对传染源的措施

1. 患者　应做到早发现、早诊断、早报告、早隔离、早治疗。患者一经诊断为传染病或可疑传染病，就应按《中华人民共和国传染病防治法》规定实行分级管理。只有尽快管理传染源，才能防止传染病在人群中的传播蔓延。

甲类传染病患者和乙类传染病中的传染性非典型肺炎、肺炭疽患者必须实施医院隔离治疗。乙类传染病患者，根据病情可在医院或家中隔离，隔离通常应至临床或实验室证明患者已痊愈为止。对传染源作用不大的肾综合征出血热、钩端螺旋体病、布鲁菌病患者可不必隔离。

传染病疑似患者必须接受医学检查、随访和隔离措施，不得拒绝。甲类传染病疑似患者必须在指定场所进行隔离观察、治疗。乙类传染病疑似患者可在医疗机构指导下治疗或隔离治疗。

2. 病原携带者　对甲类传染病及按甲类管理的乙类传染病的病原携带者予以隔离治疗。对病原携带者应做好登记、管理和随访至其病原体检查 2 ~ 3 次阴性后。在饮食、托幼和服务行业工作的病原携带者须暂时离开工作岗位，久治不愈的伤寒或病毒性肝炎病原携带者不得从事有传播给他人危险的职业。艾滋病、乙型和丙型病毒性肝炎、疟疾病原携带者严禁做献血员。

3. 接触者　凡与传染源有过接触并有受感染可能者都应接受检疫。检疫期为最后接触日至该病的最长潜伏期。

留验：即隔离观察。甲类传染病接触者应留验，即在指定场所进行观察，限制活动范围，实施诊察、检验和治疗。

医学观察：乙类和丙类传染病接触者应实施医学观察，即可正常工作、学习，但需接受体检、测量体温、病原学检查和必要的卫生处理等。

应急接种和药物预防：对潜伏期较长的传染病如麻疹可对接触者施行预防接种。此外还可采用药物预防，如医务人员发生 HIV 职业性暴露后采取预防性用药。

4. 动物传染源　对危害大且经济价值不大的动物传染源应予彻底消灭。对危害大的病畜或野生动物应予捕杀、焚烧或深埋。对危害不大且有经济价值的病畜可予以隔离治疗。此外还要做好家畜和宠物的预防接种和检疫。

（三）针对传播途径的措施

对传染源污染的环境，必须采取有效的措施，去除和杀灭病原体。不同传染病的病原体在外环境中停留和转移所经历的途径不同。肠道传染病通过粪便等污染环境，因此应加强对被污染物品和周围环境的消毒；呼吸道传染病通过痰和呼出的空气污染环境，通风和空气消毒至关重要；艾滋病可通过注射器和性活动传播，因此应大力推荐使用安全套，杜绝吸毒和共用注射器。而杀虫是防止虫媒传染病传播的有效措施。

1. 消毒　消毒（disinfection）是用化学、物理、生物的方法杀灭或消除环境中致病性微生物的一种措施，包括预防性消毒和疫源地消毒两大类。

（1）预防性消毒（preventive disinfection）：对可能受到病原微生物污染的场所和物品施行消毒。如乳制品消毒、饮水消毒等。

（2）疫源地消毒（disinfection of epidemic focus）：对现有或曾经有传染源存在的场所进行消毒。其目的是消灭传染源排出的致病性微生物。疫源地消毒分为随时消毒和终末消毒。

随时消毒（current disinfection）是当传染源还存在于疫源地时所进行的消毒；终末消毒（terminal disinfection）是当传染源痊愈、死亡或离开后所做的一次性彻底消毒，从而完全清除传染源所播散、留下的病原微生物。只有对外界抵抗力较强的致病性病原微生物才需要进行终末消毒，对外界抵抗力较弱的疾病如水痘、流感、麻疹等一般不需要进行终末消毒。

2. 杀虫　杀虫是使用物理、化学、生物等方法杀灭有害昆虫，如蚊、蚤、蝇等。杀虫也可分为预防性杀虫和疫源地杀虫，后者又可分为随时杀虫和终末杀虫。

（四）针对易感者的措施

1. 免疫预防　传染病的免疫预防包括主动免疫和被动免疫。其中预防接种是预防传染病流行的重要措施。此外，当传染病流行时，被动免疫可以为易感者提供及时的保护抗体。

2. 药物预防　药物预防也可以作为一种应急措施来预防传染病的传播，但药物预防作用时间短、效果不巩固、易产生耐药性，因此其应用具有较大的局限性。

3. 个体防护　传染病流行时，加强易感者的个人防护非常重要。接触传染病的医务人员和实验室工作人员应严格遵守操作规程，配置和使用必要的个人防护用品。

微整合

临床应用

一起院内感染甲型 H3N2 流感暴发疫情调查

某年 6 月 1 日下午，某市某医院陆续报告有多位病人、护士及陪护家属出现发热、咽喉红肿、头痛、全身酸痛、乏力等症状。为明确该起疫情暴发原因，进行现场流行病学调查，发现此次院内感染疫情共报告实验室确诊病例 9 人，临床诊断病例 8 人。发病高峰为 5 月 31 日。推算平均潜伏期为 2.6 天；采集 10 例患者标本中 9 例均为 H3N2 流感病毒核酸阳性；对病例隔离治疗，所有病例病情稳定或痊愈，且在最长潜伏期内无新发病例出现。结论：本次疫情为一起由新入院患者作为传染源，在护士和其他住院患者间经飞沫传播的甲型 H3N2 流感暴发疫情；及时隔离治疗是最有效的防控措施之一；医疗机构工作人员应加强流感疫苗的接种。

（五）传染病暴发、流行的紧急措施

根据《中华人民共和国传染病防治法》规定，在有传染病暴发、流行时，当地政府需立即组织力量防治，报经上一级政府决定后，可采取下列紧急措施。

1. 限制或者停止集市、影剧院演出或者其他人群聚集的活动。
2. 停工、停业、停课。
3. 封闭或者封存被传染病病原体污染的公共饮用水源、食品以及相关物品。
4. 控制或者扑杀染疫野生动物、家畜家禽。
5. 封闭可能造成传染病扩散的场所。

第三节　免疫规划及其效果评价

一、预防接种

（一）概念

预防接种（vaccination）是将抗原或抗体注入机体，使人体获得对某些疾病的特异性抵抗力，从而保护易感人群，预防传染病发生。

疫苗（vaccine），是指为预防、控制疾病的发生、流行，用于人体免疫接种的预防性生物制品。根据《中华人民共和国疫苗管理法》规定，疫苗包括免疫规划疫苗和非免疫规划疫苗。免疫规划疫苗，是指居民应当按照政府的规定接种的疫苗，包括国家免疫规划确定的疫苗，省、自治区、直辖市人民政府在执行国家免疫规划时增加的疫苗，以及县级以上人民政府或者其卫生健康主管部门组织的应急接种或者群体性预防接种所使用的疫苗。非免疫规划疫苗，是指由居民自愿接种的其他疫苗。

（二）种类

1. 人工自动免疫（artificial active immunization） 指通过人工免疫方法，将免疫原物质接种给易感者机体，使机体自身的免疫系统产生对于相关传染病的特异性免疫力。其作用的大小取决于宿主所产生的免疫反应强度。常用疫苗有减毒活疫苗、灭活疫苗、类毒素、亚单位疫苗等。

2. 人工被动免疫（artificial passive immunization） 将含有抗体的血清或其制剂注入机体，使机体立即获得抗体而受到保护。常用制剂有免疫血清和人免疫球蛋白制剂。

3. 人工被动自动免疫（artifical passive and active immunization） 同时给机体注射抗原

物质和抗体，使机体迅速获得特异性抗体，并刺激机体产生持久的免疫力。

（三）疑似预防接种异常反应

疑似预防接种异常反应（adverse event following immunization，AEFI）指在预防接种后发生的怀疑与预防接种有关的反应或事件。包括以下 5 种。

1. 不良反应　是指合格的疫苗在实施规范接种后发生的怀疑与预防接种目的无关或意外的有害反应。包括一般反应和异常反应。

一般反应是指在预防接种后发生的，由疫苗本身所固有的特性引起的，对机体只会造成一过性生理功能障碍的反应，主要有发热和局部红肿，同时可能伴有全身不适、倦怠、食欲缺乏、乏力等综合症状。

异常反应是指合格的疫苗在实施规范接种过程中或者实施规范接种后造成受种者机体组织器官、功能损害，相关各方均无过错的药品不良反应。异常反应是由疫苗本身所固有的特性引起的相对罕见、严重的不良反应，与疫苗的毒株、纯度、生产工艺、疫苗中的附加物如防腐剂、稳定剂、佐剂等因素有关。

2. 疫苗质量事故　由于疫苗质量不合格，接种后造成受种者组织器官、功能损害。

3. 接种事故　由于在预防接种实施过程中，违反预防接种工作规范、免疫程序、疫苗使用指导原则、接种方案，造成受种者机体组织器官、功能损害。

4. 偶合症　是指受种者正处于某种疾病的潜伏期，或存在尚未发现的基础疾病，接种后巧合发病（复发或加重）。因此偶合症的发生与疫苗本身无关。与预防接种无关，只是因为在时间上的巧合而被误认为由疫苗接种所引起。常见于受种者有疫苗说明书规定的接种禁忌，在接种前受种者或者其监护人未如实提供受种者的健康状况和接种禁忌等情况，接种后受种者原有疾病急性复发或者病情加重。因此预防偶合症的主要措施为严格掌握预防接种的禁忌证。

5. 心因性反应　在预防接种实施过程中或接种后因受种者心理因素发生的个体或者群体的反应。心因性反应不是由疫苗的固有性质引起的。

知识拓展

疑似预防接种异常反应监测

为规范全国预防接种异常反应（AEFI）监测工作，我国逐步建立并不断完善 AEFI 信息管理系统。2005 年，在 WHO 的支持下，在部分省份试点开展了 AEFI 监测。2008 年，依托中国疾病预防控制信息系统平台实现了全国 AEFI 个案的网络直报。2010 年 6 月国家卫生部和国家食品药品监督管理局联合发布了《全国疑似预防接种异常反应监测方案》，明确了 AEFI 监测病例定义、报告范围、调查诊断、处置原则、分析评价与信息交流、职责等内容；同时，实现了疾控机构和药品不良反应监测机构均可通过 AEFI 信息管理系统实时浏览下载并利用 AEFI 监测信息，进一步提高了 AEFI 监测处置的工作质量。2022 年 6 月，为进一步做好 AEFI 监测和处置相关工作，国家卫生健康委员会联合国家药品监督管理局对监测方案做出修改，制定《全国疑似预防接种异常反应监测方案》（2022 年版）。

（四）疫苗保藏条件

冷链是保证疫苗质量的重要措施之一。所谓冷链（cold chain）是指疫苗从生产、保存、运输直至接种始终处于冷藏条件以保证其效价不受损害的特殊供应链系统，即一系列冷藏冷运设备的统称。

二、免疫规划

（一）概念

免疫规划（immunization program）是指根据国家传染病防治规划，使用有效疫苗对易感人群进行预防接种所制定的规划、计划和策略，按照国家或者省、自治区、直辖市确定的疫苗品种、免疫程序或者接种方案，在人群中有计划地进行预防接种，以预防和控制特定传染病的发生和流行。实施国家免疫规划是政府提供的一项重要公共卫生服务，是儿童健康的保障，是预防、控制乃至消灭疫苗可预防疾病的有效手段。

（二）免疫规划的内容

我国 1978 年开始实施计划免疫，通过普及卡介苗、脊髓灰质炎疫苗、百白破疫苗和麻疹疫苗的儿童免疫，减少了疫苗针对的 6 种疾病的发病和死亡。2002 年将新生儿乙型肝炎疫苗纳入国家免疫规划。2007 年 12 月卫生部印发了《扩大国家免疫规划实施方案》，将甲肝疫苗、流脑疫苗等纳入国家免疫规划，实现 14 种国家免疫规划疫苗预防 15 种疾病。其内容包括：在乙肝疫苗、卡介苗、脊髓灰质炎疫苗、百白破疫苗、麻疹疫苗、白破疫苗等 6 种疫苗基础上，以无细胞百白破疫苗替代百白破疫苗，将甲肝、流脑、乙脑疫苗、麻腮风疫苗纳入国家免疫规划。在重点地区对重点人群进行出血热疫苗接种；发生炭疽、钩端螺旋体疫情或发生洪涝灾害可能导致钩端螺旋体病暴发流行时，对重点人群进行炭疽疫苗和钩体疫苗应急接种。2016 年，将第 1 剂次脊灰灭活疫苗纳入国家免疫规划，三价脊灰减毒活疫苗调整为二价脊灰减毒活疫苗，有效减少疫苗相关病例发生。通过长期不懈努力，1988 年、1990 年、1996 年国家免疫规划疫苗接种率分别以省、县、乡为单位达到 85% 的目标。2013 年以来，国家免疫规划疫苗接种率以乡为单位实现了 90% 的目标，并一直保持在较高水平，成功实现了普及儿童免疫的目标。

（三）免疫规划程序

免疫规划程序是指儿童应该接种疫苗的先后次序、起始月（年）龄、剂量、间隔时间和要求，以达到合理使用疫苗的目的。2008 年起全国均按《扩大国家免疫规划实施方案》规定制定相应的免疫程序。2021 年国家卫生健康委员会发布国家免疫规划疫苗儿童免疫程序及说明，见表 28-2。

表 28-2 国家免疫规划疫苗儿童免疫程序表（2021 年版）

可预防疾病	疫苗种类	接种途径	剂量	接种年龄
乙型病毒性肝炎	乙肝疫苗	肌内注射	10 μg 或 20 μg	出生时、1 月和 6 月接种第 1、2、3 次
结核病[1]	卡介苗	皮内注射	0.1 ml	出生时接种 1 次
脊髓灰质炎	脊灰灭活疫苗	肌内注射	0.5 ml	2 月和 3 月接种第 1、2 次
	脊灰减毒活疫苗	口服	1 粒或 2 滴	4 月和 4 岁接种第 3、4 次
百日咳、白喉、破伤风	百白破疫苗	肌内注射	0.5 ml	3 月、4 月、5 月和 18 月接种第 1 至 4 次
	白破疫苗	肌内注射	0.5 ml	6 岁接种第 5 次

续表

可预防疾病	疫苗种类	接种途径	剂量	接种年龄
麻疹、风疹、流行性腮腺炎	麻腮风疫苗	皮下注射	0.5 ml	8月和18月接种第1、2次
流行性乙型脑炎[2]	乙脑减毒活疫苗	皮下注射	0.5 ml	8月和2岁接种第1、2次
	乙脑灭活疫苗	肌内注射	0.5 ml	8月接种2次，2岁接种第3次，6岁接种第4次
流行性脑脊髓膜炎	A群流脑多糖疫苗	皮下注射	0.5 ml	6月和9月接种第1、2次
	A群C群流脑多糖疫苗	皮下注射	0.5 ml	3岁和6岁接种第3、4次
甲型病毒性肝炎[3]	甲肝减毒活疫苗	皮下注射	0.5或1.0 ml	18月接种1次
	甲肝灭活疫苗	肌内注射	0.5 ml	18月和2岁接种第1、2次

注：1. 主要指结核性脑膜炎、粟粒性肺结核等。
2. 选择乙脑减毒活疫苗接种时，采用两剂次接种程序。选择乙脑灭活疫苗接种时，采用四剂次接种程序；乙脑灭活疫苗第1、2剂间隔7～10天。
3. 选择甲肝减毒活疫苗接种时，采用一剂次接种程序。选择甲肝灭活疫苗接种时，采用两剂次接种程序。

三、免疫规划的效果评价

（一）免疫学效果评价

通过测定接种后人群抗体阳转率、抗体平均滴度和抗体持续时间来评价。

$$抗体阳转率 = \frac{抗体阳转人数}{疫苗接种人数} \times 100\% \qquad （式28-1）$$

（二）流行病学现场效果评价

可用随机对照双盲的现场试验结果来计算疫苗保护率和效果指数。

$$疫苗保护率 = \frac{对照组发病率 - 接种组发病率}{对照组发病率} \times 100\% \qquad （式28-2）$$

$$疫苗效果指数 = \frac{对照组发病率}{接种组发病率} \times 100\% \qquad （式28-3）$$

（三）免疫规划管理评价

免疫规划工作考核内容包括：组织领导、保障措施及社会动员；机构建设及专业人员培训；国家免疫规划工作的实施与管理；冷链管理及运转；疫苗的使用管理；国家免疫规划疫苗的接种率评价；国家免疫规划疫苗针对传染病的疫情监测及其控制；免疫监测完成情况；疑似预防接种异常反应报告、处理及安全注射管理；开展国家免疫规划工作的经验和存在的问题。

考核评价的主要指标：建卡（证）率、卡（证）填写符合率、疫苗合格接种率、国家免疫规划五种疫苗覆盖（全程接种）率、报表报告完整率、报表报告及时率、流动人口的接种率、疫苗使用率、免疫成功率等。

思 考 题

1．什么是传染病的流行过程？它与传染过程有何区别？

2．传染病的潜伏期有什么流行病学意义？

3．简述传染病的预防控制措施。

4．假设你是社区医院的一名医生，对新生儿在出生14～28天时进行第二次家庭访视，新生儿的父母咨询你，他的孩子在1岁以内要进行哪些疫苗的接种？需要在什么时间接种？请你给予指导。

（高玉敏）

第二十九章

慢性非传染性疾病的预防与管理

 学习目标

1. **知识**：陈述慢性非传染性疾病的概念。
2. **能力**：总结我国慢性病的流行特点；总结慢性非传染性疾病的行为危险因素和生理指标危险因素；总结我国慢性病防治策略。

慢性非传染性疾病通常是终身性疾患，病痛、伤残和昂贵的医疗费用给患者的生存质量带来严重影响，给家庭和社会造成沉重的经济负担。因此，开展行之有效的慢性病的预防与控制已刻不容缓。慢性非传染性疾病的干预与管理需要疾控机构、基层医疗卫生机构、医院和专业防治机构的密切协作，需要卫生系统外其他部门或单位的支持，需要社会和民众的积极参与。干预工作要面向三类人群：一般人群、高风险人群和患病人群；重点关注三个环节：危险因素控制、早诊早治和规范化管理；注重运用三个手段：健康促进、健康管理和疾病管理。

本章重点介绍慢性非传染性疾病的流行特点、危险因素以及防治策略。重点讨论几种常见慢性非传染性疾病和相关危险因素，并分析目前针对性防治策略。

案例 29-1

北京市某社区 ≥ 35 岁居民的慢性病患病和危险因素调查显示，人群慢性病患病率较高，6 种慢性病的患病率分别为：高血压 50.35%、冠心病 9.51%、高血脂 14.83%、糖尿病 10.77%、脑血管病 9.81%、慢性支气管炎 7.18%。社区居民慢性病的危险因素中，肥胖占 47.61%、有吸烟行为的占 13.83%、有饮酒行为的占 8.28%、身体活动不足的占 93.30%、盐摄入量过高的占 44.00%，该社区 6 种主要慢性病的患病率和相关危险因素均处于较高水平，需有针对性地加强基本公共卫生服务。

问题：

1. 该社区应如何立足现状，制定高危人群慢性病干预策略？
2. 请你为该社区设计具体的干预策略。

第一节　慢性非传染性疾病的流行现状

慢性非传染性疾病是导致全球死亡与伤残的主要原因。随着人口老龄化，慢性非传染性疾病成为越来越多人的主要健康风险。

慢性非传染性疾病（noncommunicable diseases，NCDs）简称"慢性病"，不是特指某种疾病，而是对一类起病隐匿、病程长且病情迁延不愈、缺乏明确的传染性生物病因证据、病因复杂或病因尚未完全明确的疾病的概括性总称。这类疾病通常不会在人与人之间传播，主要以心脑血管疾病（冠心病、脑卒中等）、糖尿病、恶性肿瘤、慢性阻塞性肺疾病（慢性气管炎、肺气肿等）、精神异常和精神病等为代表，通常与社会心理因素和生活方式密切相关，因而又称为生活方式疾病（the diseases of lifestyles）。目前研究提示慢性非传染性疾病有4个公认的共同危险因素：吸烟、缺乏运动、过量饮酒以及不健康饮食。慢性非传染性疾病的患病率高，知晓率、治疗率、控制率低；并发症发生率高，致残率高，病死率高；是终生性疾病，需要长期管理；对卫生服务利用的需求高；慢性病病因、病情复杂，具有个体化的特点。

一、慢性病在世界范围流行概况

全球慢性病死亡人数占比从2000年的60.8%增加到2019年的73.6%。2000—2019年，全球各地区所有年龄段的4种主要慢性病（癌症、心血管疾病、糖尿病和慢性呼吸系统疾病）的死亡率变化趋势各有不同。在全球范围内，慢性呼吸系统疾病的死亡率下降幅度最大，年龄标准化死亡率下降了37%，其次是心血管疾病和癌症，分别下降了27%和16%。然而，糖尿病的年龄标准化死亡率却增加了3%。全球慢性疾病过早死亡率（以30～70岁4种主要慢性病的死亡率评估）从2000年的22.9%下降到2019年的17.8%，但2015年来改善缓慢。

全球疾病负担（global burden of disease，GBD）2019年的结果显示，过去30年间全球疾病负担增加的前5位疾病为缺血性心脏病、糖尿病、脑卒中、慢性肾病和肺癌，均为慢性病，慢性病的疾病负担正在逐渐成为全球以及世界各国共同面临的问题。心血管疾病是全球的头号死因，每年死于心血管疾病的人数多于任何其他死因。心血管病是造成我国居民死亡和疾病负担的首要病因。

二、我国慢性病的流行特点

随着我国人民生活方式发生巨大变化，人群暴露于各种危险因素的机会明显增加以及人口的老龄化，慢性病已成为影响我国人民健康的首要原因。1998—2018年《中国卫生健康统计年鉴》的国家卫生服务调查数据显示1998—2018年，我国慢性病患病率总体呈现出不断增高的趋势，其中1998年为128.2‰，2003年有所下降，而后快速增长，2008年为157.4‰，2013年增至245.2‰，2018年更是高达342.9‰。进一步分城乡来看，1998—2013年，城市居民慢性病患病率高于农村居民，但两者之间的差距不断缩小，2018年，农村居民慢性病患病率开始高于城市居民。1998—2018年，女性慢性病患病率均高于男性，我国居民慢性病患病率呈现出年龄越大患病率越高的特点。我国居民高血压患病率经历了持续而快速的上升，从1998年的15.8‰上升到2008年的54.9‰，再到2018年的181.4‰，20年的时间上升了165.6个千分点；而心脏病、脑血管病患病率的增幅则相对较小，其中心脏病患病率从1998年的14.2‰

上升至 2018 年的 39.0‰，脑血管病患病率从 1998 年的 5.9‰ 上升至 2018 年的 22.9‰。

《中国居民营养与慢性病状况报告（2020 年）》显示，重大慢性病过早死亡率逐年下降，因慢性病导致的劳动力损失明显减少。我国居民因心脑血管疾病、癌症、慢性呼吸系统疾病和糖尿病等 4 类重大慢性病导致的过早死亡率为 16.5%，与 2015 年公布的 18.5% 相比下降了 2 个百分点，降幅达 10.8%。2016 年，我国心血管病死亡 434.4 万例，其中脑卒中死亡 209.8 万例，位列死因谱的第 1 位，冠心病死亡 173.6 万例；心血管病死亡率农村高于城市。此外，冠心病、脑卒中等重大心血管病也带来严重的社会经济负担。1980—2015 年，我国心血管病患者出院人次和住院费用持续上升。

第二节 慢性非传染性疾病的主要危险因素

2012 年世界卫生组织（World Health Organization，WHO）关于慢性非传染性疾病的报告中，把与慢性病预防控制关联最密切的两大类危险因素归纳为可改变的行为危险因素和代谢性 / 生理性危险因素。

一、行为危险因素

吸烟、不健康饮食、缺乏运动以及过量饮酒等会增加罹患非传染性疾病的风险，或者导致发病。2021 年《世界卫生统计》报告指出烟草和酒精摄入、高血压、肥胖和缺乏身体活动作为主要风险因素将需要紧急和有针对性的干预。比如，2016 年，全球肥胖（BMI > 30）率上升至 13.1%，27.5% 的成人身体活动不足；2015 年全球成人高血压 [上压 > 140 mmHg 和（或）下压 > 90 mmHg] 年龄标化患病率达到 22.1%。

从中国的部分危险因素来看，预防慢性病也值得关注：2019 年中国 15 岁以上人群人均饮酒量相当于 6 L 纯乙醇，高于全球平均数；2018 年中国 15 岁以上人群吸烟率为 24.7%，高于全球平均数；2015 年，中国成人高血压的年龄标化患病率为 19.2%；2016 年，5 ~ 19 岁儿童青少年肥胖率为 11.7%，成人年龄标化肥胖率为 6.2%。

根据 2019 年全球疾病负担报告，不同年龄组和不同地区的风险因素存在较大差异。在 0 ~ 9 岁的儿童中，可归因伤残调整生命年（Disability Adjusted Life Year，DALYs）的三个主要危险因素都与营养不良有关。缺铁是 10 ~ 24 岁年龄组的主要危险因素，饮酒是 25 ~ 49 岁年龄组的主要危险因素，高收缩压是 50 ~ 74 岁和 75 岁以上年龄组的主要危险因素。女性死亡风险因素前 5 位的分别是：高收缩压（525 万）、饮食风险因素（348 万）、高空腹血糖（309 万）、空气污染（292 万）、高 BMI（254 万）；男性死亡风险因素前 5 位的分别是：烟草（656 万）、高收缩压（560 万）、饮食风险因素（447 万）、空气污染（375 万）、高空腹血糖（314 万）。原国家卫生和计划生育委员会推出"健康 121 工程"与"三减三健"活动，"健康 121 工程"的内涵是"日行一万步，吃动两平衡，健康一辈子"，"三减加三健"提倡"减盐、减油、减糖，健康口腔、健康体重、健康骨骼"。

知识拓展

伤残调整生命年

　　伤残调整生命年是指从发病到死亡所损失的全部健康寿命年，包括因早死所致的寿命损失年和伤残所致的健康寿命损失年两部分。

　　疾病可给人类健康带来包括早死和残疾（暂时性失能与永久性失能）两方面的危害，这些危害的结果均可减少人类的健康寿命。定量计算某个地区每种疾病对健康寿命所造成的损失，可以科学地指明该地区危害健康严重的疾病和主要卫生问题，这种方法可以科学地对发病、残疾和死亡进行综合分析。

（一）吸烟

　　全球有逾 10 亿的吸烟者，而烟草导致了其半数使用者的死亡。烟草每年使 700 多万人失去生命，其中有 600 多万人缘于直接使用烟草，有大约 89 万人属于接触二手烟雾的非吸烟者。中国是世界上最大的烟草消费国，吸烟人数达到 3 亿，目前烟草使用导致的死亡已经超过 100 万，《中国吸烟危害健康报告 2020》称，我国吸烟人数超过 3 亿，每年 100 多万人因烟草失去生命，如果不采取有效行动，预计到 2030 年将增至每年 200 万人，到 2050 年增至每年 300 万人。吸烟是导致肺癌的首要危险因素，也是导致心血管疾病、慢性支气管炎、肺气肿和慢性气道阻塞的主要诱因之一。

　　二手烟雾指人们燃烧卷烟、水烟等烟草制品时弥漫在餐馆、办公室或其他封闭空间内的烟雾。在烟草烟雾中约有 4000 多种化学品，其中至少有 250 种已知有害物质，有 50 多种已知可致癌物质。在成人中，二手烟雾可引起严重的心血管病和呼吸道疾病，包括冠心病和肺癌；在婴儿中，二手烟雾可造成猝死；在孕妇中，二手烟雾可造成低出生体重。二手烟雾每年导致大约 89 万人过早死亡。2018 年，中国不吸烟者的二手烟雾暴露率为 68.1%，有 7 亿人暴露在二手烟雾中。

 知识拓展

电子烟的流行现状

　　中国疾病预防控制中心 2018 年成人烟草调查数据显示，我国 15 岁及以上人群，48.5% 的人听说过电子烟，5% 的人曾经使用过电子烟，现在使用电子烟的比例是 0.9%。据此推算，我国 15 岁及以上人群使用电子烟的人数大约在 1000 万。现在来看，监测数据显示，使用电子烟的人群主要以年轻人为主，15 ~ 24 岁年龄组的使用率最高，大概是 1.5%，获得电子烟的途径主要是通过互联网，占比 45.4%。

（二）膳食因素

　　健康饮食能帮助预防所有形式的营养不良以及包括糖尿病、心脏病、脑卒中和癌症在内的非传染性疾病。有益健康的饮食是水果、蔬菜、豆类（例如滨豆和豆荚等）、坚果和全谷物（例如未加工的玉米、小米、燕麦、大麦、糙米）；每天至少食用 400 g（5 份）水果和蔬菜。土豆、红薯、木薯和其他淀粉类根茎食物不属于水果或蔬菜。对于一个有着健康体重每天消耗大约 2000 kcal 的人来说，应只有不到 10% 的能量来自游离糖，相当于不到 50 g（或大约 12 茶勺）。如果低于总能量的 5%，可能更有益于健康。多数游离糖由厂商、厨师或消费者添入食品，并天然存在于蜂蜜、糖浆、果汁和浓缩果汁中；脂肪含量占总能量的 30% 以下。不饱和脂肪（来自鱼、鳄梨、坚果、葵花油、菜籽油和橄榄油等）优于饱和脂肪（来自肥肉、黄油、棕榈油和椰子油、奶油、奶酪、酥油和猪油等）。工业制作的反式脂肪（来自加工食品、快餐、零食、油炸食品、冰冻比萨饼、馅饼、饼干、人造黄油和涂抹食品的酱膏等）无益于健康。每日食盐量低于 5 g（相当于大约一茶勺），并使用加碘盐。

　　慢性病的发生和人们不合理的膳食结构有很大关系，不良的饮食习惯会给健康带来严重的损害，主要可导致肥胖症、糖尿病、心血管病、溃疡病、恶性肿瘤等。膳食中脂肪量高、维生素不足及纤维含量低是影响慢性病发生的主要因素，此外还有微量元素、食盐、食物的加工与烹调以及进食方式等也影响慢性病的发生。高能饮食是明确肯定的 2 型糖尿病的重要危险因素。目前认为，摄取高脂肪、高蛋白、高碳水化合物和缺乏纤维素的膳食可能与发生 2 型糖尿病有关。高脂肪膳食和心血管疾病与癌症的发生有密切关系。膳食中脂肪和胆固醇的摄入量与动脉粥样硬化的发病率和死亡率呈正相关。脂肪的摄入量与结肠癌、乳腺癌的发病率呈正相关，还可能与前列腺癌、膀胱癌、卵巢癌等发生有关。高脂肪膳食可致女性高泌乳素血症，增加乳腺癌发生的危险性。而 30 年来中国居民膳食结构发生了很大变化，《中国居民营养与慢性病状况报告（2020 年）》指出，我国膳食结构不合理问题突出，膳食脂肪供能比持续上升，农村首次突破 30% 推荐上限，食用油、食用盐摄入量远高于推荐值，而水果、豆及豆制品、奶类消费量不足。儿童青少年经常饮用含糖饮料问题已经凸显。15 岁以上人群吸烟率、成人 30 天内饮酒率超过 25%，身体活动不足问题普遍存在。

　　不合理膳食是造成我国心血管代谢疾病死亡和疾病负担的重要危险因素之一。2017 年我国约 263 万心血管病死亡归因于膳食因素，较 2007 年增长了 38%；心血管病造成的早死或伤残中，约 5600 万 DALYs 归因于不合理膳食。1982—2012 年共 4 次全国营养调查结果表明：我国居民脂肪摄入量逐步增加，碳水化合物摄入量减少；摄入含添加糖（主要为蔗糖即白糖、红糖等）食物的人数增加。钙、铁、维生素 A、维生素 D 等微量营养素缺乏；膳食纤维摄入明显不足。钠盐摄入虽有缓慢下降趋势，但仍远高于 WHO 推荐的每天钠盐 < 5 g 的标准。能量摄入（热量）和能量消耗应保持平衡。有证据显示，"中国居民平衡膳食"模式指：食物品种多样，以谷类为主，注意能量平衡，多食蔬果、奶类和大豆，适量鱼、禽、蛋、瘦肉，减少盐和油，限制糖和酒，经常饮茶。食物多样是平衡膳食模式的基本原则，建议每日尽可能多摄入不同种类食物，如可能，摄入 12 种及以上食物。对于超重者而言，限制能量摄入能够显著降低体重。对于健康人而言，控制总能量摄入也能带来心血管健康的获益。一项多中心 RCT 发现，与不控制饮食相比，为期两年的适度能量限制能够明显降低心血管病风险、降低低密度脂蛋白胆固醇及血压水平，提高胰岛素敏感性。另外，养成平衡膳食的良好习惯，还需要注意进食时间及频率，保持合理的膳食结构，有助于预防心血管代谢疾病，保持心血管健康。我国大样本队列研究通过 6 ～ 15 年的随访发现，成年人保持摄入蔬菜水果每日 ≥ 500 g、鱼每周 ≥ 200 g、豆制品每日 ≥ 125 g、红肉每日 < 75 g 和茶每月 ≥ 50 g 中的任意 2 项及以上，可预防 5.1% 的心血管病发生；若再加上保持不吸烟、适宜体重和充分的身体活动，可以预防 17.4% 的心血管病发病。

（三）体力活动不足

　　身体活动系指由骨骼肌肉产生的需要消耗能量的任何身体动作，其中包括工作期间的活动、游戏、家务、出行和休闲娱乐活动。在日常生活中，每天适当的体力活动大约为 6 ～ 10 千步当量。1 千步当量指走路 1 千步，大约相当于正常走路 10 min，洗碗 15 min，或者慢跑 3 min。

缺乏身体活动是全球十大死亡风险因素之一，缺乏身体活动是心血管疾病、癌症和糖尿病等非传染性疾病的一个主要风险因素。2010 年，全球约有 23% 的 18 岁以上成人（男性 20%，女性 27%）身体活动不足。在高收入国家，26% 的男性和 35% 的女性缺乏身体活动；而在低收入国家，12% 的男性和 24% 的女性身体活动不足。2010 年，全球有 81% 的 11 ～ 17 岁青少年缺乏身体活动。少女比少男更缺乏活动，不符合 WHO 建议的少女和少男比率分别为84% 和 78%。而中国健康与营养调查结果显示，1991—2011 年 18 ～ 60 岁居民身体活动量呈明显下降趋势，其中职业活动下降最为明显。2014 年全国经常参加体育锻炼的人为 33.9%，20 ～ 49 岁青壮年人群的锻炼率偏低。2018 年美国身体活动指南强调，增加运动、减少久坐几乎对所有人都适用，即使少量增加身体活动也能带来健康获益。

"健康中国行动（2019—2030）"将"全民健身运动"列为重点专项任务之一，并提出了具体的行动目标和举措。增加身体活动，短期内就可以获得明显的健康获益，如减轻焦虑情绪、改善睡眠、降低血压等；长期来讲，可以降低高血压、糖尿病、心血管病发病风险；可以改善心肺功能、增加肌肉强度，并可在各年龄组人群中减少 20% ～ 30% 的全因死亡；还可以降低痴呆发病和死亡风险，提高预期寿命。

（四）过量饮酒

酒类对人体健康的影响与其摄入量有关。许多研究表明，适度饮酒要比不饮酒及过量饮酒者有更少的机会得高血压、心肌梗死和脑卒中等心脑血管疾病，但大量饮酒甚至酗酒将会对人体大脑、神经、心脏、肝等器官造成损害，我们称之为有害饮酒。有害饮酒会导致严重的疾病及死亡，还可导致意外伤害、各种事故、抑郁症、精神异常等。据报告，在大量饮酒的人群中，肝癌的死亡率可增加 50%；在中度严重饮酒者中，高血压的患病率远高于正常人群；酗酒可以增加脑出血的危险性。有害使用酒精是导致 200 多种疾病和损伤的一个因素，和一系列精神和行为障碍、其他非传染性疾病以及损伤之间存在因果关系，包括酒精依赖、肝硬化等主要非传染性疾病、一些癌症和心血管病等。全世界每年因有害使用酒精导致 330 万例死亡，占所有死亡数的 5.9%。

我国的饮酒状况不容乐观：2012 年全国 18 岁及以上成人的人均乙醇摄入量为 3 L，饮酒者中有害饮酒率为 9.3%，其中男性为 11.1%。2002 年中国居民营养与健康状况调查结果显示，我国居民的饮酒率为 21.0%，男性为 39.6%，明显高于女性的 4.5%。与 1991 年全国高血压流行病学调查相比，我国居民饮酒率增长了 17.3%。男、女饮酒率分别增长了 12.8% 和 73.1%。在饮酒者中 18 岁之前开始饮酒的比例为 8.8%。39.9% 的男性和 29.5% 的女性饮酒者每天或几乎每天饮酒。全球疾病负担工作组对 195 个国家和地区 2016 年的饮酒状况进行了评估，我国15 岁以上男性、女性当前饮酒率分别为 48% 和 16%；2017 年全球因长期饮酒导致的死亡高达284 万，其中 67 万发生在中国。随着"三减三健"、控烟、限酒等专项行动与工作深入推进，居民健康意识逐步增强，《中国居民营养与慢性病状况报告（2020 年）》指出，饮酒者中几乎每天饮酒的比例由 25.5% 下降到 19.9%。

二、生理指标危险因素

（一）肥胖

肥胖是指可损害健康的异常或过量脂肪累积。身体质量指数（BMI）是衡量身高别体重的简便指数，通常用于对成人进行超重和肥胖分类。其定义为按千克计算的体重除以按米计算的身高的平方（kg/m²），成人 BMI ≥ 28 时为肥胖。《中国居民营养与慢性病状况报告（2020年）》指出我国 18 岁及以上居民男性和女性的平均体重分别为 69.6 kg 和 59 kg，与 2015 年发布结果相比分别增加 3.4 kg 和 1.7 kg。城乡各年龄段居民超重肥胖率继续上升，有超过 50%的成年居民超重肥胖，18 岁及以上居民超重率和肥胖率分别为 34.3% 和 16.4%。6 ～ 17 岁、6 岁以下儿童青少年超重肥胖率分别达到 19% 和 10.4%。而且呈现出上升速度较快、流行水平较高、全人群均受影响的发展趋势。

随着身体质量指数的升高，非传染性疾病的患病风险也随之提高，如心血管疾病、糖尿病、肌肉骨骼疾病、癌症等。儿童期肥胖会使成年期肥胖、早逝和残疾出现的概率更大。但是，除了未来风险升高之外，肥胖儿童还会经历呼吸困难、骨折风险升高、高血压、心血管疾病的早期征兆、胰岛素耐受及心理影响。

（二）高血压

高血压是指以体循环动脉血压 [收缩压和（或）舒张压] 增高为主要特征（收缩压 ≥ 140 mmHg，舒张压 ≥ 90 mmHg），可伴有心、脑、肾等器官的功能或器质性损害的临床综合征。高血压在临床上可分为原发性高血压和继发性高血压两类。原发性高血压是一种以血压升高为主要临床表现而病因尚未明确的独立疾病，占所有高血压患者的 90% 以上。继发性高血压又称为症状性高血压，在这类疾病中病因明确，高血压仅是该种疾病的临床表现之一，血压可暂时性或持久性升高。

从 20 世纪 50 年代以来，我国进行了 5 次高血压的大规模抽样调查，在 1958—1959 年、1979—1980 年、1991 年、2002 年、2012—2015 年进行的全国范围内的高血压抽样调查发现，≥ 15 岁或 ≥ 18 岁居民高血压的患病粗率分别为 5.1%、7.7%、13.6%、17.6% 和 27.9%，总体呈上升趋势。虽然在这几十年间高血压的诊断标准经过了一些变迁，但这些资料明显反映了我国人群高血压患病率的上升趋势。《中国心血管健康与疾病报告 2019》显示，我国高血压患病人数已达 2.45 亿。

高血压是心脑血管疾病的最主要危险因素。高血压可增加各年龄组的死亡危险，特别是增加心血管病和脑卒中的危险。对于 40 ～ 70 岁的成年人来说，血压在 115/75 mmHg 开始到 185/115 mmHg 范围内，收缩压每增加 20 mmHg，或舒张压每增加 10 mmHg，发生心脑血管疾病的风险就增加 1 倍。我国 10 组人群前瞻性研究综合分析结果表明收缩压每增高 10 mmHg，出血性脑卒中的发病危险增加 54%，缺血性脑卒中的发病危险增加 47%；舒张压每增高 5 mmHg，发生脑卒中的危险增加 46%。我国 21 个省农村及少数民族地区调查显示，有高血压病史者发生脑卒中的危险性增加 13 ～ 24 倍。

（三）血脂异常

血脂异常是人体内脂蛋白的代谢异常，主要包括总胆固醇和低密度脂蛋白胆固醇、甘油三酯升高和（或）高密度脂蛋白胆固醇降低等。血脂异常可分为继发性高脂血症和原发性高脂血症。继发性高脂血症指由于全身系统性疾病所引起的血脂异常。原发性高脂血症是指在排除了继发性高脂血症后，即可诊断为原发性高脂血症。已知部分原发性高脂血症是由于先天性基因缺陷所致，而另一部分原发性高脂血症的病因目前还不清楚。血脂异常是导致动脉粥样硬化的重要因素之一，是冠心病和缺血性脑卒中的独立危险因素。

2015 年中国居民营养与慢性病状况监测显示，成年人高胆固醇血症（总胆固醇 ≥ 6.22 mmol/L）的患病率为 4.9%；高甘油三酯血症（总甘油三酯 ≥ 2.26 mmol/L）的患病率为 13.1%。分析表明，如果血压、糖尿病、吸烟等因素保持现有的流行趋势，2010—2030 年间我国成年人血清胆固醇水平的升高会造成心血管病事件增加 920 万例，预示未来中国成年人血脂异常及相关疾病负担将继续加重。

（四）糖尿病

糖尿病是一组以高血糖为特征的代谢性疾病。高血糖则是由于胰岛素分泌缺陷或其生物作用受损，或两者兼有引起。糖尿病时长期存在的高血糖，导致各种组织，特别是眼、肾、心脏、血管、神经的慢性损害和功能障碍。糖尿病包括 1 型和 2 型糖尿病。1 型糖尿病，原名为胰岛素依赖型糖尿病，多发生在儿童和青少年，也可发生于各种年龄。起病比较急剧，体内胰岛素绝对不足，容易发生酮症酸中毒，必须用胰岛素治疗才能获得满意疗效，否则将危及生命。2 型糖尿病原名为成人发病型糖尿病，多在 35 ～ 40 岁之后发病，占糖尿病患者的 90% 以上。2 型糖尿病患者体内产生胰岛素的能力并非完全丧失，有的患者体内胰岛素甚至产生过多，但胰岛素的作用效果较差，因此患者体内的胰岛素是一种相对缺乏，可以通过某些口服药物刺激体内胰岛素的分泌。但到后期仍有一些病人需要使用胰岛素治疗。

据 WHO 统计报告显示，全球糖尿病病人数量从 1980 年的 1.08 亿增加到 2014 年的 4.22 亿，全球 18 岁以上成人糖尿病患病率从 1980 年的 4.7% 增加到 2014 年的 8.5%。2015 年糖尿病估计直接造成 160 万例死亡。高血糖导致的所有死亡中约有半数发生在 70 岁之前。WHO 预测，2030 年糖尿病将成为第 7 位主要死因。《中国 2 型糖尿病防治指南（2020 年版）》显示我国糖尿病患病率仍在上升，2015—2017 年达到 11.2%。我国糖尿病以 2 型糖尿病为主，1 型糖尿病和其他类型糖尿病少见，男性高于女性（2015—2017 年全国调查结果为 12.1% 和 10.3%），城市患病率高于农村，患病率随着年龄的增加而增加。

糖尿病和高血压是缺血性脑卒中的独立危险因素，是失明、肾衰竭、心脏病发作、脑卒中和下肢截肢的主要病因。糖尿病成人出现心脏病发作和脑卒中的危险会上升 2 ～ 3 倍。足部神经病变（神经受损）与血流量减少结合在一起，增加了患足部溃疡、感染以及最终需要截肢的可能。

第三节　慢性病防制策略与措施

慢性病的流行趋势日益严重，为了防控日益严峻的慢性病，全球多个国家因地制宜采取了不同的防控策略与措施，我国制定了一系列慢性病防控策略和措施来应对日益严峻的慢性病流行趋势。自 2009 年新一轮医改方案提出以来，我国先后通过并颁布《2009—2011 年深化医药卫生体制改革实施方案》《中国慢性病防治工作计划（2012—2015 年）》《中国居民慢性病与营养监测工作方案》《关于推进分级诊疗制度建设的指导意见》《"健康中国 2030"规划纲要》《国家慢性病综合防控示范区建设管理办法》《中国防治慢性病中长期规划（2017—2025 年）》《健康中国行动（2019—2030)》《中华人民共和国基本医疗卫生与健康促进法》等多种政策文件，建立健全慢性病防控体系。

一、慢性病防治策略

1. WHO 的慢性病防治策略　2012 年第 65 届世界卫生大会上首次提出四类慢性病早死概率控制的目标，即 2010—2025 年下降 25%。2013 年 5 月 27 日，WHO194 个成员国的卫生部长共同签署了慢性病防控全球行动计划（2013—2020）。该计划为实现联合国防控慢性病的政治宣言提供了实施方案。世界卫生大会先后发布了《全球非传染性疾病现状报告 2010》《关于预防和控制非传染性疾病的政治宣言》《预防和控制慢性非传染性疾病全球战略》《预防和控制慢性病：全球战略的实施》《全球非传染性疾病现状报告2014》等报告，使世界各国对于慢病管理的迫切性与重要性正式达成共识，各国更主动地开始推进慢性病管理工作，在全球层面构建了初步的慢性病管理战略框架。2015年联合国发布的2030年可持续发展议程中，确认慢性病是可持续发展的一项重大挑战，作为该议程的一部分，国家元首和政府首脑承诺到2030年通过预防和治疗，将慢性非传染性疾病导致的过早死亡减少1/3。

2. 我国慢性病防治策略 我国对慢性病主要采取三级预防的综合措施。疾病的预防工作可以根据疾病自然史的三个阶段采取相应措施，这就是疾病的三级预防策略（prevention strategies at three levels），即第一级预防是病因预防；第二级预防是"三早"预防，即早发现、早诊断、早治疗；第三级预防是对症治疗、防止伤残和加强康复工作。

我国在慢性病防控方面的国际合作在不断拓展，例如与WHO、世界银行等国际机构合作开展了12个世界银行贷款卫生项目，与世界银行和美国疾病预防控制中心专家合作发布了中国慢性病研究报告等，这些都为后来的慢性病防控实践做了有益探索。2021年中国加入了WHO国际癌症研究机构（international agency for research on cancer，IARC），成为第27个成员国。

为进一步加强慢性病防治工作，降低疾病负担，提高居民健康期望寿命，努力全方位、全周期保障人民健康，我国依据《"健康中国2030"规划纲要》，制定了《中国防治慢性病中长期规划（2017—2025年)》。规划目标为到2025年，慢性病危险因素得到有效控制，实现全人群全生命周期健康管理，力争30～70岁人群因心脑血管疾病、癌症、慢性呼吸系统疾病和糖尿病导致的过早死亡率较2015年降低20%。逐步提高居民健康期望寿命，有效控制慢性病疾病负担。到2030年，促进全民健康的制度体系更加完善，健康领域发展更加协调，健康生活方式得到普及，健康服务质量和健康保障水平不断提高，健康产业繁荣发展，基本实现健康公平，主要健康指标进入高收入国家行列。到2050年，建成与社会主义现代化国家相适应的健康国家。

通过以下策略与措施实现防治目标：加强健康教育，提升全民健康素质；实施早诊早治，降低高危人群发病风险；强化规范诊疗，提高治疗效果；促进医防协同，实现全流程健康管理；完善保障政策，切实减轻群众就医负担；控制危险因素，营造健康支持性环境；统筹社会资源，创新驱动健康服务业发展；增强科技支撑，促进监测评价和研发创新。

> ⊙ **微整合**
>
> ### 临床应用
>
> #### 医疗卫生机构中慢性病高风险人群的筛查
>
> 医疗卫生机构可通过日常诊疗、健康档案建立、单位职工和社区居民的定期体检、从业人员体检、大型人群研究项目等途径发现高风险人群。为制定高风险人群判定标准、发现和管理技术方案提供技术支持；通过多种途径向就诊者宣传高风险个体发现的意义和方法；在医院的诊疗服务中，积极发现高风险个体并提供健康生活方式指导。

二、社区综合防治

综合防治需要所有相关部门，包括卫生、财政、外交、教育、农业、计划及其他部门共同努力，采取有效的干预措施，减少与慢性非传染性疾病有关的危险。其中重要的一点就是将重点放在减少与这些疾病有关的危险因素方面，降低常见可改变危险因素（主要是吸烟、不健康饮食和缺乏运动，以及过量饮酒），这可以通过初级卫生保健的方法实施，加强早期发现和及时治疗。证据表明，这类干预措施属于绝佳的经济投资，如果早期实施，就可降低病人对更加昂贵的治疗方案的需求。这些措施可在资源状况存在差异的各种情况下加以实施。通过制定健康的公共政策、合理的卫生改革解决这类疾病患者的需求，可以取得最好效果。

（刘爱萍）

思 考 题

1. 慢性病的三级预防措施包括哪些？

2. 慢性病的主要特点有哪些？预防控制慢性病最主要的可改变危险因素有哪些？

3. 某社区居民在公共场所吸烟行为普遍，烟草流行率高达 31%，高血压患病率达到 38%，糖尿病患病率为 18%。居民对烟草危害认识不足，该社区决定创立无烟社区，请你为社区制定有针对性的慢性病防控策略。

第六篇

卫生服务体系与卫生管理

卫生服务体系与功能

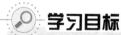

学习目标

1. **知识**：描述卫生事业管理的定义、目标及内涵。
2. **能力**：总结卫生组织系统的功能及组织架构；概括医疗保险国际典型模式；总结我国卫生服务系统的组织架构；总结我国医疗保障体系。

第一节　卫生事业管理概述

卫生事业管理（health care management）属于公共管理的一个分支，其内容涵盖国家和社会所采取的，以防治疾病、维护和促进人民健康为目的的所有管理事务，并随社会经济、公共管理与卫生事业发展而变化。

一、卫生事业管理概念

卫生事业管理是指政府、卫生行政部门和有关行政部门根据卫生事业的规律和特点，对卫生资源进行优化配置，管理健康相关的组织体系、系统活动和社会措施，并及时、高效地向全体人民提供公平、适宜的医疗卫生服务的过程。一般分为宏观、中观和微观管理三个层面。卫生事业管理的主体一类是政府、卫生行政部门和其他相关部门，另一类为行业协会、学会等社会其他管理者。客体是卫生组织及其构成要素和职能活动。管理手段包括法律手段、行政手段、经济手段和项目管理手段等。

二、卫生事业管理的目的与目标

卫生事业管理的目的是最大限度地发挥卫生资源的作用，促进卫生事业发展，满足人民群众日益增长的健康需求。政府的管理目标是建立基本医疗保障制度，保持高效优质的卫生系统，规范医疗市场和服务行为，保证卫生服务公平性，维护群众健康权益。卫生事业管理的具体责任包括保障健康公平性、健全法律法规、完善医疗保障、行政管理监督和维持市场经济秩序等。

三、卫生事业管理的主要内容

卫生事业管理的主要内容包括研究、制定与实施卫生政策、合理配置卫生资源、编制和实施卫生计划、卫生组织管理。卫生政策（health policy）属于公共政策的范畴，是国家和社会为保障国民健康而制定的一系列方针、措施和法律法规等的总称。卫生资源（health resources）指社会在提供卫生服务的过程中所占用和消耗的各种资源的总称。卫生资源配置是使卫生资源公平有效地在不同的领域、地区、部门、项目、人群中分配，从而实现社会和经济效益的最大化。编制和实施卫生计划（health plan）包括制订、实施卫生计划，并对实施情况进行监督、检查和评价。卫生组织（health organization）是卫生系统为实现系统功能，落实国家卫生方针政策，根据人群健康需求、法律法规和结构形式设置的权责角色结构体系。卫生组织的管理包括对卫生组织的设置、投入和运行等。

第二节　卫生系统与卫生组织机构

一、卫生系统概述

在卫生事业管理学中，广义上的卫生系统（health systems）是指以促进、恢复和维护公众健康为基本目的的所有组织、机构和资源的集合。狭义上是指由各类医疗卫生机构组成的组织网络。建设公平、有效的卫生系统是政府和全社会的职责，卫生系统须在法律和政策框架内构建、运行，服务于全民共享的卫生与健康事业。

二、卫生系统的功能

卫生系统有四项基本功能：提供服务、开发资源、筹措资金和监督管理。

（一）提供服务

提供服务（service delivery）是卫生系统使用卫生资源向城乡居民提供医疗、预防、保健和康复等医疗卫生服务的过程。一般分为公共卫生服务和医疗服务两类，前者面向人群，涵盖疾病预防控制、优生优育和健康教育等，后者主要服务个体，包括各级医疗卫生机构提供的疾病诊疗服务。医疗卫生服务具有公共产品或准公共产品的属性，以社会效益最大化为首，具有价格需求弹性低、供求信息不对称等特点。

（二）开发资源

卫生资源是开展卫生服务活动的基础，卫生资源开发（creating resources）就是对卫生资源进行有效筹集和配置，使有限的资源发挥最大的社会和经济效益。包括卫生人力（培养、使用和配置）、卫生物力（机构建设、房屋开发、医疗设备、药品、材料等筹集）、卫生财力（卫生资金的筹集、使用、补偿）等资源，以及信息技术和政策的开发等。

（三）筹措资金

筹措资金（financing）广义上是指卫生领域的资金筹集、合理分配和有效使用。狭义上即为卫生资金的筹集，包括筹资来源、渠道和各渠道的具体内容、数量、比例等。卫生筹资的目标在于筹集足够资金用于卫生服务，提高服务质量、公益性和公平性，满足人群需求，实现卫生资源优化配置。筹资方式分为政府卫生筹资、社会健康保险、商业健康保险和个人现金支付四种主要渠道，此外还包括社会捐赠援助、社区卫生筹资等。政府卫生筹资是最主要的来源渠道，包括税收、专项税和其他渠道。社会健康保险筹资由政府、用人单位和参保人共同负担，具有强制性。商业健康保险由参保人自愿出资购买。个人现金卫生支付是患者在接受医疗服务时直接向服务提供者付费。由于医疗卫生服务市场的特殊性，有效的卫生筹资和配置无法通过市场机制实现。这就要求政府承担起资金投入，提供或补贴（准）公共产品，对贫困、脆弱人群提供医疗救助等责任。

（四）监督管理

监督管理（supervision）是卫生行政部门、卫生综合监督执法机构，依法对医疗卫生机构、人员在执业活动中的合法合规情况进行监督检查，对违反医疗卫生管理法律、法规等行为追究法律责任的行政监督执法管理活动。其主要职责包括对医疗机构、采供血机构及相应从业人员的执业资格、执业范围等监督检查，对医疗机构、疾病预防控制机构的传染病疫情报告、防控措施或消毒隔离制度执行情况等监督检查。

三、卫生系统结构与组织机构

卫生系统是国民经济大系统的组成部分，由卫生行政管理体系、医疗卫生服务体系、医疗保障体系和药品供应保障体系等多级子系统组成，各部分既相互独立又紧密联系，通过有效配合实现卫生系统的最终产出。

（一）卫生行政管理体系

卫生行政管理体系按照职能分为政府各相关职能部门构成的卫生行政管理主体和群众性卫生组织两部分。

1. 卫生行政管理主体　卫生行政管理主体即卫生行政组织体系，是行使国家行政权力，管理国家卫生行政事务的组织体系，由各级卫生行政组织机构构成，包括各级卫生健康委员会（局）、中医药管理局、疾病预防控制局，市场监督管理总局（局）、药品监督管理局、医疗保障局、民政、财政等部门。国家卫生健康委员会是国家管理卫生事务的最高行政机关，各级卫健委是政府职能部门中主管卫生行政事务的部门。国家中医药管理局是政府管理中医药事业的国家机构，隶属于国家卫健委。其他相关部门根据职责划分，承担食品药品安全监管、卫生规划、筹资、保险管理和医疗救助等相应职责，按行政区划设立。我国卫生行政主管机构分为四级，省、市、县级卫生行政主管机构根据国家法律、卫生工作方针和政策，在同级政府领导、上级卫生行政机构指导下，负责辖区内的卫生行政事务管理工作。

2. 群众性卫生组织　群众性卫生组织是独立于卫生行政管理机构和卫生服务专业组织之外的、非营利性的、协助管理国家卫生事务的非政府组织，由医疗卫生人员和群众自发组建、管理和参与，并依法登记成立。主要分为各类专业学会、协会和基金会。学会是医学科学技术工作者自发成立，以贯彻国家科学技术工作和卫生工作方针为宗旨的学术性法人社团。协会是由医学工作者及单位会员自发成立，以发挥行业服务、维权、监督、管理等作用为宗旨的行业性群众法人社团。基金会是利用自然人、法人或其他组织捐赠的财产，以从事公益事业为目的的非营利性法人组织。

（二）医疗卫生服务体系

医疗卫生服务体系是以促进人民健康为主要目标，由各级各类医疗卫生专业机构组成的，直接或间接向城乡居民提供医疗、预防、保健等服务的组织网络系统。该系统由医院、基层医疗卫生机构、专业公共卫生机构以及医学信息、教育和科研等不同职能、服务类型的机构组成。从机构职能来看，医院以提供疾病诊疗服务为主。基层医疗卫生机构负责提供基本公共卫生服务、医疗服务，是医疗卫生服务体系最重要的组成部分。专业公共卫生机构是由政府举办，向辖区内提供专业公共卫生服务，并承担相应管理工作的机构，划分为县办、市办、省办及部门办四类。随着社会进步和科技发展，互联网医疗逐步形成了一种新型的医疗服务形式，互联网卫生服务机构的出现将改变现行的卫生服务体系和运行机制。

（三）医疗保障体系

医疗保障体系是国家、社会为帮助公民个人及家庭抵御疾病风险而依法建立的医疗保险、救助和福利体系等，是社会保障体系的重要组成部分。根据筹资方式分为政府（国家）医疗保险体系、社会医疗保险体系、商业医疗保险体系和其他医疗保险体系（如储蓄医疗保险、社区医疗保险等）。

（四）药品供应保障体系

药品供应保障体系指以国家基本药物制度为基础，以保障人民群众基本用药和安全用药为目的，由药品生产、研发、流通、采购、使用、储备和质量监管等体系共同构成的集合体。其核心职能是保障药品供应和临床用药安全。该体系建设的主要内容包括建立健全国家基本药物制度，保障公众基本用药需求；提高药品的生产、研发、创新能力；建立健全短缺药品监测预警和分级应对机制，发挥政府的调控作用；建立竞争有序、配送高效的现代化药品流通体系；建立科学的定价机制和药价管理体系，控制药费过快增长。

第三节　公共卫生服务体系

一、公共卫生服务体系概述

（一）公共卫生概述

公共卫生（public health）的内涵随着人们对其认识和理解的不断加深而发展，目前对公共卫生的定义尚不统一。但综合国内外的权威观点，公共卫生的定义可表述为通过国家和全社会共同努力，改善与健康相关的自然和社会环境，提供预防保健和必要的医疗服务，培养公众健康素养，创造共建共享的全民健康社会，发展人民健康的社会公共事业。公共卫生的性质为社会公共事业，国家政府、社会全员都负有不可推卸的责任，人民是自己健康的第一责任人，全体人民是公共卫生事业的主人翁，公共卫生事业的兴衰直接关系着国民的健康水平。公共卫生以建设人民共建共享健康的社会，预防、控制疾病与伤残，提供预防保健与必要的医疗服务，保障和促进公众健康为宗旨和基本任务。

（二）公共卫生服务体系定义

公共卫生服务体系是由政府主导、各类公共卫生机构组成的提供公共卫生服务的组织体系，广义上包括基本医疗体系、疾病预防控制体系、医疗救治保障体系和卫生监督执法体系等。从机构职能和服务类型划分，主要包括三类公共卫生服务机构，一是专业公共卫生服务机构，如疾病预防控制、妇幼保健、卫生监督执法、采供血等机构；二是基层医疗卫生机构，包括社区卫生服务机构、乡镇卫生院、村卫生室等；三是综合医院。

二、我国公共卫生服务与管理组织

我国已建立了从国家到地方的一套完整的公共卫生与疾病预防控制网络体系，包括各级专业疾病预防控制机构、卫生监督执法机构和基层医疗卫生机构以及各级各类医院。

（一）疾病预防控制机构

1. 专业疾病预防控制机构　专业疾病预防控制机构主要指疾病预防控制中心（center for disease prevention and control，CDC），其主要职能是疾病防控、突发公共卫生事件应急处置、疫情报告及健康相关因素信息管理、健康危害因素监测与干预、实验室检测分析与评价、健康教育与健康促进、技术管理与应用研究指导。疾控中心主要分为国家级、省级、设区的市级和县级四个等级，由同级卫生行政部门领导。

2. 各级各类医疗机构　各级各类医疗机构接受疾病预防控制机构的指导和考核，协助开展流行病学调查和标本采集，依法承担职责范围内的传染病疫情和突发公共卫生事件报告、传染病隔离治疗、院内感染控制等疾病预防控制工作。

3. 基层医疗卫生机构　基层医疗卫生机构指乡（镇）卫生院、村卫生室、城市社区卫生服务中心（站），在上级疾病预防控制机构的管理指导下，承担基本公共卫生服务、基层防控工作。

（二）卫生监督执法机构

我国卫生监督执法机构分为国家级、省级、设区的市级、县级共四级，根据改革情况分为三种模式，一是保留未改革的原卫生、计生执法队伍，各自独立执法；二是整合、组建卫生和计生执法队伍为独立的综合监督执法机构，开展综合执法；三是整合、组建卫生和计生执法队伍为卫生行政部门的内设综合监督执法机构，开展综合执法。卫生监督执法局的职能是负责公共卫生、医疗卫生、计划生育综合监督，督查卫生计生法律法规的落实情况，查处违法行为。

第四节　医疗保健服务体系

医疗保健服务体系（medical care system）是由提供医疗保健和康复服务的医疗、保健机构等组成的系统。医疗机构是从事疾病诊断、治疗和康复的卫生专业机构，包括各级各类医院、急救医疗机构、采供血机构、康复机构、临床检验中心、护理院（站）等。保健机构主要指各级妇幼保健机构，包括妇幼保健院（所、站）、妇幼保健计划生育服务中心。

一、医院

按所有制类型可分为公立医院和社会办医院。公立医院又分为政府办医院和其他公立医院，是由政府举办的公益性事业单位，不以营利为目的。社会办医院由社会资本投资举办，其收支未纳入政府部门预算，根据经营目的分为营利性和非营利性医院两类。按专业性质分为综合医院、专科医院、中医医院、康复医院（中心）等。按医院分级管理办法，依据医院的功能、任务、设施条件、技术建设、服务质量等综合水平分为三级十等，其中一级和二级医院分别分为甲、乙、丙三等；三级医院分为特、甲、乙、丙四等。公立医院作为我国医疗服务体系的主体，维护和坚持公益性，在医疗服务提供、急危重症和疑难病症诊疗等方面发挥骨干作用，承担卫生人才培养、医学科研与教学，以及其他公共卫生、紧急救援等任务。

二、妇幼健康服务机构

妇幼健康服务机构指由政府举办的，具有公共卫生性质、不以营利为目的的各级妇幼保健院（所、站）和妇幼保健计划生育服务中心，根据属地层级不同划分为省办、市办和县办三级。妇幼健康服务机构是集妇幼保健、医疗、预防、康复、妇幼卫生管理和计划生育技术服务于一体，根据全生命周期和三级预防理念，为妇女儿童提供主动、连续的服务与管理。妇幼健康服务以孕产保健、儿童保健、妇女保健和计划生育技术服务为中心，以必要的临床诊疗技术为支撑。工作业务管理包括辖区内妇女儿童健康状况、影响因素的掌握，指导、培训和考核各级各类医疗卫生机构开展相关服务，健康教育推广和保健技术开发等。

三、急救医疗机构

医疗急救分院前急救和院内急救，急救医疗机构主要指院前急救医疗机构。包括急救中心（又称紧急救援中心，First Aid Centre）、急救站和急救网络医院。院前医疗急救是政府举办的公益性事业，鼓励、支持社会力量参与，由各级政府卫生行政部门进行统一规划、分级管理。全国院前医疗急救呼叫号码为"120"。

四、采供血机构

采供血机构是指采集、提供临床用血或血液制品生产用原料血浆的单位，分为血站和单采血浆站。

（一）血站

血站是指不以营利为目的，采集、提供临床用血的公益性卫生机构，分为一般血站和特殊血站。血液中心、中心血站和中心血库由地方人民政府设立。全国性的血站监管工作由国家卫健委主管，县级以上地方人民政府卫生行政部门负责行政区域内的监督管理。

（二）单采血浆站

单采血浆站是指根据地区血源资源，按照有关标准和要求，经严格审批设立，采集、供应血液制品生产用原料血浆的单位，具有独立的法人资格。全国性的单采血浆站监管工作由国家卫健委主管，县级以上地方人民政府卫生行政部门负责行政区域内的监督管理。血液制品生产单位应根据当地规划设置单采血浆站，并经各级卫生行政部门批准。

第五节　基层医疗卫生机构

基层医疗卫生机构主要指社区卫生服务中心（站）、乡镇卫生院、村卫生室、医务室、门诊部（所）和军队基层卫生机构等。主要职责是提供预防、保健、健康教育、生育指导等基本公共卫生服务，常见病和多发病的诊疗、康复、护理，以及疾病转诊服务。

一、乡镇卫生院和社区卫生服务中心

（一）机构设置

乡镇卫生院按照乡镇行政区划设置，分为中心乡镇卫生院和一般乡镇卫生院，每个乡镇设置1所乡镇卫生院。社区卫生服务中心按照街道办事处（社区）行政区划范围每3万～10万居民设置1所社区卫生服务中心。

（二）功能定位

提供基本公共卫生服务，开展常见病、多发病的诊疗、护理、康复等综合服务，以及现场基本应急救护，向上级医院转诊超出自身服务能力的常见病、多发病及危急、疑难重症患者。同时承担辖区内的公共卫生管理工作，负责对村卫生室、社区卫生服务站的综合管理、技术指导和村医培训等。中心乡镇卫生院除具备基本的服务功能外，还应开展普通常见的手术等，承担对周边一般乡镇卫生院的技术指导工作。

（三）机构性质与财政补助

乡镇卫生院和社区卫生服务中心分为政府办和社会办两类。政府举办的是公益性全额拨款事业单位，不以营利为目的。非政府举办的一般通过政府购买服务等方式，对其承担的公共卫生服务给予合理补助。

二、村卫生室、社区卫生服务站

村卫生室和社区卫生服务站是我国设置在城乡最基层的、非政府举办的、非营利性医疗卫生服务机构，由县（区）级卫生行政部门负责规划设置和监督管理等工作。

（一）机构设置

根据乡镇卫生院、社区卫生服务中心覆盖情况以及服务半径、服务人口等因素设置村卫生室和社区卫生服务站。原则上每个行政村设置1个村卫生室。

（二）功能定位

在乡镇卫生院和社区卫生服务中心的统一管理和指导下，承担行政村、居委会范围内人群的基本公共卫生服务和普通常见病、多发病的初级诊治、康复等工作。

（三）财政补助形式

一般通过政府购买基本公共卫生服务的方式获得合理补助，符合条件的社区卫生服务站和村卫生室纳入社会医疗保险报销的定点医疗机构。实行基本药物制度后，政府采取专项补助的方式对执业人员给予定额补偿。在房屋建设、设备购置以及人员培训等方面给予一定扶持。

第六节　医疗保障体系

医疗保险（medical insurance）是通过筹集保险基金，对被保险人发生疾病或损伤时所需要支付医疗服务费用进行补偿的一种制度。从医疗保险补偿的范围，可以分为健康保险和医疗保险。健康保险补偿范围除了涵盖医疗保险外，还包括预防、保健及健康管理的范畴，也有可能补偿因疾病而导致的间接经费损失，例如误工费等。

一、医疗保险制度的典型模式

典型的医疗保险制度的模式主要有四类：以英国为代表的国家医疗保险模式、以德国为代表的社会医疗保险模式、以美国为代表的商业医疗保险模式和以新加坡为代表的储蓄医疗保险模式。

（一）国家医疗保险模式

国家医疗保险模式（national health service，NHS）指医疗保险基金的筹集，通过国家税收的方式直接纳入财政支出，卫生资金通过中央和地方政府分配到各级各类医院，被保险人免费接受国家基本医疗服务。该模式的优势在于能较快实现医疗保障制度的全民覆盖，卫生服务的公平性高，缺点是卫生服务体系的服务效率有待提高，候诊时间较长。英国、瑞典等国是实行国家医疗保险模式的代表。

（二）社会医疗保险模式

社会医疗保险模式（social health insurance）是国家强制实施的一种医疗保险制度，它通过雇主（或参保单位）、雇员（或参保人员）、政府适当补贴等多渠道进行保险基金的筹集，被保险人接受卫生服务后需要支付一定比例的服务费用。该模式由计划与市场相结合有利于培养被保险人的节约意识，医疗服务体系内的服务效率较高，但是该模式服务利用的公平性较差。德国、日本等国为实行社会医疗保险模式的代表。

（三）商业医疗保险模式

商业医疗保险模式（private health insurance）体现了医疗服务体系的市场机制，通过参保者个人或雇主（企事业单位）自愿购买保险公司承办、运行的各类商业医疗保险，作为保险基金筹集的主要来源。该模式促进了医疗保险和医疗服务提供机构的竞争，并注重提高医疗保险运行效率和被保险人接受服务的满意度，但是该模式非强制性参保，难以实现医保全民覆盖目标，医疗费用增长较快。代表国家为美国。

（四）储蓄医疗保险模式

储蓄医疗保险模式是一种通过立法，强制雇主或雇员双方缴费，以雇员或家庭的名义建立保健储蓄账户，并逐步积累，用以支付个人及家庭成员医疗费用的一种医疗保险制度，是强制储蓄保险的一种形式。储蓄型医疗保险对控制医疗费用起积极作用，但是这种医疗保险模式缺乏互助共济和公平性。该模式的代表国家为新加坡。

二、我国多层次医疗保障体系

新中国成立后，我国医疗保险制度经历了三种类型：免费医疗（包括公费医疗和企业劳保医疗）、集资医疗（主要是合作医疗）和自费医疗。改革开放后，我国由计划经济体制向社会主义市场经济体制转型和发展，同时也建立了一套适合我国国情的医疗保障体系。我国现行医疗保障体系由基本医疗保险、医疗救助、补充医疗保险三个层次构成。

（一）基本医疗保险

我国的基本医疗保险坚持"广覆盖、保基本、可持续"的方针，强调医疗保障水平与社会经济发展水平相适应，筹资水平以财政及企事业单位的实际承受能力为依据，医疗服务范围和支付标准遵循"以收定支，收支平衡"原则。我国基本医疗保险包括城镇职工基本医疗保险、城乡居民基本医疗保险两种类型。截至 2021 年，我国基本医疗保险的覆盖人数已达到136 424 万人，覆盖率稳定在 95% 以上。

1. 城镇职工基本医疗保险　城镇职工基本医疗保险是通过单位、个人共同筹资，建立医疗保险基金，缴纳标准控制在职工工资总额的 8% 左右（单位负担比例为 6%，个人负担比例为 2%）。参保范围覆盖城镇所有不同单位性质的职工。在统筹层次上，以地级以上行政区为统筹单位，实行属地化管理。城镇职工基本医疗保险由社会统筹和个人账户相结合。社会统筹基金主要用于支付住院费用和特殊疾病的门诊费用，具有社会共济性。个人账户主要用于支付门诊医疗费用，近年来，随着人口老龄化程度不断增长，个人账户有逐渐取消的趋势。截至2021 年，我国城镇职工基本医疗保险的参保人数为 35 422 万人。

2. 城乡居民基本医疗保险　城乡居民基本医疗保险在 2016 年由原来的新型农村合作医疗制度与城镇居民基本医疗保险整合而成。城乡居民医疗保险基金由政府、个人和社会三方共同筹集，目前筹资以前两者为主。参保人群为所有农村和城镇的居民、学生、个体户等，即没有参加城镇职工医疗保险的城乡居民均可参保。2022 年，我国城乡居民医保的人均筹资标准达到 960 元 / 年（各级财政补助标准每人每年 610 元，个人缴费标准每人每年 350 元）。城乡居民基本医疗保险以住院补偿为主，慢性病患者由慢性病门诊补偿政策保障，其保障了我国城乡居民公平接受基本医疗服务的权益，有利于提升医疗保障体系的运行效率，促进社会公平，推动城乡经济社会协调发展。截至 2021 年，我国城乡居民医保的覆盖人数为 101 002 万人。

（二）医疗救助制度

医疗救助制度是通过政府财政、技术支持，以及社会捐助，对无法支付医疗费用的贫困人群，或受困于高额医疗费用的人群进行帮助和支持。我国的医疗救助制度已从建立初期的城市医疗救助制度和农村医疗救助制度两大部分整合为城乡医疗救助制度。救助对象为城乡困难人群，其中最低生活保障家庭成员、特困供养人员为重点救助对象，并逐步将低收入家庭的未成年人、老年人、重病患者和重度残疾人等困难群众纳入救助范围。资金筹集主要来自于中央财政专项资金，同时通过社会捐助、慈善捐款等方式多渠道筹资。医疗救助制度的管理职能主要落在县级的民政部门。我国通过医疗救助制度与基本医疗保障制度的实施，实现了覆盖全民的医疗保障目标。

（三）补充医疗保险

补充医疗保险是对基本医疗保险制度的补充，由企业、单位或特定人群在基本医疗保障的基础上，根据自身经济实力自愿参加的辅助性医疗保险，具有自愿性、补充性、多样性、非福利性等特点。

1. 城乡居民大病保险 城乡居民大病保险是对大病患者因治疗产生的高额医疗费用给予报销、补偿，是我国基本医疗保障制度的延伸。因此，其保障对象主要为参加城镇居民基本医疗保险的人群，保障范围与城乡居民医疗保险相衔接，为患大病而发生高额医疗费用的参保人，按规定补偿基本医疗保障以外的个人负担部分。大病医保资金从城乡居民医疗保险基金中按一定比例或额度划拨。保障范围包括统筹基金支付封顶线以外的、超出医保个人账户支付限额的医疗费用，以及在统筹支付范围内，个人应承担的部分。城乡大病保险管理主要通过政府公开招标的方式，选取商业保险机构进行承办。

2. 商业医疗保险 商业保险公司往往根据市场的多样化、个性化需求设计各类医疗保险产品，以满足不同层次及人群的医疗保障需要。具有高风险、高保费等特点，遵循多投保、多受益原则，参保人可以根据自身经济实力和卫生保健需求自愿购买，以签订合同的形式明确双方的权利和义务。根据运作模式可分为共同保险模式、再保险模式和直接（独立）保险模式。前两种模式要求与基本医疗保险接轨，同社会医疗保险经办机构合作承保。直接（独立）保险模式则为商业化经营，具有选择性大、营利性、管理灵活和风险自控等特点。从补偿形式出发，可以分为疾病型、津贴型和费用型保险。疾病型保险是当被保险人达到合同规定的疾病状态时，按约定进行费用补偿；津贴型保险则不考虑被保险人实际医疗支出，根据保险合同约定给付保险金；费用型保险主要基于被保险人实际发生的医疗支出进行补偿。

三、医疗费用控制方式

满足居民的卫生服务需求，遏制医疗费用不合理增长是医疗保险制度永恒的主题。医疗保险的费用控制，是医疗保险制度管理的重要环节。按照控制费用对象分类，可将控费措施分为医疗服务提供者、医疗保险需求者两类控费手段。对医疗服务供方的控费措施，即支付制度改革是目前我国医疗保险费用控制的重点改革领域。

（一）医疗服务供方的控制措施

医疗卫生机构既作为被保险方的代理人，又是医疗服务的提供方，由于供需双方高度的信息不对称性决定了供方在医疗服务中的主导地位。开展支付制度改革，对供方的医疗行为进行规范和调控，有利于卫生资源的优化配置，控制医疗费用过快增长。常用的支付制度改革方式有按病种支付、总额预付、按人头支付等方式。

1. 按病种支付，属于预付制，对患者的疾病种类和严重程度进行评估后按固定金额进行补偿。目前最常用的是疾病诊断相关组（diagnosis related groups，DRGs），它是基于国际疾病诊断分类，将住院病例根据特征、主要诊断、操作、疾病的严重程度、有无合并症和并发症等分入多个相关组内，对不同组别预设标准价，并向医院一次性支付。优点：有助于提高医疗机构的成本管理意识、服务效率和质量，减少诱导性支出。缺点：医疗机构为了自身利益，可能会推诿重症病人、诱导病患住院、提高疾病诊断级别等，管理难度和执行成本较高。

2. 总额预付也称为总额预算（global budget），是由政府或医保机构与医疗服务提供方对医疗机构的职责和历史服务数据进行研判后，通过谈判、协商，预先确定支付给各医疗机构所提供全部服务的年度总预算额。支付额度不根据服务费用的增加而增加，供方必须按约定提供服务。优点：此类支付方式是最高效、可靠的成本控制方法之一，有利于第三方简化管理流程、降低管理成本，并提高供方的控费意识、增强服务效率。缺点：供方为节约服务成本可能会选择性接收患者，对服务积极性、服务态度和质量产生消极影响，且制定有效的预算额度较为困难。

3. 按人头支付（capitation）是以人头为单位的预付制，即医疗保险机构基于医疗机构的技术、规模、服务的参保人数及人均定额支付标准等情况，根据事先确定的时间段（一般为一年）预先向医疗卫生机构进行付费的方式。该支付方式比较常用于基层卫生服务机构，可以促进预防和健康管理的实施。优点：有助于激励供方降低服务成本，防止诱导需求，鼓励医疗机构加强预防保健和公共卫生服务，管理简单，易于操作。缺点：可能会导致服务提供方为节省成本而减少必要检查、降低服务质量、推诿重症患者等。

（二）医疗服务需方的控制措施

医疗服务需方的控制措施主要为费用分担，增强需方的费用意识，主动控制医疗费用的不合理利用。共付措施包括起付线、共付比例以及封顶线。

1. 起付线（deductibles）　又称起保线、扣除保险，是指医疗保险付费的最低标准，低于起付线的费用额度由被保险人自付，高于起付线的费用由医疗保险机构按照规定进行偿付。合理的起付线可有效抑制部分医疗需求，减少卫生资源浪费，有利于降低医保机构的管理成本。科学合理的起付线是支付方式的关键所在，是过低或过高的起付线均会产生不良影响，前者可能会导致医疗服务的过度利用，后者则会抑制正常的医疗卫生需求，并且影响医保的受益面及覆盖面。

2. 共付比例（coinsurance）　又称按比例分担，即医疗保险机构和被保险人根据一定比例共同支付医疗费用，个人支付比例既可以固定，也可以变动。适当的个人支付比例决定了支付方式能否发挥积极作用，当设定比例过低时，可能无法对需方起到有效的约束作用；当比例过高时，则会加重被保险人的疾病经济负担、降低医疗服务的合理利用。

3. 封顶线（celling）　也叫最高支付限额、限额保险，是指医疗保险机构仅负责支付低于封顶线的医疗费用额度，超出的部分由被保险人自行负担。该方式的特点是可有效抑制医疗机构对高额医疗服务的供给诱导需求，但过高的封顶线无法对高额医疗服务起到抑制作用，过低又可能会加重被保险人的疾病经济负担。

📖 知识拓展

中国十年医药卫生体制改革取得的成就

2009 年，中国启动了新一轮的医药卫生体制改革，经过十年的新医改，我国在卫生健康领域取得巨大的成就。2018 年全国门急诊量已高达 83.1 亿人次，居民平均年就诊次数为 6.0 次，住院 25 453 万人次，年住院率增加到 18.2%。全国医院病床使用率达到 84.2%。对医疗服务的质量和医药产品的创新要求也越来越高，从改革初期的"逐步实现人人享有基本医疗卫生服务的目标"已经发展到"为人民群众提供全方位、全周期的健康服务"。

社会医疗保障体系：通过十年探索，我国建立了城镇职工和城乡居民两种基本社会医疗保险制度，大病保险、各种形式的补充保险、商业医疗保险、医疗救助、长期护理保险试点以及合并生育保险和职工基本医疗保险的实施等形成了多层次的医疗保障制度，覆盖率达到了 98% 以上。2018 年全国医疗保险当年筹资总量已达到 21 090 亿元，累计结余 22 867 亿元，其中 38.4% 来自于个人账户的结余。成立了新的国家医疗保障局，集医疗保险支付和补偿、药品招标、价格谈判和监督管理于一体。在全国没有形成统一的医疗保险制度之前，建立门诊统筹，以及解决好异地就医及时结算，逐步提高统筹层次和补偿比例，做好医疗保险基金的监督和管理工作。

基层医疗卫生服务体系：在坚持保基本、强基层、建机制政策的指引下，社区卫生服务体系有了蓬勃的发展，提高基层医疗水平、家庭医生签约制度和全科医生的规范化培训的实行，大大提高了基层医疗卫生服务机构的医疗水平。优质医疗资源的下沉、社区首诊、双向转诊和急慢分治的整合型医疗的政策促使基层诊疗病人的比例增加。医疗保险按人头支付方式和按绩效分配的工资制度调动了基层医务人员的积极性。

基本公共卫生服务均等化领域：政府按人头投入公共卫生服务的资金不断增加，由最初的人均公共卫生费用补助 15 元增长到 2018 年的人均 55 元，经济比较富裕的地区甚至可以达到 100 元左右。基本公共卫生服务项目和重大公共卫生项目的制定使人人能公平地享受基本的公共卫生服务。慢性病的社区防治和全生命周期的医疗卫生服务已成为未来医疗卫生改革的理念。

（左延莉）

思 考 题

某省乡镇卫生院的床位数量情况见下表，根据该省的床位数据变化，请分析以下问题：

2009—2020 年某省乡镇卫生院床位数变化情况

年份	全省床位数	乡镇卫生院床位数 / 张	占比 /%
2009	132 012	40 403	30.61
2010	143 695	44 974	31.30
2011	152 039	45 526	29.24
2012	168 691	49 331	29.24
2013	187 216	55 526	29.66
2014	201 600	58 319	28.93
2015	214 485	59 406	27.70
2016	224 710	60 541	26.94
2017	240 713	63 035	26.19
2018	255 940	65 227	25.49
2019	277 357	69 930	25.21
2020	295 562	72 947	24.68
年均增长率 /%	7.60	5.52	—

1. 卫生资源包括哪些内容，以上表格主要体现哪些卫生资源？
2. 乡镇卫生院在卫生服务体系中的主要职能是什么？
3. 乡镇卫生院属于卫生服务体系的哪部分？
4. 根据以上某省乡镇卫生院床位数量在 2009—2020 年的变化的情况，谈谈你的看法。

学习目标

1. **知识**：描述人人享有卫生保健的涵义、21 世纪人人享有卫生保健的全球总目标，初级卫生保健、社区卫生服务的概念及基本内容，我国新医改的主要内容。

2. **能力**：总结联合国千年发展目标和"健康中国 2030 规划纲要"主要内容。

第一节　人人享有卫生保健与初级卫生保健策略

一、起源、内涵与进展

（一）初级卫生保健的起源和背景

初级卫生保健策略形成的基础是世界各国在 20 世纪 60、70 年代初期开展的以社区为基础的国家或地方卫生运动。20 世纪 50 年代殖民地和半殖民地国家纷纷独立后，以疾病为中心的西方国家卫生体系在年轻国家的可行性受到质疑，各国认识到以疾病为中心不能解决最重要的卫生问题，许多社会和环境因素影响人们的健康，而且过度强调先进的治疗技术正在扭曲许多发展中国家的卫生系统。为了解决这些问题，国际组织和一些发展中国家合作，开始探索替代性卫生保健的道路。世界卫生组织和联合国儿童基金会在 70 年代共同组织专家，对包括我国在内的 9 个国家的卫生工作进行了广泛而深入的研究，并由 80 多位国际专家于 1975 年发表了题为《在发展中国家满足人民基本卫生需求的替代性道路》的研究报告，奠定了初级卫生保健的理论基础和实践依据。该报告归纳的成功经验，如卫生保健服务立足于社区、积极组织和动员社区民众参与卫生决策，培养当地卫生人力资源，整合协调卫生与社会、经济、政治和环境发展需求等多条经验，包括我国的"赤脚医生"和爱国卫生运动，都被吸纳为后来的初级卫生保健战略。

（二）人人享有卫生保健和初级卫生保健策略

针对世界上许多国家的卫生服务不能满足人群需要、大众对卫生服务普遍不满、人群健康差距大、卫生费用迅速增长等问题，结合以上提到的以社区为基础的卫生运动的经验，1977 年

5月第30届世界卫生大会正式提出了一项全球性战略目标：到2000年世界全体居民达到使他们的社会和经济生活富有成效的健康水平，即"人人享有健康"。

1978年9月，由世界卫生组织和联合国儿童基金会在哈萨克斯坦的阿拉木图联合主持召开了国际初级卫生保健会议，来自134个国家和67个国际机构的3000名代表通过了著名的《阿拉木图宣言》，正式提出了"初级卫生保健"的概念，并认为初级卫生保健是实现"2000年人人享有健康"目标的基本策略和关键途径。这次会议被公认为是现代公共卫生的里程碑。

（三）初级卫生保健的内涵

根据《阿拉木图宣言》，初级卫生保健是指最基本的、人人都能得到的、体现社会平等权利的、人民群众和政府都能负担得起的卫生保健服务。初级卫生保健所反映的核心价值观是社会公平，所信奉的理论是"健康是人类的基本权利"，所追求的目标是"人人享有健康"，所采用的技术是适宜技术。

《阿拉木图宣言》提出了初级卫生保健的四个原则和八项内容。四个原则是社会公正、社会参与、部门协调和注重成本效益。八项内容即初级卫生保健任务至少应该包括以下八项要素：①对当前流行的卫生问题以及预防及控制方法的宣传教育；②促进食品供应和适当的营养；③充足的安全饮水供应和基本卫生设施；④妇女儿童保健，包括计划生育；⑤针对主要传染病的免疫接种；⑥预防和控制地方病；⑦常见病和外伤的妥善处理；⑧提供基本药物。第34届世界卫生大会（1981年）在上述八项内容基础上，增加了"使用一切可能的方法，通过影响生活方式控制自然、社会、心理环境来防治非传染性疾病和促进精神卫生"一项内容。

二、面临的挑战与发展方向

初级卫生保健的发展面临诸多挑战。在20世纪后期，受"有选择的初级卫生保健"策略和"新自由主义"思潮的双重影响，初级卫生保健的思想未能完整而持续地付诸实践。"有选择的初级卫生保健"策略主张集中力量对国家或地区引起死亡或发病的少数主要因素进行符合成本效益的干预，忽略了对卫生系统的全面加强，放弃了《阿拉木图宣言》中有关社会公平和卫生系统发展的核心内容。"新自由主义"思潮的核心思想是没有政府干预的自由市场能够最好、最有效地分配资源。给教育和卫生等社会发展部门带来了消极的后果，贫困社区和弱势群体的健康状况进一步恶化，卫生不公平性加剧。

2008年，世界卫生组织提出，卫生系统目前的发展方向几乎无益于维持公平和社会公正，而且未能实现投资于健康的最大效益，并总结了现阶段初级保健发展中存在的最令人担忧的三种趋势：①卫生系统专注于狭义的专业性治疗服务的提供，且比例失衡；②卫生系统中对疾病控制的指挥控制方法仅关注短期效果，使得卫生服务的提供失去完整性；③卫生系统中放任的管理方式使得不规范的卫生服务商业化现象泛滥。2008年在《阿拉木图宣言》发表30周年之际，世界卫生组织发表了《初级卫生保健：过去重要，现在更重要》的报告，该报告呼吁重振初级卫生保健，并提出了四个方面的改革措施：普遍覆盖的改革，服务提供的改革，公共政策的改革和领导力的改革。2018年，全球初级卫生保健大会在哈萨克斯坦首都阿斯塔纳召开，会议发表了《阿斯塔纳宣言》，对初级卫生保健发展的40年进行总结，与会的各国政府在四个关键领域做出了承诺：①在所有部门促进健康做出大胆的政治选择；②建立可持续的初级卫生保健服务；③增强个人和社区权能；④使利益相关方的支持与国家政策、战略和计划保持一致。这个宣言继承了《阿拉木图宣言》的价值理念，包括公平、正义、政府承担责任和社区参与，增加了将健康融入所有政策、强调提供连续的、整合的初级卫生保健服务并提高初级卫生保健的质量等方面的内容，也是《阿拉木图宣言》的进一步发展。

案例 31-1

　　2008 年，在世界卫生组织（WHO）提出初级卫生保健的《阿拉木图宣言》发布 30 周年之际，初级卫生保健的概念是不是已经过时了？时任 WHO 总干事陈冯富珍在中国农村初级卫生保健发展国际研讨会上说，尽管初级卫生保健经历了曲折和坎坷，但它对向全球人人享有卫生保健的理想迈进提供了巨大动力，它所体现的价值观念经久不衰。陈冯富珍表示，WHO 将重振初级卫生保健，并决定将初级卫生保健作为 2008 年世界卫生报告的主题，以此来纪念《阿拉木图宣言》发表 30 周年。陈冯富珍解释了重振初级卫生保健的目的和意义。陈冯富珍说，就全球范围而言，所有可持续的农村卫生项目都依靠政府的大力支持。中国的农村卫生事业最重要的支持就是来自中国政府的高度承诺。中国满足广大农村人口卫生服务的做法和经验，将成为其他许多国家学习和借鉴的典范。

　　问题：
　　1. 为什么要重振初级卫生保健？
　　2. 中国在初级卫生保健方面有哪些做法值得借鉴？

第二节　全球卫生面临的挑战与应对策略

一、全球卫生面临的挑战

　　全球健康包括全球健康问题以及对全球健康问题的治理，因此，我们将全球卫生面对的挑战归纳为全球健康问题面临的挑战和全球卫生治理面临的挑战。而全球健康问题主要归纳为卫生安全和卫生发展两大类别。2006 年陈冯富珍博士就任 WHO 总干事时，将全球待治理的健康问题归纳为卫生发展和卫生安全两大议题；同样，2018 年就任的 WHO 总干事谭德塞也提出了类似议题，其全民健康覆盖和促进人群健康是在推进卫生发展，而应对突发卫生事件是为了维护卫生安全。

（一）全球卫生发展面临的挑战

　　卫生发展包括提升健康水平和实现健康公平两个维度。从健康水平上来说，全球存在主要的疾病负担问题，例如传染性疾病和慢性非传染性疾病的双重负担；同时因政治经济文化等结构化因素所导致的全球健康不公平现象，是全球卫生发展面临的主要挑战。

　　在健康水平方面，主要的全球疾病负担包括传染性和慢性非传染性疾病的双重负担、精神健康、老龄化等问题。传染性疾病涉及卫生安全问题将在下文提到，而慢性非传染性疾病是全球健康的主要疾病负担。截至 2019 年底，全球十大死亡原因中有七个是非传染性疾病，这七个原因占所有死亡的 44%，或前 10 个原因的 80%。所有非传染性疾病合计占全球死亡人数的 74%。最主要的死亡原因（按死亡总人数排列）与三个大的主题有关：心血管疾病、呼吸系统疾病和新生儿疾病。全球近 3/4 的慢性非传染性疾病导致的死亡发生在低收入和中等收入国家。

在健康公平方面，世卫组织健康社会决定因素委员会报告《用一代人的时间弥合差距：针对健康的社会决定因素采取行动以实现健康公平》中提到，全球不同国家甚至在同一国家内居民的生存机遇都截然不同。例如，在日本或瑞典，其预期寿命为 80 岁以上，而在很多非洲国家则不到 50 岁；在各类收入水平的国家中，健康和疾病与社会地位密切相关，社会地位越低，健康情况越差。如前所述，全球的主要疾病负担慢性非传染性疾病中，中低收入国家都面临着更加沉重的负担。因此，健康公平是各个全球健康问题领域都存在的主要挑战和关注的重要议题。

全球健康问题和健康公平问题，与影响健康的决定因素息息相关，包括社会、政治、经济、文化、环境等上游因素，卫生服务、医疗保险、临床治疗等下游因素和中游因素（行为因素，如饮酒、吸烟、运动等）。虽然影响健康的决定因素是多方面的，但是在生物因素无显著差异的情况下，社会、政治等宏观的上游因素是影响健康问题和健康公平的根本因素，或称为健康决定因素的决定因素。不同的政治、经济和社会结构化因素界定了人们所面对的生活条件，这些社会决定因素则影响着人们在不同社会阶级中的物质条件、心理社会和行为因素，进而影响人民的健康和福祉。例如，近年来伴随全球社会经济发展，全球释放的大量二氧化碳及其他温室气体所造成的全球气候变化对健康造成直接和间接的不利影响。

案例 31-2

根据世界卫生组织的研究，儿童肥胖是 21 世纪最严重的公共卫生挑战之一。这已经成为一个全球性的问题，流行率的增长迅猛。2019 年，世界肥胖联合会（the World Obesity Federation）估计，2025 年将有 2.06 亿 5 ～ 19 岁的儿童和青少年患肥胖，2030 年将有 2.54 亿。各国儿童肥胖症患病率存在社会经济差异。在低收入至中等收入国家，社会经济地位较高的儿童比社会经济地位较低的儿童受超重或肥胖影响的风险更大，而在高收入国家，处于社会经济劣势的儿童风险更大。

最新研究结果显示，超重和持续超重的儿童患高血压的风险要比正常儿童分别高出 2.54 倍和 2.84 倍，且该调查结果适用于所有儿童。在步入青年或者中年后，他们患心血管疾病的机会将大大增加。体重超重和肥胖症及其相关疾病在很大程度上是可以预防的。因此，对儿童肥胖的防控需要给予高度重视。

问题：
1. 儿童肥胖对健康的危害有哪些？
2. 如何采取有效措施预防儿童超重与肥胖？

（二）全球卫生安全面临的挑战

全球的卫生安全与否，直接影响社会、经济、政治乃至国家安全，例如新型冠状病毒肺炎疫情给全球各国的方方面面都带来了巨大的冲击。全球卫生的不安全因素包括从国际到个人家庭的各种各样复杂的问题，主要有新发突发传染病、食品安全、生化意外事件、环境灾难等。其中新发、突发传染病是当前全球面临的最主要的卫生安全威胁之一。世界卫生组织提出国际关注的突发公共卫生事件（Public Health Emergency of International Concern，PHEIC），指"通过疾病的国际传播构成对其他国家的公共卫生风险，并有可能需要采取协调一致的国际应对措施的不同寻常的事件"。PHEIC 是为了面对公共卫生风险时，既能防止或减少疾病的跨国传播，又不对国际贸易和交通造成不必要的干扰，使相关国家和地区遭受经济损失。根据疫情的发展，世界卫生组织宣布 PHEIC 后随时可以撤销及修改。2009 年以来，世界卫生组织共宣布了六起国际关注的突发公共卫生事件。此前五次分别为 2009 年甲型 H1N1 流感、2014 年脊髓灰质炎疫情、2014 年西非埃博拉疫情、2015—2016 年"寨卡"疫情以及 2018 年刚果（金）埃博拉疫情。

（三）全球卫生治理面临的挑战

全球卫生治理是指国家、政府组织、非国家行为体需要通过跨境的集体行动来有效应对卫生挑战而采用的正式、非正式的制度、规则、程序。全球健康治理的要素包括治理的价值（健康公平）、治理的主体、治理的规则、治理的对象和治理的结果，其中制定规则是全球健康治理的核心。目前全球健康治理面临的主要挑战包括治理主体的多元化、全球卫生投入不足、全球健康治理基本框架松散等问题。

全球健康治理主体多元化既是全球健康的基本特征，也是面临的挑战。治理主体包括国家行为体和非国家行为体，也包括以健康为主要职责的行为体（例如世界卫生组织）和以其他发展议题为使命的行为体（例如世界银行）。除了传统的国家和政府间组织，近几十年来还涌现了诸多非国家行为体，例如大型的慈善基金会和公私合作伙伴关系，例如比尔及梅琳达·盖茨基金会等。目前随着全球健康治理主体的日益多元化，世卫组织对全球健康治理的领导权威越来越受到挑战。此外，非国家行为体在全球健康治理中发挥着越来越重要的作用，然而以国家为中心的国际体制是全球治理的最重要主体，而该国际体制无法将非国家行为体纳入全球治理的法律框架内。

在卫生发展援助方面，全球的筹资生态系统存在不稳定和不可预测的问题。卫生发展援助并不取决于受援国的需要，尤其是新冠期间不同地区获得的卫生发展援助投入和当地需求的不匹配，凸显了完全由自愿发展援助资助的机制只会增加对本已稀缺资源的争夺。全球卫生发展援助有待优化，世界需要真正额外的、可预测的、公平的且符合国家、区域和全球优先事项的筹资以及符合当地需求的卫生投入。此外，在全球健康治理框架方面，其结构还比较松散。由于多个组织目标不同，存在部分职能重叠化和各组织行动无计划性的碎片化特征。

 知识拓展

全球卫生安全指数

在 2019 年 10 月，由美国约翰霍普金斯大学布隆伯格公共卫生学院（Johns Hopkins Bloomberg School of Public Health）联合核威胁倡议（Nuclear Threat Initiative，NTI）和经济学人智库（Economist Intelligence Unit，EIU）发布全球卫生安全指数（Global Health Security Index，GHS Index），对 195 个国家进行了全面评估。

这项评估从 6 个方面、34 个指标、85 个子指标和 140 个问题出发，通过可以公开获取的数据进行综合评估，为各国诊断卫生安全体系并发现问题和提高能力提供了指南。这项评估耗时了两年半，有 13 个国家的国际专家组参与评估。该指数包括如下 6 个维度：预防（prevent）；查明和报告（detect）；快速响应（respond）；卫生体系（health）；遵守国际规范（norms）；风险环境（risk）。

二、全球卫生策略

全球卫生策略是指全球社会为实现特定的卫生保健目标而采取的决定、计划与行动。全球卫生策略将在全球范围内，从社会、社区和个体层面产生行动，提高全球健康。回顾全球卫生发展历史，重要的全球卫生策略包括：2000 年人人享有卫生保健目标和初级卫生保健策略、2015 年千年发展目标和 2030 年可持续发展目标。

（一）2015 年千年发展目标

2000 年 9 月，在联合国千年首脑会议上，世界各国领导人提出千年发展目标（Millennium Development Goals，MDGs），商定到 2015 年达成 8 项目标，其中 3 项是健康指标，5 项是健康的社会决定因素。千年发展目标通过一种自上而下方式，促进了国际援助在卫生方面的投入，引起绝大部分国家政府对卫生领域的关注，并采取了行动。截至 2015 年，中低收入国家在孕产妇和儿童保健、对抗传染病方面取得了巨大进展。

（二）2030 年可持续发展目标

千年发展目标虽已取得巨大进展，但仍面临挑战。第一，部分国家在 2015 年前未能达到所设定的目标。第二，千年发展目标没有测量公平性，过于强调宏观的、国家层面的平均水平，而忽视了国家内部和国家之间的平等。另外，对于卫生系统关注不足、对健康的促进作用分散、没有明确的指标的界定和测量方法等问题也是千年发展目标面临的挑战。

2015 年，联合国提出 2030 年可持续发展目标（Sustainable Development Goals，SDGs），作为"千年发展目标"的拓展和延续，旨在到 2030 年以综合方式彻底解决社会、经济和环境三个维度的发展问题，实现可持续发展。其核心内容主要集中于粮食和食品安全、疾病防控及社会公平与人权、水安全、能源安全、土地安全及生态环境安全等方面，其 17 个发展目标与"美丽中国"的发展方向一致，涵盖了"天蓝、地绿、水清、人和"等各个维度。

第三节 我国卫生事业面临的挑战与卫生体制改革

一、我国卫生事业面临的挑战

2017 年中国人十大死因分别是脑卒中、缺血性心脏病、肺癌、慢性阻塞性肺疾病、肝癌、道路交通伤害、胃癌、阿尔茨海默病、新生儿疾病和高血压性心脏病。由此可见，我国感染性疾病的致死风险在逐渐降低，各种慢性非传染性疾病的致死风险逐渐上升。

传统的感染性疾病显著下降。随着人民卫生意识的增强及生活水平的提高，法定报告的甲、乙类传染病发病率显著下降。但部分传染性疾病，如性病、艾滋病、寄生虫病等仍存在威胁，病毒性肝炎居全国传染病报告发病数量、发病率首位。此外，我国是结核病高负担国家之一，病原体耐药性日益增强给结核病的防治带来重大挑战。慢性非传染性疾病逐渐成为我国公民面临的主要疾病威胁。目前我国确诊的慢性病患者已超过 2.6 亿人，因慢性病而导致的死亡占到全部死亡的 85% 以上，所造成的疾病负担已高达 70%。慢性病已成为影响我国人民生命健康和社会经济发展的重大公共卫生问题。同时，老年健康问题日益严峻。中国是世界老年人口最多的国家，并且仍处于人口老龄化迅速发展时期，具有未富先老、未备而老和孤独终老的特点。有效的健康促进与社会支持对于老年健康问题的预防和处理尤为重要。

另外，我国伤害死亡率有所下降，低于世界平均水平，但仍是发达国家的两倍。道路交通事故是造成居民伤害死亡的主要原因。从卫生策略来看，初级卫生保健的可持续性问题还未解决。政府缺乏专项投入，在基层也没有系统地开展实施活动，新一轮农村初级卫生保健的实施面临许多困难。同时，实现公平、高效、可持续的全面健康覆盖目标仍有困难。首先不同医保制度的筹资和保障水平差异巨大，且缺乏制度化的稳定筹资增长机制；即使同种基本医保制度，由于各地经济发展水平差异、统筹层次低且统筹单位多，地区之间也差异巨大。另外，新农合与城镇居民基本医保按照社会保障制度进行管理，增加了筹资和管理成本，影响制度的效率和可持续性；新农合、城镇居民基本医保和医疗救助等基本医保制度分属卫生、人保和民政等不同部门管理，不能适应我国快速工业化和城镇化带来的人口大规模转移的形势。

二、我国的医疗卫生体制改革

我国医疗卫生体制改革大体可分为以下四个阶段：初步改革阶段（1978—1984年），改革主要内容是加强医疗机构内部的管理，同时对医疗卫生体制进行了初步的探索。全面改革阶段（1984—1992年），卫生体制改革正式启动，其核心思想是"放权让利"，扩大医院自主权，内容涉及办医体制、管理体制、分配机制、收费制度、事业经费补偿机制等医疗体制的多个方面。深化改革阶段（1992—2005年），医疗卫生体制改革进一步向前推进，改革的内容主要涉及城镇职工医疗保障制度、医药卫生体制、城市卫生服务体系、农村卫生体制等方面。继续改革阶段（2002年—），在总结我国医疗卫生体制改革的经验与教训的基础上，医改进入了一个新的发展阶段。2009年3月，中共中央、国务院做出了进一步深化医药卫生体制改革的重大决策，发布了《关于深化医药卫生体制改革的意见》，提出了"有效减轻居民就医费用负担，切实缓解'看病难、看病贵'"的近期目标，以及"建立健全覆盖城乡居民的基本医疗卫生制度，为群众提供安全、有效、方便、价廉的医疗卫生服务"的长远目标。党的十八大以来，我国坚持"一个转变、两个重点"的思路，即把"以治病为中心"转变为"以人民健康为中心"，围绕解决看病难、看病贵两个重点难点问题，推出一系列重要改革举措，推动医药卫生体制改革取得显著成效：一是群众看病难问题有效缓解；二是群众看病贵问题得以减轻；三是医疗卫生体系效率持续提升；四是以健康为中心的改革导向更加突出。

第四节　健康中国 2030 规划纲要

党的十八大以来，以习近平同志为核心的党中央坚持把人民健康放在优先发展的战略位置，坚持"人民至上、生命至上"的执政理念，把人民群众的生命安全和身体健康放在第一位，确立了新时代卫生与健康工作方针，把建设健康中国和积极应对人口老龄化上升为国家战略，明确提出 2035 年"建成健康中国"。

《"健康中国 2030"规划纲要》由中共中央、国务院于 2016 年 10 月 25 日印发并实施。《"健康中国 2030"规划纲要》是今后 15 年推进健康中国建设的行动纲领。《"健康中国 2030"规划纲要》是中华人民共和国成立以来首次在国家层面提出的健康领域中长期战略规划。编制和实施《"健康中国 2030"规划纲要》是贯彻落实党的十八届五中全会精神、保障人民健康的重大举措，对全面建设小康社会、加快推进社会主义现代化具有重大意义。同时，这也是我国积极参与全球健康治理、履行我国对联合国"2030 可持续发展议程"承诺的重要举措。

《"健康中国 2030"规划纲要》除序言外，共包含八篇、二十九个章节。《"健康中国 2030"规划纲要》首先阐述维护人民健康和推进健康中国建设的重大意义，总结我国健康领域改革发展的成就，分析未来15年面临的机遇与挑战，明确基本定位。并突出强调了三项重点内容：一是预防为主、关口前移，推行健康生活方式，减少疾病发生，促进资源下沉，实现可负担、可持续的发展；二是调整优化健康服务体系，强化早诊断、早治疗、早康复，在强基层基础上，促进健康产业发展，更好地满足群众健康需求；三是将"共建共享 全民健康"作为战略主题，坚持政府主导，动员全社会参与，推动社会共建共享，人人自主自律，实现全民健康。《"健康中国2030"规划纲要》明确将"共建共享"作为"建设健康中国的基本路径"；将"全民健康"作为"建设健康中国的根本目的"，强调"立足全人群和全生命周期两个着力点"，分别解决提供"公平可及"和"系统连续"健康服务的问题。

《"健康中国2030"规划纲要》坚持以人民健康为中心，站在大健康、大卫生的高度，紧紧围绕健康影响因素（包括遗传和心理等生物学因素、自然与社会环境因素、医疗卫生服务因素、生活与行为方式因素）确定主要任务，包括健康生活与行为、健康服务与保障、健康生产与生活环境等方面。以人的健康为中心，按照从内部到外部、从主体到环境的顺序，依次针对个人生活与行为方式、医疗卫生服务与保障、生产与生活环境等健康影响因素，提出了普及健康生活、优化健康服务、完善健康保障、建设健康环境、发展健康产业五个方面的战略任务。为保障规划目标的实现，《"健康中国2030"规划纲要》从体制机制改革、人力资源建设、医学科技创新、信息化服务、法治建设和国际交流六个方面，提出保障战略任务实施的政策措施，强调加强组织领导，要求各地区政府、各部门将健康中国建设纳入重要议事日程，完善考核机制和问责制度，营造良好的社会氛围，做好实施监测，确保《"健康中国2030"规划纲要》落实。

（夏　敏）

思 考 题

1. 初级卫生保健的意义有哪些？
2. 社区在初级卫生保健中发挥什么作用？
3. 某社区位于城市边缘，居民以老年人和低收入家庭为主。社区卫生服务中心是居民健康的主要依靠，提供基础医疗服务和健康教育。然而，社区内慢性病患病率较高，特别是高血压、糖尿病和慢性呼吸系统疾病。此外，社区居民健康意识淡薄，缺乏预防保健知识。为了提高社区居民的健康水平，社区卫生服务中心计划实施一项初级卫生保健项目，包括疾病预防、健康教育，以及健康生活方式的推广。该项目需要社区居民的积极参与，并依赖社区内部的资源和支持。

问题：

(1) 如何开展社区居民的健康状况评估？评估的主要指标有哪些？

(2) 如何通过社区活动和宣传提高居民的健康意识？具体的健康教育内容和形式是什么？

(3) 针对高发的慢性病，制订具体的预防措施和筛查计划。

(4) 如何动员社区居民参与健康项目？如何利用社区资源（如志愿者、社团组织等）？

(5) 如何评估项目的效果？有哪些关键的评估指标和方法？

医疗安全与管理

S32u

第三十二章数字资源

对医疗伤害的认识和讨论由来已久，1956 年在《新英格兰医学杂志》上发表的文章中就提到，现代医学进展之一是处理医源性疾病问题。1978 年，"哈佛医学实践研究"明确提出医疗保健服务导致患者伤残的信息，进一步使得医疗服务带来的不良后果被大众所知。随着现代医学技术的发展，医学技术和医疗服务体系存在的问题以及对患者造成的损害也越来越受到关注。同时，医务人员的职业危害暴露、医患纠纷及社会暴力伤害也成为医疗服务领域的社会问题。世界卫生组织曾经提出，安全、有效和经济是医疗服务质量的三大标准。因此，医疗服务的安全性应成为医疗服务基本保障。此外，医务人员的职业安全也是医疗服务顺利开展的基本条件，要依法严厉打击涉医违法犯罪行为特别是伤害医务人员的暴力犯罪行为，保护医务人员安全。本章从患者安全、医疗设施安全、患者安全管理以及医务人员安全几个角度详细阐述医疗服务安全问题。

案例 32-1

宋某，男，65 岁，经过医院检查后被诊断为老年慢性气管炎合并感染、阻塞性肺气肿、高血压、心脏病。入院一周后经过抗炎、强心、血管和支气管扩张等治疗，病情有所好转，但在住院几天后，宋某感冒了。晚上 22 时左右，宋某突感胸闷，值班医生随即让他口服了 20 mg 的心得安，并注射了 5 g 安定，入睡大约 3 h，宋某开始剧烈咳嗽，感到心慌，不能平躺。家人急忙找来医生，值班医生没有做详细检查，只看了病历上"用过心得安和安定后，患者安静了 3 h"的记载后给宋某服用了 10 mg 心得安，注射 5 mg 安定。第二天凌晨六点多，宋某突然呼吸极度困难，拼命喘气，浑身冒汗，异常烦躁不安，并最终因呼吸循环衰竭而死亡。

问题：
1. 该医务人员的行为存在什么问题？
2. 要避免此类事件的发生，你认为应该做什么？

第一节　患者安全

一、患者安全问题的由来

（一）现代医疗服务体系的复杂性是导致患者安全风险产生的根本原因

1. 患者因素　由于患者的脆弱性、疾病的复杂性和不确定性，不同患者在相同的服务环境和服务内容下，可能会产生不同的反应和健康结局。药物副作用和过敏是最常见的患者特异性个体不良反应。患者及其家属健康素养的高低也会带来患者安全风险。

2. 服务提供者因素　随着卫生专业人员的专业化程度不断提高，患者接受治疗和服务的范围更加广泛，由于涉及任务的多样性，同时出现问题、发生错误的机会也相应增加。加之个别医务人员任务不熟悉、经验缺乏、诊断时间不足、检查不充分等，均成为影响患者安全的因素。同样，医疗机构作为服务提供者的重要组成部分，在倡导整合医疗服务模式的同时，也需要认识到机构的多样性会因信息传递不及时给患者安全带来潜在风险。

3. 技术和工具因素　用于医疗卫生实践的技术越来越多，但是医疗技术本身可能存在技术使用不规范所带来各种不确定性风险。人们在期待新技术、新设备、新药品更多地进入医疗卫生实践的同时，往往对其可能带来的风险估计、认识和评价不足。

4. 环境因素　现代医院的环境越来越复杂，临床环境中的物理布局也呈现出多样性特征。

5. 协同因素　卫生保健服务者之间的相互依赖，患者、患者照顾者、患者家属、卫生保健服务者、辅助人员、管理人员及社区成员间存在的大量人际关系，这些关系处理过程中都有可能成为患者风险的来源。

6. 制度因素　由于各种原因造成的医疗卫生管理体制设计或者执行层面不够合理，从而带来安全风险。

 知识拓展

世界患者安全日

"世界患者安全日"是世界卫生组织的全球公共健康日之一。2019年5月，世界卫生组织在第七十二届世界卫生大会上通过决议，将每年的9月17日设立为"世界患者安全日"，坚持"首先不伤害"的医学基本原则，旨在提高公众参与度，增进全球理解，使会员国为促进患者安全采取行动，以加强患者安全和减少对患者的伤害。

安全日的主题每年更新，并会选择一个患者安全专题新主题，以突出其重要性，并呼吁相关方采取行动。

（二）患者安全问题的严重性

安全问题带来的后果是全方位的。对于患者来说，医疗安全问题的不良后果是疾病加重，甚至导致死亡，也可能是增加痛苦，延长治疗时间，增加医疗费用，加重个人和家庭的经济负担。对于医院来说，医疗安全问题的不良后果是增加医疗成本，加大医院经济负担；降低患者满意度，有损医务人员形象；降低医患诚信度，有损医患关系和谐；降低医院信誉，造成不良社会影响。而对于整个医疗卫生行业来说，医疗安全问题的不良后果同样增加医疗成本，加大社会的卫生经济负担，有损医务人员形象；损害医患关系，造成不良社会影响。

二、患者安全概述

（一）患者安全概念

随着医疗技术的发展和医疗服务的广泛应用，医疗卫生保健过程带来的健康问题也逐渐被医学界认识和正视。从 20 世纪 90 年代开始，世界各国逐渐开始关注患者安全问题。1999 年，原美国医学研究所（Institute of Medicine，IOM）出版《孰能无错》（*To Err is Human*）一书，2000 年英国政府首席医疗官发表《有记忆的组织》（*An Organization with a Memory*）正式提出患者安全（Patient Safety）的概念。

> **知识拓展**
>
> ### 希波克拉底
>
> 希波克拉底（公元前 460—370 年）为古希腊著名医师，被尊为"医学之父"，是公认的西方医学奠基人。他提出"体液学说"，其医学观点对以后西方医学的发展有巨大影响。同时，他也是医道规范的制定者，提出了《希波克拉底誓言》，是第一份医学界职业道德倡议书。公元前 380 年，希波克拉底首次提出关注患者安全的历史性命题。传统上，西医行医前，会先以此立誓。在今天，其已不再作为誓言使用，而医学毕业生，仍须恪守此誓言。

随着 IOM《跨越质量鸿沟：21 世纪新的卫生系统》在 2001 年的发布，一系列卫生保健质量活动也逐渐启动；同年，建立了美国国家患者安全局（National Patient Safety Agency，NPSA）。2004 年，Medicare 建立了网站——Hospital Compare.HHS.gov，用于公示医院患者安全检测结果。2007 年，WHO 发现有 1/10 的患者遭受过因医疗错误导致的伤害，随后提出了"九项患者安全解决方案"。2008 年，WHO 建立了一份安全手术清单。通过这份清单，每年可以拯救 50 万条生命。2013 年，卢西恩医生发现每年因医疗错误死亡的美国人可能远多于 13 年前 IOM 发表的《孰能无错》中的估值。2015 年，健康研究与教育信托基金（Health Research and Educational Trust，HRET）、美国医院协会（American Hospital Association，AHA）、卫生质量领导层研讨会（Symposium for Leaders in Healthcare Quality，SLHQ）发布了《合作改善质量和安全：同患者和家庭顾问合作的框架》；联合委员会（The Joint Commission，JC）也在美国医学会杂志（*JAMA*）上发布了《医生及卫生保健组织必须采用新方法改善医疗质量和安全》。

美国退伍军人管理局在 1999 年提出，患者安全包括几个方面内容：第一，对于医疗风险的认知；第二，一系列测量、鉴定和评估患者安全风险的工具和方法；第三，使风险最小化的手段和措施。该患者安全的内涵包括了从理念到评价方法再到管理措施的一系列内容。WHO提出的最新患者安全是指在医疗保健过程中不会对病人造成可预防的伤害，包括将与医疗保健相关的不必要伤害的风险降低到可接受的最低限度。可接受的最低限度是指按照当前的知识水平、可用资源和医护环境的条件下与不治疗或其他治疗的风险进行比较。

微整合

临床应用

中国医院协会患者安全十大目标（2022 版）

1. 正确识别患者身份。
2. 确保用药与用血安全。
3. 强化围术期安全管理。
4. 预防和减少医院相关性感染。
5. 加强有效沟通。
6. 防范与减少意外伤害。
7. 提升导管安全。
8. 加强医务人员职业安全与健康管理。
9. 加强孕产妇及新生儿安全。
10. 加强医学装备及医院信息安全管理。

（二）常见的患者安全问题

1. 医疗意外　指医务人员在对患者诊断治疗过程中，虽然按照常规操作（并未违反有关法规及医疗操作的常规规定），但由于对疾病认识的不完备和疾病本身的复杂性，出现了超过预期或不可抗力的特殊情况，并导致了不良后果。

2. 医源性感染　WHO 将医源性感染（又称"医院感染"）定义为："患者因非感染原因入院在医院内遭受感染。以及在医院或其他卫生保健机构中的患者，遭受到的、住院期间并未发生或在潜伏期的感染。这包括在住院期间发生的但在出院后才出现的感染以及卫生保健机构人员之间的职业感染。"

3. 药物不良事件（adverse drug events，ADEs）　药物在治疗过程中由于医疗服务管理问题（并非疾病原因）引起的非故意损伤或者伤害，从而导致入院治疗、住院时间延长、出院时的疾病状态以及死亡等，不一定与药物有因果关系。

4. 药物不良反应（adverse drug reaction，ADR）　WHO 对药物不良反应的定义是在预防、诊断、治疗疾病或调节生理机能过程中，给予正常剂量的药物时出现的任何有害的和与作用目的无关的反应。我国对药物不良反应的定义是合格药品在正常用法、用量下出现的与用药目的无关的或意外的有害反应。

5. 药物过敏反应（变态反应）　属于药物副作用的特殊情况，但从安全角度讲，也是患者重要的不安全因素。药物过敏反应会在极短的时间内引起患者整个机体生理功能紊乱或组织器官的病理性损伤。

> **⊙ 微整合**
>
> **临床应用**
>
> **2021—2030 年全球患者安全行动计划**
>
> 　　2021 年，第 74 届世界卫生大会通过了《2021—2030 年全球患者安全行动计划》。该行动计划提出了愿景、使命、目标、指导原则、行动框架和战略目标等。
>
> 　　1. 制定政策以消除卫生保健中可避免的伤害。
> 　　2. 建立高可靠性卫生系统和机构，时刻保护患者免受伤害。
> 　　3. 确保临床工作流程安全可靠。
> 　　4. 鼓励、授权患者和家属参与，共同营造更安全的医疗照护。
> 　　5. 激励、教育、培训和保护卫生工作者，为设计、提供安全医疗照护系统做出贡献。

第二节　医疗设施安全

　　任何医疗服务都需要依托于一定的物理设施和设备来完成，医院物业和后勤服务内容繁多，一般包括：供配电、医用氧气、锅炉房、空调、污水处理、热力站、电梯、医用垃圾、生活垃圾处理、营养食堂、职工食堂、库房、被服洗涤、物流、门禁管理、车辆服务与管理、电话、环卫、绿化、太平间、一般综合维修等二十余个服务门类。

　　医院后勤服务工作是一项系统性工作，不仅表现在各个后勤业务单元之间的关联性，而且表现在医院后勤与医疗服务前勤之间的关联性、联动性。例如医院供电安全贯穿在设计、施工和运行的各个环节中，当医院由于医疗工作，需要增加大型耗电设备，如果影响到医院的电力容量变化，物业管理部门需要主动管理介入，在设备购置之前设计相应的电力配置线路和容量，而不只是电力增容导致医院发生用电故障后的被动反应，从而将医院用电隐患的管理提前到设备购置之前，提前到用电事件发生之前，变被动反应为主动干预。因此，在安全管理问题上，同样应该将医院设施后勤领域的安全问题纳入管理范畴。下面以供电安全、医用气体安全、无障碍设施安全为例，阐述医疗设施安全问题。

一、供电安全

　　随着医院规模的扩大和诊疗项目的发展，医院的电力消耗呈持续上升状态。据某市调查显示：与 2010 年相比，2011 年市属各综合医院的电力消耗量和支出的增长率分别为 4.71% 和 3.72%；专科医院分别为 4.58% 和 3.24%，床单位耗电量年均增长率为 0.47%。医院总体耗电量的增加更多是由于医院规模的增加。无论是区域性的灾难性事件，还是单个医院的电力供应障碍，均可能演变为患者的伤害事件。

　　美国媒体曾报道，2001 年休斯敦洪涝，2003 年美国东北部大停电，2004 年 Charlie、Jean 飓风、2005 年 Katrina 飓风期间，所在地区的医院临床手术都受到了极大影响。联合委员会警讯事件数据库在 1995—2006 年间有 3 起与紧急电力系统故障相关的事故记载，每起事故均有 1 名或数名患者死亡。

　　医院的用电系统是保障医院医、教、研、防及生活的基础设备设施之一，稳定的电力供给对医疗机构的运行至关重要，保障电力安全是医院供电系统运行的基本要求，减少因电力故障而带来的风险不仅是医院电力工程师的责任，也是管理部门、应急管理者、事故指挥负责人以及医务人员的责任。为确保医院供电安全，杜绝安全隐患，防范安全生产事故的发生，根据《中华人民共和国电力法》《电力监管条例》《电力安全事故应急处置和调查处理条例》等法律法规，医院的用电管理应该达到以下标准。

1．严格执行各项国家标准和行业标准，严格执行各项规章制度、操作规程和岗位职责。

2．工作人员严格持证上岗，按规定验证，按计划参加在职继续教育活动。

3．完善档案管理。变配电站（室）平面分布图、配电线路平面分布图、配电系统图、一 / 二次接线图、建筑电气照明动力图、主要材料与设备的使用说明书、出厂合格证及检（试）验报告等资料保存完整，并分类归档。逐步完善地下电缆的空间与属性数据信息及专业管线图等资料。

4．完善档案管理。安全培训考核记录、值班记录、报修服务记录、安全检查记录、设备运行记录、设备维修保养记录、电费台账、应急预案演练记录等各类管理记录、运行记录、维修记录、用电计量数据齐全，填写详细、准确、规范，并动态管理，及时更新。

5．有全院供电系统分布图。严格按照供电计划和线路负荷配备、使用电器设备，不得私自设置临时用电线路和设备。

6．变配电室严格执行双人值班制度、交接班制度、巡检制度，并做好相关记录。严格按照操作规程实施变配电操作，所有设备线路的停送电操作均应严格执行倒闸操作制度。

7．高压设备应设置有设备命名、编号、铭牌、操作转动方向、切换位置指示和区别电气相别的色标等明显标识。全部低压供电回路应设置明确的负荷标识，供电系统按照规定负荷工作。新增用电设备，应经验收合格后方可使用。

8．变配电室以及电器设备维修保养时的安全措施由值班人员负责实施，未经值班人员许可任何人不得在已停电设备上工作，未经现场工作负责人同意，值班人员不得对检修设备送电。

9．制订变配电系统维修保养计划，定期检查、维修各种用电设备，禁止带故障运行或使用。在进行计划类维修工作时，严格执行操作制度。按照《电力设备预防性试验规程（DL/T596-1996)》，对相关设备进行年检预实验。

10．加强用电计量管理，动态掌握全院变配电系统的电力负荷状况，及时发现用电隐患及各种供电系统运行中的异常情况，采取相应措施，并做好相关记录。

11．变配电室严格执行门禁制度，变配电室有安全防护装置，工作人员安全防护用具齐备，存放于醒目位置，有明确标识。运行和维修工作中，操作人员应按操作规程佩戴防护用具。

12．制定医院供电系统应急管理预案及恶劣天气的供电系统防护预案，定期对避雷针、避雷模块等进行巡检，对避雷器进行清尘，做好雷雨天气变配电系统安全防护措施。定期组织应急演练，并做好记录。做好供电事故的调查、分析、总结工作。

13．医院应配备发电机组，并按要求定期进行空载与待载试验、维护保养。不间断电源的使用者和管理者，负责不间断电源的巡视、维护与测试，并建立管理台账。相关部门及时发现应急供电环节中存在的问题，确保应急电源设施完好。

14．变配电室应配备数量足够、有效的消防器材，确保变配电室及设备消防检修通道畅通。发生火灾时，应切断火区电源并向"119"报警，并通知有关单位采取有效措施自救。

15．对全院供电系统实施科学管理，定期汇总整理各种资料，分析系统运行、负荷分配、设备状态、安全用电状态等信息，制定系统运行方式、系统负荷、设备检修、更新、改造计划，提出负荷布局改造建议。在保障供电系统安全运行的同时，提高供电系统的工作效率。

16．制定电力故障应急预案，并对此进行全员培训和演练。通过建立应急供电系统并为医务人员制定应急预案，医疗卫生机构可以降低因暂时或长时间电力故障所致的不良事件发生的风险。

二、医用气体

医院用到的气体除了作为能源的天然气之外，还有用于医疗目的的各种气体，医用气体包括氧气、压缩气体、二氧化碳、氨气、氮气和一氧化二氮，使用时也需要处方。这些医用气体既可用于治疗，也可作为运转医疗设备的动力。

据美国医院评价联合委员会报告，2000 年发生了两起医用气体混淆事件，导致 4 人死亡、5 人受伤。美国发布此类公共卫生警讯强调医用气体混淆事件的常见原因有：①未对工作人员进行运输、连接、识别医用气体容器的适当培训。②未使用医用气体专用连接装置。③医用气体容器标识错误。

2015 年 7 月 7 日，某涉事企业生产的同一批次眼用全氟丙烷气体导致某大学医院 4 名患者、某大学附属医院 7 名患者出现可疑严重不良事件。根据市药品不良反应监测中心的初步调查结果，以及对该产品的数据库检索情况评价，评价中心提出此事件的发生与产品"可能有关"，疑似产品质量问题。

国家药品监督管理局根据该产品发生不良事件的情况，以及评价中心的意见，立即组织对该产品安全性风险进行研判。要求各地立即暂停销售和使用涉事企业生产的批号为 1504000× 的眼用全氟丙烷气体，并加强对该类产品的不良事件监测。同时，要求市场和质量监督管理委员会立即责令涉事企业暂停生产眼用全氟丙烷气体并召回相应批次产品。

基于医用气体的安全问题和我国的相关规定，医用气体的安全管理需要达到以下要求。

1. 严格执行各项国家标准和行业标准。建立健全并严格执行各项规章制度、操作规程和岗位职责。

2. 工作人员严格持证上岗，按规定验证，按计划参加在职继续教育活动。

3. 压力容器、压力管道等相关设备经过检验合格，方可使用。

4. 设备应定期检验，有压力管道安装安全质量监督检验报告，保留安全附件效验、修理和更换情况记录。有系统设备维修保养计划，定期检查、维修设备腐蚀、磨损情况，修理与改造应经批准后实施。禁止带故障运行或使用。

5. 完善台账管理。各种相关设计施工档案 [包括安装竣工资料、竣工图、竣工验收文件；竣工平面图（单线图）、焊缝位置及编号]、设备档案（管道、阀门及主要管件明细表）、修理改造档案等技术资料完整，填写详细、准确、规范，并分类归档保存。

6. 液氧站严格执行值班制度、交接班制度、巡检制度，及时消除管道隐患，并做好记录。

7. 液氧站严格执行门禁制度，工作人员配备安全防护用具，存放于醒目位置，有明确标识。运行和维修工作中应按操作规程佩戴防护用具。

8. 做好防火、防爆工作。液氧站严禁放置易燃、易爆物品，配备数量足够、合格的消防器材，保持消防检修通道畅通。工作人员应掌握消防知识，熟练使用消防工具。

9. 制定医院供气系统应急管理预案，定期组织应急演练，并做好记录。做好供气事故的调查、分析、总结工作。

三、无障碍设施

患者的跌倒问题是重要的医疗质量评价指标，但这个问题首先是通过医院的设施安全和无障碍设施来解决的。

美国1990年的《医疗器械安全法案》规定医院和其他机构必须向FDA报告任何由于医疗器械（包括病床护栏）的使用而造成的死亡、病痛和伤害。美国曾经研究了22个非自杀性质的患者跌倒的案例，1/3的案例包含从床上跌倒的情况。其余2/3案例，包含行走中跌倒，浴室跌倒，从马桶、轮床或座椅上跌倒。1/3的跌倒被专家称为"极端情况"，包括从楼梯上跌倒、从洗衣机滑槽跌倒，从楼上的窗户、房顶或阳台跌倒。22个案例个体中，17人在跌倒的同时因慢性精神病或急性中毒出现精神状况的改变。有跌倒史，使用镇静剂或抗凝剂通常被视为相关危险因素。夜晚、周末和假期是跌倒的高发时段。

相对而言，医院的建筑与设备设施安全是较晚时候才进入到我国医院管理视野当中。至今，人们也由对患者在医院内发生跌倒事件的关注，发展到对医院更广泛的设备设施安全问题的关注，进一步要求医院的环境设施为患者提供支撑与帮助。特别是随着我国人口老化和老龄患者的大量增加，医院建筑与设施安全问题必须引起更高的关注。

根据2021年住房和城乡建设部发表的《建筑与市政工程无障碍通用规范（GB 55019-2021）》以及2012年我国国家标准委发表的《无障碍设计规范（GB50763-2012）》的要求，设置无障碍设施的场所包括综合医院、专科医院、疗养院、康复中心、急救中心、其他医疗及休养建筑等。无障碍设施应用的范围包括：门前广场、人行通路、庭院、停车车位、建筑入口及门、水平与垂直交通、门诊用房、急诊用房、住院病房、疗养用房，放射、检验及功能检查科室，理疗用房、公共厕所、服务台、挂号处、药房、公共电话、饮水器及查询台等。由此可见，对医疗康复机构的无障碍设计已经有具体要求。

第三节　患者安全管理

一、患者安全管理的理论基础

（一）患者安全管理的个体倾向

个体论和系统论是医疗风险管理问题上先后出现的两个主导理念。个体论在改善患者安全的问题上强调个体责任，强调从医务人员的个人角度进行努力，改善患者的服务结果。

个体化的医疗风险应对方式是"指责文化"的表现。在个体论的管理理念下，不论是医务人员还是管理者，都倾向于从直接关系人的角度评估和报告医疗差错和不良事件。个体论的理念进行医疗风险管理有很多弊端，首先，医务人员并不想犯错误，只有极少数情况是故意违反，不解决根本问题，只会使情况变得更糟。其次，个人责任被追究后，似乎是"解决"了这个问题，但往往是产生了一个虚假的安全感，并未探寻到根源。最后，与个体论的医疗安全管理理念相联系的是惩罚机制，而惩罚个人会使得医务人员倾向于隐藏错误，导致问题可能会重复出现，也就是会在惩罚之后仍然出现患者不安全事件。

案例 32-2

杨某感到鼻塞、浑身乏力并伴有胸痛，于是去往医院急诊科就诊。急诊科医生经检查后给杨某开处方药帕珠沙星，采取静脉滴注的方式给药。医院医务科在督查医疗质量时发现，该医生在杨某的门诊病历上并没有书写疾病诊断，也没有向杨某及家属交代帕珠沙星可能存在的药物不良反应。

　　问题：

　　以上案例中，医生的行为存在哪些问题？

（二）患者安全管理的系统论

　　随着医疗服务机构和医疗服务内容的复杂化，仅仅惩罚导致患者安全问题的个人是不充分的。而系统论则是更多地从体系和制度的角度，着力研究和分析可能造成最终问题的系统设计、制度和管理层面的问题，努力通过纠正系统性问题来改善医疗服务质量，保证患者安全。

　　一个不良医疗服务问题的出现，往往是一系列风险或错误叠加的结果。

　　据统计，全球每年有数百万患者因不安全和低质量医疗而受到损伤或死亡。许多医疗实践和与医疗相关的风险正在成为患者安全的主要挑战，并大大加重了不安全医疗造成的伤害负担。

　　用药错误是医疗卫生系统中损伤和可避免伤害的主要原因，全球每年与用药错误相关的费用估计为420亿美元；住院患者中发生医源性感染的比例在高收入国家为7%，在低收入和中等收入国家为10%；不安全外科手术程序导致多达25%的患者出现并发症；每年有近700万手术患者出现严重并发症，其中100万患者在手术中或手术后立即死亡；医疗卫生机构中的不安全注射操作可传播感染，包括艾滋病、乙型肝炎和丙型肝炎，并对患者和医护人员构成直接危险，由此导致的全球伤害负担估计为920万残疾调整生命年；门诊出现诊断错误约占成年就诊人数的5%，其中一半以上可能造成严重伤害，且大多数人一生都会忍受因误诊而造成的伤害；不安全的输血操作使患者面临发生输血不良反应和感染传播风险；一组21国输血不良反应数据显示，每10万份成分输血的平均严重反应不良发生率为8.7%；放射错误涉及射线过度暴露、患者和部位错误；根据对30年来发表的放疗安全性数据的回顾估计，每1万个疗程的错误发生率约为15%。

　　1998年4月3日至5月27日，深圳某医院共计实施产科手术292例，截至当年8月20日，发生了产妇感染事件166例，切口感染率为56.85%。经调查发现，此次感染是以龟型分枝杆菌为主的混合感染，感染原因是浸泡刀片和剪刀的戊二醛因配制错误未达到灭菌效果。戊二醛用于手术器械灭菌浓度应为2%，浸泡4 h，而该院制剂员将新购进未标明有效浓度的戊二醛（浓度为1%）当作浓度为20%的消毒液稀释200倍提供给有关科室使用，致使浸泡手术器械的戊二醛浓度仅为0.005%，且长达半年之久未能发现。6月现场调查发现，手术室浸泡手术刀片、剪刀的消毒液近两周尚未更换，明显违背有关规定。此外，医院使用的强化戊二醛的使用说明书存在不标有效浓度、消毒与灭菌概念不清等问题，也是导致医院制剂员错配消毒剂引发严重医院感染暴发事件的重要因素。由此可见，医院大范围的产妇院内感染事件，是由不同岗位工作人员的三重错误叠加最终导致的，如果某一个或某几个环节能够认真执行相关的规章制度，都不会导致问题的出现。由此可见，重大的患者安全事件往往是一系列错误叠加的结果，一个协同纠错的管理体系对于防范患者风险至关重要。

二、患者安全管理措施

（一）纳入医院质量管理评价体系

　　各国经验表明，在医院评审过程中纳入医院质量管理评价体系，能帮助医疗机构持续改进管理水平，对促进患者安全起到了积极的推进作用。美国、德国分别通过联合委员会（The Joint Commission，JC）、医疗透明管理制度与标准委员会的评审评价活动来规范患者安全行为，构建患者安全文化，促进医疗质量的持续改进，保障患者安全。国际医疗卫生机构认证联合委员会（Joint Commission International，JCI）于 2008 年将患者安全纳入其第三版评审标准，从此患者安全随同 JCI 在多个国家和地区得以开展和推广。

2011 年我国启动新一轮等级医院评审工作，并发布《三级综合医院评审标准（2011 年版）》等系列标准，该标准专门设置了患者安全章节。标志着我国将患者安全作为重点工作列入医院的日常质量管理中。原国家卫生计生委通过医院评审评价这一手段来实现围绕以患者安全为核心的医疗质量标准化，逐步建立了一套患者安全评估标准，发现医院管理在系统层面存在的各种问题并不断完善。

为了进一步完善我国医院评审评价体系，指导医院加强自身建设和管理，促进我国医院实现高质量发展更好地满足人民群众医疗服务需求，国家卫健委组织修订了《三级医院评审标准（2020 年版）》，将评审标准进行了更新。

（二）开展患者安全的教育与培训

2005 年，澳大利亚卫生保健安全及质量委员会制定了《国家患者安全教育框架》（the national patient safety education framework，NPSF）。该框架是 2009 年 WHO 颁布的《医学本科生患者安全教育指南》的基础。该指南中的课程涉及学生知识和履行患者安全的行动两方面，包含患者安全概要、人体工程学、系统因素等 11 大主题。2012 年我国政府参照该指南编译了《患者安全教程指南：多学科综合版》。

我国高等医学教育还未将患者安全的概念和原则设置到本科医学课程中。医学生缺乏患者安全的知识、技能和行为来为患者提供安全照护。患者安全应当从根本抓起，从医学生开始进行系统的患者安全教育培训，帮助学生在学习阶段开始掌握患者安全知识，让安全的意识整合于医疗服务的各个环节中，以促进医务人员自觉遵守患者安全行为。患者安全师资培养、课程设置、教材建设等方面还需更多的医学院校积极参与，共同研究与促进。

（三）利用信息技术促进患者安全

2022 年 11 月国家卫生健康委、国家中医药局、国家疾控局联合发布《"十四五"全民健康信息化规划》，强调提出以构建大平台、大系统、大目录为导向，加快信息化建设统筹，加强信息化基础设施集约化建设，巩固政务信息系统整合成果，进一步破除数据共享壁垒，畅通数据共享通道，推进数据全生命周期管理。

安全利用健康信息化技术（health information technology，HIT）手段，能有效提高工作效率，改进医疗水平，降低医疗成本。近年来，人们越来越关注信息安全和患者隐私问题。美国医疗信息技术全国协调员办公室就如何通过健康信息技术保障患者安全，提出了患者安全行动和监管方案：加强用户和开发者之间的报告机制；加强传播 HIT 安全相关知识；完善资源分配和奖惩措施，高效率利用电子病历，并将信息技术安全纳入所有医疗卫生服务人员的医学教育和培训中。

HIT 的使用是一把"双刃剑"，给我们带来支持临床决策、优化流程的好处时，HIT 系统的设计、使用和维护不完善也可能产生新的安全风险。我国医疗机构对 HIT 的利用尚属起步阶段，为了少走弯路，必须研发具有我国各医疗机构特色的 HIT 产品，并借鉴先进国家和地区的 HIT 发展经验，结合国内医疗行业发展现状，最优化、安全地使用 HIT 以促进患者安全。

（四）构建高可靠型组织

要让医疗机构在应对患者风险、保障患者安全方面更有作为，需要建设一个可靠型组织。高可靠型组织的管理活动包括事故监控、设立警讯事件管理政策、恰当地处理投诉以改进医疗卫生保健服务工作，关注系统性问题，深入调查分析。报告与体会也是患者安全当中非常重要的内容，必须高度重视报告的作用，要努力把医疗过程中存在的问题、出现的差错或事故通过一定的渠道和程序报告并反映出来。

三、患者安全管理技术

（一）警讯事件管理

警讯事件（sentinel event）是指即将发生或已经发生的对医疗安全有明显危害的事件。JCI于1996年第一次在评审标准中设立了警讯事件管理制度，在建立患者安全管理制度之后，又进一步将警讯事件纳入患者安全管理。管理没有发生实质性损害后果的警讯事件，促使医院对问题进行系统的分析，促使医务人员认真对待没有产生严重后果的潜在危害，做出改进工作、降低风险的政策措施。汲取经验，实现系统的改善。

医疗安全警讯事件包括：

1. 可能引起患者人身损害或者死亡的事件。如本院因术后并发症需再次手术的，手术或有创操作中异物留置体内，手术、放疗、石膏固定等有区域高度局限治疗时部位错误，正常分娩母婴意外伤害事件，血型不合的输血、溶血反应，输入污染或过期血液，出现中、重度药物不良反应，输液或输血反应。

2. 可能引起患者额外经济损失的事件。如发生医院内感染。

3. 可能引发医疗纠纷的事件。如出现医疗意外、越级、超权限开展有创诊断和治疗、主诊医师擅自改变集体或科主任查房制订的诊疗计划或手术方式。

4. 可能给医院带来经济损失的事件。

5. 可能给医务人员带来人身损害或经济损失的事件。如收治"三无"患者。

6. 可能给医院带来信誉等各种无形损失的事件。例如，家属对医疗过程提出异议或有纠纷倾向。

2014年5月，我国卫生部医疗服务监管司委托相关学会、协会组织专家，对收集到的医疗事故信息进行系统分析、归纳和总结，先后编发两期《医疗质量安全警讯》，提醒广大医务人员引以为戒，持续改进医疗质量，避免类似事故再次发生。

（二）患者参与

患者参与度与患者安全紧密相关。高参与度的患者能减少伤害及再入院的风险；参与度较低的患者不容易听从医生的诊疗建议，预后也较差。强有力的医患沟通能增加患者满意度、减轻精神紧张、提高治疗连续性及遵从医嘱情况、改善健康状况，与医务人员满意度提高和职业疲倦感减轻也密切相关。鼓励和引导患者积极参与患者安全行动，是十分重要和必要的。达到这一点需要建立"以患者为中心"的诊疗模式，坚持以下原则：

1. 患者安全是所有决策的基础。

2. 患者和家属参与到诊疗的每个环节。

3. 以患者为中心和以家庭为中心的诊疗模式得到认可和激励。

4．获得独立执业许可的医师或其指定的人员向患者及其家属公开诊疗过程中的任何意外结果。

5．虽然联合委员会标准不要求道歉，但有证据表明，当医生向患者公开伤害结局，并表示同情和道歉，患者将受益且很少提出诉讼。

6．员工充足，医疗照护团队具有必要的诊疗工具和技能。

7．医疗机构专注于评估、学习和改进。

8．医疗照护团队成员和独立执行许可的医师必须充分参与到以患者或其家庭为中心的诊疗过程中，充分发挥他们的技能、知识和富有同情心的沟通能力。

 知识拓展

临床决策

约翰逊·艾伯特（Jonsen Albert）等人提出临床决策"四盒子"理论，其中包含四个模块：①临床指征（medical indications）；②患者意愿（patient preferences）；③生命质量（quality of life）；④情境因素（contextual features）。其中，②③④与患者息息相关，属于患者发挥作用的范围。只有患者才能够感受到疾病或技术干预带给他们的不适与痛苦，表达对不同诊疗方案利益的偏好，以及对经济和家庭负担的担忧与困扰。这些个人体验和价值偏好是包括医生与患者家属在内的其他人无法替代的。

患者参与具体体现在医疗卫生服务过程中的多个方面，患者参与的氛围使得患者可及时表达出任何问题和担心，患者有权询问每一个参与治疗的工作人员，例如在用药的问题上：

1．患者需要让医生都知晓了自己服用的每一种药物。包含处方药和非处方药，以及膳食补充剂或保健品。

2．就诊时，患者应该带上所有正在服用的药物和保健品。让医生有可能判断是否存在药物之间的配伍禁忌，以及患者是否存在没有讲出来的其他疾病，以便于给予更好的诊疗。

3．让医生知道患者的药品有过敏和不良反应史。

4．看懂医生的处方。

5．尽可能询问医生关于患者要服用的药物的详细信息。例如这个药有何作用？如何服用？应该服用多久？应该注意忌食哪些食物、饮料，以及避免做哪些活动？

6．患者取药的时候，核对处方确认药品。

7．有问题及时询问。

8．患者需要知道如何服用药物，例如计算每天、每一次服药量。

9．请求医生提供药物副作用的书面信息。

在其他的医疗服务过程中也有很多环节涉及患者参与问题，例如，住院患者出院时，了解回家后的治疗计划和注意事项，包括服药、复诊，以及饮食、活动等生活注意事项等，而不是让这些信息停留在书面的出院通知上。患者做了某项检验，应知道什么时候以及如何才能得到检验报告，以及拿到结果以后如何做。检验、检查等报告若未集齐，勿妄下结论。

第四节　医务人员安全管理

一、医务人员安全问题的由来

医院的特定环境，致使医务人员经常暴露于各种生物、物理、化学、社会心理等与工作性质有关的各种危险因素之中。工作环境特殊（病原微生物集中）、服务对象（患者）特殊，造成医务人员面临职业感染危险性增加，遭受职业伤害的机会和频率增高。另外，我国目前相应的保护措施与制度不够完善也使医务人员面临较大的职业风险。医务人员的职业暴露危险因素具有复杂性、经常性、多变性的特点。复杂性是指医院中的有害性物质种类繁多，可以通过不同的途径和不同的剂量作用于人体，可单独作用，也可以联合作用；经常性是指医院环境中的危险因素存在于整个医疗活动的全过程，医务人员经常暴露于充满危险因素的空间中；多变性不仅是指新的试剂、药品不断涌现，还包括过量接触作用剂量较小、未出现症状被忽视的常用药品和试剂，当累积到一定阈值，也可对人体造成危害等。

二、医务人员的职业危害暴露

医务人员所处的环境具有普通人群环境的共性，即暴露于自然环境和社会环境中，但同时又具有特殊性，即暴露于医院的特定环境之中。这种共性和特性的结合就构成了医务人员职业暴露的环境。医务人员职业暴露环境中的危险因素主要有物理因素、化学因素、生物因素、社会心理因素等与工作有关的因素。

（一）物理因素

锐器伤是医务人员、特别是护理人员最常见的职业事故。有调查表明，护理人员每年针刺伤发生率为80%。美国疾病预防控制中心监测报道，每年至少发生100万次意外针刺伤，引起20余种血源性疾病的传播，每年因血源性传播疾病造成医务人员死亡人数达几百人。英国医学会对针刺伤与人类免疫缺陷病毒（HIV）、乙肝病毒（HBV）和丙肝病毒（HCV）感染发生的危险性做过调查，认为两者相关性较大，特别HBV传染性更强。我国的多项调查表明，针刺伤的发生率在70%～85%之间。医务人员锐器伤的最严重后果是增加了传染HIV、HBV、HCV等的概率。

另外辐射也是造成医务人员职业危害的一个重要的物理因素。我国原卫生部曾经对15个省市的医院进行检测，结果发现，医务人员接受辐射居各行之首。放射性诊断检查和治疗、血管造影技术、核医学扫描等技术的运用可以产生较强的离子辐射，具有长久累积而损害组织的效应。长期接触X线会产生疲乏无力、头晕头痛、食欲下降和恶心等症状，可以引起放射病，严重者甚至致癌。微波、紫外线、激光束、放射性核素粒子射线等诊疗技术将产生非离子辐射，如激光可造成眼角膜损伤、晶状体浑浊、巩膜损伤和视网膜裂孔等损伤。若发生放射性核素溢漏事故，会使工作人员暴露于高剂量的射线范围内引起放射病。

（二）化学因素

对医务人员造成职业伤害的化学因素主要有细胞毒性药物和化学消毒剂两类。细胞毒性药物的接触方式主要有：准备药物时由呼吸道吸入含细胞毒性药物的气溶胶（如麻醉医师和护士所接触的麻醉药物废气）、药液接触皮肤直接吸收或沾污后经口摄入。另外，医务人员在工作中经常接触各种化学消毒剂，如甲醛、环氧乙烷、戊二醛、过氧乙酸等。这些空气、物品、地面等常用的挥发性消毒剂，轻者刺激皮肤引起接触性皮炎、鼻炎、哮喘，重者引起中毒或致癌。

（三）生物因素

医院聚集的各种微生物对医务人员的职业健康构成了严重威胁。医务工作者所面临的生物危险因素主要有细菌、病毒等，它们广泛存在于患者的呼吸道、血液、尿液、粪便、积液、脓液等各种分泌物和排泄物中，也可能存在于患者所用过的各种器具及衣物中。医务人员在医疗护理工作中，经常近距离接触患者的血液、体液、分泌物、排泄物等，均有可能受相关生物因素的感染，接诊传染病患者时还可能通过呼吸道传播某些疾病。近年来，医务人员感染 HIV、HCV 等的事件已经不是个案。例如 2003 年发生在我国的非典型肺炎（SARS），在 SARS 流行初期医务人员发病比例为 33%；新型冠状病毒肺炎（COVID-19）也发生个别医务人员感染的现象。

（四）社会心理因素

医务人员是一个特殊的职业群体，置身于特殊的职业环境，面对的是生理和心理都存在一定问题的人群。医护人员虽然是医疗方案的决策者和实施者，但存在决策和实施技术风险，承受的心理压力与工作压力很大。医护人员和患者一样具有生物属性，同样置身于纷繁复杂的人际关系中，而且医护人员具有自身及服务对象的双重影响，因此，社会心理因素对医务人员的影响也相当重要。

目前，在医院诊疗场所针对医务人员的暴力事件已经成为全社会关注的问题，给医务人员造成了严重的心理和人身伤害。特别是心理暴力正逐渐成为医院严重的职业伤害问题。医院暴力承受对象主要是医生、护士等卫生技术人员，暴力的主要地点是病房和护士站，暴力的主要危险因素有社会人员醉酒滋事、精神障碍和医患纠纷等。医院工作场所的暴力不仅影响了医院的正常秩序和信誉，对医务人员的人身安全也构成了严重威胁，而且会使患者的医疗权益得不到保障。由于这些暴力现象令医生对高风险性的手术措施心存顾忌，而更多地考虑如何规避风险，导致一些本来可以探索的医疗问题无人敢面对。针对护士的暴力已经严重影响了护理人员的士气，直接威胁护理人员的人身安全，并成为影响护士职业稳定性的一大原因。此外，暴力事件还使护理人员的工作情绪受挫，心情紧张可能令工作中的差错增加，最终影响患者的权益。

三、医务人员安全防范措施

为了保护广大医务人员的工作安全，需严格规范医疗操作，以减少可能造成的医源性感染。

（一）医务人员安全防范原则

医院内所有区域都应当采取标准预防。标准预防即假定患者的血液、体液、分泌物、排泄物均具有传染性，无论是否有明显的血迹污染或是否接触非完整的皮肤与黏膜，接触者必须采取防护措施。通过标准预防既要防止血源性疾病的传播，也要防止非血源性疾病的传播。需要强调双向防护，既要防止疾病从患者传至医务人员，又要防止疾病从医务人员传至患者。还要根据疾病的主要传播途径，采取相应的隔离措施，包括接触隔离、空气隔离和微粒隔离。

医务人员手卫生规范（WS/T 313-2019）（节选）

手卫生管理与基本要求：

1. 医疗机构应明确医院感染管理、医疗管理、护理管理以及后勤保障等部门在手卫生管理工作中的职责，加强对手卫生行为的指导与管理，将手卫生纳入医疗质量考核，提高医务人员手卫生的依从性。

2. 医疗机构应制定并落实手卫生管理制度，配备有效、便捷、适宜的手卫生设施。

3. 医疗机构应定期开展手卫生的全员培训，医务人员应掌握手卫生知识和正确的手卫生方法。

4. 手消毒剂应符合国家有关规定和 GB 27950 的要求，在有效期内使用。

5. 手卫生消毒效果应达到如下要求：

a）卫生手消毒，监测的细菌菌落总数应 $\leq$ 10 CFU/cm^2。

b）外科手消毒，监测的细菌菌落总数应 $\leq$ 5 CFU/cm^2。

（二）预防的具体措施

包括：①接触血液、体液、分泌物、排泄物等物质以及被其污染的物品时佩戴手套；②脱去手套后立即洗手；③一旦接触了血液、体液、分泌物、排泄物等物质以及被其污染的物品后立即洗手；④医务人员的工作服、脸部及眼睛有可能被血液、体液、分泌物等物质喷溅时，应当带一次性外科口罩或者医用防护口罩、防护眼镜或者面罩，穿隔离衣或围裙；⑤处理锐器时应特别注意，防止刺伤；⑥患者用后的医疗器械、器具等应当采取规范的消毒措施。

（三）医护人员的分级防护

1. 一级防护 适用于发热门（急）诊的医务人员。工作室应穿工作服、隔离衣、戴工作帽和防护口罩，必要时戴乳胶手套；严格执行洗手与手消毒制度；下班时进行个人卫生处置，并注意呼吸道与黏膜的防护。

2. 二级防护 适用于进入传染病留观室及专门病区的医务人员，接触从患者身上采集的标本、分泌物、排泄物、使用过的物品和死亡患者尸体的工作人员，转运患者的医务人员和司机。进入隔离留观室和专门病区的医务人员必须戴防护口罩、手套、工作帽、鞋套，穿工作服、防护服或隔离衣。严格按照清洁区、半污染区和污染区的划分，正确穿戴和脱摘防护用品，并注意呼吸道、口腔、鼻腔黏膜和眼睛的卫生与保护。

3. 三级防护 适用于为患者实施吸痰、气管插管和气管切开的医务人员。除二级防护外，还应当加戴面罩或全面型呼吸防护器。

（四）实验室人员安全防护措施

实验室医务人员每天要处理大量的临床标本，且大多是患者的血液、分泌物和排泄物（如粪、尿等）。这些标本内可能含有多种病原体，而且为了提高标本阳性检出率，选送的标本往往都是含病原体最多的部分。另外，带菌者、亚临床感染者、潜伏期患者或没有明显临床症状的人送检标本做例行检查时，标本中也可能含有病原体。

实验室人员在采血工作中被针头刺伤是最常见的职业伤害，导致医务人员血液暴露，有感染 HBV、HCV 和 HIV 等的危险。另外，针刺伤还可传播一些其他疾病，如疟疾、败血症、伤口感染等，对医务人员身体健康造成直接威胁。在检验操作过程中的各个环节都有可能产生危害性的微生物气溶胶。如：直接涂片或制作湿片时、吸取和稀释体液标本或排除注射器内的气泡时、倾倒微生物悬液时、使用组织搅拌器后立即打开搅拌器盖或当培养管振摇后打开管塞时。

为保护实验室医务人员的健康，防止污染向实验室外扩散，特制定实验人员职业安全防护措施：

1．健全各项规章制度   根据实验室医源性感染的管理工作的要求，建立实验室微生物学监控制度、保洁工作制度、消毒工作程序和感染性垃圾分类、收集、运送及登记制度。

2．加强医务人员职业安全防护知识培训   个人操作习惯是造成锐器伤发生的决定性因素。要改变不正确的个人操作习惯，保证在任何时候进行操作时都能采用符合规定的安全技术和预防措施。要增强医务人员对医疗环境中职业感染的危险性认识，把职业安全教育作为职业培训的一项内容，减少安全隐患。

3．增强自身防护意识   工作人员应自觉遵守实验室规章制度，在实验操作中戴一次性手套、口罩，高危操作环境中要穿隔离衣、戴防护眼镜。正确配制消毒液，定期对工作环境消毒，经常保持实验室内空气流通。

4．加强锐器损伤的防护和处理   医务人员被锐器意外刺伤后，应先脱去手套，再自近心端向远心端挤压受伤部位，同时用流动净水冲洗伤口，使部分血液排出，然后用碘酊、乙醇消毒受伤部位，用无菌敷料包扎伤口。锐器伤的防范措施有：①强化安全意识，提高防范能力。手持针头和锐器时，不要让锐器面对他人，以防不慎刺伤。操作完毕，处理针头时不要太匆忙、禁止双手回套针帽，防止刺伤自己的手；禁止用手去折弯或弄直针头；在为不合作患者做治疗时，应取得他人的协助。②培养良好的工作习惯。将用过的针头、刀片、缝针等及时处理，丢入合适的锐器盒内，严禁随意丢在一般的垃圾桶内，以免刺伤保洁人员。③严格操作规程。医务人员必须熟悉掌握各项操作规程。手术科室医务人员与锐器接触机会多，操作者更要严格操作规程，准确、无误，做到忙而不乱，从而避免锐器刺伤自己或他人。当手要接触血液、体液或污染物品时，要戴手套进行操作，特别是医务人员手上有伤口时必须戴手套操作。虽然戴手套不能防止锐器刺伤，但可以减少血液进入人体的量而减少感染的机会。如有手套破损应立即更换，处理血液污染的器械时也应戴手套进行，脱手套后需立即彻底洗手。④完善防护措施，接种乙肝疫苗，定期体检，并进行有效的预防接种。

5．加强接触部位的消毒   在配制、使用和处理污染物的过程中如发生接触，必须做到：迅速脱去手套和隔离衣；肥皂和流动水清洗接触部位的皮肤；眼睛接触后迅速用水或等渗洁眼液冲洗；记录接触情况，必要时就医治疗。

6．个人保健   ①很小的伤口和擦伤都应以防水的敷料覆盖；②患有急性疾病和严重慢性疾病时不得进入医院生物安全 P2 级实验室；③进入 P2 级实验室者，需穿隔离衣、戴一次性手套，如接触物传染性危险大，可戴两副手套以增加保护；④进实验室前要摘除首饰，修剪长的、带刺的手指甲，以免刺破手套；⑤在脱去隔离衣后、离开实验室前必须洗手；⑥应避免用可能已受到污染的手套触摸面部；⑦在有危险化学品溅出或爆炸可能时，应配戴安全眼镜和面罩，如把样品管移出液氮时；⑧严禁在 HIV 和相关实验室用嘴吸取液体，严禁在实验室内吃、喝、吸烟。

7．实验室安全事故处理方案   如针刺损伤、感染性标本溅及体表或口鼻眼内，或污染实验台面等均视为安全事故，应立即进行紧急处理。①小型事故：任何一种小的损伤，包括皮肤的破损或刺伤等都可能与传染性物质接触，必须用肥皂和水冲洗，如果可能尽量挤出损伤处的血液，使用 70% 乙醇或其他皮肤消毒剂，立即进行医疗处理。②皮肤污染：污染部位用水和肥皂清洗，并用适当的消毒剂浸泡，例如 70% 乙醇或皮肤消毒剂（外科用药）。③针刺和切割伤：怀疑皮肤有损伤或针刺时，建议尽可能挤压伤口，然后用大量的水冲洗。④眼睛溅入液体：眼睛溅入液体，立即用水冲洗。必须迅速，避免揉擦眼睛。连续冲洗至少 10 min。⑤衣物污染：尽快脱掉隔离衣以防感染物触及皮肤并防止进一步扩散，脱掉防护手套，洗手并更换隔离衣及手套；如果个人衣物被污染，应立即将污染处浸入消毒剂。⑥重大事故：指严重损伤或暴露，应有主管领导和专家到场并提供指导。⑦涉及污染物的重大损伤及泼溅：发生泼溅事故后应立即采取措施保护易污染物质；如果怀疑有严重事故，应按较严重情况处理，同时疏散人员，防止污染扩散；控制污染，防止人员再进入；通知实验室主管领导和安全负责人查清情况，确定消毒的程序。

8. 建立报告与补偿机制　在发生安全事件后，要及时进行相应的登记报告，对报告的病例要进行定期分析以发布相关信息，进行相关医务人员的风险沟通。建立登记报告制度是进行有效预防的关键措施之一。对工作中因血源或体液污染出现的生物感染事件（主要是 HBV、HCV 与 HIV）的员工的补偿，将列入新版的职业病名录。

（五）防范社会暴力伤害

1. 加强安全保卫措施　建立医院安全保卫应急体系，明确报告责任和处理程序，提高医院对安全事件的快速反应能力；实行安全保卫责任制，充分发挥门口警卫、医院保安维护医院治安的职能作用；安装视频监视系统，在急诊科护士站、门诊大厅等部位设置监视器，监视重点区域人员和车辆的流动情况，便于对治安异常情况的处理。

2. 推动感动服务　引进现代企业管理概念，实行标杆管理，把患者满意作为医疗服务的总目标。同时，积极推行感动服务，在满足患者的现实医疗需求基础上，提供个性化和额外的服务。从患者的需求出发，不断提高服务质量，努力改进服务态度，让患者对医院的期望大部分得到满足，从源头上避免因医院服务纠纷产生的暴力事件。

3. 积极化解纠纷　医患纠纷是医院暴力的主要危险因素之一。实行医疗纠纷责任制管理，与科室绩效质量考评挂钩。要求科室强化服务概念，主动化解医患矛盾。当出现纠纷时，医院站在维护医务人员和患者双方权益的立场上，努力调解医疗纠纷，避免矛盾激化酿成严重后果。

4. 加强媒体沟通　医患纠纷发生时作为医院需要积极与媒体沟通，让媒体能够了解医患纠纷发生时医务人员的行为与理念，以避免媒体只能了解患者一方的消息，出现一边倒的声音。充分的媒体沟通能有效化解公众的积怨，还原医患纠纷的真相。这是唤醒公众支持与理解的有效办法与手段，只有公众的理解与觉悟，才能从根本上减少针对医务人员的暴力事件。

本章从患者安全、医疗设施安全以及医务人员安全的角度分析和阐述了医疗服务体系、医疗机构以及医疗服务过程中可能存在的安全与风险问题，以及当下主流的患者安全管理理论和措施。患者安全问题普遍存在，医疗设施安全问题只是其中目前普遍重视不足的一个方面，在各种形式和环节中潜在的医疗安全与风险问题还有很多，用药安全、医院感染问题等也都是常见的医疗安全和风险问题。因此，本章旨在提示医疗卫生从业人员重新审视医疗服务过程和医疗服务体系中普遍存在的潜在风险和安全问题，采取更加冷静、客观和审慎的态度认识、理解和处理安全问题和风险事件，保证患者得到安全、高质量的医疗服务；同时，也提示医务人员注意职业危害暴露，加强安全防范，避免社会暴力伤害。

（井　淇）

思 考 题

1. 简述患者安全问题的由来。

2. 医疗设施安全内容包括哪些？

3. 简述对医疗与安全问题的认识。

4. 患者安全管理的措施有哪些？

5. 鼓励和引导患者积极参与患者安全行动，是十分重要和必要的。以此为基础建立的"以患者为中心"的诊疗模式，应当遵循哪些原则？

6. 简述高可靠型组织的特点和管理原则。

7. 在某疟疾疫区，陈某两天内出现高热、感到全身酸痛，遂去往当地医院就诊，医生诊断为"重感冒""劳力感寒"，让该男子住院接受观察，并给予抗感染、解热镇痛药物输液治疗。第三天上午，陈某在厕所内晕倒，被送至观察室不久便进入昏迷状态，经多方抢救无效死亡。后经当地防疫部门血检，确定陈某为"恶性疟疾"。首次医疗事故技术鉴定的结果为"不属于医疗事故"，陈某家属方面不服，请求卫生行政部门再次鉴定。

请回答：

（1）本案例中医生的行为是否构成医疗事故？

（2）要避免此类事件的发生，你认为应该做什么？

突发公共卫生事件的预防与控制

第三十三章数字资源

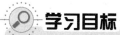 **学习目标**

1. **知识**：陈述突发公共卫生事件的概念与分类分级；突发公共卫生事件的特征与危害；突发公共卫生事件预防控制原则；突发公共卫生事件预防控制策略；了解突发公共卫生事件应急预案；掌握突发公共卫生事件的暴发调查流程；知晓群体不明原因疾病、急性化学中毒、电离辐射损伤的应急处理。
2. **能力**：判断突发公共卫生事件的分类与分级；评估突发公共卫生事件的主要危害；根据突发公共卫生事件的预防和控制原则，开展应急处理预案和相关调查。
3. **素养**：应用各种流行病学方法，结合突发公共卫生事件控制原则，对突发公共卫生事件的起因、发生区域等进行调查，重点掌握暴发调查的流程，提出有效的手段进行控制，采取合适的善后处理，并加强预防。

突发公共卫生事件（public health emergencies）是当前一项重大的社会问题，可对一个国家和地区的社会、经济、政治、公众健康构成重大威胁和损害。突发公共卫生事件已成为各国政府广泛关注的一个重要问题。因此，加强对突发公共卫生事件的认识、防范、控制和应急处理具有重要意义。

案例 33-1

某地区发生了一起疑似人感染 H7N9 禽流感的病例，假如您是当地卫生部门的一名工作人员，请您根据您的职责和工作经验，提出应对此次突发公共卫生事件思考：

1. 如何确定疑似病例是否确诊？
2. 如果确诊了该病例，如何进行隔离和治疗？
3. 如何开展疫情调查和监测？
4. 如果发现了其他疑似或确诊病例，如何进行处置？
5. 如何开展宣传教育和科普工作？

第一节　突发公共卫生事件的概念与分类分级

一、突发公共卫生事件的概念

各国对突发公共卫生事件的定义有所不同，但涉及的内容和性质基本相同。突发公共卫生事件的基本含义是严重损害公众健康的事件。《突发公共卫生事件应急条例》（2003 年 5 月，我国国务院颁发）中，突发公共卫生事件是指突然发生，造成或者可能造成社会公众健康严重损害的重大传染病疫情、群体性不明原因疾病、重大食物和职业中毒以及其他严重影响公众健康的事件。

二、突发公共卫生事件的分类

根据事件的成因和性质，突发公共卫生事件可分为四类：重大传染病、群体性不明原因疾病流行、重大食物中毒和职业中毒、其他严重影响公众健康事件如严重自然灾害、事故灾害、社会安全事件等危害公众健康和生命安全的事件。

（一）重大传染病疫情

某种传染病暴发或流行，在局部地区短期内突然发生多例同种传染病患者或死亡病例，其发病率显著超过该病常年水平。

1．法定传染病疫情发生或暴发，发生甲类传染病鼠疫、霍乱或乙类传染病中的肺炭疽、传染性非典型肺炎、人感染高致病性禽流感；其他乙类、丙类传染病暴发。

2．非法定管理传染病在较大范围内暴发，如水痘、口蹄疫等。

3．罕见或已消灭的传染病、新传染病的发生或流行，如天花、疯牛病等。

（二）群体性不明原因疾病

在相对集中的区域内，同时或者短时间相继出现具有共同临床表现患者，且病例不断增加，范围不断扩大，又暂时不能明确诊断的疾病。

（三）重大食物和职业中毒

1．**重大食物中毒**　摄入或误食了被生物性、化学性有毒有害物质污染食品后造成的人数众多或者伤亡较重的非传染性急性或亚急性中毒事件。中毒人数过 100 人，或出现 10 例以上死亡病例，或食物中毒发生在地区性或全国性重要活动期间，一次中毒人数 5 人及 5 人以上。

2．**重大职业中毒**　短期内吸收较大剂量毒物引起的急性、亚急性职业中毒事件，中毒人数 10 人以上，或出现死亡病例。

（四）其他严重影响公众健康事件

具有突发公共卫生事件的特征，针对不特定社会群体，造成或可能造成社会公众健康严重损害，但又不能归到前面三类的事件。

1．**预防接种群体性反应和群体性药物反应**　在实施疾病预防措施时出现免疫接种人群或预防性服药人群的异常反应。

2. 重大环境污染事件　水、空气、土壤由于各种原因受到生物性、化学性等污染而严重危害或影响公众健康的事件。

3. 放射污染和辐照事故　放射性物质或其他放射源造成或可能造成公众健康严重影响或严重损害的突发事件。

4. 生物、化学、核辐射恐怖袭击事件。

5. 自然灾害救治和灾后防病　水灾、旱灾、地震等自然力引起设施破坏、经济严重损失、人员伤亡、健康状况及社会卫生服务条件恶化超过了发生地区的承受能力的状况。

6. 动物间传染病暴发流行　对人有潜在威胁的传染病媒介生物、动物宿主发生异常或宿主动物传染病流行，如动物间鼠疫流行、动物炭疽病等。

三、突发公共卫生事件的分级

突发公共卫生事件种类繁多，其性质、影响范围、社会危害各不相同，采取的控制措施和管理的主体不尽相同，对各类突发公共卫生事件进行分级，有利于确定突发公共卫生事件管理的主体。目前我国遵循的分级原则是危害第一、区域第二、行政区划第三原则。

（一）突发公共卫生事件分级原则

1. 危害第一　事件大小、病死率高低、传播力强弱、对人民生命健康以及社会和经济影响及人们的认识程度是划分突发公共卫生事件大小的最重要标准和主要依据。鼠疫因其病死率高、传播力强、危害严重，定级高。

2. 区域第二　以事件发生区域为重要依据。发生地点、空间不同，波及范围不同，影响力也不一样。如发生在大城市，传播快、易引起社会恐慌、社会经济影响大，需提高级别。

3. 行政区划第三　我国现行国家、省、地、县四级行政管理体制。按照突发事件应急处理统一领导分级负责的原则，每一行政级别在突发公共卫生事件应急反应中都有自己相应的职责。

（二）突发公共卫生事件分级标准及预警标示

根据事件性质、危害程度、影响范围、紧急程度和发展态势，突发公共卫生事件分为特别重大（Ⅰ级）、重大（Ⅱ级）、较大（Ⅲ级）和一般（Ⅳ级）四级，预警等级依次为一级、二级、三级和四级预警，分别用红色、橙色、黄色和蓝色进行预警标示。预警级别的划分标准由国务院或者国务院确定的部门制定。

1. 特别重大突发公共卫生事件（Ⅰ级）

（1）肺鼠疫、肺炭疽在大、中城市发生并有扩散趋势，或肺鼠疫、肺炭疽疫情波及2个以上的省份，并有进一步扩散趋势。

（2）发生传染性非典型肺炎、人感染高致病性禽流感病例，并有扩散趋势。

（3）涉及多个省份的群体性不明原因疾病，并有扩散趋势。

（4）发生新传染病或我国尚未发现的传染病发生或传入，并有扩散趋势，或发现我国已消灭的传染病重新流行。

（5）发生烈性病菌株、毒株、致病因子等丢失事件。

（6）周边以及与我国通航的国家和地区发生特大传染病疫情，并出现输入性病例，严重危及我国公共卫生安全的事件。

（7）国务院卫生行政部门认定的其他特别重大突发公共卫生事件。

2. 重大突发公共卫生事件（Ⅱ级） 指在较大范围发生，出现疫情扩散，尚未达到规定的特大突发事件标准的事件。

（1）在一个县（市）行政区域内，一个平均潜伏期内（6天）发生5例以上肺鼠疫、肺炭疽病例，或者相关联的疫情波及2个以上的县（市）。

（2）发生传染性非典型肺炎、人感染高致病性禽流感疑似病例。

（3）腺鼠疫发生流行，在一个市（地）行政区域内，一个平均潜伏期内多点连续发病20例以上，或流行范围波及2个以上市（地）。

（4）霍乱在一个市（地）行政区域内流行，1周内发病30例以上，或波及2个以上市（地），有扩散趋势。

（5）乙类、丙类传染病波及2个以上县（市），1周内发病水平超过前5年同期平均发病水平2倍以上。

（6）我国尚未发现的传染病发生或传人，尚未造成扩散。

（7）发生群体性不明原因疾病，扩散到县（市）以外的地区。

（8）发生重大医源性感染事件。

（9）预防接种或群体预防性服药出现人员死亡。

（10）一次食物中毒人数超过100人并有死亡病例，或有10例以上死亡病例。

（11）一次发生急性职业中毒50人以上，或死亡5人以上。

（12）境内外隐匿运输、邮寄烈性生物病原体、生物毒素造成我境内人员感染或死亡的。

（13）省级以上人民政府卫生行政部门认定的其他重大突发公共卫生事件。

3. 较大突发公共卫生事件（Ⅲ级）

（1）发生肺鼠疫、肺炭疽病例，一个平均潜伏期内病例数未超过5例，流行范围在一个县（市）行政区域以内。

（2）腺鼠疫发生流行，在一个县（市）行政区域内，一个平均潜伏期内连续发病10例以上，或波及2个以上县（市）。

（3）霍乱在一个县（市）行政区域内发生，1周内发病10～29例，或波及2个以上县（市），或市（地）级以上城市的市区首次发生。

（4）一周内在一个县（市）行政区域内，乙、丙类传染病发病水平超过前5年同期平均发病水平1倍以上。

（5）在一个县（市）行政区域内发现群体性不明原因疾病。

（6）一次食物中毒人数超过100人，或出现死亡病例。

（7）预防接种或群体预防性服药出现群体心因性反应或不良反应。

（8）一次发生急性职业中毒10～49人，或死亡4人以下。

（9）市（地）级以上人民政府卫生行政部门认定的其他较大突发公共卫生事件。

4. 一般突发公共卫生事件（Ⅳ级） 指在省、自治区、直辖市行政区域内在局部地区发生（以县为单位），但未出现向外区域扩散的事件

（1）腺鼠疫在一个县（市）行政区域内发生，一个平均潜伏期内病例数未超过10例。

（2）霍乱在一个县（市）行政区域内发生，1周内发病9例以下。

（3）一次食物中毒人数30～99人，未出现死亡病例。

（4）一次发生急性职业中毒9人以下，未出现死亡病例。

（5）县级以上人民政府卫生行政部门认定的其他一般突发公共卫生事件。

第二节　突发公共卫生事件的特征与危害

突发公共卫生事件是一种以严重损害公众健康为标志的突发事件，具有突发性、公共性、不确定性、多样性、时效性、危害严重性等特征。突发公共卫生事件的基本特征决定了其危害性。

一、突发公共卫生事件的特征

（一）具有突发性，规模大、影响面广

突发公共卫生事件是突如其来、不易预测的事件。突发公共卫生事件涉及范围之广，影响范围之大，都是不可估量的。如：2003 年 SARS 疫情波及内地 24 个省（自治区、直辖市）266 个县（区），还波及 4 大洲 32 个国家和地区，全球报告 SARS 病例 8439 例，死亡 812 人。

（二）危害具有公众性，损失严重

突发公共卫生事件危及的对象是不特定人群，具有公共危险性，造成的社会危害严重，轻者造成中毒、患病、对健康的长期影响，重者可致死亡，导致公众不安和恐慌，甚至影响社会稳定和国家安全。

（三）成因复杂，具有多样性

影响突发公共卫生事件的因素有致病微生物、动物疫情、地震、水灾等自然因素和食物中毒、职业中毒、环境污染、事故灾难等社会因素。突发公共卫生事件诱因的复杂性、多元化增加了预防和控制的难度。

（四）需综合处置，时效性强

突发事件发生突然，演变过程难以预测，救治机会稍纵即逝。应急响应、信息发布、宣传报道、人员急救都有很强时效性。从现场抢救、疫情控制、运转救治，到原因调查、善后处理需迅速反应，密切配合，共同努力，及时处置。

二、突发公共卫生事件的危害

（一）造成人员致病和伤亡

突发公共卫生事件严重威胁人群健康和生命。1986 年美国在印度博帕尔的化工厂事故造成 2 万多人死亡。每年均有突发性公共卫生事件引起的致病、致残和死亡。

（二）造成心理伤害

突发公共卫生事件发生突然，危害严重，常超出人们的心理承受能力，导致产生一些不受规范约束的、自发的、难以预测的群体行为。许多人出现焦虑、恐慌、抑郁等心理危机和心理疾病。有时可能出现一定程度的混乱局面，如 1986 年英国疯牛病导致公众对牛肉的恐慌，2005 年松花江水污染引起的抢购水风波。

（三）造成严重经济损失，影响社会稳定

突发公共卫生事件是社会突发事件，涉及衣食住行和社会生活各个方面，引起公众高度关注，易引发社会担忧甚至恐慌。例如，1999年二噁英事件使比利时等国损失超过10亿欧元，2003年SARS疫情致经济损失2100亿元。

（四）造成国家或地区形象受损及政治影响

由于突发公共卫生事件对生命健康、经济发展、国家安全构成严重威胁，当某国某地区发生突发事件后，其他国家有单方面施加贸易或旅行限制的可能性。2005年松花江重大水污染事件发生后，中国向俄罗斯道歉，并提供援助以帮助其应对污染，政治影响深远。

第三节 突发公共卫生事件预防控制原则与策略

一、突发公共卫生事件预防控制原则

根据我国《突发公共卫生事件应急条例》（国务院第376号令）和《国家突发公共卫生事件应急预案》，突发公共卫生事件的预防和控制应坚持预防为主、常备不懈的方针，遵循统一领导、分级负责、依法规范、措施果断、依靠科学、加强合作、信息公开、人员避险的原则。

（一）预防为主，常备不懈

全面提高全社会的防范意识，落实各项防范措施，做好人员、技术、物资和设备的应急储备。制定预案，开展疫苗免疫，推广全民健康教育和健康促进活动。对可能引发突发公共卫生事件的情况及时分析、预警，早发现、早报告、早处理。

（二）统一领导，分级负责

我国对突发公共卫生事件实行分级管理。各级人民政府负责统一领导和指挥，有关部门按照预案规定，在各自的职责范围内做好有关工作。

（三）依法规范，措施果断

地方各级人民政府和卫生行政部门按照相关法律、法规和规章的规定，完善突发公共卫生事件防控体系，建立健全工作制度，快速反应，及时有效开展工作。

（四）依靠科学，加强合作

尊重和依靠科学，开展科学研究和培训，提供科学技术保障。各有关部门和单位通力合作、资源共享。动员、组织公众参与突发公共卫生事件的预防和控制。

（五）信息公开、人员避险

及时发布相关信息，表明政府及相关部门作为，增强政府公信力和防治方案的说服力。评估事件危险性，告知群众实情，动员群众回避风险，减少生命财产损失。

二、突发公共卫生事件预防控制策略

突发公共卫生事件来势凶猛，反应强烈，社会危害大，只有做到居安思危，落实和完善应急机制，提高应对能力，做好各项应急准备工作，才能有备无患。

（一）加强法制建设，完善应急预案，做到有法可依、有法必依

通过立法明确各级政府各级部门的责任，按照国务院的部署，建立以宪法为依据，以紧急状态法为基础，以应急专门法律和行政法规为主体的一整套法律制度。切实加大执法力度，做到有法必依、执法必严、违法必究。不断完善和落实突发事件属地管理和分级负责相关措施。制定和完善突发公共卫生事件应急预案，指导各级各部门应对突发公共卫生事件。努力使突发公共卫生事件的应急处置逐步走向规范化、制度化和法制化轨道。

（二）强化政府职能，发挥政府主导作用，提高政府应对处置能力

政府在应对突发公共卫生事件中具有主导作用。各级政府负责辖区内突发公共卫生事件防控救治的组织、协调和指挥工作。组建本级应急指挥机构，制定本级应急预案，决定启动和终止预案。请示、报告突发公共卫生事件的进展和应急处理情况。决定本级政府处置的重大事项。启动社会和专业防治网络，动用国家或社会资源。动员、调集有关单位、社会团体认真履职，根据需要征用辖区内的房屋、交通工具和相关设施，保障经费、药品和物资的储备，组织开展防控和救治工作。正面引导信息传播，树立危机传播意识，重视公众接受心理，完善信息反馈、调节机制，营造良好舆论氛围。强化政府职能，发挥政府在应对突发事件中的主导作用，加强危机管理、提升公共服务水平，维护国际公共卫生安全，是构建和谐社会和保证可持续发展的一项长期的重要任务。

（三）加强突发公共卫生事件预防控制体系建设

突发公共卫生事件预防控制体系建设应立足于当前和预防，着眼于长远和控制。强化监测预警、提高快速反应、防控措施前移、工作重心下移。建立和完善情报预警系统、指挥决策系统、专家咨询和科研系统、应急救援系统、资源保障系统建设。做到信息畅通、反应快捷、指挥有力、责任明确。

（四）加强部门协作，树立大卫生观

突发公共卫生事件的预防和控制是一项系统工程。政府、社会、团体和民众广泛参与、共同努力，各部门协作配合，资源共享，信息互通。建立跨部门合作的危机管理机制，依法确立有关部门的职责，建立指挥协同关系，指导各部门应急准备和应急反应能力建设。

（五）加强突发事件中风险沟通意识和能力

突发公共卫生事件严重威胁着公众健康，对社会的整体性冲击打乱了日常生产生活秩序，其潜伏性、过程持续性、态势变化模糊性等特征也带来了多重风险属性。突发公共卫生事件中的风险沟通是应急管理体系的重要组成，应进一步加强围绕风险信息的识别、控制、管理、筛选和传播的风险沟通意识和能力，推动传统的"被动回应式应急管理"到"风险沟通为主导，知识传播为支撑，多元参与为辅助，制度安排为保障"的现代化治理范式转变。

第四节　突发公共卫生事件应急预案

为有效预防、及时控制和消除突发公共卫生事件及其危害，依据《中华人民共和国传染病防治法》《中华人民共和国职业病防治法》《中华人民共和国国境卫生检疫法》《突发公共卫生事件应急条例》《国家突发公共事件总体应急预案》等制定了《国家突发公共卫生事件应急预案》指导和规范各类突发公共卫生事件的应急处理工作。

一、应急组织体系

（一）应急指挥机构

根据突发公共卫生事件应急处理工作的实际需要，原国家卫生计生委提出成立全国突发公共卫生事件应急指挥部。各级人民政府根据本级人民政府卫生行政部门的建议和实际需要，决定是否成立国家和地方应急指挥部。指挥部成员单位根据突发公共卫生事件的性质和应急处理的需要确定。省级突发公共卫生事件应急指挥部由省级人民政府有关部门组成，实行属地管理的原则。

（二）日常管理机构

国务院卫生行政部门设立卫生应急办公室（突发公共卫生事件应急指挥中心），负责全国突发公共卫生事件应急处理的日常管理工作。省、自治区、直辖市人民政府卫生行政部门及军队、武警系统、各市（地）级、县级卫生行政部门指定机构负责本行政区域内突发公共卫生事件应急日常管理工作。

（三）突发公共卫生事件专家咨询委员会

由国务院卫生行政部门和省级卫生行政部门负责组建。市（地）级和县级卫生行政部门可组建突发公共卫生事件应急处理专家咨询委员会。

（四）应急处理专业技术机构

包括医疗机构、疾病预防控制机构、卫生监督机构、出入境检验检疫机构，是突发公共卫生事件应急处理的专业技术机构。

二、突发公共卫生事件的监测、预警与报告

国家建立统一的突发公共卫生事件监测、预警与报告网络体系。由各级医疗、疾病预防控制、卫生监督和出入境检疫机构负责开展突发公共卫生事件的日常监测工作。各级人民政府卫生行政部门根据医疗机构、疾病预防控制机构、卫生监督机构提供的监测信息，及时做出预警。县级以上各级人民政府卫生行政部门指定的突发公共卫生事件监测机构、各级各类医疗卫生机构、卫生行政部门、县级以上地方人民政府和检验检疫机构、环境保护监测机构、教育机构等有关单位为突发公共卫生事件的责任报告单位。各级各类医疗卫生机构的医疗卫生人员、个体开业医生为突发公共卫生事件的责任报告人。

三、突发公共卫生事件的应急反应和终止

1. 突发公共卫生事件事发地人民政府及其有关部门按照分级响应的原则，做出相应级别应急反应。各级人民政府组织协调有关部门参与突发公共卫生事件的处理。卫生行政部门、医疗机构、疾病预防控制机构、卫生监督机构、出入境检验检疫机构分别承担相应职责。未发生突发公共卫生事件的地区应加强与事件发生地区的联系，及时获取相关信息，做好应急准备有关工作。

2. 我国突发公共卫生事件实行分级反应。特别重大突发公共卫生事件的应急处理由国务院或国务院卫生行政部门和有关部门组织实施，特别重大级别以下的突发公共卫生事件的应急处理由地方各级人民政府组织实施。超出本级应急处置能力时，地方各级人民政府要及时报请上级人民政府和有关部门提供指导和支持。

3. 突发公共卫生事件应急反应的终止需符合以下条件：突发公共卫生事件隐患或相关危险因素消除，或末例传染病病例发生后经过最长潜伏期无新的病例出现。

四、突发公共卫生事件的善后处理

突发公共卫生事件结束后，各级卫生行政部门应在本级人民政府的领导下，组织有关人员对突发公共卫生事件的处理情况进行评估。评估内容主要包括事件概况、现场调查处理概况、患者救治情况、所采取措施的效果评价、应急处理过程中存在的问题和取得的经验及改进建议。评估报告上报本级人民政府和上一级人民政府卫生行政部门。

五、突发公共卫生事件应急处置的保障

突发公共卫生事件应急处理应坚持预防为主，平战结合，国务院有关部门、地方各级人民政府和卫生行政部门应加强突发公共卫生事件的组织建设，组织开展突发公共卫生事件的监测和预警工作，加强突发公共卫生事件应急处理队伍建设和技术研究，建立健全国家统一的突发公共卫生事件预防控制体系。如：①建立技术保障体系；②建立物资、经费保障体系；③建立通信与交通保障体系；④建立法律保障体系；⑤加强对社会公众的宣传教育。

第五节　突发公共卫生事件的暴发调查

突发公共卫生事件现场复杂多样，易对人民群众的健康安全构成严重威胁，因此采取有效的手段进行控制是关键。要处理好某一突发公共卫生事件，需要对事件的起因、发生区域等进行调查，同时做好防控准备。

暴发调查是针对现实生活中疾病暴发所开展的一项综合性调查，需应用各种流行病学方法，如描述性流行病学研究（建立病因假设）、分析流行病学研究（验证病因假设）、实验流行病学研究（验证病因假设和评价干预措施效果）等。通过疾病暴发调查，可查明疾病暴发的原因，制定并实施控制措施，控制疾病蔓延；也可针对疾病防控工作中存在的问题，制定防止类似事件重演的预防措施。

一、步骤及方法

（一）准备工作

实施疾病暴发调查前，需精心准备和组织以下工作。

1. 选择调查人员　一般包括现场调查负责人、流行病学、实验室、临床医学、消毒杀虫等方面的专业人员。

2. 统一领导指令　为了保证疾病暴发调查工作的有序开展，需成立领导小组，对调查组统一管理，统一指令。

3. 确定和划分疾病暴发区域　调查开始之前确定调查范围并将其划分为多个区域，同时确定重点调查区域，每个区域安排一个调查组。

4. 技术支持　携带疾病相关的应急预案，应急处置技术方案、监测方案与相关调查表等。

5. 物质准备与后勤保障　疫情确定之后必须在最短时间内筹备各种必需物资，同时保证供应的持续性、稳定性。

6. 实验室支持　及时通知实验室做好相应的标本采集以及检测准备。

（二）核实诊断

暴发调查中核实诊断要从患者的临床表现、实验室检查结果、流行病学信息等三方面综合考虑，特别要注意暴发疾病的流行病学资料，以及当地该病以往的流行史等是否与初步诊断相符。对疾病暴发的调查，首先要对医疗部门做出的暴发疾病初步诊断予以核实。

（三）确定疾病暴发存在

在对病例核实诊断的同时，了解疫情概况并对疫情发生情况初步判断。根据疾病的发生概况，判断是否发生了暴发。由于疾病暴发的报告途径来自多方面，需要对其仔细调查，防止将疫情夸大或缩小，保证疾病暴发信息的真实性和准确性。同时，还要判断疫情的严重程度，以决定控制该疫情所要投入的人力和物力。

（四）病例定义

制定病例定义是确定病例统一的标准。病理学定义一般可分为疑似病例、临床诊断病例（可能病例）与实验室确诊病例。暴发调查中的病例定义一般包括流行病学信息、临床信息与实验室检查信息。

（五）病例发现与核实

多数暴发或流行均有一些容易识别的高危人群，有时需要应用多种途径发现可疑病例。发现病例后要开展病例的个案调查，调查暴发的起因，了解病例是如何被传染的。

（六）疾病三间分布描述

在暴发调查中，通过描述疾病的三间分布发现高危人群以及疾病预防控制的侧重点。

1. 人群分布　根据人群的不同特征分组，比较不同年龄、性别、职业等人群的罹患率，分析导致暴发的因素。

2. 时间分布　以发病时间为横坐标、发病例数为纵坐标，绘制流行曲线（epidemic curves）。由于导致暴发的因素、传播方式及易感人群不同，流行曲线形状各异。可根据暴发因素的来源分为同源性和非同源性暴发。

（1）同源性暴发：某易感人群暴露于某一共同的致病因素而引起暴发。分为同源一次暴露引起的暴发和同源多次暴露引起的暴发。

（2）非同源性暴发：某易感人群经多种途径暴露于某一致病因素而引起的暴发。导致发病者的因素并非同一来源，可能是多种传播途径，也可能是间接接触。

3．地区分布　按病例发生地点（家庭、宿舍、街区等）分组计算疾病的发病率，并按病例的发生地区绘制标点地图，同时标明各病例的发病日期，病例分布是否与水源、公路、铁路线有关。对病例的地区分布进行聚集性分析。

（七）建立假设及验证假设

1．初步分析，提出假设　提出病因假设后要尽可能依据它来采取相应的疾病控制措施。

2．进一步调查，验证假设　应用病例对照研究、队列研究、实验研究等流行病学研究方法，进一步调查、验证假设。在验证暴露（流行）因素的假设中，重点调查以下几方面。

（1）调查患者发病时间，推算暴露日期：一般而言，一次暴露的暴发，从发病高峰往前推一个该病的平均潜伏期即可能为此次暴发的暴露日期。

（2）病例调查：调查、确定暴发病例，描述其三间分布，寻找影响暴发疾病分布的因素，判断在初步调查阶段中提出的病因假设是否准确。

（3）群体调查：根据初步调查中提出的可能流行因素，对发病人群与未发病人群可疑流行因素进行调查，寻找病因。对传染病需要查明传染源、传播途径等。为使现场调查更加完善，需要用多种方法调查高危人群，以期发现更多的病例。

（八）实施控制措施

为了控制暴发蔓延，并防止疾病的发生与再流行，进入调查现场后，对暴发疾病的地区或单位应采取紧急的疾病预防控制措施。通过对暴发疫情的进一步调查及资料的处理分析，验证假设，识别暴发的原因，并根据调查的结果，进一步采取或完善预防暴发再次发生的措施。

（九）总结报告

调查结束后应尽快完成调查总结。调查总结要实事求是、全面和准确。

二、暴发调查注意事项

1．迅速到达现场，边调查边防制　接到疾病暴发疫情报告，应迅速到达现场，边调查边采取防制措施。

2．要做好预防控制疾病的宣传教育工作，取得当地领导、群众的支持、配合。

3．暴发调查中需要根据各种资料，对假设进行检验和修正。

4．病因不明的疾病不一定通过一次调查就能做出结论，可能仅提供一些病因线索；对病因清楚的疾病通过调查，也不一定能找到暴发的真正原因，但通过调查应针对疾病防控工作中存在的问题提出相应解决措施。

第六节　常见突发公共卫生事件的应急处理

一、群体性不明原因疾病的应急处理

（一）群体性不明原因疾病的定义

群体性不明原因疾病是指一定时间内（通常是指 2 周内），在某个相对集中的区域（如同一个医疗机构、自然村、社区、学校等集体单位）内同时或者相继出现 3 例及以上相同临床表现，经县级及以上医院组织专家会诊，不能诊断或解释病因，有重症病例或死亡病例发生的疾病。群体性不明原因疾病具有临床表现相似性、发病人群聚集性、流行病学关联性、健康损害严重性的特点。这类疾病可能是传染病、中毒或其他未知因素引起的疾病。

（二）群体性不明原因疾病的应急处理

各级人民政府根据本级人民政府卫生行政部门的建议和工作需要，决定是否成立地方应急指挥部。迅速组织群体性不明原因疾病专家组，由传染病学、临床医学、流行病学、食品卫生、职业卫生、免疫规划、卫生管理、健康教育、医学检验等相关领域高级职称的专家组成。根据需要在专家组中可分设专业组，如传染病防控组、中毒处置组、核与放射处置组、医疗救治组和预测预警组等。处置要点如下：①现场调查与病因分析，临床救治原则；②现场控制措施；③样本采集和实验室检测；④防护措施；⑤事后评估。

二、急性化学中毒的应急处理

（一）急性化学中毒的概念与特点

急性化学中毒事故是指一种或多种化学物释放的意外事件，短时间内损害人体健康或污染环境，使机体引起中毒病变，导致化学损伤、残疾或死亡。一般分为两类：一般性化学中毒事故和灾害性化学事故。在短时间内吸入或吸收较大量的化学毒物，迅速造成人体发病的称为急性化学中毒。

急性化学中毒的特点有：发生突然，防救困难；病变特异，演变迅速，受害广泛；污染环境，不易洗消；影响巨大，危害久远。

（二）急性化学中毒的临床表现与诊断

毒物在吸收、代谢、排泄过程中可给人体组织、器官造成直接或继发性损害。其损害的临床表现主要体现在神经系统损害、呼吸系统损害、循环系统损害、消化系统损害、血液系统损害及泌尿系统损害。

急性化学中毒诊断的关键是掌握吸收毒物（病因）及吸收毒物后引起损害（疾病）的根据，综合分析其因果关系，做好鉴别诊断，以得出正确的结论。诊断的分析方法：①病因诊断即根据中毒的特异性症状和体征进行诊断。②定位诊断即根据中毒的临床表现，推导毒物作用的靶器官或病变部位进行诊断。③鉴别诊断。根据国家职业病诊断标准按中毒程度分为观察对象（刺激反应）、轻度中毒、中度中毒、重度中毒。

（三）急性化学中毒的急救原则

现场急救是抢救成功的关键，可降低伤亡率，减少并发症、后遗症。

1. 现场处理要点　尽快脱离事故现场，疏散受害人员；立即采取控制，阻断毒源；初步判断病因，为正确施治提供依据；分类管理，通知医疗机构做好接诊准备；通报上级有关部门，成立抢救指挥部。

2. 现场医学救援要点　做好生命体征的维持；尽早给予解毒、排毒及对症处理；保护重要脏器功能；镇静、合理氧疗；给予糖皮质激素等非特异性拮抗剂；对症支持疗法。

3. 为避免救治工作紊乱，可按以下程序进行急救　移离现场 → 保持呼吸道通畅 → 清除污染衣物 → 冲洗 → 共性处理 → 个性处理。①脱离中毒环境；②彻底清除和清洗污染衣物及眼、皮肤、毛发等；③口服毒物应迅速催吐、洗胃、灌肠或导泻；④吸入中毒者要保持呼吸道通畅；⑤心搏呼吸骤停时，应立即实施心肺复苏术；⑥做好诊断及鉴别诊断，防止误诊、误治；⑦尽早使用解毒剂、排毒剂。救护者注意做好自身防护。

三、电离辐射损伤的应急处理

（一）电离辐射损伤概述

1. 电离辐射及其作用方式　电离辐射是指一切能引起物质电离的辐射总称。包括 α 射线、β 射线、γ 射线、X 射线和中子射线等。电离辐射通常以四种方式作用于人体。包括：①外照射；②内照射，指超常量放射性核素进入体内的辐射照射；③放射性核素体表沾染于人体表面（皮肤或黏膜）；④复合照射。

2. 电离辐射事故和电离辐射损伤　电离辐射事故（radiological accident）指电离辐射源失控引起的异常事件，直接或间接产生对生命、健康或财产的危害。

电离辐射损伤也称放射病，分为急性放射病和慢性放射性病。①急性放射病指短时间内一次或多次受到大量照射所引起的病变，多见于事故性照射和核爆炸。有局部性皮肤损伤和全身性病变，全身性病变有骨髓型、胃肠型和脑型。②慢性放射病指较长时间受到超限制剂量照射所引起的全身性损伤，多发于防护条件差的外照射工作场所，或不重视核素操作的人员。早期以自主神经系统功能紊乱为主，可伴有皮肤损伤、消化系统障碍和性功能减退。妇女可有月经紊乱、经血量减少或闭经。外周血检查可见白细胞总数先增加后减少，骨髓象晚期增生低下。

（二）电离辐射损伤的应急处理

1. 电离辐射事故受照人员的医学处理原则

（1）一般原则

1）尽快消除有害因素的来源，同时将事故受照人员撤离现场，检查人员受危害的程度。积极采取救护措施，同时向上级部门报告。

2）根据事故的性质、受照的不同剂量、不同病程，迅速采取相应对策和治疗措施，对估计受照剂量较大者应选用抗放射药物。

3）对疑有体表污染的人员进行体表污染的监测，并迅速进行去污处理，防止污染扩散。

4）对事故受照人员建立档案，除进行及时诊治外，必要时随访观察。

（2）外照射事故照射人员

1）早期剂量估算可根据受照人员的初期症状和外周血淋巴细胞绝对数，并参照物理剂量的估算结果，迅速做出病情的初步估计。

2）受照剂量小于 0.1 Gy 者可做一般医学检查；受照剂量大于 0.25 Gy 者应予以对症治疗；对受照剂量大于 0.5 Gy 者应住院观察，并给予及时治疗；受照剂量大于 1 Gy 者，必须住院严密观察和治疗。

3）外照射急性放射患者，应采取综合性治疗。

4）对伴有急性放射皮肤损伤的患者，应酌情处理。

（3）内照射事故照射人员

1）放射性核素可经由呼吸道、消化道、皮肤伤口甚至完好的皮肤进入体内造成内照射损伤。

2）内照射的判定可依据污染史、生物样品的测定分析和临床表现等综合判定。

3）放射性核素进入人体内的医学处理：①尽早清除初始进入部位的放射性核素。包括洗消体表污染和防止污染物的扩散。疑有吸入时，应清拭鼻腔、含嗽、祛痰，必要时使用局部血管收缩剂。有摄入时，可催吐、洗胃、使用缓泻剂和阻吸收药物。②根据放射性核素的种类和进入量，尽早选用相应药物进行促排治疗。有放射性碘进入体内时，力争在 6 h 内服用稳定性碘；有氚进入体内时应大量饮水或补液。

4）对超过 2 个摄入量限值的内照射人员进行医学观察及相应治疗；超过 20 个摄入量限值者属于严重内照射，应进行长期、严密的医学观察和积极治疗，注意远期效应。

（4）内外混合照射事故人员的医学处理可参照内照射和外照射事故处理。

2．电离辐射污染的控制

（1）首先控制污染，保护好事故现场，阻断一切扩散污染的可能途径。

（2）隔离污染区，禁止无关人员和车辆随意出入现场。由隔离区进入清洁区，要通过缓冲区，确保清洁区不受放射性污染。

（3）进入污染区必须穿戴个人防护用具，由缓冲区进入污染区。对从污染区出来的人员进行个人监测，由污染区携出的物品、设备，在缓冲区进行检查和处理。

（4）对放射性污染的任何表面及时采取综合去污措施，尽可能清洗到本底水平。

（5）个人去污用肥皂、温水和软毛刷擦洗，洗刷和消毒按顺序进行，先轻后重，防止交叉污染。

（6）受过严重放射性污染的车辆或设备，其表面虽然经除污达到了许可水平，但当检修、拆卸时，仍要谨慎，防止结构内部污染的扩散，要进行监测和控制。

3．电离辐射事故的应急对策

（1）隐蔽人员：隐蔽于室内，可使来自放射性烟云的外照射剂量减少到 1/2 甚至 1/10。关闭门窗和通风系统也可减少吸入室外的放射性核素污染的空气。

（2）个人防护方法：在空气中有放射性核素污染的情况下，可用简易法进行呼吸道防护，例如用手帕、毛巾、纸等捂住口鼻。体表防护可用日常服装等。

（3）服用稳定性碘：碘化钾或碘酸钾可以减少放射性碘同位素进入甲状腺，给药越早，预期防护效果越好，24 h 后给药已基本无效。

（4）撤离：最有效的防护对策，可使人们避免或减少受到来自各种途径的照射。

（5）搬迁：可避免人们遭受已沉降的放射性核素的持续照射。

（6）控制食物和水，使用贮存的粮食和饲料。

（7）控制出入：减少放射性核素由污染区向外扩散，并避免进入污染区而受照射。

（8）人员除污染：对已受到或可疑受到污染的人员除污染。

（9）地区除污染：对受放射性物质污染的地区消除污染。道路和建筑物表面可用水冲或真空抽吸法。设备可用水和适当的清洗剂清洗，耕种的农田和牧场可去掉表层土移往贮存点埋藏，也可深耕而使受污染的表层移向深层。

（10）医学处理：只有发生的事故严重，早期对策无效，对工作人员和公众造成危害时，才需进行医学处理。

为了及时有效地应对事故，避免或减少因事故造成的人员伤亡和财产损失，促进核能和平利用和射线应用技术的可持续发展，充分的应急准备是必不可少的。

（张朝晖　杨巧媛）

思 考 题

当前突发公共卫生事件频发的背景下，公众的各种权利都受到不同程度的侵犯，其中隐私权与健康权的冲突更加剧烈。在突发公共卫生事件处置中如何最大程度化解和缓冲此类矛盾和冲突？

主要参考文献

[1] 陈炳卿. 营养与食品卫生学. 3 版. 北京：人民卫生出版社，1994.

[2] 陈君石，黄建始. 健康管理师. 北京：中国协和医科大学出版社，2007.

[3] 丁元林，王彤. 卫生统计学（案例版）. 2 版. 北京：科学出版社，2017.

[4] 方积乾. 卫生统计学. 7 版. 北京：人民卫生出版社，2012.

[5] 方积乾. 生物医学研究的统计方法. 北京：高等教育出版社，2007.

[6] 方积乾. 卫生统计学. 8 版. 北京：人民卫生出版社，2018.

[7] 傅华. 预防医学. 7 版. 北京：人民卫生出版社，2018.

[8] 郭姣. 健康管理学. 北京：人民卫生出版社，2020.

[9] 郭清. 中国健康服务业发展报告. 北京：人民卫生出版社，2018.

[10] 胡良平. 现代统计学与 SAS 应用. 北京：军事医学科学出版社，2000.

[11] 李刚，贺俊崎. 生物化学. 4 版. 北京：北京大学医学出版社，2018.

[12] 李立明. 流行病学：第 3 卷. 3 版. 北京：人民卫生出版社，2014.

[13] 李晓松. 卫生统计学. 8 版. 北京：人民卫生出版社，2017.

[14] 凌曦，王璐，张泽文，等. 全基因组测序技术在结核病分子流行病学中的应用进展. 中国感染控制杂志，2022，21（4）：399-403.

[15] 刘民. 医学科研方法学. 2 版. 北京：人民卫生出版社，2014.

[16] 栾荣生. 流行病学原理和方法. 2 版. 成都：四川科学技术出版社，2014.

[17] 马冠生，朱文丽. 营养与食品卫生学教程. 北京：北京大学医学出版社，2020.

[18] 沈红兵，齐秀英. 流行病学. 9 版. 北京：人民卫生出版社，2018.

[19] 石汉平，凌文华，李增宁. 临床营养学. 北京：人民卫生出版社，2022.

[20] 司建平，王先菊，郭清. 健康服务与管理本科专业建设现状及发展趋势分析. 中华健康管理学杂志，2022，16（2）：111-116.

[21] 孙振球. 医学统计学. 4 版. 北京：人民卫生出版社，2014.

[22] 谭红专. 现代流行病学. 3 版. 北京：人民卫生出版社，2018.

[23] 王建华，袁聚祥，高晓松. 预防医学. 3 版. 北京：北京大学医学出版社，2013.

[24] 王建华. 流行病学：第 1 卷. 3 版. 北京：人民卫生出版社，2015.

[25] 王陇德. 健康管理师基础知识. 北京：人民卫生出版社，2012.

[26] 王培玉，袁聚祥，马骏. 预防医学. 4 版. 北京：北京大学医学出版社，2018.

[27] 颜虹，徐勇勇. 医学统计学. 北京：人民卫生出版社，2015.

[28] 颜艳，王彤. 医学统计学. 5 版. 北京：人民卫生出版社，2020.

[29] 杨淞淳，吕筠，李立明. 流行病学研究新进展. 中华流行病学杂志，2020，41（1）：1-5.

[30] 姚应水，高晓虹. 流行病学（案例版）. 2 版. 北京：科学出版社，2017.

[31] 宇传华. Excel 与数据分析. 3 版. 北京：电子工业出版社，2013.

[32] 詹思延. 流行病学. 8 版. 北京：人民卫生出版社，2017.

[33] 郑建中，吕嘉春. 3 版. 北京：科学出版社，2021.

[34] 中国营养学会. 中国居民膳食指南（2022）. 北京：人民卫生出版社，2022.

[35] 中国营养学会. 中国居民膳食营养素参考摄入量（2023 版）. 北京：人民卫生出版社，2023.

[36] 中国营养学会. 中国居民膳食营养素参考摄入量速查手册（2013 版）. 北京：中国标准出版社，2014.

[37] 朱启星. 卫生学. 9 版. 北京：人民卫生出版社，2018.

中英文专业词汇索引